HANDBUCH DER MEDIZINISCHEN RADIOLOGIE

ENCYCLOPEDIA OF MEDICAL RADIOLOGY

HERAUSGEGEBEN VON · EDITED BY

L. DIETHELM   F. HEUCK

O. OLSSON   F. STRNAD   H. VIETEN

A. ZUPPINGER

BAND/VOLUME XIII
TEIL/PART 2

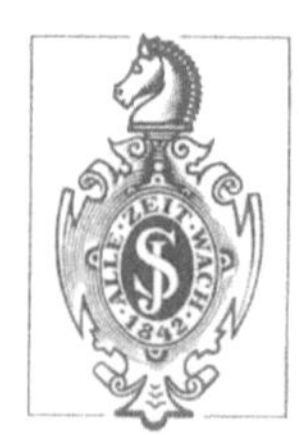

SPRINGER-VERLAG BERLIN · HEIDELBERG · NEW YORK 1980

RÖNTGENDIAGNOSTIK DES UROGENITALSYSTEMS
TEIL 2: WEIBLICHES GENITALE

ROENTGEN DIAGNOSIS OF THE UROGENITAL SYSTEM
PART 2: FEMALE GENITALS

VON · BY

L. ALA-KETOLA · G. BENZ-BOHM · A. BREIT · K. FOCHEM · M. FORSS
P. GROTEMEYER · A. KAUPPILA · K. KIVINIITTY · A. KRATOCHWIL
J. LISSNER · T. MATTSSON · W. PLATZER · U. ROHDE
U. SCHERER · C.-E. UNNÉRUS · P. VUORIA · E. WILLICH

REDIGIERT VON · EDITED BY

F. HEUCK
STUTTGART

A. BREIT
PASSAU

MIT 322 ABBILDUNGEN (566 EINZELDARSTELLUNGEN)
WITH 322 FIGURES (566 SEPARATE ILLUSTRATIONS)

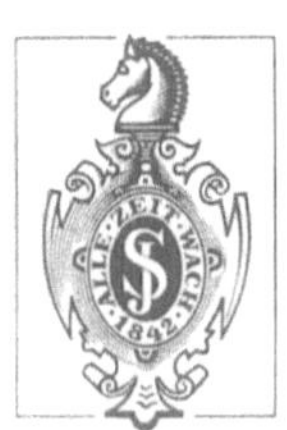

SPRINGER-VERLAG BERLIN · HEIDELBERG · NEW YORK 1980

Professor Dr. F.H.W. Heuck
Katharinenhospital, Kriegsbergstraße 60, 7000 Stuttgart N

Professor Dr. A. Breit
Radiologische Abteilung des Städtischen Krankenhauses Passau,
Bischof-Piligrim-Straße 1, 8390 Passau

ISBN-13:978-3-642-95352-1   e-ISBN-13:978-3-642-95351-4
DOI: 10.1007/978-3-642-95351-4

CIP-Kurztitelaufnahme der Deutschen Bibliothek
Handbuch der medizinischen Radiologie = Encyclopedia of medical radiology/hrsg. von L. Diethelm ... – Berlin, Heidelberg, New York: Springer. NE: Diethelm, Lothar [Hrsg.]; PT. Bd. 13. – Röntgendiagnostik des Urogenitalsystems. Röntgendiagnostik des Urogenitalsystems = Roentgen diagnosis of the urogenital system. – Berlin, Heidelberg, New York: Springer. NE: PT. Teil 2. Weibliches Genitale/von L. Ala-Ketola ... Redigiert von F. Heuck; A. Breit. – 1979. (Handbuch der medizinischen Radiologie; Bd. 13)
ISBN 3-540-09364-8 (Berlin, Heidelberg, New York)
ISBN 0-387-09364-8 (New York, Heidelberg, Berlin)
NE: Ala-Ketola, Lasse [Mitarb.]; Heuck, Friedrich [Hrsg.]

Satz, Druck, Bindearbeiten: Universitätsdruckerei H. Stürtz AG, Würzburg.
2122/3130-543210

Vorwort

Mit den von anerkannten Sachkennern der Radiologie und der Frauenheilkunde erarbeiteten Beiträgen für den Band XIII/2 des Handbuches der medizinischen Radiologie konnten erstmals in der Weltliteratur umfassende Zusammenstellungen des gesamten Wissensstoffes auf dem Gebiet der gynäkologischen Radiologie und der radiologisch-geburtshilflichen Diagnostik vorgelegt werden.

Die Methodik und den Informationswert der Hysterosalpingographie hat FOCHEM abgehandelt und gestützt auf die fundierten Ergebnisse eigener Arbeit, in klar gegliederten Kapiteln die morphologischen Röntgenbefunde des gesunden und kranken Uterus und der Tuben erläutert.

Mit dem Beitrag über die gynäkologische Röntgendiagnostik in der Pädiatrie haben BENZ und WILLICH eine vollständige Übersicht der Ergebnisse ihres noch wenig bekannten Forschungsgebietes gegeben, das für viele Fachgebiete der Medizin große praktische Bedeutung erlangt hat.

Die methodischen Grundlagen und den Informationswert der radiologischen Spezialdiagnostik in der Gynäkologie haben GROTEMEYER und BREIT zusammengestellt. Einen grundlegenden Beitrag zur Anatomie und Topographie der Organe des weiblichen Beckens im Hinblick auf die Röntgen-Ganzkörper-Computer-Tomographie verdanken wir PLATZER, der das Fundament für die Bildanalyse dieser neuartigen diagnostischen Methode erarbeitet hat.

Die spezielle Röntgendiagnostik der gynäkologischen Tumoren mit Hilfe der Angiographie und Röntgen-Ganzkörper-Computer-Tomographie haben BREIT und ROHDE abgehandelt. In besonderen Kapiteln ist die oft vernachlässigte Rezidivdiagnostik bei Geschwülsten von BREIT sowie LISSNER und SCHERER bearbeitet worden. Gestützt auf eigene Forschungs- und Entwicklungsarbeit geben die Autoren eine umfassende Übersicht und berücksichtigen die wertvollen diagnostischen Informationen, die heute mit Hilfe der Röntgen-Ganzkörper-Computer-Tomographie für die klinische Arbeit zur Verfügung stehen.

Ein besonderes Kapitel wurde der Planung und Kontrolle der Strahlenbehandlung von gynäkologischen Tumoren eingeräumt, in dem UNNERUS mit seinen Mitarbeitern die großen Erfahrungen des eigenen Arbeitskreises insbesondere den Strahlentherapeuten vermittelt und wichtige Hilfen zur Therapie gynäkologischer Tumoren gegeben hat. Im Gesamtzusammenhang mit der Betreuung und Kontrolle von Tumorpatientinnen hat das spezielle Kapitel über Harnabflußstörungen bei Frauen von ALA-KETOLA, KAUPPILA, und VUORIA aus dem Arbeitskreis der Universität von Oulo seinen berechtigten Platz und seine Bedeutung für die Diagnostik und Therapie der Erkrankungen des weiblichen Genitale.

Die zusammenfassende Darstellung der allgemeinen und speziellen radiologischen Diagnostik und ergänzender Methoden in der Geburtshilfe durch FOCHEM legt unter kritischer Wertung der einzelnen Methoden die Entwicklung und den Wissensstand in diesem speziellen Bereich der Radiologie vor. In dem Beitrag über die Ultraschalluntersuchung in der Geburtshilfe hat KRATOCHWIL die Möglichkeiten des Nachweises der Kindslage, von Störungen während der Schwangerschaft sowie des Frucht-Todes, ferner intrauteriner Mißbildungen des Embryo erläutert und die Grenzen des Auflösungsvermögens der gegenwärtigen Ultraschalltechnik als bildgebendem Verfahren in der geburtshilflichen Diagnostik aufgezeigt.

Mit diesem lange erwarteten Handbuchband ist der gegenwärtige Wissensstand auf dem Gebiet der Radiologie des weiblichen Genitale und seiner unmittelbaren Nachbarschaft zusammengetragen worden. Die Dynamik der Weiterentwicklung grundsätzlich neuer Technologien und bildgebender Verfahren läßt über den damit verbundenen Zuwachs unseres Wissens über Anatomie und Pathologie der Organe des kleinen Beckens weitere Fortschritte erwarten. Allen Mitarbeitern an diesem Band sei aufrichtig gedankt für die Zusammenstellung der Grundlagen und Ergebnisse der radiologischen Diagnostik für die Gynäkologie und Geburtshilfe.

FRIEDRICH H.W. HEUCK
ALFRED BREIT

Preface

The contributions that make up this volume have been written by well-known experts in radiology and gynecology and provide comprehensive but concise synopses covering the whole field of gynecological radiology and obstetrical radiodiagnosis. This book is thus the first of its kind in world literature.

The techniques and information yield of hysterosalpingography are treated by FOCHEM. Drawing on the well-founded results of his own work, he presents in clearly organized chapters the morphological findings of radiology in the normal and diseased uterus and tubes.

The contribution of BENZ and WILLICH on gynecological radiodiagnosis in pediatric medicine gives a complete summary of the results of research in this field. Although still little known, this research has become of great practical significance for many branches of medicine.

The underlying methods and information yield of special radiodiagnosis in gynecology are summarized by GROTEMEYER and BREIT. Referring to results of total-body computer tomography, PLATZER has provided a basic contribution to the anatomy and topography of the female pelvic organs; his treatment supplies the basis for image analysis in this new diagnostic technique.

The specific radiodiagnosis of gynecological tumors by angiography and total-body computer tomography is discussed by BREIT and ROHDE. Special chapters written by BREIT and LISSNER and SCHERER deal with the diagnosis of tumor recurrences, a topic that has often been neglected. On the basis of their own investigations and developments, the authors give a comprehensive overview of this field, taking into account the valuable diagnostic information that total-body scanning now makes available to the clinician.

The planning and monitoring of radiation treatment for gynecological tumors are the subject of a special chapter, in which UNNÉRUS and his colleagues share their wealth of experience in this field; radiotherapists in particular will appreciate the important practical instructions offered. The chapter on disturbances of urinary excretion in women by ALA-KETOLA, KAUPPILA, and VUORIA of the University of Oulu has its rightful place here within the broad context of the care and follow-up of tumor patients; it makes an important contribution to the diagnosis and treatment of female genital diseases.

The development and present state of obstetrical radiology are summarized by FOCHEM, with critical evaluation of the individual methods; he covers both general and specific radiodiagnostics, as well as complementary techniques. In his contribution on obstetrical ultrasonography, KRATOCHWIL comments on the possibilities of demonstrating the position of the fetus, disturbances during pregnancy, fetal death, and intrauterine malformations of the embryo; in addition he points out the limits of the resolution capability of present-day ultrasonography as an imaging technique in obstetrical diagnostics.

This long-awaited volume compiles the current knowledge in radiology of the female genitals and their immediative vicinity. The dynamic development of radically new technologies and modern imaging procedures gives us reason of the expect further advances in anatomical and pathological knowledge of organs of the small pelvis. Our sincere thanks are expressed to all who have contributed to this compendium of methods and results of gynecological and obstetrical radiodiagnosis.

FRIEDRICH H.W. HENCK
ALFRED BREIT

Inhaltsverzeichnis – Contents

Mitarbeiter von Band XIII/2 – Contributors to Volume XIII/2

Dr. L. ALA-KETOLA, University of Oulu, Department of Diagnostic Radiology, Kajaanintie 50, SF-90220 Oulu 22

Dr. GABRIELE BENZ-BOHM, Universitäts-Kinderklinik, Röntgenabteilung, Josef-Stelzmann-Straße 9, D-5000 Köln 41

Professor Dr. A. BREIT, Städtisches Krankenhaus Passau, Radiologische Abteilung, Bischof-Piligrim-Straße 1, D-8390 Passau

Professor Dr. K. FOCHEM, Krankenhaus der Stadt Wien-Lainz, Zentralröntgeninstitut, Wolkersbergenstraße 1, A-1130 Wien

Physicist Ph. Lic. MATTI FORSS, I-II Departments of Obstetrics and Gynaecology, University Central Hospital, Helsinki, Haartmaninkatu 2, SF-00290 Helsinki 29

Dr. P. GROTEMEYER, Städtisches Krankenhaus Passau, Radiologische Abteilung, Bischof-Piligrim-Straße 1, D-8390 Passau

Dr. A. KAUPPILA, University of Oulu, Department of Diagnostic Radiology, Kajaanintie 50, SF-90220 Oulu 22

Associate Professor KALEVI KIVINIITTY, Ph.D., Department of Radiotherapy, University of Oulu, SF-90220 Oulu 22

Professor Dr. A. KRATOCHWIL, 2. Universitäts-Frauenklinik Wien, Ultraschalldiagnostik- und Ausbildungszentrum, Spitalgasse 23, A-1090 Wien

Professor Dr. J. LISSNER, Klinik und Poliklinik für Radiologie der Universität, Ziemssenstraße 1, D-8000 München 2

Docent TOR MATTSSON, M.D., Institute of Occupational Health, Haartmaninkatu 1, SF-00290 Helsinki 29

Professor Dr. W. PLATZER, Institut für Anatomie der Universität, Müllerstraße 59, A-6020 Innsbruck

Dr. ULRIKE ROHDE, Städtisches Krankenhaus, Radiologische Abteilung, Bischof-Piligrim-Straße 1, D-8390 Passau

Dr. ULLA SCHERER, Ludwig-Maximilian-Universität, Klinikum Großhadern, Radiologische Klinik und Poliklinik, Marchioninistraße 15, D-8000 München 70

Professor Dr. C.-E. UNNÉRUS, Havsvindsvägen 5C., SF-02120 Hagalund-Tapiola Esbo 12

Professor Dr. P. VUORIA, University of Oulu, Department of Diagnostic Radiology, Kajaanintie 50, SF-90220 Oulu 22

Professor Dr. E. WILLICH, Universitäts-Kinderklinik, Röntgenabteilung, Im Neuenheimer Feld 150, D-6900 Heidelberg

A. Gynäkologische Röntgendiagnostik

I. Der gesunde und kranke Uterus im Hysterosalpingogramm

von

K. Fochem

Mit 43 Abbildungen

Die röntgenologische Darstellung des Uterus erfolgt mittels der Hysterographie, das ist die Kontrastmittelfüllung des Uteruscavum. Die Methode ist fast 60 Jahre alt. Mit den ersten Versuchen verbinden sich Namen wie Beclère (1928), Dyroff (1933), Hyams (1925), Heuser (1925), Rindfleisch (1910) und Schultze (1939). Rindfleisch (1910) versuchte die Füllung des Uteruscavum mit einer Bariumaufschwemmung, was aber schwere Komplikationen mit sich brachte. Dann wurden Collargol und andere Silberpräparate verwendet. Auch damit kam es zu schweren Nebenerscheinungen. Bromsalze, wie sie von Kennedy (1923), Schober (1925) und Serdukoff (1926) propagiert wurden, haben sich wegen der schlechten Resorbierbarkeit ebenfalls nicht bewährt. Die Einführung der Jodöle durch Heuser (1925) und Sicard und Forestier (1926) sowie Cotte und Bertrand (1926) brachte die Wende für eine Kontrastmittelfüllung des Uterus in breiterem Rahmen. Erst 1942 sind dann die wasserlöslichen Kontrastmittel von Kjellberg überprüft und ihre Vorteile gegenüber den öligen Substanzen dargelegt worden.

1. Technik der Hysterosalpingographie

Da die Technik für die Hysterographie die gleiche ist wie für die Hysterosalpingographie, also die Darstellung des Uterus und der Tuben, sollen beide gemeinsam vorgestellt werden. Nach äußerlicher Reinigung wird die Portio mit einem oberen und unteren Spekulum eingestellt und mit einer Kugelzange bei 12h quer gefaßt. Bei klaffender Portio oder bei stark exzentrisch gelegenem äußeren Muttermund ist es zur Abdichtung der Portio besser, eine zweite Kugelzange bei 6h anzubringen. Natürlich kann der Muttermund auch bei 9h und 3h, also senkrecht, gefaßt werden. Nach Reinigung der Portio wird das Füllungsinstrument eingeführt, an dessen Spitze sich eine Metallolive befindet, die die Portio abdichtet. Am besten hat sich das von Schultze (1939) angegebene Füllungsinstrument bewährt (Abb. 1), das in verschiedenen unwesentlichen Modifikationen im Handel ist. Das Instrument gestattet, die Kugelzangen unabhängig voneinander einzuhaken und zu spannen. Damit ist die völlige Abdichtung der Portio gewährleistet.

Wesentlich ist, daß das Füllungsinstrument mit dem Kontrastmittel in senkrechter Stellung vor der Untersuchung so durchspült wird, daß die Luft entfernt ist, da Luftblasen bei der Füllung des Uteruscavum zu diagnostischen Irrtümern führen können.

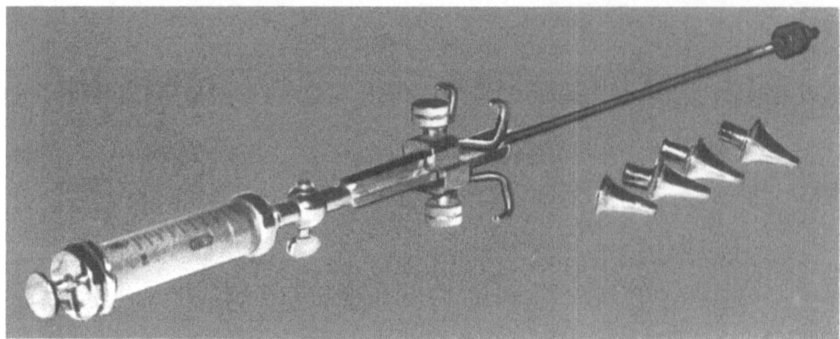

Abb. 1. Füllungsinstrument nach Schultze

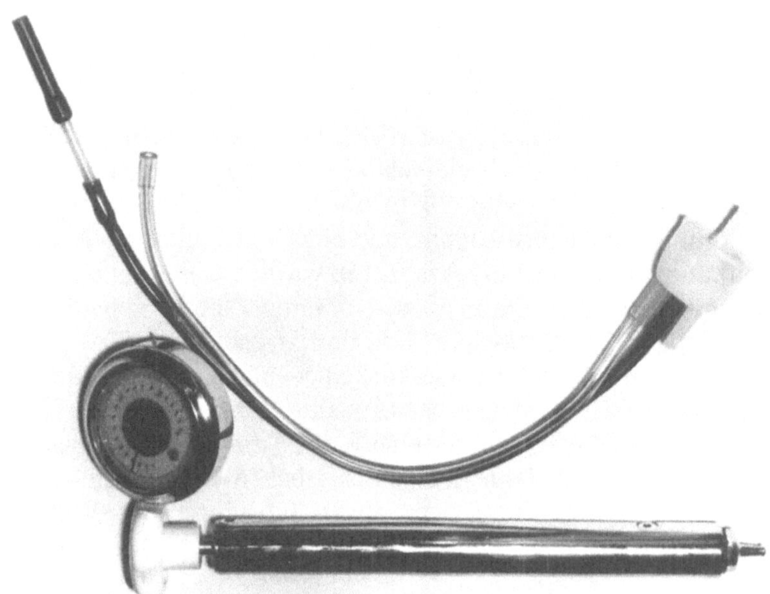

Abb. 2. Vakuumadapter nach Fikentscher-Semm

Eine zweite Möglichkeit der Abdichtung der Portio besteht in einem atraumatischen Vakuumadapter nach Malmström oder nach Fickentscher u. Semm (Abb. 2). Hier erübrigt sich das Fixieren der Portio mit der Kugelzange. Der Vakuumadapter besteht aus einer Saugpumpe und der Saugkappe, in der die gummiüberzogene, eichelförmige Kanülenspitze liegt.

Nachdem nun das entsprechende Instrument fixiert ist, wird nach einer kurzen orientierenden Durchleuchtungskontrolle das Kontrastmittel langsam injiziert, so daß sich der Uterus allmählich an das Kontrastmittel adaptiert und nicht mit Spasmen reagiert. Der Druck, den man für die Injektion anwendet, kann mittels eines Manometers gemessen werden. Unserer Erfahrung nach hat diese Druckmessung keine praktische Bedeutung. Dazu kommt noch, daß die Manometer nicht voll sterilisierbar sind. Auch bei guter Reinigung bleiben Kontrastmittelreste haften und bilden einen günstigen Nährboden für Bakterien. Bei langsamer vorsichtiger Injektion wird der Druck normalerweise 200–250 mmHg nicht überschreiten.

Nach der Vollfüllung des Uteruscavum werden ein bis zwei Aufnahmen gemacht. Ist die Tubenfüllung vorgesehen, muß weiter Kontrastmittel appliziert werden, bis beide Tuben dargestellt sind und ihre Durchgängigkeit überprüft ist. Durchleuchtungskontrollen zeigen an, ob genug Kontrastmittel für eine exakte Diagnose injiziert worden ist. Bei der Hysterosalpingographie, also der gleichzeitigen Darstellung der Tuben, wird das der Fall sein, wenn Kontrastmittel in die freie Bauchhöhle ausgetreten oder aber der Verschluß einer oder beider Tuben nachgewiesen ist (MARSHALL et al., 1950 b).

Anschließend kann das Instrument abgenommen werden. Nach etwa 20–30 min erfolgt dann die Restaufnahme, auf welcher die Verteilung des Kontrastmittels in der freien Bauchhöhle bei durchgängigen Tuben gesehen werden kann.

Wir führen die Untersuchung seit vielen Jahren ambulant durch, manchenorts erfolgt die Hysterosalpingographie nur stationär, eine Vorsichtsmaßnahme, die meines Erachtens nicht notwendig ist, wenn man die Patientin anweist, etwa 12 Std. nach der Untersuchung Ruhe zu halten. Es empfiehlt sich, die Untersuchung unter antibiotischem Schutz durchzuführen.

An Kontrastmitteln stehen wasserlösliche und ölige Substanzen zur Verfügung (ERBSLÖH, 1951). Beide Arten haben Vor- und Nachteile. Im allgemeinen werden heutzutage die wasserlöslichen Kontrastmittel vorgezogen, da die öligen Kontrastmittel gewisse Gefahren mit sich bringen. Diese bestehen in der Möglichkeit einer Fettembolie und in der langen Verweildauer in der Bauchhöhle, die mehrere Jahre betragen und zu Fremdkörpergranulomen führen kann. (ALBANO, 1929; BUNGELER, 1937; REICHLE u. BÖTTGER, 1947; VERHAGEN, 1952; STEIN u. ARENS, 1927; OBWEGESER, 1948). Es sind in der Weltliteratur bisher 26 Fälle von tödlicher Jodölembolie nach Hysterosalpingographie beschrieben worden. (LEVINSON, 1963; JACOBSON, 1957; GRAY, 1953; BLOOMFIELD, 1946; BOURG, 1962; JORULF u. WILBRAND, 1970; DUVAL, 1928). FRISCHKORN (1963) und HASELHORST (1927) beschreiben dagegen einen Fall mit massivem Eindringen des öligen Kontrastmittels in die Blutbahn ohne Emboliezeichen.

Der Vorteil der Jodöle lag seinerzeit im besseren Kontrast. Heute geben die trijodierten wasserlöslichen Substanzen die gleiche Kontrastschärfe.

Der Vorteil der wasserlöslichen Kontrastmittel liegt in der raschen Resorption. Der Injektionsdruck ist niedriger, die Gefahr einer Schädigung des Tubenepithels fällt weg. Aber auch bei Verwendung wasserlöslicher Kontrastmittel sind Fremdkörpergranulome beschrieben worden (BERGMANN et al., 1955; PÖLZL u. WEINER, 1957). Wir selbst haben derartige Veränderungen nie beobachten können und haben uns auch am Tierversuch (FOCHEM u. ULM, 1954) von der Gefahrlosigkeit der wasserlöslichen Kontrastmittel überzeugen können. Die gleichen Erfahrungen haben auch andere Autoren gemacht (FISCHER u. MEYER, 1951; TISCHER, 1953; DIETZ u. SCHWEIKART, 1953; BURGER, 1952; KRANZ, 1953; MONTAGNON, 1955; ZÜRCHER, 1963; JOHANNSON u. UNNERUS, 1958).

Das Kontrastmittel, das man für die Hysterosalpingographie verwendet, muß folgende Bedingungen erfüllen:
- optimale Kontrastdichte,
- lokale Reizlosigkeit,
- Mischbarkeit mit den Körpersekreten,
- rasche Resorbierbarkeit,
- Viskosität.

Diese Bedingungen erfüllen zweifellos die wasserlöslichen Kontrastmittel eher als die öligen Substanzen.

Für eine Untersuchung wird man durchschnittlich 4–8 ml Kontrastmittel benötigen, nur in Fällen einer Hypotonie des Uterus (z.B. beim Uterus myomatosus) sind höhere Kontrastmittelmengen erforderlich.

2. Der gesunde Uterus im Hysterosalpingogramm

Anatomisch und auch im Röntgenbild hat man am Uterus die Cervix, oder besser den Zervikalkanal vom Uteruscavum zu differenzieren. Bei der Hysterographie gelangt zuerst der Zervikalkanal und dann das Uteruscavum zur Darstellung. Um aber den Zervikalkanal in seiner ganzen Ausdehnung sehen zu können, muß darauf geachtet werden, daß das Füllungsinstrument mit seiner Spitze nur in die Portio eintaucht.

a) Der Zervikalkanal

Der Zervikalkanal ist ein zylindrisches Rohr, das nach distal vom äußeren Muttermund (Portio) und nach kranial zu vom inneren Muttermund begrenzt ist. Der Übergang vom Zervikalkanal in das Uteruscavum (also der innere Muttermund) kann durch eine zirkuläre Verengung oder aber durch einen etwa 6–8 mm langen Kanal, dem sogenannten Isthmus gekennzeichnet sein (Abb. 3). Am Isthmus wird das kraniale Ende als Os internum anatomicum, das kaudale Ende als Os internum histologicum bezeichnet. Den Isthmus in der geschilderten Form bekommt man im Hysterogramm nur relativ selten zu sehen.

Die Form der Cervix ist variabel. Sie wechselt nicht nur von Frau zu Frau, sondern verändert sich auch bei derselben Person. Nach Schultze (1939) u. Betoulieres et al. (1962) gibt es drei Haupttypen der Cervix im Röntgenbild.

Wie beim Uterus darf auch bei der Cervix nicht vergessen werden, daß im Röntgenbild nicht die äußere Kontur, sondern praktisch ein Ausguß des Innenraumes zur Darstellung gelangt. Was wir im Röntgenbild sehen, ist also lediglich der Cervixkanal.

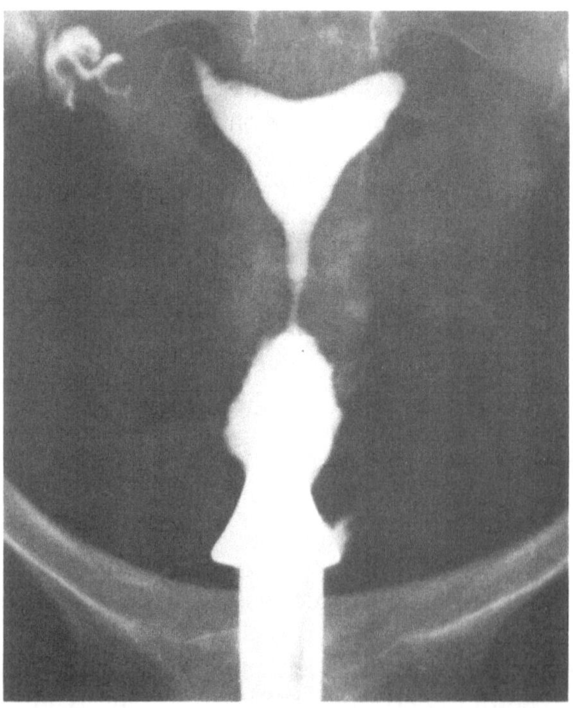

Abb. 3. Zervikalkanal mit guter Darstellung des Isthmus

Der *1. Typ* ist ein schlanker, im mittleren Drittel etwas bauchiger Zervikalkanal (Abb. 4).

Der *2. Typ* ist ein langgestreckter, etwas plumper Zervikalkanal (Abb. 5).

Der *3. Typ* schließlich erscheint kolbenförmig erweitert.

Zwischen diesen drei Grundtypen existieren natürlich zahlreiche Übergänge und Varianten.

Das Lumen der Cervix ist im Zyklus gewissen Schwankungen unterworfen (ASPLUND, 1952; FULLENLOWE, 1953; BRADBURN u. WEBB, 1951). Es wird in der poliferativen Phase weiter und in der sekretorischen Phase wieder enger. Bei der Mehrgebährenden ist der Cervixkanal verständlicherweise weiter als bei der Erstgebärenden oder der Nullipara.

Normalerweise ist die Cervix etwa 2–4 cm lang (PERNKOPF u. PICHLER, 1945). Wesentlich ist nicht dieses absolute Maß, sondern das Verhältnis zur Länge des Uteruscavum, das etwa 1:2 zugunsten des Uteruscavum betragen soll.

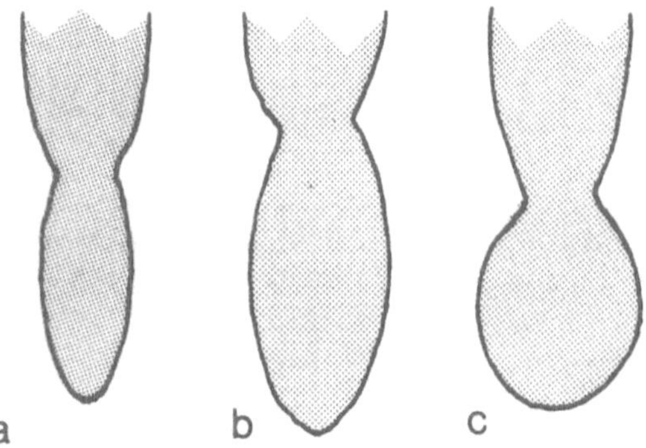

Abb. 4. Schematische Darstellung der Typen des Zervikalkanals

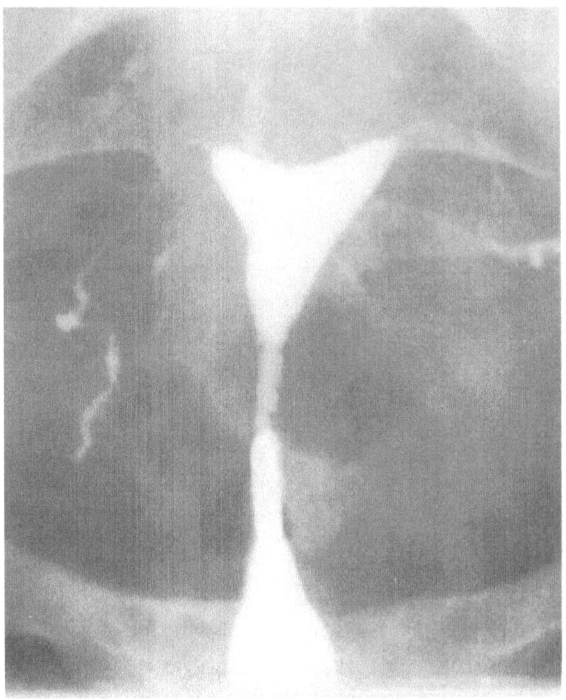

Abb. 5. Schlanker Zervikalkanal

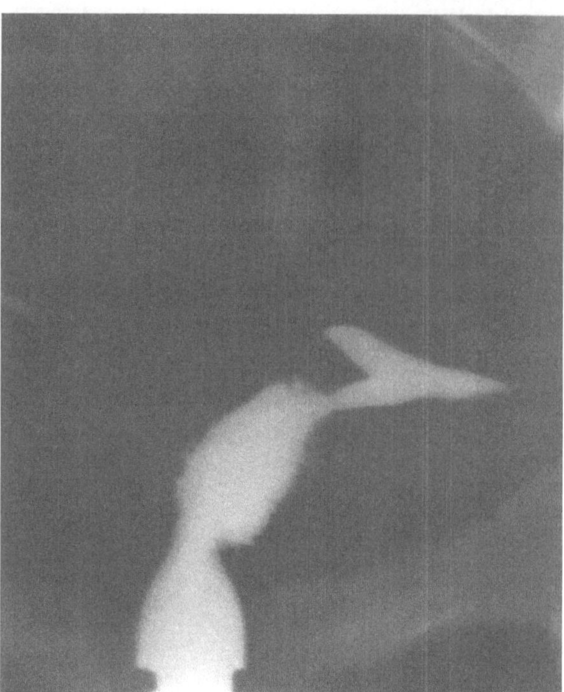

Abb. 6. Leichte Fiederung des Zervikalkanals

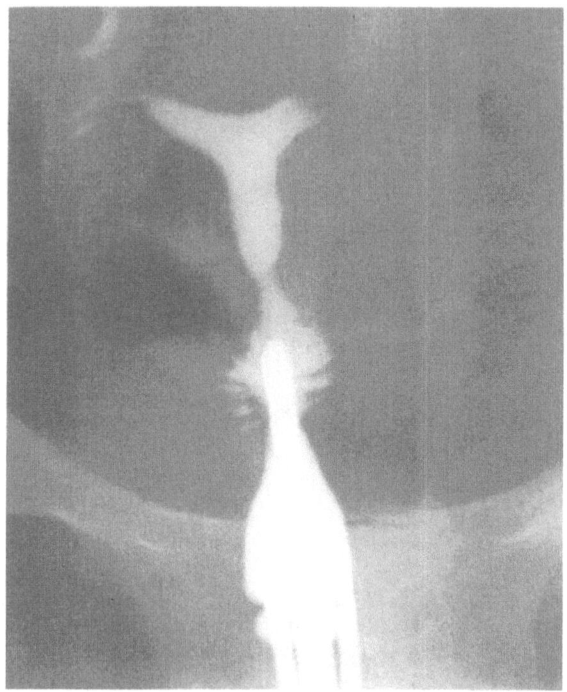

Abb. 7. Starke Fiederung des Zervikalkanals bei Hypertrophie der Cervixdrüsen

Die Begrenzung der Cervix ist glatt oder leicht gefiedert, was durch das Vorspringen der Schleimhautfalten im Bereich der Plicae palmatae hervorgerufen wird (Abb. 6). Mitunter ist diese Fiederung sehr ausgeprägt, was auf eine Hypertrophie der Cervixdrüsen hindeuten könnte, aber nicht als pathologisch gewertet werden darf (Abb. 7).

Die Weite des inneren Muttermundes ist individuell verschieden und zweifellos auch abhängig vom Injektionsdruck, vor allem aber auch abhängig von der Zyklusphase. In der sekretorischen Phase ist der innere Muttermund enger als in der proliferativen Phase (FLUHMANN, 1961; PALMER et al., 1964).

b) Das Uteruscavum

Das Fassungsvermögen des Uteruscavum ist individuellen Schwankungen unterworfen. Durchschnittlich wird man zur Vollfüllung des Uteruscavum etwa 4–6 ml Kontrastmittel benötigen, beim hypotonen Uterus entsprechend mehr, für den hypoplastischen Uterus entsprechend weniger (FINKBEINER, 1951 a, b; PHILIPP, 1949). Des weiteren besteht auch eine Abhängigkeit vom Zeitpunkt, zu welchem die Hysterosalpingographie durchgeführt wurde. Vor der Menstruation ist die Dehnbarkeit des Uterus und damit auch sein Fassungsvermögen am größten. Der günstigste Zeitpunkt für die Hysterosalpingographie ist der 13.–16. Zyklustag, da zu diesem Zeitpunkt die Spasmenbereitschaft am geringsten ist (BAARS u. SALEWSKI, 1972).

Das physiologische Bild des Uteruscavum ist verschiedenartig, wobei dieses Röntgenbild keineswegs mit der zu tastenden Uterusform übereinstimmen muß. Das Uteruscavum gibt also über die tatsächliche Form und Größe des Uterus keine Auskunft (GUTHMANN u. STÄHLER, 1933). Auch am Uteruscavum werden drei Grundformen angegeben, die schematisch in Abb. 8 wiedergegeben werden. Die erste Form entspricht weitgehend einem gleichschenkeligen Dreieck, bei der zweiten sind die Seitenkanten etwas tailliert, die dritte zeigt eine dreizipfelige Figur. Diese setzt sich aus dem Hauptteil und den beiden Tubenhörnern zusammen. Die dritte Form erinnert an die leichteste Variante eines Uterus arcuatus (BERMAN, 1962; SCHULTZE, 1939; FODA et al., 1962).

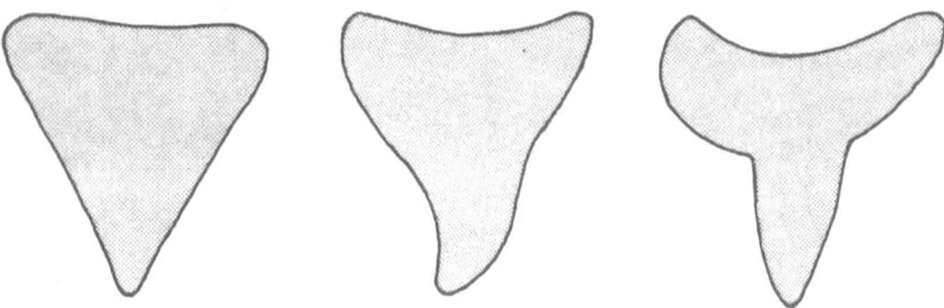

Abb. 8. Schematische Darstellung der normalen Uterusformen

Zwischen diesen drei Grundformen gibt es zahlreiche Übergangsformen.

Zur Beurteilung der Lage des Uterus bedient sich der Gynäkologe einer eigenen Nomenklatur, die der Röntgenologe beherrschen muß.

Die »Positio« sagt aus über das Verhältnis der Cervix-Cavumachse zur Körperachse der Patientin (Sinistro- oder Dextropositio).

Die »Versio« ist die Verlagerung der Cervix-Cavumachse in einem gewissen Winkel zur Körperachse der Patientin (Dextro- oder Sinistroversio). (Abb. 9).

Die »Flexio« ist die Knickung der Cervix-Corpusachse (Anteflexio – Retroflexio). Bei der Hyperante- oder Hyperretroflexio steht das Uteruscavum zur Cervix im spitzen Winkel und praktisch auf dem Kopf (Abb. 10).

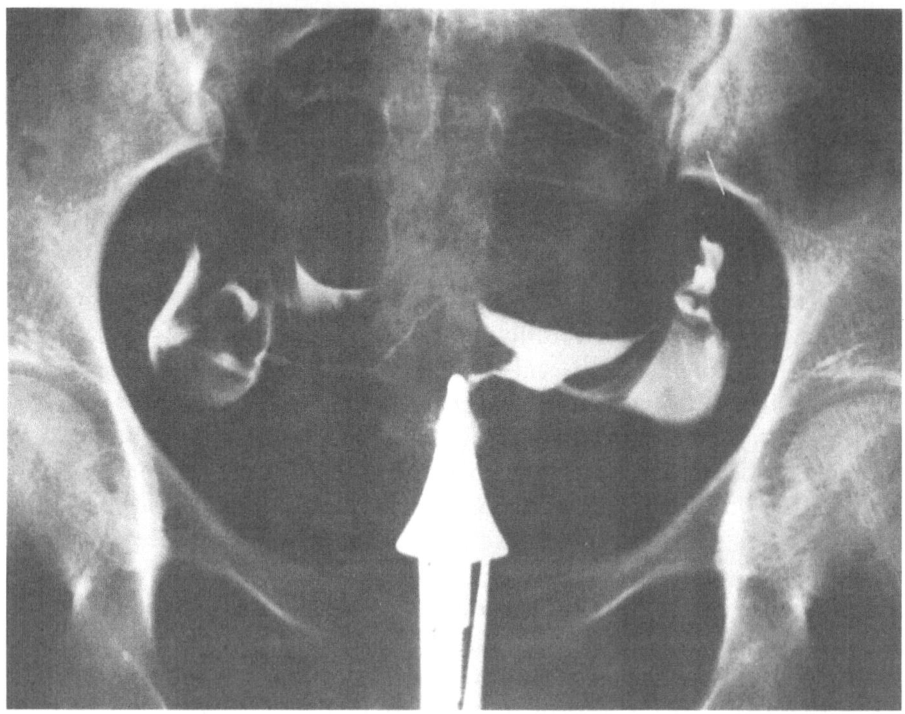

Abb. 9. Sinistroversio uteri

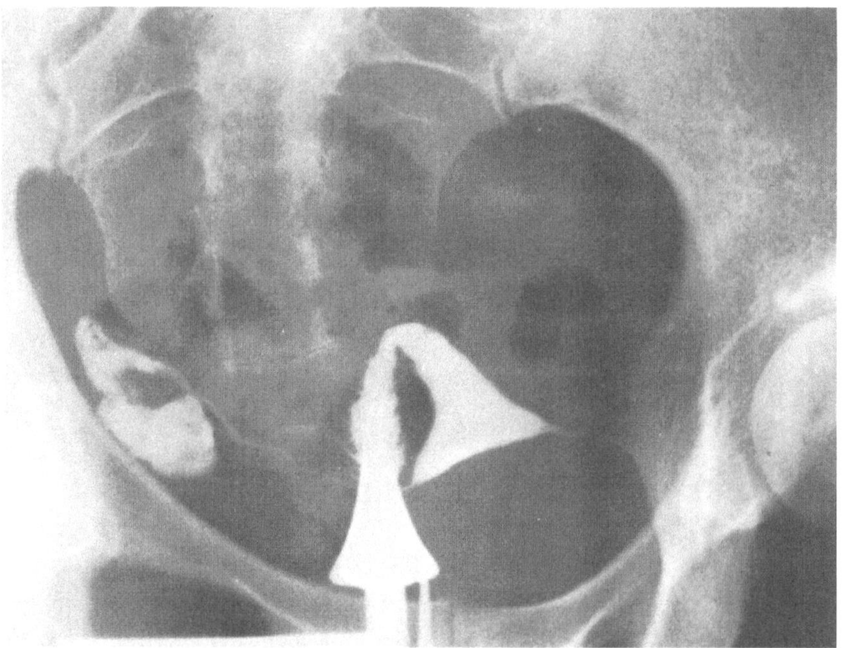

Abb. 10. Hyperanteflexio uteri

Lageveränderungen sind nicht immer nur harmlose Varianten, sondern können durch Adhäsionen, Schrumpfungen der Nachbarorgane oder durch raumfordernde Prozesse im kleinen Becken bedingt sein.

Der Tonus des Uterus ist abhängig vom Zyklus, er ist prämenstruell verringert und normalisiert sich postmenstruell wieder. Eine hochgradige Hypotonie wird beim Uterus

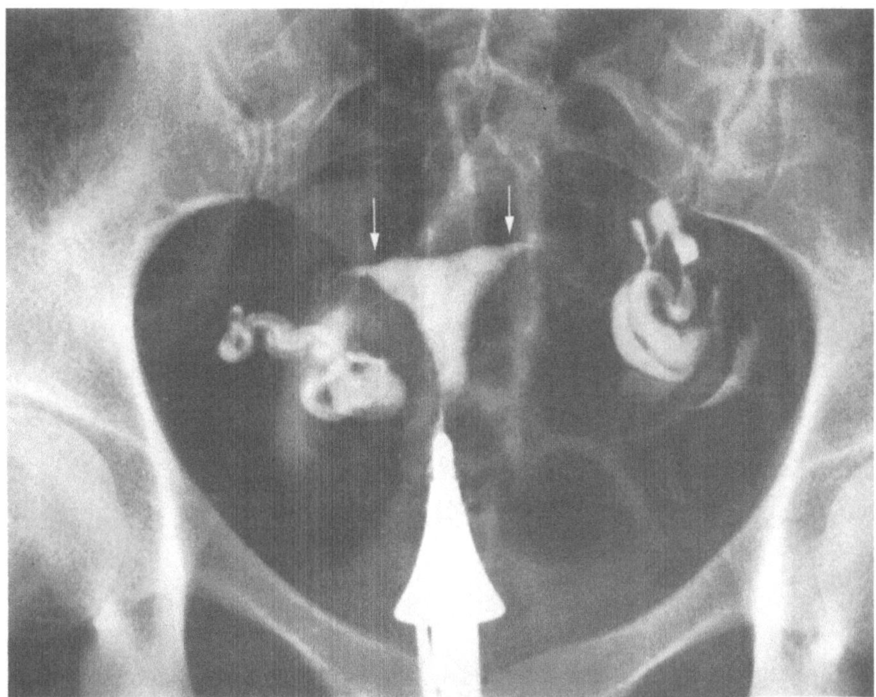

Abb. 11. » Tubensphinkter «

myomatosus und bei der Gravidität vorgefunden. Tonusmessungen sind von MOCQUOT u. PALMER (1973) sowie von PALMER und PULSFORD (1948) durchgeführt worden.

Daneben gibt es auch umschriebene Kontraktionsvorgänge am Uterus, die eine lokalisierte Gestaltsveränderung hervorrufen können (SCHULTZE, 1941; KAYSER, 1948; GOLDBERGER et al., 1950; BARNETT, 1956). Am häufigsten trifft man derartige umschriebene Kontraktionen an den Tubenhörnern an, die fälschlich als » Tubensphinkter « bezeichnet werden (Abb. 11). Es handelt sich keineswegs um einen echten Sphinkter, sondern lediglich um eine temporäre Kontraktion der Tubenhornspitzen. (ARNSTAMM u. REINBERG, 1926) SCHNEIDER u. EISLER, 1927; SCHULTZE, 1939; KJELLBERG, 1942; HUNTER et al., 1956; WESTMAN, 1942; FOCHEM, 1967; DALSACE, 1948).

Durch die Kontraktionsmöglichkeit der Uterusabschnitte versucht der Uterus, seinen Inhalt in die Cervix zu entleeren. FOCHEM et al. (1967) konnten dieses Phänomen mittels der Kinematographie beobachten und gut darstellen. Erst wenn die Portio verschlossen ist, wird der Uterusinhalt in die Tuben gepreßt.

3. Der kranke Uterus

Wieder mit der Cervix beginnend, wird von manchen Autoren (NATALE u. PORTA, 1950; FULLENLOVE, 1953; LOUSTAU u. VIALA, 1962; SCHULTZE, 1939) eine auffallende Erweiterung und Verkürzung der Cervix als Symptom einer chronischen Zervizitis angegeben. Von anderen Untersuchern (ASPLUND, 1952; MUSSET u. CANEL, 1944; FOCHEM, 1975) wird ein derartiger Zusammenhang bestritten.

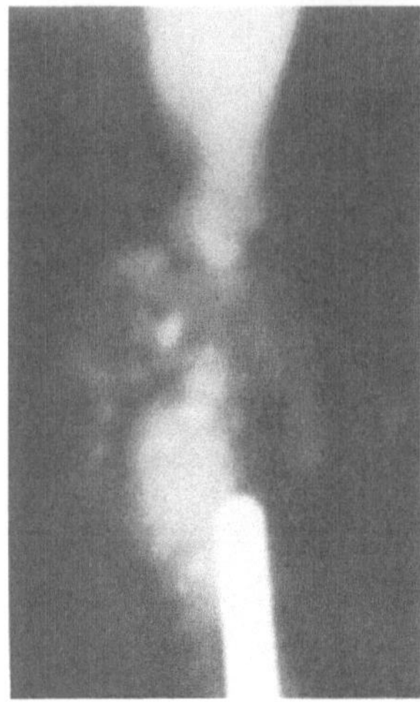 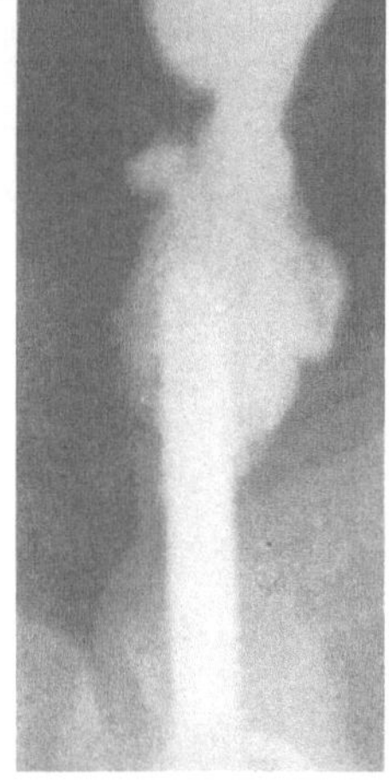 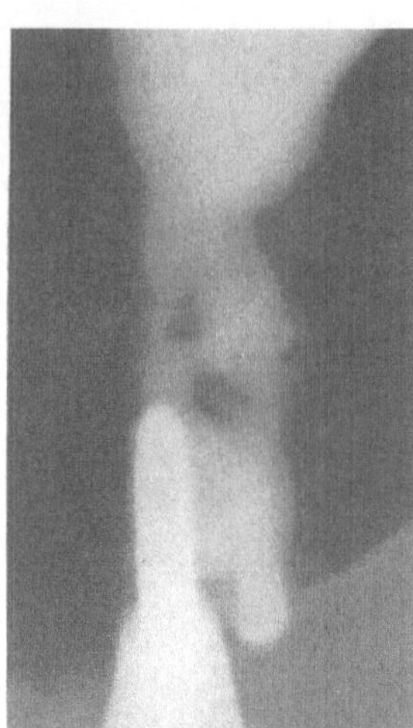

Abb. 12. Cervixtuberkulose   **Abb. 13.** Cervixdivertikel   **Abb. 14.** Cervixsynechie

Starke Unregelmäßigkeiten der Konturen, besonders im kranialen Abschnitt, mitunter mit Fistelgängen und Strikturen (Abb. 12) sprechen für eine *Cervixtuberkulose*. An der Cervix alleine kommt sie nur selten vor (ASPLUND u. RYDEN, 1952).

Manchmal sind auch Divertikel an der Cervix zu beobachten. Nach Entzündungen und Läsionen kann es zu kleinen umschriebenen Verklebungen der Wände des Zervikalkanals kommen (Synechien) (Abb. 13, 14). Sie kommen im Röntgenbild als unregelmäßig begrenzte Aussparungen zur Darstellung (ASHERMANN, 1950, 1948; FRISCHKORN, 1963; PINTO et al., 1975).

a) Der Isthmus nach einer Sectio caesarea

Die Rupturgefahr bei einer weiteren Schwangerschaft nach einer Sectio caesarea ist bei der heute gebräuchlichen transversalen isthmischen Schnittführung gering.

In der Literatur sind 0,5% diagnostizierter Rupturen nach einer Sectio caesarea angegeben (COSGRAVE, 1951; PERETZ u. GRÜNSTEIN, 1962; MÜLLER et al., 1961; DEWHURST, 1957; LEPAGE et al., 1959; ZILBERMAN et al., 1968; BASTIAN, 1959; GELPKE, 1969; GIACCHE, 1935; HAVLASEK, 1931; MESTWERDT, 1963; SERFATY u. REPETTO, 1963). Es kann nach einer Sectio zu sogenannten pathologischen Narbenbildungen leichten bis schweren Grades kommen. DU BOIS et al. (1969) fanden bei 56 Kontrollen nach einer Sectio in 30% normale Verhältnisse, in 25% leichte Veränderungen und in 45% schwere Veränderungen. Wir halten einen Prozentsatz von 10% für derartige schwere Veränderungen für wahrscheinlicher (FOCHEM, 1975).

Trotzdem ist es empfehlenswert, bei einer Patientin nach einer Sectio eine Hysterosalpingographie durchzuführen, um die postoperativen Verhältnisse am Isthmus zu kennen (ENDE et al., 1963a, b; DRUKAN, 1964; BRET u. REMOS, 1968; CASTRO-DIAZ u. HABIB, 1976; MAGNIN u. THOULON, 1968). Ergibt die Röntgenuntersuchung eine schwere pathologische Narbenbildung, so muß die Patientin bei einer neuerlichen Schwangerschaft ab dem achten Lunarmonat sorgfältig beobachtet werden, da ab diesem Zeitpunkt die Rupturgefahr steigt (DEWHURST, 1957; OBOLENSKY u. ZÜRCHER, 1964; BAKER, 1955; POIDEVIN, 1961; KEIRSE u. MINGEOT, 1974).

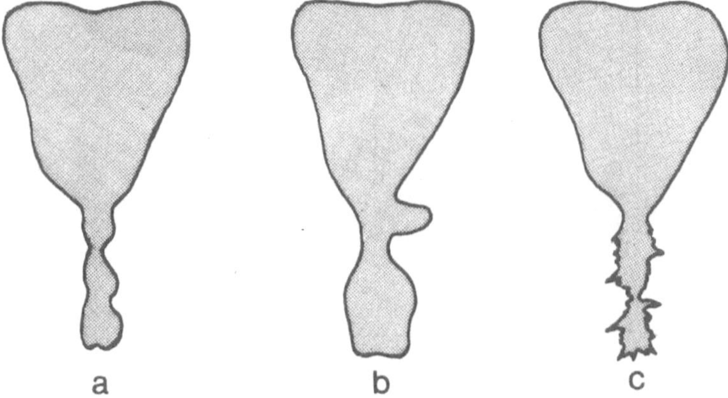

Abb. 15a–c. Schema der Veränderungen an der Cervixnaht. Sectio caesarea. **a** Stadium I. **b** Stadium II. **c** Stadium III (pathologische Wundheilung)

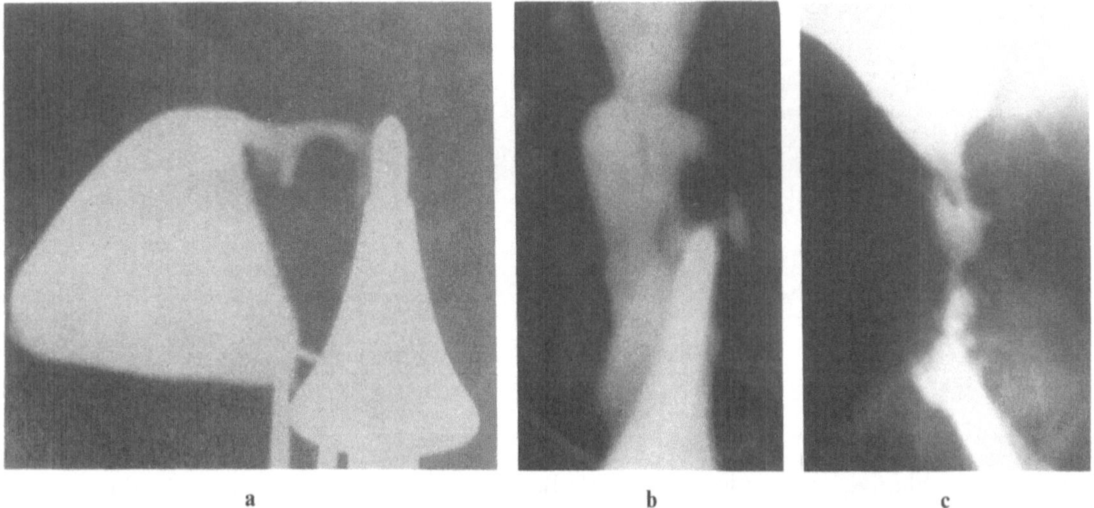

Abb. 16a–c. Cervix nach Sectio caesarea. **a** Stadium I mit Hyperanteflexio uteri. **b** Stadium II. **c** Stadium III

Die Hysterographie läßt nun drei Stadien der Wundheilung erkennen:
1) Zarte Spiculaebildungen und Deformitäten (Abb. 15);
2) Sacculaebildungen und Defekte;
3) große Sacculaebildungen und Strikturen mit Deformierungen (Abb. 16a, b).
Stadium 1) und 2) kann als funktionell noch gute Wundheilung angesehen werden. Stadium 3) ist als pathologische Wundheilung zu werten.

Die röntgenologische Symptomatik konnte von manchen Autoren (WANIOREK, 1963, 1971, 1972a; POIDEVIN u. BOCKNER, 1958; KUMAMOTO u. NAKAYAMA, 1930; DELLENBACH u. MÜLLER, 1968) mit dem anatomischen Status verglichen werden, wobei sich die Hysterosalpingographie als zuverlässig erwies.

Seltener finden sich im Zervikalkanal Polypen, die als glatt begrenzte runde Aussparungen zur Darstellung gelangen. Derartige Polypen können von Luftblasen vorgetäuscht werden. Die Konstanz des Befundes entscheidet.

Wenn der Übergang vom Zervikalkanal in das Cavum uteri, also der innere Muttermund, nicht zu sehen ist, der innere Muttermund weitgestellt ist und wenn dieses Bild

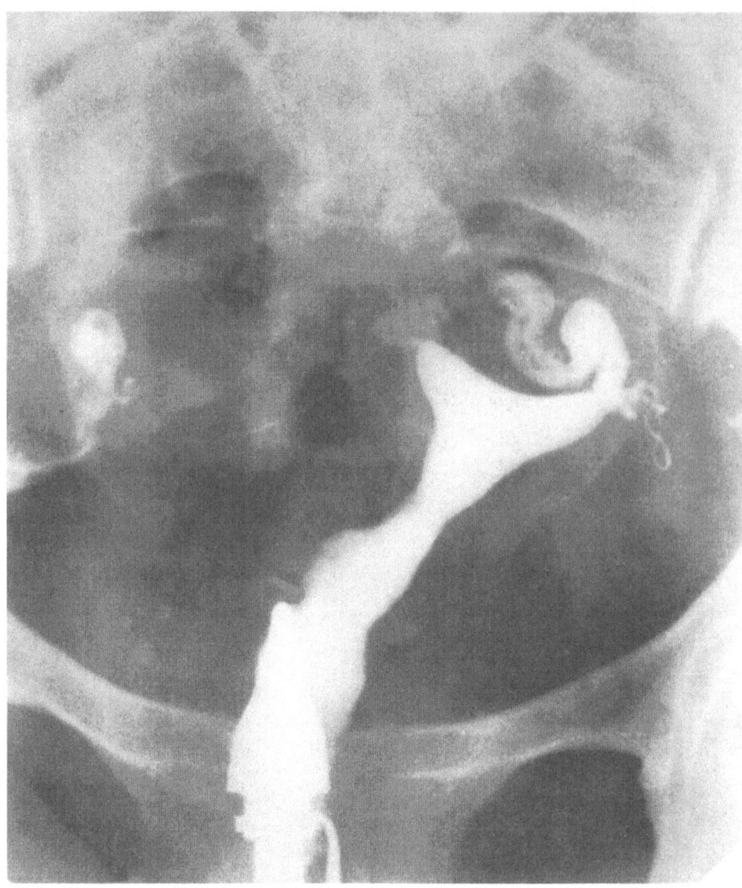

Abb. 17. Insuffizienz des inneren Muttermundes

konstant unabhängig vom Injektionsdruck bestehen bleibt, so kann dies für eine *Insuffizienz des inneren Muttermundes* sprechen. Dies wird vielfach für eine der Ursachen des habituellen Abortus gehalten (Palmer u. Lacomme, 1948; Palmer, 1950; Lash u. Lash, 1950; Yousseff, 1958).

Man kann die Insuffizienz des inneren Muttermundes auch empirisch bestimmen. Dazu wird ein kleiner Gummiballon in das Uteruscavum eingeführt, der nach außen mit einem Manometer verbunden ist. Der Widerstand am inneren Muttermund, der beim Herausziehen des kontrastgefüllten Gummiballons notwendig ist, wird gemessen. Palmer (1950) hat Richtwerte angegeben, aufgrund derer eine Insuffizienz des inneren Muttermundes angenommen werden kann.

In den Rahmen der Pathologie des Uteruscavum gehören auch die Entwicklungsstörungen mit dem infantilen und hypoplastischen Uterus sowie die Mißbildungen.

Der infantile Uterus ist im ganzen klein, aber proportioniert auf einer frühen Entwicklungsstufe stehengeblieben (Abb. 18). Dem gegenüber steht der hypoplastische Uterus (Abb. 19). Die Form dieses Uterus kann dreieckförmig oder dreizipfelig sein (16,6%:11,1% nach Finkbeiner, 1951a). Ein entscheidendes Merkmal ist das Verhältnis Cervix zur Länge des Uteruscavum. Normalerweise ist, wie schon erwähnt, das Uteruscavum etwa doppelt so lang wie der Zervikalkanal. Beim hypoplastischen Uterus ist dieses Verhältnis 1:1 oder sogar 2:1 zugunsten der Cervix. Aus der Tatsache, daß beim hypoplastischen Uterus die Füllungsmenge bei der Hysterosalpingographie erheblich vermindert

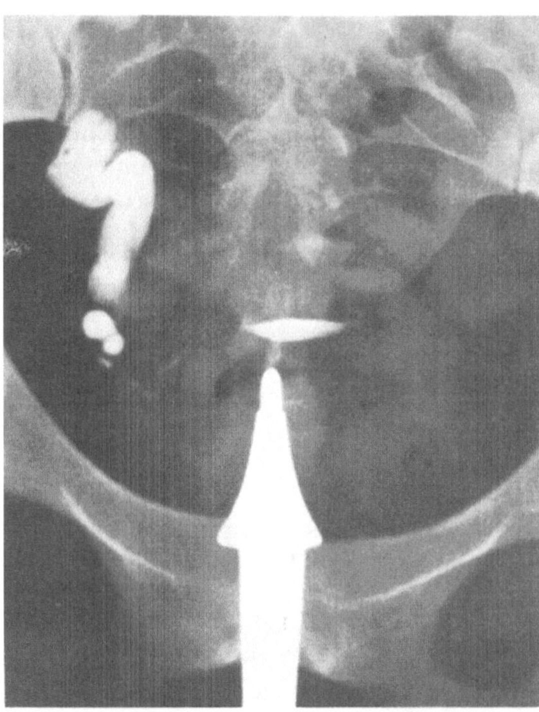

Abb. 18. Infantiler Uterus

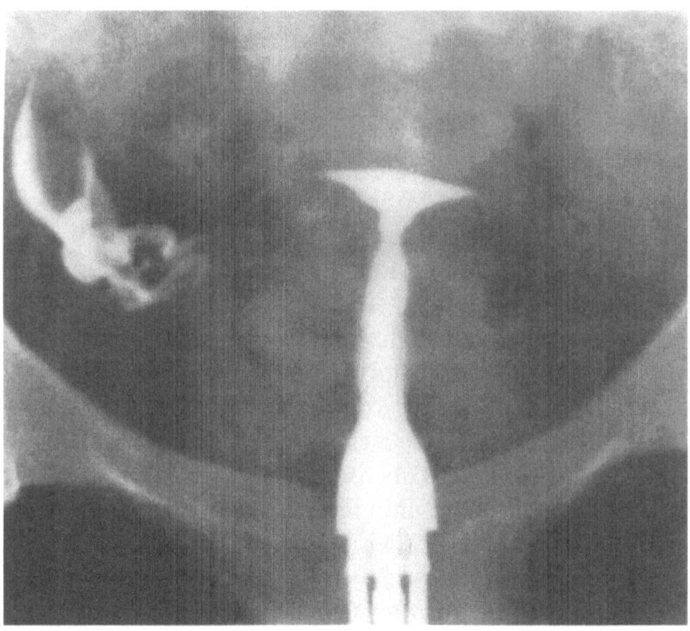

Abb. 19. Hypoplastischer Uterus

ist, versuchte PHILIPP (1950) eine Prognose für eine Gravidität zu stellen. Bei einer Füllungsmenge von weniger als 3 ml Kontrastmittel sah er niemals eine Gravidität, während die Wahrscheinlichkeit einer Gravidität mit einer Füllungsmenge von 4–5 ml eindeutig anstieg.

Die Mißbildungen des Uterus lassen sich aus der Entwicklungsgeschichte ableiten und sind durch eine mehr oder minder unzureichende Verschmelzung der Müller'schen Gänge bedingt. Aus den Müller'schen Gängen entwickeln sich bekanntlich die Cervix, der Uterus und die Tuben. Der Prozentsatz solcher Mißbildungen schwankt zwischen 2,5% und 7% eines gezielten Patientengutes (Sterilitätsuntersuchungen) und umfaßt etwa 1% der weiblichen Bevölkerung (SCHULTZE, 1941; HÖRMANN, 1944; FINKBEINER, 1951 b; FOCHEM, 1965).

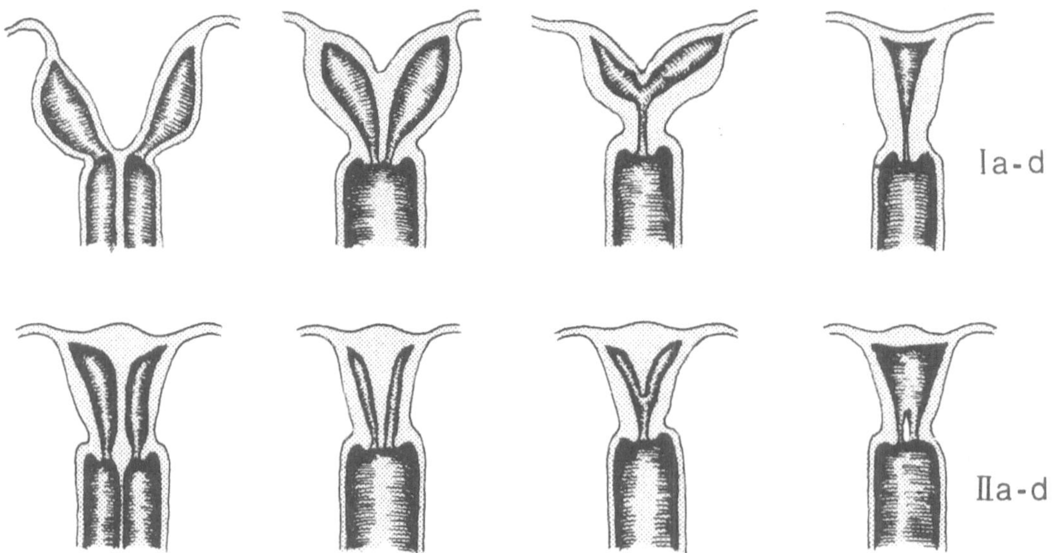

Abb. 20. Schematische Darstellung der Uterusmißbildungen (Entwicklungsstörungen) nach Kaufmann

Abb. 20 gibt die Einteilung der Mißbildungen nach KAUFMANN (1922) am besten wieder: in der oberen Reihe (Ia–d) die verschiedenen Arten des Uterus bicornis bis zum Uterus arcuatus, in der zweiten Reihe (IIa–d) die verschiedenen Möglichkeiten des Uterus subseptus:

1) Uterus mit zwei vollkommen getrennten Tubenhörnern. Hierher gehören der Uterus bicornis unicollis und der Uterus bicornis bicollis (Uterus duplex), bei dem die Verschmelzung der Müller'schen Gänge vollständig unterblieben ist;
2) Uterus, bei dem ein Tubenhorn atretisch ist. Es ist dies der Uterus unicornis. Nach PHILIPP (1948) ist meist das linke Tubenhorn atretisch;
3) Uterus, dessen Cavum mehr oder minder gespalten ist, wobei aber die Einheit des Uteruscavum doch gewahrt ist. Hierher gehört der Uterus arcuatus als die leichteste Form des Uterus subseptus (Abb. 21–24).

Mitunter sieht man im normal geformten Cavum uteri kurze Septen, die als Residuen der Vereinigung der Müller'schen Gänge anzusehen sind. Dies ist der septierte Uterus.

Eine sehr seltene Mißbildung ist die Persistenz des Gartner'schen Ganges. Am Röntgenbild erkennt man neben dem Uteruscavum einen schmalen kontrastgefüllten glatten Gang, der in der Gegend des Muttermundes seinen Anfang nimmt und gegen das Cavum uteri zieht (WESTON, 1960; ZUPPINGER, 1952; FOCHEM, 1965; WEPFER u. SINSKY, 1958; WANIOREK, 1972 b). KÖNIG (1955) beschrieb ein Karzinom des Gartner'schen Ganges.

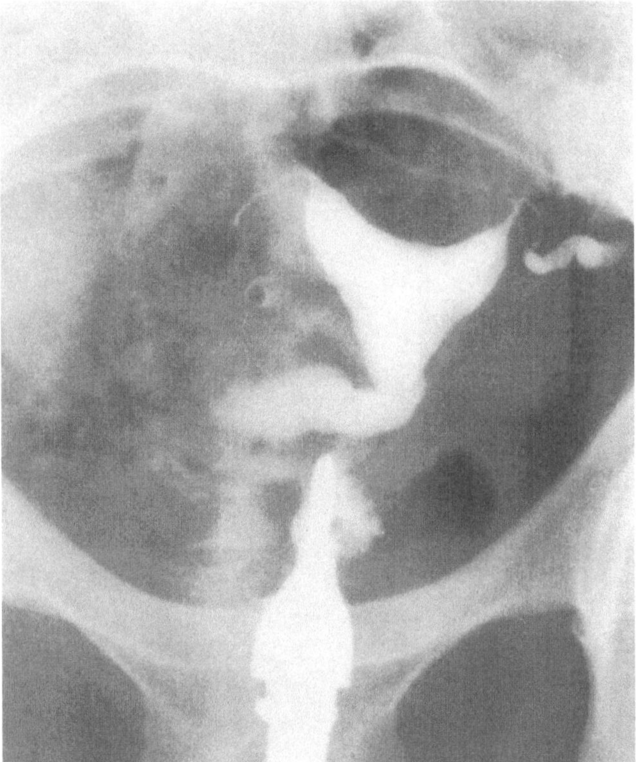

Abb. 21. Uterus arcuatus

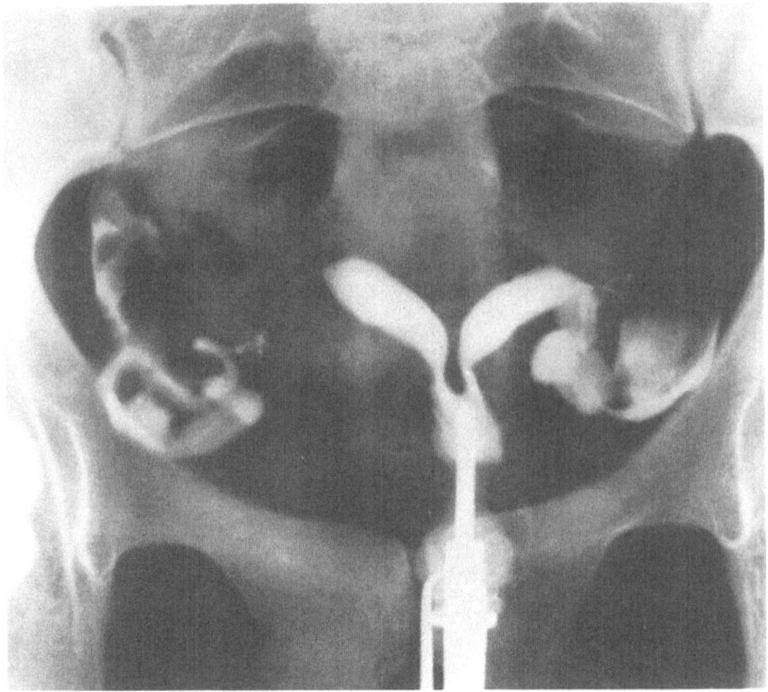

Abb. 22. Uterus unicollis bicornis

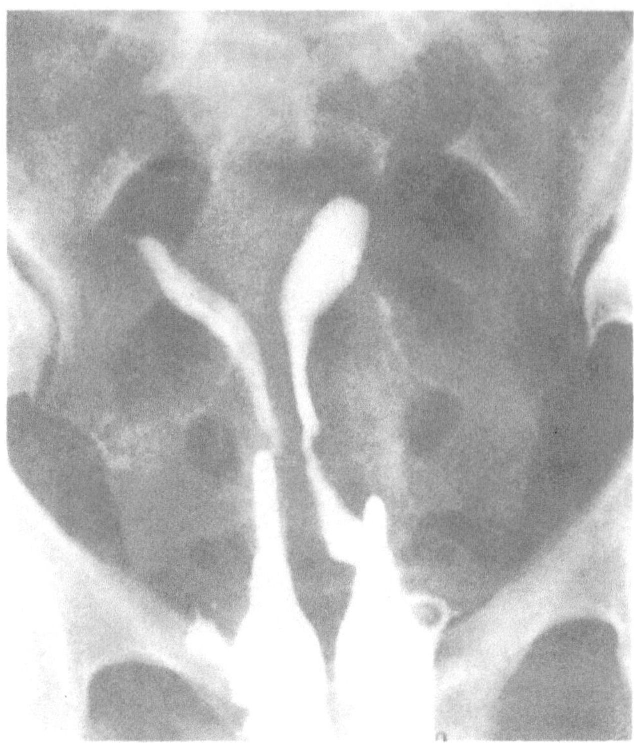

Abb. 23. Uterus bicollis bicornis (Uterus duplex)

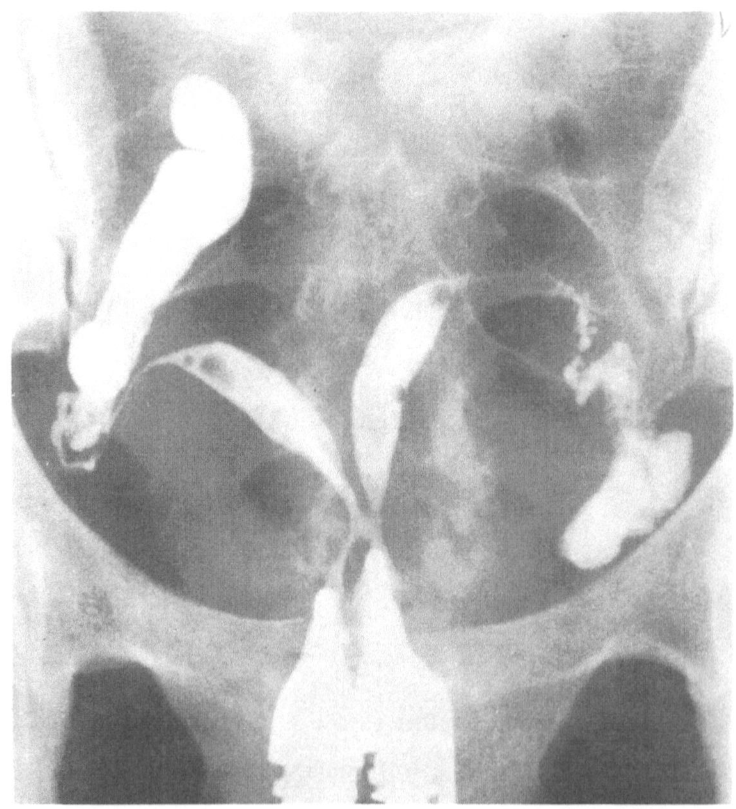

Abb. 24. Uterus bicollis bicornis mit schmaler Gewebsbrücke

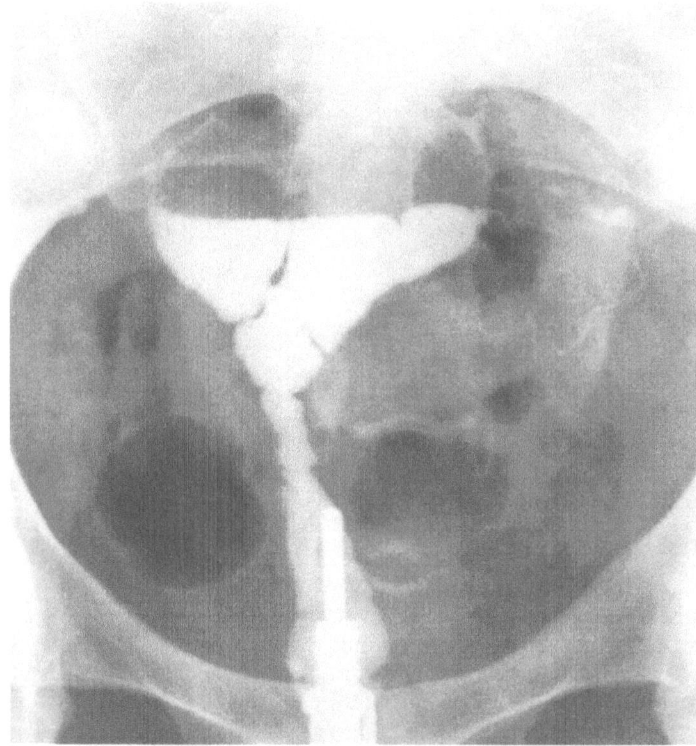

Abb. 25. Septierter Uterus

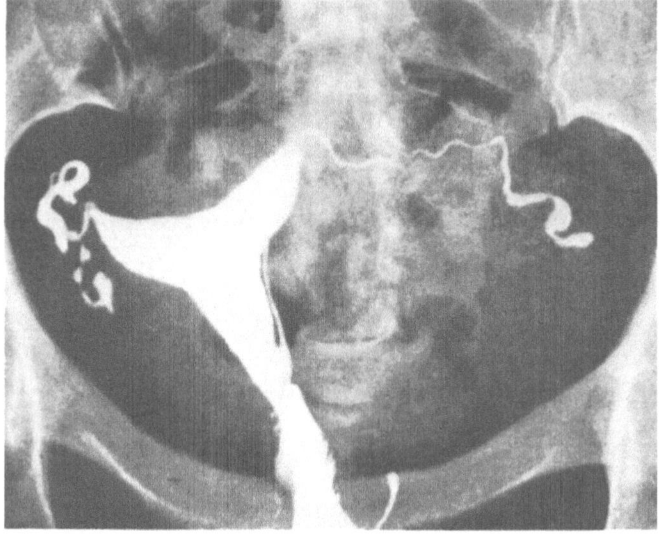

Abb. 26. Gartner'scher Gang

b) Synechien des Uteruscavum

Wie an der Cervix kann es auch am Uteruscavum zu Verklebungen der vorderen und
der hinteren Wand kommen, die im Röntgenbild als unregelmäßig geformte Aussparungen zu erkennen sind. Sie sind die Folge entzündlicher Prozesse, rühren aber häufiger

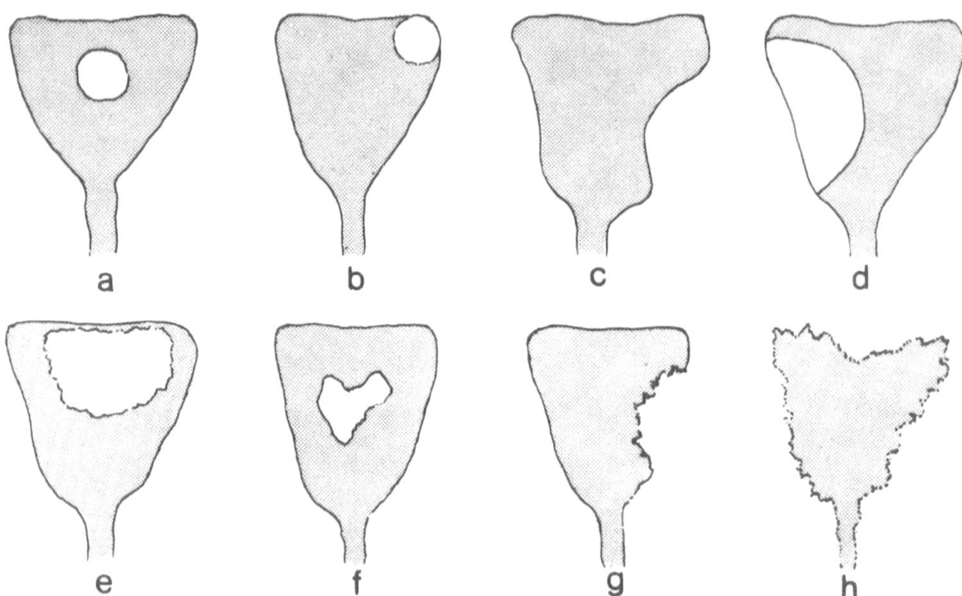

Abb. 27a–h. Schematische Darstellung der benignen Uterusveränderungen. **a** Polyp. **b** Tubeneckenpolyp. **c** Submuköses Myom. **d** Großes submuköses Myom mit Deformierung des Cavum. **e** Gravidität. **f** Synechie. **g** Umschriebene Endometritis. **h** Schwerste Endometritis

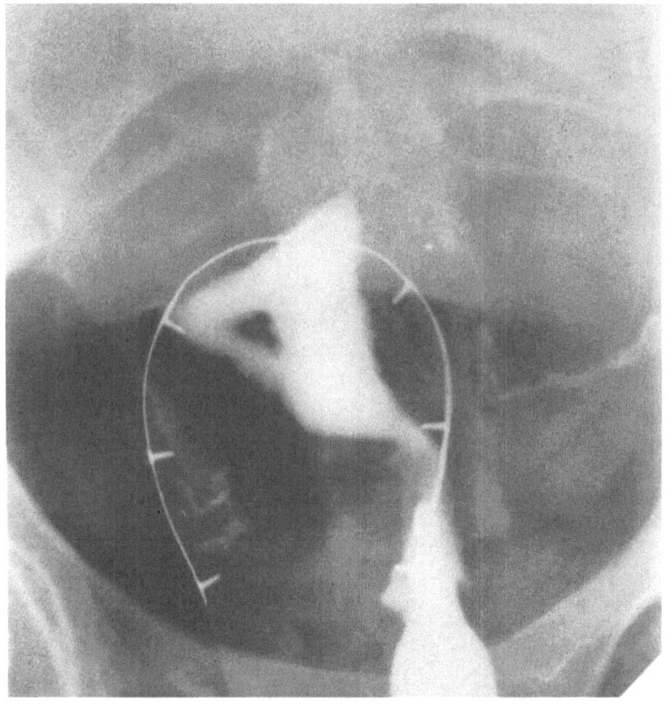

Abb. 28. Synechie im Uteruscavum

von Läsionen der Uterusschleimhaut her (Ashermann, 1950, 1948; Bergmann u. Wehlin, 1958a; Volta u. Putti, 1964; Frischkorn, 1963; Beclère, 1933a, b; Mc Intyre, 1924) (Abb. 27a–h).

Solal et al. (1960) halten die Tuberkulose für eine der Ursachen der Synechien. In schweren Fällen kann es sogar zur Obliteration des Uteruscavum kommen. Du Bois

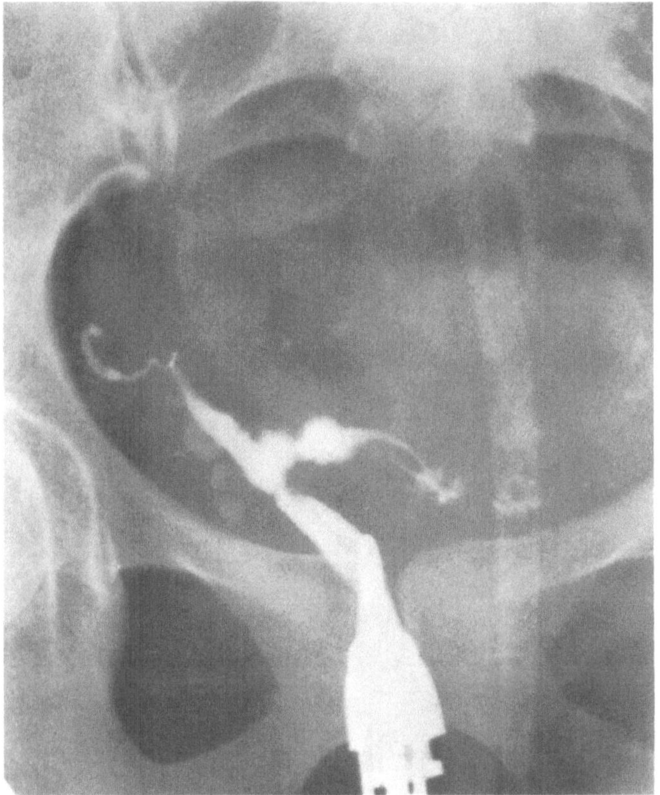

Abb. 29. Endometritis

et al. (1969) fanden bei neun Synechien des Uteruscavum als Ursache viermal eine Abrasio und zweimal eine vorangegangenen Sectio caesarea. Wir selbst hatten in einem Untersuchungsgut von 37 Synechien keine Sectio als Ursache, sondern in 29 Fällen eine vorangegangene Kürettage als vermutliche Ätiologie, während in den übrigen acht Fällen keine anatomische Ursache zu finden war (FOCHEM, 1975) (Abb. 28).

Bei der *Schleimhauthyperplasie* (zystisch-glanduläre Hyperplasie) zeigt das Cavum uteri in schweren Fällen eine unregelmäßig wellige Begrenzung, die auch in Deformierungen ausarten kann (ERBSLÖH, 1954; AKERLUND, 1943; BERGMANN u. WEHLIN, 1958a). ZENISEK (1955) beobachtete, daß bei einer derartigen Schleimhauthyperplasie der Übergang vom Uterus in die Tuben immer atonisch erfolgte (BAYARDELLE, 1936; DALSACE u. AKNIN, 1937; ERBSLÖH, 1957; KOHANE u. SCHWARZ, 1961).

Die *Endometritis* zeigt röntgenologisch ein sehr ähnliches Bild, so daß eine Differentialdiagnose der Klinik vorbehalten sein muß. Der Röntgendiagnostik der Schleimhauthyperplasie bzw. der Endometritis kommt keine Bedeutung zu (Abb. 29, 30).

c) Die Endometritis tuberculosa

Die Tuberkulose des weiblichen Genitale ist eine sekundäre Erkrankung, so daß jede Patientin, die eine tuberkulöse Ersterkrankung, vor allem der Lunge, durchgemacht hat, auch an einer Genitaltuberkulose erkranken kann. Die Cervix ist, wie schon erwähnt, nur selten befallen, das Cavum uteri in etwa 70%, die Tuben in 85%–95%, das Ovar in 20%.

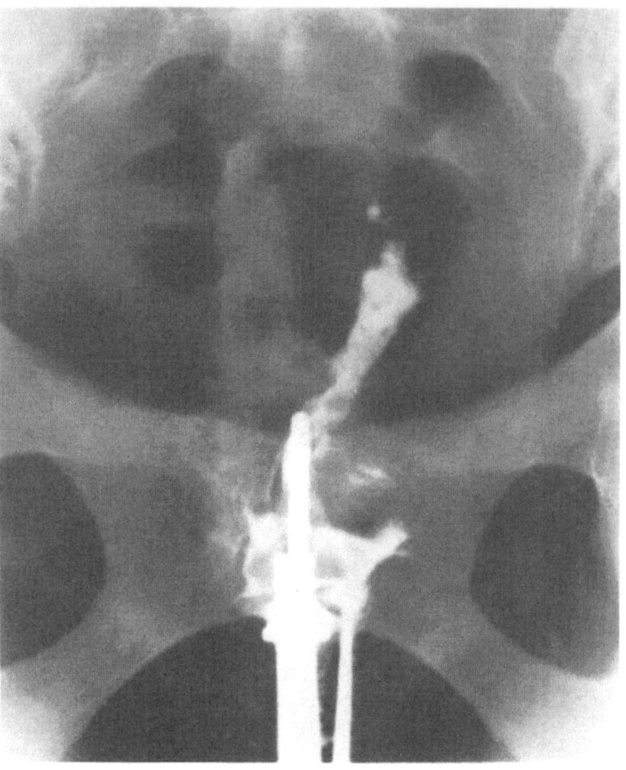

Abb. 30. Schwerste Endometritis mit fast völliger Obliteration des Uteruscavum

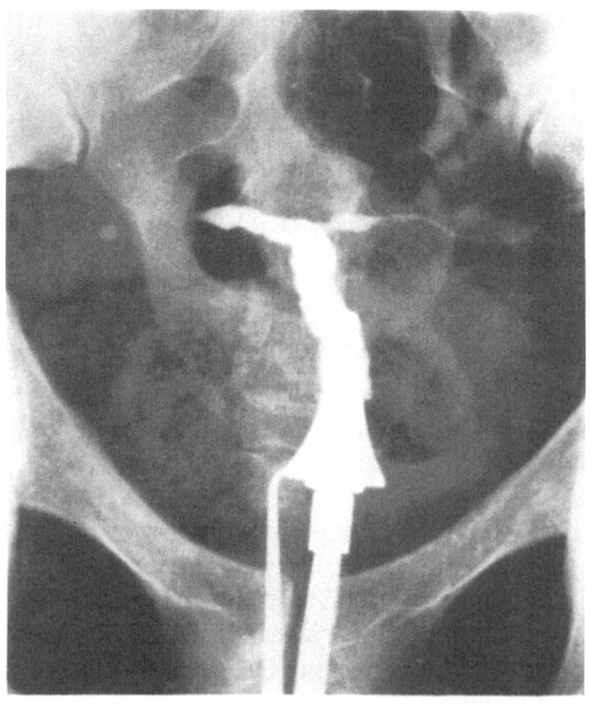

Abb. 31. Endometritis tuberculosa

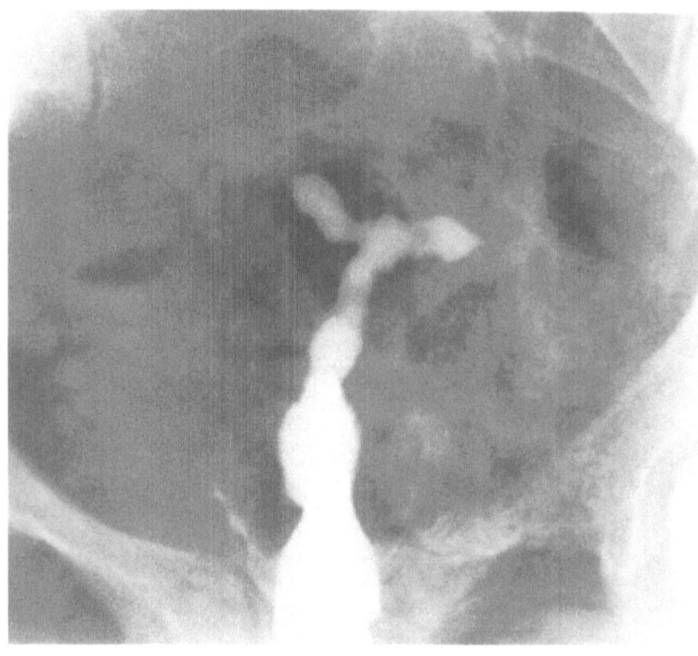

Abb. 32. Endometritis tuberculosa

Am Endometrium sind im Röntgenbild nur dann Veränderungen zu sehen, wenn der Prozeß in das Myometrium eingedrungen ist (Abb. 30). Das Röntgenbild ist durch drei Stadien oder besser durch drei Formen charakterisiert:

1) gröbere Unregelmäßigkeiten der Begrenzung des Cavum, ähnlich wie bei der unspezifischen Endometritis. Dieses Bild ist also keineswegs pathognomonisch für die Tuberkulose;
2) Ausbildung von Fisteln sowie Sacculaebildungen;
3) Strikturen und starke Deformierungen des Cavum.

Findet man die unter 2) und 3) geschilderten Veränderungen, so liegt zweifellos ein schon längere Zeit bestehender fortgeschrittener Prozeß vor (ZENISEK, 1961; MAGNUSSON, 1945; MADSEN, 1941; KO-CHI-SUN, 1948; KARDOS u. VARGA, 1958; KRÄUBIG, 1959; JEDBERG, 1950; EKENGREN, 1955; EKENGREN u. RYDEN, 1950, 1951; DEFAZIO, 1939; ROZIN, 1952; DALSACE u. GARCIA-CALDERON, 1956; DAVIS, 1939; DUFRESNE, 1945; WAHLEN et al., 1955) (Abb. 32).

Der Übertritt des Kontrastmittels in das pericavale Gewebe und in die Lymphspalten wird von manchen Autoren als weiteres Symptom der Tuberkulose angesehen (ROZIN, 1952; KIKA, 1954; KAYSER, 1951). Die Häufigkeit solcher pericavaler Kontrastmittelaustritte wird mit 3,6% (KAYSER, 1951) und 4,3% (KIKA, 1954) aller Hysterographien angegeben. Dieses Symptom kann bestenfalls ein Suspicium, also einen Hinweis darstellen, denn es gibt sicherlich noch andere Ursachen für einen Kontrastmittelübertritt ins pericavale Gewebe, sei es ein zu hoher Injektionsdruck bei der Hysterographie, sei es eine Läsion des Endometrium oder eine gesteigerte Permeabilität direkt nach der Menstruation (Abb. 33, 34).

Aber auch beim Corpuskarzinom ist ein derartiger Kontrastmittelübertritt beschrieben worden. KIKA (1954) fand von 54 derartigen pericavalen Kontrastmittelübertritten bei 32 eine klinisch einwandfreie Endometritis tuberculosa. Dieses Phänomen fand sich auch bei Wiederholung der Untersuchung.

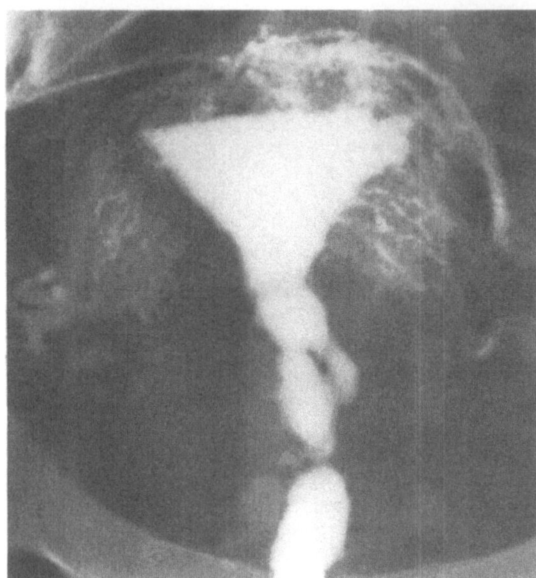

Abb. 33. Pericavaler Kontrastmittelübertritt bei Endometritis tuberculosa

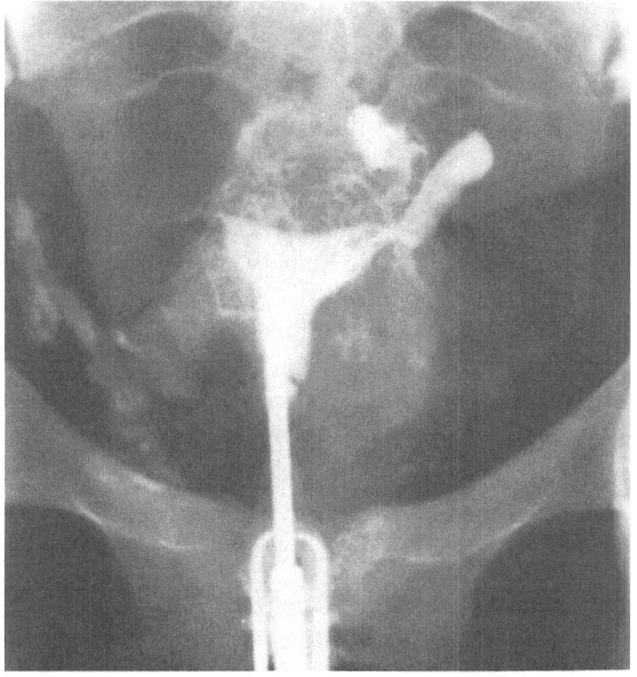

Abb. 34. Pericavaler Kontrastübertritt bei Endometritis und Salpingitis tuberculosa

d) Tumoren des Uterus

Schleimhautpolypen sind im Röntgenbild als glatt begrenzte rundliche Aussparungen zu erkennen. Sie können am häufigsten in den Tubenecken, aber auch im übrigen Cavum angetroffen werden. Differentialdiagnostisch müssen Luftblasen ausgeschlossen werden. Kleine Myome und Basalisadenome können ein ähnliches Bild ergeben, die Schleimhautpolypen zeigen jedoch eine deutlich schärfere Begrenzung (SLEZAK u. TILLINGER, 1973;

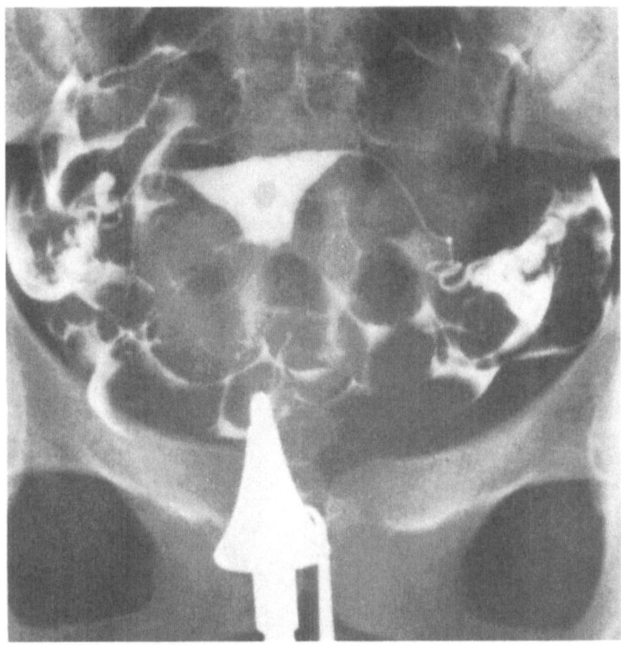

Abb. 35. Polyp im Uteruscavum

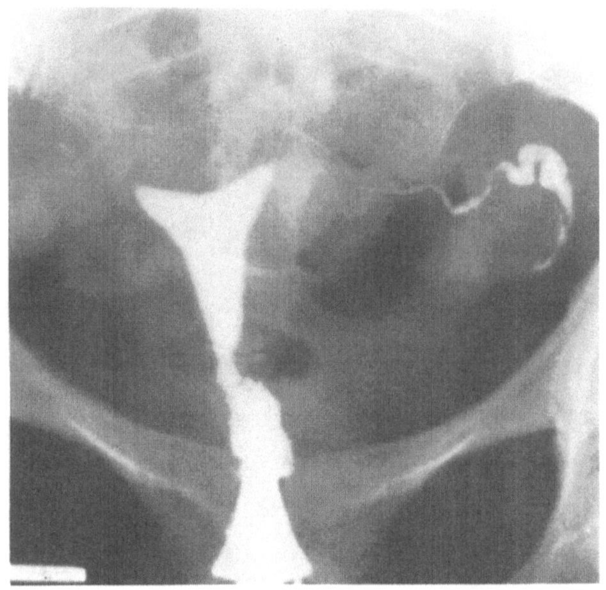

Abb. 36. Keine Polypen, sondern Luftblasen im Uteruscavum

Dutton u. Stapleton, 1963; Smokvina, 1930; Erikson u. Jedberg, 1948; Marshall et al., 1950; Ponzi u. Leonardi, 1961) (Abb. 35, 36, 37).

Bei den *Myomen* hat man drei Arten zu unterscheiden:

1) Ist ein Myomknoten in die Uteruswand eingelagert, so liegt ein *intramurales* Myom vor.

2) Liegt der Knoten an der Oberfläche des Uterus, so handelt es sich um ein *subseröses* Myom.

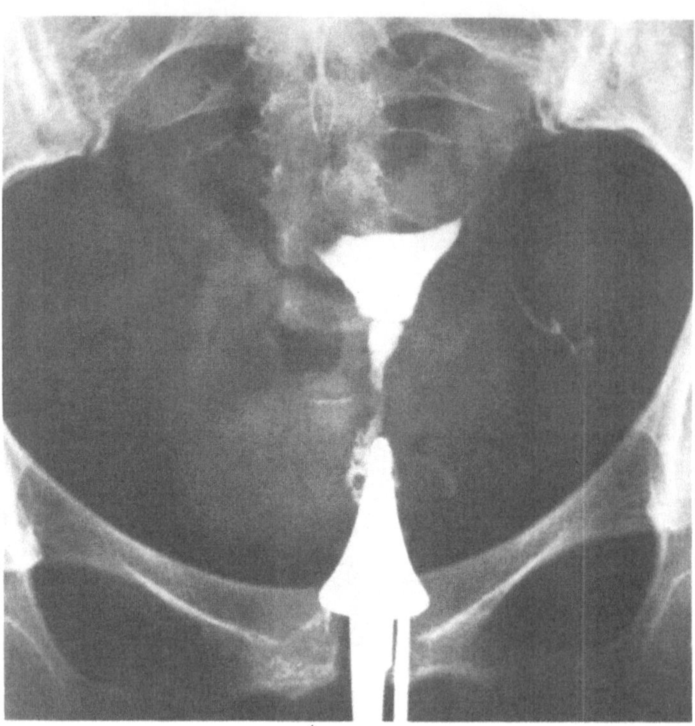

Abb. 37. Tubeneckenpolyp

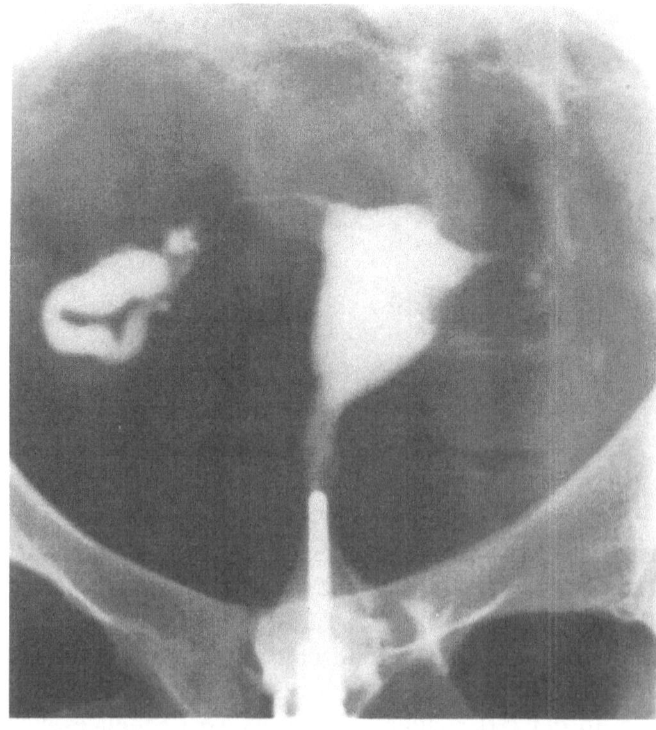

Abb. 38. Links randständiges submuköses Myom. Zwei kleinere intramurale Myome im Fundus uteri

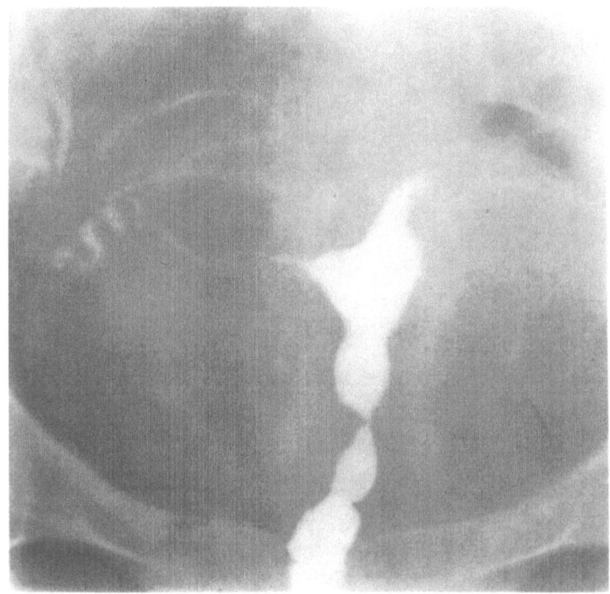

Abb. 39. Uterus myomatosus mit Deformierung des Uteruscavum

3) Entwickelt sich das Myom nahe der Schleimhaut des Uterus und wächst gegen das
Cavum uteri, so sprechen wir von einem *submukösen* Myom (Abb. 38).
Mit der Hysterographie können die intramuralen und submukösen Myome erfaßt werden.
Je nach der Größe des Myomknotens sind die Bilder der Einengung und Verdrängung
des Uteruscavum mannigfaltig. Im Röntgenbild sieht man glatt begrenzte, randständige
Aussparungen oder Eindellungen. Große subseröse Myome können ebenfalls zu Verdrän-
gungserscheinungen des Uteruscavum führen (JOACHIMOVITS, 1930; PRÉVÔT u. SCHULTZ,
1936; ROZIN, 1956, 1965; SCHULTZE, 1939; SMOKVINA, 1930; MARSHAL et al., 1950a;
WOLFF et al., 1971; DORANGEON, 1964; MÖBIUS, 1952; SCHULTZE u. ERBSLÖH, 1954).

Ein wesentliches Symptom bei der Hysterographie für einen Uterus myomatosus
ist die Hypotonie des Uterus und damit das erhöhte Fassungsvermögen. Dieses Symptom
wird mit den Folgen einer Auflockerung und Dehnbarkeit der Uteruswand erklärt, womit
auch eine Herabsetzung des Tonus verbunden ist. PIETILÄ (1969) fand in 54% der Fälle
mit Myomen eine derartige auffallende Hypotonie, in 69% Deformierungen des Uteruscavum und in 28% muköse Veränderungen. Derselbe Autor fand auch eine Übereinstimmung des Röntgenbildes mit dem pathologisch-anatomischen Status bei submukösen
Myomen in 100%, bei intramuralen Myomen in 73% und bei subserösen Myomen
in 62%. SCHULTZE (1939) und BREITNER und NEIMEIER (1955) gaben eine Treffsicherheit
der Hysterographie für die Diagnose eines Myoms mit 84%, PIETILÄ (1969) mit 88%
an. WIST und TÄHTI (1968) berichten über diagnostische Irrtümer (Abb. 39, 40, 41).

Die Diagnostik des *Corpuskarzinoms* mittels der Hysterographie wird im Hinblick
auf die absolute Sicherheit des histologischen Befundes mit der Probekürettage routinemäßig nur an wenigen Instituten durchgeführt (Abb. 42). Das Röntgenbild wird dabei zur
Erfassung der morphologischen Verhältnisse des Cavum und für die Orientierung über
die Ausbreitung des Tumors herangezogen. Das Hysterogramm kann Auskunft geben,
ob der Tumor lokalisiert ist oder sich diffus ausbreitet. Damit ist auch eine Individualisierung der Therapie möglich (OBOLENSKI u. ZÜRCHER, 1964; GAUWERKY, 1957; NORMAN,
1952, 1971). Des weiteren läßt sich im Hysterogramm der Erfolg der Strahlenbehandlung
verfolgen (BECLERE, 1936, 1937, 1950; PORTA, 1949; REINEMANN, 1965; NORMAN, 1950;

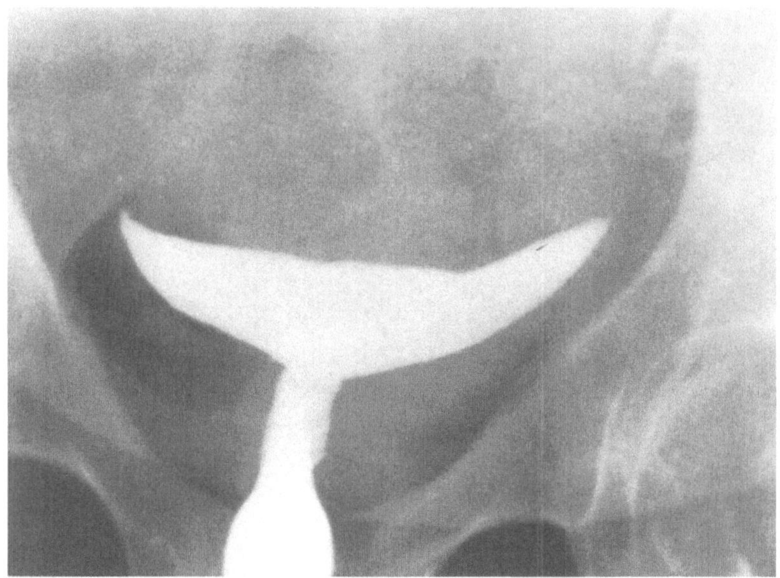

Abb. 40. Großes Myom im Fundus uteri

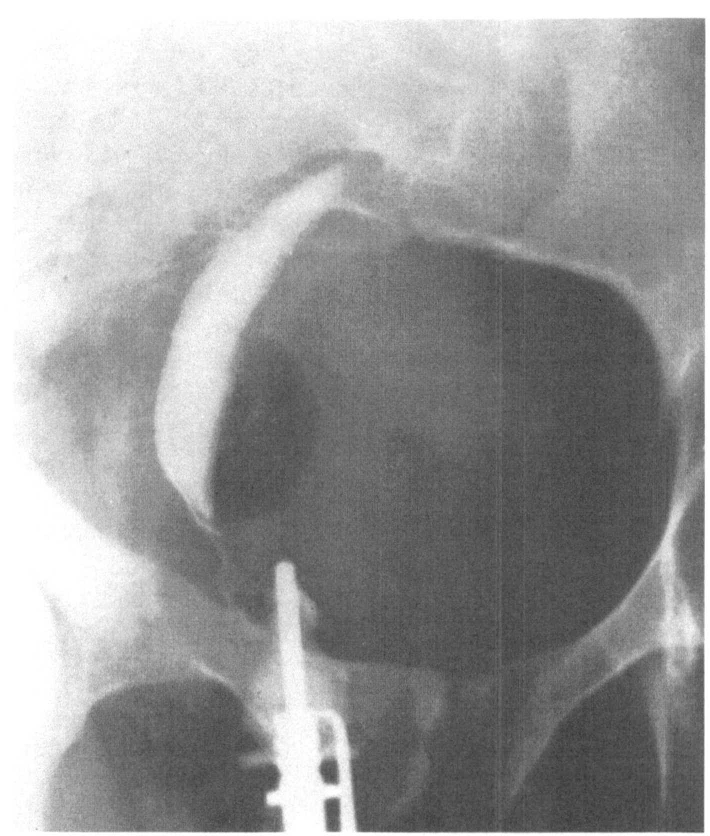

Abb. 41. Großes Myom mit hochgradiger Verdrängung und Einengung des Uteruscavum

RENZIEHAUSEN u. KLEINSCHMIDT, 1973; HILFRICH et al., 1969; ERBSLÖH, 1956a, b; JOHANNSON, 1973; ASSIS PACHECO, 1959; BECLERE u. FAYOLLE, 1961). Diese Autoren bestreiten auch die Möglichkeit einer Verschleppung von Karzinomzellen in die Bauchhöhle mit der Hysterographie (CURTIS, 1947).

Wenn das Karzinom exophytisch wächst, so sieht man im Röntgenbild je nach der Größe der Tumorinfiltration unregelmäßige Aussparungen mit ausgefransten Rändern.

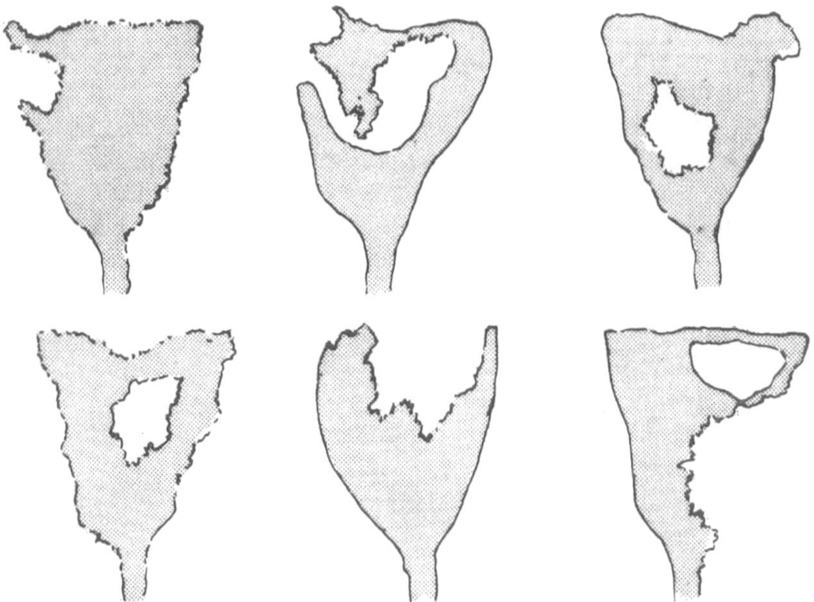

Abb. 42. Schema der röntgenologischen Erscheinungsformen des Corpuskarzinoms

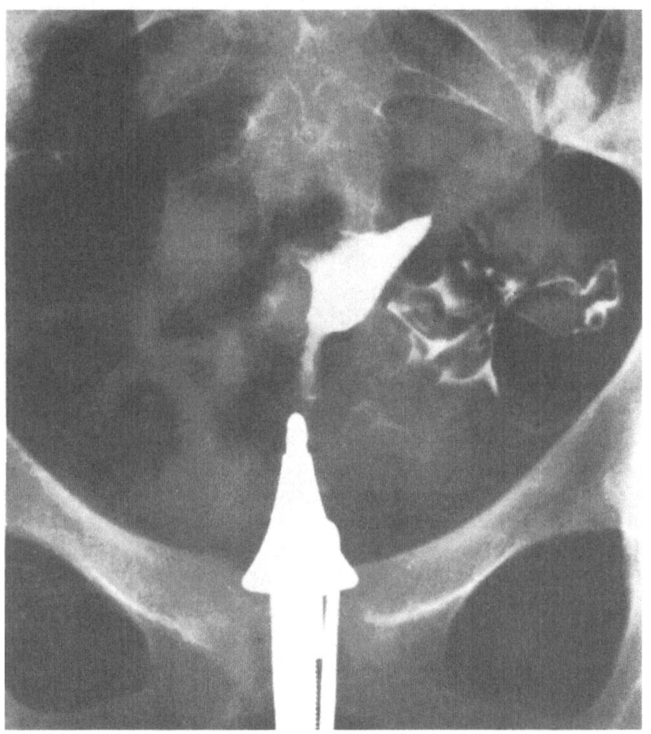

Abb. 43. Kleines Corpuskarzinom rechts im Bereich des Tubenhorns

Wächst das Karzinom in das Myometrium infiltrierend, so sieht man unregelmäßige Wanddefekte und bizarr geformte Nischenbildungen (GELLE u. FLEURY, 1953; LABORDE u. MONTAGNON, 1949; FOCHEM, 1967, 1975; LECLERC, 1934; UNNERUS, 1964) (Abb. 43).

Sind die Veränderungen nur geringfügig, so ist eine Differentialdiagnose zur Schleimhauthyperplasie oder Endometritis nicht möglich.

Von manchen Autoren wird der Übertritt des Kontrastmittels in das pericavale Gewebe ebenfalls als Verdachtssymptom angesehen (OBOLENSKY u. ZÜRCHER, 1964; RENZIE-HAUSEN u. KLEINSCHMIDT, 1973).

ZSOLNAI u. NYIRÖ (1968) berichten über die Röntgensymptomatik bei 161 Fällen. In 25% fanden sich glatte, vollkommen unauffällige Konturen, in 50% verdächtige Unregelmäßigkeiten, während die restlichen 25% schwere Veränderungen aufwiesen. In zwölf Fällen konnten sie einen pericavalen Kontrastmittelübertritt beobachten.

Eine Differenzierung zwischen Corpuskarzinom, Sarkom oder nekrotisierendem Myom ist mittels der Hysterographie nicht möglich.

Aus dem Gesagten ergeben sich die *Indikationen* zur alleinigen Hysterographie:
- Erfassung von Veränderungen an der Cervix;
- Kontrollen nach einer Sectio caesarea;
- fragliche Insuffizienz des inneren Muttermundes bei habituellem Abort;
- Entwicklungsstörungen des Uterus;
- Differentialdiagnose von Tumoren im kleinen Becken;
- Tuberkulose des Uterus;
- Corpuskarzinom.

Die *Kontraindikationen* zur Hysterographie, die auch für die Hysterosalpingographie gelten, sind vor allem akute entzündliche Prozesse im Abdomen, ferner das Bestehen einer Gravidität, Blutungen, gleichgültig welcher Ursache, und schließlich ein Reinheitsgrad des Vaginalsekretes über II. Eine hohe Blutsenkungsgeschwindigkeit sollte vor der Untersuchung abgeklärt werden. Ist die Ursache nicht im Abdominalbereich zu suchen, so kann die Untersuchung durchgeführt werden.

Literatur

AKERLUND, A.: Ein neuer und charakteristischer Röntgenbefund bei Endometriosis uteri. Acta Obstet. Gynecol. Scand. *23*, 721 (1943)

AKNIN, R.A.: Diagnostic des métrorrhagies par l'hystérosalpinographie. Dissertation, Paris 1937

ALBANO, G.: Was geschieht mit dem eingeführten Jodöl nach einer Salpingographie? Zentralbl. Gynäkol. *2*, 1894 (1929)

ARNSTAMM, O.J., REINBERG, S.A.: Die klinische Bedeutung der Metrosalpingographie. Fortschr. Röntgenstr. *35*, 64 (1926)

ASHERMANN, J.G.: Amenorrhoe traumatica. J. Obstet. Gynecol. Br. Emp. *55*, 23 (1948)

ASHERMANN, J.G.: Traumatic intrauterine adhaesions. J. Obstet. Gynecol. Br. Emp. *57*, 892 (1950)

ASPLUND, J.: The uterine cervix and isthmus under normal and pathological conditions. Acta Radiol. [Suppl.] (Stockh.) *91*, 9 (1952)

ASPLUND, J., RYDEN, A.B.V.: The diagnosis of cervical tuberculosis. Acta Obstet. Gynecol. Scand. *31*, 186 (1952)

ASSIS PACHECO, M.V. de: Die Bedeutung der Hysterographie für die Erkennung und Behandlung des Korpuscarcinoms. Rev. Ginecol. (Rio d. J.) *104*, 1 (1959)

BAARS, H.G., SALEWSKI, D.: Zur Bewertung Hysterosalpingographie. Zentralbl. Gynäkol. *94*, 1201 (1972)

BAKER, K.: Vaginal delivery after lower uterine caesarean section. Surg. Gynecol. Obstet. *100*, 690 (1955)

BARNETT, E.: The clinical value of hysterosalpingographie. J. Fac. Radiol. (London) *7*, 115, 184 (1956)

BASTIAN, M.: Über den Wert der Hysterosalpinographie. Zentralbl. Gynäkol. *81*, 1543 (1959)

BAYARDELLE, C.: L'hystérographie dans le diagnostic des métrorrhagies. Dissertation, Paris 1936

BÉCLÈRE, C.: Les procédés radiologiques d'exploration en gynécologie. Paris Méd. *36*, 617 (1928)

BÉCLÈRE, C.: À propos des injections vasculaires accidentelles au cours de l'hystérosalpingographie. Bull. Soc. Obstet. Gynecol. *22*, 31 (1933a)

BÉCLÈRE, C.: Le spasme de l'isthme utérin. Bull. Soc. Obstet. gynecol. *22*, 126 (1933b)

BÉCLÈRE, C.: Lésions intra-utérines (30 images). Radiodiagnostic gynécologique. Serie 50. D. Bibliothèque de films radiographiques. Paris: Masson 1933c

BÉCLÈRE, C.: Le diagnostic precoce du cancer du corps de l'utérus par l'hystérographie. Congrès internat. du lutte scientifique et sociale contre le cancer., Bruxelles *2*, 260 (1936)

BÉCLÈRE, C.: Le cancer du corps de l'utérus avant et après la ménopause. Presse Méd. *2*, 1344 (1937)

BÉCLÈRE, C.: L'hystérographie dans le diagnostic du cancer du corps de l'utérus. In: Le cancer du corps utérin. CHALNOT, P. (Hrsg.). Paris: expansion scientifique française 1950

BÉCLÈRE, C., FAYOLLE, G.: L'hystérosalpingographie. Paris: Masson 1961

BERGMANN, F., GORTON, G., NORMANN, O., SJÖSTEDT, S.: Foreign body granuloma following hysterosalpingography with contrast medium containing carboxylmethylcellulose. Acta Radiol. (Stockh.) *43*, 17 (1955)

BERGMANN, P., WEHLIN, L.: Posttraumatic intrauterine Synechiae. Acta Radiol. (Stockh.) *49*, 453 (1958a)

BERGMANN, P., WEHLIN, L.: The hysterographic appearence of cystic glandular hyperplasie. Acta Radiol. (Stockh.) *50*, 255 (1958b)

BERMAN, R.: Roentgen studies of the uterine cavity. Indications, classification and clinical correlation. J. Nowark Beth Israel Hosp. *13*, 277 (1962)

BETOULIERES, P., LOUSTAU, J.A., GIRANDOU, A., CATTALAT, J.: Aspects radiologiques de l'endocol et de l'isthme utérin à l'état normal et dans quelques états pathologiques. J. Radiol. Electrol. Med. Nucl. *43*, 743 (1962)

BLOOMFIELD, A.: Six cases of venous intravasation, following intrauterine Lipiodol injection. J. Gynecol. Obstet. Br. Emp. *53*, 345 (1946)

BOURG, R.: Étude comparative des lymphatico- et vernographies accidentelles par le Lipiodol. Gynecol. Obstét. *61*, 172–186 (1962)

BRADBURN, G.B., WEBB, C.F.: Cyclic variations in the endocervix. Am. J. Obstet. Gynecol. *62*, 997 (1951)

BREITNER, J., NEIMEIER, R.: Die Bedeutung der Hysterographie für die Differentialdiagnose: Mißbildung und submuköses Myom. Gynaecologia (Basel) *140*, 205 (1955)

BRET, H.J., REMOS, S.: Étude hystérographique clinique et histologique des cicatrices des césariennes segmentaires transversales et longitudinales. Rev. Fr. Gynecol. *63*, 573 (1968)

BUNGELER, W.: Gefahren der Hysterosalpingographie. Dtsch. Med. Wochenschr. *1*, 557 (1937)

BURGER, H.: Gibt es Schädigungen bei der Salpingographie mit wasserlöslichen viskosen Kontrastmitteln? Geburtsh. u. Frauenhlk. *12*, 1092 (1952)

CARLOS-SANDOS: cit. nach WAHL, F.A.: Die Röntgenstrahlen in der Geburtshilfe. Leipzig: G. Thieme 1943

CASTRO-DIAZ, R., HABIB, G.J.: Diagnostico de dehiscencia de histerografia post cesarea an placa simple de abdomen. Reporte de dos casos. Rev. mex. Radiol. *30*, 35 (1976)

COSGRAVE, R.A.: Management of pregnancy and delivery following caesarean section. JAMIA *145*, 885 (1951)

COTTE, G., BERTRAND, P.: L'exploration radiologique de l'utérus et des trompes après injection de Lipiodol. Gynecol. Obstet. *14*, 81–91 (1926)

CURTIS, A.H.: Textbook of gynecology. Philadelphia, London: Davis 1947

DALSACE, J.: L'étude radiologique de l'évacuation utérine. J. Radiol. Electrol. Med. Nucl. *29*, 107 (1948)

DALSACE, J., AKNIN, R.: Diagnostic des métrorrhagies par l'hystérosalpingographie. Bull. Méd. Paris *51*, 782 (1937)

DALSACE, J., GARCIA-CALDÉRON, J.: Gynäkologischer Röntgenatlas. Stuttgart: Medica 1956

DAVIS, A.: The diagnostic value of hysterography. Proc. R. Soc. Med. *32*, 1211 (1939)

DEFAZIO, F.: La histerosalpingografia en el diagnostico de las afecciones ginecologicas. Bol. Inst. Clin. Quir. Univ. Buenos Aires *15*, 35 (1939)

DELLENBACH, P., MÜLLER, P.: Les nécroses de cicatrice de césarienne. Bull. Soc. R. Belge Gynecol. Obstet. *38*, 255 (1968)

DEWHURST, C.J.: The ruptured caesarean section scar. J. Obstet. Gynec. Br. Emp. *64*, 113 (1957)

DIETZ, W., SCHWEIKART, A.: Über die Verträglichkeit wasserlöslichen viskösen Kontrastmittels zur Hysterosalpingographie. Geburtshilfe Frauenheilkd. *13*, 334 (1953)

DORANGEON, P.: Intérêt de l'hystérographie dans le dépistage des malformations utérines. C.R. Soc. Fr. Gynecol. *34*, 329 (1964)

DRUKAN, J.P.: Hysterography after caesarean section. Obstet. Gynecol. *24*, 836 (1964)

DU BOIS, R., FLIPO, B., MOUNIER, J.C., QUIOT, P., DELECOUR, M.: L'hystérographie de l'utérus césarise. J. Radiol. Electrol. Med. Nucl. *50*, 887 (1969)

DUFRESNE, O.: Value of hysterosalpingography in diagnosis of gynecological affections. Urol. Cutan. Rev. *49*, 345 (1945)

DUTTON, W.A.W., STAPLETON, J.G.: The use of hysterosalpingography in the diagnosis of infertility and other gynecological conditions. Can. Med. Assoc. J. *89/7*, 1159 (1963)

DUVAL, P.: Des dangers de l'hystérographie par injection intra-utérine. Gynécologie *27*, 605 (1928)

DYROFF, R.: Die Bedeutung der Röntgenstrahlen für die gynäkologische Diagnostik und Forschung. Röntgenpraxis *5*, 241 (1933)

EDLING: cit. nach WAHL, F.A.: Die Röntgenstrahlen in der Geburtshilfe. Leipzig: G. Thieme 1943

EKENGREN, K.: Roentgenographic diagnosis of genital tuberculosis in the female and roentgenographic effects of antibiotic therapy. Acta Radiol. [Suppl.] (Stockh.) *123*, 7 (1955)

EKENGREN, K., RYDEN, A.: Roentgen sign of tuberculous salpingitis. Acta Radiol. (Stockh.) *34*, 193 (1950)

EKENGREN, K., RYDEN, A.: Roentgen diagnosis of tuberculous endometritis. Acta Radiol. (Stockh.) *36*, 484 (1951)

ENDE, S., HALL, G., LIANG, D., MURDOCH, J.G.: Hysterosalpingography after caesarean section. Br. J. Radiol. *36*, 20 (1963a)

ENDE, S., HALL, G., LIANG, D., MURDOCH, J.G.: Hysterography after caesarean section. Br. J. Radiol. *36*, 720–725 (1963b)

ERBSLÖH, J.: Über die röntgenologischen Darstellungsmöglichkeiten des weiblichen Genitalapparates mit Hilfe von Jodöl u. Jodsol. Stuttgart: Thieme 1951

ERBSLÖH, J.: Gynäkologische Röntgendiagnostik. Stuttgart: Enke 1954

ERBSLÖH, J.: Wie weit läßt sich die Ausdehnung des Adeno Ca. uteri hysterographisch erkennen? Zentralbl. Gynäkol. *78*, 140 (1956a)

ERBSLÖH, J.: Das Röntgenbild der Adenomyosis uteri. Zentralbl. Gynäkol. *78*, 1121 (1956b)

ERBSLÖH, J.: Das Röntgenbild der Metrorrhagien und seine Differentialdiagnose. Zentralbl. Gynäkol. *79*, 1047 (1957)

ERIKSON, S., JEDBERG, H.: Hysterography as diagnostic acid in submucous myoma. Acta Obstet. Gynecol. Scand. *27*, 367 (1948)

EYMER: cit. nach WAHL, F.A.: Die Röntgenstrahlen in der Geburtshilfe. Leipzig: G. Thieme 1943

FABRE: cit. nach WAHL, F.A.: Die Röntgenstrahlen in der Geburtshilfe. Leipzig: G. Thieme 1943

FINKBEINER, H.: Zur Kenntnis des hypoplastischen und infantilen Uterus. Geburtshilfe Frauenheilk. *11*, 514 (1951a)

FINKBEINER, H.: Das Röntgenbild des entwicklungsgestörten Uterus. Leipzig: Barth 1951b

FISCHER, F.K., MEYER, L.: Joduron S., ein neues wasserlösliches visköses Kontrastmittel zur Hysterosalpingographie. Schweiz. Med. Wochenschr. *81*, 639 (1951)

FLUHMANN, F.: The cervix uteri and its diseases. London: Philadelphia 1961

FOCHEM, K.: Röntgendiagnostik in der Geburtshilfe und Gynäkologie. In: Lehrbuch der Röntgendiagnostik, 6. Aufl., Bd. V. Sching, Baensch, Frommhold, Glanner, Uehlinger, Wellauer (Hrsg.) Stuttgart: Thieme 1965

FOCHEM, K.: Einführung in die geburtshilfliche und gynäkologische Röntgendiagnostik. Stuttgart: Thieme 1967

FOCHEM, K.: Der pathologische Hysterosalpingographiebefund. Radiologe *15*, 11 (1975)

FOCHEM, K., GRÜNBERGER, V., LEEB, H.: Über den Wert der Kinematographie bei der Hysterosalpingographie. Geburtshilfe Frauenheilkd. *27*, 508 (1967)

FOCHEM, K., ULM, R.: Untersuchungen über die Gewebereaktion bei der H.S.G. mit wasserlöslichen Kontrastmitteln. Fortschr. Röntgenstr. *80*, 636 (1954)

FODA, M.S., YOUSSEF, A.F., SHAFEEK, M.A., KASSEM, K.A.: Hysterography in diagnosis of abnormalities of the uterus II. Br. J. Radiol. *35*, 783 (1962)

FREUND: cit. nach WAHL, F.A.: Die Röntgenstrahlen in der Geburtshilfe. Leipzig: G. Thieme 1943

FRISCHKORN, R.: Traumatische intrauterine Synechien (Syndrom von Ashermann). Fortschr. Röntgenstr. *98*, 504 (1963)

FULLENLOWE, T.M.: Uterosalpingography with special reference to the cervical canal. Am. J. Roentgenol. *69*, 74 (1953)

GAUWERKY, F.: Standardisierung und individuelle Anpassung bei der Strahlenbehandlung der Gebärmutter- und Scheidencarcinome. Strahlentherapie *103*, 16 (1957)

GELLE, P., FLEURY, M.: Valeur diagnostique de l'hystérographie dans les cancers de l'endocol et du corps de l'utérus. Cancérologie *1*, 224 (1953)

GELPKE, W.: Der Wert der Hysterographie nach Schnittentbindungen für die Beurteilung der Uterusnarbe. Geburtshilfe Frauenheilkd. *29*, 26 (1969)

GIACCHÉ, N.: L'hystérographie: son rôle dans le diagnostic en gynécologie. Gynécol. Obstet. *31*, 19 (1935)

GOLDBERGER, M.A., MARSHAL, R., DAVIS, A.: Hysterography and hysterosalpingography. N.Y. St. J. Med. *50*, 2697 (1950)

GRAY, L.A.: Hysterosalpingography. Radiology *61*, 189 (1953)

GUTHMANN, H., STÄHLER, F.: Die röntgenologische Feinstrukturdarstellung der Gebärmutterhöhle. Fortschr. Röntgenstr. *47*, 123 (1933)

HÄLLSTROM, H.J.: Zit. nach SCHULTZE, G.K.F., ERBSLÖH, J.: Gynäkologische Röntgendiagnostik. Stuttgart: Enke 1954

HASELHORST, G.: Ist die Hysterographie eine ungefährliche Untersuchungsmethode? Zentralbl. Gynäkol. *51*, 1821 (1927)

HAVLASEK, L.: Mit Hysterosalpingographie nachgewiesene Uterusruptur. Cas. Lek. Cesk. *1*, 887 (1931)

HEUSER, C.: Lipiodol in the diagnosis of pregnancy. Lancet *209*, 1111 (1925)

HEYNEMANN: cit. nach WAHL, F.A.: Die Röntgenstrahlen in der Geburtshilfe. Leipzig: G. Thieme 1943

HILFRICH, H.J., ALMENDRAT, A., FLASHHAMP, D., HOFMANN, P.: Untersuchungen über die diagnostische Bedeutung der Hysterosalpingographie beim Corpuscarcinom. Geburtshilfe Frauenheilkd. *29*, 346 (1969)

HÖRMANN, G.: Uterusmißbildungen, Sterilität und Fertilität. Zentralbl. Gynäkol. *68*, 118 (1944)

HUNTER, G., HENRY, W., CIVIN, H.: The cornual sphincter of the uterus. Surg. Gynecol. Obstet. *103*, 475 (1956)

HYAM, J.: cit. nach WAHL, F.A.: Die Röntgenstrahlen in der Geburtshilfe. Leipzig: G. Thieme 1943

JACOBSON, H.: Pulmonary oil embolism, a complication of hysterosalpingography. Am. J. Roentgenol. *77*, 1057 (1957)

JANAKY, G.: Hysterographische Erfahrungen in Fällen von Schwangerschaft. Magy. Röntgen Közl, *3*, 4 (1929)

JARCHO, J.: Roentgenographic examination of the femal pelvic organs. Am. J. Obstet. Gynecol. *8*, 630 (1930)

JEDBERG, H.: A study on genital tuberculosis in women. Acta Obstet. Gynecol. Scand. *1*, 31 (1950)

JOACHIMOVITS, R.: Über typische und atypische Röntgenbefunde bei Uterusmyomen. Geburtshilfe Gynäkol. *86*, 65 (1930)

JOHANNSON, O., UNNÉRUS, C.E.: Diagnostic und therapeutic value of hysterosalpingography and its methods. Ann. Chir. Gynaecol. Fenn. *81*, 44 (1958)

JOHANSSON, J.E.: Hysterography and diagnostic curretage in carcinoma of the uterine body. Acta Radiol. (Stockh.) *326*, (1973)

JORULF, H., WILBRAND, H.F.: Erfahrungen mit Kontrastmittelnebenwirkungen bei Hysterosalpingo-Pelvigraphien. Fortschr. Röntgenstr. *113*, 510 (1970)

KARDOS, F., VARGA, L.: Anwendung und Bedeutung der Hysterosalpingographie bei der Genitaltuberkulose der Frau. Geburtshilfe Frauenheilkd. *18*, 865 (1958)

KAUFMANN, E.: Lehrbuch der speziellen pathologischen Anatomie, Bd. II. Berlin: Vereinigung wissenschaftlicher Verlage 1922

KAYSER, K.W.: Funktionelle und anatomische Selbständigkeit der beiden Uterushälften. Zentralbl. Gynäkol. *70*, 335 (1948)

KAYSER, K.W.: Die extracavale Kontrastfüllung bei der Hysterosalpingographie. Z. Geburtshilfe Gynäkol. *135*, 47 (1951)

KEIRSE, M., MINGEOT, R.: Delviscent caesarean section scar on hysterography. Br. J. Radiol. *47*, 191 (1974)

KENNEDY, W.: Radiography of closed fallopian tubes. Am. J. Obstet. Gynecol. *6*, 113 (1923)

KIKA, K.: A clinical analysis of the »Angiogramm« found in the course of hysterosalpingography with special reference to tuberculosis of the female genitale. Am. J. Obstet. Gynecol. *67*, 57 (1954)

KJELLBERG, S.R.: Hysterosalpingopelvigraphie. Acta Radiol. (Stockh.) *43*, (1942)

KO-CHI-SUN, A.: Characteristics in hysterograms in tuberculous salpingitis and endometritis. Am. J. Obstet. Gynecol. *55*, 953 (1948)

KOHANE, S., SCHWARZ, Z.: The diagnostic value of routine hysterography in cases of metrorrhagia. J. Obstet. Gynecol. Br. Emp. *68*, 320 (1961)

KÖNIG, K.: Ein Karzinom des Gartner'schen Ganges in Verbindung mit Mißbildungen des Urogenitalsystems. Zentralbl. Gynäkol. *77*, 2037 (1955)

KRÄUBIG, H.: Die Hysterosalpingographie bei der Genitaltuberkulose der Frau. Fortschr. Röntgenstr. *91*, 654 (1959)

KRANZ, H.: Die Kontrastmittelfrage bei der H.S.G. Geburtsh. u. Frauenhlk. *13*, 327 (1953)

KUMAMOTO, T., NAKAYAMA, S.: Experiment of scar after caesarean section. Jap. J. Obstet. *13*, 179 (1930)

LABORDE, S., MONTAGNON, J.: L'hysérographie, méthode de diagnostic des cancers cervico-utérines. J. Radiol. Electrol. Med. Nucl. *30*, 505 (1949)

LASH, A.F., LASH, R.R.: Habitual abortion: the incompetent internal os of the cervix. Am. J. Obstet. Gynecol. *59*, 68 (1950)

LECLERC, G.: Le cancer du corps utérin. Son diagnostic par l'exploration intrautérine. Presse Méd. *42*, 993 (1934)

LEPAGE, F., NOEL, B., LEMERRE, L., SCHRAMM, B.: Étude hystérographique des cicatrices de césarienne segmentaire. Gynecol. Obstet. *58*, 506 (1959)

LEVINSON, J.: Oil embolisme of lung after hysterosalpingography. Fertil. Steril. *14*, 21 (1959)

LEWY: cit. nach WAHL, F.A.: Die Röntgenstrahlen in der Geburtshilfe. Leipzig: G. Thieme 1943

LOIBOW, S.W., GOLDSTEIN, D.M.: Die Hysterosalpingographie im Dienste der Gynäkologie. Röntgenpraxis *4*, 16 (1932)

LOUSTAU, J.A., VIALA, J.L.: Étude radiologique de l'endocol et d'isthme utérine. Rev. fr. Gynecol. *57*, 621 u. 635 (1962)

MADSEN, W.: Hysterograms in genital tuberculosis in women. Acta Radiol. (Stockh.) *28*, 812 (1941)

MAGNIN, P., THOULON, J.M.: Étude hystérographique de l'utérus césarisé, à propos de 90 cas. Gynecol. Obstét. *67*, 119 (1968)

MAGNUSSON, W.: Hysterograms in genital tuberculosis in women. Acta Radiol. (Stockh.) *25*, 265 (1945)

MARSHAL, R.H., GOLDBERGER, M.A., EPSTEIN, W.A.: Value of hysterography in the diagnosis of large submucous uterine fibroids. Radiology *55*, 725 (1950a)

MARSHAL, R.H., POOLE, C.S., GOLDBERGER, M.A.: Hysterography and hysterosalpingography. An analysis of 2500 cases with special emphasis on technique and safety of the procedure. Surg. Gynecol. Obstet. *91*, 182 (1950b)

MCINTYRE, D.: Uterine scars. Proc. R. Soc. Med. Sect. Obstet. Gynecol. *17*, 131 (1924)

MESTWERDT, G.: Zur heutigen Bewertung der Hysterosalpingographie. Zentralbl. Gynäkol. *85*, 677 (1963)

MILLER, H.A., MARTINEZ, D.B.: Iodinized oil in the diagnosis of pregnancy. Radiology *11*, 191 (1928)

MÖBIUS, W.: Über die Hysterosalpingographie. Zentralbl. Gynäkol. *74*, 1295 (1952)

MOCQUOT, P., PALMER, R.: Recherches sur le tonus utérin en dehors de la gestation. Bull. Soc. Gynécol. Obstét. *26*, 191 (1973)

MONTAGNON, J.: Histérographics au huiles iodés ou aux organo-iodés hydrosolubles. Gynéc. prat. *6*, 323 (1955)

MORIN: cit. nach WAHL, F.A.: Die Röntgenstrahlen in der Geburtshilfe. Leipzig: G. Thieme 1943

MÜLLER, P., HEISER, W., GRAHAM, W.: Repeat caesarean sections Am. J. Obstet. Gynecol. *81*, 867 (1961)

MUSSET, R., CANEL, Y.: La radiographie de la cavité cervicale de l'utérus. Gynécol. Obstét. *44*, 329 (1944)

NAHMMACHER, H.: The possibilities of hysterography as a diagnostic and therapeutic measure. Surg. Gynecol. Obstet. *48*, 33 (1929)

NATALE, P., PORTA, C.: L'isterografia del canale cervicale. Ann. Ostet. Ginecol. *72*, 64 (1950)

Norman, O.: Hysterography in cancer of the corpus of the uterus. Acta Radiol. [Suppl.] *79* (Stockh.) (1950)

Norman, O.: Hysterographically visualized radionecrosis following intrauterine radiation of cancer of the corpus of the uterus. Acta Radiol. (Stockh.) *37*, 96 (1952)

Norman, O.: Hysterography in cancer of the uterus. In: The female reproductive system, Stevens, H. (Hrsg.). Chicago: Year Book Medical Publishers 1971

Nyirö, L., Zsolnai, B.: Hysterosalpingographie und Intravasation. Fortschr. Röntgenstr. *103*, 181 (1965)

Obolensky, W.: Die hysterosalpingographische Diagnose iatrogener Veränderungen an den Genitalorganen. Fortschr. Röntgenstr. *105*, 830 (1966)

Obolensky, W., Zürcher, W.O.: Der Gefäßinflux bei Hysterographien als verdächtiges Zeichen auf Korpuscarcinom. Geburtshilfe Frauenheilkd. *24*, 28 (1964)

Obwegeser, H.: Über ein Lipoidfremdkörpergranulom im Eileiter nach Hysterosalpingographie. Klin. Med. (Wien) *3*, 363 (1948)

Oliver: cit. nach Wahl, F.A.: Die Röntgenstrahlen in der Geburtshilfe. Leipzig: G. Thieme 1943

Palmer, R.: L'avortement habituel a la lumière de l'hystérographie manométrique en phase lutéale. Brux. Méd. *30*, 409 (1950)

Palmer, R., Lacomme, M.: La béance de l'orifice interne, cause d'avortement à répétition? Gynecol. Obstét. *47*, 905 (1948)

Palmer, R., Pulsford, J.: Présentation d'un manomètre enregistré à espace mort réduit pour l'hysterosalpingographie et la perfusion utéro-tubaire kymographique. Bull. Féd. Soc. Gynécol. Obstét. fr. *4*, 51 (1948)

Palmer, R., Pulsford, J., Proust, J.: A propos des modalités d'adaption du col dans l'hystérosalpingographie. C.R. Soc. Fr. Gynécol. *34*, 37–42 (1964)

Peretz, A., Grünstein, G.: Rupture of the gravid uterus. Gynaecology *153*, 287 (1962)

Pernkopf, E., Pichler, A.: Systematische und topographische Anatomie des weiblichen Beckens. In: Biologie und Pathologie des Weibes. Halban-Seitz, (Hrsg.), Bd. I. Wien: Urban und Schwarzenberg 1945

Philipp, E.: Das Röntgenbild bei Mißbildungen des Uterus (mit Hinblick auf seine Funktion). Geburtshilfe Frauenheilk. *8*, 731 (1948)

Philipp, E.: Das Röntgenbild des Uterus im Hinblick auf seine Funktion. Geburtshilfe Frauenheilkd. *9*, 151 (1949)

Philipp, E.: Was kann man aus dem Röntgenbild des Uterus hinsichtlich seiner Funktion ablesen? Geburtshilfe Frauenheilkd. *9*, 182 (1950)

Pietilä, K.: Hysterography in the diagnosis of uterine myoma. Roentgenfindings in 829 cases compared with the operation findings. Acta Obstet. Gynecol. Scand. *48*, 5 (1969)

Pinto, R., Sonnino, S., Marchese, A., Midulla, S.: La sindrome clinico-radiologica die Ashermann. Radiol. med. *61*, 737 (1975)

Poidevin, L.: The value of hysterography in the prediction of caesarean wound defects. Am. J. Obstet. Gynecol. *81*, 67 (1961)

Poidevin, L., Bockner, U.: A hysterographic study of uteri after caesarean section. J. Obstet. Gynecol. Br. Emp. *65*, 278 (1958)

Pölzl, J., Weiner, O.: Kasuistischer Beitrag zur Möglichkeit der Gewebeschädigung bei Verwendung von Joduron S zur Hysterosalpingographie. Geburtshilfe Frauenheilkd. *17*, 631 (1957)

Ponzi, E., Leonardi, L.: Sull'impiego dell'isterosalpingografia nella diagnosi dei fibromi uterini. Quad. Clin. Ostet. Ginecol. *16*, 75 (1961)

Porta, C.: L'hystérographie dans le cancer du corps de l'utérus. J. Radiol. Électrol. Med. Nucl. *30*, 295 (1949)

Prevot, R., Schultz, W.: Über die röntgenologische Darstellung submucöser Myome. Zentralbl. Gynäkol. *60*, 2600 (1936)

Reichle, H.S., Böttger, P.: Zur Frage von Schädigungen bei der Salpingographie mit Jodipin. Zentralbl. Gynäkol. *69*, 73 (1947)

Reifferscheid: cit. nach Wahl, F.A.: Die Röntgenstrahlen in der Geburtshilfe. Leipzig: G. Thieme 1943

Reinemann, T.: Die Kontrolle des Heilungsverlaufes des Corpuscarcinom durch die Hysterosalpingographie. Fortschr. Röntgenstr. *102*, 292 (1965)

Renziehausen, K., Kleinschmidt, R.: Bedeutung der Hysterographie für die Diagnostik und die Therapieverlaufskontrolle des Corpuscarcinom. Zentralbl. Gynäkol. *95*, 193 (1973)

Rindfleisch, S.: cit. nach Wahl, F.A.: Die Röntgenstrahlen in der Geburtshilfe. Leipzig: G. Thieme 1943

Robins, S.A., Shapira, A.A.: The value of hysterosalpingography. N. Engl. J. Med. *205*, 380 (1931)

Rozin, S.: The X-ray diagnosis of genital tuberculosis. J. Obstet. Gynaecol. Br. Emp. *59*, 59 (1952)

Rozin, S.: The diagnosis of submucous fibroids by hysterography. J. Obstet. Gynaecol. Br. Emp. *63*, 917 (1956)

Rozin, S.: Uterosalpingography in gynaecology. Springfield: Thomas 1965

Schlee: cit. nach Wahl, F.A.: Die Röntgenstrahlen in der Geburtshilfe. Leipzig: G. Thieme 1943

Schneider, P., Eisler, F.: Gibt es einen Tubensphincter? Sphincterbildungen am Uterus. Zentralbl. Gynäkol. *51*, 233 (1927)

Schober, K.: Salpingographie. Zentralbl. Gynäkol. *49*, 289 (1925)

Schultze, G.K.F.: Gynäkologische Röntgendiagnostik. Stuttgart: Enke 1939

Schultze, G.K.F.: Die funktionelle Unabhängigkeit der beiden Uterushälften. Zentralbl. Gynäkol. *65*, 2 (1941)

Schultze, G.K.F., Erbslöh, J.: Gynäkologische Röntgendiagnostik. Stuttgart: Enke 1954

Serdukoff, M.G.: Les méthodes actuelles pour le diagnostic de la stérilité tubaire, Gynécol. Obstét. *14*, 111 (1926)

Serfaty, O., Repetto, E.: Notre expérience de l'hystérographie chez la femme césarisée. Bull. Fed. Soc. Gynecol. Obstet. Fr. *15*, 469–470 (1963)

Sicard, J.A., Forestier, J.F.: Roentgenological exploration with iodized oil. Br. J. Radiol. *31*, 239 (1926)

Siegler, A.: Hysterosalpingography. New York: Evanston 1967

Smok, M.: Das submuköse Myom. Fortschr. Röntgenstr. *42*, 219 (1930)

Slezak, P., Tillinger, K.G.: Hysterographic evidence of polypoid filling defects in the uterine cavity. Radiology *115*, 79 (1073)

Solal, R., Bouchara, J., Legros, M.: Les synéchies utérines tuberculeuses (Maladie de Netter et Musset). Presse Méd. *68*, 2126–2129 (1960)

Stein, J.J., Arens, R.: Pneumoperitoneum in gynecology. Radiology *7*, 490 (1926)

Sweeney, W.J.: Hysterosalpingography I. Accuracy of preoperative hysterosalpingograms. Obstet. Gynecol. *11*, 640 (1958a)

Sweeney, W.J.: Hysterosalpingography. II. Postoperative hysterograms. Obstet. Gynecol. *12*, 83 (1958b)

Tasch, H.: Was leistet die Hysterosalpingographie? Wien. Klin. Wochenschr. *54*, 227 (1941)

Tischer, H.: Aktuelle Fragen der Hysterosalpingographie in der Sterilitätsdiagnostik. Wien. Klin. Wochenschr. *65*, 694 (1953)

Unnérus, C.E.: The importance of roentgenological examinations in obstetrics and gynaecology. Ann. Chir. Gynaecol. Fenn. *53*, 454 (1964)

Verhagen, A.: Tubenwandveränderungen infolge Ölretention nach Hysterosalpingographie. Fortschr. Röntgenstr. *77*, 96 (1952)

Volta, A., Putti, C.: L'isterosalpingografia nella diagnosi delle sinechie uterine. Quad. Clin. Ostet. Ginecol. *19*, 533 (1964)

Wahl, F.A.: Die Röntgenstrahlen in der Geburtshilfe. Leipzig: Thieme 1943

Wahlen, T., Wehlin, L., Zippis, N.: The interpretation of salpingographic sign of tuberculosis. Acta Obstet. Gynecol. Scand. *34*, 171 (1955)

Waniorek, A.: Évaluation de la qualité des cicatrices de césarienne par l'hystérographie. Ann. Radiol. (Paris) *6*, 893 (1963)

Waniorek, A.: Die Kaiserschnittnarbe. Gynäkol. Rundsch. *11*, 81 (1971)

Waniorek, A.: La cicatrice segmentaire transversal. J. Gynecol. Obstet. Biol. Repr. *1*, 457 (1972)

Waniorek, A.: Étude de differentes technique de réparation de l'hystérotomie. J. Gynecol. Obstet. Biol. Repr. *1*, 167 (1972a)

Waniorek, A.: Studium Radiologiczne Przewodu Gartnera. Ginekol. Pol. *XLIII*, 2 (1972b)

Warnekros: cit. nach Wahl, F.A.: Die Röntgenstrahlen in der Geburtshilfe. Leipzig: G. Thieme 1943

Weherfritz, K.: Über den Stand der Uterosalpingographien. Fortschrt. Röntgenstr. *37*, 565 (1928)

Wepfer, J., Sinsky, J.: Garner's duct. Am. J. Roentgenol. *80*, 686 (1958)

Westman, A.: Über die Sphincterfunktion der Muskulatur um die uterinen Ostien. Acta Obstet. Gynecol. Scand. *22*, 1 (1942)

Weston, W.J.: Radiographic demonstration of Gartner's ducts. Br. J. Radiol. *33*, 371 (1960)

Wist, A., Tähti, E.: Errors in roentgenological diagnosis of submucous myomas. Ann. Chir. Gynaecol. Fenn. *57*, 159 (1968)

Wolff, J.P., Goldfarb, E., Bachy, N.: L'hystérographie dans le cancer du col utérin. Soc. Fr. Gynecol. *XLI 6*, 407 (1971)

Youssef, A.F.: The uterine isthmus and its sphincter mechanism, a radiographic study. I.: The uterine isthmus under normal conditions. II.: The uterine isthmus under abnormal conditions. Am. J. Obstet. Gynecol. *75*, 1305–1332 (1958)

Zachariae, F.: Venous and lymphatic intravasation in hysterography. Acta Obstet. Gynecol. Scand. *34*, 131 (1955)

Zenisek, L.: Die Salpingogramme bei der Endometriumhyperplasie. Fortschr. Röntgenstr. *90*, 221 (1955)

Zenisek, L.: Das Röntgenbild der weiblichen Genitaltuberkulose. Gynaecology *151*, 433 (1961)

Zilberman, A., Sharf, M., Pilishuk, W.Z.: Evaluation of caesarean section scar by hysterography. Obstet. Gynecol. *32*, 153 (1968)

Zimmermann, R.: Die Schwangerschaft außerhalb der Gebärmutter. Leipzig: Thieme 1927

Zsolnai, B., Nyirö, L.: Zur Hysterographie beim Corpuscarcinom. Zentralbl. Gynäkol. *90*, 273 (1968)

Zuppinger, A.: Röntgendiagnostik in der Gynäkologie. In: Lehrbuch der Röntgendiagnostik. Schinz, H.R., Baensch, W.E., Friedl, E., Uehlinger, E. (Hrsg.), 5. Aufl., Bd. IV. Stuttgart: Thieme 1952

Zürcher, W.O.: Zur Technik der Hystero- und Hysterosalpingographie. Radiol. Clin. (Basel) *32*, 331 (1963)

II. Der morphologische Röntgenbefund der Tuben

von

K. FOCHEM

Mit 12 Abbildungen

Die röntgenologische Darstellung der Tuben ist die Hysterosalpingographie. Die Technik der Untersuchung ist auf S. 3 beschrieben worden. Nach der Vollfüllung des Uteruscavum tritt das Kontrastmittel in die Tuben über. Es bedarf aber gar keiner Vollfüllung des Uteruscavum, denn auch schon bei einer geringen Kontrastmittelmenge wird der Uterus nach einiger Zeit versuchen, durch Kontraktionen seinen Inhalt zunächst nach kaudal, also in die Vagina, auszustoßen, da aber die Portio abgedichtet ist, seinen Inhalt in die Tuben austreiben.

1. Normalbefunde und Varianten der Tube

An der Tube haben wir den intramuralen oder interstitiellen Abschnitt vom isthmischen und ampullären Drittel zu unterscheiden. Das intramurale Drittel verläuft in der Uteruswand, also im Myometrium. Seine Länge schwankt je nach der Dicke der Uteruswand zwischen 2–3 cm (KAYSER, 1952; PALMER, 1941). Wir haben an zahlreichen extirpierten Uteri den intramuralen Abschnitt gemessen und haben Werte von 1–2,5 cm gefunden (FOCHEM, 1965). Vom Tubenhorn abgehend, verjüngt sich das Tubenlumen trichterförmig. Der Übergang kann abrupt oder allmählich erfolgen (MIKULICZ-RADECKI, 1926).

Wie schon auf S. 11 beschrieben, erkennt man mitunter am Abgang der Tuben eine zirkuläre Einschnürung, die fälschlich als »Tubensphinkter« bezeichnet wird, da es sich hier um keinen echten Sphinkter, sondern um eine zirkuläre spastische Kontraktion handelt (s. S. 11, Abb. 11). Möglicherweise wird dieser Spasmus durch den Füllungsdruck hervorgerufen (ARNSTAMM u. REINBERG, 1926; SCHULTZE, 1939; FOCHEM, 1967; KJELLBERG, 1942; HUNTER et al., 1956; SCHNEIDER u. EISLER, 1927; WESTMAN, 1942; RUBIN, 1928; PHILIPP u. HUNTER, 1939; MÖBIUS, 1952; RUBIN, 1952; SCHILDBACH, 1949).

Nach Vollfüllung des Uteruscavum merkt man einen Widerstand bei der Injektion. Dies wird auch von den Patientinnen meist als leichter bis starker Schmerz angegeben. HEUSER (1928) hat in diesem Augenblick eine Erweiterung der Pupillen bei den Patientinnen beobachten können. Gleichzeitig setzt eine kurze, aber heftige Darmperistaltik ein.

Nach dem *intramuralen* Abschnitt füllt sich das *isthmische* Drittel, dessen Länge großen individuellen Schwankungen unterworfen ist. Normalerweise ist das Lumen eng. Die Passage des Kontrastmittels durch das isthmische Drittel erfolgt in der Regel sehr rasch (Abb. 1; MIKULICZ-RADECKI, 1936).

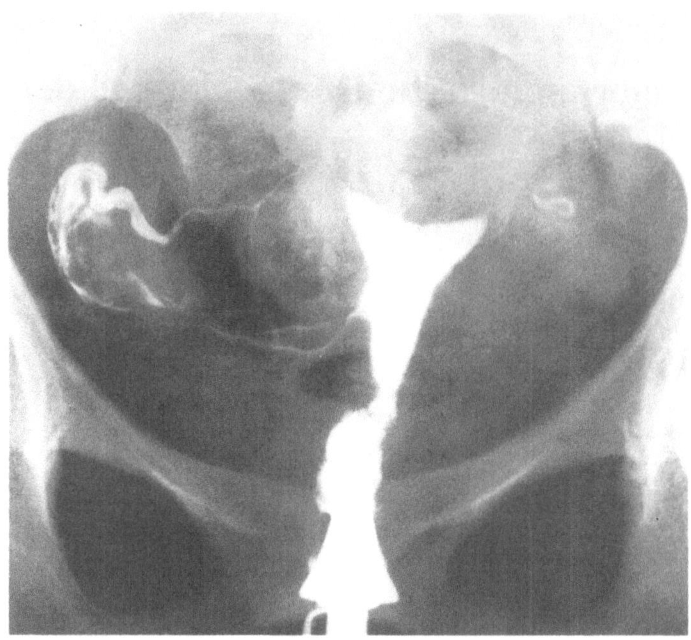

Abb. 1. Normales Tubenbild, rechts mit Kontrastmittelaustritt

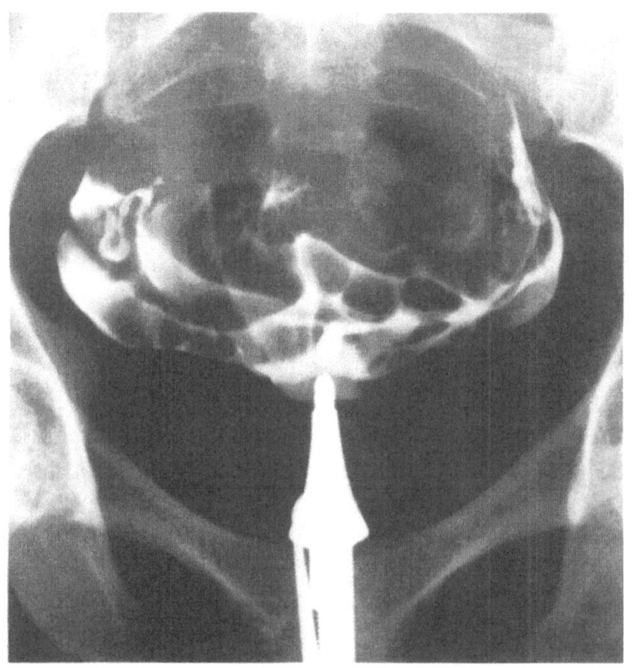

Abb. 2. Kontrastmittel in der freien Bauchhöhle bei beidseitig durchgängigen Tuben

Im *ampullären* Drittel wird das Lumen wieder breiter, wobei dieser Übergang fließend erfolgt. Hier sammelt sich das Kontrastmittel einige Augenblicke an, um dann bei offenen Tuben in die freie Bauchhöhle auszutreten.

Sind die Tuben frei durchgängig, so erkennt man dies schon bei den kurzen Durch-

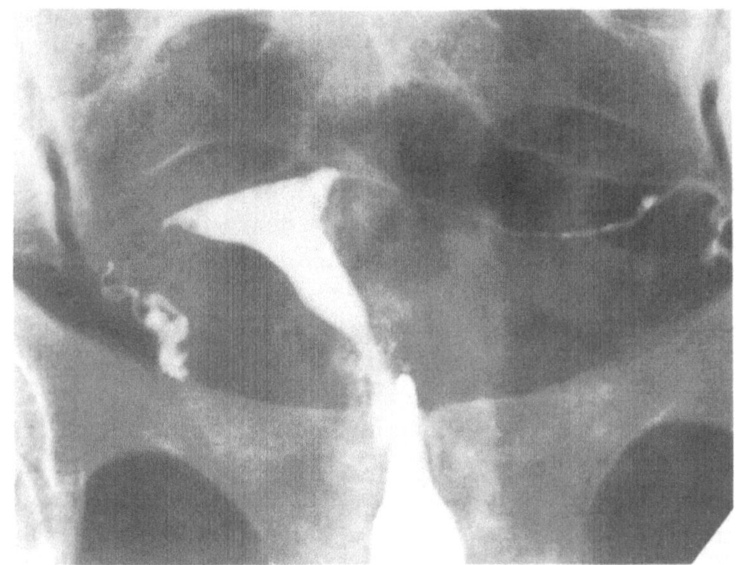

Abb. 3. Dextroversio uteri. Dadurch erscheint die linke Tube länger als die rechte

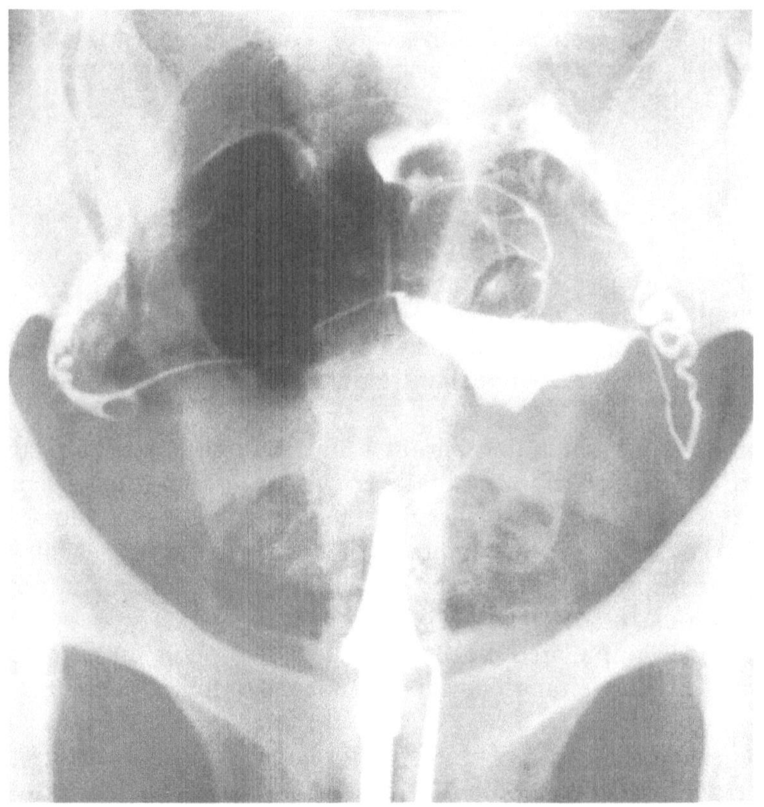

Abb. 4. Mangelhafter Deszensus des linken Ovars, abnorm hohe Lage des ampullären Tubenendes links

leuchtungskontrollen. Die freie Verteilung des Kontrastmittels in der Bauchhöhle wird auf den Restaufnahmen (bei wasserlöslichem Kontrastmittel nach 20–30 min, bei öligem Kontrastmittel nach 24 Std.) festgehalten. Das Kontrastmittel verteilt sich dabei schlierenförmig in der freien Bauchhöhle (Abb. 2).

Der Verlauf der Tuben ist sehr verschiedenartig. Die normale Tube verläuft leicht geschlängelt. Sie kann kranial- oder kaudalwärts, ventral- oder dorsalwärts gerichtet sein. Bei Lageanomalien des Uterus hat man den Eindruck, als wäre eine Tube länger als die andere. Dies ist aber sicher nicht der Fall, sondern nur projektionsbedingt. Durch Tumoren im kleinen Becken kann der Verlauf der Tuben abnorm und je nach der Größe des Tumors entsprechend verdrängt sein (Abb. 3).

Die Gesamtlänge der Tube läßt sich daher aus dem Röntgenbild nicht exakt bestimmen. Sie ist außerdem auch individuellen Schwankungen unterworfen.

Ein abnorm hoch gelegenes ampulläres Tubenende sollte an einen *mangelhaften Deszensus des Ovars* denken lassen, sofern schwere entzündliche adhäsive Prozesse im Abdomen ausgeschlossen werden können Abb. 4 (z.B. chronische Appendizitis, Perisigmoiditis adhaesiva u.a.m.).

An den Tuben kommt es zu muskulären Kontraktionen, und zwar auf jeder Seite für sich allein und unabhängig von der Gegenseite. Dyroff (1925) konnte als erster zeigen, wie die Tube ihren Inhalt abdominalwärts unter Kontraktionen weiterbefördert. Derselbe Autor hielt diese Kontraktionen für echte peristaltische Wellen und spricht von einer Properistaltik vom ampullären Ende zum Uterus und einer Antiperistaltik in der entgegengesetzten Richtung. Wir konnten kinematographisch beobachten, daß es sich hier nicht um peristaltische Wellen, sondern um segmentäre Kontraktionen der einzelnen Tubenabschnitte handelt (Fochem et al., 1967). Übrigens waren frühere Autoren der gleichen Ansicht (Beclère, 1937; Kneer, 1949; Schultze, 1939).

2. Die kranke Tube

Die häufigste Sterilitätsursache der Frau ist ein Verschluß der Tuben, d.h. die Undurchgängigkeit der Tuben. Der Verschluß am ampullären Ende ist mit 40% am häufigsten. Der Verschluß der Tube kann aber auch intramural oder isthmisch, also in jedem Tubenabschnitt bestehen.

Beim intramuralen Verschluß fällt mitunter eine Abrundung des betreffenden Tubenhornes auf. Sind beide Tuben intramural verschlossen, muß zunächst auch an einen Spasmus gedacht werden und ein solcher mit Spasmolytika ausgeschlossen werden (Fochem, 1975). Die Ursache des intramuralen Tubenverschlusses scheint relativ häufig durch eine Endometriose des intramuralen Abschnittes bedingt zu sein (Philipp u. Hunter, 1939; Finola, 1964).

Der Verschluß des ampullären Tubenendes geht meist mit einer mehr oder minder starken ballonartigen Ausweitung einher, die als Saktosalpinx bezeichnet wird (Abb. 5, 6, 7).

Gar nicht so selten sieht man Kontrastmittel aus der Tube austreten, es bleibt aber längere Zeit im periampullären Bereiche in scharf begrenzten Bändern und Schlieren liegen. Dieses Symptom spricht für *periampulläre Adhäsionen*. Die Verteilung in die freie Bauchhöhle erfolgt erst später.

Divertikel an der Tube sind selten. Auch eine Tubenendometriose wird nur sehr selten angetroffen (Abb. 8). Auf die Röntgendiagnostik der Divertikel braucht nicht näher eingegangen zu werden. Sie sind von Siegler (1955) ausführlich beschrieben worden (Freakley et al., 1974). Bei der Tubenendometriose kann man im befallenen Bereich eine Unregelmäßigkeit der Konturen mit einer umschriebenen wandständigen Aussparung beobachten.

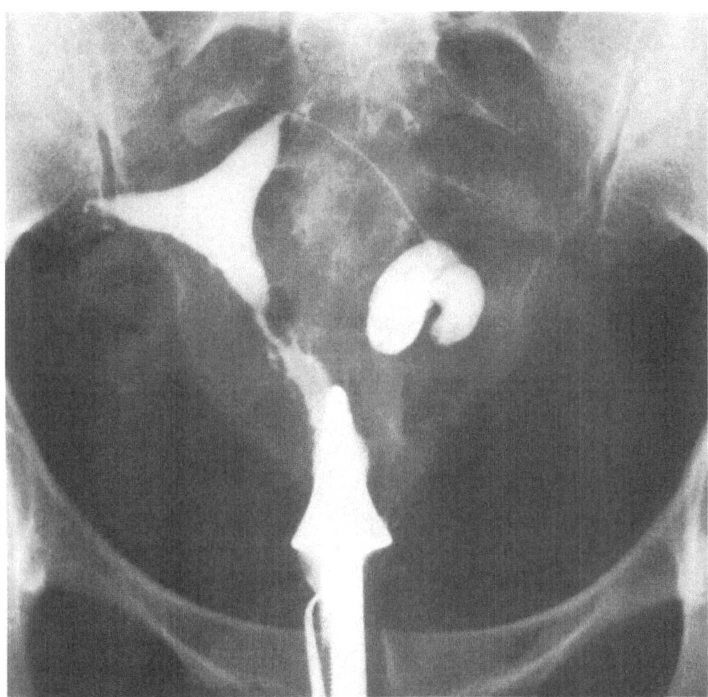

Abb. 5. Intramuraler Tubenverschluß rechts, Saktosalpinx links

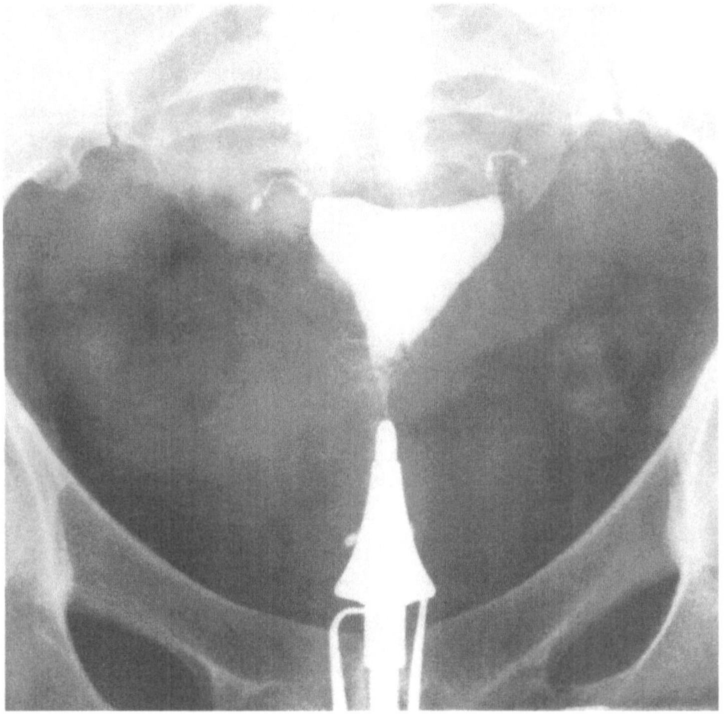

Abb. 6. Isthmischer Tubenverschluß beiderseits

Bei einer *chronischen Salpingitis* besteht eine gewisse Starre und Rigidität der Tube und Verdickungen, die besonders im isthmischen Drittel Perlschnurform annehmen können (Salpingitis isthmica nodosa) (Abb. 9; THOMAS u. ROSE, 1973). Das Füllungsbild der Tube ist mitunter diskontinuierlich unterbrochen. Der Verlauf der entzündlich verän-

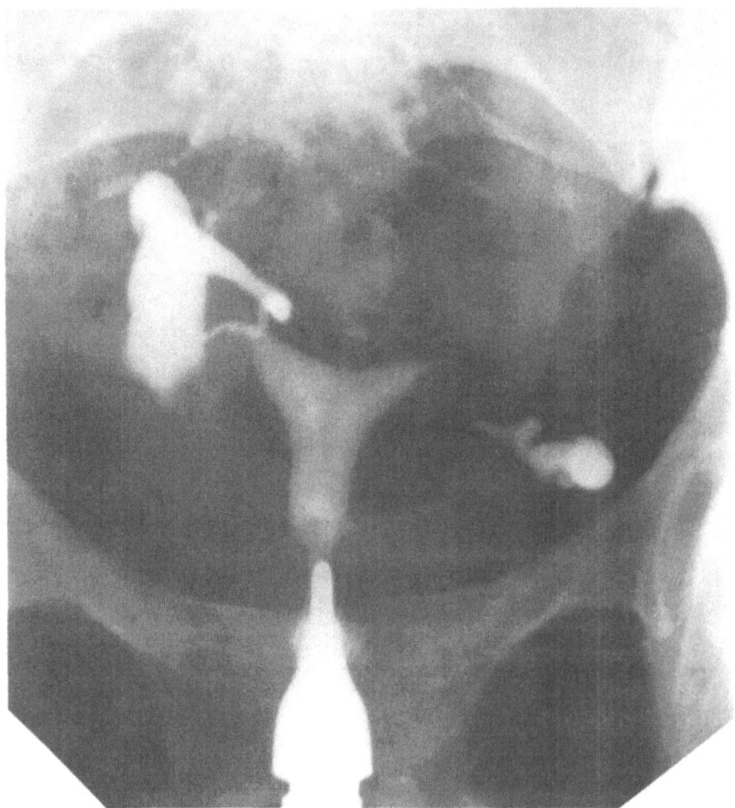

Abb. 7. Saktosalpinx beidseitig

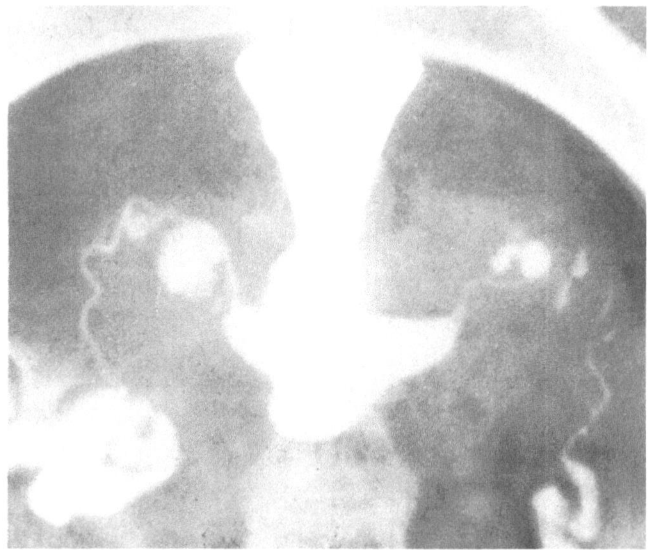

Abb. 8. Tubendivertikulose

derten Tube kann gestreckt sein, was für adhäsive Veränderungen spricht. In einem Viertel aller Sterilitäten ist die Genitaltuberkulose die Ursache der Sterilität. Die Tuben sind mit 85%–95% am häufigsten betroffen.

Bei der *Salpingitis tuberculosa* können alle Abschnitte der Tuben befallen sein. Am häufigsten findet man sie im isthmischen und ampullären Drittel (Abb. 10, 11). Es sind

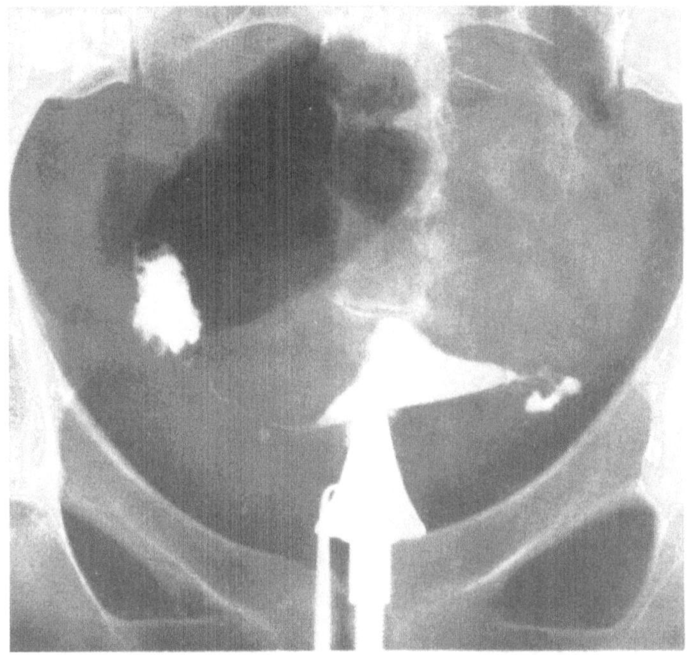

Abb. 9. Salpingitis isthmica nodosa links

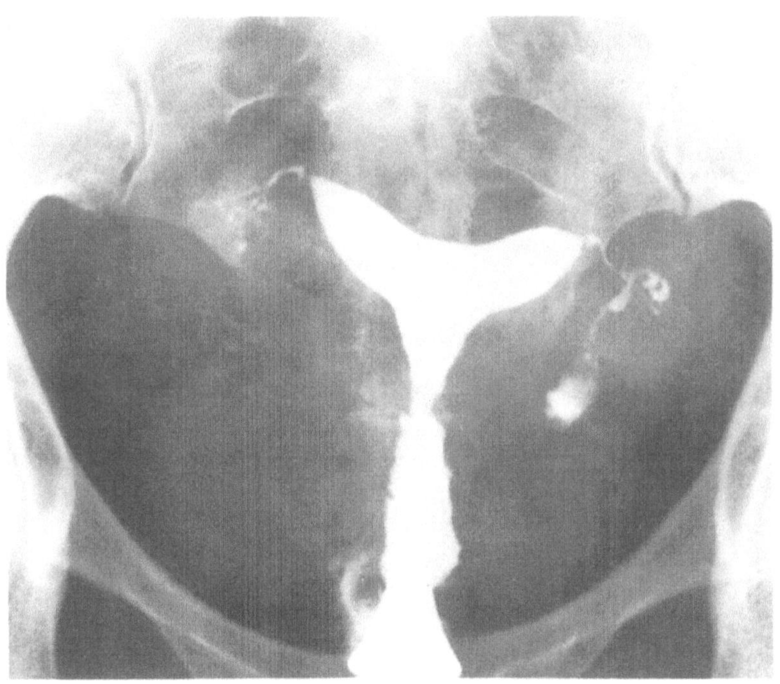

Abb. 10. Salpingitis tuberculosa

auch fast immer beide Tuben befallen. Die röntgenologische Symptomatik ist von zahlreichen Autoren beschrieben und diskutiert worden (MAGNUSSON, 1945, 1947; MADSEN, 1947; ZENISEK, 1961; KO CHI SUN, 1948; DEUEL u. DEUEL-ZOGG, 1948; FREDERIKSON, 1949; ROUQUET u. GARBAY, 1955; KARDOS u. VARGA, 1958; KRÄUBIG, 1959; LEDOUX-LE-BARD et al., 1968; JEDBERG, 1950; WAHLEN et al., 1955).

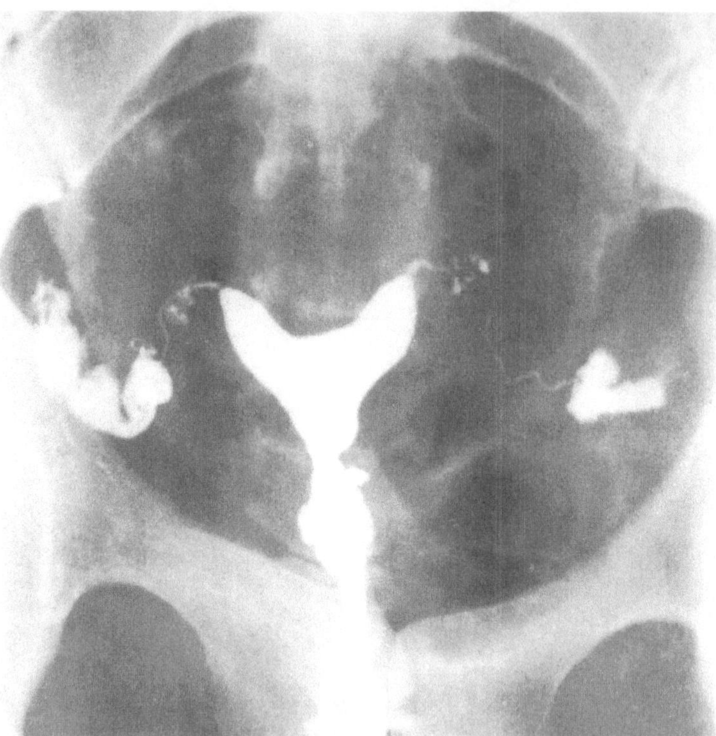

Abb. 11. Salpingitis tuberculosa

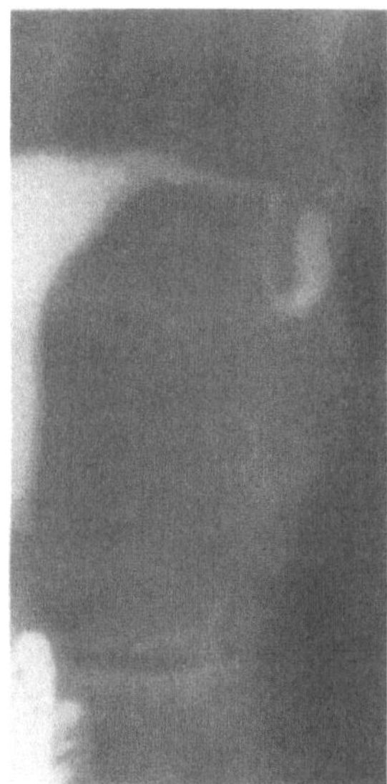

Abb. 12. Salpingitis tuberculosa, isthmischer Tubenverschluß mit Pfeifenrohrsymptom

Die Symptomatik der Salpingitis tuberculosa ist mannigfaltig und läßt sich in vier Verlaufsbilder einteilen:

1) rigider drahtförmiger starrer Tubenverlauf (Pseudosalpingitis);

2) mäßige Erweiterung des ampullären Endes bei freier Durchgängigkeit der Tuben (starres Offenbleiben des ampullären Tubenendes);

3) mitunter verschlossenes und kolbenförmig aufgetriebenes isthmisches Drittel (Pfeifenrohrsymptom) (Abb. 12);

4) Ausbildung von kleinen Fistelgängen und Strikturen besonders im isthmischen Drittel; diese Veränderungen sind der Ausdruck eines chronisch-entzündlichen Prozesses meist spezifischer Genese.

Die Durchgängigkeit der Tuben ist bei der Salpingitis tuberculosa im intramuralen Abschnitt in 87%, am ampullären Ende nur in 27% erhalten (KRÄUBIG, 1959). Diese Zahlen zeigen, daß ein intramuraler Verschluß mit ziemlicher Sicherheit gegen eine Tuberkulose, zumindest aber nicht *für* eine solche spricht.

Nach Sterilitätsoperationen zur Wiederherstellung der Tubendurchgängigkeit wird die Hysterosalpingographie gern zur Kontrolle des Operationserfolges herangezogen.

Aus dem Gesagten ergeben sich die Indikationen zur Hysterosalpingographie:
- primäre und sekundäre Sterilität;
- klinischer Verdacht auf eine Salpingitis tuberculosa;
- Differentialdiagnose von Tumoren im kleinen Becken;
- Kontrolle nach Sterilitätsoperationen.

Es darf abschließend nicht unerwähnt bleiben, daß der Hysterosalpingographie im Rahmen der Sterilitätsuntersuchung auch als Therapeutikum eine gewisse Bedeutung zukommt. In etwa 21%–26% tritt nach einer Hysterosalpingographie ohne weitere Therapie eine Gravidität auf (ÖHLINGER, 1955; KRESSE, 1957; WIMHÖFER, 1942; ZEITZ, 1954).

Nach den Untersuchungen von GILLESPIE (1965) scheint beim therapeutischen Effekt der Hysterosalpingographie die Art des verwendeten Kontrastmittels eine Rolle zu spielen. Dieser Autor fand in einer Serie von 92 Hysterosalpingographien mit öligem Kontrastmittel in 41,3% Graviditäten, bei Verwendung von wasserlöslichen Kontrastmitteln verzeichnete er in einer Gruppe von 88 Patientinnen nur 27,3%. Bei einer dritten Serie von 91 Patientinnen, die wiederum mit öligen Kontrastmitteln untersucht wurden, stieg der Prozentsatz der Schwangerschaften auf 44% an. GILLESPIE (1965) folgert daraus, daß sich die öligen Kontrastmittel für den therapeutischen Zweck besser eignen als die wasserlöslichen.

Literatur

ARNSTAMM, O.J., REINBERG, S.A.: Die klinische Bedeutung der Metrosalpingographie. Fortschr. Röntgenstr. *35*, 64 (1926)

BÉCLÈRE, C.: Über die funktionelle Röntgendiagnostik in der Gynäkologie. Fortschr. Röntgenstr. *56*, 110 (1937)

DEUEL, H, DEUEL-ZOGG, H.: Zur Röntgendiagnose der Salpingitis tuberculosa. Gynaecologia (Basel) *126*, 136 (1948)

DYROFF, R.: Zur Frage der Tubenperistaltik. Zentralbl. Gynäkol. *49*, 1890 (1925)

FINOLA, G.C.: Hysterosalpingography in tubal obstruction and infertility. Am. J. Obstet. Gynecol. *89*, 924 (1964)

FOCHEM, K.: Röntgendiagnostik in der Gynäkologie. In: Lehrbuch der Röntgendiagnostik, 6. Aufl. Bd. V. SCHINZ, H.R., BAENSCH, W.E., FROMMHOLD, W., GLAUNER, R., UEHLINGER, E., WELLAUER, J. (Hrsg.). Stuttgart: Thieme 1965

FOCHEM, K.: Einführung in die geburtshilfliche und gynäkologische Röntgendiagnostik. Stuttgart: Thieme 1967

FOCHEM, K.: Der pathologische Hysterosalpingographiebefund. Radiologe *15*, 11 (1975)

FOCHEM, K., GRÜNBERGER, V., LEEB, H.: Über den Wert der Kinematographie bei der Hysterosalpingographie. Geburtshilfe Frauenheilkd. *27*, 508 (1967)

FREAKLEY, G., NORMAN, W., ENNIS, T., DAVIES, R.: Diverticulosis of the fallopian tubes. Clin. Radiol. (Edinb.) *25*, 535 (1974)

FREDERIKSON, H.: Images radiologiques dans les cas salpingite tuberculeuse. Gynecol. Obstet. *4*, 337 (1949)

GILLESPIE, H.W.: The therapeutic aspect of hysterosalpingography. Br. J. Radiol. *38*, 301 (1965)

HEUSER, C.: Die Hysterosalpingographie. Fortschr. Röntgenstr. *38*, 31 (1928)

HUNTER, G., HENRY, W., CIVIN, H.: The cornual sphincter of the uterus. Surg. Gynecol. Obstet. *103*, 475 (1956)

JEDBERG, H.: A study on genital tuberculosis in women. Acta Obstet. Gynecol. Scand. (Suppl.) *31*, 1 (1950)

Kardos, F., Varga, L.: Anwendung und Bedeutung der Hysterosalpingographie bei der Genitaltuberkulose der Frau. Geburtshilfe Frauenheilkd. *18*, 865 (1958)

Kayser, K.W.: Die Variationsbreite der Uteruswandstärke und ihre Bedeutung für die Sterilitätsdiagnostik. Fortschr. Röntgenstr. *76*, 644 (1952)

Kjellberg, S.R.: Die Hysterosalpingographie. Acta Radiol. [Suppl.] (Stockh.) 43 (1942)

Kneer, M.: Anatomie und Funktion der Muskulatur des weiblichen Eileiters. Arch. Gynäkol. *176*, 156 (1949)

Ko-Chi-Sun, A.: Characteristics in hysterosalpingographies in tuberculous salpingitis and endometritis. Am. J. Obstet. Gynecol. *55*, 953 (1948)

Kräubig, H.: Die Hysterosalpingographie bei der Genitaltuberkulose der Frau. Fortschr. Röntgenstr. *91*, 654 (1959)

Kresse, H.: Beitrag zur Frage des therapeutischen Effekts der Salpingographie. Zentralbl. Gynäkol. *79*, 1472 (1957)

Ledoux-Lebard, G., Allain, J.M., Pallardy, G., Gilloux, A.: L'hystérographie dans la tuberculose annexielle. J. Radiol. Electrol. Med. Nucl. *49*, 549 (1968)

Madsen, W.: Hysterosalpingograms in genital tuberculosis in women. Acta Radiol. (Stockh.) *28*, 812 (1947)

Magnusson, W.: Über das Röntgenbild der tuberkulösen Salpingitis. Acta Radiol. (Stockh.) *25*, 265 (1945)

Magnusson, W.: Further experiences in roentgendiagnosis of tuberculous salpingitis. Acta Radiol. (Stockh.) *28*, 824 (1947)

Mikulicz-Radecki, F. v.: Zur Physiologie der Tube. Zentralbl. Gynäkol. *50*, 1309 (1926)

Mikulicz-Radecki, F. v.: Der Eiauffangmechanismus bei der Frau und die sich daraus ergebenden Schlußfolgerungen für die operative Behandlung der Sterilität. Arch. Gynäkol. *161*, 128 (1936)

Möbius, W.: Über die Hysterosalpingographie. Zentralbl. Gynäkol. *74*, 1295 (1952)

Öhlinger, L.: Unsere Erfahrungen mit der Hysterosalpingographie. Wien. Med. Wochenschr. *105*, 451 (1955)

Palmer, A.: Études du calibre de trompes stenoses en insufflation lipiodol pertubation. Gynécol. Obstét. *41*, 294 (1941)

Philipp, E., Huber, H.: Vergleichende histologische und röntgenologische Untersuchungen über den interstitiellen Tubenabschnitt. Fortschr. Röntgenstr. *60*, 1 (1939); Zentralbl. Gynäkol. *63*, 2/43 (1939)

Poluda, W.: Erfahrungen mit der Salpingographie. Zentralbl. Gynäkol. *67*, 1298 (1943)

Rouquet, F., Garbay, B.: Le diagnostic salpingographique de la tuberculose tubaire. J. Radiol. Électrol. Med. Nucl. *36*, 308 (1955)

Rubin, J.C.: Observations on the intramural and isthmic portion of the fallopian tubes with special reference to so called »isthmospasm«. Surg. Gynecol. Obstet. *46*, 87 (1928)

Rubin, J.C.: Utero-tubare Insufflation und Hysterosalpingographie. Geburtshilfe Frauenheilkd. *12*, 22 (1952)

Schildbach, H.R.: Funktionelle Störungsquellen bei der Hysterosalpingographie und Versuche, sie auszuschalten. Geburtshilfe Frauenheilkd. *9*, 406 (1949)

Schneider, P., Eisler, F.: Gibt es einen Tubensphincter? Sphincterbildungen am Uterus. Zentralbl. Gynäkol. *51*, 233 (1927)

Siegler, A.M.: Diverticulosis of the fallopian tube, a clinical and roentgenological study. Fertil. Steril. *6*, 432 (1955)

Thomas, M.L., Rose, D.H.: Salpingitis isthmica nodosa demonstrated by hysterosalpingography. Acta Radiol. (Stockh.) *14*, 295 (1973)

Vandendorp, F., Gautier, P., Lamaitre, G.: Le salpingographie dans la grossesse tubaire. J. Radiol. Électrol. Med. Nucl. *36*, 60 (1955)

Wahlen, T., Wehlin, L., Zippis, N.: The interpretation of salpingographic sign of tuberculosis. Acta Obstet. Gynecol. Scand. *34*, 171 (1955)

Westman, A.: Über die Sphincterfunktion der Muskulatur um die uterinen Ostien. Acta Obstet. Gynecol. Scand. *22*, 1 (1942)

Wimhöfer, H.: Die therapeutische Wirkung der Hysterosalpingographie. Arch. Gynäkol. *173*, 288 (1942)

Zeitz, H.: Beitrag zur Frage der Hysterosalpingographie bei der weiblichen Sterilität unter Auswertung klinischer Ergebnisse. Geburtshilfe Frauenheilkd. *14*, 533 (1954)

Zenisek, L.: Das Röntgenbild der weiblichen Genitaltuberkulose. Gynaecologia (Basel) *151*, 433 (1961)

III. Die gynäkologische Röntgendiagnostik in der Pädiatrie

von

E. WILLICH und GABRIELE BENZ

Mit 36 Abbildungen und 5 Tabellen

1. Allgemeines

a) Einführung

Die Kindergynäkologie ist das interdisziplinäre Fachgebiet zwischen Pädiatrie und Gynäkologie, das sich mit der Physiologie und Pathologie der weiblichen Geschlechtsorgane und den Formen der Intersexualität von der Geburt bis zur Pubertät befaßt. Für die Diagnostik ist neben dem Pädiater der Kinderradiologe, für die operative Therapie je nach Altersstufe der Kinderchirurg oder der Gynäkologe verantwortlich. Darüber hinaus sind zahlreiche Randgebiete beteiligt, wie die Kinderurologie, Endokrinologie, Sexualmedizin, Hygiene, Arbeitsmedizin, psychosomatische und forensische Medizin. Die Aufgaben der Kindergynäkologie sind nicht nur kurativer Art, sondern liegen gleichzeitig in der Prophylaxe, wobei sich altersspezifische Schwerpunkte in der Fragestellung ergeben. Entscheidend ist die frühzeitige Diagnostik, insbesondere bei angeborenen Anomalien, Mißbildungen und Tumoren, ehe irreversible Schäden auftreten.

b) Geschichte

1940 eröffnete der Gynäkologe R. PETER in Prag die erste gynäkologische Station für Kinder und Jugendliche. An der dortigen Karls-Universität wurde für diesen Gynäkologen 1953 der erste Lehrstuhl für Kindergynäkologie eingerichtet. C.J. DEWHURST gründete Anfang der 50er Jahre am Queen Charlottes Hospital in London eine operativ-gynäkologische Station, wo er Kinder mit Fehl- und Mißbildungen der Geschlechtsorgane aus allen Commonwealthländern operierte. In Frankreich entstand die erste kindergynäkologische Ordination 1956 im Hôpital Bretonneau in Paris durch D. SERSIRON; in Österreich richtete H. HUBER 1968 eine kindergynäkologische Sprechstunde ein, ebenso in Berlin-Lichtenberg S. HOYME und M. HEINZ. In den USA werden seit Kriegsende alljährlich am Mt. Sinai-Hospital in New York kindergynäkologische Fortbildungskurse durchgeführt.

1971 kam es zum erstenmal zu einem losen Zusammenschluß aller an kindergynäkologischen Fragen interessierten Disziplinen in der Fédération Internationale de Gynécologie Infantile et Juvenile unter dem Franzosen CONTAMINE. Seit 1971 finden regelmäßig internationale Symposien über Kindergynäkologie statt.

c) Literaturübersicht

Das erste Buch über Kindergynäkologie erschien 1939 von dem ungarischen Pädiater L. DOBSZAY. Wenige Jahre später (1942) kam in den USA die 1. Auflage der »Pediatric Gynecology« von SCHAUFFLER heraus. 1958 veröffentlichte BÉCLÈRE in Paris seine Schrift über die Störungen der Pubertät und ihre Behandlung. Drei Jahre später erfolgte die erste russische kindergynäkologische Publikation von BOGOROW (1961). Der englische Gynäkologe Dewhurst faßte seine operativen Erfahrungen 1963 in »Gynecological disorders of infants and children« zusammen. Für die deutschsprachigen Länder war mit der 1966 erschienenen Monographie des Prager Lehrstuhlinhabers für Kindergynäkologie, R. Peter, zusammen mit K. Veselý der literarische Grundstein gelegt. Erstmals werden hier ausführlicher die Röntgendiagnostik berücksichtigt und die Schäden des weiblichen Genitale durch die Strahlentherapie erörtert. Aus der Academy of Sciences in New York erschien ein Jahr später von 46 Autoren unter der Redaktion von W.R. Lang »Pediatric and adolescent gynecology« mit zahlreichen Röntgenbildern. Im Rahmen der gynäkologischen Tumoren wurde auch auf die Radiotherapie eingegangen. Der Amerikaner Huffman gab 1968 als Ergebnis langjähriger Erfahrungen »The gynecology of childhood and adolescence« heraus, welche 1975 ins Deutsche übersetzt wurde. Hier werden bereits speziellere röntgendiagnostische Verfahren wie die Pelvipneumographie erwähnt. Im selben Jahr (1968) wurde auch in Italien eine »Ginecologia paediatrica« veröffentlicht (C. Mitolo u. F. Bellone). Hier finden die psychologischen Aspekte für Kind und Mutter sowie präventive und soziale Probleme besondere Berücksichtigung. 1974 erschienen zwei Monographien, erstmals eine französische von D. Sersiron, in der die verschiedenen Untersuchungstechniken beim jungen Mädchen zusammengestellt sind, sowie in 2. Auflage die »Gynäkologie des Kindes- und Jugendalters« von M. Heinz und S. Hoyme. Die röntgendiagnostischen Möglichkeiten sind hierin auf die Aufzählung der zur Verfügung stehenden Methoden beschränkt. 1976 brachten die Annales Nestlé ein der Gynäkologie im Kindesalter gewidmetes Heft heraus (Rey-Stocker). Seit langem auf dem Gebiet der Kindergynäkologie tätig veröffentlichten schließlich A. Huber und H.D. Hiersche 1977 die »Praxis der Gynäkologie im Kindes- und Jugendalter«, in der mit sieben weiteren Autoren auch die oben erwähnten Randgebiete abgehandelt sind. Die Röntgenmethoden sind auf einer Seite zusammengefaßt und bewertet worden. Darüber hinaus sind in zahlreichen Publikationen einzelne Spezialgebiete, wie Kinderchirurgie (Brandesky, 1970; Hofmann u. Martin, 1973; Wurnig, 1977), Urologie (Stockamp u. Hohenfellner, 1973) bearbeitet worden. Die Röntgendiagnostik nimmt dabei einen besonderen Platz bezüglich der Methodik und der diagnostischen Möglichkeiten ein. Dies schlägt sich auch in speziellen Kapiteln moderner kinderradiologischer Lehrbücher nieder (Fortier-Beaulieu, 1976; Poznanski, 1976; Ebel u. Willich, 1979).

d) Besonderheiten der Kindergynäkologie

Die Kindergynäkologie läßt sich bezüglich des hormonalen Geschehens in drei Phasen einteilen. Hierbei ergeben sich folgende röntgenanatomische Besonderheiten:

α) Neugeborenenperiode

Die aus dem mütterlichen Kreislauf stammenden zirkulierenden Östrogene entsprechen im Blutspiegel dem der Mutter, die Brustdrüsen sind bei 80% der Neugeborenen geschwollen, ein Zustand, der noch Wochen anhalten kann. Die Vaginalänge beträgt im Mittel 3,2 cm (Bogorow, 1961), die des Uterus 3 cm, was im Hinblick auf die Röntgendarstellung in dieser Altersstufe von Bedeutung ist (Abb. 1).

Die Tuben stellen zwei 3–4 cm lange, sehr dünne Kanäle dar. Die Ovarien liegen ungefähr in Nabelhöhe und damit erheblich höher als beim Erwachsenen. Dies ist besonders im Hinblick auf den Strahlenschutz bei Röntgenuntersuchungen der Beckenregion (Hüftdysplasie) wichtig (s. Kapitel D, S. 63).

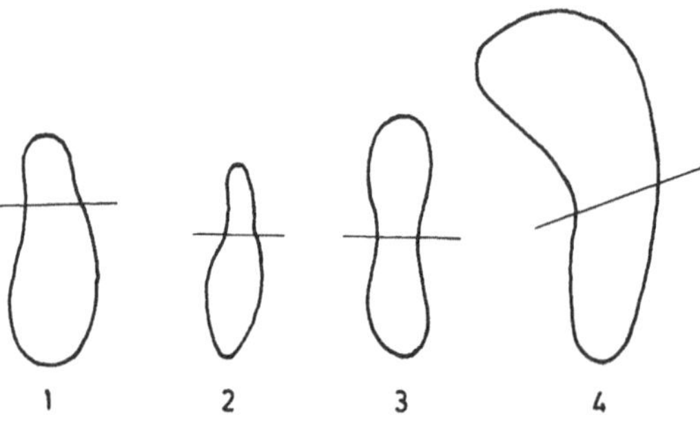

Abb. 1. Uterusgröße im Kindesalter mit Markierung der Relation von Cervix und Corpus. Schematisch nach Peter u. Veselý (1966) (1 = Neugeborenenalter; 2 = Kindheit; 3 = Pubertät; 4 = Adoleszenz)

β) Kindheit

Es handelt sich um die hormonale Ruheperiode. Nach den ersten drei Lebenswochen sind die plazentaren und mütterlichen Östrogene ausgeschieden. Die Länge der Vagina nimmt zu und erreicht bis zur Pubertät eine Länge von 10–12 cm. Der Uterus durchläuft eine allmähliche Involution und erreicht erst mit Pubertätsbeginn wieder die Größe, die er bei Geburt hatte. Das Corpus uteri wird so dünn, daß sein Durchmesser 0,5 cm nicht überschreitet. Das Verhältnis von Cervix zu Corpus beträgt 2:1 (Abb. 1). Die Größe der Ovarien dagegen nimmt während der Kindheit langsam zu. Sie sind ebensowenig wie der Uterus rektal palpabel.

γ) Präpubertät und Pubertät
(Periode der geschlechtlichen Reifung)

Die Phase der Präpubertät beginnt mit dem Anstieg der bis dahin niedrigen Gonadotropine (follikelstimulierendes Hormon) vom neunten Lebensjahr an und erreicht zwei Jahre später den Übergang zur Pubertät, mit deren Eintritt die Lutein-Hormon-Werte ansteigen. Diese beginnt mit einem Knochenalter von etwa $10^1/_2$ Jahren und ist eng mit der geschlechtlichen Reife verbunden. Der jähe Anstieg des den Androgenspiegel weit übertreffenden Östrogenspiegels führt zu einem Wachstumsschub, der zwei Jahre früher als bei Knaben einsetzt und sich auch in den entsprechenden Differenzen im Knochenalter zwischen den Geschlechtern niederschlägt. Der Höhepunkt des Längenwachstums fällt jedoch bei Knaben und Mädchen mit Eintritt der Pubertät zusammen. Unter dem Einfluß der Ovarialöstrogene entwickelt sich das Corpus uteri, dessen Länge bei der Menarche 5,5 cm beträgt, und es erfolgt die Schließung der Epiphysenfugen am Ende der Wachstumsperiode. Während z.Zt. der Menarche das Verhältnis von Cervix zu Uterus noch 1:1 beträgt, haben diese 2–3 Jahre später die Ausmaße des Erwachsenen erreicht und das Größenverhältnis von 1:2 (Abb. 1). –

Von der Gynäkologie des Erwachsenen unterscheidet sich die der Kinder bezüglich des Krankheitsspektrums durch folgende Besonderheiten:
a) Gehäuftes Vorkommen angeborener Anomalien und Mißbildungen des Genitale.
b) Unterschiede im histologischen Spektrum gut- und bösartiger Tumoren.
c) Wachstumsbedingte Veränderungen, insbesondere Reifungsstörungen mit Akzeleration oder Retardation.
Darüberhinaus kommen spezielle Eigenarten des Kindesalters hinzu, die in psychologischer Hinsicht, im Hinblick auf die ärztliche Untersuchung, die Diagnostik und Therapie eine besondere fachliche Qualifikation erfordern.

e) Häufigkeit kindergynäkologischer Erkrankungen

Wie Feldstudien ergaben, nimmt mit der Entfernung der Patienten von größeren Krankenhäusern der Anteil gynäkologischer Patienten im Kindes- und Jugendalter zu. So betreffen 1–3% des gesamten gynäkologischen Untersuchungsgutes Patienten unter 16 Jahren. Eine Übersicht der Krankheitsgruppen verschiedener Autoren vermittelt folgende Zusammenstellung (Tabelle 1):
Endokrine Störungen machten allein 20% aus (isolierte Klitorishypertrophie, iatrogene Virilisierung, physiologische Neugeborenen- oder vaginale Blutung, Pubertas praecox oder tarda, primäre Amenorrhö).

Tabelle 1: Häufigkeit kindergynäkologischer Erkrankungen

	Fehl- u. Mißbildungen (%)	Entzündungen (%)	Geschwülste (%)	Verletzungen (%)	Blutungs- und hormonale Störungen (%)	Sonstiges (Gravidität, Unzucht, etc.) (%)	o.B. (%)
HUBER (1972), n=134	ca. 4	ca. 59	ca. 2	ca. 9	ca. 27	0	
HEINZ u. HOYME (1974), n=1617	ca. 6	ca. 60	ca. 1	ca. 4	ca. 18	ca. 7	
HIERSCHE (1974), n=2016	3	14	3	2	11	36,9	28,7
KUCERA et al. (1975), n=253	2,8	45	1,6	10,3	23,7		16,6

2. Allgemeine röntgenologische Untersuchungsmethoden, ihre Indikationen und ihr Aussagewert

Die Röntgenuntersuchung sollte aus Strahlenschutzgründen einer strengen Indikation unterworfen sein. Eine wichtige, die Gonaden nicht belastende Untersuchung ist die

a) Röntgenaufnahme des Handskelets

Diese dient vorwiegend zur Bestimmung des Skeletalters. Damit wird die Beziehung zwischen somatischer und physiologischer Entwicklung festgestellt. Diese Untersuchung ist von hohem Aussagewert bei allen Reifestörungen, wie vorzeitiger oder verspäteter Pubertät (s. Abb. 35, S. 102). Mit ihr läßt sich auch das zeitliche Auftreten der Pubertät voraussagen: Ist das Knochenalter retardiert, so wird die Pubertät später, ist es akzeleriert, so wird sie früher eintreten (PRADER, 1972). Störungen der Geschlechtsentwicklung und Anomalien der Geschlechtsorgane ebenso wie Minder- oder Hochwuchs stellen weitere Indikationen für die Handaufnahme dar. Mit Hilfe eines Atlas (GREULICH u. PYLE, 1966; TANNER et al., 1975) und von Tabellen (BAYLEY u. PINNEAU, 1952) lassen sich die Akzeleration und Retardierung bestimmen sowie die endgültige Körpergröße bei Minder- und Hochwuchs voraussagen, da mit dem Epiphysenschluß in der Pubertät das Längenwachstum zu sistieren pflegt. Eine Beteiligung des Handskeletts wird bei zahlreichen dysgenetischen und tumorösen Krankheitsprozessen am kindlichen Genitale angetroffen (POZNANSKI, 1976|; s. auch Kapitel »Pubertas praecox« S. 101).

b) Röntgenaufnahme des Schädels

Diese kann zur Beurteilung der *Sella turcica* erforderlich sein: Sie ist indiziert bei Wachstumsstörungen, Amenorrhoen, bei der jugendlichen Galaktorrhö und bei Tumoren im Diencephalon, die sich auf die Geschlechtsreife, meist mit Pubertas praecox, auswirken (BARATON et al., 1976; s. auch S. 102).

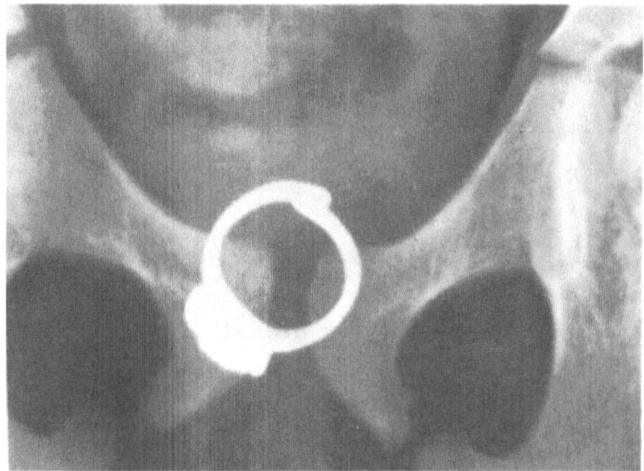

Abb. 2. Metalldichter Fremdkörper in der Vagina (Fingerring), S.Th., 4 Jahre. (Frau Dr. A. FÖRSTER, Röntgenabteilung der Kinderklinik Wuppertal)

c) Beckenübersichtsaufnahme

Diese sollte bei allen Traumen der Unterbauchregion mit möglicher Beteiligung des Genitale angefertigt werden, die durch die schweren Unfälle im Straßenverkehr auffällig zugenommen haben. Stumpfe Unterbauchtraumen können zu Pfählungsverletzungen, Perforationen oder Genitalzerreißungen führen (STOCKAMP u. HOHENFELLNER, 1973). Diese sind dann kolposkopisch abzuklären. Therapieresistenter Fluor oder Blutung aus der Scheide müssen den Verdacht auf *Fremdkörper* lenken. Spitze und metalldichte Gegenstände, wie Haarnadeln, Steck- oder Sicherheitsnadeln, erfordern gelegentlich die Röntgenaufnahme in zwei Ebenen zur genauen Lagebestimmung des Fremdkörpers (Abb. 2), damit bei der Extraktion Verletzungen vermieden werden, insbesondere wenn sich das Corpus alienum in die Scheidenwand eingebohrt hat (HOFMANN u. MARTIN, 1973). Gegebenenfalls ist auch die Abdomenübersichtsaufnahme in aufrechter Position erforderlich (s.S. 52). Bei Verdacht auf nichtschattengebenden Fremdkörper muß die Kolpographie herangezogen werden (s.S. 58, Abb. 6). Eine seltene Ursache der Verkalkung im kleinen Becken ohne akute Symptome ist das sogenannte »amputierte Ovar«.

Das verkalkte Ovar erscheint im Röntgenbild ovalär, von stippchenförmiger Struktur. Bei Positionsänderung des Patienten verändert es seine Lage nicht, wohl aber ist es bei Kontrolluntersuchungen in größeren Zeitabständen an anderen Stellen des kleinen Beckens nachweisbar als sogenanntes »wanderndes Ovar«. Mittels der Pneumopelvigraphie ist durch die fehlende Darstellung eines Ovars die Diagnose zu sichern. Als Ursache ist eine Torsion mit hämorrhagischer Infarzierung des Ovars anzunehmen, ohne daß in der Anamnese klinische Symptome einer Stieldrehung vorhanden sein müssen. Bisher sind erst drei röntgenologisch diagnostizierte Fälle beschrieben (NIXON u. CONDON, 1977), alle übrigen sind Zufallsbefunde bei Laparatomie Erwachsener.

Die beschriebenen Röntgensymptome sind für das Krankheitsbild pathognomonisch, da andere Verkalkungen im kleinen Becken von Kindern, wie Appendixsteine, Verkalkungen in Meckelschen Divertikeln, Ovarialteratome und Blasensteine, nicht »wandern«. Die differentialdiagnostisch in Frage kommende mobile kalzifizierte und »amputierte« Appendix epiploica wurde bisher nur bei Erwachsenen beschrieben (BORG et al., 1976).

d) Abdomenübersichtsaufnahme

Alle unter dem »akuten Abdomen« getarnten gynäkologischen Affektionen (z.B. Ovarialtorsion u.a.) benötigen, auch zum Ausschluß von Ileuszuständen, Appendizitis u.a., die Abdomenübersichtsaufnahme. Diese ist angezeigt bei allen Raumforderungen des Bauches, sofern eine Gravidität ausgeschlossen ist: Tumoren des Ovar können Verkalkungen oder Skelettelemente im Bauchraum erkennen lassen (s.S. 98 u. Abb. 32). Hierbei müssen auch Perforationen durch Fremdkörper berücksichtigt werden, die das Rektum, die Bekkenbodenmuskulatur oder Vagina durchstoßen können und zur perirektalen Abszedierung bzw. Peritonitis führen. Bei leisestem Verdacht sollte daher in solchen Fällen auch die Abdomenübersichtsaufnahme in aufrechter Position oder Links-Seitenlage durchgeführt werden.

e) Intravenöse Urographie und Infusionsurographie

Sie sind in der Frage nach abdominalen Affektionen, insbesondere bei Verdacht auf Tumoren, die am häufigsten angewandten röntgenologischen Untersuchungsmethoden bei weiblichen Kindern. Die embryologische Entwicklung bedingt oft eine Einbeziehung des Harn- und Genitaltraktes in Mißbildungssyndrome. Durch die topographischen Lagebeziehungen wird ein Übergreifen von Tumoren von einem auf das andere System erleichtert, wie z.B. bei den hochmalignen Rhabdomyosarkomen.

Ebenso sollten alle Anomalien und Fehlbildungen des *äußeren* Genitale zu einer Kontrastmitteluntersuchung der abführenden Harnwege führen (s. Abb. 13).

Das intravenöse Urogramm gibt oft schon den Hinweis auf den Ursprung der Raumforderung. Es vermittelt bei gynäkologischen Geschwülsten Kenntnis über das Ausmaß der Harnabflußstörung bzw. der Beteiligung des Harntraktes, einer Dislokation oder

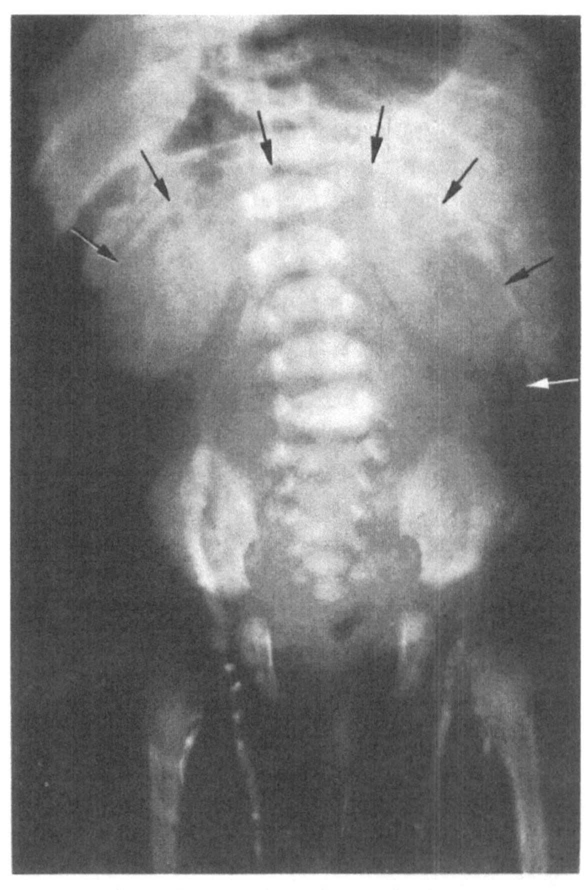

Abb. 3. Hydrometrokolpos, Ganzkörperkontrastdarstellung mittels unterer Cavographie. M.M., 11 Tg.

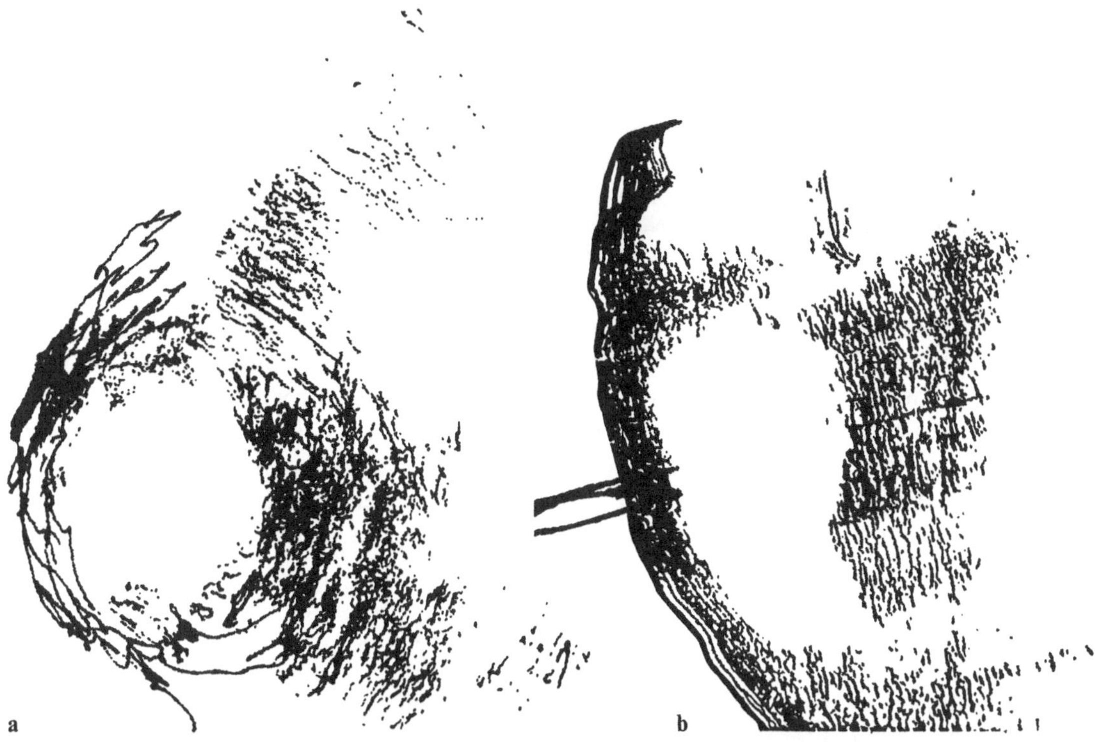

Abb. 4. Ultraschalltomographie. Dasselbe Kind wie in Abb. 3. Hydrometrokolpos als große reflexfreie Zone.
a Querschnitt in Nabelhöhe. **b** Längschnitt in Mittellinie (Priv. Doz. Dr. G. VAN KAICK, Deutsches Krebsforschungszentrum, Heidelberg)

Obstruktion der Ureteren, Impression oder Kompression der Harnblase (s. Abb. 31).
Zusätzliche Mißbildungen der ableitenden Harnwege werden zusätzlich erfaßt.

Harnträufeln, fälschlich als Enuresis fehlgedeutet, ist in 70% der Fälle Symptom einer ektopischen Harnleitermündung in die Urethra, das Vestibulum oder in die Vagina, seltener in die Cervix uteri (KJELLBERG et al., 1957, WILLIAMS, 1968). Diese Fehlbildung ist überwiegend mit Doppelbildungen der oberen Harnwege verbunden, ihre Häufigkeit liegt bei etwa 1:2000 Geburten. Sie äußert sich auch in putridem Vaginalfluor.

Eine Modifikation des intravenösen Urogramms stellt die *Ganzkörperkontrastdarstellung* (O'CONNOR u. NEUHAUSER, 1963) dar. Sie beruht auf dem Prinzip, durch »Überschwemmung« der gefäßreichen Bauchorgane mit Kontrastmittel kontrastarme Areale darzustellen, indem im Anschluß an die intravenöse Urographie die gleiche Dosis erneut injiziert wird. Die Methode ist im Neugeborenen- und frühen Säuglingsalter am ergiebigsten und bei unklaren Bauchtumoren, zystischen Leber-, Milz-, Nieren- oder Darmerkrankungen indiziert; insbesondere läßt sich damit (wie auch mit der Ultraschalldiagnostik) ein Hydrometrokolpos bei Neugeborenen diagnostizieren (Abb. 3 u. 4).

f) Miktions-Zysto-Urethrographie

Dieselben Indikationen wie für das intravenöse Urogramm gelten auch für die Miktions-Zysto-Urethrographie, die integrierender Bestandteil der Röntgenuntersuchung des Urogenitaltraktes und daher einem intravenösen Urogramm anzuschließen ist. Sie kann mit erhöhter Dosis als sogenanntes Exkretions-Miktions-Zysto-Urethrogramm (»EMCU«), oder mittels Katheterisierung oder suprapubischer Blasenpunktion durchgeführt werden.

g) Kolon-Kontrasteinlauf

Dieser sollte bei gynäkologischen Affektionen, insbesondere bei gynäkologischen Tumoren, ebenso wie die Magen-Darm-Passage aus der Routinediagnostik ausgeklammert bleiben:

Der Informationsgehalt ist zu gering. Darüber hinaus verbaut man sich für wertvolle Zeit wichtige und weniger aufwendige Untersuchungsmöglichkeiten, wie die Computertomographie, die bei bariumhaltigem Darm zu Fehlinterpretationen führt, und die Angiographie, die für einige Tage nicht durchführbar ist.

Daher sollte die orale oder rektale Kontrastmittelfüllung nur bei gesichertem intraperitonealen Sitz der Raumforderung durch den negativen Befund im intravenösen Urogramm bei entsprechenden klinischen Symptomen von seiten des Gastro-Intestinal-Traktes bzw. der Genitalregion, z.B. bei Defäkationsstörungen, durchgeführt werden. Nur selten gelang es, unter Anwendung eines Kolonkontrasteinlaufs einen bilateralen Ovarialtumor, der sich von einer multilokulären Mesenterialzyste nicht differenzieren ließ, zu diagnostizieren (Bower et al., 1974). Unentbehrlich ist der Kolon-Kontrasteinlauf für die Abklärung anorektaler Fehlbildungen mit Beteiligung des Genitale (Shopfner, 1965).

h) Ultraschalldiagnostik

Dieses Verfahren hat sich in der allgemeinen Gynäkologie fest etabliert. Es läßt sich schon beim Säugling unter Sedierung durchführen. Erfahrungsberichte liegen von Haller et al. (1977) (144 Kinder im Alter von zwei Monaten bis zu 15 Jahren) und von Teele (1977) vor. Es empfiehlt sich, das Ultraschall-Tomogramm *nach* der gynäkologischen Untersuchung und *nach* dem intravenösen Urogramm einzusetzen (Teele, 1977).

Bei malignen Tumoren kann der Therapieerfolg mittels Ultraschalles erfaßt werden; schwierig zu palpierende Ovarialtumoren, insbesondere Zysten sind diesem Untersuchungsverfahren besonders zugänglich. Kalkherde im Becken, röntgenologisch als Zufallsbefund entdeckt, lassen sich in ihren Lagebeziehungen zu den Ovarien oder dem Uterus eindeutig lokalisieren (Teele, 1977). Blasendivertikel und Ureterozelen können als gesonderter zystischer Hohlraum im kleinen Becken abgebildet und von einer Zyste des Genitaltrakts schwer abgrenzbar sein, zumal große, ventral gelegene Ovarialzysten mit der Blase fusioniert sein können. In solchen Fällen ist die Ultraschalldiagnostik vor und nach Blasenentleerung wertvoll, da sie dann die entleerte »Zyste« als Harnblase erkennen läßt (Abb. 4, 31 c). Auch kombinierte Mißbildungen der harnableitenden Wege sind mitzuerfassen.

i) Computer-Tomographie

Für die Diagnostik liefert heutzutage die Computer-Tomographie einen entscheidenden Beitrag. Damit hat sich im diagnostischen Vorgehen der Stellenwert der einzelnen Methoden verlagert, so daß angiographische Untersuchungen nur noch selten erforderlich sind. Über den diagnostischen Wert hinaus ist diese Methode auch bei Verlaufskontrollen während der Therapie von hoher Aussagekraft (Leonidas et al., 1978; Pedersen et al., 1978).

j) Angiographie

An Gefäßuntersuchungen in der kindergynäkologischen Röntgendiagnostik wird im wesentlichen nur noch die untere Cavographie angewandt, zumal sie sich auf einfache Weise in Kombination mit dem intravenösen Urogramm durchführen läßt (Abb. 3) (Ebel u. Willich, 1979), ferner kann bei Neugeborenen die umbilikale Arteriographie eingesetzt werden (s. Abb. 33 b).

k) Die Pneumenzephalographie

Diese Methode gehörte bis in die jüngste Vergangenheit zu den Standarduntersuchungen bei endokrinologischen Störungen weiblicher Patienten, wenn eine zentrale Ursache vermutet werden mußte, wie dies bei bestimmten Fällen von Pubertas praecox vorkommt.

In einer Zusammenstellung von BARATON et al. (1976) von 29 Mädchen mit Pubertas praecox fanden sich in neun Fällen ein Astrozytom, eine Arachnoidalzyste, zwei Spongioblastome mit Ventrikelerweiterung, einmal tuberkulöse Meningitis, ferner eine Neurofibromatose mit Chiasmagliom, während in drei Fällen Raumforderungen ohne pathologisch-anatomischen Befund oder Bestimmbarkeit gefunden wurden.

Die Pneumenzephalographie kann jedoch jetzt weitgehend durch die axiale Computer-Tomographie des Schädels ersetzt werden.

3. Spezielle Untersuchungsmethoden

a) Gynäkographie

Die röntgenologischen Darstellungen aller Genitalhohlräume und -gänge werden auch unter dem Begriff »Genitographie« zusammengefaßt. Unter Einbeziehung des unteren Harntraktes wird als erste Untersuchung in der Regel die retrograde Kolpozystographie durchgeführt.

α) Retrograde Kolpozystographie

Mit Hilfe dieser Untersuchungsmethode wird die topographische Beziehung aller urogenitalen Gänge zueinander dargestellt (SHOPFNER, 1972). Indiziert ist diese Untersuchung bei jeder Abweichung vom normalen Urogenital- und Analbefund, da sich dahinter immer eine tiefergreifende Mißbildung verbergen kann (SÜLI u. NICOLE, 1966b).

Die wichtigste Indikation zur retrograden Kolpozystographie ist somit bei Verdacht auf Intersexualität bzw. zur weiteren Abklärung derselben gegeben (s. Abb. 25). Im weiteren ist diese Untersuchung erforderlich beim ektopischen Anus, der Blasenekstrophie und der postoperativen Beurteilung nach entsprechenden chirurgischen Eingriffen (SHOPFNER, 1970; RICHTER, 1975). Jeder Kolpozystographie sollte eine sorgfältige Prüfung des äußeren Genitale einschließlich der Leistenregion mit genauer Differenzierung aller Grübchen und Falten vorausgehen (SHOPFNER, 1964, 1970; FAURÉ, 1973, MOLOSHOK u. KERR, 1971). Nach ausreichender Prämedikation ist eine Vollnarkose selten erforderlich. Zwei Untersuchungsmethoden sind möglich:

Flushing- oder Spültechnik (WILKINS, 1955; TRISTAN, 1956; SHOPFNER, 1964, 1969; FAURÉ et al., 1969; BANDTLOW et al., 1974; PAQUIN et al., 1975, RICHTER, 1975). Die Kontrastmittelinjektion erfolgt über einen Conus, der der äußeren Öffnung fest aufgepreßt wird, um eine möglichst vollkommene Abdichtung gegen das Perineum zu erzielen und damit ein Auslaufen des Kontrastmittels zu verhindern. Hierfür stehen verschiedene Injektionsspritzen, Coni oder Sonden zur Verfügung (TRISTAN et al., 1956; FAURÉ et al., 1969; RICHTER, 1975).

Einfach- oder Mehrfachkathetertechnik (CHENG et al., 1974; CREMIN, 1974; EBEL u. WILLICH, 1979; KURLANDER, 1965; PELZ, 1975; SÜLI u. NICOLE, 1966a). Bei Verwendung von nur einem Katheter muß dieser nach Einführen bis an die Hautöffnung zurückgezogen werden, um andere Hohlräume und Gänge nicht zu überlagern. Das Abdichten gegen die Körperoberfläche ist dabei das eigentliche Problem. Die Mehrfachkathetertechnik ist nur möglich, wenn die Mündung der Urethra im äußeren Teil des Sinus urogenitalis gelegen ist (Zimprich, 1966). Nach Einführung eines Blasenkatheters wird die Sondierung der perinealen Wand des Sinus urogenitalis mit einem Metallkatheter empfohlen (Ebel u. Willich, 1979) (Abb. 34). Der besseren Kontrastunterschiede wegen wird in die Blase niederprozentiges, in die Vagina hochprozentiges Kontrastmittel instilliert. Cremin (1974) empfiehlt zur besseren Kontrastierung den Doppelkontrast mit Insufflation von Luft und geringen Mengen an Kontrastmittel.

Es gibt keine absolute Indikation für die Anwendung der einen oder der anderen Technik. Viele Autoren bevorzugen – insbesondere bei Säuglingen – die Flushing-Technik und gehen dann zur Kathetertechnik über, wenn erstere nicht zum Erfolg führte.

Die technische Durchführung der retrograden Kolpozystographie ist um so schwieriger, je höher der Grad der Maskulinisierung oder je tiefer der Sinus urogenitalis gelegen ist. Dieser Schwierigkeit begegnen Marcinski u. Grzybowska (1970) bei männlichem Pseudohermaphroditismus durch Abklemmen des Orificium urethrae externum nach vorheriger Blasenprallfüllung. Durch die unter Miktion entstehende Druckerhöhung gelingt meist eine retrograde Darstellung des vaginalen Anteils.

Während früher bei Aufzeigen von nur einem Gang oder Hohlraum durch diese retrograde Injektion die Kombination mit einem Ausscheidungsurogramm empfohlen wurde (Tristan et al., 1956; Kurlander, 1965), wird heute der suprapubischen Blasenpunktion zur Blasenfüllung der Vorzug gegeben (Omogbehin u. Willich, 1974). Selten wird die zusätzliche Kontrastmittelfüllung des Rektum erforderlich, um dieses vom Urogenitalsinus zu unterscheiden.

Wasserlösliche wie fettlösliche Kontrastmittel sind gleichermaßen anwendbar. Wegen der guten Darstellung auch feinster Gänge wird trotz größerer Rückflußgefahr das wasserlösliche Kontrastmittel weitgehend bevorzugt, zumal fettlösliches Kontrastmittel oft falsche und irreführende Bilder ergeben kann (Fauré et al., 1969). In der Regel wird 30prozentiges trijodiertes Kontrastmittelgemisch benutzt, das üblicherweise zur retrograden Pyelographie verwandt wird.

Die Kontrastmittelinstillation sollte immer nur unter Durchleuchtungskontrolle mit Bildverstärker erfolgen, gleichgültig welche Technik angewandt wird.

Anhand von Aufnahmen in beiden Ebenen wird von Fauré et al. (1969) als Grad der Virilisierung des Harntraktes die sogenannte horizontalvertikale (h/v) Relation bestimmt durch Messung des horizontalen (perinealen) und vertikalen Segments der Urethra bzw. des Sinus urogenitalis. Während diese bei normal entwickelten Mädchen Null ist, liegt der Mittelwert bei gesunden Knaben bei $1,6 \pm 0,2$.

Die retrograde Kolpozystographie ist die einzige nichtoperative Methode zur Klärung der anatomischen Situation des fehlgebildeten Genitale. Da sie von Größenverhältnissen unabhängig ist, kann sie schon im Neugeborenenalter durchgeführt werden, wobei beide Methoden bereits zu diesem Zeitpunkt anwendbar sind (Abb. 28). Alle Formen von Pseudohermaphroditismus und Hermaphroditismus können denselben Typ von Mißbildung des äußeren Genitale haben. Daher ist die radiologische Differenzierung der Grundtypen notwendig zur Bestimmung des praktikablen Geschlechts. Je früher diese erfolgt, um so eher ist die endgültige Zuordnung des bürgerlichen Geschlechts möglich. Das Gonadengeschlecht ist dabei von sekundärer Bedeutung. Eine Umbenennung kann so erspart bleiben und die später notwendige plastische Korrektur auf ein Minimum reduziert werden (Zimprich, 1966)

β) Hysterographie-Hysterosalpingographie

Zeigt das Kolpogramm eine vaginale Impression der Cervix uteri, kann durch Sondierung des Cervicalkanals mittels Katheters und anschließender Kontrastmittelinstillation ein

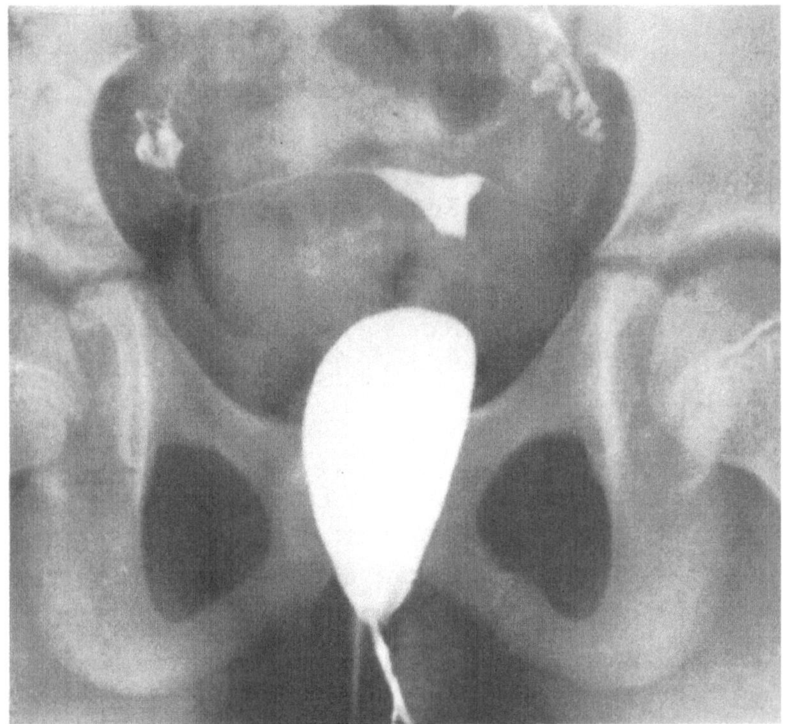

a

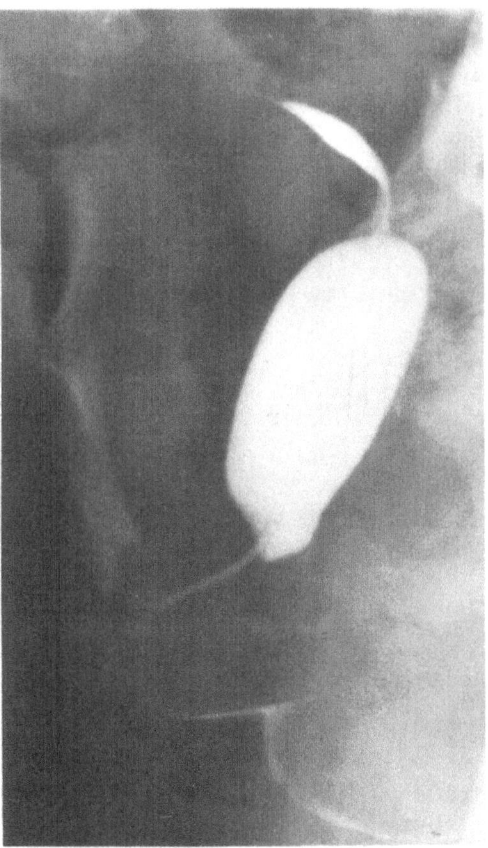

b

Abb. 5. Hysterosalpingographie, S.A., 8 J. **a** Vorderbild. **b** Seitenbild

Hysterogramm bzw. ein Hysterosalpingogramm erzielt werden (PAQUIN et al., 1975) (Abb. 5 u. 21 a). In seltenen Fällen wird ein Hysterosalpingogramm im Rahmen eines Miktions-Zysto-Urethrogramms durch einen urethro-vaginalen Reflux zufällig erzielt (MCALISTER et al., 1974; BOLICH u. BABBITT, 1975; GENTON et al., 1976).

γ) Kolpographie

SHOPFNER (1972) empfiehlt diese Untersuchungsmethode als Erstuntersuchung bei allen Mädchen mit subakuter oder chronischer Vaginitis. Bei kindlichem Fluor, dem entscheidenden Hinweis auf einen vaginalen Fremdkörper, und negativem Befund der Becken- bzw. Abdomenübersichtsaufnahme ist die Kolpographie durch die positive Kontrastdarstellung und die entsprechende Fremdkörperaussparung die entscheidende diagnostische Maßnahme (FÖRSTER, 1975) (Abb. 6). Die Durchführung erfolgt mit Hilfe eines Ballonkatheters (SHOPFNER, 1969; EBEL u. WILLICH, 1979), einer Injektionsspritze ohne (CAFFEY, 1973) oder mit (FÖRSTER, 1975) Tarnowskiansatz. Durch diesen aus Hartgummi bestehenden birnen- oder olivenförmigen Ansatz wird der Introitus vaginae verschlossen.

Der Häufigkeitsgipfel der Fremdkörperinkorporation liegt nach PETER und VESELY (1966) im fünften und achten Lebensjahr; SCHAUFFLER (1958) fand diese bei neun von 302 Patienten mit vaginalem Fluor (=3%).

Differentialdiagnostisch können sich Zysten in der Vaginalwand ebenfalls als Aussparungen darstellen. Sie entstehen oft aus Resten des Gartnerschen Ganges und sind von einem ektopisch in die Vagina mündenden, ektatisch erweiterten Ureter zu unterscheiden (FAURÉ, 1973; HOFMANN u. MARTIN, 1973). Diese macht zusätzlich eine eingehende Untersuchung der ableitenden Harnwege erforderlich.

δ) Unbeabsichtigte Kolpographie

Fehlposition des Katheters. Unbeabsichtigte Kolpographien beim Miktions-Zysto-Urethrogrammm durch Fehleinführung des Katheters in die Vagina geben mitunter Anlaß für differentialdiagnostische Überlegungen einer »birnenförmig deformierten Blase«

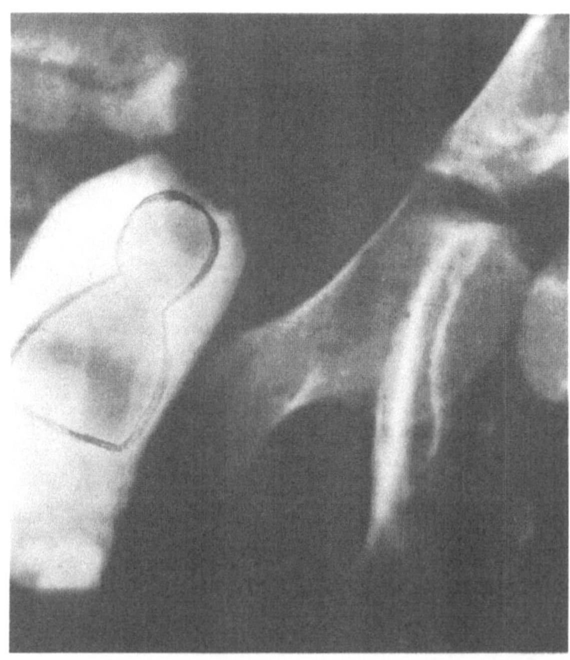

Abb. 6. Nichtschattengebender Fremdkörper (Mensch ärgere Dich nicht-Stein) dargestellt mittels Kolpographie. Klinisch: Vaginalfluor. (Frau Dr. A. FÖRSTER, Röntgenabteilung der Kinderklinik Wuppertal)

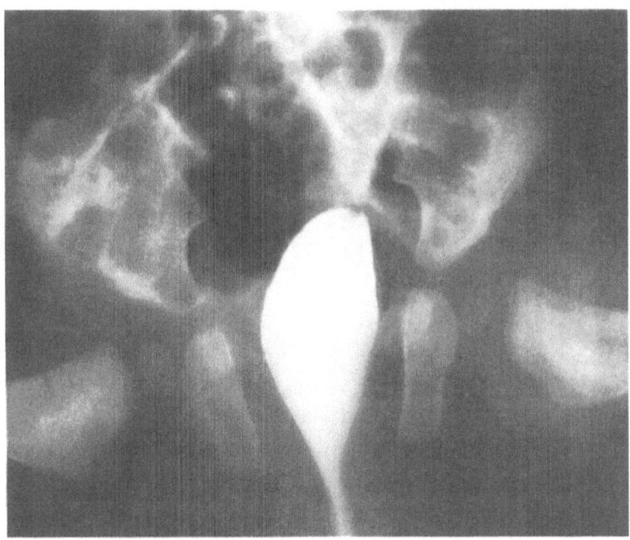

Abb. 7. Unbeabsichtigte Kolpographie beim Säugling (I.H., 3 Mon.)

(Abb. 7). Insbesondere im Säuglings- oder Kleinkindalter besteht eine erstaunliche Größe dieses Organs (s.S. 48).

Urethro-vaginaler Influx bei der Miktions-Zysto-Urethrographie. Er wird bei Untersuchung im Liegen als harmloser Nebenbefund in unterschiedlicher Häufigkeit beobachtet: FAURÉ und NEUENSCHWANDER (1976) beschreiben ihn bei 20%, ALLEN (1970) bei 50% und SHOPFNER (1972) sowie GENTON et al. (1976) bei 70% aller diesbezüglich untersuchten Mädchen (Abb. 8). GENTON et al. (1976) unterteilen diesen urethro-vaginalen Reflux in vier Grade:

Grad I: diskreter Reflux mit Teilfüllung der Vagina;
Grad II: die Vagina ist vollständig gefüllt, aber nur eine Wand ist abgrenzbar;
Grad III: vollständige Füllung der Vagina mit Darstellung der Vorder- und Hinter-
           wand;
Grad IV: vollständige Füllung der Vagina mit Passage des Kontrastmittels in den Ute-
           rus, möglicherweise auch Tuben und Bauchhöhle.

Die Aufnahme im seitlichen Strahlengang ermöglicht eine von der Blase überlagerungsfreie Darstellung der Vagina.

Krankheitswert bekommt der urethro-vaginale Influx nur, wenn er unter physiologischen Untersuchungsbedingungen, d.h. bei Miktion im Sitzen, auftritt, vorausgesetzt daß die Labien nicht aneinander gepreßt sind (BRODEUR, 1965). Auch bei adipösen Mädchen kann ein derartiger Influx auftreten, der beim Auseinanderspreizen der Labien während der Miktion verschwindet (STANNARD u. LEBOWITZ, 1978).

Organische Ursachen bilden folgende Anomalien des äußeren Genitale (WEISSENBACHER u. WILTSCHKE, 1974; SCHROTT, 1976; STANNARD u. LEBOWITZ, 1978) (Abb. 9, s. auch Kapitel 5, S. 65).

Clitoris bifida
Synechie der Labien (BEN-AMI et al., 1978) (Abb. 13).
Weibliche Hypospadie
Hohe hintere Verbindung der Labia minora
Hohe hintere Verbindung der Labia majora

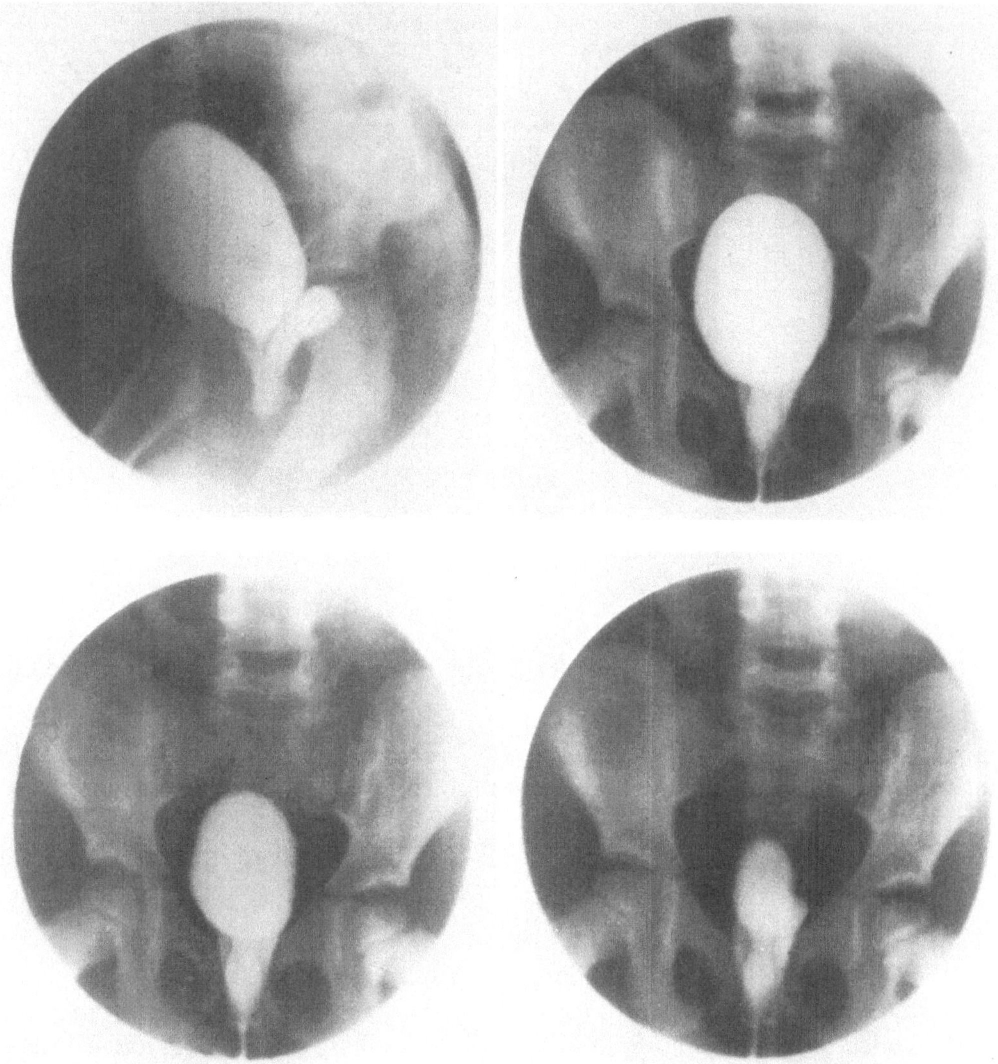

Abb. 8. Vaginaler Influx beim MCU, E.K., 7 J. (70 mm-BV-Photographie-Serie)

Seitlich verzogener, stenosiver Meatus externus urethrae mit unilateral hohem Hyme-
nalansatz

Anteriore Prolongation der Urethra mit schnabelartigem klitoriswärts hochgezogenem
Meatus urethrae externus.

Während manche Autoren eine Abhängigkeit zwischen chronisch-rezidivierender Harnwegsinfektion und Enuresis mit und ohne organische Veränderungen der harnableitenden
Wege sehen (JANDA et al., 1977; TEIN u. SMITH, 1971), halten andere den urethro-vaginalen
Influx für die Ursache der Harnwegsinfektion selbst (KELALIS et al., 1973). Wieder andere
jedoch fanden aufgrund ihrer Untersuchungen keinen kausalen Zusammenhang (QUELOZ
et al., 1975).

ε) Hauptrisiken der Gynäkographie

Zur Vermeidung der Infektionsgefahr empfiehlt sich die Instillation eines Antibiotikums
in die Blase, wenn die Kathetertechnik angewandt wurde. Beim Übertritt des Kontrastmit-

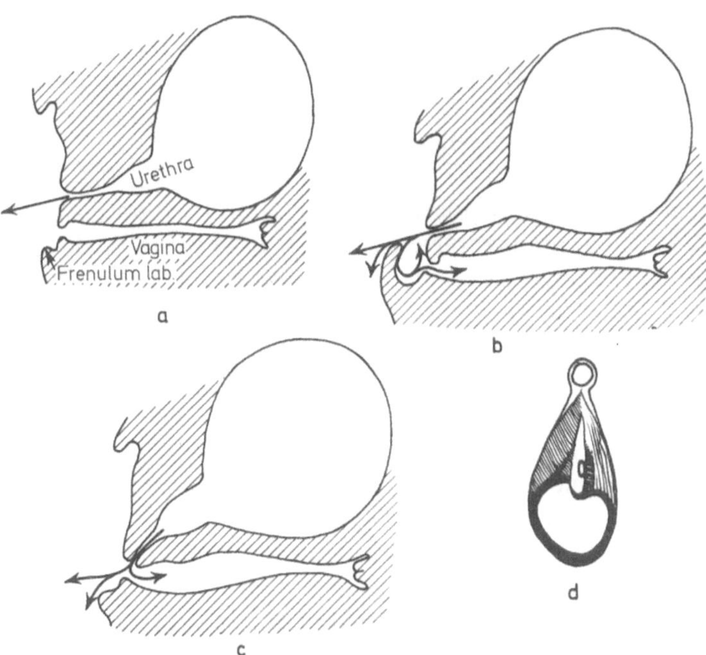

Abb. 9. Anomalien des äußeren Genitale als Ursache für vaginalen Influx (nach WEISSENBACHER u. WILTSCHKE, 1974; SCHROTT, 1976). **a** Normalbefund. **b** Hohe hintere Kommissur. **c** Weibliche Hypospadie (verkürzte Harnröhre). **d** Seitlich verzogener stenosiver Meatus

tels in die freie Bauchhöhle sollte eine Antibiotika-Prophylaxe für einige Tage durchgeführt werden.

Die trotz Anwendung einer Bildverstärker-Fernsehkette bestehende direkte Strahlenbelastung der Gonaden ist möglichst niedrig zu halten (s.S. 64). Allerdings muß bei einem Teil der Fälle von Intersexualität primär mit einer Infertilität gerechnet werden.

b) Pneumopelvigraphie

Die Luftfüllung des Beckenbereiches (Abb. 14b, 21b, c) hat sich in der Diagnostik endokriner und gynäkologischer Störungen bewährt und wird mit der Technik des Pneumoperitoneum durchgeführt, wobei für das Kindesalter einige Besonderheiten berücksichtigt werden müssen.

Die Indikationen sollen streng gestellt, weniger eingreifender Methoden müssen vorangestellt werden, so insbesondere die Ultraschalldiagnostik. Mit der Pneumopelvigraphie erübrigt sich in den meisten Fällen eine explorative Laparoskopie, wenn nicht eine Probebiopsie erforderlich ist. Als *Indikationen* gelten: Gonadendysgenesie, hormonaktive Tumoren des weiblichen Genitale unter dem klinischen Symptom der Virilisation und des Hirsutismus und in manchen Fällen auch die Intersexualität.

Kontraindikationen sind akutes Abdomen und entzündliche Prozesse im Bauchraum.

Methodik. Die Untersuchung wird bei Kindern vor dem Schulalter in Narkose, danach unter Sedierung durchgeführt. Kleinkinder benötigen 400 ml, Schulkinder bis zu 800 ml Gas. Die Untersuchung erfolgt in Bauch- oder Knie-Ellenbogen-Lage. Genaue Beschreibung der Untersuchungstechnik s. bei DIANKOV et al. (1974), EBEL u. WILLICH (1979), HAERTEL et al., 1973; LIPPE et al., 1971, 1975). Bei Beachtung aller Kautelen ist die Methode bei Kindern risikolos.

4. Strahlenschutz und Strahlenbelastung bei kindergynäkologischen Röntgenuntersuchungen

a) Begründung und Richtlinien

Die Röntgendiagnostik in der Kindergynäkologie muß in ganz anderem Maße als in den späteren Altersstufen strahlenhygienische Forderungen berücksichtigen, da die Anwendung von direkten Strahlenschutzmaßnahmen in Form von Protektoren in der Regel nicht möglich ist. Zur Begründung sind anzuführen:

1) Die lange Lebenserwartung beinhaltet die Möglichkeit zur Kumulation der Strahlendosis und birgt damit die Gefahr von Spätschäden.
2) Die kleine Körperoberfläche und das geringe Volumen des Säuglings und Kleinkindes resultieren in einer relativ höheren Oberflächen- und Volumendosis. Die geringe Einblendung führt daher auch zu größerer Streustrahlengefährdung als bei Erwachsenen.
3) Untersuchungen am Neugeborenen müssen dessen erhöhten Wassergehalt (80%) gegenüber dem Erwachsenen (72%) berücksichtigen, da mit dem Wassergehalt die Strahlenempfindlichkeit des Gewebes zunimmt.
4) Die Strahlenempfindlichkeit der Gewebe nimmt ebenso mit dem im Kindesalter ungleich höheren Anteil sich teilender Zellen im wachsenden Organismus gegenüber dem des Erwachsenen mit Ausnahme der Gonaden zu.
5) Da das gesamte Knochenmark des Kindes noch aktiv ist, wirkt sich die Strahlenexposition direkt auf die Hämatopoese aus.
6) Die weiblichen Gonaden sind beim jungen Säugling unvollständig deszendiert (s.S. 63). Dies steigert die Gefahr einer unbeabsichtigten Strahlenexposition bei Thorax- und Bauchuntersuchungen, womit die Möglichkeit der Keimzellschädigung in erhöhtem Maße gegeben ist. Je jünger das Kind, um so kleiner ist somit der Abstand des Thorax von den Gonaden.
7) Die fehlende Mitarbeit kleiner Patienten und deren Unruhe kann zu verlängerten Durchleuchtungszeiten und Wiederholung von Röntgenaufnahmen führen.

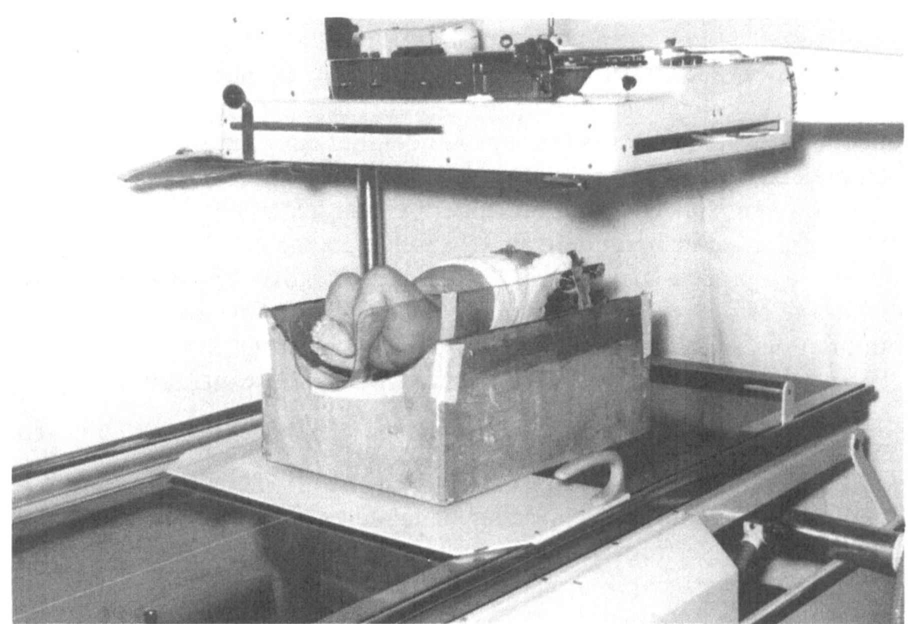

Abb. 10. Aufsatztisch für Säuglinge

Diese Faktoren erfordern folgende Maßnahmen (s. u.a. auch FENDEL, 1968):

1) Bei allen Röntgenmethoden, die eine direkte Bestrahlung der Ovarien mit sich bringen, müssen strenge Indikationen gestellt werden.

2) Als geeignete technische Ausrüstung sind heute Hochleistungsgeräte mit kürzesten Schaltzeiten und eine Bildverstärker-Fernseheinrichtung bei Anwendung der Mittelformattechnik (70 mm oder 100 mm) zu fordern.

3) Hochempfindliche Filme und Folien (seltene Erden) gestatten eine erhebliche Einsparung der Strahlendosis.

4) Statt der Tomographie sollte die strahlensparende Zonographie mit entsprechend kurzen Zeiten eingesetzt werden.

5) Durch Verringerung des Objekt-Film-Abstandes und gleichzeitiger Vergrößerung des Fokus-Haut-Abstandes durch einen Aufsatztisch oder eine Holzwanne (HARTUNG, 1959, WILLICH, 1965) wird entsprechend dem Quadrat-Abstands-Gesetz die Strahlenbelastung reduziert (Abb. 10).

6) Bei allen Röntgenuntersuchungen außerhalb der Genitalia müssen diese mit Bleischutz großzügig abgedeckt werden.

b) Röntgenanatomie der Ovarien

Voraussetzung für den ausreichenden direkten Strahlenschutz ist die Kenntnis der Topographie der kindlichen Ovarien je nach Lebensalter.

Bei Frühgeborenen fand GIERTLER (1966) die Ovarien immer oberhalb der Linea terminalis gelegen, bei Reifgeborenen waren diese höchstens bis zu dieser Höhe »deszendiert«. Allgemein wird die Höhe der Ovarien bis zur Geburt oberhalb der Linea terminalis angegeben (HEIDERICH, 1938; RUZICZKA, 1960; GEFFERTH, 1963; PRÉVÔT, 1966), bei Neugeborenen ungefähr in Höhe der Linea terminalis (CORNING, 1942; BRAUS, 1956; HARTUNG, 1959; TÖNDURY, 1959), im Säuglingsalter deszendieren sie in das kleine Becken, wobei HEIDERICH (1938), PERNKOPF (1941), und CLARA (1955) diesen Zeitpunkt bereits in den ersten Lebenswochen, GEFFERTH (1963) nach 3–4 Monaten, PRÉVÔT (1966) im Laufe des ersten Lebensjahres, GIERTLER (1966) sogar in manchen Fällen erst im zweiten Lebensjahr annehmen. PAPE et al. (1964) geben als Richtlinien für den Strahlenschutz im ersten Lebensjahr die Lage der Ovarien in Höhe des Nabels, im zweiten Lebensjahr zwischen Nabel und Symphyse an. Mit zwei Jahren ist der Deszensus der Ovarien weitgehend abgeschlossen (HOFER u. KAINBERGER, 1962). Von Bedeutung ist auch die Lateraldistanz, die GIERTLER (1966) am ausgeprägtesten bei Früh- und Neugeborenen, und zwar ventral der Darmbeinschaufeln fand. Nach RECK und AUMÜLLER (1971) beträgt der Abstand zwischen den beiden Ovarien im Neugeborenenalter 34–38 mm, wobei das linke 18–20 mm, das rechte 16–18 mm von der Median-Sagittalebene entfernt ist.

Die von PETER u. GRÄPER (1938) betonte Lagevariabilität der Eierstöcke dürfte auch auf die Asymmetrie ihrer Lage (FOCHEM u. PAPE, 1962; RUZICZKA, 1960) sowie auf ihre enorme Beweglichkeit (PERNKOPF, 1941; CORNING, 1942; RUZICZKA, 1960; HOFER u. KAINBERGER, 1962) zurückzuführen sein. Letztere soll nach BREMER (1971) bei Neugeborenen und Säuglingen kranialwärts bis zu 1,5 cm, bei Kleinkindern bis zu 3 cm betragen. Die Größe der kindlichen Ovarien zur Zeit der Geburt variiert nach Angaben von PUECH (1945), WALDEYER (1899), GUNDOBIN (1938), SCHRÖDER (1945), NEUMANN (1945), SAURAMO (1945), HUFFMAN (1975) in der Länge zwischen 1,0 und 2,0 cm, in der Breite von 0,2–0,6 cm und der Dicke von 0,15–0,3 cm. Beim Kleinkind verändern sich diese Maße bis 2,5 × 0,9 × 0,45 cm (WALDEYER, 1899; GUNDOBIN, 1938; BREMER, 1971).

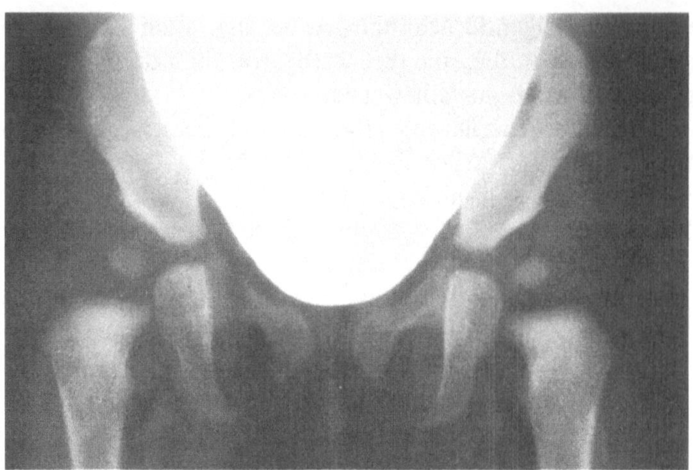

Abb. 11. Gonadenschutz bei Beckenübersichtsaufnahme, K.K., 5 Mon.

Aus den genannten Ausführungen resultieren die Forderungen für einen wirksamen Strahlenschutz weiblicher Säuglinge bei Aufnahmen des Abdomen, insbesondere der Beckenregion, bei Hüftgelenksaufnahmen und in der Kinderurologie:
1) Der Gonadenschutz muß die Gonaden vor Haupt- und Streustrahlen schützen, ohne die Auswertbarkeit der Röntgenbilder zu beeinträchtigen.
2) Er muß daher kranialwärts die Darmbeinschaufeln einschließen, *seitlich* über die Spina bis zur Unterlage und *kaudal* an die Symphyse reichen (Abb. 11).
Hierfür wurden seit Jahrzehnten zahlreiche Modelle als Gonadenprotektoren entwickelt (LORENZ, 1961; RUZICZKA, 1960; LANYI u. ORT, 1959; JIRASEK u. JIROUT, 1961; KUCHAR, 1961; MICHAL et al., 1960; MARKO, 1962; RECK u. AUMÜLLER, 1971; WHITEHEAD u. GRIFFETHS, 1961; ABRAM et al., 1958; BREZINA, 1962; BÜCHNER u. WENDRICH, 1963; FOCHEM u. PAPE, 1962; GEFFERTH, 1963; HOFER u. KAINBERGER, 1962; KREPLER et al., 1976, 1977).
Diese müssen einen Bleigleichwert von mindestens 2,5 mm besitzen.

c) Strahlenbelastung

Aufgrund neuerer Messungen verschiedener kinderradiologischer Zentren ergeben sich für die der Röntgenuntersuchung des weiblichen Genitale am ehesten vergleichbare Miktions-Zysto-Urethrographie die in Tabelle 2 angegebenen Werte.

Tabelle 2: Gonadenexposition bei Miktions-Zysto-Urethrographie von Mädchen

Jahr	Autor	Technik	Ovarien (mR)
1969	KAUDE et al.	70 mm	269
1970	KROIGAARD	35 mm Cine	2500–5000
1973	PRATT et al.	16 mm Cine	366
1974	EGEBLAD et al.	70 mm und Bildbandspeicher	440–1520
1976	SAENGER et al.	70 mm	300
1976	FENDEL	70 mm	210
1977	OTTO et al.	70 mm	29
1979	SEPPÄNEN et al.	70 mm	252

Ein Vergleich der gewonnenen Dosiswerte ist jedoch nur bedingt möglich, da bei den Untersuchungen sowohl die Untersuchungsbedingungen als auch die dosimetrischen Methoden differieren.

Der von FENDEL angegebenen Dosis liegen z.B. folgende technischen Daten zugrunde:

Insgesamt lag bei 75% seines Krankengutes die Gonadenbelastung unter 500 mrad bei folgenden Untersuchungsbedingungen: Durchleuchtung mit Bildverstärkerfernsehkette, Feldgröße 6×9 bis 9×12 cm, Dosisleistung am Bildverstärkereingang 8 μR/s, gelegentlich kurzzeitig nur 20 μR/s, Durchleuchtungszeit 24–325 s, Zentralwert 97 s. Bei 82% der Fälle wurden vier oder mehr Zielaufnahmen 6×9 cm angefertigt, pa. Strahlengang, Durchleuchtungs- und Aufnahmespannung 80 kV.

Neuere Messungen mit ähnlichen Ergebnissen liegen auch von SCHUSTER u. HEINRICH (1975), CLAUS et al. (1972) sowie WEBSTER und MARIEL (1976) vor.

Vergleichende Messungen zwischen der 70-mm-Bildverstärkerphotographie und der 16-mm-Kinezysto-Urethrographie ergaben bei letzterer 32% höhere Werte bei Mädchen, bei Phantomstudien sogar um 136% höhere Strahlenbelastbarkeit, so daß diese Technik in Gonadennähe nicht mehr angewandt werden sollte (PRATT et al., 1973).

Bei Untersuchungen des Urogenitaltraktes wird folgendermaßen verfahren:

Beim intravenösen Urogramm Reduzierung der Aufnahmezahl auf ein bis zwei nach Kontrastmittelinjektion unter Berücksichtigung eventueller Voruntersuchungen, im Falle von zwei Aufnahmen eine davon mit abgedeckten Gonaden; Heraufsetzung der Röhrenspannung (75–80 kV); Verzicht auf Pyeloskopie und retrograde Pyelographie; mittlere Gonadenbelastung ca. 50 mrad pro Untersuchung.

Bei der Miktions-Zysto-Urethrographie und Kolpographie Durchleuchtung mit niedrigster Dosisleistung und kleinem Feld; ausschließlich Anwendung mit im Mittel vier Zielaufnahmen in 70-mm-Technik; Verzicht auf Kinematographie; mittlere Gonadenbelastung 210 mrad pro Untersuchung.

5. Mißbildungen und Anomalien des weiblichen Genitale

a) Äußeres Genitale

Jede Anomalie des äußeren Genitale sollte zur weiteren röntgenologischen Exploration der anatomischen Verhältnisse des Urogenitalsystems führen. Auch können indirekte Zeichen, so beispielsweise der urethro-vaginale Influx bei der Miktions-Zysto-Urethrographie auf eine bis dahin unbekannte Anomalie des äußeren Genitale hinweisen, wie bereits oben beschrieben.

α) Klitorishypertrophie

Hierbei liegt meist eine hormonale Ursache vor. Sie verändert das Bild des äußeren Genitale im Sinne des Hermaphroditismus. Ist sie Symptom des adrenogenitalen Syndroms, so ist sie meist mit einem Sinus urogenitalis gekoppelt und mittels Kolpozystographie abzuklären (Abb. 12 u. 34) s.S. 55ff.

β) Weibliche Epispadie

Sie stellt eine Übergangsform zur Blasenekstrophie dar, bei der die Klitoris doppelt angelegt ist, die Urethra kurz, der Blasenhals weit ist und auf der Beckenübersichtsaufnahme eine Symphysendehiszenz besteht. Beschränkt sich die Epispadie auf die Klitoris,

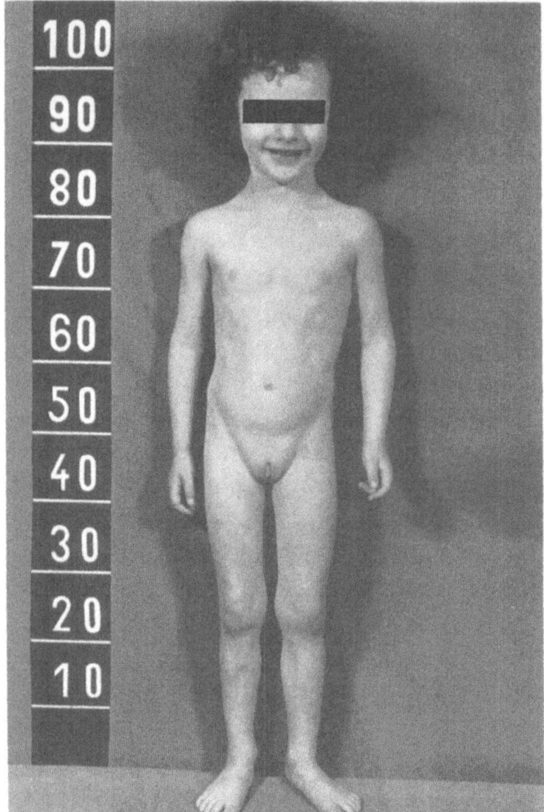
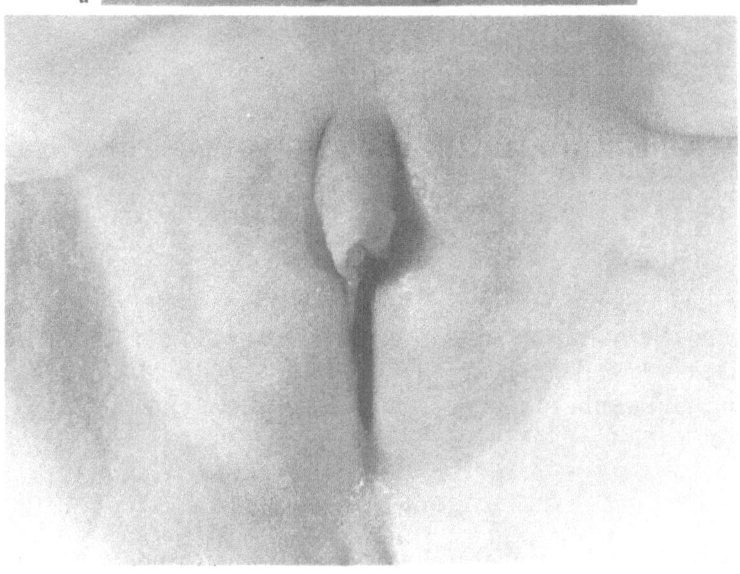

Abb. 12. Klitorishypertrophie bei intersexuellem Genitale Typ IV nach SHOPFNER 1970. Klinisch: Pseudohermaphroditismus masculinus. J.F., 4 J. **a** Ganzkörperfoto. **b** äußeres Genitale

so wird diese Anomalie leicht übersehen, und die Mädchen kommen erst im 3.–4. Lebensjahr wegen Inkontinenz zur Behandlung. Im Gegensatz zum männlichen Geschlecht
liegt immer eine totale Form mit vollständigem Fehlen der Vorderwand der Urethra
vor, an deren Stelle eine trichterförmige Einziehung auf den Blasenhals übergeht. Zu
beiden Seiten des Trichters liegen die Hälften der gespaltenen Klitoris. DEY und COHEN
(1970) fanden fünf Fälle unter 11 680 Kindern.

γ) Weibliche Hypospadie

Sie ist durch die Abwinklung der Harnröhrenmündung in das Vestibulum vaginae oder in die Vagina selbst charakterisiert, so daß eine vesico-vaginale oder urethro-vaginale Fistel zum regelmäßigen urethro-vaginalen Influx und klinisch zur Inkontinenz führt (Abb. 9c). Die Diagnose wird meist erst im späten Kindesalter gestellt. Eine intravenöse Urographie und eine Miktions-Zysto-Urethrographie sind deshalb obligate Untersuchungen. Das Orificium urethrae ist meist verengt und führt durch die chronische Harnstauung zur chronisch rezidivierenden Harnwegsinfektion, oft auch zur Hydronephrose. Diese Mißbildung wird mit einem Vorkommen von 1:20.000 Geburten angegeben (BERGSMA, 1973).

δ) Labiensynechie

Bei der Verklebung der kleinen Labien (Abb. 9b, 13a) gibt es angeborene (CAMPBELL u. HARRISON, 1970) und erworbene Formen (CAPRARO u. GREENBERG, 1972). Letztere sind Folge entzündlicher Vulvaprozesse, erstere werden schon bei Neugeborenen, im Säuglingsalter oder später als Ursache einer chronisch rezidivierenden Harnwegsinfektion entdeckt. Die Vulva ist dabei durch eine dünne transparente Membran, die von der hinteren Kommissur bis zur Klitoris reicht, inkomplett verschlossen, der Urin entleert sich ebenso wie das Vaginalsekret durch eine kleine Öffnung zwischen Membran und Klitoris. Da sich hinter der Labiensynechie auch ein angeborener Verschluß der Vagina bzw. ein Hymen imperforatum verbergen kann, ist die röntgenologische Abklärung durch die zunächst einfach vorhandene kleine Öffnung erforderlich (Abb. 13b). Dies führt zu einem Miktions-Zysto-Urethrogramm, bei dem sich in ca. der Hälfte der Fälle ein vesico-ureteraler Reflux zeigt, immer jedoch ein pathologischer Influx in die Vagina,

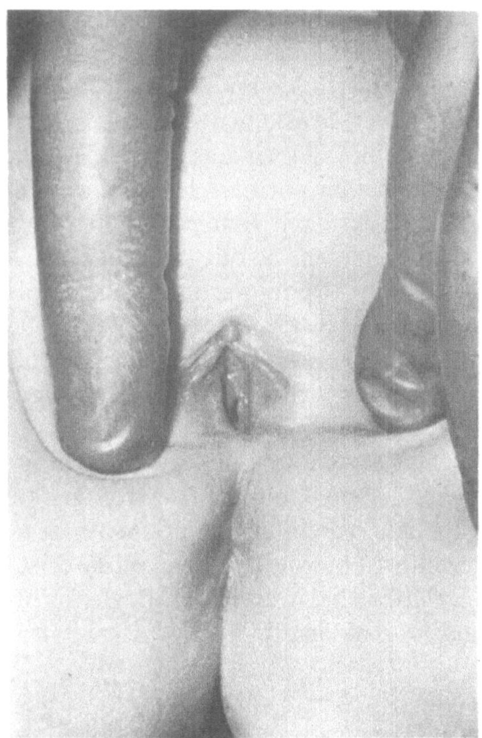
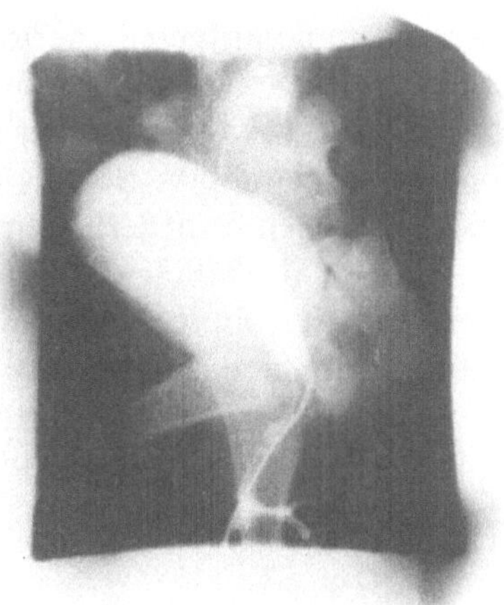

a   b

Abb. 13. Labiensynechie, G.D., 3 J. **a** äußeres Genitale (Dr. BOLKENIUS, Kinderchirurg. Abt. der Chir. Univ. Klinik Heidelberg). **b** Gynäkographie (Mehrfachkathetertechnik) vor Diagnosestellung: 2 getrennte Öffnungen (daraufhin Lösung der Synechie)

wenn eine Miktion erzielt wird. Eine Kontrastmittelverhaltung vor den kleinen Labien ist fast regelmäßig vorhanden. Wird die Blase entleert, so bleibt die Vagina mit Kontrastmittel gefüllt. Kontrollen nach Lösung der kleinen Labien zeigten ein Verschwinden des urethro-vaginalen Influxes (Ben-Ami et al., 1978). Die häufig gleichzeitig vorhandene Harnwegsinfektion und ein vesico-ureteraler Reflux erfordern die intravenöse Urographie. Damit konnten Ben-Ami et al. (1978) in einem Drittel ihrer zwölf Fälle organische Veränderungen, wie Duplikatur oder dilatierte Refluxureteren, finden.

Nach dem Untersuchungsergebnis richtet sich die Therapie. Die Verklebungen lassen sich leicht lösen.

b) Vagina

α) Aplasie und Mayer- von Rokitansky-Küster-Syndrom

Die Vaginaaplasie wird meist erst nach der Pubertät diagnostiziert, es sei denn, daß sie vorzeitig zur Hydrometra führt (Salvatore u. Lodovicci, 1978). Sie äußert sich in primärer Amenorrhö, Leibschmerzen, primärer Sterilität und Unfähigkeit zur Kohabitation. In der Hälfte der Fälle ist mit weiteren Mißbildungen der inneren Genitalorgane zu rechnen (Bryan et al., 1949). Eine umfassende Untersuchung der harnableitenden Wege ist deshalb notwendig, da 15% der Patienten mit Vaginaaplasie eine einseitige Nierenaplasie (Thompson u. Grossman, 1974; Phelan et al., 1953) (s. auch S. 85), 36%– 48% aller Fälle assoziierte Mißbildungen am Harntrakt überhaupt (Chawla et al., 1966) aufweisen. Über assoziierte Mißbildungen des Skelettsystems wird bei 6–20% der Fälle berichtet (Chawla et al., 1966), überwiegend Hüftluxation, Arm-, Fuß-, Rippenmißbildungen, Spina bifida, Halbwirbel. Diese bedürfen je nach klinischer Symptomatik der röntgendiagnostischen Abklärung.

Beim Mayer- von Rokitansky-Küster-Syndrom handelt es sich um die besondere Form einer Hemmungsmißbildung der Müllerschen Gänge, bei der eine Vaginaaplasie bei äußerlich weiblichem Habitus und normal ausgebildeten sekundären Geschlechtsmerkmalen besteht. Anstelle des Uterus sind zwei Muskelwülste (oder auch nur ein einseitig ausgebildeter) ohne Kanalisierung, schlanke Tuben und normale oder vergrößerte Ovarien vorhanden (Abb. 14a). Dabei finden sich normale Hormonwerte bei weiblichem chromosomalen Geschlecht. In der Regel bestehen Kombinationen mit anderen Mißbildungen, vorwiegend des Harntraktes: Nierenagenesie oder -duplikatur, Hufeisenniere, Beckenniere (Schärli u. Aufdermaur, 1976). Sporadisch wurden Mißbildungen anderer Organsysteme mitgeteilt: Aortenaneurysma (Hauser u. Schreiner, 1961), Thoraxdeformitäten (Bruck et al., 1973), Aplasie oder Hypoplasie von Rippen (Hauser u. Schreiner, 1961), Sakralisation des fünften Lendenwirbelkörpers, Ellbogengelenksdysplasie, Hypophalangie des V. Strahls (Bruck et al., 1973), unvollständige Rotation des Mesokolon. Neben den erforderlichen klinischen Daten läßt sich die Sicherung der Diagnose insbesondere bezüglich des inneren weiblichen Genitale auf röntgenologischem Wege durch die Pneumopelvigraphie erheblich vereinfachen (Spasov et al., 1976) (Abb. 14b). Sie kann eine chirurgische Intervention, besonders die exploratorische Laparatomie bzw. Laparaskopie, erübrigen. Unerläßlich ist wegen der Begleitmißbildungen der harnableitenden Wege eine uroradiologische Abklärung.

β) Hypoplasie

Die Hypoplasie der Vagina ist oft mit einem Uterus unilateralis oder anderen Anomalien des Urogenitaltraktes kombiniert. Regelmäßig ist die Vagina beim Pseudohermaphroditismus verkleinert, stark verkürzt und sehr eng.

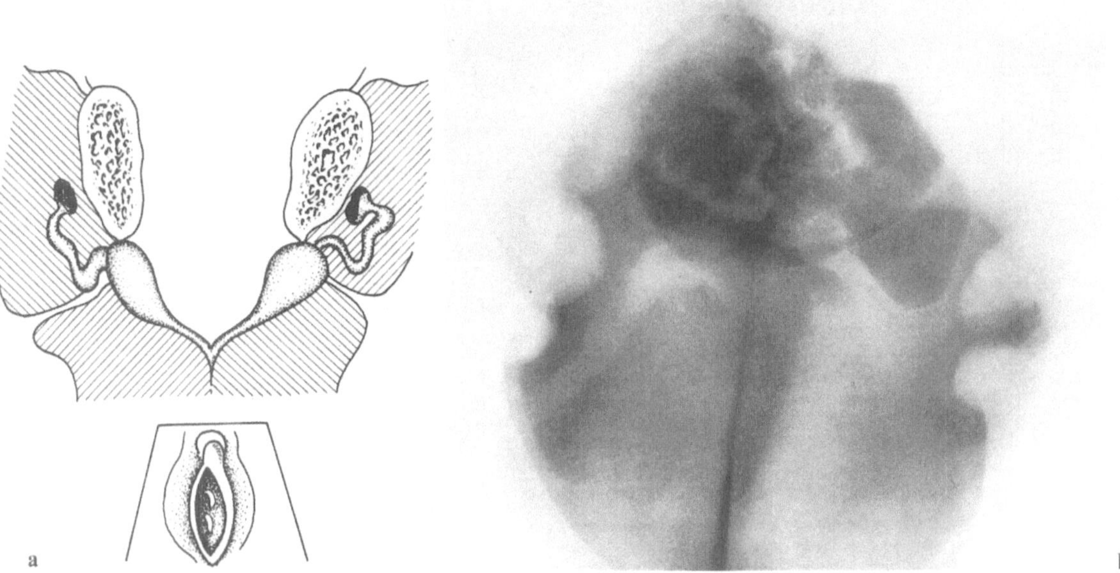

Abb. 14. Mayer-von Rokitansky-Küster-Syndrom. a Schematische Darstellung des inneren und äußeren Genitale (nach SCHÄRLI u. AUFDERMAUR, 1976). b Pneumopelvigraphie (G. St., 19 J.): Vaginaaplasie, rechte Uterushälfte als schmaler Strang. Ovarien regelrecht. (Dr. DIANKOV, Institut für Endokrinologie der Universität, Sofia)

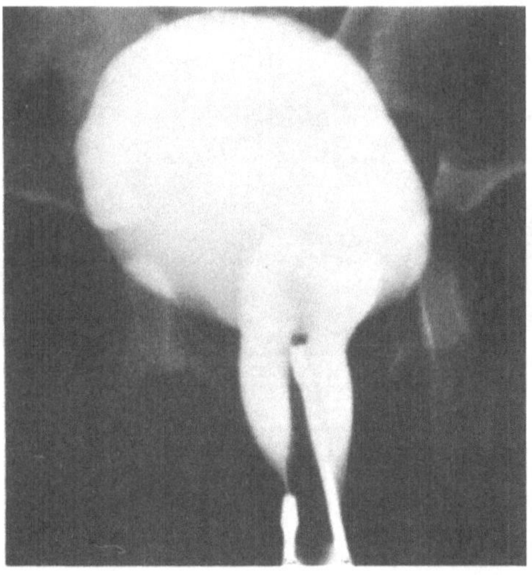

Abb. 15. Duplikatur der Vagina bei kaudaler Regression und perineal-dystopem Anus. F. O., 11 Mon. (Wirbelsäule s. Abb. 36). (Frau Dr. GREINACHER, Röntgenabteilung der Universitätskinderklinik, Mainz)

γ) Duplikatur und Septierung

Diese sind sehr selten und werden meist erst nach dem Kindesalter diagnostiziert (Abb. 15). Von der echten Doppelanlage scharf zu trennen ist die Septierung, die sich als Mittellinien – oder queres Septum manifestieren kann. Letzteres führt zum Hydrometrokolpos bzw. Hämatokolpos (GRAIVIER, 1969). Familiäres Vorkommen wurde von MCKUSIK et al. (1964) beobachtet.

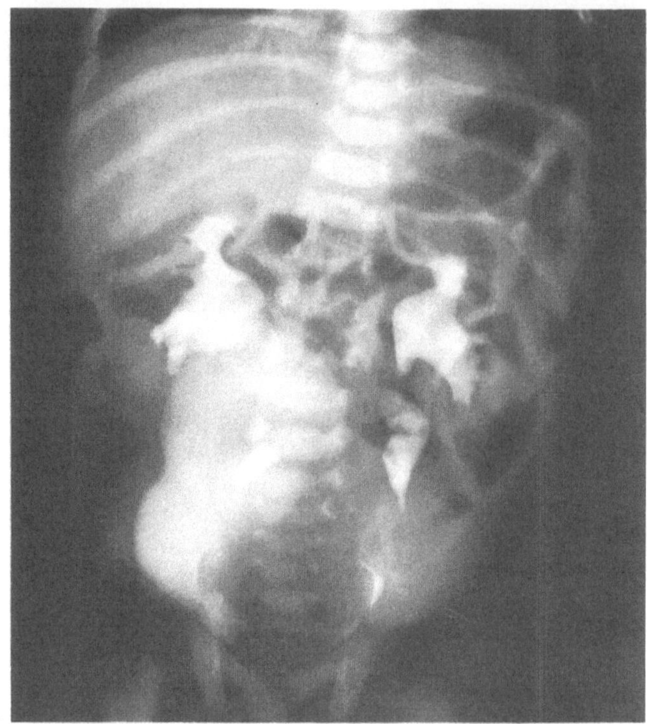

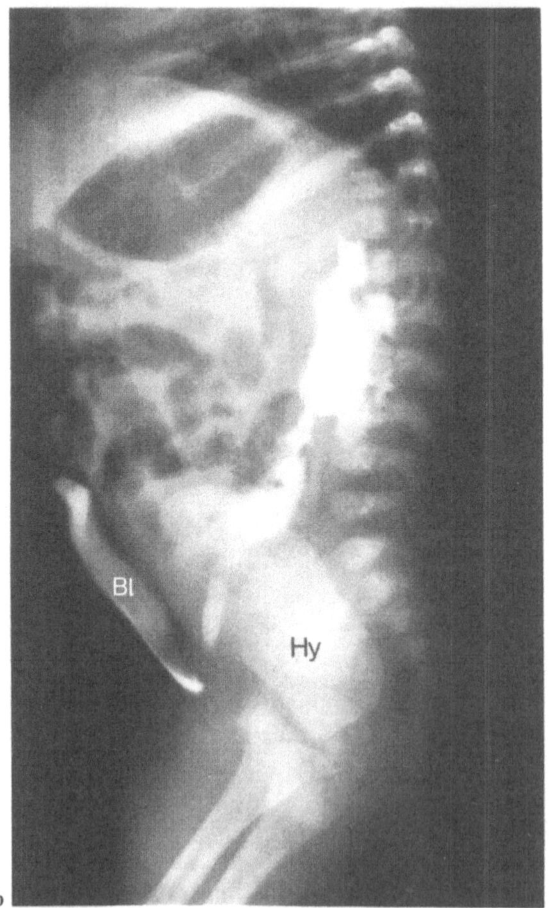

Abb. 16. Hydrometrokolpos (Hy) **a** Vorderbild: Kombination von Gynäkographie und Infusionsurographie. **b** Seitenbild nach Blasenentleerung, B.B., 1 Mon. (Bl = Blase) (Dr. Meradji, Sophia-Kinderziekenhuis, Rotterdam)

δ) Vaginalatresie und Hymen imperforatum

Die Vagina kann entweder durch ein nicht perforiertes Hymen bzw. durch eine tiefe Membran verschlossen sein, oder es liegen ein angeborener Verschluß infolge Atresie oder eine Stenose vor. Diese »Gynatresien« führen häufig schon bei Neugeborenen zu Auftreibungen der Scheide (*Hydrokolpos*) bzw. des Uterus (*Hydrometrokolpos)* infolge stärkerer Schleimansammlungen, die unter dem Einfluß mütterlicher Östrogene sezerniert und retiniert werden. Klinisch imponieren diese Zustände als palpabler »Bauchtumor«. Handelt es sich lediglich um geringe Schleimmengen, so bleibt die Hymenalatresie bis zur Menarche unentdeckt, um in der Pubertät zum *Hämatokolpos* zu führen. Der Hydrometrokolpos junger Säuglinge geht oft mit Harn- oder Stuhlentleerungsschwierigkeiten einher. Bei Kenntnis des Krankheitsbildes ist die Diagnose einfach, die Behandlung unproblematisch und die Prognose gut. Insbesondere wird eine Laparatomie vermieden.

Aus einer Literaturzusammenstellung von 49 Fällen ergab sich, daß nur 25mal präoperativ die richtige Diagnose gestellt, jedoch 24mal exploratorisch laparatomiert wurde, davon zwölfmal mit letalem Ausgang (GRAIVIER, 1969).

Handelt es sich nur um ein *unperforiertes Hymen,* das sich auch als pralle Membran in die Vaginalöffnung vorwölben kann, so läßt sich mit der Punktion und Kontrastmittelfüllung der Vagina durch eine dünne Nadel das Ausmaß der Obstruktion bestimmen, die Diagnose sichern und mit der Hymenalinzision kombinieren (DENNISON u. BACSICH, 1961) (Abb. 16).

BOUYGES et al. (1975) warnen jedoch vor der primären Punktion und empfehlen zunächst die Einführung eines weichen Katheters in die Vagina. Hierbei können allerdings Duplikaturen von Uterus und Vagina übersehen werden.

Das röntgenologische Vorgehen entspricht zunächst dem beim »Bauchtumor« im frühen Kindesalter: Über eine von den Fußvenen ausgehende Kontrastmittelfüllung über die Kavographie und Ganzkörperkontrastdarstellung zeigt sich während der intravenösen Urographie der schleimgefüllte Hohlraum transparenter als die Umgebung (Abb. 3). Die Vena cava kann komprimiert sein, die Ureteren sind abgedrängt, die Hohlsysteme der Nieren gestaut, die Blase imprimiert. Der zystische Charakter der Raumforderung wird auch mittels der Ultraschalldiagnostik bestätigt, wenn auch ohne weitere Differenzierung (Abb. 4).

Gelingt die Füllung der Vagina wegen der Atresie nicht oder ist eine Vaginalöffnung nicht erkennbar, so ist die Miktions-Zysto-Urethrographie einzusetzen, da nicht selten eine Urethro-Vaginal-Fistel besteht. Diese ist dann durch den Übertritt des Kontrastmittels von der Urethra in die Vagina nachweisbar. Andernfalls werden die Verhältnisse durch die Punktion der Verschlußmembran und Kontrastmittelgabe oder nach operativer Schaffung eines Scheidenausgangs röntgenologisch weiter geklärt (Abb. 17).

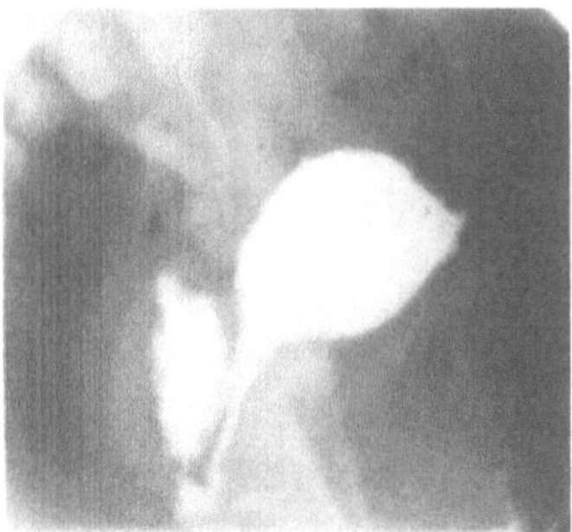

Abb. 17. Urethrovaginale Fistel bei Vaginalatresie. U.K., 16 Mon. Zustand nach operativer Drainage der Vagina (70 mm-Bildverstärker-Photographie)

Die Fistelverbindung führt naturgemäß zur enormen Auftreibung des Vaginalanteils und des Ureters durch Harn in Form des »Urometrokolpos«.

In den letzten sieben Jahren wurden 19 derartige Fälle beschrieben, darunter sechs ausführlicher von Kirks und Currarino (1977). Dreimal bestand eine Vaginalatresie, zweimal ein membranöses Hymen, ferner fanden sich ein Mittellinien- und queres Septum in der Vagina (Vagina septata).

Die Heredität des Hydrometrokolpos infolge Vaginalatresie im Sinne eines autosomal rezessiven Leidens wird von McKusick et al. (1964) vermutet.

Während beim Hymen imperforatum nicht mit weiteren Begleitmißbildungen zu rechnen ist, finden sich solche häufig bei Atresien oder Stenosen der Vagina in Form von Analagenesie und Nierenmißbildungen (Reed u. Griscom, 1973; Yoder u. Pfister, 1976; Stojimirovic, 1956; Notter u. Chabal, 1959; Campbell u. Zaidi, 1962). Als weitere assoziierte Mißbildung wird insbesondere die Polydaktylie beschrieben (Dungy et al., 1971; McKusick et al., 1964; Stojimirovic, 1956; Notter u. Chabal, 1959; Campbell u. Zaidi, 1962).

Der Hydrometrokolpos kann auch Ausdruck einer kloakalen Anomalie sein, z.B. bei *Urethramündung in einen Sinus urogenitalis* (Dungy et al., 1971). Mit dem Miktionsakt wird dabei Urin in die Vagina und den Uterus entleert und durch eine Kloakenklappe retiniert. Diese Klappe stellt den vorderen Teil der embryonalen Kloakenmembran dar, welche nach der Trennung der Kloake in den Hinterdarm und den vorderen Urogenitalsinus persistiert (Yu et al., 1967).

c) Uterus

Die Häufigkeit von Uterusfehl- und -mißbildungen wird mit 3,3% angegeben (Greiss u. Manzy, 1961). Sie bleiben in der Kindheit, wenn nicht das äußere Genitale mitbetroffen ist, meist unbemerkt. In der Einteilung sei der jüngst von Zanetti et al. (1978) vorgeschlagenen Klassifikation gefolgt:

α) Hemmungsmißbildungen (infolge ausbleibender oder gehemmter Entwicklung der Müllerschen Gänge)

a) Uterusaplasie
b) Uterus unicornis unicollis
c) Uterusatresie
Bei letzterer handelt es sich um ein seltenes Krankheitsbild, wobei anstelle des Uterus ein Strang bzw. eine Atresie eines Horns angelegt sind und ein ungewöhnlich kleines Organ tastbar oder mittels Hysterographie bzw. Pneumopelvigraphie zu diagnostizieren ist, gewöhnlich einseitig poniert. Ist die Atresie nicht total, so kommt es unter dem Einfluß uteriner Drüsensekretion schon beim Neugeborenen zur Hydrometra entsprechend dem Hydrokolpos.

β) Mißbildungen infolge fehlender Vereinigung der Müllerschen Gänge

a) Duplikatur: Doppelanlagen werden frühestens im Pubertätsalter diagnostiziert, vorher nur dann, wenn sie mit einer Duplikatur auch der Vagina einhergehen (Uterus didelphys). Asymmetrische Duplikaturen führen in Einzelfällen zur Retention zervikalen Sekretes eines septierten Horns und damit schon beim Säugling zur Hemihydrometra mit Darm- oder Blasenentleerungsstörung unter dem Bild des großen Abdomen oder palpablen Tumors (Graivier, 1969). Die röntgenologische Abklärung erfolgt entsprechend dem beim Hydrometrokolpos beschriebenen Vorgehen.

b) Uterus bicornis bicollis: Hier besteht eine partielle Fusion mit singulärer Vagina; Cervix und Corpus uteri sind gedoppelt.

c) Uterus bicornis unicollis: Vagina und Cervix sind singulär, die Uterushörner gedoppelt angelegt.

d) Uterus arcuatus stellt die geringste Ausprägung der Doppelung dar.

γ) Mißbildungen infolge Persistenz des sagittalen Septums

Hier liegt ein Uterus septatus oder subseptatus vor; die Cervix ist einzeln vorhanden.

δ) Entwicklungsdefekte des Uteruscavum

Hierzu gehören Hypoplasie, ferner der »infantile Uterus«, gekennzeichnet durch ein Mißverhältnis zwischen Corpus und Cervix, schließlich der Uterus mit Spaltung von Cervix und Isthmus, der Bleistiftuterus und der sternförmige Uterus.

Die wichtigsten Formen dieser Mißbildungen sind in Abb. 18 wiedergegeben. Werden Uterusmißbildungen bis zur Pubertät nicht diagnostiziert, so können bestimmte Formen

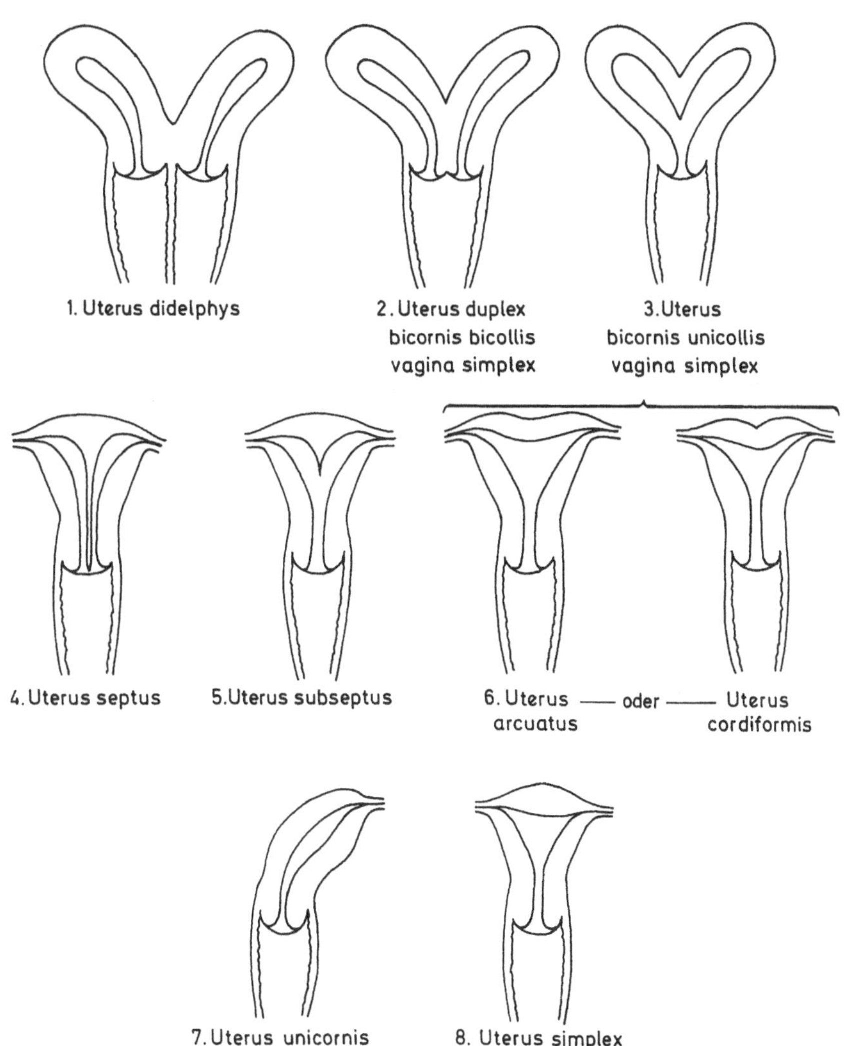

Abb. 18. Uterusmißbildungen, Schematisch nach JARCHO (1946)

nach der Menarche zur Hämatometra oder einem Hämatometrokolpos führen. Wegen der häufigen Kombination mit Mißbildungen der harnableitenden Wege ist auch hierbei deren vollständige röntgenologische Abklärung erforderlich.

d) Ovar

Innerhalb der Anomalien der Gonadenentwicklung sind von Bedeutung die Gonadendysgenesie (Turner-Syndrom), die reine Gonadendysgenesie (Swyer-Syndrom) und Sonderformen, wie besonders die asymmetrisch gemischte Gonadendysgenesie, der Agonadismus und der echte Hermaphroditismus. Im folgenden seien jedoch nur die für den Röntgenologen wichtigsten Gesichtspunkte der Gonadendysgenesie besprochen.

Gonadendysgenesie. Synonyme: Turner-Syndrom, Bonnevie-Ullrich-Turner-Syndrom, Ovarialagenesie, 45, XO-Gonadendysgenesie.

α) Allgemeines und Klinik

Die von Turner 1938 erstmals beschriebene Symptomentrias des sexuellen Infantilismus mit Minderwuchs, des Pterygium colli und des Cubitus valgus wird bei 0,1–0,4% aller Neugeborenen (Turpin u. Lejeune, 1965) bzw. bei 1:4000 Geburten weiblicher Kinder (Williams u. Runyan, 1964) gefunden. Phänotypisch handelt es sich immer um weibliche Individuen mit hypoplastischen inneren und äußeren Genitalorganen. Die Gonaden sind meist nur als bindegewebige Stränge ohne Follikel angelegt. Die Gonadotropinausscheidung im Urin ist entsprechend dem durch die Gonadendysgenesie bedingten Hypogonadismus mit Fehlen der ovariellen Produktion von Östrogenen erhöht.

Zytogenetisch läßt sich meist das Fehlen eines Geschlechtschromosomes, eine X-chromosomale Monosomie, und damit ein 45,X-Chromosomensatz nachweisen. Das Kerngeschlecht ist hierbei männlich (100% chromatinnegative Zellen). Das klinische Bild ist variabel und nicht eindeutig durch den Karyotyp bestimmt (Preger et al., 1968). Im Neugeborenenalter imponieren zunächst Hand- und Fußrückenödeme, eine Cutis laxa und das sogenannte Flügelfell am Hals mit tiefem Haaransatz. Die klinisch obligaten Symptome des hypergonadotropen Hypogonadismus treten erst nach dem zwölften Lebensjahr in den Vordergrund: primäre Amenorrhö, fehlende Brustentwicklung, Hypoplasie der Geschlechtsorgane (Abb. 21a), verspätet einsetzende und spärlich ausgeprägte Sexualbehaarung, Sterilität. Bis auf die kleinen Schamlippen ist das äußere weibliche Genitale normal angelegt. Entsprechend dem klinischen Bild weisen auch die röntgenologischen Symptome eine enorme Variabilität auf (Taybi, 1976; Lopez-Calderon Barreda et al., 1975).

β) Röntgensymptome

Der Östrogenmangel bewirkt eine vom Kindes- bis zum Erwachsenenalter zunehmende Osteoporose aller Skelettabschnitte (Brown et al., 1974) (Abb. 20b).

Schädel. Untersuchungen am einzig größeren Kollektiv, bei dem systematisch die Schädelveränderungen beim Turner-Syndrom ausgewertet wurden, veröffentlichten Rzymski u. Kosowicz (1975). Sie fanden an 54 Patienten von 7–46 Jahren, die alle minderwüchsig waren (128–149 cm) folgende Veränderungen:
-- Verkleinerung der Schädelgröße,
- relative Verkleinerung des Gesichtsschädels im Vergleich zum Hirnschädel,

– Verkleinerung des Oberkiefers gegenüber einer relativen Vergrößerung und Verdickung
  der Unterkieferknochen,
– eine kleine Sella (KEATS u. BURNS, 1964)
– Verkalkung des Lig. petroclinoideum schon bei Patienten unter 20 Jahren,
– Hyperpneumatisation der Keilbeinhöhle, gelegentlich auch der Stirnhöhlen,
– Hypopneumatisation der Warzenfortsatzzellen,
– vergrößerter Basiswinkel des Schädels von 136–146° (Normalwert: 131–135°).
Pathognomonische Befunde am Schädel gibt es jedoch nicht.

Hand und Handgelenk (POZNANSKI et al., 1970, 1975; NECIC u. GRANT, 1978). Die typischen Veränderungen treten erst mit zunehmendem Alter auf. Die rarefizierte grobe
retikuläre Bälkchenstruktur der Handwurzelknochen bekommt mit weiteren klinischen
und röntgenologischen Symptomen einen hohen Spezifitätsgrad (BERCU et al., 1976).
Das *positive Karpalzeichen* (KOSOWICZ, 1962) besteht aus einem unter 120° abgeflachten
Karpalwinkel bei einem Normalwert von 131,5°. Ferner kann es zur radiokarpalen Win-
kelbildung kommen, ähnlich der beim Blount-Syndrom, die als Folge eines Mangelwachs-
tums und einer frühen Fusion der inneren Hälfte der distalen Radiusepiphyse angesehen
wird (Abb. 19a, d). Beschrieben sind ferner Fusion von Handwurzelknochen (PREGER

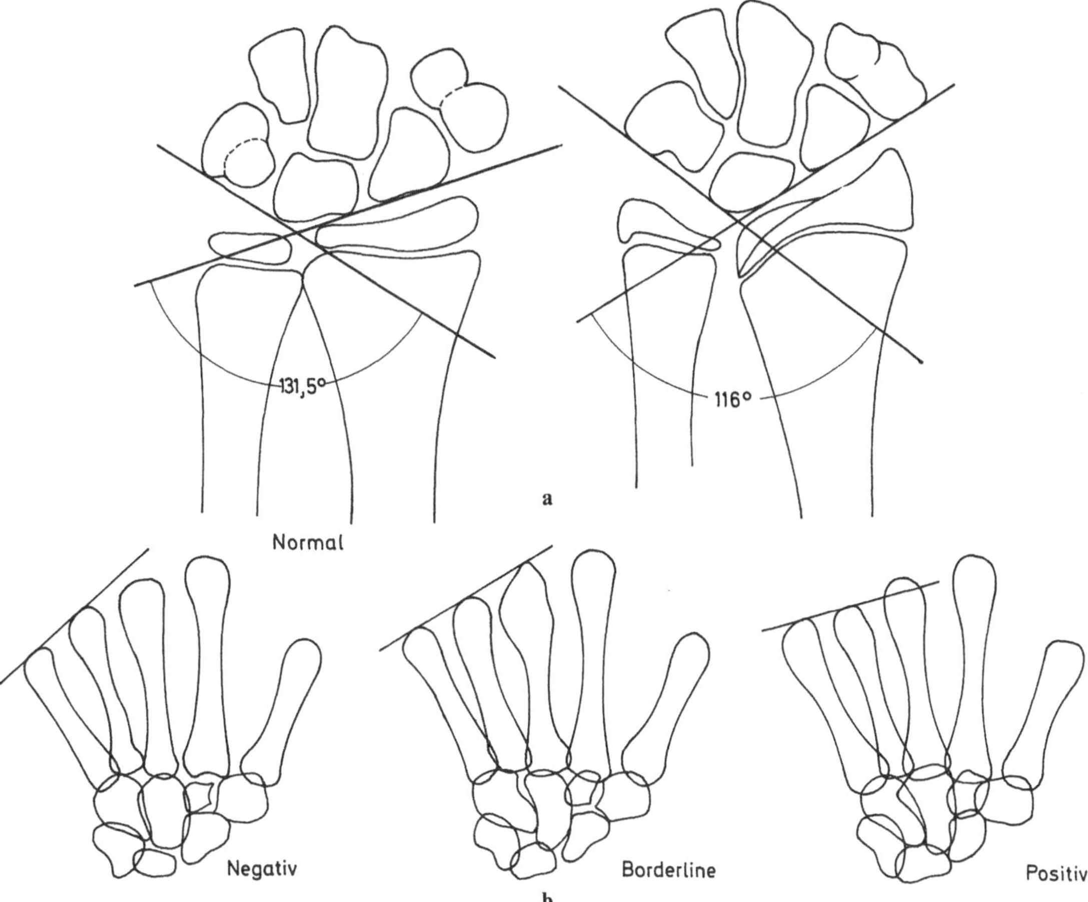

Abb. 19. Turner-Syndrom. **a** Karpalzeichen – Schematisch. **b** Metakarpalzeichen – Schematisch. Negativ: eine
vom distalen Ende des Metakarpale V zum Metakarpale IV gezogene Tangente berührt das Metakarpale III
nicht (Normalbefund). Border line: das Metakarpale III wird tangential berührt. Positiv: das distale Ende
des Metakarpale III wird geschnitten. **c** (s.S. 76) Zeichen der prädominierenden Phalangen – Schematisch nach
LOPEZ-CALDERON BARREDA et al. (1975) **d** (s.S. 76) Röntgenaufnahme der Hand: Positives Karpal- und Metakarpalzeichen B.P., 15,6 J.

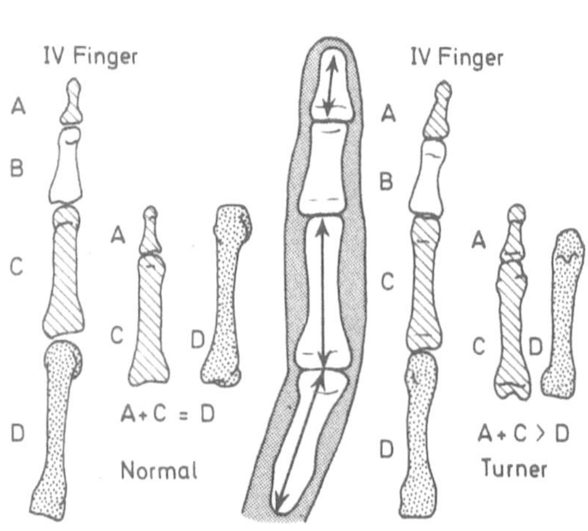

Abb. 19c (Legende s.S. 75)

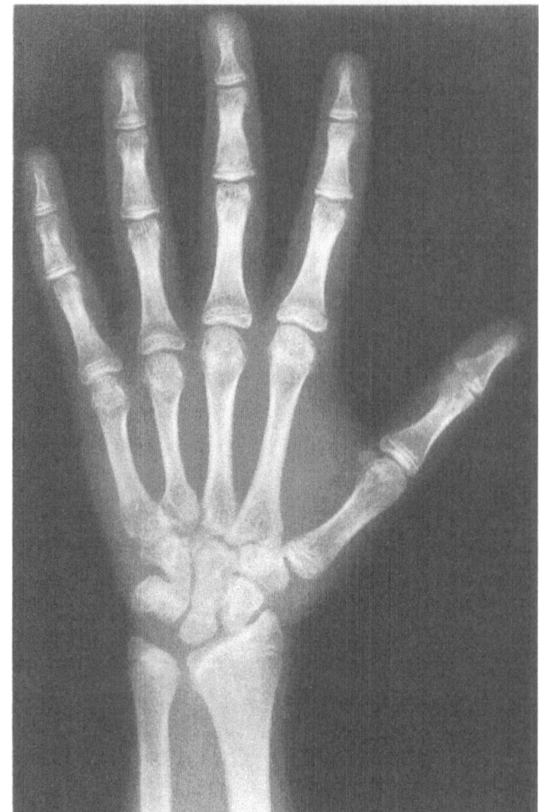

Abb. 19d

et al., 1968), abnorme Form der distalen Phalanx des Daumens und Trommelschlegelfinger. Das *positive Metakarpalzeichen*, eine Verkürzung des IV. (Abb. 19 b, d), gelegentlich auch des V. Metakarpale wird erst mit zunehmender Handskelettentwicklung manifest (s. Tabelle 3). Die veränderten Relationen in der Länge von Phalangen und Metakarpalia sind aus Abb. 19c ersichtlich.

Das *Knochenalter* ist bis zur Pubertät normal bis leicht retardiert, vom 13.–14. Lebensjahr an sistiert es regelmäßig und bleibt zunehmend hinter dem Lebensalter zurück (Preger et al., 1968; Acheson u. Zampa, 1961). Der Epiphysenschluß erfolgt deutlich verzögert (Keats u. Burns, 1964), und zwar zwischen dem 20. und 26. Lebensjahr anstatt zwischen dem 14. und 16.

Tabelle 3: Vorkommen des Metakarpalzeichens und Border Line-Befundes bei Gonadendysgenesie

	Zahl der Pat.	davon pos.	Anteil in %	Alter in Jahren	Durchschnittsalter in Jahren
Levin (1962)	6	5	83,4	17–41	$23^3/_4$
Archibald et al. (1959)	17	14	82,4	4–26	$15^1/_4$
Preger et al. (1968)	39	30	77,0		
Finby u. Archibald (1963)	33	23	69,7	$^2/_{12}$–50	$15^1/_2$
Kosowicz (1960)	37	17	46,0	8–42	17
Kosowicz (1962)	42		60,0	6–51	$22^1/_2$
Willich u. Englert (1973)	14	2	14,0	4–21	$8^1/_4$

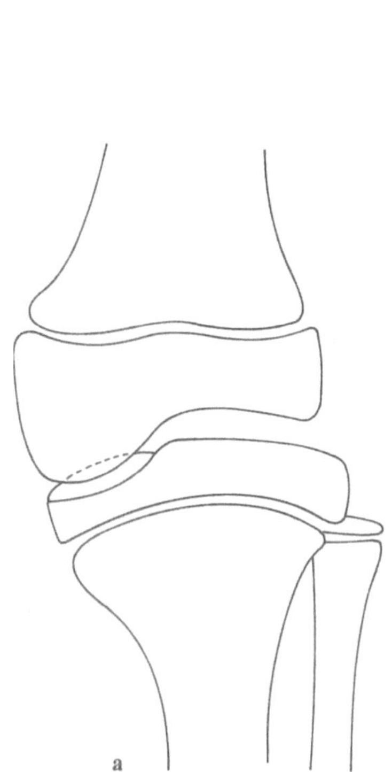
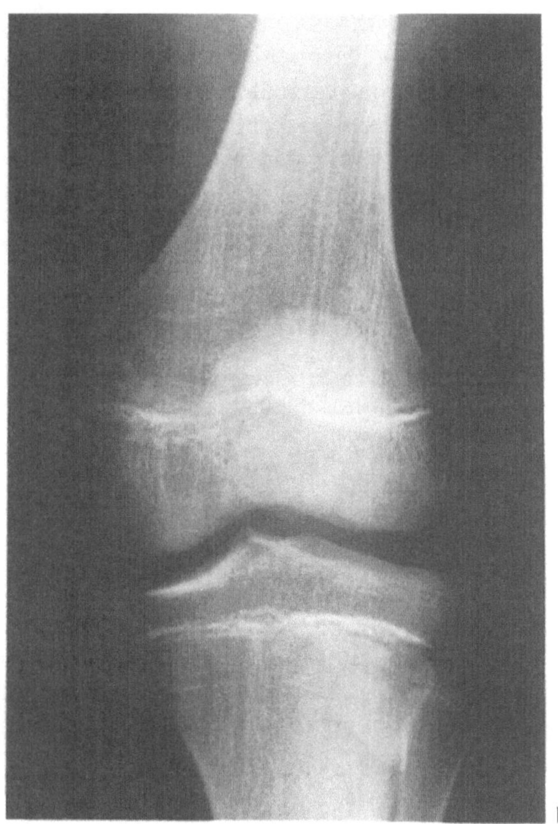

Abb. 20. Turner-Syndrom. **a** Kosowiczsches Zeichen – Schematisch. **b** Röntgenaufnahme des Kniegelenks, U.F., 12 J.

Ellenbogen. Cubitus valgus

Kniegelenk. Bei zwei Drittel der Patienten ist das sogenannte Kosowiczsche Zeichen nachzuweisen: Verbreiterung und Deformierung der medialen Femurkondylen bei entsprechender Abflachung der gegenüberliegenden Tibiakondylen (Keats u. Burns, 1964; Kosowicz, 1959, 1960) (Abb. 20). In dem lateralen Anteil der distalen Femurepiphysen können sich punktförmige Strukturverdichtungen finden (Schmid, 1975), unregelmäßige Metaphysen und Epiphysenbegrenzungen.

Fuß. Die Veränderungen im Bereich der Fußwurzel ähneln denen der Hand: Positives Metatarsalzeichen (Verkürzung des IV. Metatarsale), Fusion von Tarsalia oder Phalangealgelenken, darüber hinaus Pes cavus.

FERRIER (1970) berichtete über die schwere Mißbildung eines Fußes in Kombination mit Hygroma colli bei einer 16jährigen Patientin mit Turner-Syndrom.

Knöcherner Thorax. Rippenmißbildungen, Überzahl von Rippen, Fusion der Sternumelemente (PREGER et al., 1968) oder Hühnerbrust. Die lateralen Enden der Claviculae können hypoplastisch sein (KEATS u. BURNS, 1964; SINGLETON et al., 1964).

Wirbelsäule. Fusion zweier Halswirbel (PREGER et al., 1968), Skoliose und Kyphose, ferner quadratische Lendenwirbelkörper, Hypoplasie des Wirbelbogens von C1 (FINBY u. ARCHIBALD, 1963) und der Kreuzbeinquerfortsätze, Platyspondylie, später Osteochondrose (KREATS u. BURNS, 1964; SINGLETON et al., 1964) bzw. Scheuermannsche Krankheit (PREGER et al., 1968).

Becken. Die Innenkontur des Beckens zeigt eine männliche Konfiguration (Keats u. Burns, 1964). Darüber hinaus findet sich ein verzögerter Epiphysenschluß an den Femurköpfen und ein verspätetes Auftreten der Darmbeinapophysen durch den Einfluß der gonadalen Steroide. Fehlt deren Sekretion völlig, so unterbleibt die Apophysenossifikation (Levin, 1962; McDonough, 1972). Normalerweise beginnt diese spätestens sechs Monate nach der Menarche, und die Fusion ist mit dem 21. Lebensjahr beendet. Schließlich dient die Beckenaufnahme auch der Erfassung von Kalkherden im Bereich der rudimentären Gonaden, ein Hinweis auf ein Gonadoblastom, das sich damit röntgenologisch bedeutend früher als klinisch manifestiert und für manche Autoren Anlaß zur alljährlichen Kontroll-Röntgenaufnahme darstellt (McDonough, 1972).

Bei Patienten mit primärer Amenorrhö können solche Verkalkungen auch auf eine Genital-Tbc. hinweisen; außerdem sei differentialdiagnostisch auf das verkalkte »amputierte Ovar» verwiesen (s.S. 51).

Selten kommt es bei älteren Patienten zu Synostosierung des Hüftgelenkes und der Iliosakralgelenke (Preger et al., 1968).

Lange Röhrenknochen. Die oberen Extremitäten sind relativ länger als die unteren entsprechend dem unproportionierten Minderwuchs. Alle Röhrenknochen sind übermodelliert.

Herz und große Gefäße. Da die Lebenserwartung der Turner-Patienten oft von der Art dieser Mißbildung abhängt, sollte routinemäßig eine kardiologische Röntgenuntersuchung erfolgen. Häufigste Begleitmißbildungen sind die Aortenisthmusstenose und der Ventrikelseptumdefekt.

Als weitere Herzfehler sind beschrieben: anomale Pulmonalvenenmündung, Aortenstenose, Dextrokardie, anomale rechte A. subclavia und hypoplastische Aorta (Preger et al., 1968)

Harntrakt. Im Gegensatz zu den Herzvitien bleiben die Mißbildungen des Harntraktes von Turner-Patienten meistens klinisch stumm. Die Häufigkeit von Nierenmißbildungen bei Turner-Syndrom macht die routinemäßige intravenöse Urographie erforderlich. Die Angaben schwanken zwischen 39 und 100%; nach der Sammelstatistik von Auguigha et al. (1976) mit insgesamt 321 Fällen wird die Häufigkeit mit 63,5% angegeben. Zierhoffer et al. wiesen 1967 aufgrund ihrer angiographischen Studien auf das regelmäßige Vorkommen multipler Nierenarterien hin. Im übrigen sind als häufigste Mißbildungen beschrieben: Rotationsanomalien, Hufeisenniere und Doppelniere, ein- oder doppelseitige Nierenagenesie, Nierenhypoplasie, polyzystische Nierenerkrankungen und Hydronephrose. Eine Studie von 51 chromatinpositiven und chromatinnegativen Turner-Patienten im Alter von drei Wochen bis zu 54 Jahren ergab mit Ausnahme der Aortenisthmusstenose keine signifikanten Unterschiede in der Intensität und dem Vorkommen der oben aufgeführten Röntgensymptome außer der Aortenisthmusstenose, die sich nur bei chromatinnegativen Patienten fand (Preger et al., 1968).

γ) Nachweis der Dysgenesie der Gonaden

Er erfolgt am besten mit der Pneumopelvigraphie (Levin, 1962; Dokumor et al., 1970; Lopez-Calderon et al., 1975) (s.S. 79, Abb. 21 b, c). So konnten Haertel et al. (1973) bei acht ihrer Kinder von 7–15 Jahren die Hypoplasie des Uterus, bei einem weiteren dessen Fehlen sowie in acht ihrer neun Fälle die Dysplasie bzw. Aplasie des Ovars nachweisen. McDonough (1972) hält die Luftinsufflation zum Nachweis der Gonadendysgenesie besonders in solchen Fällen für notwendig, bei denen eine normale Körpergröße vorliegt, andere Begleitanomalien fehlen und der Karyotyp des Geschlechtschromosoms normal ist. Er wendet die Methode schon vom zweiten Lebensjahr ab an. Allerdings

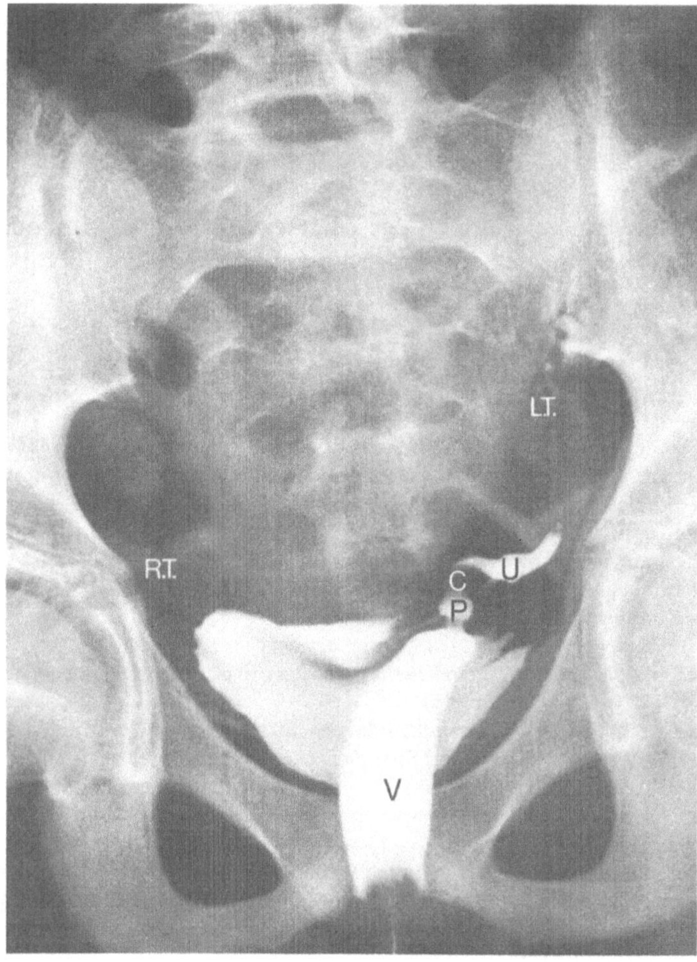

Abb. 21. Turner-Syndrom. **a** Hysterosalpingographie: Relativ weite Vagina (V), sinistroponierter hypoplastischer Uterus (U) mit Portio (P), langer Cervix, (C) sowie doppelseitigen Tuben (RT, LT), M.F., 12 J. **b, c** Pneumopelvigraphie: fehlende Ovarien bei kleinem Uterus, U.K., 14 J. (Sagittal- und Schrägaufnahme). (Dr. Diankov, Institut für Endokrinologie der Universität, Sofia)

muß berücksichtigt werden, daß der infantile Uterus nur bei unbehandelten Fällen gefunden wird, während östrogenbehandelte Patienten eine normale Uterusgröße aufweisen können (Levin, 1962).

e) Intersexualität

Unter 1500 Geburten wird im Rahmen der Intersexualität eine Mißbildung beobachtet; unter Einbeziehung der perinealen Hypospadie wird eine Häufigkeit von 1:700 angegeben (Cremin, 1974)

α) Entwicklungsgeschichte

(Caffey, 1973; Fauré, 1969, 1973; Overzier, 1961; Shopfner, 1970)

Im indifferenten Stadium, das bis zur 6.–8. Woche andauert und einer Länge des Föten von 15–20 mm entspricht, kommt es zur Ausbildung der Wolffschen- und Müllerschen Gänge, der primordialen Gonaden, der Genitalhöcker, der Labioskrotalfalten, der genitalen Schwellung und der Kloake. Letztere wird von kranial nach kaudal in folgende drei Abschnitte unterteilt:
a) Vesico-urethraler Teil mit Mündung der Allantois,
b) pelvischer Teil mit Mündung der Wolffschen- und Müllerschen Gänge,
c) phallischer Teil, von der Urogenitalmembran begrenzt.

Die Abschnitte b) und c) der Kloake bilden zusammen den *Sinus urogenitalis*.

Die *Embryogenese* und die *sexuelle Differenzierung* werden primär genetisch, sekundär gonadal und tertiär hormonal induziert.

Diese Entwicklung ist in Tabelle 4 übersichtlich dargestellt.

Die *primäre Induktion* durch die Eizelle und Spermienzelle bewirkt die Ausdifferenzierung des Gonadenursprungsgewebes in die Ovarien oder Testes. Eine fehlerhafte Ausdifferenzierung führt zur Gonadendysgenesie, zum Klinefelter-Syndrom und zum echten Hermaphroditen.

Die *sekundäre Induktion*, die allein durch das lokale Vorhandensein der Testes bewirkt wird, führt zur Ausdifferenzierung des männlichen inneren Genitale, während das Fehlen der Testes die Ausdifferenzierung eines weiblichen inneren Genitale zur Folge hat. Eine unvollständige sekundäre Induktion führt zum männlichen Pseudohermaphroditen. Das Beispiel des echten Hermaphroditen beweist, daß es sich hierbei um eine lokale und nicht hormonale Induktion handelt.

Tabelle 4: Geschlechtsdifferenzierung nach Shopfner (1964)

Induktion	Bestimmung	Normal		Anomal
1. genetisch durch Eizelle und Spermienzelle	Gonadenursprungs- gewebe	Ovarien		Turner Syndrom Klinefelter Syndrom Echter Hermaphrodit
		Testes		
2. Vorhandensein von Testes (lokal)	Männliches inneres Genitale	Fehlen→	Normal weiblich	Männlicher Pseudohermaphrodit (Reste der Müllerschen Gänge)
		Vorhandensein→	Normal männlich	
3. Hormonell Androgene von Testes oder extragonadalen Quellen	Männliches äußeres Genitale	Fehlen→	Normal weiblich	Weiblicher Pseudohermaphrodit ↓
		Vorhandensein→	Normal männlich	NNR Iatrogen Idiopathisch mit Analagenesie

Die *tertiäre Induktion* durch Androgene bewirkt die Ausdifferenzierung des männlichen äußeren Genitale, während das Fehlen der Androgene die Ausdifferenzierung eines weiblichen äußeren Genitale zur Folge hat. Eine unvollständige tertiäre Induktion führt zum weiblichen Pseudohermaphroditen (DAVID et al., 1972). Dieser kann – der Häufigkeit nach – durch Nebennierenhyperplasie, iatrogene Gabe von Androgenen während des ersten Trimenons oder idiopathisch bedingt sein.

Der kraniale Teil der Kloake differenziert im Laufe der Entwicklung zur Blase, dem Urachus und dem proximalen Teil der Urethra. Aus dem medialen Teil der Kloake entsteht die gesamte weibliche Urethra, beim Mann deren posteriorer Anteil. Bei fehlender sekundärer oder tertiärer Induktion bildet sich durch eine divertikelähnliche Ausstülpung dieses Kloakenteiles die Vagina, während sich aus den Müller'schen Gängen Uterus und Tuben entwickeln.

Bei vorhandener sekundärer und tertiärer Induktion bewirkt die vom fötalen Hoden gebildete sogenannte Müller-Inhibitions-(=MI)-Substanz eine Hemmung und Rückbildung des Müllerschen Gewebes, das später rudimentär als Utriculus masculinus nachweisbar ist. Gleichzeitig bewirkt der fötale Hoden eine Ausdifferenzierung der Wolffschen Gänge zu den Samenbläschen und den Vasa deferentia, die mit dem Hoden in das Skrotum deszendieren.

Durch die tertiäre Induktion entsteht unter Einbeziehung der Urogenitalmembran aus dem Phallus der Penis unter gleichzeitiger Umwandlung der Labioskrotalverschmelzung zur männlichen Urethra. Aus der Genitalschwellung bildet sich das Skrotum.

Nach einem ebenfalls indifferenten Stadium nimmt bei fehlender tertiärer Induktion das äußere Genitale die weibliche Form an: der kaudale Teil der Kloake wird zum Vestibulum vulvae, wobei die Urogenitalmembran absorbiert wird. Labioskrotalfalten und Genitalschwellung bilden die Labien, der Phallus wird zum Mons pubis und zur Klitoris.

β) **Stadieneinteilung des intersexuellen Genitale**

Vom Phänotyp ausgehend sind verschiedene Formen der Entwicklungsstörung abzugrenzen. So unterteilt OVERZIER (1961) von der »rein weiblichen« bis zur »rein männlichen« Form fünf Grundtypen des Urogenitalsystems (Abb. 22). Dieser Einteilung entsprechen die möglichen Genitalbefunde des weiblichen Pseudohermaphroditismus beim kongenitalen adrenogenitalen Syndrom (PRADER, 1972).

Da der Winkel, den im Falle eines Sinus urogenitalis die Urethra und Vagina miteinander bilden, unterschiedlich sein kann, sind in Einzelfällen gewisse Abwandlungen von diesen Grundtypen möglich, die mit Hilfe der Gynäkographie differenziert werden können (Abb. 23):

In den meisten Fällen verläuft die Vagina in gerader Linie, und die Urethra mündet spitzwinklig in den Sinus urogenitalis ein, wie es in der Regel bei Typ III und IV ist (a). In manchen Fällen ist dagegen der Urethramündungswinkel so flach, daß die Urethra die gerade Fortsetzung des Sinus urogenitalis ist und so der hintere Vaginalanteil von dorsal einzumünden scheint (b). Eine weitere Variationsmöglichkeit ist dadurch gegeben, daß der Uterus von kranial in die Vagina mündet, so daß ein kleiner vaginaler Blindsack entsteht (c). Solche Blindsäcke können aber auch direkt von der Vagina ausgehen, wobei sie dann meist kaudal von ihr gefunden werden (e); dabei kann ein blinder

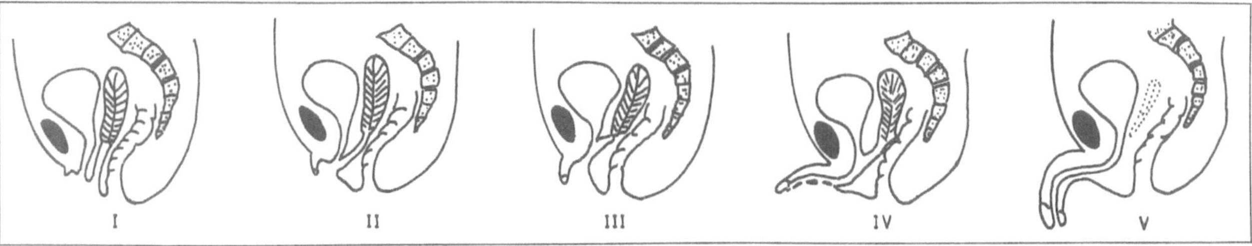

Abb. 22. Stadieneinteilung des intersexuellen Genitale nach OVERZIER (1961). Typ I: »Rein-weibliche« Form. Typ II: Gemeinsames Orificium externum. Typ III: Sinus urogenitalis. Typ IV: Innerer Sinus urogenitalis; Phallus mit peniler Urethra oder Hypospadie. Typ V: »Rein-männliche« Form (evtl. mit mehr oder weniger ausgebildetem Uterus)

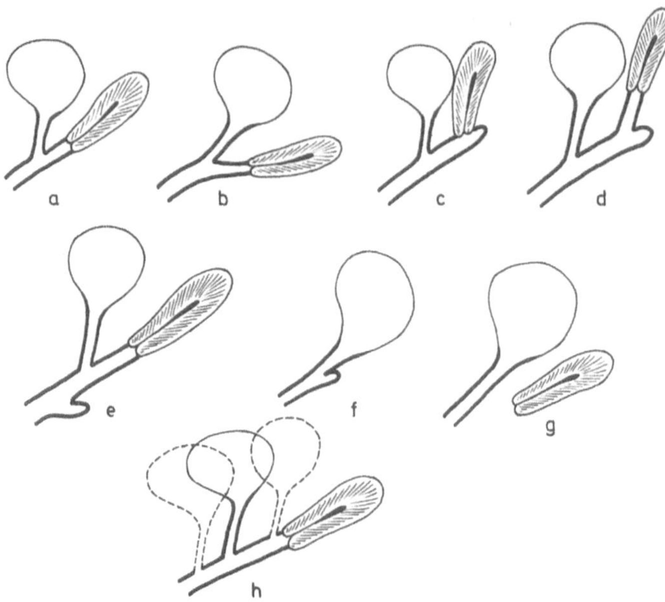

Abb. 23. Abwandlungsformen des Sinus urogenitalis vom Grundtyp nach Overzier (1961)

Vaginalstumpf an der Urethra hängen (f). Bei vorhandenem Uterus kann die Vagina auch vollständig fehlen oder nur strangförmig angedeutet sein (g). Schließlich kann die Einmündungsstelle der Urethra in die Vagina gewisse Unterschiede aufweisen (h): Sie kann vorne einmünden, wie bei Typ II, in der Mitte, wie bei Typ III und IV oder hinten wie bei Typ IV im Übergang zu V (Abb 12).

Von besonderer klinischer Bedeutung ist die Form der hohen urethralen und vaginalen Mündung wegen der Harninkontinenz; diese tritt infolge der Kontinuitätsunterbrechung des Blasensphinkters durch die Einmündung der Vagina auf (Süli u. Nicole, 1966a).

Shopfner (1969, 1970) legt bei der Stadieneinteilung des intersexuellen Genitale in sechs Grundtypen röntgenologische Kriterien zugrunde (Abb. 24). Auch er hält hierbei an der Unterteilung zwischen dem weiblichen und männlichen Typ fest. So bezeichnet er als Typ I die Formen, die bei normal entwickeltem Genitale lediglich eine Klitorishypertrophie aufweisen, und rechnet zum Typ VI die Entwicklungsstufen, die eine nicht vollständige Maskulinisierung und häufig nicht deszendierte Hoden aufweisen. Dabei sind Typ I, II und VI auf eine unvollständige tertiäre Induktion zurückzuführen, Typ III, IV und V auf eine unvollständige sekundäre Induktion.

Zur *röntgenologischen Abklärung* der einzelnen Typen empfiehlt Shopfner die *Mehrfachkatheter-Technik* bei Typ I, III, V und VI, während die *Flushing-Technik* besondere Vorzüge bei der Darstellung von Typ II und IV bietet (s.S. 55) (Abb. 25).

Wichtig bei Typ V ist die Darstellung der Utriculus prostaticus, um damit die Rückbildung der Müllerschen Gänge nachzuweisen. Bei der Kombination von Hypospadie und Leistenhoden wird dadurch die Abgrenzung des Typ V von dem echten Hermaphroditen mit hypoplastischem Uterus und Tuben im Herniensack möglich.

Familiäres Vorkommen der Persistenz der Müllerschen Gänge ist bekannt (Sloan u. Walsh, 1976; Wunderle, 1976). Die Diagnosestellung erfolgt chirurgisch. Sloan und Walsh (1976) berichten über die retrograde Darstellung von Tuben, Uterus und Vagina nach Sondierung und Kontrastmittelfüllung des »Utriculus prostaticus« bei zwei Brüdern.

Die Wolffschen Gänge können persistieren als mikroskopische Inseln oder kurze Segmente des ductalen Epithels in der anterolateralen Vaginalwand, der Cervix, dem Ligamentum latum oder dem paraovarialen Gewebe (Ulfelder u. Robboy, 1976)

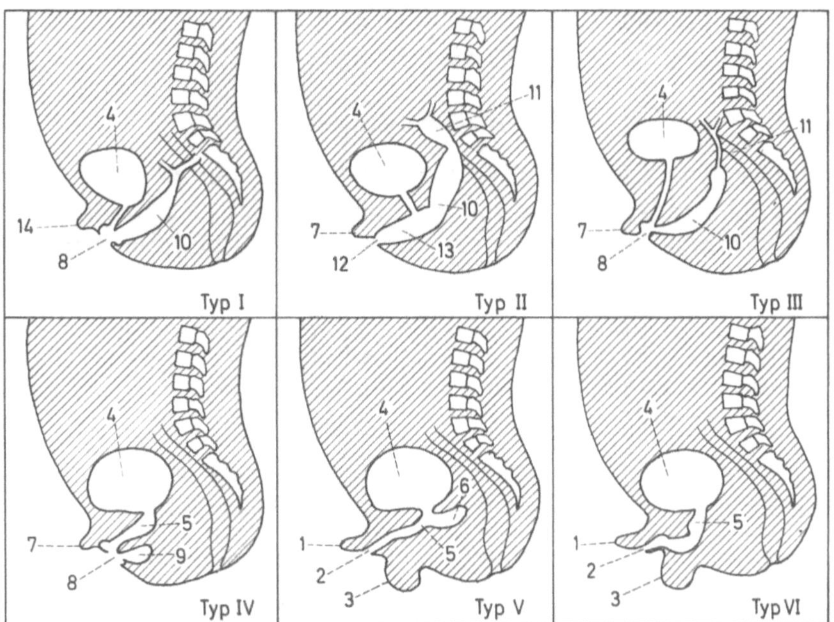

Abb. 24. Stadieneinteilung des intersexuellen Genitale nach SHOPFNER (1969, 1970). Typ I: Klitorishypertrophie. Typ II: Weiblicher Pseudohermaphroditismus oder maskulinisierter weiblicher Fötus: Phallus mit Öffnung an der Basis. Verschmelzung der Labioskrotalfalten. Sinus urogenitalis mit normal großer Vagina und hoher Mündung der Urethra. Uterus, Ovarien. Typ III: Echter Hermaphroditismus oder männlicher Pseudohermaphrodit: Phallus. Eine Öffnung im Perineum. Sinus urogenitalis mit tiefer gemeinsamer Mündung von Vagina und Urethra, Uterus. Testikuläres Gewebe. Typ IV: Phallus. Eine Öffnung im Perineum. Männliche Urethra, in die die hypoplastische Vagina mündet. Hypoplastischer Uterus. Testikuläres Gewebe. Typ V: Utriculus prostaticus. Hypospadie, oft auch nur Phallus. Lange Urethra. Leistenhoden. Typ VI: Unvollständige Maskulinisierung. Hypospadie. Kurze Urethra vom männlichen Typ. Häufig nicht deszendierte Hoden

Ziffernerklärung: *1* = Penis, *2* = Orificium externum urethrae, *3* = Skrotum, *4* = Harnblase, *5* = Urethra, *6* = Utriculus masculinus, *7* = Phallus, *8* = Orificium vestibuli, *9* = hypoplastische Vagina, *10* = normal große Vagina, *11* = Uterus, *12* = Orificium des Sinus urogenitalis, *13* = Sinus urogenitalis, *14* = Klitorishypertrophie.

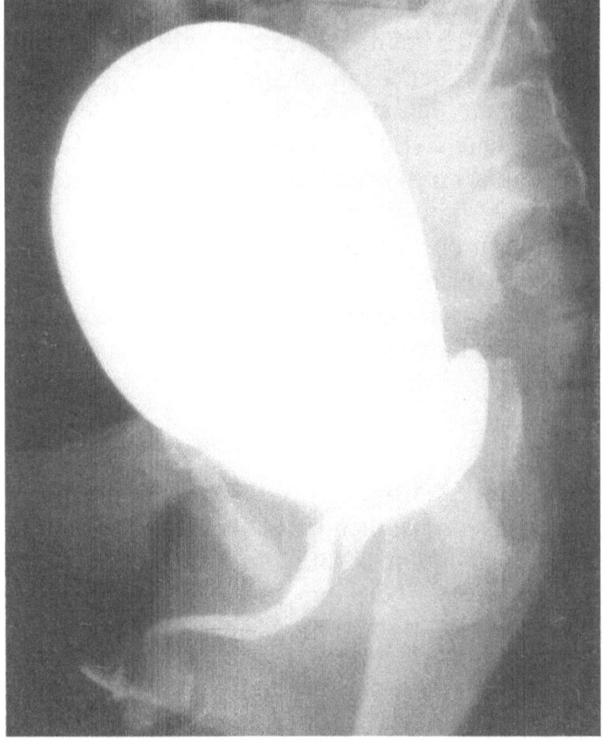

Abb. 25. Sinus urogenitalis Typ IV nach OVERZIER (1961), A. St., 3 J.

f) Syntropie von Mißbildungen des Genitaltraktes mit solchen des Harntraktes

α) Blasenekstrophie

Die Häufigkeit wird von Shopfner (1972) mit 1:30000 Geburten angegeben. Es handelt sich hierbei um die Verlagerung des vorderen Blasenanteils nach ventral (»Spaltblase«) bei einem gleichzeitigen Bauchwanddefekt, der vom Nabel bis zum Anus unter Fehlen der Symphyse reichen kann.

Entwicklungsgeschichte. Das Mesoderm bildet die Bauchwandmuskulatur durch Abwärtswachsen zwischen Ento-derm und Ektoderm in der 2.–4. Fetalwoche, während die Entwicklung des Urogenitaltraktes etwa in der 6.–8. Fetalwoche beginnt. Nach dieser Zeit formt sich aus dem Mesoderm der Genitalhügel und die Symphyse. Die Blasenekstrophie beruht somit auf einer Entwicklungsstörung des Mesoderms.

Klinische Typen. Nach dem Zeitpunkt der einsetzenden Entwicklungsstörung lassen sich folgende klinische Typen der Blasenekstrophie ableiten (Shopfner, 1972):

Typ I: Keine Mesodermentwicklung: das gesamte Urogenitalsystem ist nach außen verlagert.

Typ II: Teile des Mesoderms sind entwickelt: Nur ein kleiner Teil der Blase sowie Urethra und Genitale sind nach außen verlagert.

Typ III: Das Mesoderm ist weitgehend entwickelt: Blase und Genitale sind vollständig bedeckt. Es resultieren eine Epispadie beim männlichen Säugling, eine gespaltene Klitoris beim weiblichen Säugling.

Die Blasenekstrophie ist in der Regel mit Genitalanomalien kombiniert. Häufig stellen nicht deszendierte Hoden bei mangelhafter Skrotalentwicklung Begleitmißbildungen dar.

Da sehr häufig ein intersexuelles Genitale gleichzeitig besteht (Shopfner in Caffey, 1973), ist auch die Blasenekstrophie eine wichtige Indikation zur Gynäkographie (s. S. 55).

Röntgenuntersuchung (White u. Lebowitz, 1977). Ein pathognomonischer Befund der *Beckenübersichtsaufnahme* ist das Spaltbecken, eine erhebliche Dehiszenz der Symphysen infolge Außenrotation der Sitz- und Schambeine.

Im *intravenösen Urogramm* sind in der Regel die distalen Ureteren kurz vor dem Ostium zwiebelartig aufgeweitet. Die nach außen gestülpte Blase erscheint sehr klein. Der Harntrakt bedarf besonders im Verlauf und nach der operativen Behandlung (Blasen-rekonstruktion oder innere Urinableitung mittels Zystektomie und Ureterosigmoidosto-mie oder äußere Ableitung durch Ileum- bzw. Kolon-Konduit) laufender Überwachung und röntgenologischer Kontrollen.

Die *Gynäkographie* zur Differenzierung des inneren Genitale stellt eine wesentliche diagnostische Maßnahme für die Geschlechtsbestimmung dar.

β) Nierenagenesie

Bilaterale Nierenagenesie. Bei Sektionen von Feten und Neugeborenen mit bilateraler Nierenagenesie lag in der Regel zusätzlich eine Genitalmißbildung vor (Duxbury, 1959). Carpentier und Potter (1959) fanden unter 48 derartigen Feten und Neugeborenen 13 mit weiblichem Kerngeschlecht; vier davon waren weibliche Pseudohermaphroditen, die wegen einer penilen Urethra als männlich angesehen worden waren. Es bestanden folgende Mißbildungen der inneren Geschlechtsorgane: Vaginalagenesie (8), Vaginalatre-sie (2), Rektovaginalfistel (1) sowie blind endende Vagina (1); Uterusagenesie (8), Uterus bicornis duplex (2), hypoplastisch-gedoppelter Uterus (2); hypoplastische (3) oder mißgebildete (1) Tuben; hypoplastisches (2) oder hyperplastisches (1) Ovar.

Einseitige Nierenagenesie. Diese geht ebenfalls in einem hohen Grade mit Mißbildungen des Genitaltraktes einher. So fand COLLINS (1932) unter 581 Fällen 213 (=37%), wobei Uterus bicornis und unicornis mehr als die Hälfte (111/213) ausmachten.

Die Kombination von einseitiger Nierenagenesie mit ipsilateralem Hämatokolpos bzw. Hämatometrokolpos infolge einer Duplikatur wurde bisher bei 41 Patientinnen im Alter von 11–38 Jahren beschrieben (YODER u. PFISTER, 1976). –

1968 wurde ein familiäres Syndrom von WINTER et al. beschrieben, das an vier Geschwistern beobachtet wurde: Einseitige bzw. doppelseitige Nierenagenesie oder -hypoplasie, Vaginalaplasie, Vaginalatresie mit Hämatokolpos in der Pubertät oder Vaginahypoplasie. In allen Fällen fanden sich am Mittelohr Anomalien der Gehörknöchelchen, teils mit Taubheit. Bei einem Kind bestand eine Trisomie des X-Chromosoms.

Das häufige Zusammentreffen von Nieren und Genitalmißbildungen erfordert daher bei der Aufdeckung einer Genitalanomalie auch die Untersuchung des Harntraktes, während umgekehrt lediglich die einseitige Nierenagenesie (nicht aber jede Nierenmißbildung!) an eine Anomalie des Genitale denken lassen sollte, da 90% der einseitigen Nierenagenesien mit Genitalmißbildungen assoziiert sind (VINSTEIN u. FRANKEN, 1972).

γ) Pseudohermaphroditismus mit Erkrankungen oder Tumoren der Nieren

Das Syndrom »Pseudohermaphroditismus, Glomerulonephritis mit nephrotischem Syndrom und Wilms Tumor« wurde von SPEAR et al. (1971) beschrieben. Ein ähnliches Syndrom mit Teratom bzw. mit Gonadoblastom veröffentlichten FRASIER et al. (1964). Zwei Fälle von Glomerulonephritis und Pseudohermaphroditismus mit Wilms Tumor publizierten DRASH et al. (1970). Über das Zusammentreffen von Pseudohermaphroditismus und Wilms Tumor (RAUBITSCHEK, 1912; STUMP u. GARRETT, 1954; ANGSTRÖM, 1965; DiGEORGE u. HARLEV, 1966), oder zusätzlich auch mit nephrotischem Syndrom (DENYS et al., 1967) gibt es mehrere Berichte, ohne daß die Ursache dieser Assoziation bekannt ist.

g) Syntropie von Mißbildungen des Genitaltraktes mit anorektalen Fehlbildungen

α) Entwicklungsgeschichte

(OKONKWO u. CROCKER, 1977; STEPHENS u. SMITH, 1970; STEPHENS, 1963; SHOPFNER, 1965)

Die Kloake als gemeinsame Mündung für den Hinterdarm, die Allantois und den Enddarm existiert bereits bei einem 4 mm großen Embryo. Die Entwicklung des Urorektalseptums beginnt bei einer Länge von 5 mm. Durch dieses Urorektalseptum erfolgt die Teilung der Kloake in einen ventralen, primitiven Urogenitalsinus und ein dorsales, primitives Rektum. Im 16-mm-Stadium ist die Trennung vollständig. Je nach Zeitpunkt der Entwicklungshemmung in der Kloakenunterteilung und in der Entwicklung des Perineum resultieren fünf Typen der Fehlbildung (Abb. 26).

β) Typeneinteilung der Kloakendysgenesie

(nach OKONKWO u. CROCKER, 1977; STEPHENS, 1963)

Typ I: Rekto-kloakale Fistel: Es existiert nur eine äußere Öffnung für Urin, Cervixschleim und Fäzes, die an der hinteren Hälfte des Vestibulum gelegen ist.

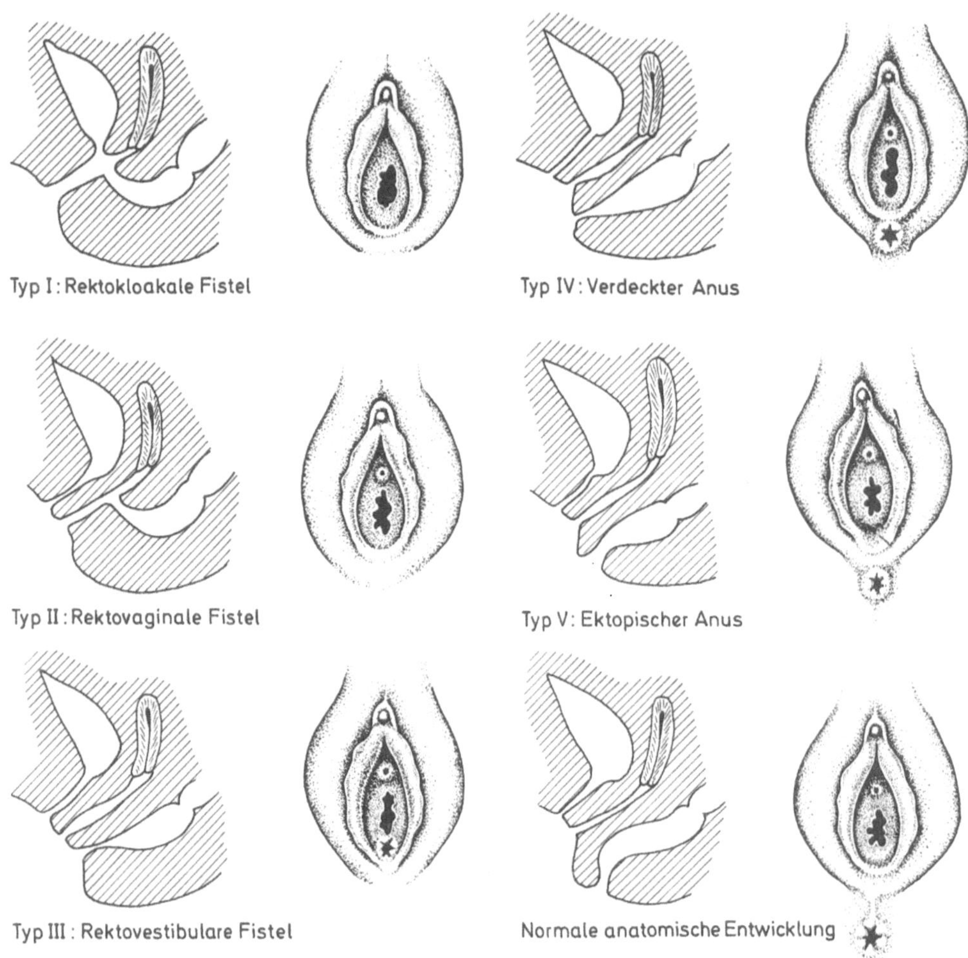

Abb. 26. Typeneinteilung der Kloakendysgenesien nach Okonkwo u. Crocker (1977)

Typ II: Rekto-vaginale Fistel: Es existieren zwei äußere Öffnungen für Urethra und Vagina. Die Analöffnung fehlt. Die Mekoniumentleerung erfolgt über die Vagina. Ist die Vagina teilseptiert, mündet die rektale Fistel unmittelbar unter dem zentralen Septum in das singuläre Segment. Beim männlichen Säugling entwickelt sich entsprechend eine rekto-urethrale Fistel (Currarino et al., 1978).

Typ III: Rekto-vestibuläre Fistel: Das Rektum mündet in das Vestibulum bei drei getrennten äußeren Öffnungen für Urethra, Vagina und Rektum.

Typ IV: Atypische Lage des Anus im Perineum zwischen der hinteren Kommissur bzw. dem Skrotum und dem Analgrübchen: der Anus hat eine unvollständige Öffnung als anokutane oder anovulvare Fistel.

Typ V: Ektopischer Anus mit Lokalisation im Vestibulum oder Perineum bei normaler Konfiguration desselben.

Über die Variationen der einzelnen Typen berichten Stephens und Smith (1970). Auf dem Internationalen Kinderchirurgenkongreß in Melbourne/Australien (1970) erfolgte die heute gebräuchliche internationale Einteilung der anorektalen Anomalien (Santulli et al., 1970; Willital, 1974). Von 125 Fällen anorektaler Agenesien fand Duhamel (1961) 17 (13,6%) mit Genitalmißbildungen assoziiert. Bisher wurden 55 Fälle persistierender Kloake bei weiblichen Kindern publiziert, davon 35 ausführlicher. Kombinationen mit Genitalanomalien wurden hierbei mit 77% angegeben (Cheng et al., 1974), Kombination mit Anomalien des Harntraktes, wie Hydronephrosen, vesiko-ureteraler Reflux oder Konkremente mit 63% (Okonkwo u. Crocker, 1977; Cheng et al., 1974). Auf die abnorme Differenzierung der Urorektalfalte bei der Entwicklung des Trigonum und der distalen Ureteren wird das häufige Vorkommen des vesiko-ureteralen Refluxes zurückgeführt, der intrauterin bereits zur Hydronephrose führen kann (CHENG et al., 1974). Weitere Begleitmißbildungen werden in über 40% der Fälle beobachtet (STEPHENS u. SMITH, 1970).

<h3 style="text-align:center">γ) Röntgenuntersuchung</h3>

Für die Neugeborenenperiode wird folgender Untersuchungsgang empfohlen (CREMIN, 1971; EBEL u. WILLICH, 1979; SHOPFNER, 1965; STEPHENS u. SMITH, 1970):

a) Eingehende klinische Untersuchung mit Differenzierung aller Grübchen und Falten und Prüfung ihrer Sondierbarkeit.

b) Bei imperforiertem Anus Aufnahme nach WANGENSTEEN u. RICE (1930) in Kopfhängelage und seitlicher Position mit Markierung des Analgrübchens.

c) Abdomenübersichtsaufnahme im Liegen zur Prüfung, inwieweit Luft in anderen Eingeweiden vorhanden ist, und zur Beurteilung möglicher Fehlbildungen des Os sacrum. Luft in der Blase ist ein sicherer, Luft in der Vagina ein möglicher Hinweis auf eine Fistelbildung, z.B. bei rekto-vaginaler Fistel (Abb. 27).

d) Kontrastmitteluntersuchung der Fistel, des Harntraktes und des Darmes (s. Kapitel 2).

Je nach Beschaffenheit der äußeren Öffnung ist die Flushing-Technik oder bei zu schmaler Öffnung die Kathetertechnik – je nach Anzahl der Öffnungen Mehrfachkathetertech-

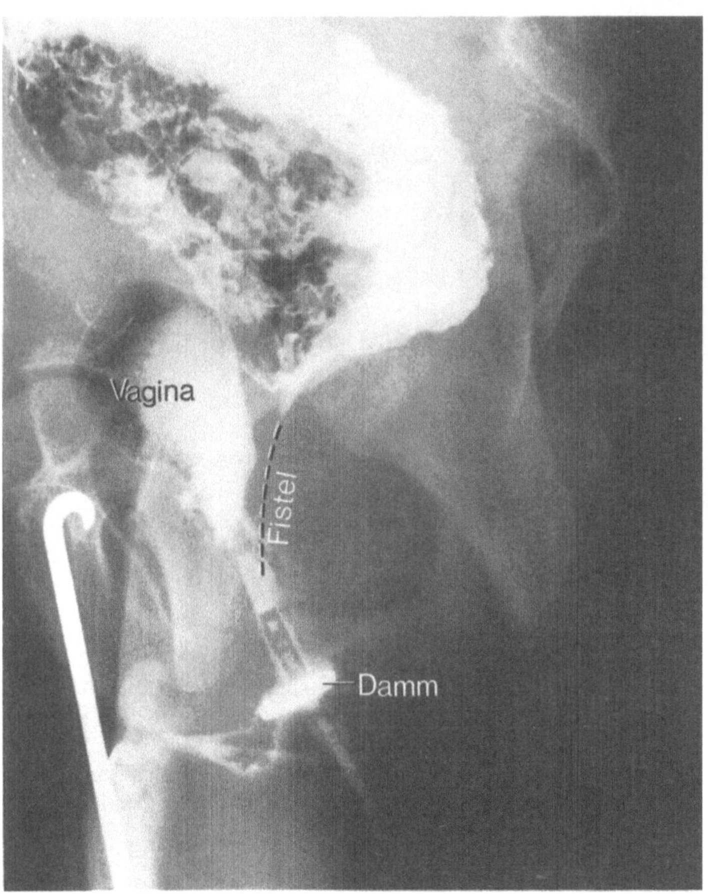

Abb. 27. Rekto-vaginale Fistel bei Analagenesie, Ch. K., 14 J. (Prof. Dr. Kl.-D. EBEL, Röntgenabteilung des Städt. Kinderkrankenhauses, Köln)

nik – anzuwenden (Stephens u. Smith, 1970; Shopfner, 1965). Stephens (1963) weist bei der retrograden Fisteldarstellung zur Bestimmung der Fistellänge auf die Möglichkeit irreführender Bilder hin, die durch den Kompressionseffekt der einengenden Muskelschlinge entstehen können. Er bevorzugt daher die Messung der Fistellänge mittels Foley-Katheter.

Im Falle fehlender perinealer Öffnung empfiehlt Shopfner (1965) bei männlichen Säuglingen die Urethrographie, bei weiblichen die Kolpographie, beide Untersuchungen mittels Flushing-Technik. Fließt das Kontrastmittel bei der Urethrographie schneller in die Blase als in die rekto-urethrale Fistel, kann das Kontrastmittel in die Fistel abgelenkt werden, wenn ein Ballonkatheter, bis zum Blasenhals zurückgezogen, in der Blase liegt. Wasserlöslichem Kontrastmittel wird auch hier der Vorzug gegeben, obwohl die höhere Viskosität des fettlöslichen Kontrastmittels eine längere und deutlichere Füllung bewirkt. Läßt sich der Genitaltrakt nicht füllen und finden sich ein sicht- oder fühlbarer »Bauchtumor«, auf dem intravenösen Urogramm bzw. dem Kloakogramm Zeichen einer Kompression von Ureteren, der Blase oder des Rektum, so weist dies

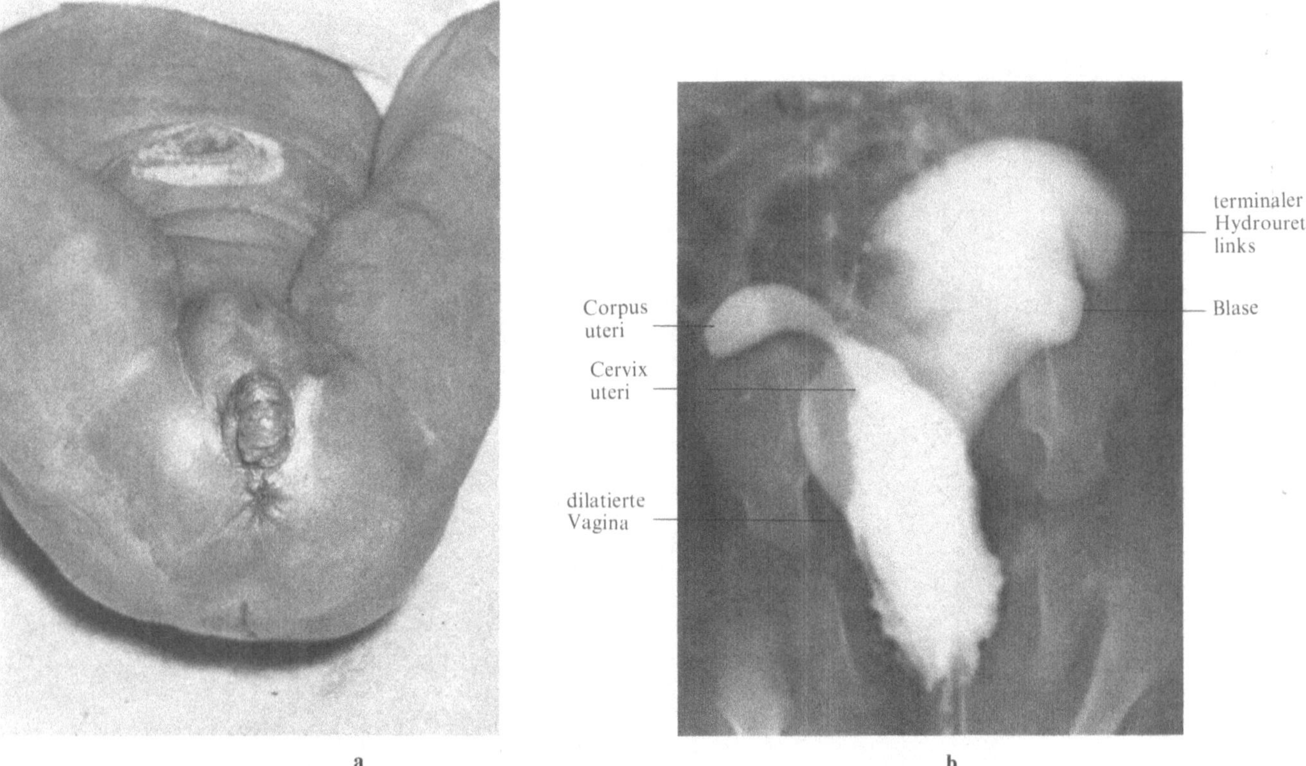

a   b

Abb. 28. Komplexe uro-rekto-genitale Mißbildung (Diagnosen s. Text). (Chr. H., 2 Mon.). **a** Äußeres Genitale mit penisähnlicher Klitoris. Zustand nach operativer Exzision einer Membran am Anus. **b, c** Kolpozystographie in 2 Ebenen mittels Füllung durch den Sinus urogenitalis: birnförmig erweiterte Vagina mit dextroflektiertem Uterus, davor die vergrößerte Blase mit linksseitigem vesiko-ureteralen Reflux. Im Seitenbild (c) nach Harnblasenentleerung Zunahme des Refluxes in ein hydronephrotisch vergrößertes und malrotiertes Nierenhohlsystem. Unveränderte Prallfüllung von Vagina und Uterus. **d** Schrägaufnahme nach Entleerung von Vagina und Harnblase. Megaureter und Hydronephrose links bei Malrotation. **e** Retrograde Füllung der rechten Niere von der operativ eröffneten Blase. Malrotation auch der rechten Niere. **f** Situationsskizze von d, e. reN=rechte Niere; loN=linker oberer Anteil der Doppelniere; luN=linker unterer Anteil der Doppelniere; Cs u=Corpus uteri; Cx u=Cervix uteri; M=Megacystis; H=funktioneller Hydrokolpos; oT: operative Trennung beider Nieren

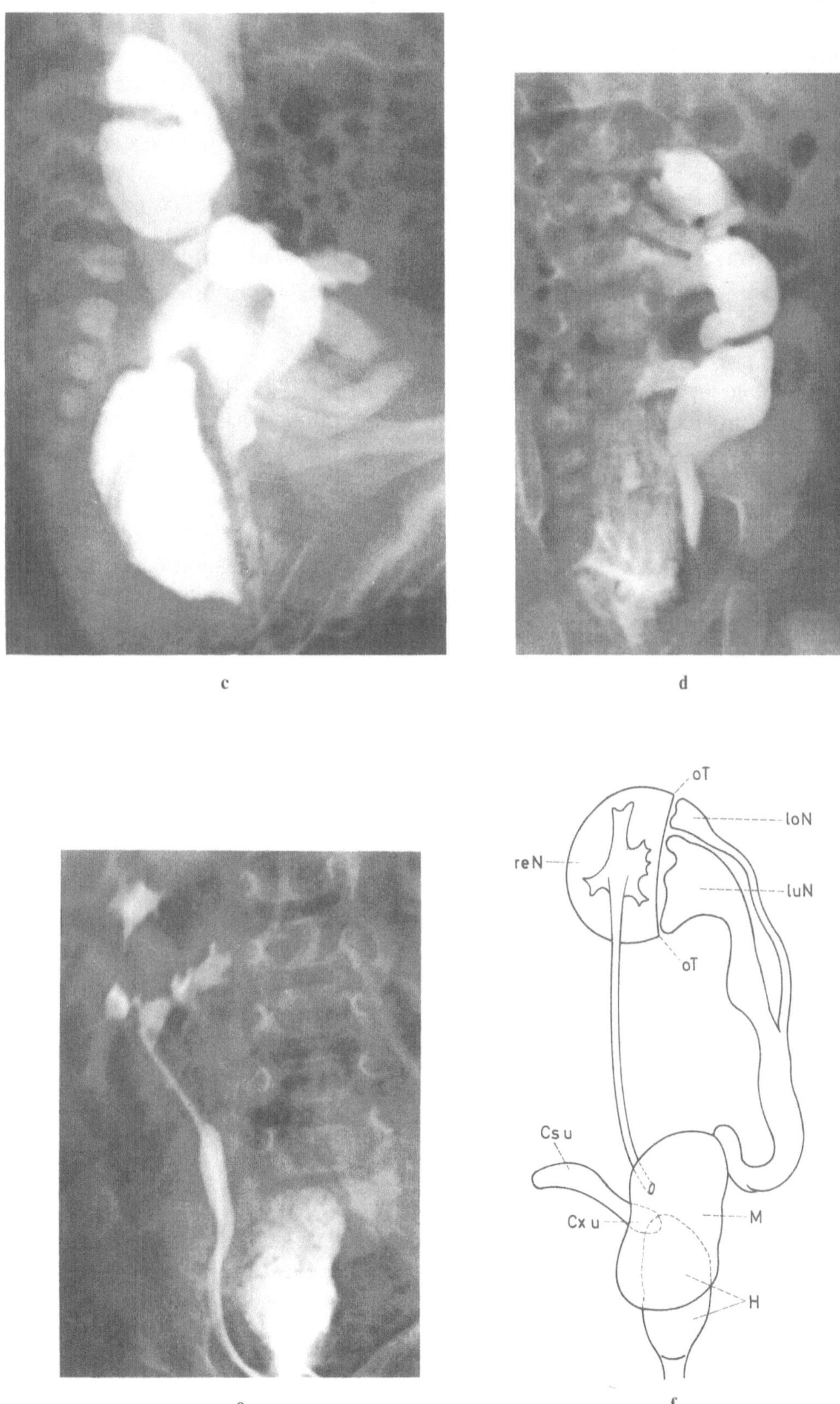

Abb. 28c–f

auf eine Vaginalatresie mit Hydrometrokolpos hin. Diese Röntgenuntersuchungen bilden gleichzeitig die Basis für die darauf folgenden plastischen Operationen.

Aufgrund der Begleitmißbildungen, die nach dem Urogenitaltrakt insbesondere das kardiovaskuläre System betreffen, sollte die Röntgenuntersuchung neben dem Ausscheidungsurogramm auch immer eine Thoraxaufnahme beinhalten (Shopfner, 1965).

h) Syntropie von Mißbildungen des Urogenitaltraktes mit anorektalen Fehlbildungen

α) Rekto-kloakale Fistel

Die eigentliche uro-rekto-genitale Fehlbildung ist die rekto-kloakale Fistel, die auf einer weitgehenden Entwicklungsschwäche des Urorektalseptums beruht (s. Kapitel 5g). Der in der Folge persistierende Sinus urogenitalis hat eine schmale Verbindung zum Rektum, die sogenannte rekto-kloakale Fistel, nach der diese Entwicklungshemmung benannt ist. Bei nur einer äußeren Öffnung ist diese Fehlbildung leicht erkennbar (Cheng et al., 1974; Hofmann u. Martin, 1973; Stephens, 1963; Caffey, 1973; Shopfner, 1965).

Die *Gynäkographie* mittels Flushing-Technik (s.S. 55) dient insbesondere der Längenbestimmung der rekto-kloakalen Fistel und damit dem Aufzeigen des noch normalkalibrigen Rektumabschnittes.

β) Komplexe Mißbildungen

Die abnormen Entwicklungsstadien des oberen Harntraktes, des Uterus und der Vagina in Kombination mit anorektalen Fehlbildungen sind entwicklungsgeschichtlich nicht eindeutig erklärbar (Cheng et al., 1974).

Als Beispiel für eine solche Mißbildungskombination bei einem weiblichen Säugling kann folgender Fall gelten (Abb. 28), bei dem sich an Mißbildungen fanden:

Kuchenniere bei linksseitiger Doppelniere, Hydronephrose und Ureter bifidus. Megazystis.

Äußere Genitalmißbildung bei persistierendem Sinus urogenitalis und funktionellem Hydrokolpos.

Anorektale Agenesie (membranöser Anus imperforatus).

Insbesondere bei diesen komplexen Mißbildungen sind eine vollständige *Röntgenuntersuchung des Harntraktes* sowie ein *Gynäkogramm* bzw. ein *Kloakogramm* erforderlich (s. Kapitel 3a u. 5gγ).

γ) Duplikaturen

Doppelbildungen am Urogenitaltrakt werden bei beiden Geschlechtern beschrieben, teils auch kombiniert mit solchen des unteren Darmtraktes (Fischer, 1952).

Dutta et al. (1974) schildern ein Mädchen mit doppelter Vagina, zwei Cervices uteri, die eine Duplikatur auch des Uterus vermuten ließen. Das Genitale war äußerlich durch eine Asymmetrie der Labio-Inguinalfalten und der großen Schamlippen aufgefallen. Die linke Niere war unterhalb der rechten gelegen (gekreuzte Dystopie), aber nicht verschmolzen. Die Blase und Urethra waren ebenfalls doppelt angelegt. Außerdem bestand eine Duplikatur des Enddarmes mit Agenesie eines der beiden Ani und eine Malrotation des Darms. Von seiten des Skeletts fanden sich eine Mißbildung des Os sacrum mit Spina bifida und eine pathologische Symphysendehiszenz.

6. Tumoren und Zysten des weiblichen Genitale

a) Allgemeines

1% aller gynäkologischen Tumoren entfallen auf das Kindes- und Jugendalter. Bei Mädchen mit abdominaler Symptomatik und palpabler Bauchresistenz sollte unabhängig vom Alter ein gynäkologischer Tumor ausgeschlossen werden. An weiteren klinischen Symptomen finden sich Vaginalblutung, Miktionsstörung, Defäkationsschwierigkeiten, Harnretention, Subileus, bei hormonal aktiven Tumoren auch Pubertas praecox oder Virilisierung. Bei Neugeborenen kann durch die hohe Lage der Ovarien die Symptomatik des Tumors auch Respirationsbeschwerden und eine relativ hohe palpable Resistenz mit gespanntem Leib verursachen.

b) Statistik und Altersprädilektion

Von allen Tumoren des Kindesalters machen die gynäkologischen nur 3% aus. Größere Fallzahlen aus der jüngsten Zeit stammen aus dem Hospital for Sick Children in Toronto, wo von 218 Kindern mit Tumoren des Urogenitale berichtet wird (Mc DONALD, 1970). Davon hatten lediglich 31 Kinder einen gynäkologischen Tumor, 26 einen Tumor am Ovar, einen am Uterus, vier an der Vagina. SMITH et al. (1973) berichten von 665 krebskranken Kindern unter 14 Jahren, von denen 33 einen bösartigen Genitaltumor aufwiesen. In einer Sammelstatistik aus 18 Publikationen berichten BREEN und NEUBECKER (1967) über 465 Kinder mit Ovarialtumoren, von denen 22% maligne, 78% benigne waren. NIELSEN (1968) fand in seiner 770 Fälle umfassenden Übersicht von Ovarialtumoren Schwankungen in den Angaben über Malignität zwischen 14 und 43%. Unter 674 Fällen von malignen Tumoren des Kindesalters fand UEMURA (1971) nur 1,9% Ovarialtumoren, COSTIN und KENNEDY (1948) unter 200 Fällen dagegen 10%. Eine größere Übersicht von malignen Ovarialtumoren bis zu 14 Jahren veröffentlichte WÖCKEL (1972). Bis 1972 wurden 37 Ovarialzysten bei Neugeborenen publiziert (CARLSON u. GRISCOM, 1972); sie sind im Neugeborenenalter selten und kommen bevorzugt zwischen dem 10. und 15. Lebensjahr vor (Abb. 31).

Es finden sich zwei Häufigkeitsgipfel, der eine in der Neugeborenenperiode unter dem Einfluß mütterlicher Gonadotropine und der zweite zwischen 9 und 14 Jahren unter dem hormonalen Einfluß der Pubertät.

c) Allgemeine Röntgendiagnostik bei kindergynäkologischen Tumoren
(s. hierzu auch Kapitel 2 u. 3, S. 50ff.)

Die Röntgenuntersuchung hat in der präoperativen Diagnostik kindlicher Genitalgeschwülste und in der postoperativen Kontrolle als Verlaufsbeobachtung einen entscheidenden Platz (REHBEIN et al., 1969). Sie entspricht primär dem Vorgehen bei Bauchtumoren. Ihr Ziel ist

1) die Feststellung der Lokalisation: Ausdehnung des Tumors in Breite, Tiefe und Höhe, insbesondere seiner retro- oder intraperitonealen Lage (Abdomenübersichtsaufnahme und intravenöse Urographie in zwei Ebenen bzw. Infusionsurographie);

2) die Feststellung des Ausgangsortes bzw. der Organzugehörigkeit, seine Lagebeziehung zu Nachbarorganen und deren Veränderung oder Kompression (Gynäkographie,

Miktions-Zysto-Urethrographie, selten auch Magen-Darm-Passage bzw. Kolon-Kontrasteinlauf);

3) die Feststellung der Größe und Dichte des Tumors, seines soliden oder zystischen Charakters, Nachweis von Verkalkungen (Abdomenübersichtsaufnahme, Ultraschalldiagnostik, Computer-Tomographie);

4) Nachweis der Dignität (Angiographie);

5) Nachweis oder Ausschluß von Metastasen (Thorax- bzw. Skelettaufnahmen, Knochenszintigraphie).

Das Alter des Kindes, klinische Symptome und die Häufigkeit des Tumors müssen in die differentialdiagnostischen Überlegungen ebenso mit einbezogen werden wie nichttumoröse Raumforderungen.

ad 1). *Die Abdomenübersichtsaufnahme* läßt durch den großen Bauch die Raumforderung bereits vermuten. In aufrechter Position ist sie nur bei Ileussymptomen erforderlich. Zusätzliche Informationen bezüglich Flüssigkeit in der Bauchhöhle oder Obstruktion und Tumordarstellung kann die Aufnahme in Links-Seitenlage bei horizontalem Strahlengang geben. Die Lage der verdrängten Darmschlingen und die stärksten Kompressions- und Dislokationssymptome ins kleine Becken und kranialwärts davon lassen oft einen Schluß auf das weibliche Genitale als Ausgangsort zu. Auch die Tumordichte erlaubt Rückschlüsse: Transparente Raumforderungen sind vorwiegend zystischer Natur und mit Flüssigkeit oder Lipoiden gefüllt (McDonald, 1970), während solide Tumoren durch ihre stärkere Dichte imponieren. Verkalkungen werden nicht selten angetroffen, bei Yano et al. (1973) zu 9%, nach McDonald (1970) 40%, nach Orr et al. (1976) sogar bis knapp 50%, z.B. in Form feiner Streifen beim Ovarialsarkom (Willich, 1970), während Teratome ebenso häufig wie Dermoidzysten kalkdichte Elemente, oft ähnlich Skelettstrukturen oder Zähnen aufweisen, wie sie z.B. Ghazali (1972) in vier von fünf Dermoiden fand. Mehrfach wird sogar über Röhrenknochen und Wirbelsäulenteile im Tumorbezirk (Brunkow u. Hunter, 1952) gelegentlich auch über fetusähnliche Gebilde berichtet (Hoeven, 1952). Es sind jedoch auch krümelige Verkalkungen in größerer Ausdehnung beschrieben (Livaditis et al., 1973) (Abb. 32).

Die Auswirkungen des Genitaltumors auf den Harntrakt werden oft günstiger im *Infusionsurogramm* als im *intravenösen Urogramm* erfaßt, wobei eines von beiden jeweils allen weiteren Kontrastmitteluntersuchungen voranstehen sollte. Bei Neugeborenen und jungen Säuglingen mit abdominalen Raumforderungen sollte die intravenöse Urographie als »Cavourographie« über eine primäre Cavographie unter Einschluß einer Ganzkörperkontrastdarstellung durchgeführt werden. Damit läßt sich oft eine Gefäßbeteiligung, Dislokation oder Kompression und der zystische bzw. avaskuläre Charakter eines Ovarialtumors sichern (O'Connor u. Neuhauser, 1963; Bower et al., 1974; Taber et al., 1973; Carlson u. Griscom, 1972; Benz u. Willich, 1975). Diese Auswirkungen sind auf den Abbildungen 3, 31a und b skizziert. Oft finden sich Harnstauungsnieren ein- oder häufig auch beidseitig mit verspäteter Kontrastmittelausscheidung, ohne daß es zu einer Hydronephrose kommen muß (Abb. 31b). Bei größeren Tumoren erscheinen die Nieren malrotiert (McDonald, 1970). Charakteristisch ist die Abdrängung der Ureteren nach lateral in der unteren Hälfte (McDonald, 1970; Willich, 1970). Durch die Kompression sind die Ureteren gelegentlich nur im oberen Anteil dargestellt (Hyman et al., 1972) oder erweitert (Carlson u. Griscom, 1972). Die Blase ist im intravenösen Urogramm bei Ovarialtumoren von oben imprimiert (Willich, 1970; Chaves et al., 1973) und hier weniger schattendicht.

ad 2). Bei der *Zystographie* finden sich je nach Ausdehnung und Größe des Tumors Impressionen oder Dislokationen und Verformungen der Blase von groteskem Ausmaß. Der Blasenhals und die Urethra können z.B. beim Sarcoma botryoides völlig verlegt oder verlagert, die Katheterisierung schwierig (McDonald, 1970), die Blasenfüllung nur suprapubisch möglich sein. Die Rhabdomyosarkome gestatten zystographisch die sichere röntgenologische Diagnose (Bretagne et al., 1975) (Abb. 30), insbesondere wenn die Untersuchung als Doppelkontrastzystographie durchgeführt wird. Bei tumorbedingter Schwierigkeit der Katheterisierung oder in Notfällen läßt sich die Blasendarstellung unter Ausnützung der Kontrastfüllung auch nach vorausgegangenem intravenösen Urogramm mit erhöhter Dosis als sogenanntes Exkretions-Miktions-Urethrogramm (»EMCU«) ermöglichen.

Ein *Kolon-Kontrasteinlauf* sollte nur bei Defäkationsschwierigkeiten oder bei Verdacht auf Einwachsen des Tumors in das Kolon durchgeführt werden: Man findet dann ein dorso-ventral abgeplattetes oder auch nach kranial verlagertes, enges Rektum (Carlson u. Griscom, 1972; McDonald, 1970). Allerdings konnten Bower et al. (1974) mit dem Kolon-Kontrasteinlauf bei einem Neugeborenen durch die Impressionen und Dislokationen eine bilaterale Ovarialzyste präoperativ wahrscheinlich machen.

ad 3). Bezüglich des Stellenwertes röntgendiagnostischer Methoden in der Tumordiagnostik, insbesondere auch bei Bauch- bzw. Genitaltumoren, sind die *Ultraschalldiagnostik* (Teele, 1977) sowie die *Ganzkörper-*

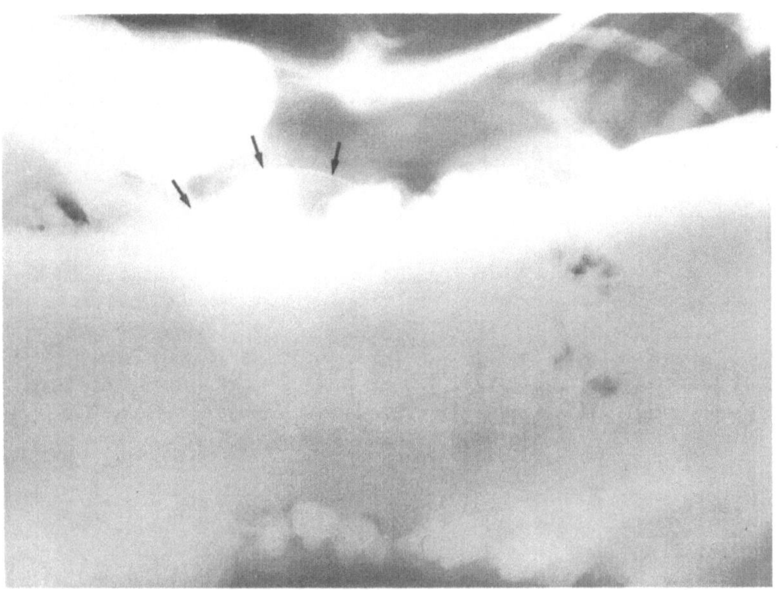

Abb. 29. Pneumoperitoneum bei Ovarialzyste: Aufnahme in Linksseitenlage bei horizontalem Strahlengang. Darstellung der Zystenwand (Pfeil) M.M., 13 J.

Computer-Tomographie vor die angiographischen Methoden gerückt. (Näheres hierzu s. o. S. 54 und Abb. 4, 31 c).

ad 4). In Zweifelsfällen gelingt es mit der *Arteriographie* solide von zystischen, maligne von benignen und linksseitige von rechtsseitigen Tumoren zu unterscheiden (YANO et al., 1973). Diese Methode behält zur Dignitätsbeurteilung weiterhin ihre Bedeutung.

ad 5). Zum Nachweis oder Ausschluß von Metastasen ist neben der Thorax- und Skelettübersichtsaufnahme die *Knochenszintigraphie* von hohem Wert.

Auch die *Pneumopelvigraphie* wurde erfolgreich zur Erkennung von kindlichen Genitaltumoren eingesetzt (HAERTEL et al., 1973), im eigenen Krankengut auch das *Pneumoperitoneum* (Abb. 29). Auf die Möglichkeiten der *Transillumination* machen CARLSON und GRISCOM (1972) aufmerksam. Schließlich wird gelegentlich auch eine *Lymphographie* zur Feststellung einer intraabdominalen Lymphknotenbeteiligung erforderlich sein.

d) Tumoren des inneren Genitale

α) Vagina

Die häufigsten Vaginaltumoren im Kindesalter sind aus Tabelle 5 ersichtlich. Hierunter sind relativ häufig die Retentionszysten, seltener die dysontogenetischen Zysten (die Gartnerschen und Müllerschen Gänge) ferner Fibrome, Angiome und Polypen. Von den malignen Tumoren sind ebenfalls äußerst selten das embryonale und Adenokarzinom. Von letzterem sind in der Weltliteratur über 20 Fälle beschrieben.

Von den malignen Tumoren findet sich mit Abstand am häufigsten das *Rhabdomyosarkom* (Synonyme: Embryonales Sarkom, Sarcoma botryoides). Es nimmt innerhalb der Gruppe der malignen Tumoren mit 3–13% als häufigster primärer Weichteiltumor und zweithäufigster maligner Tumor des Urogenitaltraktes einen wichtigen Platz ein.

BODIAN (1964) fand 1925 bis 1962 41 derartige Tumoren, GROSFELD et al. (1972) von 1955 bis 1970 13 allein im Beckenbereich, davon drei an der Vagina. Acht Fälle beschrieb NEIDHARDT (1968), später beschrieben aus derselben Klinik GUTJAHR et al. (1974) 19 Kinder, davon zwei mit Befall der Vagina, ein Fall im Uterus. Von WILLIAMS u. YOUNG (1968) stammt ein Bericht über 24 Fälle im Urogenitalbereich.

Tabelle 5: Auftreten von Genitaltumoren im Kindesalter nach Topographie, Dignität und Häufigkeit

Tumorart	Organ				
	Vulva	Vagina	Uterus (Cervix u. Corpus)	Ovar	
Funktionelle u. Retentionszysten	+ +	+ +	+	+	benigne
Follikelzysten	∅	∅	∅	+ +	
Dysontogenet. Zysten	+	−	∅	−	
Hautgeschwülste	+	∅	∅	∅	
Fibrom	∅	−	−	−	
Polypen (Papillome)	∅	−	+	∅	
Angiom	∅	−	∅	∅	
Kystadenom	∅	∅	∅	+ +	
Parovarialzysten	∅	∅	∅	+	
Lipoidzelltumoren	∅	∅	∅	+	
Thekazelltumoren	∅	∅	∅	−	
Teratome	+	∅	∅	+ +	semimaligne oder fraglich
Dysgerminome	∅	∅	∅	+	
Granulosazelltumoren	∅	∅	∅	+	
prim. u. embryon. Karzinom	∅	−	−	−	maligne
Adeno-Karzinom	−	−	−	−	
mal. Teratom	−	∅	∅	+	
Sarkome	−	∅	∅	+	
Rhabdomyosarkom	∅	+ +	−	−	
Arrhenoblastom			−	−	
entoderm. Sinustumor	∅	∅	∅	−	
Chorioepitheliom	∅	∅	∅	−	

+ + = relativ häufig, + = durchschnittliches Vorkommen, − = selten, ∅ nicht vorkommend

Der Tumor kommt im Kopf-Halsbereich bis zu 50% aller Fälle, im Urogenitalbereich bis zu 20%, an den Extremitäten bis zu 15% und im Retroperitonealraum bis zu 10% vor, sehr selten jedoch in den Gallenwegen und am Herzen. Er bevorzugt das Säuglings- und Kleinkindesalter (SCHWEISGUTH et al., 1959), jedoch errechneten GUTJAHR et al. (1974) unter 368 publizierten Fällen ein Altersmittel von sechs Jahren bei der Erstmanifestation. HORNBACK und SHIDNIA (1976) beobachteten ein Drittel ihrer Patienten im Alter zwischen ein und fünf Jahren, obwohl bei ihren 45 Patienten die eine Hälfte unter fünf Jahren, die andere bis zu 15 Jahren alt war.

Metastasierung erfolgt in die Lungen und das Skelett, selten in Leber, Haut, Zwerchfell, Herz, Magen und Rektum. Rezidive sind häufig.

Die röntgenologische »Anhiebsdiagnose« gestattet das Rhabdomyosarkom der Vagina dann, wenn es entweder in die Blase eingewachsen ist oder von der Blase selbst ausgeht:

Hier finden sich sowohl im intravenösen Urogramm als auch besonders in der (Doppelkontrast-)Zystographie charakteristische, polyzyklische Füllungsdefekte der Blase vom Aussehen einer Traube. Liegen die Tumoren in der Nähe der Uretermündung, so können sie eine einseitige Harnobstruktion verursachen. Auf jeden Fall muß dieser Befund jeweils zur *Kolpographie* Anlaß geben, wenn eine Vaginabeteiligung zur Diskussion steht, z.B. bei Vaginalblutung. Dies kann auch durch eine Kolposkopie geschehen. Die Kolpographie erlaubt in der Regel die Diagnose durch die multiplen traubenförmigen Füllungsdefekte (Abb. 30).

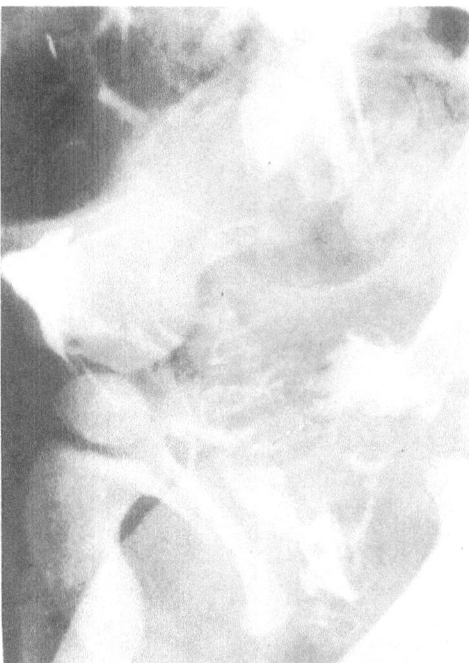

Abb. 30. Rhabdomyosarkom von Vagina und Uterus. Kolpozystographie mit Doppelkontrast: Erheblich aufgetriebene Vagina. Katheterspitze in der dislozierten Blase. Multiple Füllungsdefekte. M.B., 2 J.

Gegenüber dem Traubensarkom sind alle übrigen Tumoren dieser Region so selten, daß man sich sehr sorgfältig durch eine Probeexzision absichern muß.

Differentialdiagnostisch abzugrenzen sind von sympathischen Ganglienzellen ausgehende Raumforderungen wie Neuroblastome, die sich selten auch im Beckenbereich lokalisieren können. Kaum zu verwechseln sind Füllungsdefekte erheblicher Größe und von rundlicher Gestalt in der Blase durch *Ureterozelen,* die in der Regel solitär vorhanden und meist mit einer Doppelniere vergesellschaftet sind.

β) Uterus

Die in der Gebärmutter vorkommenden häufigsten Tumoren sind in Tabelle 5 wiedergegeben.

Die Cervix uteri wird von benignen Papillomen (Polypen) oder einem Ektropium sowie auch von Retentionszysten bevorzugt. Jedoch sind benigne Tumoren hier seltener als maligne: Das Adenokarzinom ist mit bisher 50 publizierten Fällen unter 14 Jahren (HERZOG et al., 1977) sehr selten. Ein Befall des Corpus uteri mit dieser Tumorart ist bei Kindern bisher nur viermal beschrieben (HERZOG et al., 1977). An gutartigen Tumoren finden sich Polypen, an bösartigen mesodermale Mischtumoren (maligne Tumoren der Müllerschen Gänge) oder mesonephrogene Adenokarzinome (maligne Tumoren des Gartnerschen Ganges).

Im übrigen findet sich auch im Bereich des Uterus gelegentlich ein Traubensarkom, wenngleich sehr selten. Röntgendiagnostisch ergeben sich hier gegenüber den Vaginaltumoren keine zusätzlichen Gesichtspunkte.

γ) Ovar

Eine Übersicht über die im kindlichen Ovar vorkommenden Tumoren gibt die Tabelle 5. Ovarialtumoren stellen die häufigsten Geschwülste des weiblichen Genitale dar und machen 1% aller Tumoren im Kindesalter aus.

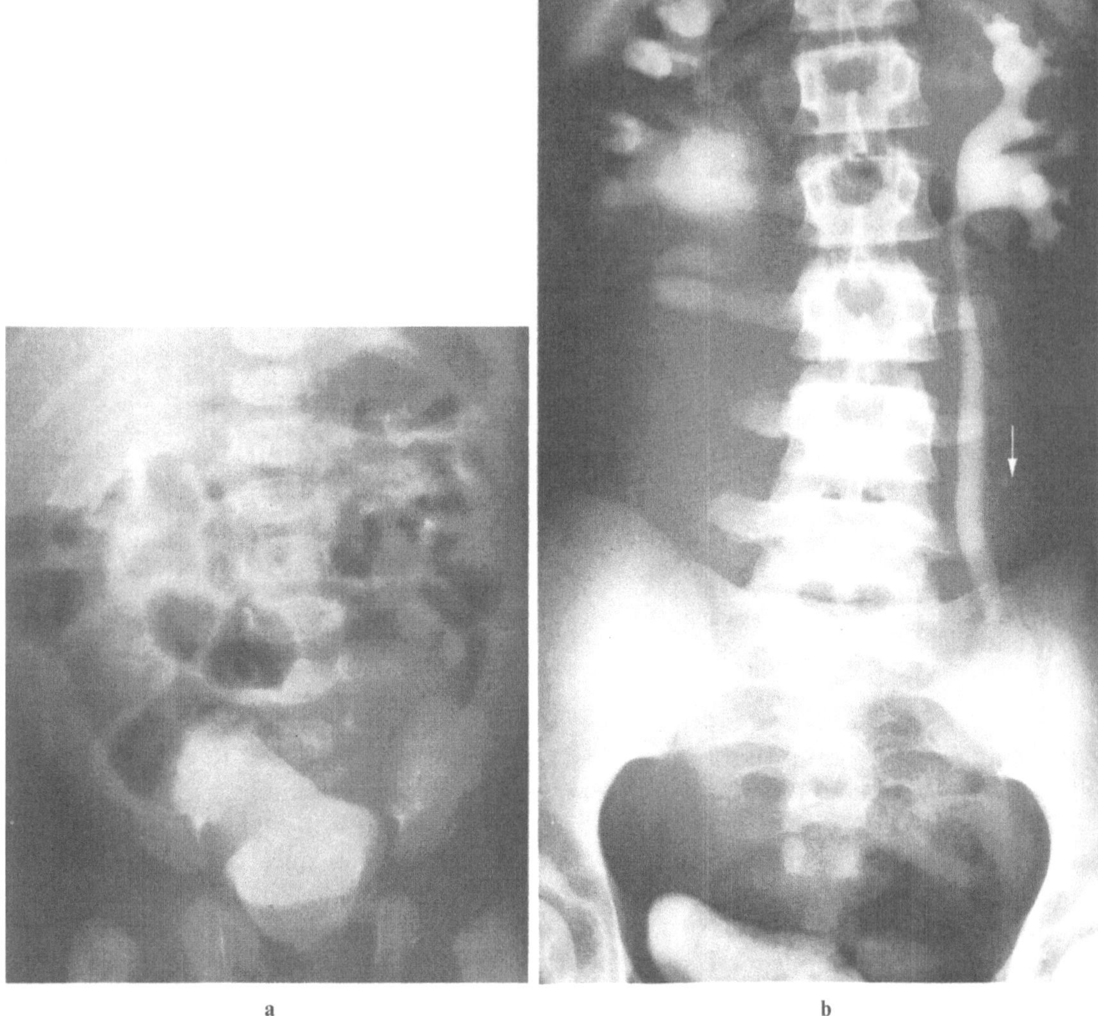

Abb. 31. Ovarialzyste. **a** Frühes Säuglingsalter: Impression und Dislokation der Blase im Infusionsurogramm. Abbruch des linken Ureters. J.-M. K., 1 Mon. **b** In der Pubertät: Riesenweichteilschatten im Abdomen mit linksseitiger Verkalkung. Abflußstörung aus beiden Nieren, rechts mit stärkerer Harnstauung. Blasenimpression von kranial. Ausscheidungsurogramm: 60′ p.i. G.J., 13 J. **c** Ultraschalltomogramm bei Ovarialzyste. Querschnitt 8 cm unterhalb des Nabels. Im i.v. Urogramm fanden sich keine Veränderungen. (D.R., 9 J.). Z=Cyste. (Priv.-Doz. Dr. G. VAN KAICK, Deutsches Krebsforschungszentrum, Heidelberg)

Am häufigsten sind mit 15–50% Teratome und Dermoidzysten; letztere sind die gutartige, hochdifferenzierte zystische Form des Teratoms (IRONS et al., 1966; KILMAN et al., 1967). Weniger als 10% machen hormonproduzierende Neoplasmen aus. 3% der Eierstockstumoren bleiben bis zu einem akuten Ereignis, z.B. einem Unfall, unerkannt, bis zu 15% werden mit einer Appendizitis verwechselt.

Wie aus Tabelle 5 ersichtlich, überwiegen bei den benignen Raumforderungen die Follikelzysten und Kystadenome (Abb. 31), weiter Retentionszysten, Parovarialzysten und Lipoidzelltumoren. Von den Tumoren fraglicher Dignität sind bedeutsam die Granulosazelltumoren, da sie in einem Viertel der Fälle mit Pubertas praecox einhergehen.

Die bösartigen Tumoren (Adenokarzinome, maligne Teratome und Sarkome sowie Thekazelltumoren) haben bei ihrer Entdeckung gewöhnlich schon auf andere Bauchor-

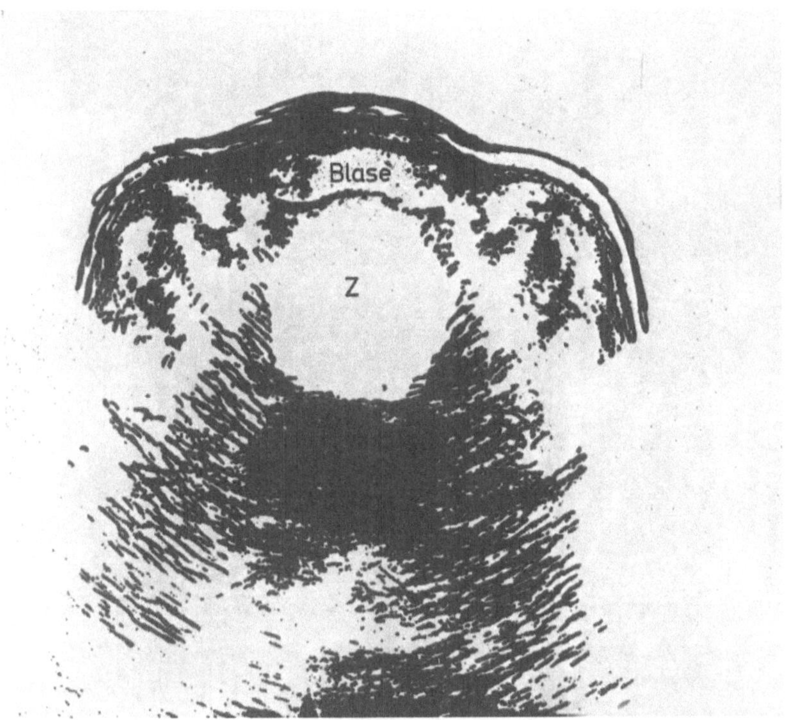

Abb. 31c

gane übergegriffen. Von Rhabdomyosarkomen des Ovars sind im Kindesalter bisher nur zwei Fälle in der Weltliteratur beschrieben (SPIES u. LORENZ, 1973). Stieldrehung des Tumors oder der gesamten Adnexe führt zum Bild des akuten Abdomen (VAN KOTE et al., 1974).

Sonstige Ovarialtumoren:

Atretische oder zystische Follikel des Ovars sind bei Kindern häufig, entweder asymptomatisch oder mit unregelmäßigen Menses einhergehend.

Dysgerminome äußern sich in Leibschmerz oder als Bauchtumor. Sie haben einen niedrigeren Malignitätsgrad. BREEN und NEUBECKER (1967) berichten über 17 Fälle zwischen sieben Monaten und 17 Jahren mit einem Altersdurchschnitt von zwölf Jahren.

Embryonale Ovarialkarzinome haben wegen ihres schnellen Wachstums eine kurze Anamnese und die höchste Letalität. Auch hier dominiert der Leibschmerz oder der Tumor in abdomine. Die oben genannten Autoren berichten über zehn Fälle zwischen 14 und 17 Jahren mit einem Altersdurchschnitt von 14 Jahren.

Der wichtigste Ovarialtumor im Kindesalter ist das *Teratom*. Als angeborene Fehlbildung sind die Teratome eine zwar seltene, aber für das Kindesalter typische Geschwulstform, welche die Elemente aller drei Keimblätter enthält. Daher wird ein erheblicher Prozentsatz bereits in der Neugeborenenperiode diagnostiziert. Teratome machen ca. 25% aller Ovarialtumoren bei Kindern aus. Das maligne Teratom hat von allen Ovarialtumoren den höchsten Malignitätsgrad, nach BREEN und NEUBECKER (1967) überleben 45%. Es ist äußerst strahlenresistent.

Bezüglich der Lokalisation liegen Teratome des Ovars mit denen des Kreuz-Steißbeins an der Spitze (38–43%/133 Fälle, MAHOUR et al., 1978), gefolgt von Teratomen des Retroperitonealraumes (12%, PELLERIN et al., 1973), der Wirbelsäule, des Magens, des Perikards, der Lunge, der Orbita, des Hodens, des Mediastinum, des Pharynx, der Nase, des Halses und des intrakraniellen Raums.

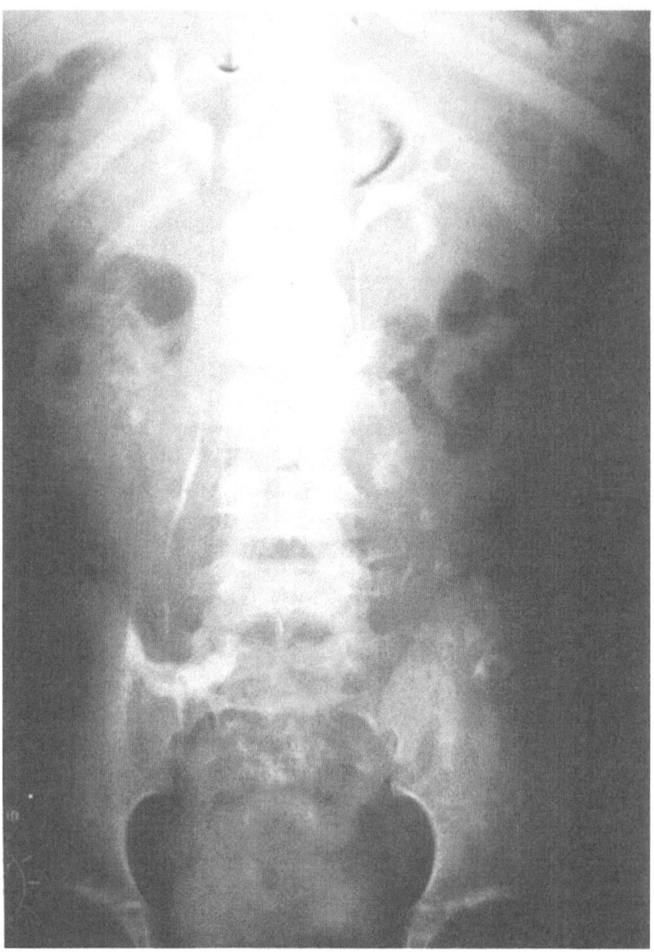

Abb. 32. Teratom des Ovars. Disseminierte Verkalkungen und ektodermale Elemente. M.H., 9 J.

Altersprädilektion. Ovarialteratome sind im Neugeborenenalter selten, vom 5. bis zum 15. Lebensjahr nach WAAGEMANN (1960) gleichmäßig verteilt, der Altersdurchschnitt beträgt elf Jahre (BREEN u. NEUBECKER, 1967).
       Von allen Ovarialtumoren bei Kindern gelten 1,5–5,0% als maligne (PARTLOW u. TAYBI, 1971; WÖCKEL, 1972). Die zystischen Formen tendieren eher zur Benignität, die soliden zur Malignität.

Seitenprädilektion. Rechtsseitige Ovarialteratome sollen überwiegen, nach MAHOUR et al. (1978) gibt es jedoch keine Seitenprädilektion. POTTER (1952) beobachtete von 47 retroperitoneal lokalisierten Fällen nur fünfmal solche auf der rechten Seite, alle übrigen links.

Röntgenologisch gilt als klassischer Befund der Nachweis von ektodermalen Elementen, wie bereits oben s.S. 92 beschrieben (Abb. 32). Da die Teratome in der Mehrzahl zystischer Natur sind, bietet sich die Ultraschalldiagnostik in besonderem Maße ebenso wie neuerdings die Ganzkörper-Computer-Tomographie zur Diagnostik an. Sie ergänzt die konventionelle Röntgenuntersuchung in idealer Weise und gestattet die Wahrscheinlichkeitsdiagnose mit großer Zuverlässigkeit (HYMAN et al., 1972).

Differentialdiagnostisch muß im Neugeborenenalter besonders an *Riesenzysten der Niere* gedacht werden, welche sich urographisch ausschließen lassen. Im Zweifelsfall ist die Diagnose mittels Ultraschalluntersuchung oder einer umbilikalen Aortographie zu sichern (Abb. 33). Ebenfalls muß in dieser Altersstufe vom klinischen Aspekt einer ausgedehnten Raumforderung des Bauches an einen *Hydrometrokolpos* gedacht werden (s.S. 71).

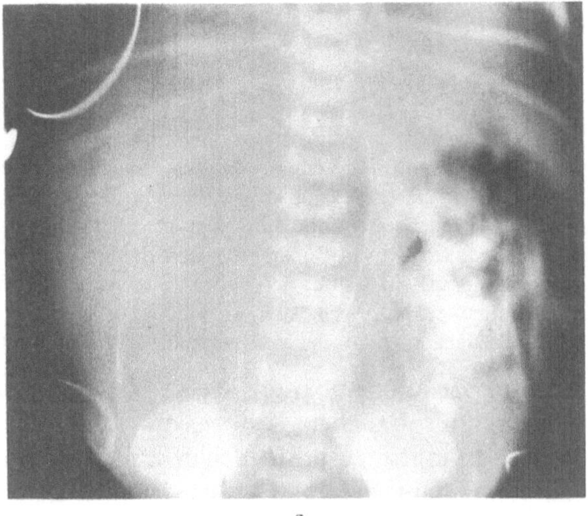

Abb. 33. Riesenzyste der rechten Niere bei Neugeborenem. **a** Infusionsurographie 2 Std. p.c.: Großer Bauchtumor mit Verdrängung der Darmschlingen, stumme Niere rechts, links Stauung. **b** Umbilikale Arteriographie. N.F., 1 Tg.

7. Einige wichtige Syndrome mit Genitalbeteiligung

Die Zahl der Syndrome mit obligater oder fakultativer Beteiligung des Genitale ist unübersehbar. Es muß daher auf das Syndromen-Wörterbuch von LEIBER und OLBRICH (1972) und auf »Radiology of Syndromes« von TAIBY (1976) verwiesen werden. In vorausgegangenen Kapiteln wurden bereits das Mayer-von Rokitansky-Küster-Syndrom (s.S. 68) und das Turner-Syndrom (s.S. 74) beschrieben. Im folgenden sei eine Auswahl von Syndromen dargestellt, die aufgrund ihrer Häufigkeit oder Aktualität Erwähnung verdienen.

a) Syndrome mit obligater Beteiligung des Genitale

α) Adrenogenitales Syndrom (AGS)

Das *angeborene AGS* ist durch eine genetisch bedingte Enzymopathie verursacht, die zu einer endokrinen Störung führt, wobei die Synthese von Kortisol und den verwandten Glucokortikoiden durch die Nebennieren blockiert ist. Der Kortisolmangel führt zur exzessiven ACTH-Produktion der Hypophyse, welche ihrerseits zur Hyperplasie und Überfunktion der Nebennierenrinde führt. Die vermehrt gebildeten Steroide werden weniger zu Kortisol als zu verschiedenen endokrinaktiven Substanzen umgebildet, welche Androgenwirkung haben und teils zum Salzverlust-Syndrom (in ca. ein Drittel der Fälle), teils auch zu Hypertension (5% der Fälle) führen. Die 17-Ketosteroide sind immer erhöht.

Das *erworbene AGS* wird durch Nebennieren- oder virilisierende Ovarialtumoren hervorgerufen.

Die *klinische Symptomatik* ist altersabhängig. Beim Neugeborenen führt das intersexuelle Genitale wegen der phallusähnlichen Klitoris oft zu falscher Geschlechtsbestimmung (Ross et al., 1976). Leitsymptom ist Erbrechen mit konsekutiver Exsikkose, Gewichtsverlust und Lethargie. Allein die Inspektion des Genitale kann das Kind vor einer nichtindizierten Röntgenuntersuchung des Magen-Darm-Traktes bewahren (Cremin, 1974).

Röntgenbefunde. Die *Abdomenübersichtsaufnahme* zeichnet sich durch ein luftarmes Abdomen aus, hervorgerufen durch Brechattacken, eine Pylorusstenose vortäuschend. Wird in Unkenntnis des Genitalbefundes trijodiertes wasserlösliches Kontrastmittel (Gastrografin) zur Kontrastmittelpassage angewandt, so kann sich die Dehydratation verstärken und das Kind in Lebensgefahr bringen. Die Kontrastmittelretention im Magen kann dann eine Pylorusstenose vortäuschen (»kongenitale Pylorusstenose«). Weder die Abdomenübersichtsaufnahme noch das intravenöse Urogramm vermögen die Nebennierenvergrößerung aufzudecken. Deren Darstellung mittels Pneumoretroperitoneum ist in der Regel überflüssig, da sie sich durch klinische und biochemische Befunde sichern läßt.

Die einzige Röntgenuntersuchung mit absoluter Indikation ist die *Gynäkographie*. Mit der Kontrastmittelfüllung des Genitale läßt sich unblutig die anatomische Situation klären. Sie entspricht in der Regel einem der fünf Typen des intersexuellen Genitale nach Overzier (1961) (s. Abb. 22 u. 34, ferner Kapitel 5e. S. 81). Aus ihrem Ergebnis ist auch die Frage eines chirurgischen Eingriffs abzuleiten, mit dem eine völlige Korrektur des Genitale möglich ist (Bolkenius et al., 1976; Hendren u. Crawford, 1969; Ross et al., 1976).

Peter und Veselý (1966) beobachteten beim AGS eine Scheidenagenesie, deren Eingang die äußere Harnröhrenmündung vortäuschte.

Als seltene Komplikation beim AGS eines Neugeborenen wurden mehrfach Attacken mit Bauchdeckenspannung, Fieber und Leukozytose über mehrere Tage beschrieben. Mittels der Miktions-Zysto-Urethrographie konnte die Ursache aufgedeckt werden: Unter der Miktion gelangte ein Teil des Kontrastmittels in die Vagina, den Uterus, die Tuben und weiter in die Bauchhöhle. Nach Klitoridektomie und einer Vaginaplastik blieb das Kind erscheinungsfrei (Bolich u. Babbitt, 1975).

Unerkannt führt das angeborene AGS zum Tode. Das erworbene AGS kann unbehandelt zu weitgehender körperlicher Vermännlichung mit Klitorishypertrophie führen. Es kommt dann zu beschleunigtem, jedoch zu früh sistierendem Wachstum, kräftiger Muskelentwicklung (»infantiler Herkules«), Minderwuchs, kurzen Extremitäten und bei akzeleriertem Knochenalter zu vorzeitigem Epiphysenschluß.

Von Bedeutung ist die *röntgenologische Kontrolluntersuchung* unter der langfristigen Substitutionstherapie. Hierbei sind regelmäßig Knochenalterbestimmungen erforderlich. Wird das Skelettalter auf dem Stand des chronologischen Alters gehalten, so bleibt das Längenwachstum des Patienten zurück, richtet sich die Therapie nach der Normalisierung des Längenwachstums, so akzeleriert das Knochenalter (Kurlander, 1965).

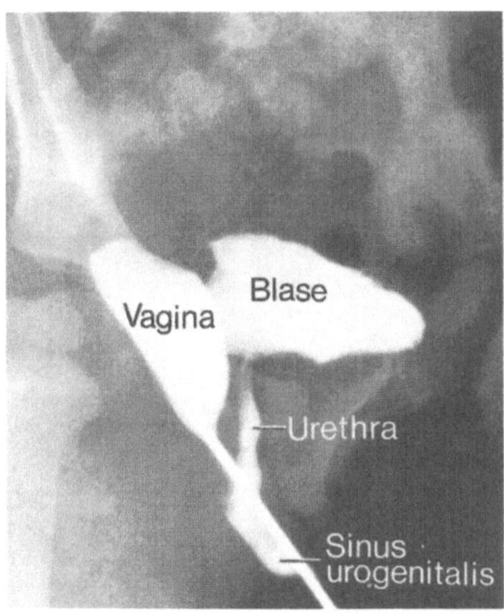

Abb. 34. Adrenogenitales Syndrom mit Salzverlust, Klitorishypertrophie, Hypospadie und weiblichem Karyotyp. Kolpo-Zystographie: Sinus urogenitalis Typ IV nach OVERZIER. Vagina nur mit Metallkatheter sondierbar. (S.C., 11 Mon.)

β) Pubertas praecox-Syndrom

Die Pubertas praecox, definiert als vorzeitige Geschlechtsreife bei Mädchen vor dem achten, bei Knaben vor dem zehnten Lebensjahr, gliedert sich in zwei Formen:

a) Echte Pubertas praecox
b) Pseudopubertas praecox.

Zur ersten Form werden nach LEIBER und OLBRICH (1972) die zentralen und die idiopathischen Fälle gerechnet. Die zentrale Form ist bedingt durch den fehlenden Hemmechanismus der Zirbeldrüse und des Hypothalamus auf die Gonadotropinproduktion der Hypophyse. Es resultiert eine isosexuelle vollständige Geschlechtsreifung mit Ovulation oder Spermatogenese. Die Knochenkernentwicklung an der Handwurzel ist leicht bis mäßig beschleunigt. Sie kann jedoch auch bisweilen im oberen Normbereich liegen. Den Großteil macht jedoch die sogenannte idiopathische Form aus (ca. 75% nach THAMDRUP, 1961), bei der regelmäßig eine Ossifikationsbeschleunigung vorliegt (Abb. 35a).

Werden die Pubertätssymptome durch hormonproduzierende Tumoren der Keimdrüsen oder der Nebennierenrinde (»erworbenes AGS«, ca. 20% aller Fälle) oder exogen durch hohe Dosen von Hormonpräparaten ausgelöst, so ist eine *Pseudopubertas praecox* die Folge; Ovulation oder Spermatogenese bleiben aus. Die Knochenkernentwicklung kann normal (MASTERSON, 1967) bis erheblich beschleunigt sein. Die Handlänge entspricht meist der normalen Körpergröße, d.h. sie bleibt im Falle einer Akzeleration weit hinter der Handwurzeldifferenzierung zurück (Abb. 35b).

Die Handgrößenbestimmung erfolgt nach den Tabellen von SCHMID und MOLL (1960).

Da bei beiden Formen – je nach Ursache – die Handskelettentwicklung normal bis stark beschleunigt sein kann, sind eventuelle Rückschlüsse nur im Zusammenhang mit der Handgrößenbestimmung möglich.

In der Regel sind Mädchen mit vorzeitiger Pubertät in der frühen Kindheit viel größer als andere Kinder desselben Alters. Ein früher Schluß der Epiphysenfugen bewirkt jedoch, daß sie bezüglich der Endgröße kleiner als Mädchen desselben Alters bleiben. Nach THAMDRUP (1961) schließen sich die Epiphysenfugen um so früher, sistiert das Wachs-

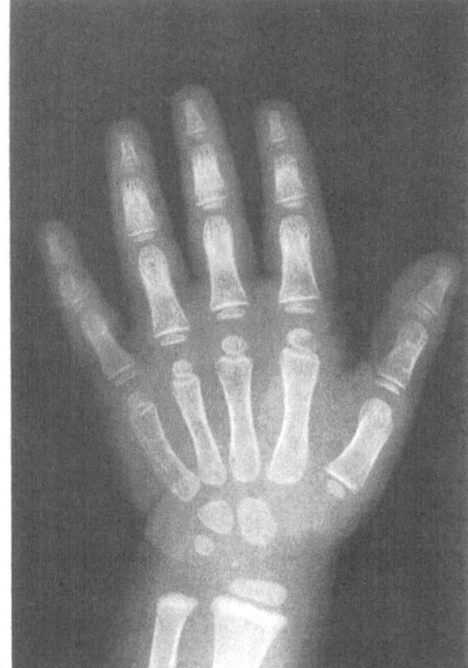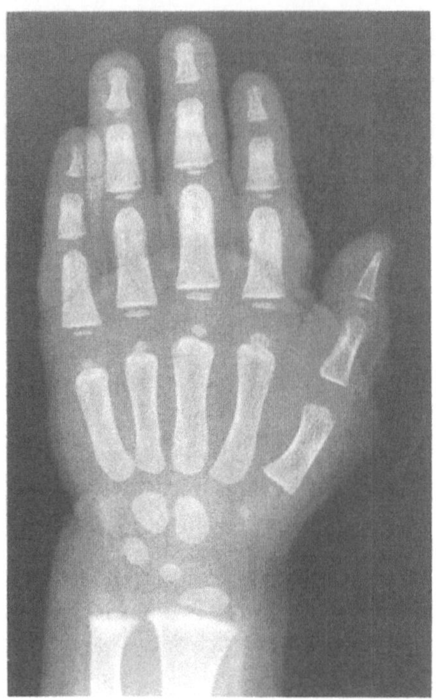

Abb. 35. Handradiogramm bei Pubertas praecox. **a** Echte Pubertas praecox: Knochenalter 2,9 Jahre. J.B., 1,8 J. **b** Pseudopubertas praecox: Knochenalter 3,6 Jahre. N.W., 1,3 J.

tum um so mehr und bleibt der Betroffene um so kleiner, je früher die vorzeitige Entwicklung beginnt und je schneller sie fortschreitet.

Zur *röntgenologischen Routinediagnostik* bei Pubertas praecox gehören bei Kindern des weiteren die Schädelaufnahme in zwei Ebenen und eine Ausscheidungsurographie. Jede weiterführende Diagnostik richtet sich bei der ätiologischen Vielfalt dieses Syndroms dann nach klinischen und laborchemischen Untersuchungsergebnissen sowie den gewonnenen Röntgenbefunden.

γ) Potter-Syndrom

Bei diesem Syndrom liegen Mißbildungen der Nieren, des Gesichts, der Lungen (Hypoplasie), des äußeren und inneren Genitale sowie der Extremitäten vor.

Dieser Mißbildungskomplex führt meist kurze Zeit post partum zum Tod, wenige Überlebende werden als formes frustes betrachtet. Die Ätiologie ist unbekannt. Familiäre Fälle sind selten. Über chromosomale Aberrationen bei solchen Patienten gibt es nur wenige Mitteilungen (Ferrandez u. Schmid, 1971).

Die Genitalmißbildungen betreffen den Uterus (Uterus bicornis, Atresie oder Aplasie), während die Tuben und Ovarien normal angelegt sind.

δ) Hand-Fuß-Uterus-Syndrom

Es handelt sich um ein 1970 von Stern et al. beschriebenes hereditäres Syndrom, das durch Hand- und Fußanomalien (kurzes Metakarpale bzw. Metatarsale I, Pseudoepiphysen, Brachymesophalangie, Klinodaktylie, Fusion von Hand- und Fußwurzelknochen, gespaltene Epiphysen, Fusion von Mittel- und Endphalangen an den Füßen, abnorme Gestalt von Hand- und Fußwurzelknochen, verzögerte oder beschleunigte Ossifikation der Hand- und Fußwurzelkerne) in Kombination mit abnormer Verschmelzung der embryonalen Genitalgänge charakterisiert ist: Duplikatur des Uterus mit der Cervix und der Vagina.

Äußerlich fallen diese Kinder durch kurze Daumen und hypoplastische Daumenballen, ferner durch einen kurzen fünften Finger mit Klinodaktylie auf. Die Füße erscheinen klein, die Großzehen kurz. Der Vergleich von gleichartigen Skelettbefunden bei Brüdern mit Hypospadie war für GIEDION u. PRADER (1976) sowie für POZNANSKI et al. (1970, 1975) Anlaß, eine Änderung der Benennung dieses Syndromes in »Hand-Fuß-Genital-Syndrom« vorzuschlagen.

b) Syndrome mit fakultativer Genitalbeteiligung

α) Fötale Alkoholembryopathie

Es handelt sich um die häufigste intrauterine Schädigung im Kindesalter. Hervorgerufen durch chronischen und exzessiven Alkoholabusus der Mutter in der Schwangerschaft, vornehmlich im ersten Trimenon, sind charakteristische Merkmale der Minderwuchs, eine Mikrozephalie, statomotorische und geistige Retardierung und eine kraniofaziale Dysmorphie. Relativ häufig, aber nicht obligat, kommen Herzfehler, Gelenksanomalien, Handfurchenabweichungen und andere Fehlbildungen vor. Hierzu gehören auch folgende *Mißbildungen des weiblichen Genitale:* Kleine Labia majora, Virilisierungstendenz, Vagina septa.

Die Häufigkeit der Genitalmißbildungen bei diesem Syndrom beträgt nach Literaturdaten ca. 56%. Eine Übersicht über 76 Patienten der Universitäts-Kinderklinik Tübingen ergab 49mal (=64%) Genitalfehlbildungen (MAJEWSKI et al., 1977).

Nach JONES et al. (1973) ist bei 43% der Kinder von Alkoholikerinnen mit dieser Erkrankung zu rechnen. Bis 1976 wurden über 400 Fälle beschrieben. Hochrechnungen lassen erwarten, daß allein in der Bundesrepublik Deutschland alljährlich 1500–3000 Kinder mit dieser Embryopathie zur Welt kommen.

β) Thalidomidembryopathie

Das von 1956–1962 im Handel gewesene Thalidomid verursachte, wenn es in den ersten drei Monaten der Schwangerschaft eingenommen wurde, Mißbildungen, insbesondere Phokomelie und Amelie der oberen, unteren oder aller Extremitäten bei fast allen Geschädigten. Dazu kamen Mißbildungen anderer Organe und Organsysteme, so z.B. Fehlbildungen der Augen, Ohren, Zähne, des Herz-Gefäßsystems (40% aller Geschädigten), des Gastrointestinaltraktes, der harnableitenden Wege (30%), sowie, wenn das Medikament zwischen dem 41. und 45. Schwangerschaftstag eingenommen wurde, seltener auch das Genitale. Dabei wurden Uterus bicornis unicollis mit Hypogenesie der Hörner (PLIESS, 1962), Aplasie von Uterus und Vagina und Uterus duplex (HOFFMANN et al., 1976) beschrieben.

γ) Syndrom der kaudalen Regression

Die Häufigkeit wird mit 1:60000, das Verhältnis von Knaben zu Mädchen mit 2,7:1 angegeben (SMITH, 1970).

Nach DUHAMEL (1961) sind charakteristische Befunde:
Mißbildungen der unteren Extremitäten:
Flexion, Außenrotation, Atrophie und Fusion der unteren Extremitäten (Symmelie).

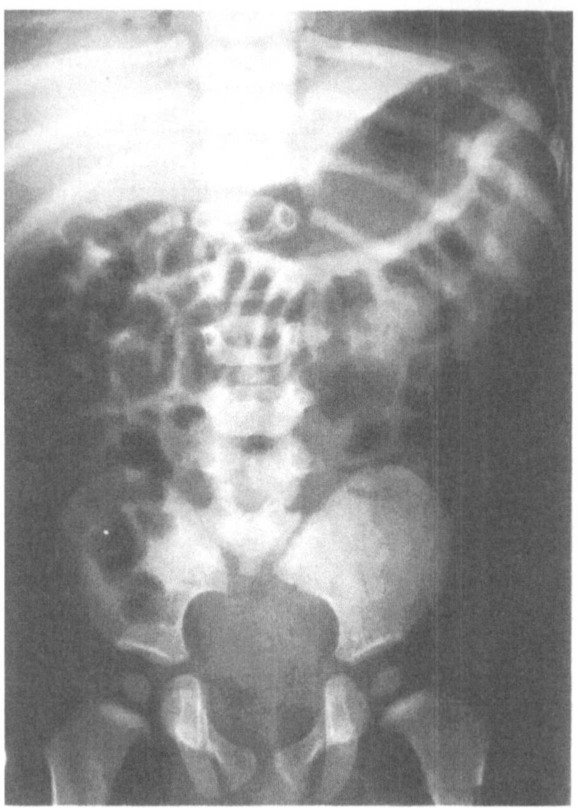

Abb. 36. Kaudale Regression – Sakralagenesie, F.O., 11 Mon. (Dasselbe Kind wie in Abb. 15)

Mißbildungen der unteren Wirbelsäule:
Sakralagenesie, Wirbelanomalien, die kaudalwärts zunehmen, beginnend an der Lendenwirbelsäule (Abb. 36).

Mißbildungen des Enddarms:
Anorektale Agenesie.

Mißbildungen des Harntraktes:
Bilaterale Agenesie, ferner Agenesie von Ureter, Blase und Urethra.

Mißbildungen des Genitale:
Agenesie des Wolffschen oder Müllerschen Ganges, die Gonaden sind in allen Fällen normal angelegt. Weitere Genitalmißbildungen sind möglich (s. Abb. 15).
Die *Sakralagenesie* kann als mildeste Form der kaudalen Regression gelten (RUBENSTEIN u. BUCY, 1975). RENSHAW (1978) fand unter seinen 23 Patienten folgende Genitalmißbildungen: Ovarialzyste (1), fehlende Uterushälfte mit Ovarialagenesie (1), persistierende Kloake (3), rekto-vaginale Fistel (4).

δ) Klippel-Feil-Syndrom

Die Kombination des Klippel-Feil-Syndroms, einer Mißbildung der Wirbelsäule mit kurzem Hals infolge Halb-, Block- und Keilwirbeln besonders der Halswirbelsäule, jedoch auch übriger Wirbelsäulenabschnitte, mit Genitalanomalien ist unseres Wissens 16mal beschrieben. Es handelt sich um Vaginalagenesien (BAIRD u. LOWRY, 1974; MOORE et al., 1975; CHAWLA et al., 1966; LEDUG et al., 1968) auch mit Uterus bicornis (YODER u. PFISTER, 1976) oder Uterus unicornis (MORRISON et al., 1963). Die Kombination von Klippel-Feil-Syndrom und Turner-Syndrom wird auch als »Nielsen-Syndrom (Dystrophia brevicollis congenita)« bezeichnet.

Literatur

ABRAM, E., WILKINSON, D.M., HODSON, C.J.: Gonadal protection from X radiation for the female. Br. J. Radiol. *31*, 335 (1958)

ACHESON, R.M., ZAMPA, G.A.: Skeletal maturation in ovarian dysgenesis and Turner's syndrome. Lancet *1961 I*, 917

ALLEN, R.P.: The lower urinary tract. In: Progress in pediatric radiology, Bd. 3: Genito-urinary tract. Kaufmann, H.J. (Hrsg.), S. 139. Basel, München, Paris, New York: Karger 1970

ÅNGSTRÖM, T.: Nephroblastoma in a case of agonadism. Cancer *18*, 857 (1965)

ARCHIBALD, R.M., FINBY, N., DeVITO, F.: Endocrine significance of short metacarpals. J. Clin. Endocrinol. Metab. *19*, 1312 (1959)

AUGUIGHA, G., BUCHINGER, B., GEKLE, D.: Nierenanomalien bei Ullrich-Turner-Syndrom. Klin. Pädiatr. *188*, 116 (1976)

BAIRD, P.A., LOWRY, R.B.: Absent vagina and the Klippel-Feil anomaly. Am. J. Obstet. Gynec. *118*, 290 (1974)

BANDTLOW, K.H., MARBERGER, M., SACHERER, K.: Genitographie – eine wertvolle Untersuchungsmethode bei der Abklärung der Intersexualität. Röntgenblätter *27*, 515 (1974)

BARATON, J., ERNEST, D., POREE, C., SAUVEGRAIN, J.: The neuroradiological examination of endocrine disorders of central origin in the child (precocious puberty, hypopituitarism). Pediatr. Radiol. *4*, 69 (1976)

BAYLEY, N., PINNEAU, S.R.: Tables for predicting adult height from skeletal age: revised for use with the Greulich-Pyle hand standards. J. Pediatr. *40*, 423 (1952)

BÉCLÈRE, C.: Les troubles de la puberté féminine et leurs traitements. Assises Françaises de Gynécologie. Paris: Masson 1958

BEN-AMI, T., BOICLIS, H., HERTZ, M.: Fused labia. Clinical and radiological findings. Pediatr. Radiol. *7*, 33 (1978)

BENZ, G., WILLICH, E.: Röntgendiagnostik der retroperitonealen, extrarenalen Tumoren im Kindesalter. Radiologe *15*, 257 (1975)

BERCU, B.B., KRAMER, S.S., BODE, H.H.: A useful radiologic sign for the diagnosis of Turner's syndrome. Pediatrics *58*, 737 (1976)

BERGSMA, D.: Birth defects. Atlas and compendium. The National Foundation. March of Dimes Williams u. Wilkins, Baltimore 1973

BODIAN, M.: Die Pathologie der bösartigen Geschwülste im Kindesalter. Pädiatr. Fortbild. Kurse *13*, 1 (1964)

BOGOROW, J.J.: Gynäkologie des Kindesalters. Moskau: Staatsverlag 1961 (russ.)

BOLICH, P.R., BABBITT, D.P.: Reflux into vagina, uterus, fallopian tubes and peritoneal cavity during voiding cystourethrography: case report. Pediatr. Radiol. *3*, 242–243 (1975)

BOLKENIUS, M., DAUM, R., SCHÜLER, B.: Die Therapie des AGS und anderer Formen des Pseudohermaphroditismus femininus aus kinderchirurgischer Sicht. Krankenhausarzt *49*, 636 (1976)

BORG, S.A., WHITEHOUSE, G.H., GRIFFITHS, G.J.: A mobile calcified amputated appendix epiploica. Am. J. Roentgenol. *127*, 349 (1976)

BOUYGUES, D., LESAYE, B., CARNOT, J.E., MELIN, Y., ROUSSELL, R., ROSSIER, A.: L'hydrocolpos du nouveau-né. Ann. Pédiatr. *22*, 607 (1975)

BOWER, R., DEHNER, L.P., TERNBERG, J.L.: Bilateral ovarian cysts in the newborn. Am. J. Dis. Child. *128*, 731 (1974)

BRANDESKY, G.: Die Intersexualität aus kinderchirurgischer Sicht. Pädiatr. Prax. *9*, 543 (1970)

BRAUS, H.: Anatomie des Menschen. Bd. II: Eingeweide. Berlin, Göttingen, Heidelberg: Springer 1956

BREEN, J.L., NEUBECKER, R.D.: Ovarian malignancy in children with special reference to the germ-cell tumors. Ann. N.Y. Acad. Sci. *142*, 658 (1967)

BREMER, H.: Untersuchungen zur Topographie der kindlichen Ovarien zum Zwecke eines möglichst umfassenden Röntgenschutzes. Inaugural – Dissertation, Orthopädische Universitätsklinik, Köln 1971

BRETAGNE, M.C., CHABAT, B., L'HERMITE, J., GUILLEMIN, P., BEAU, A., TRÉHEUX, A.: Les sarcomes embryonnaires du sinus uro-génital de l'enfant et de l'adolescent. A propos de 5 observations recueillis au C.H.U. de Nancy. J. Radiol. Electrol. *56*, 5 (1975)

BREZINA, K.: Der Strahlenschutz des Patienten in der Röntgendiagnostik des Hüftgelenks. Z. Orthop. *95*, 449 (1962)

BRODEUR, A.E.: Urinary system and genital tract. In: BRODEUR, A.E.: Radiologic diagnosis in infants and children. Saint Louis: Mosby 1965

BROWN, D.M., JOWSEY, J., BRADFORD, D.S.: Osteoporosis in ovarian dysgenesis. J. Pediatr. *84*, 816 (1974)

BRUCK, H.G., KUBISTA, E., WAGENBICHLER, P.: Ein Fall von Mayer-Rokitansky-Küster-Syndrom, kombiniert mit extragenitalen Mißbildungen. Geburtshilfe Frauenheilkd. *33*, 999 (1973)

BRUNKOW, C., HUNTER, W.: Zitiert nach HAIDERER, O., HECKER, W. CH., MÜLLER, W., GRAF, U.: Teratome des Bauchraumes im Säuglings- und Kindesalter. Zbl. Chir. *91*, 992 (1966)

BRYAN, A.L., NIGRO, J.A., COUNSELLER, V.S.: One hundred cases of congenital absence of the vagina. Surg. Gynecol. Obstet. *88*, 79 (1949)

BÜCHNER, H., WENDRICH, G.: Über einen neuen variablen Ovarienschutz bei Röntgenaufnahmen des Beckens, Röntgenblätter *16*, 385 (1963)

CAFFEY, J.: Pediatric X-ray diagnosis. 6. Aufl. London: Lloyd-Luke 1973

CAMPBELL, J.S., ZAIDI, M.B.: Hematometrocolpos in the newborn. Arch. Pathol. *73*, 15 (1962)

CAMPBELL, M.F., HARRISON, J.H.: Urology, Bd. 2, S. 1651. Philadelphia: Saunders 1970

CAPRARO, V.J., GREENBERG, H.: Adhesions of the labia minora. Obstet. Gynecol. *39*, 65 (1972)

CARLSON, D.H., GRISCOM, N.T.: Ovarian cysts in the newborn. Am. J. Roentgenol. *116*, 664 (1972)

CARPENTIER, P.J., POTTER, E.L.: Nuclear sex and genital malformation in 48 cases of renal agenesis with especial reference to nonspecific female pseudohermaphroditism. Am. J. Obstet. Gynecol. *78*, 235 (1959)

CHAVES, E., NOBREGA, C., FURTADO, P.G.: Fibroma de ovário numa crianca de 5 anos. Rev. Bras. Cir. *63*, 171 (1973)

CHAWLA, S., BERY, K., INDRA, K.J.: Abnormalities of urinary tract and skeleton associated with congenital absence of vagina. Br. med. J. *1966 I*, 1398

CHENG, G.K., FISHER, J.H., O'HARE, K.H., RETIK, A.B., DARLING, D.B.: Anomaly of the persistent cloaca in femal infants. Am. J. Roentgenol. *120*, 413 (1974)

CLARA, M.: Entwicklungsgeschichte des Menschen. Leipzig: VEB, Georg Thieme 1955

CLAUS, D., GILLET, R., WAMBERSIE, A.: Radiologie pédiatrique et irradiation. J. Belge Radiol. *55*, 263 (1972)

COLLINS, D.C.: Congenital unilateral renal agenesia. Ann. Surg. *95*, 715 (1932)

CORNING, H.K.: Lehrbuch der topographischen Anatomie. München: Bergmann 1942

COSTIN, M.E., KENNEDY, R.L.J.: Zitiert nach WILLIAMS and YOUNG

CREMIN, B.J.: The radiological assessment of anorectal anomalies. Clin. Radiol. *22*, 239 (1971)

CREMIN, B.J.: Intersex states in young children: The importance of radiology in making a correct diagnosis. Clin. Radiol. *25*, 63 (1974)

CURRARRINO, G., VOTTELER, T.P., KIRKS, D.R.: Anal agenesis with rectobulbar fistula. Radiology *126*, 457 (1978)

DAVID, M., MOLLARD, P., DAUDET, M., LAURAS, B.: L'ambiquité sexuelle dans le pseudo-hermaphrodisme féminin: à propos de 61 observations. Pédiatrie *8*, 871 (1972)

DENNISON, W.M., BACSICH, P.: Imperforate vagina in the newborn. Arch. Dis. Child. *36*, 156 (1961)

DENYS, P., MALVAUX, P., VAN DEN BERGHE, H., TANGHE, W., PROESMANS, W.: De pseudohermaphrodisme masculin, d'une tumeur de Wilms, d'une néphropathie parenchymateuse et d'un mosaicisme XX/XY. Arch. Fr. Pédiatr. *24*, 729 (1967)

DEWHURST, C.J.: Gynaecological disorders of infancy and childhood. London: Cassell 1963

DEY, D.C., COHEN, D.: The surgery of female epispadias. In: Procdings of Paediatric Surgery Congress, Bd. I, Royal Children's Hospital Melbourne 1970

DIANKOW, L., SARKANIATZ, A.: Die Wertigkeit der BV-Photopneumopelvigraphie für die Diagnostik gynäkologischer Erkrankungen. Fortschr. Röntgenstr. *124*, 268 (1976)

DIANKOV, L., DOKUMOV, S., SPASOV, S., SARKANIATZ, A.: Pneumopelvigraphie des organes génitaux internes dans l'hyperandrogénie ovarienne. Rev. Roum. Endocrinol. *11*, 245 (1974)

DOBSZAY, L.: Beiträge zur Physiologie und Klinik der weiblichen Genitalorgane im Kindesalter. Leipzig: Barth 1939

DOKUMOV, S., DIANKOV, L., SPASOV, S.: La pneumopelvigraphie dans le diagnostic du syndrome de dysgénésie gonadique. Rev. Fr. Gynécol. *65*, 503 (1970)

DRASH, A., SHERMAN, F., HARTMANN, W.H., BLIZZARD, R.M.: A syndrome of pseudohermaphroditism, Wilms' tumor, hypertension and degenerative renal disease. J. Pediatr. *76*, 583 (1970)

DUHAMEL, B.: From the mermaid to anal imperforate: The syndrome of caudal regression. Arch. Dis. Child. *36*, 152 (1961)

DUNGY, C., APTEKAR, R.G., CANN, H.M.: Hereditary hydrometrokolpos with polydactyly in infancy. Pediatrics *47*, 138 (1971)

DUTTA, T., GEORGE, V., MEENAKSHI, P.K., DAS, G.: Rare combination of duplication of genito-urinary tract, hindgut, vertebral column and other associated anomalies. Br. J. Urol. *46*, 577 (1974)

DUXBURY: Zitiert nach CARPENTIER u. POTTER

EBEL, K.-D., WILLICH, E.: Die Röntgenuntersuchung im Kindesalter. Heidelberg, Berlin, New York: Springer 1979

EGEBLAD, M., GOTTLIEB, E.: Radiation dose measurements in intravenous pyelography. Ann. Radiol. (Paris) *18*, 321 (1975)

EGEBLAD, M., BERG, O., GOTTLIEB, M.: Radiation dose measurements in micturition cysturethrography. Ann. Radiol. (Paris) *17*, 423 (1974)

FAURÉ, C.: Radiologie des appareil génital en pédiatrie. In: Traité de Radiodiagnostic, Bd. 18: Radiopédiatrie, Nr. 1 LEFÈBVRE, J., FAURÉ, C., SAUVEGRAIN, H., NAHUM, H., FORTIER-BEAULIEU, M., HASSAN, M. (Hrsg.), S. 551. Paris: Masson 1973

FAURÉ, C., NEUENSCHWANDER, S.: L'opacification du vagin, phénomène physiologique au cours de la cysto-uréthrographie mictionnelle chez la fillette. Arch. Fr. Pédiatr. *33*, 994 (1976)

FAURÉ, C., FORTIER-BEAULIEU, M., JOSSO, N.: La génitographie dans les états intersexués. Ann. Radiol. (Paris) *12*, 259 (1969)

FENDEL, H.: Die Patientenexposition in der diagnostischen Kinderradiologie. Röntgenpraxis *21*, 61 u. 88 (1968)

FENDEL, H.: Der Strahlenschutz in der radiologisch-urologischen Diagnostik im Kindesalter. Vortrag Deutscher Röntgenkongreß. Essen 1976

FERNANDEZ, C.H., SUTOW, W.W., MERINO, O.R., GEORGE, S.L.: Childhood rhabdomyosarcoma. Am. J. Roentgenol. *123*, 588 (1975)

FERRANDEZ, A., SCHMID, W.: Potter-Syndrom

(Nierenagenesie) mit chromosomaler Aberration beim Patient und Mosaik beim Vater. Helv. Paediatr. Acta *26*, 210 (1971)

FERRIER, P.E.: Turner's syndrome with hygroma colli and an unusually severe skeletal defect. Helv. Paediatr. Acta *25*, 248 (1970)

FINBY, N., ARCHIBALD, R.M.: Skeletal abnormalities associated with gonadal dysgenesis. Am. J. Roentgenol. *89*, 1222 (1963)

FISCHER, H.: Duplication of urogenital and lower intestinal tract. Zentralbl. Gynäkol. *73*, 1561 (1952)

FOCHEM, K., PAPE, R.: Problematik des Ovarialschutzes bei Röntgenaufnahmen des Beckens. Fortschr. Röntgenstr. *97*, 785 (1962)

FÖRSTER, A.: Der Fluor im Kindesalter: Möglichkeiten röntgenologischer Abklärung. Röntgenblätter *28*, 477 (1975)

FORTIER-BEAULIEU, M.: Les ambiguités sexuelles. Méthode d'exploration intérêt du rayon horizontal. In: Matériel et techniques en radiologie pédiatrique. JOUVE, P., HUGUET, J.F. (Hrsg.) Paris: Expansion Scientifique Française 1976

FRASIER, S.D., BASHORE, R.A., MOSIER, H.D.: Gonadoblastoma associated with pure gonadal dysgenesis in monozygous twins. J. Pediatr. *64*, 740 (1964)

GEFFERTH, K.: Gezielter Strahlenschutz der Ovarien. Fortschr. Röntgenstr. *98*, 477 (1963)

GENTON, N., KOHLER, A., QUELOZ, J.: Incidence of urethro-vaginal reflux in recurrent urinary tract infection. Response to hymenotomy. Boston: 1976

DI GEORGE, A.M., HARLEY, R.D.: The association of aniridia, Wilms' tumor and genital abnormalities. Arch. Ophthalmol. *75*, 796 (1966)

GHAZALI, S.: Ovarian tumours in childhood. Z. Kinderchir. *11*, 316 (1972)

GIERTLER, U.: Die Lage der Ovarien bei Neugeborenen und Kleinkindern und ihr Schutz vor Röntgenstrahlen. Dissertation, Dresden 1966

GIEDION, A., PRADER, A.: Hand-foot-uterus-(HFU) syndrome with hypospadias: The hand-foot-genital-(HFG)syndrome. Pediat. Radiol. *4*, 96 (1976)

GRAVIER, L.: Hydrocolpos. J. Pediatr. Surg. *4*, 563 (1969)

GREISS, F.C., MANZY, C.H.: Genital anomalies in women. Am. J. Obstet. Gynecol. *82*, 330 (1961)

GREULICH, W.W., PYLE, S.I.: Radiographic atlas of skeletal development of the hand and wrist. Stanford: Stanford University Press 1966

GROSFELD, J.L., SMITH, J.P., CLATWORTHY, W.: Pelvic rhabdomyosarcoma in infants and children. J. Urol. *107*, 673 (1972)

GUNDOBIN, N.P.: Zitiert nach PETER und GRÄPER

GUTJAHR, P., HILL, K., PIEPER, P., HOFMANN, S., NEIDHARDT, M.: Rhabdomyosarkome im Kindesalter. Monatsschr. Kinderheilkd. *122*, 805 (1974)

HAERTEL, M., ZURBRIGGEN, S., HOLZER, H., AUFDERMAUR, P., AMERI, M., ZUPPINGER, K.: Gynäkographie bei Gonadendysgenesie zur Beurteilung der Beckenorgane im Hinblick auf Neoplasien der Keimdrüsen. Helv. Paediatr. Acta *28*, 283 (1973)

HAIDERER, O., HECKER, W.C., MÜLLER, W., GRAF, U.: Teratome des Bauchraumes im Säuglings- und Kindesalter. Zentralbl. Chir. *91*, 992 (1966)

HALLER, J.O., SCHNEIDER, M., KASSNER, E.G., STAIANO, S.J., NOYES, M.B., CAMPOS, E.M., McPHERSON, H.: Ultrasonography in pediatric gynecology and obstetrics. Am. J. Roentgenol. *128*, 423 (1977)

HARTUNG, K.: Strahlenbelastung und Strahlenschutz in der pädiatrischen Röntgendiagnostik. Stuttgart: Thieme 1959

HAUSER, G.A., SCHREINER, W.E.: Das Mayer-Rokitansky-Küster-Syndrom. Schweiz. Med. Wochenschr. *91*, 381 (1961)

HEIDERICH, F.: In: Handbuch der Anatomie des Kindes, 1. Bd., PETER, K., WETZEL, G., HEIDERICH, F. (Hrsg.) Kopf, Hals, Bauch und Becken des Kindes. München: Bergmann 1938 S. 401 ff.

HEINZ, M., HOYME, S.: Gynäkologie des Kindes- und Jugendalters, 2. Aufl. Stuttgart: Enke 1974

HENDREN, W.H., CRAWFORD, J.D.: Adrenogenital syndrome: the anatomy of the anomaly and its repair. Some new concepts. J. Pediatr. Surg. *41*, 49 (1969)

HERZOG, B., BANGERTER, H., DOSTALOVA, L.: Karzinom des Corpus uteri bei einem 5jährigen Mädchen. Z. Kinderchir. *22*, 360 (1977)

HIERSCHE, H.D.: Das Kind in der Frauenheilkunde. Schlesw.-Holst. Ärztebl. Heft 7, 303 (1974)

HIERSCHE, H.D.: Kindergynäkologie. Dtsch. Ärztebl. 1241 (1974)

HOEVEN, A.E.: Zitiert nach POTTER, E.L.

HOFER, H., KAINBERGER, F.: Strahlenschutz bei Hüftgelenksröntgenaufnahmen von Kleinkindern. Klin. Med. (Wien) *17*, 376 (1962)

HOFMANN, S., MARTIN, K.: Chirurgische Differentialdiagnose kindergynäkologischer Erkrankungen. Gynäkologe *6*, 74 (1973)

HOFFMANN, W., GROSPIETSCH, G., KUHN, W.: Genitalmißbildungen bei thalidomidgeschädigten Mädchen. Geburtshilfe Frauenheilkd. *36*, 1066 (1976)

HORNBACK, N.B., SHIDNIA, H.: Rhabdomyosarcoma in the pediatric age group. Am. J. Roentgenol. *126*, 542 (1976)

HUBER, A.: Über die Häufigkeit von Genitalerkrankungen bei Mädchen vor der Pubertät. Wien. Med. Wochenschr. *122*, 65 (1972)

HUBER, A., HIERSCHE, H.D.: Praxis der Gynäkologie im Kindes- und Jugendalter. Stuttgart: Thieme 1977

HUFFMAN, J.W.: The gynecology of childhood and adolescence. Philadelphia: Saunders 1968

HUFFMAN, J.W.: Gynäkologie des Kindes. München: Urban & Schwarzenberg 1975

HYMAN, R.A., VON MICSKY, L.I., FINBY, N.: Ovarian teratoma in childhood. Diagnostic ultrasonic and roentgenographic correlation. Am. J. Roentgenol. *116*, 673 (1972)

IRONS, G.B., HOGE, R.H., SALZBERG, A.M.: Ovarian teratomes in children. Clin. Pediatr. *5*, 151 (1966)

Janda, J., Abraham, J., Straňáková, J.: Der vaginale Reflux während der Miktionszystourethrographie bei Mädchen. Monatsschr. Kinderheilkd. *125*, 881 (1977)

Jarcho, J.: Malformations of the uterus. Am. J. Obstet. Gynecol. *71*, 106 (1946)

Jirasek, J., Jirout, S.: Zum Problem des Strahlenschutzes bei Hüftgelenksaufnahmen Čsl. Rentgenol. *14*, 329 (1960) deutsche Zusammenfassung: Zentralbl. Gesamte Radiol. *68*, 128 (1961)

Jones, K.L., Smith, D.W., Ulleland, C., Streissguth, A.P.: Pattern of malformation in offspring of chronic alcoholic mothers. Lancet *1973 I*, 1267

Kaude, J.V., Lorenz, E., Read, J.M.: Gonad dose to children in voiding urethrocystography performed with 70 mm image intensifier fluorography. Radiology *92*, 771 (1969)

Keats, T.E., Burns, T.W.: The radiographic manifestations of gonadal dysgenesis. Radiol. Clin. North Am. *2*, 297 (1964)

Kelalis, P.P., Burke, E.C., Stickler, G.B., Hartman, G.W.: Urinary vaginal reflux in children. Pediatrics *51*, 941 (1973)

Kilman, J.W., Waldhausen, J.A., Vellios, F., Battersby, J.S.: Ovarian tumors in infants and children. Am. J. Surg. *113*, 772 (1967)

Kirks, D.R., Currarino, G.: Imperforate vagina with vaginourethral communication. Am. J. Roentgenol. *129*, 623 (1977)

Kjellberg, S.R., Ericsson, N.O., Rudhe, N.O.: The lower urinary tract in childhood. Chicago: Year Book Publishers 1957

Kosowicz, J.: Changes in medial tibial condyle-common finding in Turner's syndrome. Acta Endocrinol. (Kbh.) *31*, 321 (1959)

Kosowicz, J.: Deformity of medial tibial condyle in nineteen cases of gonadal dysgenesis. J. Bone Joint Surg. Am *42*, 600 (1960)

Kosowicz, J.: Carpal sign in gonadal dysgenesis. J. Clin. Endocrinol. Metab. *22*, 949 (1962)

van Kote, G., Boureau, M., Bensahel, H.: Le Kyste de l'ovaire du nourrisson et de l'enfant. Concours Méd. *96*, 1355 (1974)

Krepler, P., Havranek, C., Vana, N.: Ein spezieller Gonadenschutz für Hüftvergleichsaufnahmen bei Säuglingen mit dosimetrischen Studien. Röntgenpraxis *29*, 271 (1976)

Krepler, P., Vana, N., Havranek, Chr.: Dosimetric studies in the radiological examination of the hip in young infants with a special window method of gonad protection. Pediatr. Radiol. *5*, 227 (1977)

Kroigaard, N.: The lower urinary tract in infancy and childhood. Acta. Radiol. Suppl. *300* (1970)

Kucera, H., Kubista, E., Salzer, H.: Zur Frage der Häufigkeit gynäkologischer Erkrankungen bei Kindern und jungen Mädchen. Wien. Med. Wochenschr. *125*, 252 (1975)

Kuchar, L.: Gonadenschutz bei Hüftgelenksaufnahmen von Kindern durch einen streustrahlenmindernden Tubus mit Blende. Čsl. Rentgenol. *14*, 324 (1960) deutsche Zusammenfassung: Zentralbl. Gesamte Radiol. *68*, 128 (1961)

Kurlander, G.J.: Roentgenology of the congenital adrenogenital syndrome. Am. J. Roentgenol. *95*, 189 (1965)

Lang, W.R. (Hrsg.): Pediatric and adolescent gynecology. Ann. N.Y. Acad. Sci. *142*, 780 (1967)

Lanyi, A., Ort, J.: Der Gonadenschutz bei Kindern im Gefolge der Röntgenaufnahmen der Hüftgelenke. Čsl. Rentgenol. *13*, 307 (1959)

Leduc, B., van Campenhout, J., Simard, R.: Am. J. Obstet. Gynecol. *100*, 512 (1968). Zit. nach Baird

Leiber, B., Olbrich, G.: Die klinischen Syndrome, 5. Aufl. München, Berlin, Wien: Urban & Schwarzenberg 1972

Leonidas, J.C., Carter, B.L., Leape, L.L., Ramenofsky, M.L., Schwartz, A.M.: Computed tomography in diagnosis of abdominal masses in infancy and childhood. Arch. Dis. Child. *53*, 120 (1978)

Levin, B.: Gonadal dysgenesis. Clinical and roentgenologic manifestation. Am. J. Roentgenol. *87*, 1110 (1962)

Lippe, B.M., Scalley, J.R., Wong, S.R., Desilets, D.T., Gyepes, M.T., Kaplan, S.A.: Pelvic pneumography in the diagnosis of endocrine and gynecologic disorders in children. J. Pediatr. *78*, 779 (1971)

Lippe, B.M., Gyepes, M.T., Kaplan, S.A.: Pelvic pneumography in children. Am. J. Roentgenol. *123*, 829 (1975)

Livaditis, A., Sandstedt, B., Löhr, G.: Ovarian teratoma in an infant with peritoneal dissemination of glial tissue. Z. Kinderchir. *12*, 249 (1973)

Lopez-Calderon Barreda, M., Fernandez-Moscoso Solano, A., Valero de la Calle, J.M., Angeles Gonzalez Gudino, M.: Síndrome de Turner. Estudio radiológico de nueve casos. Radiologia (Madrid) *17*, 427 (1975)

Lorenz, W.: Strahlenschutz in Klinik und ärztlicher Praxis. Stuttgart: Thieme 1961

Mahour, G.H., Woolley, M.M., Trivedi, S.N., Landing, B.H.: Teratomas in infancy and childhood. Experience with 81 cases. Surgery *76*, 309 (1974)

Mahour, G.H., Landing, B.H., Woolley, M.M.: Teratomas in children. Clinicopathologic studies in 133 patients. Z. Kinderchir. *23*, 365 (1978)

Majewski, F., Bierich, J.R., Michaelis, R.: Diagnose: Alkoholembryopathie. Dtsch. Ärztebl. 1133 (1977)

Marcinski, A., Grzybowska, B.: Cysto-uréthro-vaginographie dans le pseudo-hermaphrodisme masculin. Ann. Radiol. (Paris) *13*, 277 (1970)

Marko, D.: Gonadenschutz (Gonad-Defensor) ein Tubus für Beckenaufnahmen. Fortschr. Röntgenstr. *97*, 793 (1962)

Masterson, J.G.: True precocious puberty. In: Lang, W.R. (Ed.): Pediatric and adolescent gynecology. Ann. N.Y. Acad. Sci. *142*, 779 (1967)

McAlister, W.H., Cacciarelli, A., Shackelford, G.D.: Complications of cystography in children. Radiology *111*, 167 (1974)

McDonald, P.: Genito-urinary tumours. Prog. Pediatr. Radiol. *3*, 271 (1970)

McDonough, P.G.: Gonadal dysgenesis and its variants. Pediatr. Clin. North Am. *19*, 631 (1972)

McDonough, P.G., Simmons, R.G.: Pelvic pneumoperitoneum in intersex disorders: asymmetrical gonadal dysgenesis. Obstet. Gynecol. *37*, 368 (1971)

McKusick, V.A., Bauer, R.L., Koop, C.E., Scott, R.B.: Hydrometrocolpos as a simply inherited malformation. JAMA *189*, 813 (1964)

Michal, V., Benes, V., Kosek, P.: Herabsetzung der Gonadendosis bei Röntgenuntersuchungen der Hüftgelenke bei Kleinstkindern. Acta Chir. Orthop. Traumatol. Čech. *27*, 356 (1960) deutsche Zusammenfassung: Zentralbl. Gesamte Radiol. *67*, 112 (1960)

Mitolo, C., Bellone, F.: Ginecologia pediatrica. Torino: Minerva Med. 1968 u. 1974

Moloshok, R.E., Kerr, J.M.: The infant with ambiguous genitalia. Pediatr. Clin. North Am. *19*, 529 (1971)

Moore, W.B., Matthews, T.J., Rabinowitz, R.: Genitourinary anomalies associated with Klippel-Feil syndrome. J. Bone Joint Surg. Am. *57*, 355 (1975)

Morrison, S.G., Perry, L.W., Scott, L.P.: Congenital brevicollis (Klippel-Feil-syndrome) and cardiovascular anomalies. Am. J. Dis. Child. *115*, 614 (1963)

Necic, S., Grant, D.B.: Diagnostic value of hand X-rays in Turner's syndrome. Acta Paediatr. Scand. *67*, 309 (1978)

Neidhardt, M.: Das embryonale (Rhabdomyo-) Sarkom. Z. Kinderheilkd. *103*, 169 (1968)

Neumann, H.O.: Zit. nach Sauramo

Nielsen, O.V.: Ovarian tumours in children. Acta Obstet. Gynecol. Scand. *47*, 119 (1968)

Nixon, G.W., Condon, V.R.: Amputated ovary: a cause of migratory abdominal calcification. Am. J. Roentgenol. *128*, 1053 (1977)

Notter, A., Chabal, J.: Hydrometrocolops of the newborn. Gynécol. Obstét. (Paris) *58*, 538 (1959)

O'Connor, J.F., Neuhauser, E.B.D.: Total body opacification in conventional and high dose intravenous urography in infancy. Am. J. Roentgenol. *90*, 63 (1963)

Okonkwo, J.E.N., Crocker, K.M.: Cloacal dysgenesis. Am. Obstet. Gynecol. *50*, 97 (1977)

Omogbehin, B., Willich, E.: Die Miktions-Zystourethrographie im Kindesalter – Erfahrungen mit der suprapubischen Blasenpunktion an 210 Fällen. Z. Kinderchir. *15*, 204 (1974)

Omogbehin, B., Willich, E.: Suprapubic micturition cystourethrography in infancy and childhood. Pediatr. Radiol. *3*, 20 (1975)

Orr, P.S., Gibson, A., Young, D.G.: Ovarian tumors in childhood: 27-year review. Brit. J. Surg. *63*, 367 (1976)

Otto, H., Timmermann, J., Brunier, E., Ewen, K., Löhr, E.: Gonadenexposition bei kindlichen Urogrammen und Mictionscystourethrogrammen. Radiologe *17*, 334 (1977)

Overzier, C.: Die Intersexualität. Stuttgart: Thieme 1961

Pape, R., Zahovsky, J., Harasta, A.: Über die röntgendiagnostische Strahlenbelastung der Kinder in Spitälern und Ambulatorien. Fortschr. Röntgenstr. *100*, 100 (1964)

Paquin, A.J., Baker, D.H., Finby, N., Evans, A.G.: The urogenital sinus: its demonstration and significance. J. Urol. *78*, 796 (1975)

Partlow, W.F., Taybi, H.: Teratomes in infants and children. Am. J. Roentgenol. *112*, 155 (1971)

Pedersen, K.D., Jensen, J., Hertz, H.: CT wholebody scanning in pediatric radiology. Pediatr. Radiol. *6*, 222 (1978)

Pellerin, D., Bertin, P., Gross, P.: Les tératomes abdominaux (extra-gonadique) rétro-péritonéaux de l'enfant. Ann. Chir. Infant. *14*, 157 (1973)

Pelz, L.: Probleme bei Kindern mit intersexuellen Organbildungsfehlern. Zentralbl. Chir. *100*, 495 (1975)

Pernkopf, E.: Topographische Anatomie des Menschen, 2. Bd. Berlin, Wien: Urban & Schwarzenberg 1941

Peter, K., Gräper, L.: Weibliche kindliche Geschlechtsorgane. In: Peter, K., Wetzel, G., Heiderich, Fr.: Handbuch der Anatomie des Kindes, Bd. 2, München: Bergmann 1938, S. 78 ff.

Peter, R., Veselý, K.: Kindergynäkologie. Leipzig: Thieme 1966

Phelan, J.T., Counseller, V.S., Greene, L.F.: Deformities of the urinary tract with congenital absence of the vagina. Surg. Gynecol. Obstet. *97*, 1 (1953)

Pliess, G.: Beitrag zur teratologischen Analyse des neuen Wiedemann-Dysmelie-Syndroms (Thalidomidmißbildungen?). Med. Klin. *57*, 1567 (1962)

Pliess, G.: Thalidomide and congenital abnormalities. Lancet *1962 I*, 1120

Potter, E.L.: Pathology of the fetus and newborn. Chicago: Year Book Medical Publishers 1952

Poznanski, A.K.: Practical approaches to pediatric radiology. Chicago: Year Book Medical Publishers 1976

Poznanski, A.K., Stern, A.M., Gall, J.C.: Radiographic findings in the hand-foot-uterus-syndrome (HFUS). Radiology *95*, 129 (1970)

Poznanski, A.K., Kuhns, L.R., Lapides, J., Stern, A.M.: A new family with the hand-foot-genital-syndrome. A wider spectrum of the hand-foot-uterus-syndrome. In: Birth defects. Orig. Art. Series. The National Foundation, March of Dimes. *11*, 4 u. 127 (1975)

Prader, V.A.: Der Genitalbefund beim Pseudohermaphroditismus femininus des kongenitalen adrenogenitalen Syndroms. Helv. Paediatr. Acta *9*, 231 (1954)

PRADER, A.: Pathologie des Wachstums und der endokrinen Drüsen. In: Lehrbuch der Pädiatrie, 9. Aufl. FANCONI, G., WALLGREN, A. (Hrsg.). Basel: Schwabe 1972

PRATT, A.D., GALBRAITH, R.H., KEREIKAS, J.G.: Evaluation of 16 mm cine cystourethrography in children: method and dosimetry. Radiology *106*, 183 (1973)

PREGER, L., STEINBACH, H.L., MOSKOWITZ, P., SCULLY, A.L., GOLDBERG, M.B.: Roentgenographic abnormalities in phenotypic females with gonadal dysgenesis. Am. J. Roentgenol. *104*, 899 (1968)

PRÉVÔT, H.: Beitrag zur topographischen Anatomie des Ovars. Fortschr. Röntgenstr. *104*, 266 (1966)

PUECH, A.: Zitiert nach Sauramo

QUELOZ, J., JANKOVIC, M., LANDRY, M.: Le reflux vaginal, cause d'énurésie? Schweiz. Rundsch. Med. *64*, 589 (1975)

RAUBITSCHEK, H.: Über eine bösartige Nierengeschwulst bei einem kindlichen Hermaphroditen. Frankf. Z. Pathol. *10*, 206 (1912)

RECK, W., AUMÜLLER, G.: Zur Topographie der Ovarien bei Neugeborenen und Säuglingen im Hinblick auf den Strahlenschutz der Gonaden bei Hüftgelenksübersichtsaufnahme. Arch. Kinderheilkd. *183*, 134 (1971)

REED, M.H., GRISCOM, N.T.: Hydrometrocolpos in infancy. Am. J. Roentgenol. *118*, 1 (1973)

REHBEIN, F., WILLICH, E., ECKLER, E., BUSCHMANN, O., NAHNSEN, L., WILKENING, K.: Wilms-Tumoren, Neuroblastome und andere maligne Bauchtumoren des Kindesalters. Z. Kinderchir. (Suppl.) *6*, 207 (1969)

RENSHAW, T.S.: Sacral agenesis. J. Bone Joint Surg. Am. *60*, 373 (1978)

REY-STOCKER, I.: Gynäkologie im Kindesalter. Ann. Nestlé *42*, 7 (1976)

RICHTER, E.: Genitographie bei Kindern. Fortschr. Röntgenstr. *122*, 257 (1975)

ROSS, G., SCHNEIDER, R.E., THOMPSON, I.M., ANAST, C.S., MONTIC, J.E.: Our experience with the adrenogenital syndrome: a review of 16 cases. J. Urol. *115*, 462 (1976)

RUBENSTEIN, M.A., BUCY, J.G.: Caudal regression syndrome: the urologic implications. J. Urol. *114*, 934 (1975)

RUZICZKA, O.: Zur Frage des Gonadenschutzes bei Röntgenaufnahmen der Hüften von Säuglingen. Radiol. Austr. *11*, 13 (1960)

RZYMSKI, K., KOSOWICZ, J.: The skull in gonadal dysgenesis. A roentgenometric study. Clin. Radiol. *26*, 379 (1975)

SAENGER, E.L., KERELAKES, J.G., CAVANNAUGH, D.J., HALL, J.L., EISEMAN, W.: Cystourethrography procedures in children. Radiology *118*, 123 (1976)

SALVATORE, C.A., LODOVICCI, O.: Vaginal agenesis: an analysis of ninety cases. Acta Obstet. Gynecol. Scand. *57*, 89 (1978)

SANTULLI, T.V., KIESEWETTER, W.B., BILL JR., A.H.: Anorectal anomalies A suggested international classification. J. Pediatr. Surg. *5*, 281 (1970)

SAURAMO, H.: Die Größe des Eierstockes. Ann. Acad. Sci. Fenn. [Med.] (1945)

SCHÄRLI, A.F., AUFDERMAUR, M.: Vaginalaplasie mit rudimentären Uterushörnern und urologischen Mißbildungen (Syndrom von Mayer-Rokitansky-Küster-Hauser). Z. Kinderchir. *18*, 188 (1976)

SCHAUFFLER, G.C.: Pediatric gynecology. Chicago: Year Book Medical Publishers 1942 (4. Aufl. 1958)

SCHMID, F.: Skelettveränderungen bei Störungen der Nebennieren- und Gonadenfunktion im Wachstumsalter. Orthopädie *4*, 48 (1975)

SCHMID, F., MOLL, H.: Atlas der normalen und pathologischen Handskelettentwicklung. Berlin, Göttingen, Heidelberg: Springer 1960

SCHRÖDER, R.: Zitiert nach Sauramo

SCHROTT, K.M.: Deformitäten der Harnröhre kleiner Mädchen als häufige Ursache von Harninfektion und Dysurie. Z. Kinderchir. *19*, 59 (1976)

SCHUSTER, W., HEINRICH, H.: Möglichkeiten der Dosiseinsparung bei der Miktionscystourethrographie. Röntgenpraxis *28*, 6 (1975)

SCHWEISGUTH, O., PELLERIN, D., CENDRON, J., GÉRARD-MARCHANT, R.: Les sarcomes du sinus urogénitale chez l'enfant. Sem. Hôp. (Paris) *35*, 2843 (1959)

SEPPÄNEN, U., TORNIAINEN, P., KIVINIITY, K.: Radiation gonad doses received by children in intravenous urography and micturition cystourethrography. Pediatr. Radiol. *8*, 169 (1979)

SERSIRON, D.: Gynécologie de l'enfance et de l'adolescence. Neuchâtel: Delachaux & Niestlé 1974

SHOPFNER, C.E.: Genitography in intersexual states. Radiology *82*, 664 (1964)

SHOPFNER, C.E.: Roentgenologic demonstration of the »ectopic anus« associated with imperforate anus. Radiology *84*, 464 (1965)

SHOPFNER, C.E.: Gynecologic roentgenology in children. Semin. Roentgenol. *4*, 218 (1969)

SHOPFNER, C.E.: Genitography in intersex problems. In: Progress in Pediatric Radiology. Bd. 3: Genitourinary tract. KAUFMANN, H.J. (Hrsg.), S. 97. Basel, München, Paris, New York: Karger 1970

SHOPFNER, C.E.: The genital tract: In: CAFFEY, J., (Hrsg.): Pediatric X-ray diagnosis. S. 821. Chicago: Year Book Medical Publishers 1972

SHOPFNER, C.E., HUTCH, I.A.: The normal urethrogram. Radiol. Clin. North Am. *6*, 165 (1968)

SINGLETON, E.B., ROSENBERG, H., YANG, S.J.: The radiographic manifestations of chromosomal abnormalities. Radiol. Clin. North Am. *2*, 281 (1964)

SLOAN, W., WALSH, P.C.: Familial persistent müllerian duct syndrome. J. Urol. *115*, 459 (1976)

SMITH, D.W.: Recognizable patterns of human malformations. Philadelphia: Saunders 1970

SMITH, J.P., RUTLEDGE, F., SUTOW, W.W.: Malignant gynecologic tumors in children: current approaches to treatment. Am. J. Obstet. Gynecol. *116*, 261 (1973)

Spasov, S.A., Dokumov, S.I., Diankow, L.A., Balkov, I.M., Sarkanyatz, A.M.: Efficacy of pneumogynecography in the diagnosis of Mayer-Rokitansky-Küster-Hauser syndrome. Am. J. Roentgenol. *126*, 413 (1976)

Spear, G.S., Hyde, T.P., Gruppo, R.A., Slusser, R.: Pseudohermaphroditism, glomerulonephritis with the nephrotic syndrome and Wilm's tumor in infancy. J. Pediatr. *79*, 677 (1971)

Spies, H., Lorenz, G.: Rhabdomyosarkom des Ovars im Kindesalter. Zentralbl. Gynäkol. *95*, 1322 (1973)

Stannard, M.W., Lebowitz, R.L.: Urography in the child who wets. Am. J. Roentgenol. *130*, 959 (1978)

Stephens, F.D.: Congenital malformation of rectum, anus and genitourinary tract. London: Livingstone 1963

Stephens, F.D., Smith, E.D.: Anorectal malformation in children. Chicago: Year Book Medical Publishers 1970

Stern, A.M., Gall, J.C., Perry, B.L., Stimson, C.W., Weitkamp, L.R., Poznanski, A.K.: The hand-foot-uterus-syndrome. A new hereditary disorder characterized by hand and foot dysplasia, dermatoglyphic abnormalities, and partial duplication of the females genital tract. J. Pediatr. *77*, 109 (1970)

Stockamp, K., Hohenfellner, R.: Urologische Erkrankungen bei weiblichen Kindern und Heranwachsenden. Gynäkologe *6*, 66 (1973)

Stojimirovic, I.: Hidrometrokolpos novordencita. Acta Chir. Jugosl. *3*, 175 (1956)

Stump, T.A., Garrett, R.A.: Bilateral Wilms' tumor in a male pseudohermaphrodite. J. Urol. *72*, 1146 (1954)

Süli, B., Nicole, R.: Der Sinus urogenitalis als Ursache der Harninkontinenz. Diagnostische und therapeutische Möglichkeiten. Schweiz. Med. Wochenschr. *96*, 668 (1966a)

Süli, B., Nicole, R.: Die Bedeutung der urologischen Untersuchung des Sinus urogenitalis bei Neugeborenen und kindlichen Pseudohermaphroditen. Z. Kinderchir. *3*, 243 (1966b)

Taber, P., Lackey, D.A., Gans, S.L.: Total body opacification and neonatal ovarian cysts. J. Pediatr. Surg. *8*, 429 (1973)

Tanner, J.M., Whitehouse, H.H., Marshall, W.A., Healy, M.J., Goldstein, H.: Assessment of skeletal maturity and prediction of adult hight (TW 2 method). London: Academic Press 1975

Taybi, H.: Radiology of syndromes. Chicago: Year Book Medical Publishers 1976

Teele, R.L.: Ultrasonography of the genitourinary tract in children. Radiol. Clin. North Am. *15*, 109 (1977)

Tein, A., Smith, T.: Vaginal urethrovesical reflux. J. Urol. *105*, 384 (1971)

Thamdrup, E.: Precocious sexual development: a clinical study of 100 children. Kopenhagen: Munksgaard 1961

Thompson, W., Grossman, H.: The association of spinal and genitourinary abnormalities with low anorectal anomalies (imperforate anus) in female infants. Radiology *113*, 693 (1974)

Töndury, G.: Angewandte und topographische Anatomie. Stuttgart: Thieme 1959

Tristan, T.A., Eberlein, W.R., Hope, J.W.: Roentgenologic investigation of patients with heterosexual development. Am. J. Roentgenol. *76*, 562 (1956)

Turner, H.H.: A syndrome of infantilism, congenital webbed neck, and cubitus valgus. Endocrinology *23*, 566 (1938)

Turpin, R., Lejeune, L.: Les chromosomales humains. Paris: Gauthier-Villars 1965

Uemura, R.: Statistical observation of surgical malignant neoplasms in infants and children. Jpn. Soc. Pediatr. Surg. *6*, 439 (1971)

Ulfelder, H., Robboy, S.J.: The embryologic development of the human vagina. Am. J. Obstet. Gynecol. *126*, 769 (1976)

Vinstein, A.L., Franken, E.A.: Unilateral hematocolpos associated with agenesis of the kidney. Radiology *102*, 625 (1972)

Waagemann, U.: Teratoide Geschwülste im Kindesalter. Langenbecks Arch. Chir. *296*, 460 (1960)

Waldeyer, W.: Das Becken. Bonn: Cohen 1899

Wangensteen, O.H., Rice, C.O.: Imperforate anus. A method of determining the surgical approach. Ann. Surg. *92*, 77 (1930)

Webster, E.H., Mariel, F.A.: zitiert nach Fendel, 1976

Weissenbacher, G., Wiltschke, H.: Chronischer Harnwegsinfekt und Vulvitis bei Mädchen mit hoher hinterer Kommissur. Pädiatr. Pädol. *9*, 60 (1974)

White, P., Lebowith, R.L.: Exstrophy of the bladder. Radiol. Clin. North Am. *15*, 93 (1977)

Whitehead, G., Griffeths, J.T.: The Leicester gonad protector. A device to afford localised protection from diagnostic x-irradiation. Br. J. Radiol. *34*, 135 (1961)

Wilkins, L.: Hermaphroditism: Classification, diagnosis, section of sex and treatment. Pediatrics *16*, 287 (1955)

Williams, D.I.: Pediatric urology. London: Butterworth 1968

Williams, D.I., Runyan, J.W.: Sex chromatin and chromosome analysis in diagnosis of sex abnormalities. Ann. Intern. Med. *64*, 422 (1964)

Williams, D.I., Young, D.G.: Malignant tumours of the genitourinary tract in childhood. Practitioner *200*, 678 (1968)

Willich, E.: Die Technik der Röntgenuntersuchung der Kardia-Magenregion bei Neugeborenen und jungen Säuglingen. Pädiatr. Prax. *4*, 401 (1965)

Willich, E.: Malignant abdominal tumours in childhood: diagnosis and treatment in 134 cases. Ann. Radiol. (Paris) *13*, 163 (1970)

Willich, E., Englert, M.: Das Metakarpalzeichen. Fortschr. Röntgenstr. *119*, 443 (1973)

Willital, G.H.: Klassifikation der ano-rektalen Anomalien, Operationsindikation. Z. Kinderchir. *14*, 54 (1974)

WINTER, J.S.D., KOHN, G., MELLMAN, W.J., WAGNER, S.: A familial syndrome of renal, genital, and middle ear anomalies. J. Pediatr. *72*, 88 (1968)

WÖCKEL, W.: Zur pathologischen Anatomie der Tumoren und tumorartigen Veränderungen des Ovars im Kindesalter. Zentralbl. Gynäkol. *94*, 1329 (1972)

WUNDERLE, N.: Überraschungsbefund bei Leistenhernienoperation: Pseudohermaphroditismus masculinus internus. Z. Kinderchir. *18*, 181 (1976)

WURNIG, P.: Chirurgische und urologische Grenzprobleme. In: Praxis der Gynäkologie im Kindes- und Jugendalter. HUBER, A., HIERSCHE, H.D. (Hrsg.), S. 180. Stuttgart: Thieme 1977

YANO, H., AIKO, T., KSHIJIMA, H., AIBA, H., KATO, T., ABE, H.: Clinical and pathological observations of ovarian tumors in infants and children. Z. Kinderchir. *12*, 64 (1973)

YODER, I.C., PFISTER, R.C.: Unilateral hematocolpos and ipsilateral renal agenesis: report of two cases and review of the literature. Am. J. Roentgenol. *127*, 303 (1976)

YU, S.F., MURUGESU, J.J., CHAN, K.Y.: An unusual case of neonatal hydrometrocolpos. Am. J. Roentgenol. *100*, 186 (1967)

ZANETTI, E., FERRARI, L.R., ROSSI, G.: Classification and radiographic features of uterine malformations: hysterosalpingographic study. Br. J. Radiol. *51*, 161 (1978)

ZIERHOFFER, S., WOJTOWICZ, J., MACIEJEWSKI, J., WALCZAK, M.: Nierenangiographie bei Gonadendysgenesie. Fortschr. Röntgenstr. *107*, 747 (1967)

ZIMPRICH, H.: Die Röntgendiagnostik der Intersexualität. Fortschr. Röntgenstr. *104*, 715 (1966)

IV. Radiologische Spezial-Diagnostik in der Gynäkologie

1. Spezielle Methoden

von

P. Grotemeyer, A. Breit

Mit 8 Abbildungen

a) Angiographie

Schon kurz nach der Entdeckung der Röntgenstrahlen 1895 veröffentlichten Hascheck und Lindenthal in ihrem Beitrag zur praktischen Verwertung der Fotographie nach Röntgen 1896 erstmals ein »Angiogramm« einer Leichenhand.

Erste Untersuchungen mit öligen jodierten Kontrastmitteln am lebenden Menschen wurden 1923 von Berberich und Hirsch sowie Sicard und Forestier durchgeführt. Bis jedoch die Voraussetzungen zum routinemäßigen Einsatz angiographischer Untersuchungen auch in der Gynäkologie geschaffen waren, mußten noch etwa 30 Jahre vergehen. Ein wesentlicher Schritt auf dem Weg zur abdominellen und pelvinen Angiographie war die Arbeit über die lumbale Aortographie (Dos Santos, 1929). Coutts et al. (1935) untersuchten mit dieser Methode zwölf Frauen während der Schwangerschaft. Ischikawa (1938) und Farinas (1941) führten Angiographien des Beckens durch, indem sie einen Katheter durch die freigelegte A. circumflexa femoris lateralis bzw. die freigelegte A. femoralis einführten.

Die heute üblichen Methoden beruhen im Prinzip auf Studien von Lindgren (1950), Peirce (1951), Peirce und Ramey (1953), und vor allem Seldinger (1953), dessen Technik schon von Borell et al. (1952) angewandt wurde.

Diese Technik nach Seldinger macht es möglich, daß nach perkutaner Punktion der A. femoralis und Einführung einer Führungsspirale ein Katheter in das Gefäß eingeführt werden kann. Diese Methode wurde für die Darstellung der Beckengefäße in der Folgezeit weiterentwickelt und modifiziert, wie sie von Bachmann und Tänzer (1970) für die Harnblasenarteriographie zusammengestellt wurde.

Bezüglich des Wertes der Beckenangiographie in der Gynäkologie sei auf Kapitel V sowie auf die Monographien von Fernström (1955), Breit (1967) und Fochem (1967) sowie die Arbeiten von Altemus (1969), Lang und Greer (1969), Breit (1975, 1976), Fritz et al. (1972) und Köhler et al. (1975) verwiesen.

α) Methodik

Voraussetzung für die Einbringung der Führungsspirale und des Katheters sind die Anwendung geeigneter Punktionskanülen sowie das Beherrschen der Punktionstechnik.

Dies ist vor allem deshalb wichtig, damit die Arterienwand, besonders die Intima, während des Untersuchungsvorgangs so weit wie möglich geschont wird. Dies bedeutet, daß die Punktionskanülen sowie die anschließend erforderlichen Führungsspiralen und Katheter nicht dicker als erforderlich sein sollten.

Für die Arterienpunktion als Grundvoraussetzung zur Einbringung der Katheter haben sich auch zur Beckenangiographie die folgenden *Kanülen* bewährt (Kaude u. Grotemeyer, 1976):

a) Punktionskanüle nach Seldinger: Es handelt sich hierbei um eine stumpfe Kanüle mit eingepaßtem scharfen Mandrain, die nach Punktion und Entfernen des Mandrains schonend in das Gefäßlumen vorgeschoben werden kann (soweit überhaupt erforderlich).

b) Variation der Kanüle nach Seldinger: Es handelt sich hierbei um eine scharf geschliffene Kanüle mit stumpfem Mandrain. Hierbei kann nach Punktion des Gefäßes der Mandrain über die Kanülenspitze hinweg eingeführt werden. Diese stumpfe Einheit läßt sich wiederum (falls erforderlich) unter Schonung der Intima in die Arterie vorschieben (s. Vogler u. Herbst, 1958).

c) Scharfe Kanüle ohne Innenmandrain: Aufgrund der wesentlich geringeren Außenmaße wird diese Kanüle ohne Innenmandrain verwendet. Die Arterie ist dabei in der Regel ohne Durchstechen der Hinterwand zu punktieren, ein Zurückziehen, Umlegen und Vorschieben der Kanüle meist nicht erforderlich (Decker u. Kunkel, 1977).

d) Scharfe Mandrainkanüle, über der eine Zwischenkanüle und über dieser wiederum eine adaptierte, mit einem Verschlußsystem verbundene Teflonkanüle angebracht ist (Hettler, 1960). Mit dieser Kanüle ist es möglich einen Katheter mit verschlossener Spitze ins Gefäßsystem einzubringen.

Modifizierte Kanülen und Führungsschienen bzw. Schleusen (z.B. Desilets u. Hoffman, 1965; Gebauer, 1968) lehnen sich im wesentlichen an die genannten Möglichkeiten an.

Vor der Punktion wird bei allen Methoden die Haut mit einem Skalpell bzw. einer feinen Lanzette durchtrennt, damit beim Einführen die relativ weichen Katheterspitzen geschont werden und eine stärkere Verletzung der Arterienwand vermieden wird. Im allgemeinen wird bei der Punktion die Gefäßvorder- und -rückwand durchtrennt, ein Vorgang, der mit zunehmender Übung vor allem mit der unter Punkt c) beschriebenen Kanüle immer häufiger zu vermeiden ist. Allerdings soll sich das Durchstechen der Rückwand nach Kaude (1975) nicht negativ auswirken, da seiner Ansicht nach ein kleines Hämatom an der Rückwand eher zu einer Stabilisierung als zur weiteren Ausbreitung des Hämatoms führt. Unabhängig davon, ob Vorder- oder Rückwand oder nur die Vorderwand des Gefäßes durchtrennt werden, sollte ein Vorschieben der Kanüle in das Gefäß (wie mit Kanüle a) und b) möglich) vermieden werden. Um Intimaschäden so weit wie möglich zu vermeiden, wird deshalb sofort nach Erreichen des Arterienlumens die Führungsspirale eingeführt.

Führungsspiralen: Ähnlich wie die Punktionskanülen haben sich auch die Führungssonden bzw. Führungsspiralen im Laufe der Jahrzehnte geändert. Das Prinzip ist jedoch seit den Arbeiten von Seldinger (1953) unverändert geblieben. Er verwendete damals an der Spitze weiche, jedoch gerade Führungsspiralen, die den Nachteil hatten, daß stark verplumpte oder sklerotisch veränderte Gefäßabschnitte kaum oder nicht überwunden werden konnten. Andere Spiralen mit gekrümmter bzw. gebogener Spitze lassen dies in der Regel jedoch ohne weiteres zu (Gollmann, 1957), wobei in den letzten Jahren als weitere Verbesserung die Teflonbeschichtung hinzugekommen ist (z.B. Safety-J-Guide, Judkins et al., 1967, 1968).

Geräte, die die Führungssonden bzw. später den Katheter strecken oder beugen – sogenannte Flektoren, Deflektoren, Rotoflektoren oder Slektoren – sind bei der Beckenangiographie nicht erforderlich.

Katheter: Um über Material, Stärke und Krümmung des zu verwendenden Arterienkatheters vor der Untersuchung eine Entscheidung fällen zu können, muß man sich zunächst über die Art des Injektionsortes im klaren sein, der analog der Zusammenstellung von Bachmann und Tänzer (1970) auch für die Beckenangiographie in der Gynäkologie gilt (Abb. 1).

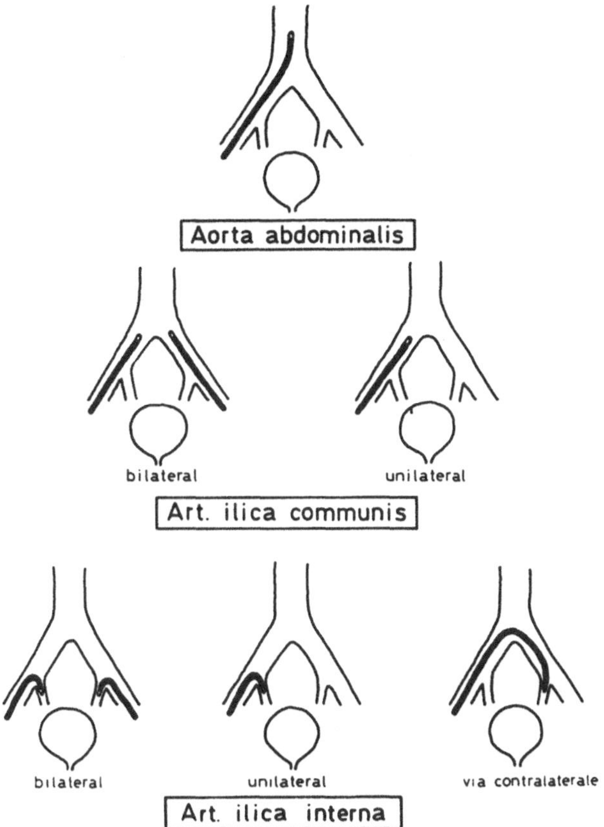

Abb. 1. Schematische Darstellung der Kontrastmittelinjektionsorte und Katheterlagen bei der Beckenangiographie (BACHMANN u. TÄNZER, 1970)

Zunächst bietet sich für die Übersichtsbeckenangiographie als Injektionsort die untere Bauchaorta direkt kranial der Aortengabel an. Diese Lokalisation bringt im allgemeinen eine gute Darstellung aller Beckengefäße einschließlich der Endäste der A. rectalis superior. Bei der Rezidivdiagnostik schlagen FRITZ et al. (1972) eine Kontrastmittelfüllung der Aa. ovaricae vor. In diesen Fällen muß dann die Katheterspitze etwa in Höhe des Zwischenwirbelraumes L 2/L 3 zu liegen kommen. Weitere Injektionsmöglichkeiten ergeben sich in Form einer »halbselektiven« Angiographie, wenn mit Lage der Katheterspitze in der A. iliaca communis bilateral oder unilateral Kontrastmittel unter Kompression der Aa. femorales injiziert wird. Als selektive Angiographie gilt die direkte Injektion jeweils in eine oder beide Aa. iliacae internae, eine Untersuchung, die ebenfalls bilateral oder unilateral mit homolateraler oder kontralateraler Einbringung des Katheters durchgeführt werden kann (s.a. Abb. 1).

Die Technik der selektiven Angiographie der A. iliaca interna beschreibt ALTEMUS (1968), die der selektiven Darstellung der A. ovarica und deren Wert KAHN und FRATES (1968) sowie FRATES (1969).

Unter den genannten Voraussetzungen eignet sich für die Beckenangiographie am besten ein Teflonkatheter, in den zum Verschluß der Spitze eine an einem Innendraht angebrachte Metallkugel eingeführt werden kann. Dies führt dazu, daß das Kontrastmittel vorwiegend über seitliche Perforationen und nicht über die Spitzenperforation austritt (Teflonkatheter mit Tipoccluder nach OLIN, 1963). Dieser Katheter läßt einerseits die Übersichtsangiographie mit Lokalisation der Katheterspitze in der Aorta zu, andererseits ermöglicht er die sogenannte »halbselektive« Angiographie der Beckenarterien, da er nach der Übersichtsangiographie problemlos in die A. iliaca communis, d. h. an den Abgang der A. iliaca interna zurückgezogen werden kann. Die selektive Darstellung des Ausbreitungsgebietes der A. iliaca interna ist – falls notwendig – mit einem gesonderten Katheter (z. B. Polyäthylenkatheter, French 5) vor einer Übersichtsangiographie durchzuführen. Hierfür wird aber ein rascher Katheterwechsel erforderlich, damit es zu keiner wesentlichen Überlagerung durch die sich rasch füllende Harnblase kommt. Die bilaterale, selektive Angiographie der A. iliaca interna ersetzt die Übersichtsangiographie nicht, da Gefäße wie die A. sacralis media, die A. rectalis superior aus der A. mesenterica inferior, die Aa. ovaricae und auch die Aa. iliacae externae nicht mitgefüllt werden. Diese selektiven Darstellungen haben im Vergleich zur sogenannten halbselektiven, jedoch einfacher durchzuführenden Technik nach unseren Erfahrungen keine Vorteile erbracht (s. a. Breit, 1967, 1976). Erforderlich für diese Art der Kontrastmittelinjektion ist aber eine vorübergehende Kompression der Aa. femorales, damit das Kontrastmittel vorwiegend in das Ausbreitungsgebiet der Aa. iliacae internae gelangt.

Diese Kompression erfolgt mit einem Kompressionsbügel (Fernström, 1955), mit Gummibällen oder aufblasbaren Ballonen unterhalb eines transparenten Haltegurts, Blutdruckmanschetten, die mit übersystolischem Druck an den Oberschenkeln angelegt werden, in Ausnahmefällen auch durch manuelle Kompression außerhalb des Belichtungsfeldes (Breit, 1967).

Kontrastmittel: Die Kontrastmittel für die Beckenangiographie unterscheiden sich nicht von denen, die für andere Angiographien verwendet werden. Es werden im allgemeinen 60–65%ige, unter bestimmten Voraussetzungen auch höhere Konzentrationen verwendet. Die Injektion erfolgt in der Regel mit einem volumengesteuerten Injektor, wobei für eine Übersichtsbeckenangiographie 40–50 ml Kontrastmittel mit einem Flow von 20–22 ml/s injiziert werden. Für die halbselektive Darstellung werden diese Werte halbiert, für die selektive Injektion in die A. iliaca interna reichen 10 ml Kontrastmittel, die mit der Hand injiziert werden, aus. Eine herzphasengesteuerte Injektion wie bei der Nierenangiographie (Schepke et al., 1977) hat keine besseren Ergebnisse erbracht. Eine verbesserte Darstellung der kleinen Beckengefäße wird jedoch durch höher konzentriertes Kontrastmittel (z. B. Urografin 76) erreicht, das wir jedoch nur im Rahmen einer Vollnarkose bzw. einer Peridural- oder Lumbalanästhesie verwenden.

β) Aufnahmetechnik

Da die Untersuchungen im allgemeinen an Angiographiearbeitsplätzen durchgeführt werden, die mit entsprechend belastbaren Röhren und leistungsstarken Generatoren ausgerüstet sind, soll unter der Voraussetzung, daß unterschiedliche Film-Folienkombinationen verwendet werden, nicht auf Schaltungen eingegangen werden. Es ist aber anzustreben, daß durch hochverstärkende Folien die Aufnahmespannung so niedrig wie möglich gehalten wird, damit kleinste Gefäße noch gut kontrastiert sichtbar bleiben. Grundvoraussetzung ist in allen Fällen ein Blattfilmwechsler, der die arterielle Phase, die Parenchymphase und die venöse Phase erfassen läßt. Dies kann mit einer Aufnahmefrequenz von zwei Bildern über 4 s, einem Bild über weitere 4 s und einem halben Bild pro Sekunde über weitere 6–8 s erfolgen. Durch eine schematische Auswertung dieser Aufnahmefolge ließ sich die Filmzahl von 15 auf 10–11 mit Expositionszeiten bei 1, 2, 3, 4, 5, 6, $7^1/_2$, 9, 11, 13, 15 s reduzieren, ohne daß ein Informationsverlust in Kauf genommen werden mußte. Diese Aufnahmezeit halten wir aufgrund unserer jetzigen Erfahrungen für notwendig, da bei der älteren Frau und bei Zustand nach Bestrahlungen im Rahmen der Rezidivdiagnostik die venöse Phase häufig erst um 10 s und später beurteilbar wird. Fritz et al. (1972) geben Aufnahmezeiten von zwei Bildern pro Sekunde 4 s lang, anschließend ein Bild pro Sekunde 4 s lang, anschließend ein Bild pro Sekunde 6 s lang an.

Die Aufnahmen erfolgen im ap-Strahlengang mit Zentrierung in Beckenmitte. Bei halbselektiver Technik erfolgt die Zentrierung jeweils in der Mitte der linken bzw. rechten Hälfte des kleinen Beckens. Dieser Abschnitt der Untersuchung ist auch für Vergrößerungsserien geeignet, jedoch nur für Patientinnen bis zu einem Gesamtgewicht von maximal 65–70 kg, da sonst der Informationsgewinn durch die höhere Aufnahmespannung wieder verloren geht.

γ) Röntgenanatomie der Beckenarterien

Im folgenden soll nicht eine Rekapitulation der Normalanatomie der gesamten Beckenarterien durchgeführt werden. Dieser Abschnitt ist speziell auf Gefäße ausgerichtet, die für Erkrankungen des weiblichen Genitales von Bedeutung sind. Es lassen sich in etwa gleicher Weise auf jedem Beckenübersichtsarteriogramm die Aortengabel (falls vom Format erfaßt), die A. iliaca communis bds., die A. iliaca externa bds. und das Ausbreitungsgebiet der A. iliaca interna bds. erkennen. Im Vordergrund des Interesses stehen fast ausschließlich die viszeralen Äste der Aa. iliacae internae, deren Versorgungsgebiet in der Regel äußerst gleichmäßig ist, deren Aufzweigungen jedoch große Varianten aufweisen (SIEGLBAUER, 1958; RAUBER-KOPSCH, 1955).

Lassen sich diese Gefäße auch bis in kleinste Aufzweigungen röntgenologisch darstellen und zuordnen (LUSZA, 1972), so sind für die Beurteilung eines Beckenangiogramms in der Regel nur die folgenden Gefäße von Bedeutung: A. iliaca interna, A. glutealis inferior, A. uterina, R. cervicovaginalis, A. vaginalis, A. pudenda interna und A. obturatoria (BREIT, 1967) (Abb. 2 a–c). FERNSTRÖM (1955) hat die Gefäßanatomie zusammenfassend dargestellt. Er ist dabei in extensu auf den topographischen Verlauf der Beckenarterien, insbesondere der A. uterina eingegangen. Dieses Gefäß, das zu 80% aus der A. iliaca interna entspringt (in 20% liegt ein gemeinsamer Stamm für die A. uterina und die A. pudenda interna vor), wird in drei Abschnitte eingeteilt:

1. Abschnitt: Verlauf entlang der lateralen Beckenwand etwa 4–7 cm schräg nach kaudal und ventral, danach biegt das Gefäß nach medial ins Parametrium ab (Abb. 3a, b).

2. Abschnitt: Er verläuft je nach Alter mehr oder minder stark geschlängelt horizontal. Dieser Abschnitt hat die größte Bedeutung, denn die A. uterina ist mit diesem Teil das Hauptgefäß des Parametriums, d.h. des Ausbreitungsweges der Collumkarzinome (Abb. 3a, b).

3. Abschnitt: Dieser aufsteigende Teil entlang der Uteruswand teilt sich in die Endabschnitte des Gefäßes, die einerseits als zahlreiche korkenzieherartige Arterien in den Uterus hinein verlaufen, andererseits als R. ovaricus und R. tubarius zur Adnexe ziehen (Abb. 3a, b).

Ein weiterer Ast ist der R. cervicovaginalis, der aus dem distalen Anteil des zweiten Abschnitts der A. uterina entspringt, und zwar unmittelbar bevor sie in ihren dritten Abschnitt übergeht. Bedeutung kommt auch der A. vaginalis zu, die entweder aus der A. uterina oder direkt aus der A. iliaca interna entspringt. Die A. pudenda interna stellt sich auf den Übersichtsbildern meist als flachbogig bis leicht gestreckt verlaufendes Gefäß lateral der A. uterina dar, erlangt aber für die regionale angiographische Diagnostik keine große Bedeutung. Wir konnten lediglich Anastomosen mit Vaginalästen bei fortgeschrittener Tumorausdehnung beobachten.

Als letztes größeres Gefäß findet sich die A. obturatoria, die, entspringend aus der A. iliaca interna, zum Canalis obturatorius zieht (Abb. 2a, b). Im Normalfall verläuft

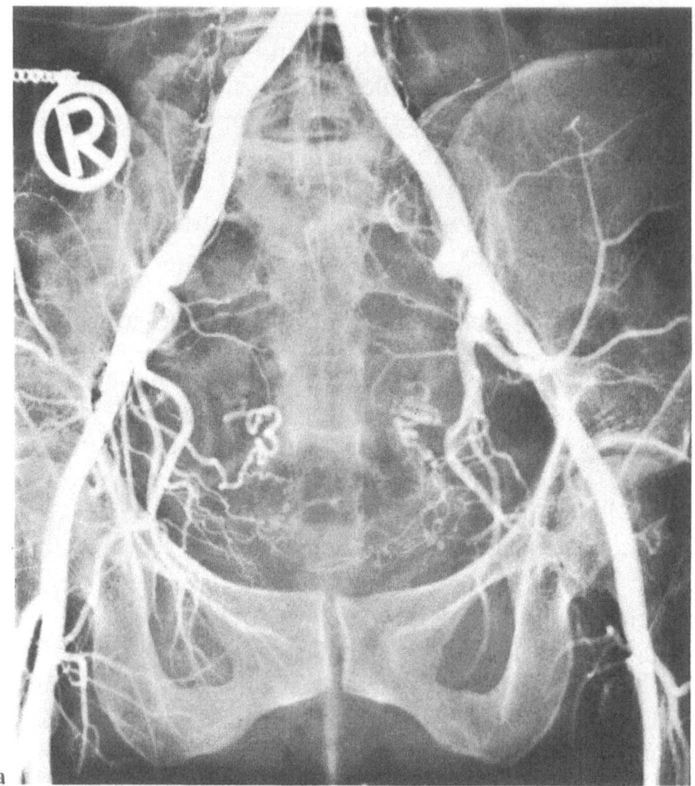

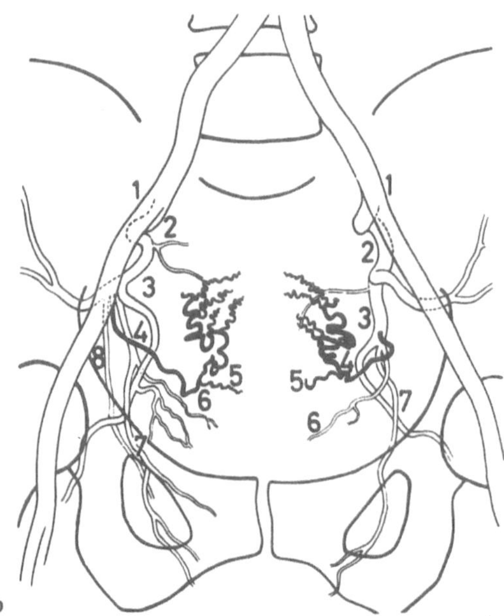

Abb. 2. **a** Normalbefund einer Beckenübersichtsarteriographie 1 $^1/_2$ s nach Beginn der Kontrastmittelinjektion (dargestellte Gefäße s. **b**). **b** Schemazeichnung zu **a**: 1 = A. iliaca externa. 2 = A. iliaca interna mit A. glutealis superior. 3 = A. glutealis inferior. 4 = A. uterina. 5 = R. cervicovaginalis. 6 = A. vaginalis. 7 = A. pudenda interna. 8 = A. obturatoria. **c** Kapilläre Phase der Übersichtsbeckenarteriographie (**a**) 4 s nach Beginn der Kontrastmittel-injektion (Breit, 1967)

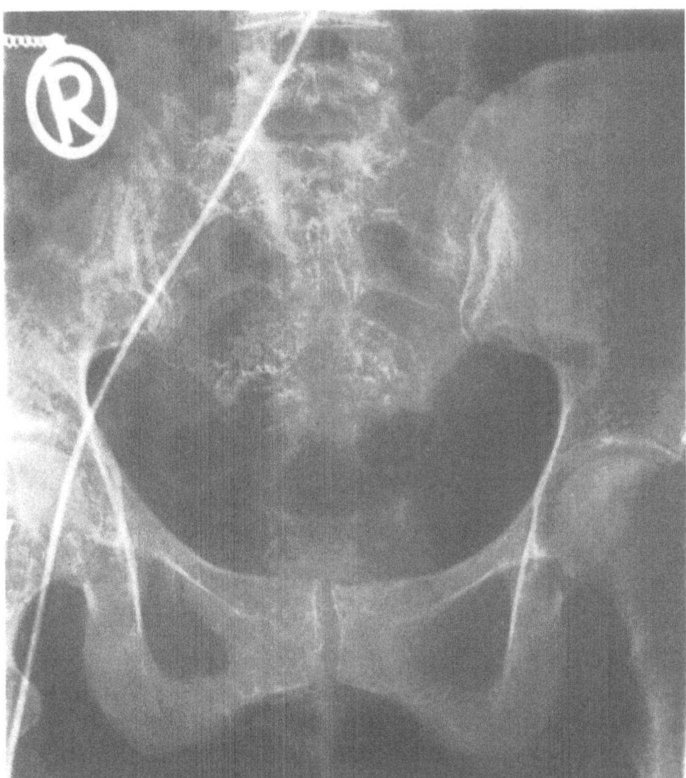

Abb. 2 c

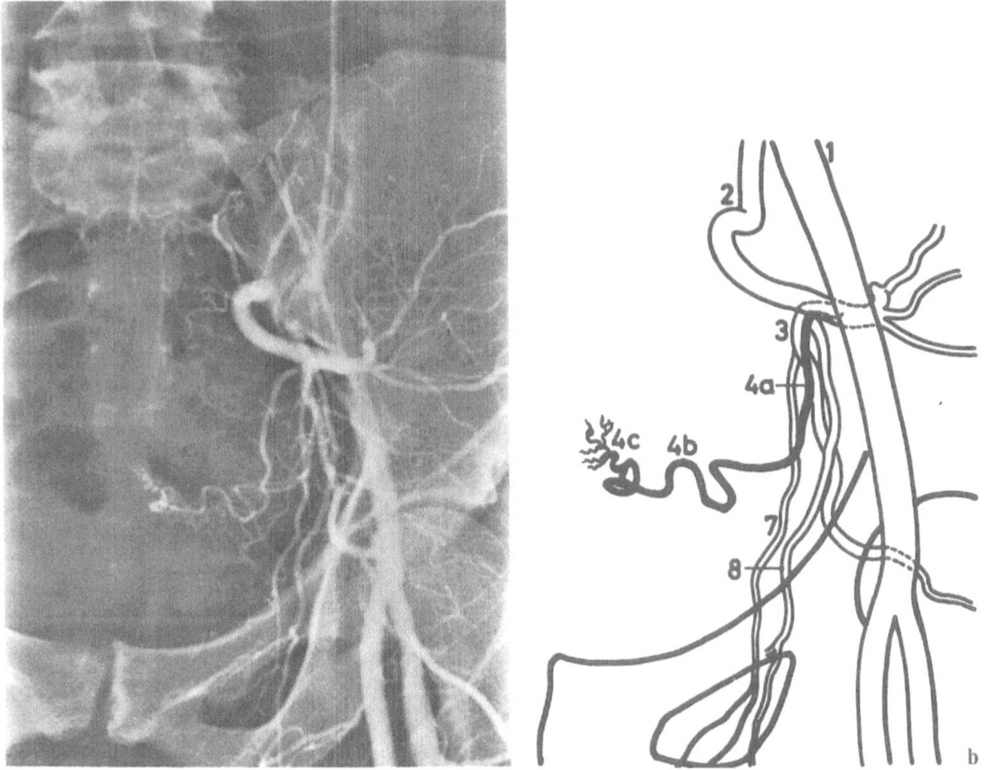

Abb. 3. a A. uterina: Verlauf s. Abb. **b** (Gefäße 1–3 u. 5–7 s. Abb. 2b). **b** A. uterina 4a, Abschnitt 1 entlang der Beckenwand, 4b, Abschnitt 2 horizontaler Verlauf im Parametrium, 4c, Abschnitt 3 aufsteigender Verlauf entlang des Uterus (BREIT, 1967)

sie im ap-Angiogramm lateral der A. pudenda interna und hat keine Verbindung zum Parametrium oder zum Uterus. In etwa 30% der Fälle entspringt die A. obturatoria aus der A. epigastrica inferior (Corona mortis).

Weitere Gefäße, die sich auf Übersichtsbeckenangiographien erkennen lassen, sind die A. sacralis media, die aus der Aorta kommend in der Mitte des Sakrums nach kaudal verläuft, die A. sacralis lateralis, die in Höhe des Abgangs der A. glutealis superior aus der A. iliaca interna oder aus der A. glutealis superior selbst entspringt (Abb. 2a, b). Sie läuft zur Vorderfläche des Kreuzbeins. Aus dem gleichen Abschnitt stammt auch die nach kranial verlaufende A. ileolumbalis, die medial über die Beckenschaufel nach kranial zum M. iliopsoas zieht. Bedeutung für die Diagnostik haben auch noch die A. mesenterica inferior mit ihrem Endabschnitt der A. rectalis superior (Dencker et al., 1972), außerdem die Aa. ovaricae – entspringend aus der Aorta – bei der Diagnostik von Ovarialtumoren und Tumorrezidiven (Fritz et al., 1972).

δ) Durchführung und Ablauf der Untersuchung

Ist aufgrund der Vorgeschichte, der Klinik und des gynäkologischen Untersuchungsbefundes die Indikation zur Beckenangiographie gegeben, so erfolgt die Information bzw. Aufklärung der Patientin über den Grund und die Art der durchzuführenden Untersuchung. Wird dieses Gespräch mit dem Einverständnis der Patientin beendet, so erfolgt zum Ausschluß von Gerinnungsstörungen die Bestimmung des Quickwerts, der partiellen Thromboplastinzeit (PTT) und des Kreatinin als Nierenfunktionsprüfung.

Im Gegensatz zu anderen Autoren – z.B. Wenz (1972) – führen wir einen Großteil aller Angiographien ambulant durch. Die Patientin kommt nüchtern in die Klinik, Blase und Rektum sollten entleert sein. Ca. 30 min nach der Prämedikation mit Analgetika, evtl. Opiaten, Tranquilizern und Atropin, erfolgt die Untersuchung in Form der oben beschriebenen Technik.

Die Untersuchungsdauer beträgt ca. $^1/_2$–$^3/_4$ Std. Läßt sich die Beckenangiographie bei Verwendung von ca. 40–50 ml 60–65%igem Kontrastmittel mit der oben angegebenen Prämedikation durchführen, d.h. Schmerz- und Hitzegefühl während der Injektion in Grenzen halten, so führen wir bei Verwendung höher konzentrierter Kontrastmittel die Untersuchung entweder in Vollnarkose oder in Peridural- oder Lumbalanästhesie durch. Dieser Mehraufwand hat für die Patientinnen den Vorteil der Schmerzfreiheit, für den Untersucher den der besseren Bildqualität und Detailerkennbarkeit.

Nach Beendigung der Aufnahmeserien wird der Katheter durch Zurückziehen entfernt, die Punktionsstelle 5–15 min manuell komprimiert und anschließend die Patientin bis zum Verlassen der Klinik am Abend weiter beobachtet. Die Fahrt nach Hause wird entweder mit einem Krankenkraftfahrzeug oder einem Privatkraftfahrzeug durchgeführt, jedoch unter der Voraussetzung, daß die untersuchte Patientin nicht selbst das Kraftfahrzeug fährt.

ε) Komplikationsmöglichkeiten

Die Komplikationen sind bei ordnungsgemäßer Durchführung der Technik sehr niedrig. In der Regel lassen sich ausgedehntere Hämatome im Bereich der Punktionsstelle durch Vermeidung einer Mehrfachpunktion zu Beginn der Untersuchung, durch kurze Dauer der Untersuchung und richtige Kompression der Arterie nach Entfernung des Katheters vermeiden. Gerinnungsanomalien sind vor jeder Untersuchung durch Bestimmung des Quickwerts und der PTT auszuschließen. Lokale Thrombosen oder periphere Embolien lassen sich durch Heparinisierung (Gabe von 2500–5000 Einheiten Heparin durch den

Arterienkatheter) verhindern. Eine eingeschränkte Nierenfunktion ist durch Überprüfung entsprechender Werte (z. B. Kreatinin) erkennbar. Die Komplikationen der Katheterangiographie sind im einzelnen von KAUDE (1975) zusammengestellt.

SCHIRMER et al. (1975) geben die Komplikationen bei Becken- und Femoralisangiographien mit 0,9% an, wobei sich diese Komplikationen vorwiegend auf den Punktionsort beziehen. OLBERT et al. (1975) haben auf ca. 1000 Angiographien fünf Thrombosen beobachtet, die sie auf Mehrfachverwendung von Kathetern zurückführen. Die Möglichkeiten der Thrombenablagerung an und im Katheter, die abhängig von Kathetermaterial ist, beschreibt JACOBSSON (1975).

Auf die Kontrastmittelüberempfindlichkeit, die durch eine entsprechende Anamnese weitgehend ausgeschlossen werden muß, und deren Behandlung soll hier nicht näher eingegangen werden. Auch stehen Anästhesiezwischenfälle hier nicht zur Diskussion. Alles in allem ist zu sagen, daß das Risiko der Beckenangiographie als sehr gering anzusehen ist, eine Situation, auf die schon FERNSTRÖM (1955) hingewiesen hat.

b) Phlebographie

(Intravenös, transossär, transuterin)

Die Kontrastmittelfüllung der Venen als indirekte Phlebographie aus der Arteriographie heraus führt häufig nur zu einer unvollständigen Kontrastierung und damit zu einer unzureichenden Beurteilbarkeit des Venensystems. Somit wurden Darstellungsverfahren entwickelt – zum Teil als Folge der angeführten Situation, zum Teil unabhängig davon –, die zu einer guten Beurteilbarkeit kontrastmittelgefüllter Venen führten. Für die Beckenregion stehen als ausgereifte Untersuchungsverfahren die intravenöse Phlebographie, die intra- bzw. transossäre Phlebographie und die transuterine Phlebographie zur Verfügung.

Wie bei der Arteriographie sind auch bei der Phlebographie BERBERICH und HIRSCH (1923) mit ihrer »röntgenographischen Darstellung der Arterien und Venen am lebenden Menschen« zu erwähnen. Ihnen gelang die erste erfolgreiche Venographie. Die erste Untersuchung der Beckenvenen beim Mann führte HUTTER (1935) durch, während über die erste Beckenphlebographie bei der Frau BAUX und POULHES berichteten (1950).

Als Injektionsort wählten sie die V. dorsalis clitoridis, ein Zugangsweg, der zunächst auch von DUCUING et al. (1951) gewählt wurde. GUILHEM et al. (1950) versuchten ebenso wie DUCUING et al. (1951) die Beckenvenen über andere Zugangswege, z. B. die Corpora carvernosa clitoridis, die V. femoralis oder Hämorrhoidalvenen darzustellen. Die Füllung der großen Beckenvenen wurde schon 1936 von BARKER und CAMP durchgeführt. Die Ergebnise wurden von MOORE (1949) bestätigt. 1955 führte GREITZ erstmals neben der Injektion von Kontrastmittel in die Beinvenen auch eine Phlebographie mit der Kathetermethode durch. Da diese Untersuchung zu keiner oder nur äußerst unvollständigen Füllung führte, wurde von einigen Untersuchern versucht, die V. cava zu komprimieren. Zu erwähnen sind hier BATSON (1940) (Versuch am Affen), DALALI et al. (1954), BARTLEY (1958) und HELANDER und LINDBOM (1959). Letztere führten auch Venographien mit der transfemoralen Kathetermethode durch, die in der Folgezeit von einer Reihe von Autoren zur Darstellung der Nierenvenen, Nebennierenvenen und Gonadenvenen weiter entwickelt wurde.

Erste Veröffentlichungen über intra- bzw. transossäre Phlebographien liegen von TOCANTINS (1940), BENDA et al. (1940) und DRAŠNAR (1943, 1946) VOR. DRAŠNAR beschreibt 1946 erstmals eine Injektion in den horizontalen Schambeinast. GUILHEM et al. (1950), DUCUING et al. (1951) und GUILHEM und BAUX (1954) beschäftigten sich intensiv mit dieser

Methode. Sie wählten als Zugangsort nicht nur das Os pubis, sondern auch die Tuberositas ossis ischii, den Trochanter major femoris, die Crista iliaca und das Os sacrum.

Diese Arbeiten sind unter anderem als Grundlage der Monographie von Antonopoulos (1959) über die Beckenphlebographie bei der Frau anzusehen. Eine Reihe weiterer Autoren griff diese Untersuchungsart auf. 1967 wurde von Thomas und Fletcher die perkutane transfemorale intravenöse Injektionsform mit der pertrochantären Methode verglichen, der intravenösen Untersuchungsform jedoch der Vorzug gegeben. Die bei der transossären Phlebographie zu berücksichtigenden Punkte werden von Schobinger (1960, 1964) detailliert festgelegt. Aus dem deutschsprachigen Bereich ist Kahr (1953) zu erwähnen. Er berichtet über eine Lungenembolie als Komplikation der intraossären Phlebographie.

Die transuterine Phlebographie wurde das erste Mal von Guilhem et al. (1951) durchgeführt, jedoch ohne daß die damals verwendete Technik beschrieben wurde. Sie wurde erst von Guilhem und Baux (1954) und Schüssler (1966) im einzelnen dargestellt. Eine Zusammenfassung der Geschichte, der Technik und der Untersuchung an 184 Patientinnen gibt Kauppila (1970).

α) Methodik

Transfemorale, intravenöse Phlebographie. Die Injektion könnte als einfache, intravenöse Form von einer Beinvene aus durchgeführt werden (Schuster u. Rittmeyer 1970), jedoch ergibt die Injektion in die V. femoralis direkt über die Kanüle oder mit nach Seldinger-Technik eingebrachtem Katheter die bessere Füllung von V. iliaca interna und externa sowie der V. cava inferior. Diese Technik wird hier nicht näher beschrieben. Sie ist in Kap. IV, 1., a, α dargestellt.

Trans- bzw. intraossäre Phlebographie. Grundlage der transossären bzw. intraossären Phlebographie sind Knochenpunktionskanülen, die im allgemeinen als Gewindehohlnagel ausgeführt sind. Diese Gewindehohlnägel werden in der Regel nach exakter Lokalisation der Punktionsstelle mit der Kanülenspitze mit einigen Hammerschlägen durch die Kortikalis des zu punktierenden Knochenabschnittes getrieben und anschließend durch einige Umdrehungen fester fixiert. Hierzu stehen einige Kanülen zur Verfügung, die sich im Prinzip gleichen, in der Ausführung aber unterschiedlich sind. Zu erwähnen sind hier die Kanüle nach Wirth und Weber (1971) in einer Modifikation nach Ballade (1950), der Trokar nach Merger und Chambraud (1951) und die Knochenpunktionskanüle für Phlebographie von Ulrich.

Gegen diese Art von Kanülen wendet sich Schobinger (1964), der die Benutzung eines Hammers bei Verwendung der richtigen Kanüle für unnötig hält. Er verwendet eine 16 Gage Knochenmarksnadel (Rosenthalvariante), die mit einer Rotationsbewegung der Hand in den spongiösen Knochen eingebracht wird. Auf- und Ab- sowie Horizontalbewegungen sind dabei zu vermeiden, da sie die Entstehung eines ovalen Loches im Knochen und damit ein Extravasat begünstigen. Um mit kräftigem manuellen Druck injizieren zu können, sind Verbindungsschläuche zwischen starr fixierter Knochenpunktionskanüle und Injektionsspritze erforderlich. Voraussetzung für jede Injektion ist, daß die Nadel richtig im Knochenmark liegt. Dies zeigt sich dadurch, daß vor der Injektion Knochenmark ohne Widerstand zu aspirieren ist.

Transuterine (transmyometrale) Phlebographie. Das Prinzip der Technik besteht darin, daß in das Myometrium Kontrastmittel injiziert wird. Dies kann über verschiedene Zugangswege bzw. Punktionsstellen erfolgen, obwohl im Vordergrund ein transcavitärer Zugang steht. Mit einem Einführungsinstrument, das entweder mit einer, zwei oder vier Injektionsnadeln (SCHÜSSLER u. HEINEN, 1963; KAUPPILA, 1970; KAUPPILA u. PIETILÄ, 1972) versehen ist, läßt sich das Kontrastmittel in das Myometrium injizieren. Erforderlich hierfür ist weiterhin eine Kugelzange, die mit einem Haken versehen über ein Verbindungsstück das Einführungsinstrument während der Injektion fest im Uterus hält.

Kontrastmittel: Obwohl für die intravenöse Gabe die Kontrastmittel häufig mit physiologischer Kochsalzlösung verdünnt werden, verwenden wir 60–65%ige Konzentrationen wie bei der Angiographie. Die Injektion erfolgt auch hier mit einem volumengesteuerten Injektor (ca. 40 ml, Flow 18–20 ml/s).

Die für die transossäre Phlebographie verwendeten Kontrastmittelkonzentrationen werden wie die Kontrastmittelmengen unterschiedlich angegeben, jedoch scheint Einigkeit darüber zu bestehen, daß nur mit kräftigem manuellen Druck injiziert werden sollte (Flow von 5–7 ml/s), damit es nicht zu Ausschwemmung von Knochenmark und damit zur Markembolie der Lunge kommt. Werden Injektoren verwendet, so ist auf jeden Fall der oben beschriebene Flow zu berücksichtigen. Bei der transuterinen Phlebographie werden nach KAUPPILA (1970) 20–60 ml (im Durchschnitt 40 ml) eines 60%igen Kontrastmittels über die Dauer von 10–20 s per Hand injiziert. Vor dieser Injektion werden 150 Einheiten Hyaluronidase in 3 ml Lösung gegeben.

β) Aufnahmetechnik

Bei der intravenösen Injektionsform über die V. femoralis empfiehlt sich wie bei der Cavographie die Darstellung mit Serienaufnahmen (1–2 Bilder pro Sekunde über 5–6 s). Die Aufnahmedaten entsprechen denen der Beckenangiographie.

Die transossäre Phlebographie kann ebenfalls in Form einer Serienphlebographie (VAHRSON, 1976) durchgeführt werden. Im allgemeinen reicht aber die Einzelaufnahme aus, wenn der Röntgenfilm zum richtigen Zeitpunkt belichtet wird. Zu frühe oder zu späte Belichtung kann zu Fehlinformationen führen (ANTONOPOULOS, 1955; SCHOBINGER, 1964), denn bei der vorzeitigen Belichtung sind die Venen noch nicht richtig gefüllt, bei der zu späten· Belichtung sind sie bereits wieder entleert. Der richtige Zeitpunkt ist nach SCHOBINGER (1960, 1964) erreicht, wenn die letzten 2–5 ml einer Gesamtkontrastmittelmenge von 25–30 ml injiziert werden.

Bei der transuterinen Phlebographie werden bei 0, 10, 20 und 60 s nach Beginn der Injektion Aufnahmen angefertigt. Die Aufnahmedaten werden von KAUPPILA (1970) annähernd mit 70 KV und 85 mAS angegeben (ohne Angabe der Film-Folienkombination).

γ) Röntgenanatomie der Beckenvenen

Die Röntgenanatomie der Beckenvenen muß unter der Voraussetzung gesehen werden, daß unterschiedliche Injektionsorte und unterschiedliche Injektionsformen jeweils nur zur Füllung umschriebener Venenabflußgebiete führen, d.h. zwangsläufig nie zu einer Darstellung sämtlicher Beckenvenen führen können. Führt die Injektion in die V. femoralis jeweils nur zur Darstellung der V. iliaca externa und V. iliaca communis sowie der angrenzenden unteren Hohlvene (Abb. 4), in seltenen Fällen auch zur Teilfüllung der V. iliaca interna, so lassen die intraossären Injektionsformen parietale und viszerale Beckenvenen erkennen.

Die Injektion des Kontrastmittels über die Crista iliaca oder das Os sacrum führt zur Darstellung der kranial und dorsal gelegenen parietalen Venen, die Injektion über den Trochanter major (pertrochantär) läßt bei verschlossener V. femoralis und iliaca

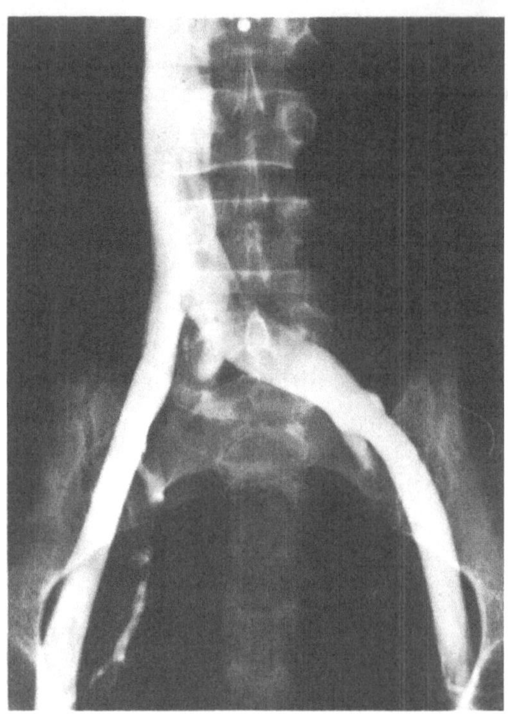

Abb. 4. Intravenöse, transfemorale Phlebographie mit Füllung der V. iliaca externa und V. iliaca communis sowie der V. cava inferior

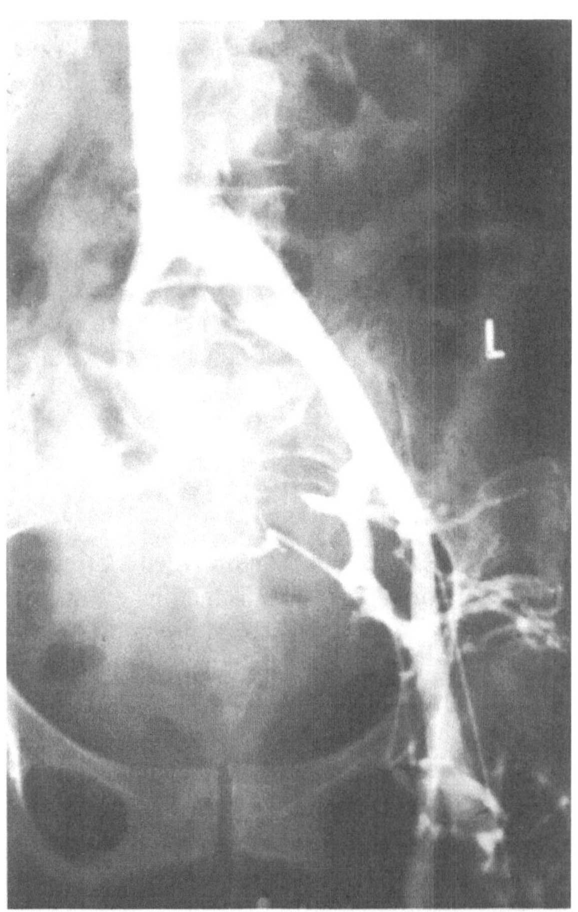

Abb. 5a. Pertrochantäre Phlebographie mit Füllung des ileofemoralen Venengeflechtes, der V. iliaca externa, V. iliaca communis und V. cava inferior

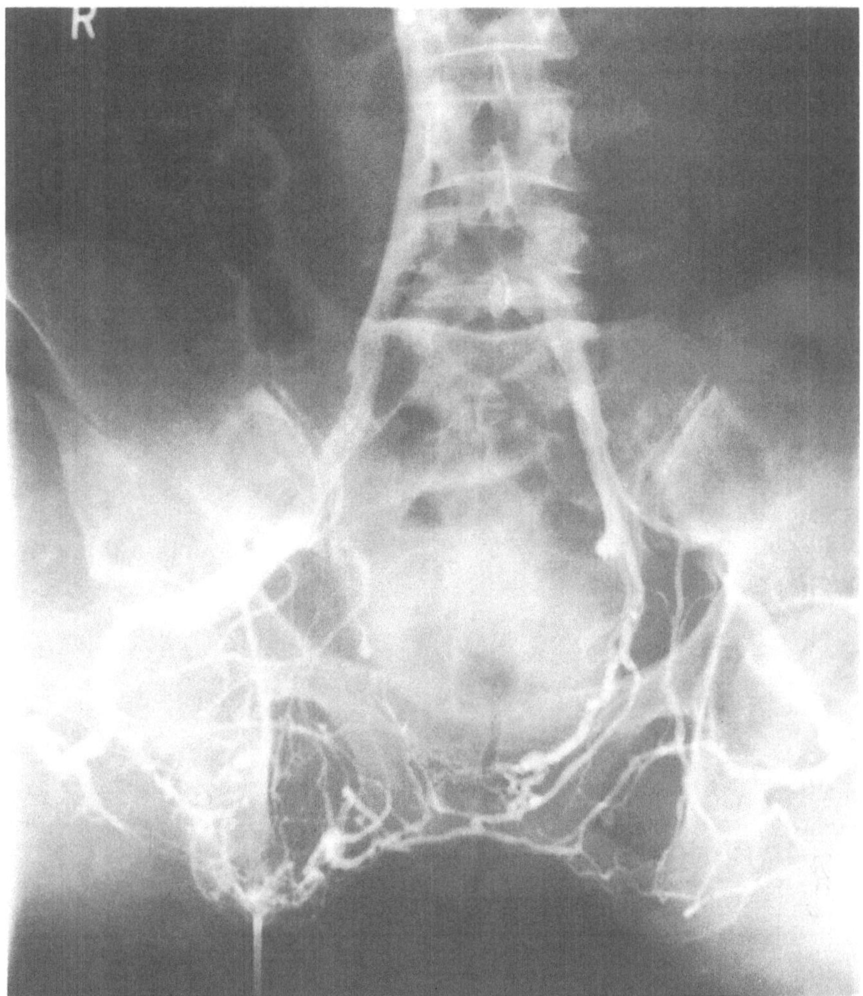

Abb. 5 b. Transossäre Phlebographie über das rechte Tuber ischiaticum. Abfluß über Plexus obturatorius und retropubische Venen zur normalen linken Seite. Rechts hypogastrische Venen weitgehend verschlossen. Abfluß zur V. circumflexa femoris medialis und V. iliaca externa hin

externa eine Darstellung der V. obturatoria erwarten (Abb. 5a, b). Zur Füllung der zuführenden Venen der V. iliaca interna kommt es dagegen bei Injektion in das Os pubis oder in das Tuber ischiaticum, wobei als Injektionsort von BATTEZATTI et al. (1963) das Os pubis und von ANTONOPOULOS (1959) das Sitzbein bevorzugt wird.

Wie bei der Röntgenanatomie der Beckenarterien soll auch in diesem Abschnitt nicht eine bis ins letzte Detail ausgeführte Anatomie der Venen dargestellt werden, sondern wiederum nur auf die Venen eingegangen werden, die für die röntgenologische Diagnostik des weiblichen Genitales von Bedeutung sind. Hauptzusammenfluß ist die V. iliaca interna, zu der als parietale Äste die Vv. ileolumbales, die Vv. obturatoriae und die Vv. sacrales laterales ziehen. Diese Venen begleiten paarig die entsprechenden Arterien. Die Vv. pudendae internae rechnet SIEGLBAUER (1958) zu den parietalen Ästen, während sie von RAUBER und KOPSCH (1955) zu den viszeralen Ästen gezählt werden. Die eigentlichen viszeralen Äste entsprechen nicht einzelnen Venen, sondern sie setzen sich aus mehreren größeren Venenplexus zusammen, die untereinander in Verbindung stehen. In dieser Situation liegen wohl auch die unterschiedlichen Bezeichnungen und Zusammenfassungen begründet. Beschreibt z. B. SIEGLBAUER (1958) einen Plexus vesicopudendalis, einen Plexus vesicalis, einen Plexus rectalis und einen Plexus uterovaginalis,

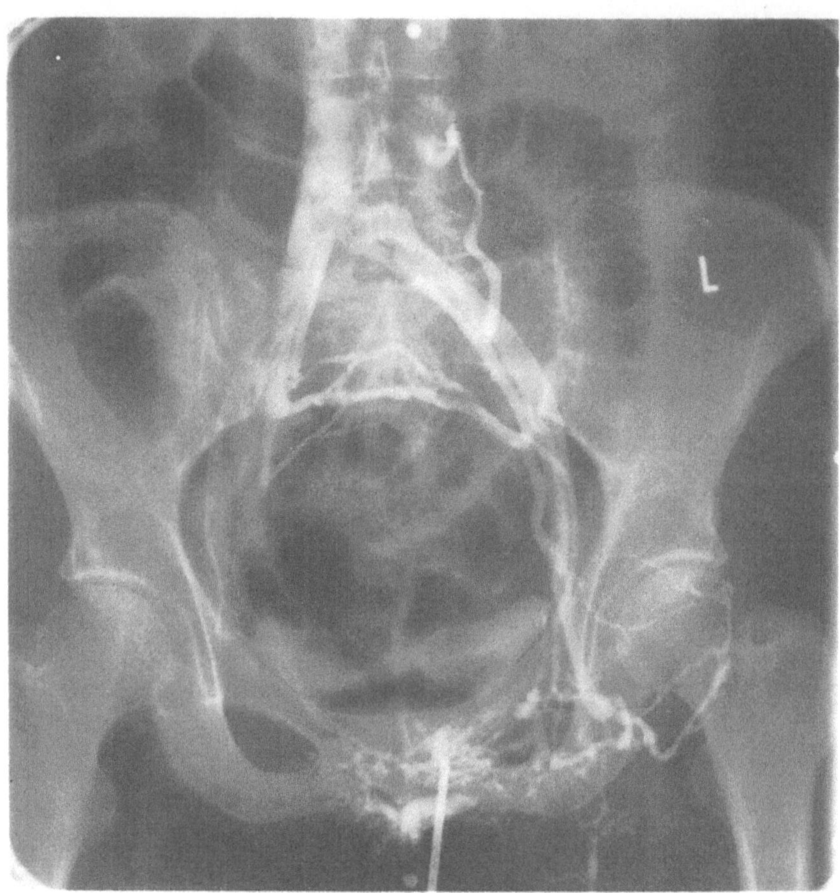

Abb. 5c. Transossäre Phlebographie über das linke Os pubis. Abfluß über V. obturatoria und ileofemorales Venengeflecht zur V. iliaca externa und communis, außerdem Füllung der rechten V. iliaca interna und communis über präsakrale Venen

so führen Rauber und Kopsch (1955) einen Plexus vesicalis, einen Plexus pudendalis, einen Plexus haemorrhoidalis (in Verbindung mit einem Plexus hypogastricus) und einen Plexus uterovaginalis an. Battezatti et al. (1963) beschreiben wiederum einen Plexus haemorrhoidalis und Plexus uterovaginalis, fassen aber ein venöses vesikales und vaginales Geflecht in Form eines Plexus vesicovaginalis zusammen. Unter Berücksichtigung der bei der intraossären Phlebographie über das Tuber ischiaticum darstellbaren Venen spricht Antonopoulos (1955) von einem Plexus obturatorius und einer V. obturatoria sowie von einem Plexus venosus retropubicus und Plexus venosus praesacralis, Venengeflechte, die in Übereinstimmung mit den anderen Autoren den parietalen Ästen zuzuordnen sind.

Lassen sich – wie schon erwähnt – bei der intravenösen Injektionsform nur die V. femoralis einschließlich V. iliaca externa, V. iliaca communis, untere Hohlvene und in seltenen Fällen teilgefüllte Vv. iliacae internae erkennen, so stellen sich bei der intraossären Injektionstechnik zum Teil viszerale, vorwiegend aber parietale Beckenvenen dar: Nach Battezatti et al. (1963) ergibt die Injektion in das Tuber ossis ischii eine Darstellung der unteren, äußeren, parietalen Venenbahnen. Das Os sacrum eignet sich für die Darstellung von viszeralen und hinteren parietalen Venenbahnen, die Crista iliaca ausschließlich für seitliche, obere parietale Venen und das Trochantermassiv für das ileofemorale Venennetz. Die Injektion in das Schambein füllt die vorderen und viszeralen Venen. Mit dieser Injektion lassen sich die Äste des Plexus pudendus und des obturatori-

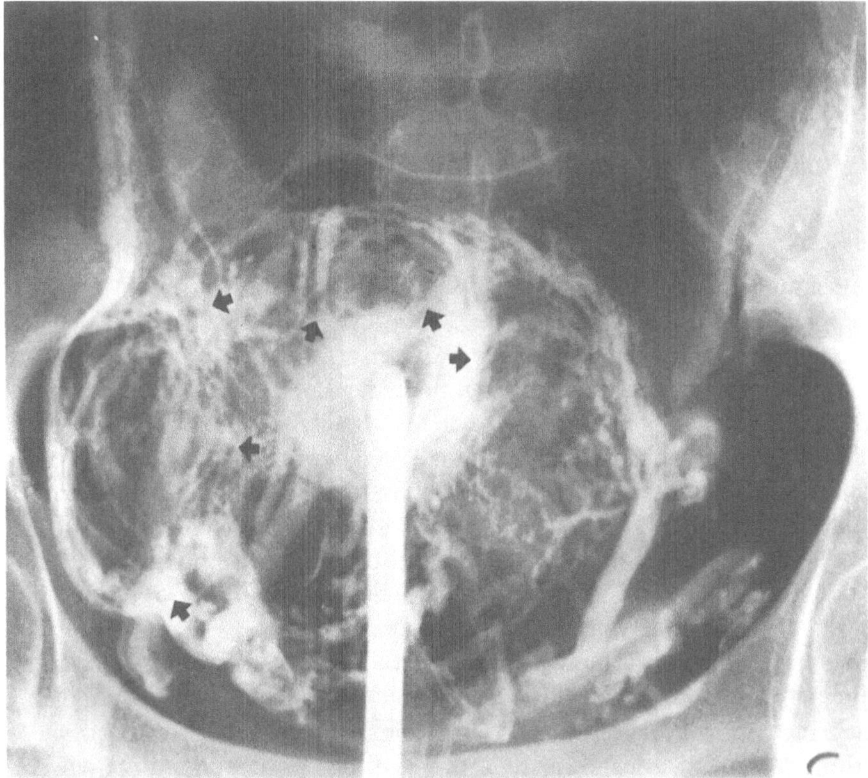

Abb. 6. Uterusphlebographie mit guter Kontrastierung der Uterusvenen und der rechten V. ovarica. Uterus vergrößert mit zahlreichen intramuralen und einem rechts gelegenen subserösen Myom. Entsprechende Verlagerung der venösen Geflechte und der rechten V. ovarica (freundlicherweise überlassen von Herrn KAUPPILA)

schen Venengeflechts erkennen. Aus ihm erfolgt der Abfluß zur V. pudenda interna und zur V. obturatoria und damit hin zur V. iliaca interna und V. iliaca communis.

Nach ANTONOPOULOS (1955) zeigt die Injektion in das Tuber ischiaticum den Plexus obturatorius und die V. obturatoria, wobei manchmal durch retropublische Anastomosen der Plexus obturatorius der Gegenseite mit dargestellt wird (Abb. 5c). Das gleiche gilt für eine Füllung der V. femoralis über die V. circumflexa femoris medialis. Des weiteren füllt sich die V. glutealis inferior. Sie weist im allgemeinen Anastomosen zur V. circumflexa femoris medialis auf. Aus diesen Venenfüllungen resultiert die Darstellung der V. iliaca interna, die je nach Befund zur Füllung der V. sacralis lateralis und eines plexus sacralis ventralis führen kann. Die Füllung der Vv. gluteales superiores, der Vv. ileolumbales und der Vv. iliacae communes sowie der V. cava bezeichnet er als inkonstant. Der oben erwähnte Plexus venosus retropubicus zeigt sich ebenfalls inkonstant gefüllt und zwar lediglich in 22,2% der Fälle (ANTONOPOULOS, 1955).

Die bei der Uterusphlebographie im Vordergrund stehende transcavitäre Methode führt in unterschiedlicher Häufigkeit zur Füllung eines rechten und linken Plexus ovaricus und des rechten und linken Plexus uterovaginalis (Abb. 6). Bei Kompression der abführenden Venen (V. cava, V. ovarica dextra, eventuell auch V. ovarica sinistra) (KAUPPILA, 1970) sowie bei Schräglage und im Stehen (KAUPPILA u. PIETILÄ, 1972) füllen sich dagegen wesentlich häufiger beide Plexus ovarici und uterovaginales. In einer Reihe von Fällen kommt es nur zur Füllung eines Plexus ovaricus in Verbindung mit einem oder beiden bzw. keinem Plexus uterovaginalis oder umgekehrt.

Diese Anatomie soll ein vergrößerter Uterus mit zahlreichen intramuralen und einem rechtsseitig subserös gelegenen Myom demonstrieren. Es findet sich eine gute Füllung der Uterusvenen und der rechten V. ovarica. Aufgrund der Myome findet sich eine entsprechende Dislokation der venösen Geflechte und der rechten V. ovarica (Abb. 6).

δ) Durchführung und Ablauf der Untersuchungen

Für die transfemorale intravenöse Phlebographie gelten – abgesehen von einzelnen Details – die Voraussetzungen der Beckenangiographie. Der Ablauf ist ähnlich. Der lokale Kontrastmittelreiz fehlt natürlich.

Transossäre Phlebographien werden im Rahmen eines kurzen stationären Aufenthaltes durchgeführt. Obwohl die Untersuchung mit örtlicher Betäubung oder Leitungsanästhesie durchführbar ist, ist der Allgemeinnarkose der Vorzug zu geben (Antonopoulos, 1959; Vahrson, 1976). Dies gilt besonders, wenn als Zugangsweg das Sitzbein (Tuber ischiaticum) gewählt wird und somit eine gynäkologische Lagerung erforderlich wird. Der Untersuchungsablauf erfolgt unter streng aseptischen Bedingungen. Wie schon erwähnt, können Einzel- oder Serienaufnahmen angefertigt werden. Ist hieraus keine optimale Bildausbeute zu erhalten, so kann ohne Risiko für die Patientin bei richtig liegender Nadel die Injektion ein- oder zweimal wiederholt werden (Schobinger, 1964).

Die transuterine Phlebographie wird nach Kauppila (1970) nicht in Allgemeinnarkose, sondern mit einer allgemein sedierenden Prämedikation durchgeführt. Lediglich in Einzelfällen kann eine parazervikale Lokalanästhesie erforderlich werden. Die Kontrastmittelinjektion erfolgt mit oder ohne Kompression der abführenden Venen (vorwiegend V. cava und V. ovarica dextra, in selteneren Fällen auch der V. ovarica sinistra).

Mit Kompression ist in 78–82% der Untersuchungen eine Füllung aller Plexus ovarici und uterovaginales zu erwarten. Ohne Kompression gelingt dies in weniger als einem Drittel der Fälle.

ε) Komplikationsmöglichkeiten

Beinvenenthrombosen nach intravenöser Phlebographie sind möglich, obwohl wir unter der Voraussetzung der Heparinisierung keinen derartigen Fall beobachten konnten.

Wird die transossäre Phlebographie unter streng aseptischen Bedingungen und unter Berücksichtigung der beschriebenen Injektionsformen durchgeführt, so sind nach Schobinger (1964) keine Komplikationen zu erwarten. Unter diesen Voraussetzungen dürften eine Osteomyelitis, Gewebsnekrosen, Knocheninfarkte oder Markembolien nicht auftreten. Daß es jedoch zu Markembolien kommen kann, zeigen die Arbeiten von Kahr (1953) sowie Gildenhorn et al. (1960).

Unter Komplikationen der Uterusphlebographie werden von Kaupilla (1970) vorwiegend subjektive Beschwerden der Patientinnen angeführt. Obwohl hierunter auch subseröse Kontrastmitteldepots und retrograder Kontrastmittelrückfluß in die Uterushöhle zum Teil mit Füllung der Tuben und Übertritt in den Abdominalraum aufgeführt werden, sind als echte Komplikationen wohl nur Uterusperforationen anzusehen. Zu einem ernsthaften Zwischenfall ist es trotz dieser Perforationen nicht gekommen (Kauppila, 1970).

c) Pneumopelvigraphie

Obwohl wir nicht über eine eigene Erfahrung mit der Pneumopelvigraphie verfügen, soll diese Untersuchung doch im Rahmen radiologischer Spezialuntersuchungen in Form einer kurzen Übersicht dargestellt werden.

Die von LOREY (1912) und WEBER (1913) eingeführte Pneumopelvigraphie wurde erstmals von GOETZE (1918) als diagnostische Möglichkeit zur Darstellung der Beckenorgane verwendet. Diese Methode, die über lange Zeit wieder in Vergessenheit geriet, umfaßt aber nach LIPPOLD (1976) bis in die jetzige Zeit etwa 150 Veröffentlichungen, wobei schon STEIN (1926) den großen Informationswert dieser Untersuchungen herausgestellt hat. Neuere Veröffentlichungen über das Pneumoperitoneum bzw. die Gynäkographie – wie diese Untersuchung auch genannt wird – liegen 1970 von FROMMHOLD und BUBLITZ, 1971 von ABBOTT und SHERMAN, ARMSTRONG und SCHREIBER, LIPPE et al., VAN DE VELDE et al., 1972 von BALCAR et al., KREEL, MACH, WEIGENSBERG, 1973 von HÄRTEL et al., HOUGH, RICHTER et al., 1974 von MITROV et al., 1975 von LIPPE et al. sowie 1976 von DIANKOW und SARKANIATZ sowie LIPPOLD (Dissertation 1976 mit ausführlicher Literaturzusammenstellung) vor.

α) Methodik

Die Luftinsufflation zum Anlegen des Pneumoperitoneums kann transuterin oder auch durch Douglas-Punktion erfolgen. Es wird aber überwiegend die transabdominelle Technik zur Gas- bzw. Luftinsufflation angewendet. Sie kann knapp links und unterhalb des Nabels zwischen Nabel und Spina iliaca anterior superior oder zwei Querfinger über dem Leistenband links in Lokalanästhesie mit einem Trokar oder auch anderen Punktionskanülen durchgeführt werden. Liegt die Nadel richtig intraperitoneal, so werden ca. 1000 ccm Gas insuffliert, obwohl auch größere Mengen bis 3000 ccm und mehr angegeben werden. Bei Kindern und Jugendlichen liegt diese Menge mit 100–700 ccm wesentlich niedriger. FROMMHOLD und BUBLITZ (1970) verwenden als Gas N_2O, andere CO_2 oder auch nur normale Raumluft, wie z.B. STEIN (1926), der bei über 14000 Untersuchungen nur eine – reversible – Luftembolie beobachtete. Wird CO_2 verwendet, so muß während der Untersuchung zügig gearbeitet werden, damit es innerhalb der Untersuchungszeit nicht resorbiert wird und damit zum Mißerfolg der Untersuchung führt. Von der Art der verwendeten Gase bzw. Luft hängt es auch ab, ob die Untersuchung stationär oder ambulant durchgeführt wird.

Nach der Luftinsufflation, die in leichter Kopftief- und Rückenlage erfolgen sollte, ist eine vorübergehende Änderung in Knie-Ellenbogenlage sinnvoll, damit die Bauchorgane aus dem kleinen Becken zurückfallen. Anschließend können Röntgenaufnahmen in Bauch- und Kopftieflage bei 45° Tischneigung und Kippen der Röhre zur Filmebene erfolgen, so daß daraus ein Einfallswinkel von etwa 50°–60° bezogen auf das kleine Becken resultiert. Die Aufnahmespannungen sollten für die folgenden Aufnahmen nicht zu hoch sein, damit ein ausreichender Kontrast erzielt wird.

Als Gegensatz hierzu ist die Hartstrahltechnik zu erwähnen, die vor allem den Vorteil kürzerer Belichtungszeiten und damit schärferer Bilder sowie einer geringeren Strahlenbelastung aufweist. Dieser Vorteil liegt zweifellos auch bei der indirekten Aufnahmetechnik mit Mittelformat vom Bildverstärker vor, die von DIANKOW und SARKANIATZ (1976) empfohlen wird.

Die Indikationen für die Pneumopelvigraphie sind ausführlich bei LIPPOLD (1976) zusammengestellt.

Als Kontraindikation ist die intakte, intrauterine Gravidität anzusehen, bedingte Kontraindikationen sind schlechter Allgemeinzustand, Herzinsuffizienz oder pulmonale Insuffizienz, auch allgemeine oder lokale Infekte. Das Komplikationsrisiko ist nach Ansicht der meisten Autoren äußerst gering. Die Gefahr einer Gasembolie dürfte durch Verwendung rasch resorbierbarer Gase nahezu ausgeschlossen sein.

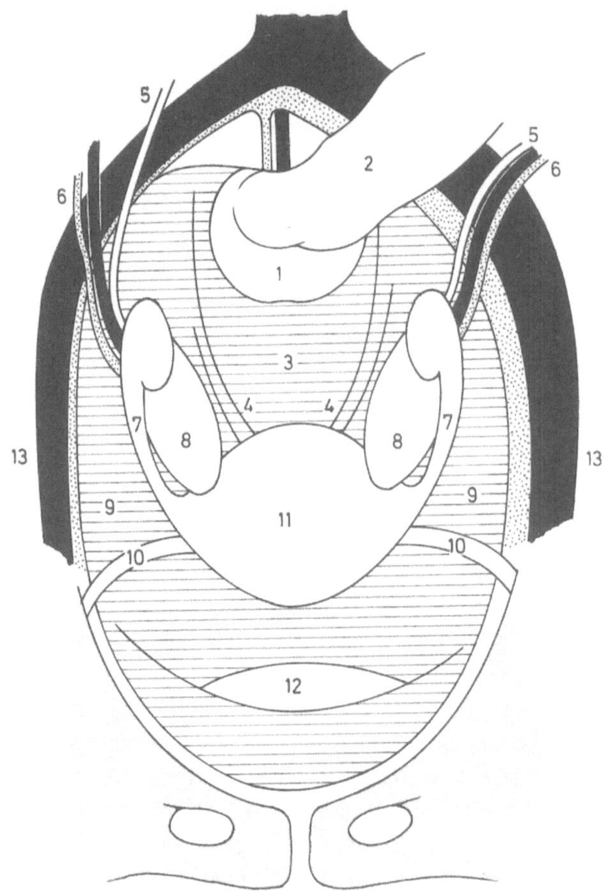

Abb. 7. Schemazeichnung eines normalen Pneumopelvigramms, s. Text (Lippold, 1976)

β) Röntgenanatomie

Das normale Pneumopelvigramm läßt bei einem Einfallswinkel von 60° entsprechend der Schemazeichnung (nach Lippold, 1976) erkennen (Abb. 7): 1. Rektum, 2. Sigma, 3. Douglas'scher Raum, 4. Sakrouterinligament, 5. Ureter, 6. Ligamentum infundibulopelvicum, 7. Tube, 8. Ovar, 9. Lig. latum, 10. Lig. rotundum, 11. Fundus uteri, 12. Harnblase, 13. große Beckengefäße und Beckenwand. Dünndarm und Dickdarm sind – abgesehen von einem Sigmaabschnitt – abgedrängt. Im Bereich des kleinen Beckens sind lediglich noch die Organe des inneren Genitales, die Blase und das Rektum sichtbar. Sie erscheinen je nach Einfallswinkel von unterschiedlicher Dichte und Ausdehnung. Das Becken erhält eine ovale Form, die Beckenwand erscheint durch Muskeln, Gefäße und Lymphknoten sowie die Ureteren verdickt. Dieser Abschnitt ist jedoch glatt begrenzt und symmetrisch, im Bereich des Schambeins nicht stärker als 5–10 mm. In der Mitte des kleinen Beckens findet sich der Uterus, der entsprechend seiner Projektion als querovaler Schatten abgebildet wird. Davor zeigt sich dorsal der Symphyse die entleerte Harnblase, dahinter liegt etwas mehr links das Rektum mit dem angrenzenden rektosigmoidalen Übergang. Er überdeckt häufig das Kreuzbein. Angrenzend an den queroval dargestellten Uterus finden sich als feine Bänder die Tuben und das Lig. latum, das jeweils in das Lig. rotundum übergeht. Diese Bänder sind jedoch projektionsbedingt nicht immer scharf abgebildet.

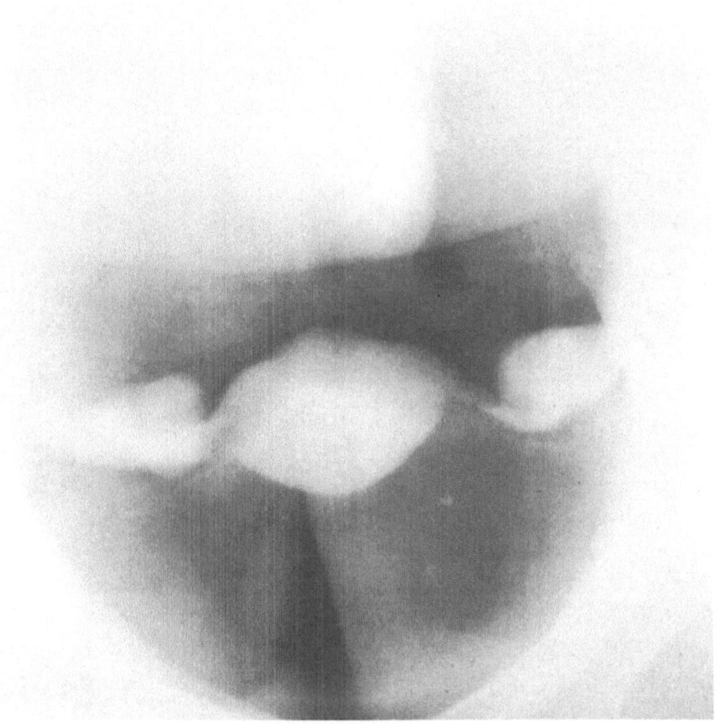

Abb. 8. Normales Pneumopelvigramm (diese Abbildung verdanken wir Herrn DIANKOW)

Die Ovarien, neben die oder auf die sich die Tuben projezieren, variieren je nach Alter auch ohne pathologische Veränderungen. So finden sich häufig eine Lageasymmetrie und geringfügige Größenunterschiede. Zu berücksichtigen ist lediglich, daß die Konturen gleichmäßig glatt sind. Die Dichte ist im allgemeinen geringer als die des Uterus (Abb. 8).

2. Zur Anatomie der Organe des weiblichen Beckens unter Berücksichtigung der Computertomographie

von

W. Platzer

Mit 13 Abbildungen

Das Becken, an dem anatomisch das große und das kleine Becken, die durch die Linea terminalis getrennt werden, zu unterscheiden sind, wird in der Praxis der Computertomographie besonders zu beachten sein.

Dabei soll vor allem das kleine Becken mit seinem Inhalt vorgestellt und dessen Topographie erläutert werden. Gerade im kleinen Becken ist die Dichtemessung allein nicht ausreichend, sondern hat zur Diagnose bestimmter Organe die Lage berücksichtigt zu werden. Der Inhalt des weiblichen kleinen Beckens gliedert sich in die Organe und den Bindegewebsapparat mit den Gefäßen und Nerven.

An Organen sind Vagina, Uterus, Adnexe (Tubae uterinae und Ovarien), die Partes pelvinae der Uretern, die Vesica urinaria mit Urethra und das Rectum in ihrer topographischen Lage zu untersuchen (Abb. 1).

Die Vagina (Abb. 2), deren hintere, untere Wand etwas länger als die vordere obere ist, steht introitusnahe über das Septum urethrovaginale in enger Beziehung mit der Urethra, über das Septum rectovaginale mit dem Rectum. Im oberen Bereich steht die Vaginalvorderwand in lockerer Bindegewebeverbindung mit dem Blasengrund, die Vaginalhinterwand steht locker mit dem Rectum in Kontakt. Im seitlichen Bindegewebe, dem Paracolpium, nähern sich die Ureteren der Vagina.

Die Dichte von Vaginal-, Blasen- und Rektumwand ist im CT-Bild nahezu gleich, so daß eine Abgrenzung nur aus topographischen Überlegungen erfolgen kann. Die Vagina ist an ihrer abgeplatteten Form erkennbar und seitlich der Medianebene durch das lockere Bindegewebe von Harnblasen- und Rektumwand abgrenzbar (Abb. 3 u. 4).

Der Uterus (Abb. 1, 2, 5) mit seiner Cervix, dem Corpus und dem Fundus liegt physiologisch in axialer Position, einer Anteversio (die Uteruslängsachse steht senkrecht auf der Längsachse der Vagina) und einer Anteflexio (Vorneigung des Corpus uteri gegenüber der Cervix uteri). Die Cervix uteri, die sich in die Portio vaginalis ($^1/_3$) und Portio supravaginalis ($^2/_3$) gliedert, enthält den runden Canalis cervicis, der sich in das dreieckige, abgeplattete Cavum uteri öffnet. Als Verbindung zur Beckenwand findet sich seitlich das parametrane Bindegewebe (als Fortsetzung des Paracolpium) mit Blut- und Lymphgefäßen und Nerven. Umhüllt von Peritonealblättern stellt es das Gekröse (Mesometrium), das Ligamentum latum dar. Nach vorne zu (zum Leistenkanal) verläuft das Ligamentum teres uteri (rundes Mutterband). Als kraniale Begrenzung des Lig. latum ist das Lig. ovarii proprium zu bezeichnen. Das Lig. latum steht auch über die Mesosalpinx mit der Tube in Verbindung. Die Basis des Lig. latum bildet der Cervixpfeiler, auch Lig. cardinale genannt, der von der Cervix zur Faszie des M. levator ani unmittelbar vor der Spina ischiadica zieht. Sowohl von dieser Stelle als auch von der Cervix uteri gibt es nun bindegewebige Verbindungen (als Gefäß- und Nervenleitplat-

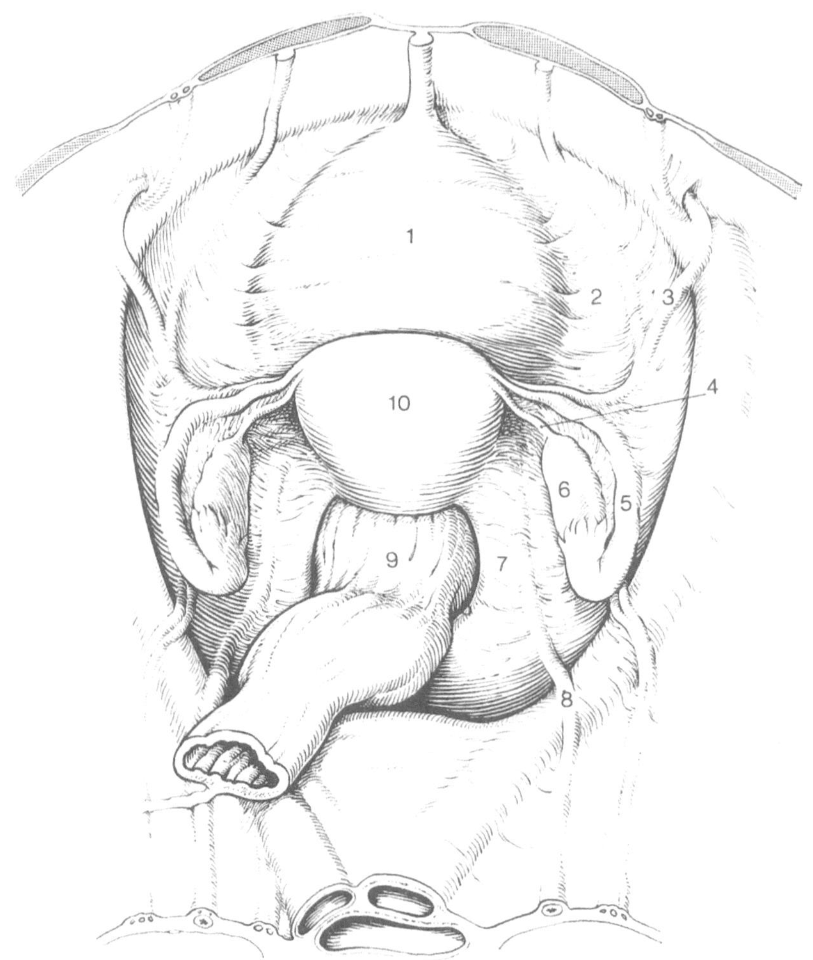

Abb. 1. Ansicht des kleinen Beckens von oben (Reiffenstuhl u. Platzer, 1974). *1* = Vesica urinaria. *2* = Paracystium. *3* = Lig. teres uteri. *4* = Lig. ovarii proprium. *5* = Tuba uterina. *6* = Ovarium, *7* = Paraproctium. *8* = Ureter. *9* = Rectum. *10* = Uterus

ten) zu Blase und Rectum. Zur Blase gelangt der Blasenpfeiler, dessen medialer, von der Cervix stammender Teil als Lig. vesico-uterinum bezeichnet wird, während nach hinten zum Rectum der Rektumpfeiler mit dem Lig. recto-uterinum gelangt. Die beiden Ligg. recto-uterina werfen die den Douglas-Raum begrenzenden Plicae recto-uterinae auf und erreichen neben der Fascia rectalis auch das retrorektale Bindegewebe und das Sakrum in Höhe des 2.–4. Sakralwirbels. Das Lig. cardinale stellt nicht nur die Führungsschiene für die A. uterina dar, sondern wird unmittelbar unter dieser Arterie vom Ureter (s.S. 142) durchkreuzt.

Dichtemäßig kann der Uterus von den angrenzenden Organen nur schwer unterschieden werden. Erkennbar wird jedoch der Cervixkanal und allenfalls das Cavum uteri, allerdings nur bei sehr differenzierter Fensterbreite. Besonders der Übergang in das Lig. cardinale ist unscharf begrenzt, der Ureter ohne Kontrastmittel schwierig erkennbar. Das lockere Bindegewebe vor und hinter dem Lig. cardinale, mit reichlich Fettgewebe durchsetzt, ermöglicht als einer der wenigen Anhaltspunkte eine Abgrenzung der genannten Gebilde.

Zwischen Hinterwand der Blase und Cervix findet sich ein straffes Bindegewebsbündel, das Septum supravaginale, das die Differenzierung dieser beiden Anteile erschwert. Nur

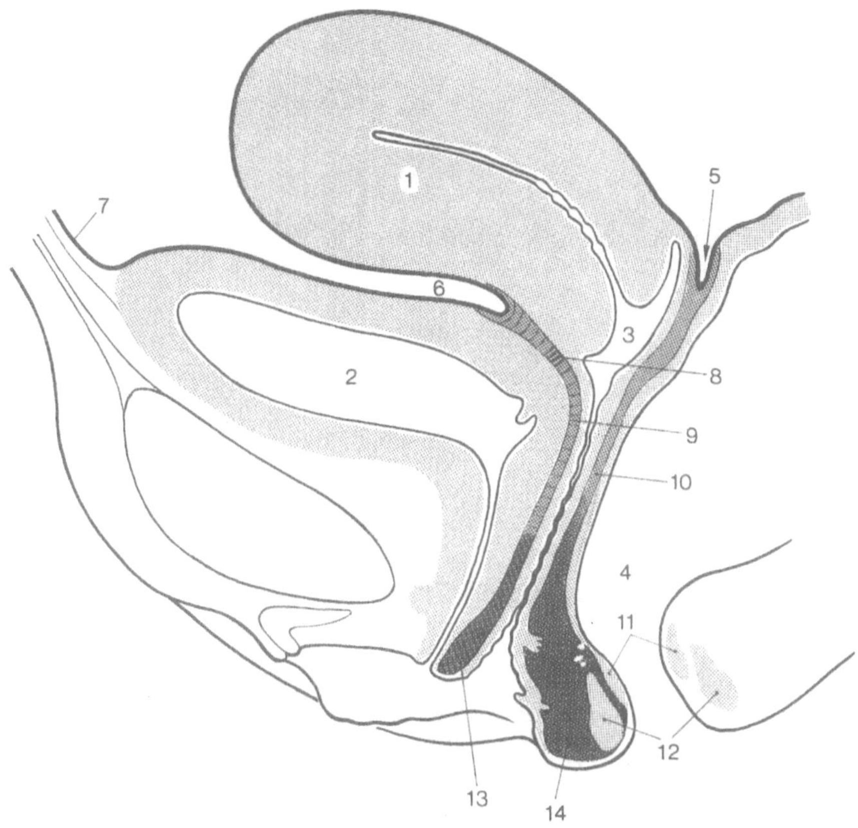

Abb. 2. Schematischer Mediansagittalschnitt (Reiffenstuhl u. Platzer, 1974). *1* = Uterus. *2* = Vesica urinaria. *3* = Vagina. *4* = Rectum. *5* = Douglas-Raum. *6* = Excavatio vesico-uterina. *7* = Peritonealüberzug. *8* = Septum supravaginale. *9* = Lockeres Bindegewebe im Spatium vesico- bzw. urethrovaginale. *10* = Lockeres Bindegewebe im Spatium rectovaginale. *11* = M. sphincter ani internus. *12* = M. sphincter ani externus. *13* = Festes Bindegewebe im Spatium urethrovaginale. *14* = Festes Bindegewebe im Spatium rectovaginale

im Bereich des Peritonalüberzugs des Uterus ist durch die Excavatio vesico-uterina und den Douglas-Raum eine klare Trennung möglich (Abb. 6–9).

Die bei der erwachsenen Frau etwa 12 cm lange Tuba uterina (Abb. 1) gliedert sich in das Infundibulum, die Ampulla, den Isthmus und die Pars intramuralis. Das dem Ovar anliegende Ostium abdominale ist von den Fimbrien umgeben. Die Tuba uterina liegt im freien Rand des Lig. latum, hinter dem Lig. teres uteri. Die mit dem Lig. latum in Verbindung stehende Mesosalpinx ist stellenweise sehr kurz. Dadurch hat der ca. 3–4 cm lange Isthmus tubae uterinae eine geringe Beweglichkeit, während der 7–8 cm lange ampulläre Abschnitt durch eine längere Mesosalpinx sehr beweglich ist.

Bei gefüllter Harnblase sind die Vorderflächen beider Tuben in Kontakt mit der Harnblasenhinterwand. Die rechte Tube steht hinten mit dem Rectum und bei einem langen Processus vermiformis auch mit diesem in Kontakt, während die Hinterfläche der linken Tube das Sigmoid und das Mesosigmoid berühren kann.

Am CT-Bild bereitet die Dichtemessung wiederum Schwierigkeiten, so daß lediglich die topographischen Beziehungen aussagekräftig sind. Besonders sind Dünndarmschlingen zu beachten, die in variablen Kontakt treten können. Am Beispiel einer Hydrosalpinx kann dies verdeutlicht werden (Abb. 10, 11).

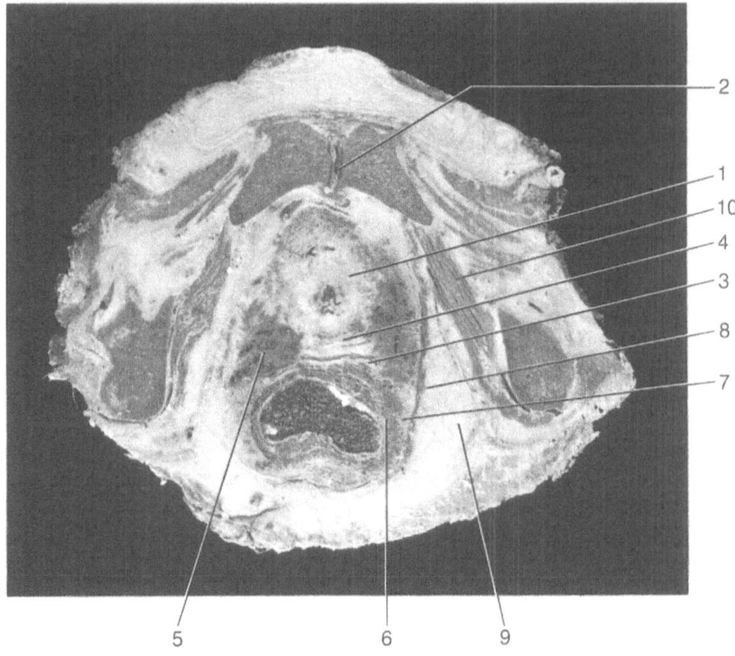

Abb. 3. Transversalschnitt durch den Fundus vesicae urinariae. Ansicht der kaudalen Fläche. *1* = Harnblasenwand. *2* = Spalt im Discus interpubicus. *3* = Vagina. *4* = Septum vesicovaginale. *5* = Paracolpium mit Blutgefäßen. *6* = Wand des Rectum. *7* = Paraproctium. *8* = M. levator ani. *9* = Fettgewebe in der Fossa ischiorectalis. *10* = M. obturatorius internus sinister

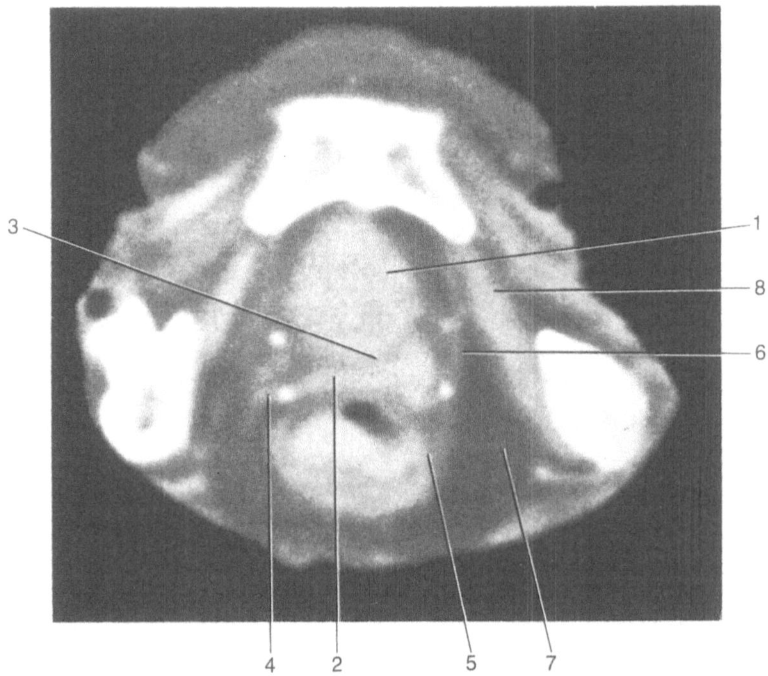

Abb. 4. CT-Bild desselben Präparates in Höhe wie Abb. 3. (Die CT-Bilder wurden in der radiologischen Abteilung des Kreiskrankenhauses Passau, Vorstand Univ.-Prof. Dr. A. Breit, angefertigt.) *1* = Harnblasenwand. *2* = Vagina. *3* = Septum vesicovaginale. *4* = Paracolpium mit Blutgefäßen. *5* = Wand des Rectum. *6* = M. levator ani. *7* = Fettgewebe in der Fossa ischiorectalis. *8* = M. obturatorius internus sinister

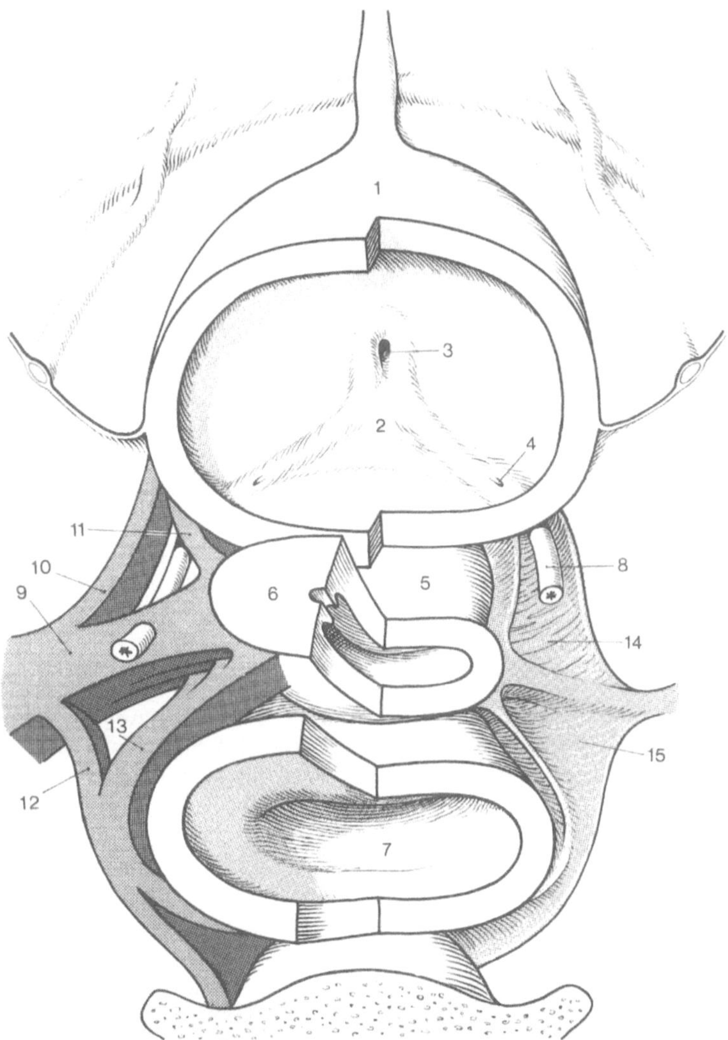

Abb. 5. Schematische Darstellung des Beckenbindegewebes (REIFFENSTUHL u. PLATZER, 1974). *1*=Vesica urinaria. *2*=Trigonum vesicae. *3*=Ostium urethrae internum. *4*=Ostium ureteris. *5*=Vagina. *6*=Cervix uteri. *7*=Rectum. *8*=Ureter. *9*=Cervixpfeiler (Lig. cardinale). *10*=Blasenpfeiler (lateraler Teil). *11*=Blasenpfeiler (medialer Teil=Lig. vesico-uterinum). *12*=Rektumpfeiler (lateraler Teil). *13*=Rektumpfeiler (medialer Teil=Lig. rectouterinum). *14*=Lockeres Bindegewebe im Blasenpfeiler, in das Paracolpium übergehend. *15*=Lockeres Bindegewebe im Rektumpfeiler

Die Ovarien (Abb. 1) liegen bei der erwachsenen Frau in den Fossae ovaricae, d.h. in jenen peritonealen Nischen, die sich vor den Teilungsstellen der beiden Aa. iliacae communes befinden. Lateral und kaudal von einer Fossa ovarica befindet sich der N. obturatorius, während sie nach hinten zu durch den absteigenden Ureter begrenzt wird.

Bei normal großem Uterus und jedenfalls im Senium liegt damit das Ovar auf einem Transversalschnitt etwas höher als das Corpus uteri. Das Ovar ist einerseits über das Lig. suspensorium ovarii (Lig. infundibulopelvicum) mit der Beckenwand und über das Lig. ovarii proprium mit dem Uterus in Verbindung. Das Lig. suspensorium ovarii erreicht die Beckenwand im Bereich der A. iliaca externa.

Im CT-Bild ist das gesunde Ovar nur schwer erkennbar. Eine Möglichkeit der besseren Sichtbarmachung ist in der Verwendung von Kontrastmittelfüllung der Arterien und des Ureters gegeben (Abb. 12, 13).

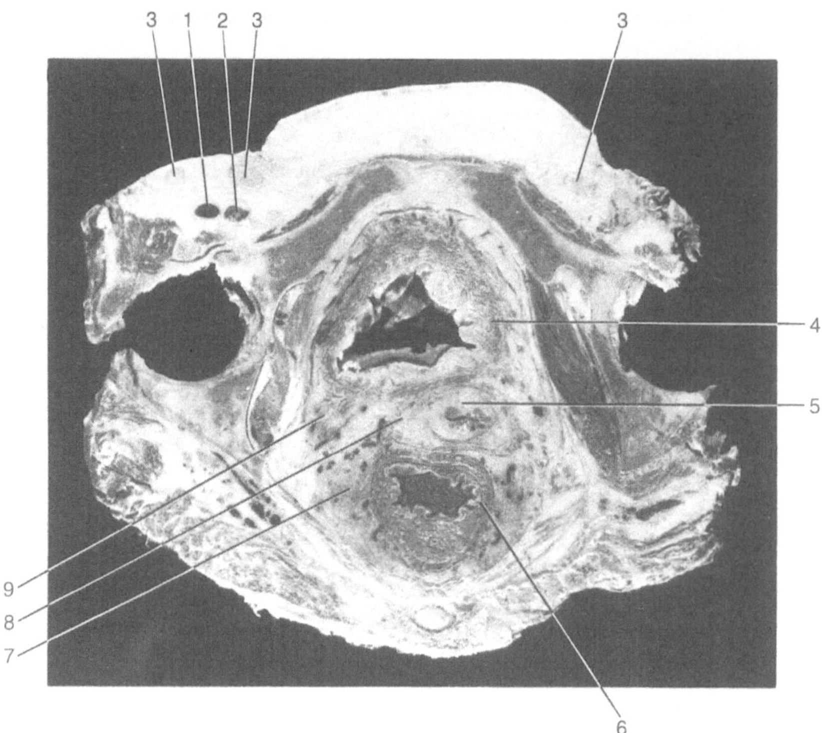

Abb. 6. Transversalschnitt durch die Cervix uteri am Beginn der Portio supravaginalis. Ansicht der kaudalen Fläche. *1*=A. femoralis dextra. *2*=V. femoralis dextra. *3*=Nodi lymphatici inguinales. *4*=Vesica urinaria. *5*=Cervix uteri (Beginn der Portio supravaginalis). *6*=Rectum. *7*=Rektumpfeiler. *8*=Cervixpfeiler. *9*=Blasenpfeiler

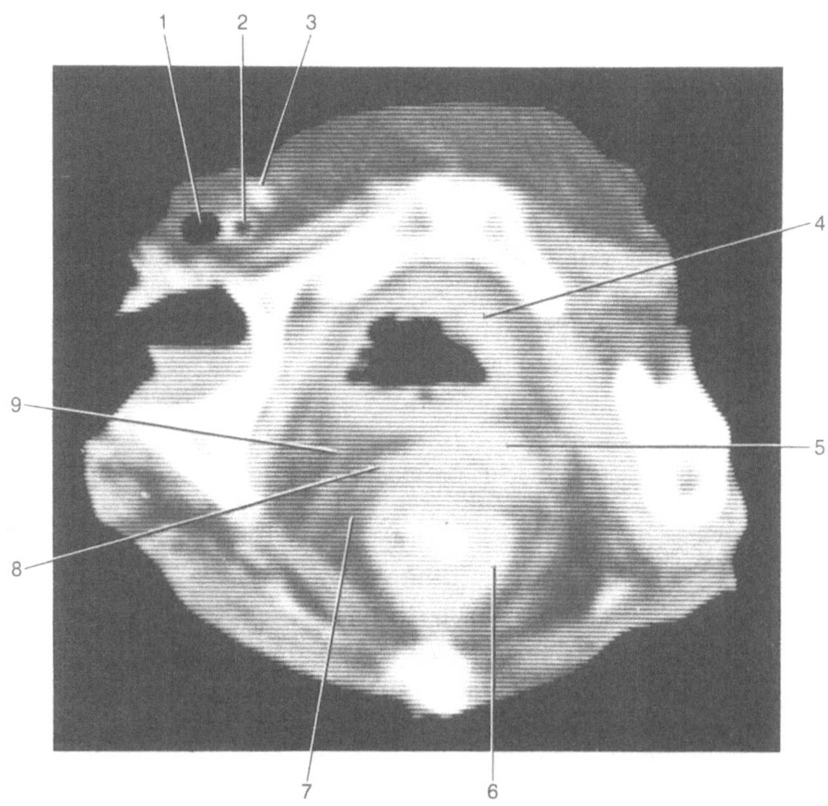

Abb. 7. CT-Bild desselben Präparates in gleicher Höhe wie Abb. 6. *1*=A. femoralis dextra. *2*=V. femoralis dextra. *3*=Nodus lymphaticus inguinalis. *4*=Vesica urinaria. *5*=Cervix uteri. *6*=Rectum. *7*=Rektumpfeiler. *8*=Cervixpfeiler. *9*=Blasenpfeiler

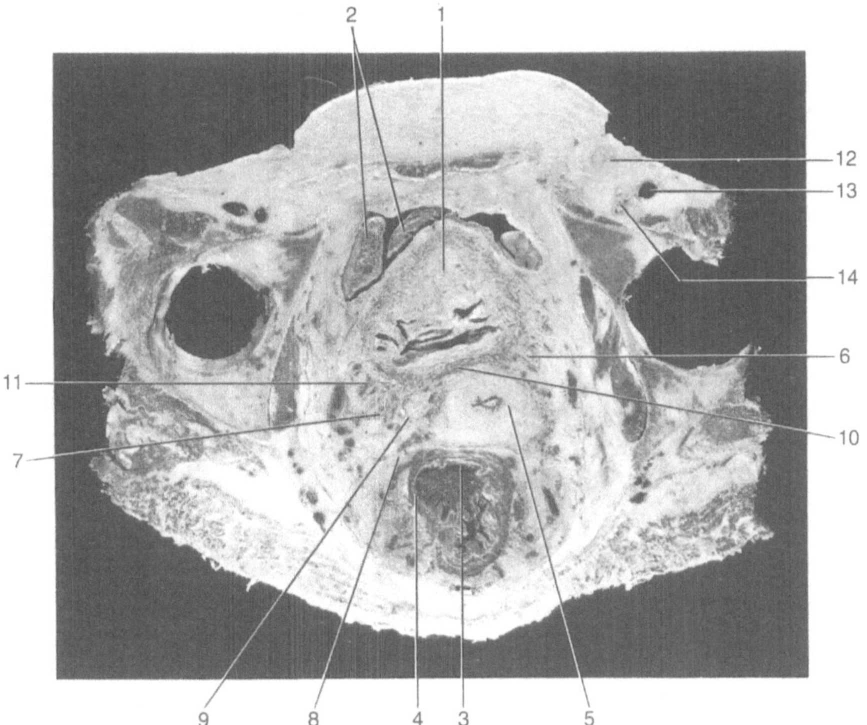

Abb. 8. Transversalschnitt durch die Cervix uteri (Portio supravaginalis). Ansicht der kaudalen Fläche. *1* = Vesica urinaria. *2* = Dünndarmschlingen. *3* = Luft im Rectum. *4* = Rektumwand. *5* = Cervix uteri (Portio supravaginalis). *6* = Ureter sinister. *7* = Ureter dexter. *8* = Lig. recto-uterinum dextrum. *9* = Cervixpfeiler (= Lig. cardinale). *10* = Septum supravaginale. *11* = Blasenpfeiler. *12* = Nodus lymphaticus inguinalis. *13* = A. femoralis sinistra. *14* = V. femoralis sinistra

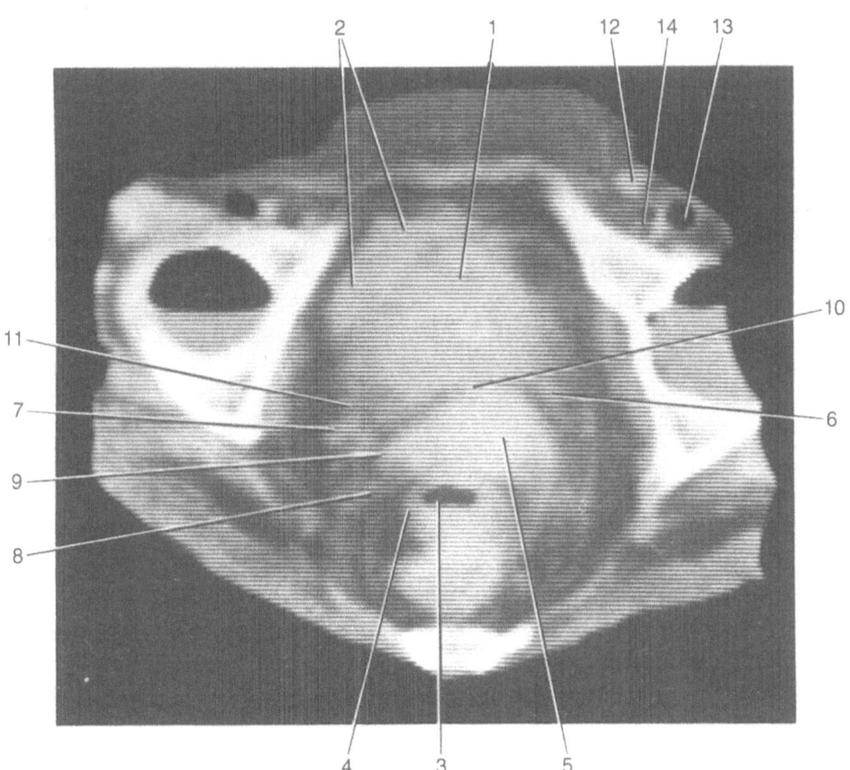

Abb. 9. CT-Bild desselben Präparats in gleicher Höhe wie Abb. 8. *1* = Vesica urinaria. *2* = Dünndarmschlingen. *3* = Luft im Rectum. *4* = Rektumwand. *5* = Cervix uteri (Portio supravaginalis). *6* = Ureter sinister. *7* = Ureter dexter. *8* = Lig. recto-uterinum dextrum. *9* = Cervixpfeiler (= Lig. cardinale). *10* = Septum supravaginale. *11* = Blasenpfeiler. *12* = Nodus lymphaticus inguinalis. *13* = A. femoralis sinistra. *14* = V. femoralis sinistra

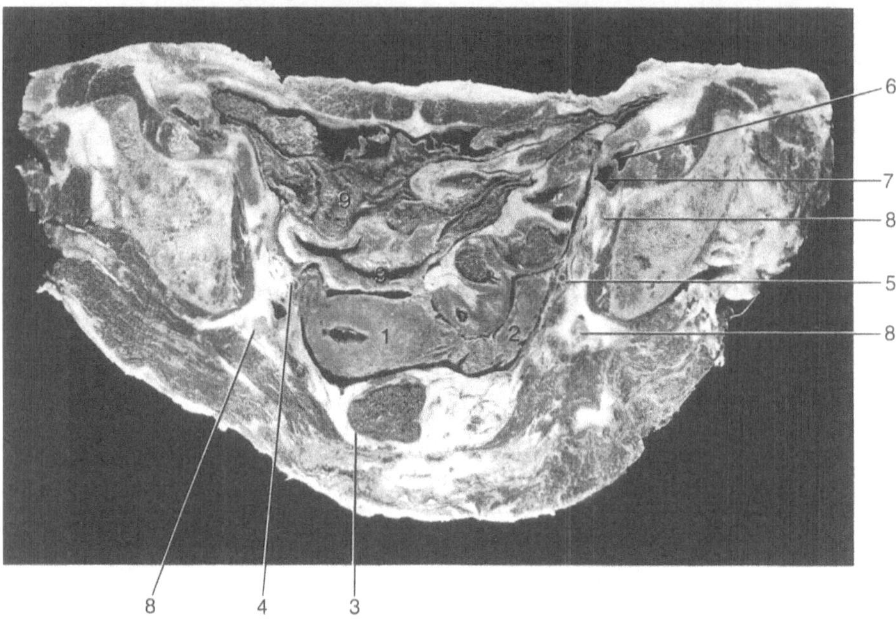

Abb. 10. Transversalschnitt durch den Übergang vom Corpus uteri in den Fundus uteri. Ansicht der kaudalen Fläche. *1* = Fundus uteri (Dextropositio). *2* = Hydrosalpinx. *3* = Rektumwand. *4* = Ureter dexter. *5* = Ureter sinister. *6* = A. iliaca externa sinistra. *7* = V. iliaca externa sinistra. *8* = Nodi lymphatici interiliaci. *9* = Dünndarmschlingen

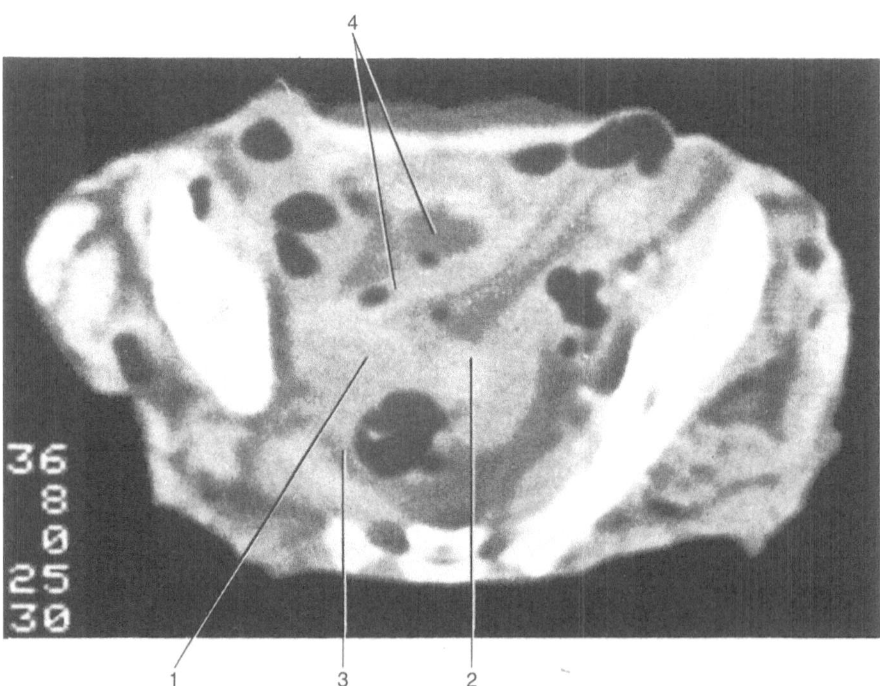

Abb. 11. CT-Bild desselben Präparats in annähernd gleicher Höhe wie Abb. 10. *1* = Fundus uteri. *2* = Hydrosalpinx. *3* = Rektumwand. *4* = Dünndarmschlingen

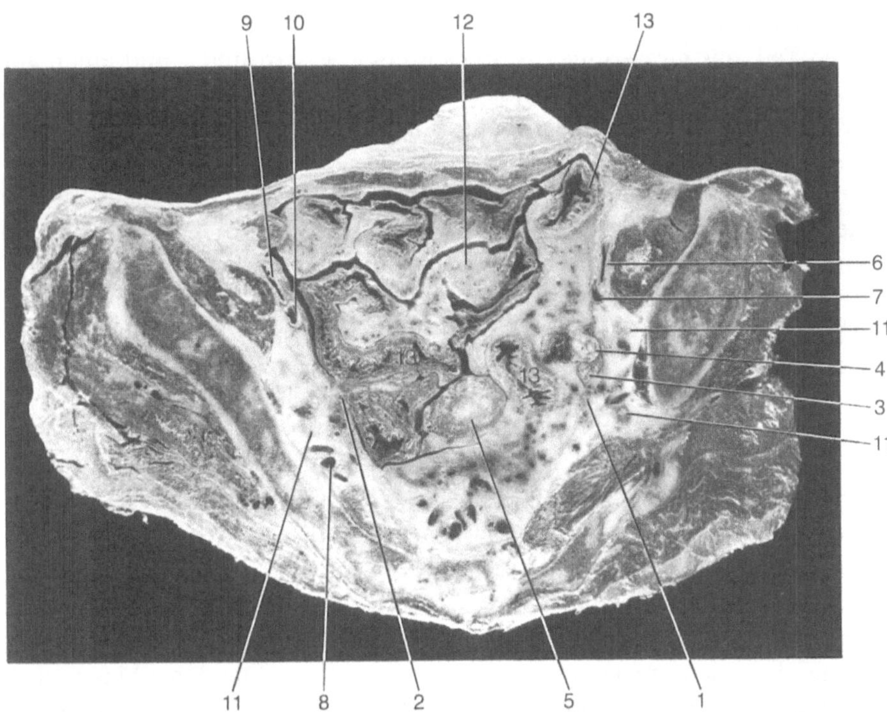

Abb. 12. Transversalschnitt durch die Wand des Fundus uteri. Ansicht der kaudalen Fläche. *1* = Ureter sinister. *2* = Ureter dexter. *3* = Fimbrien der Tuba uterina. *4* = Ovarium sinistrum. *5* = Fundus uteri. *6* = A. iliaca externa sinistra. *7* = V. iliaca externa sinistra. *8* = A. iliaca interna dextra. *9* = A. iliaca externa dextra. *10* = V. iliaca externa dextra. *11* = Nodi lymphatici. *12* = Fettgewebe im Mesenterium. *13* = Dünndarmschlingen

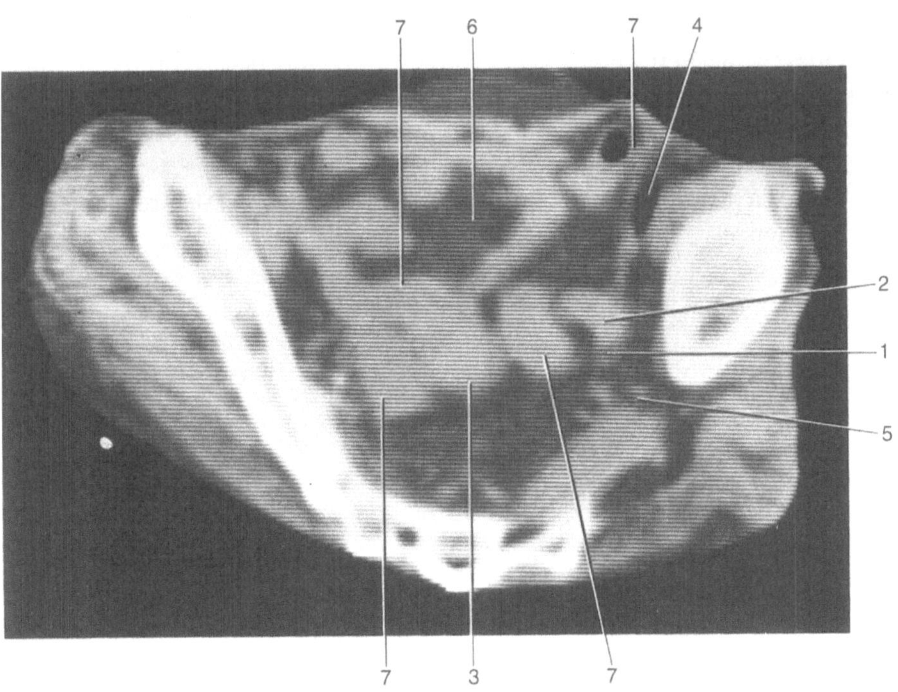

Abb. 13. CT-Bild desselben Präparates in gleicher Höhe wie Abb. 12. *1* = Fimbrien der Tuba uterina. *2* = Ovarium sinistrum. *3* = Fundus uteri. *4* = A. iliaca externa sinistra. *5* = Nodus lymphaticus. *6* = Fettgewebe im Mesenterium. *7* = Dünndarmschlingen

Die Pars pelvina ureteris (Abb. 1, 5) von etwa 15 cm Länge gliedert sich in einen absteigenden Teil, das Ureterknie im Bereich des Lig. cardinale, und einen aufsteigenden retrovesikalen Anteil. Der aufsteigende Teil wird bei Lageveränderungen der Genitalorgane oder aber bei Tumoren leicht aus seiner Richtung gebracht und ist daher sehr variabel.

Der Ureter überkreuzt die A. iliaca communis bzw. die A. iliaca externa etwa im Bereich der Articulatio sacro-iliaca. Er verläuft medial von der A. iliaca interna und medial vom N. obturatorius durch den Rektumpfeiler und gelangt zum Lig. cardinale, das er durchquert. Er zieht dann durch den Blasenpfeiler, nähert dabei sich der Vagina, und tritt in den Blasengrund ein. Im Lig. cardinale ist der Ureter durchschnittlich 1,5–2 cm von der Cervix uteri entfernt, nähere und weitere Distanzen sind jedoch keine Seltenheit.

Im CT-Bild ist der Ureter nur schwer in seinen einzelnen Abschnitten erkennbar. Hier wird die Diagnose durch eine Kontrastfüllung wesentlich erleichtert.

Die hinter und über der Symphyse im Spatium praeperitoneale gelegene Vesica urinaria (Abb. 1, 2, 5–9) steht durch die Unterfläche des Fundus vesicae mit dem Diaphragma urogenitale in Verbindung. Das an den Fundus anschließende Corpus endet mit dem Vertex vesicae. Nach vorne steht die Harnblase über die Ligg. pubovesicalia mit der Symphyse in Verbindung, nach hinten und unten verbindet sie lockeres Bindegewebe im Spatium vesicovaginale mit der Vagina. Mit der Cervix ist sie durch festeres Bindegewebe, dem Septum supravaginale, in Kontakt. Die Harnblase wird durch die Fetteinlagerungen im Spatium praeperitoneale und dem, aus lockerem Bindegewebe mit Fetteinlagerungen bestehenden seitlichen, Paracystium gut nach vorne und zur Seite abgrenzbar sein. Lediglich zur Vagina kann die Abgrenzung durch das straffe Septum supravaginale Schwierigkeiten bereiten.

Das Rectum (Abb. 1–9) beginnt in Höhe des 2. Sakralwirbels und besteht aus einer Pars pelvina mit der Ampulla recti und einer Pars perinealis. Hinter dem Rectum befindet sich lockeres Bindegewebe, ebenso seitlich das sogenannte Paraproctium. Abgesehen vom straffen Rektumpfeiler, der von der Seite her das Rectum erreicht, ist in dieses lockere Bindegewebe Fett eingelagert. Die Vorderwand des Rectum ist mit der Vagina durch das Septum rectovaginale in Verbindung.

Im CT-Bild ist das Rectum, mit Ausnahme zur Vagina, gut abgrenzbar, besonders wiederum durch die Fetteinlagerungen im lockeren Bindegewebe. Schwierigkeiten können die bis in die Excavatio recto-uterina und die Fossae pararectales reichenden Dünndarmschlingen bereiten.

Literatur zu IV: Radiologische Spezial-Diagnostik in der Gynäkologie

ABBOTT, E.W., SHERMAN, R.: Pneumopelvigraphie: A study of hundred consecutive cases. J. Am. Osteopathic Assoc. 70, 536 (1971)

ALTEMUS, R.: Selective catherization of the hypogastric arteries-Advantages and discussion of technic. Radiology 91, 484 (1968)

ANTONOPOULOS, D.: Über die Beckenvenendarstellung vom Knochenmark aus zum Studium der Tumoren des kleinen Beckens. Zentralbl. Gynäkol. 52, 2048 (1955)

ANTONOPOULOS, D.: La phlébographie pelvienne chez la femme par la tuberosité ischiatique. Imprimé: Texte: G.S. CHRISTON, fils. Phlebogramms: B. Papachrysanthon. Athen: 1959

ARMSTRONG, M.K., SCHREIBER, M.H.: Pelvic pneumography in congenital absence of the vagina. Am. J. Roentgenol. 112, 607 (1971)

BACHMANN, D., TÄNZER, V.: Methodik und Ergebnisse der Harnblasenarteriographie. In: Radiologische Diagnostik und Theraphie bei malignen Tumoren im Becken. Stuttgart: Thieme 1970

BALCAR, V., SILINKOVÁ-MALINKOVÁ, E., MATYS, Z.: Soft tissue radiography of the female breast and pelvic pneumoperitoneum in the Stein-Leventhal syndrome. Acta Radiol. [Diagn.] (Stockh.) 12, 353 (1972)

BALLADE, R.: Trocart pour phlébographie trans-médoulloosseuse. Presse Méd. 58, 1218 (1950)

BARKER, N., CAMP, J.: Direct venography in obstructive lesions of the veins. Am. J. Roentgenol. 35, 485 (1936)

BARTLEY, O.: Venography in the diagnosis of pelvic tumours. Acta Radiol. (Stockh.) 49, 169 (1958)

BATSON, O.: The function of the vertebral veins in their role in the spread of metastases. Am. Surg. 112, 138 (1940)

BATTEZATTI, M., DONINI, I., BELARDI, P., BECCHI, G., MUGGIATI, L.: Die Phlebolymphographie der Leisten-Becken-Region. Fortschr. Röntgenstr. 98, 705 (1963)

BAUX, R., POULHES, J.: La phlébographie pelvienne. J. Radiol. Electrol. Med. Nucl. 31, 7 (1950)

BENDA, M., ORINSTEIN, E., DEPITRE: Injections intramedullaires osseuses de substances opaques chez l'homme. Sang 14, 172 (1940) zitiert nach KAUPPILA, 1970

BERBERICH, J., HIRSCH, S.: Die röntgenographische Darstellung der Arterien und Venen am lebenden Menschen. Klin. Wochenschr. 2, 2226 (1923)

BORELL, U., FERNSTRÖM, I., LINDBLOM, K., WESTMAN, A.: The diagnostic value of arteriography of the iliac artery in gynecology and obstetrics. Acta Radiol. (Stockh.) 38, 247 (1952)

BREIT, A.: Angiographie der Uterustumoren und ihrer Rezidive. Stuttgart: Thieme 1967

BREIT, A.: Informationswert der Angiographie in der gynäkologischen Röntgendiagnostik. Radiologe 15, 21 (1975)

BREIT, A.: Gynecology. In: Atlas of Angiography. Loose, K.E., van Dongen, R.J.A.M. (Hrsg.). Stuttgart: Thieme 1976

COUTTS, W.E., OPAZO, L., BANDERAS BIANCHI, T., SANHUEZA, O.: Abdominal circulations during late pregnancy as shown in aortograms. Am. J. Obstet. Gynecol. 29, 566 (1935)

DALALI, S., PLENTL, A., BACHMANN, A.: The application of pelvic venography to diagnostic problems associated with cancer of the female genital tract. Surg. Gynecol. Obstet. 98, 735 (1954)

DECKER, K., KUNKEL, B.: Fortschritte in der zerebralen Angiographie. Fortschr. Röntgenstr. 127, 203 (1977)

DENCKER, H., SON HOLMDAHL, K.H., LUNDERQUIST, A., OLIVECRONA, H., TYLEN, V.: Mesenteric angiography in patients with radiation injury of the bowel after pelvis irradiation. Radiology 290, 114 (1972)

DESILETS, D.T., HOFFMANN, A.: A new method of percutaneous catherization. Radiology 85, 147 (1965)

DIANKOW, L., SARKANIATZ, A.: Die Wertigkeit der BV-Photopneumopelvigraphie für die Diagnostik gynäkologischer Erkrankungen. Fortschr. Röntgenstr. 124, 268 (1976)

DRAŠNAR, V.: Intraspongiöse Injektionen, Transfusionen und Infusionen (Tschechisch). Gas. Lek. Cesk. 82, 691 (1943)

DRAŠNAR, V.: Intraspongiöse Dauertropfinfusion. Schweiz. Med. Wochenschr. 76, 36 (1946)

DUCUING, J., GUILHEM, P., ENJALBERT, A., BAUX, R. PAILLÉ, J.: Les différentes voies d'exploration pelvienne par la phlébographie. J. Radiol. Electrol. Med. Nucl. 32, 713 (1951)

FARINAS, D.L.: A new technique for arteriographic examination of the abdominal aorta and its branches. Am. J. Roentgenol. 46, 641 (1941)

FERNSTRÖM, I.: Arteriography of the uterine artery. Acta Radiol. (Stockh.) Suppl. 122, (1955a)

FERNSTRÖM, I.: Arteriography of the uterine artery. Uppsala, Stockholm: Appelbergs 1955b

FOCHEM, K.: Die Röntgendiagnostik in der Gynäkologie. In: Lehrbuch der Röntgendiagnostik. H.R. SCHINZ, W.E. BAENSCH, W. FROMMHOLD, R. GLAUNER, E. UEHLINGER, J. WELLAVER (Hrsg.). S. 717. Stuttgart: Thieme 1965

FOCHEM, K.: Einführung in die geburtshilfliche und gynäkologische Röntgendiagnostik. Stuttgart: Thieme 1967

FRATES, R.: Selective angiography of the ovarian artery. Radiology 92, 1014 (1969)

FRITZ, H., KÖHLER, K., PLATZBECKER, H.: Komplexe angiographische Diagnostik gynäkologischer Tumorrezidive – Technik, Indikationen, Ergebnisse. Fortschr. Röntgenstr. 117, 117 (1972)

FROMMHOLD, W., BUBLITZ, G.: Die Pneumopelvigraphie als ergänzende radiologische Untersuchungsmethode bei Beckentumoren. In: Radiologische Diagnostik und Therapie bei malignen Tumoren im Becken. R. GLAUNER (Hrsg.), S. 34. Stuttgart: Thieme 1970

GAMBARELLI, J., GUÈRINEL, G., CHEVROT, L., MATTEI, M.: Computerized axial tomography. Berlin, Heidelberg, New York: Springer 1977

GEBAUER, K.A.: Über eine Modifikation der percutanen Femoralarterienpunktionstechnik zur Katheteruntersuchung der Aorta. In: Angiographie und ihre Leistungen. LOOSE, K.E. (Hrsg.). Stuttgart: Thieme 1968

GILDENHORN, H.L., GILDENHORN, U.B., AMROMIN, G.: Marrow embolism and intraosseous contrast radiography. J.A.M.A. *173*, 758 (1960)

GOETZE, C.: Die Röntgendiagnostik bei gasgefüllter Bauchhöhle; eine neue Methode. Münch. Med. Wochenschr. *65*, 1275 (1918)

GOLLMANN, G.: Eine Modifizierung der Seldingerschen Kathetermethode zur isolierten Kontrastfüllung der Aortenäste. Fortschr. Röntgenstr. *87*, 211 (1957)

GREITZ, T.: Some aspects of the technique in pelvic phlebography. Acta Radiol. (Stockh.) *43*, 429 (1955)

GUILHEM, P., BAUX, R.: La phlébographie pelvienne par voies veineuse, osseuse et utérine. Paris: Masson 1954

GUILHEM, P., BAUX, R., FOURNIE, J., PAILLÉ, J.: Exploration radiologique des veines du basin chez la femme. Gynecol. Obstet. *49*, 432 (1950)

GUILHEM, P., BAUX, R., VOISIN, R., PAILLÉ, J.: La phlébographie pelvienne par voie utérine. Bull. Soc. Obstet. Gynecol. *4*, 709 (1951)

HÄRTEL, M., ZURBRIGGEN, S., HOLZER, H.: Gynäkographie bei Gonadendysgenesie zur Beurteilung der Beckenorgane im Hinblick auf Neoplasien der Keimdrüsen. Helv. Paediatr. Acta *28*, 283 (1973)

HASCHEK, E., LINDENTHAL, O.T.: Ein Beitrag zur praktischen Verwertung der Fotographie nach Röntgen. Wien. Klin. Wochenschr. *9*, 63 (1896)

HELANDER, C., LINDBOM, A.: Retrograde pelvic venography. Acta Radiol. (Stockh.) *51*, 401 (1959)

HELANDER, C., LINDBOM, A.: Varicocele of the broad ligament. Acta Radiol. (Stockh.) *53*, 97 (1960)

HETTLER, M.G.: Angiographische Probleme und Möglichkeiten II. Der percutane Arterienkatheterismus mit an der Spitze verschlossenem Katheter als Grundlage der Etagen-Aortographie. Fortschr. Röntgenstr. *92*, 198 (1960)

HOUGH, J.E.: Pelvic Pneumography: procedure and technique. Radiol. Technol. *44*, 231 (1973)

HUTTER, K.: Zur Röntgendarstellung von Beckengefäßen bei urologischen Fällen. Acta Radiol. (Stockh.) *16*, 94 (1935)

ISCHIKAWA, T.: Schatten der Nierenarterie. Meine Methode zur röntgenologischen Darstellung der Nierenarterie. Z. Urol. *32*, 563 (1938)

JACOBSSON, B.: Angiography by cathetermethods. Risks and complications. In: Angiographie und ihre neuesten Erkenntnisse. LOOSE, K.E. (Hrsg.). Berlin, New York: de Gruyter 1975

JUDKINS, M.P., KIDD, H.J., FRISCHE, L.H., DOTTER, C.T.: Lumen following safety J-guide for catherization of tortuous vessels. Radiology *88*, 1127 (1967)

JUDKINS, M.P., HINCK, V.C., DOTTER, C.T.: Tefloncoated safety-guides. Am. J. Roentgenol. *104*, 223 (1968)

KAHN, P., FRATES, R.: The value of angiography of the small branches of the abdominal aorta. Am. J. Roentgenol. *102*, 407 (1968)

KAHR, E.: Darstellung der Beckenvenen mittels transossärer Serienphlebographie. Fortschr. Röntgenstr. *78*, 449 (1953)

KAUDE, J.: Die Angiographie mit der Kathetermethode. Gefahren und Komplikationen. In: Angiographie und ihre neuesten Erkenntnisse. LOOSE, K.E. (Hrsg.). Berlin, New York: de Gruyter 1975

KAUDE, J., GROTEMEYER, P.: Catherization technique. In: Atlas of Angiography. LOOSE, K.E. VAN DONGEN R.J.A.M. (Hrsg.). Stuttgart: Thieme 1976

KAUPPILA, A.: Uterine phlebography with venous compression. A clinical and roentgenological study. Acta Obstet. Gynecol. Scand. *49*, Suppl 3, 665 (1970)

KAUPPILA, A., PIETILÄ, K.: Der Einfluß der Patientenlage bei der uterinen Phlebographie. Ein Vergleich der ergänzenden Methoden. Fortschr. Röntgenstr. *117*, 275 (1972)

KÖHLER, K., PLATZBECKER, H., FRITZ, H.: Die Leistungsfähigkeit einer komplexen angiographischen Diagnostik bei gynäkologischen Tumorrezidiven. Radiologe *15*, 27 (1975)

KREEL, L.: Gynecography. Proc. R. Soc. Med. *65*, 295 (1972)

LINDGREN, E.: Percutaneous angiography of vertebral artery. Acta Radiol. (Stockh.) *33*, 389 (1950)

LINDGREN, E.: Technique of abdominal aortography. Acta Radiol. (Stockh.) *39*, 205 (1953)

LIPPE, B.M., SCALLEY, J.R., SHIU-LOONG, R., WONG, M.D., DESILETS, D.T., GYEPES, M.T., KAPLAN, S.A.: Pelvic pneumography in the diagnosis of endocrine and gynecologic disorders in children. J. Pediatr. *78*, 799 (1971)

LIPPE, B.M., GYEPES, M.T., KAPLAN, S.A.: Pelvic pneumography in children. Am. J. Roentgenol. *123*, 829 (1975)

LIPPOLD, K.: Über die Bedeutung der Pneumopelvigraphie für die röntgenologisch-gynäkologische Diagnostik. Dissertation, Tübingen 1976

LOREY, A.: Demonstration einiger seltener Röntgenbefunde. Verh. Dtsch. Röntgen-Ges. *8*, 46 (1912)

LUZSA, G.: Röntgenanatomie des Gefäßsystems. Frankfurt/M., Budapest: Barth 1972

MACH, S.: Darstellung maligner gynäkologischer Tumorrezidive im kleinen Becken durch die kombinierte Lympho-Pneumo-Pelvigraphie. Zentralbl. Gynäkol. *94*, 1802 (1972)

MERGER, R., CERNES, M., CHAMBRAUD, R.: Bull. Gynécol. Obstét. 3,5,761 (1951), zitiert nach ANTONOPOULOS, 1959

MITROV, G., DIANKOW, L., ANGELOVA, G.: Pneumogynecographie studies in cancer of the uterine cervix. Onkologia *11*, 83 (1974)

MOORE, H.: A new method of venography with particular reference to its use in varicose veins. Br. J. Surg. *37*, 78 (1949)

OLBERT, F., DENCK, H., WICKE, L.: Komplikationen bei Katheterangiographien, Ursachen und deren Behandlung. In: Angiographie und ihre neuesten Erkenntnisse. LOOSE, K.E. (Hrsg.). Berlin, New York: de Gruyter 1975

OLIN, T.: Studies in angiographic technique. Lund: Ohlsson 1963

PEIRCE, E.C.: Percutaneous femoral artery catherization in man with special reference to aortography. Surg. Gynecol. Obstet. *93*, 56 (1951)

PEIRCE, E.C., RAMEY, W.P.: Renal arteriography: a report of a percutaneous method using the femoral artery approach and a disposable catheter. J. Urol. *69*, 578 (1953)

RAUBER, A., KOPSCH, F.: Lehrbuch der Anatomie des Menschen, 19. Aufl. Stuttgart: Thieme 1955

REIFFENSTUHL, G., PLATZER, W.: Die vaginalen Operationen. München, Berlin, Wien: Urban & Schwarzenberg 1974

RICHTER, K., MACH, S., LISEWSKI, G.: Die Pneumopelvigraphie. Berlin: Akademie 1973

DOS SANTOS, R., LAMAS, A., PEREIRA-CALDAS, J.: L'artériographie des membres de l'aorta et de ses branches abdominales. Bull. Soc. Nat. Chir. *55*, 587 (1929)

SCHEPKE, P., GROTEMEYER, P., SCHAD, N.: Herzphasengesteuerte selektive-semiselektive Nierenangiographie. Fortschr. Röntgenstr. *126*, 429 (1977)

SCHIRMER, H.F., BAYINDIR, S., HEGER, N., STECKENMESSER, R.: Komplikationen bei Katheterangiographien – Kritischer Bericht über 2900 Angiographien mit der Seldinger-Technik. In: Angiographie und ihre neuesten Erkenntnisse. LOOSE, K.E. (Hrsg.). Berlin, New York: de Gruyter 1975

SCHOBINGER, R.A.: Intraosseous venography. New York: Grune & Stratton 1960

SCHOBINGER, R.A.: Transosseous phlebography – general principles. In: Vascular roentgenology. SCHOBINGER R.A. (Hrsg.). New York: Macmillan London: Collier-Macmillan 1964

SCHOBINGER, R.A., HASHIMOTO, Y., FUKUTA, K.: Transosseous pelvic phlebography. In: Vascular roentgenology. R.A. SCHOBINGER (Hrsg.). New York: Macmillan und London: Collier-Macmillan 1964

SCHÜSSLER, R.: Die Uterusphlebographie, Angiographie. Stuttgart: Thieme 1966

SCHÜSSLER, R., HEINEN, G.: Die Phlebographie des Uterus. Fortschr. Röntgenstr. *98*, 610 (1963)

SCHUSTER, R., RITTMEYER, K.: Grenzen der Indikationen und Aussagemöglichkeiten der transossalen Beckenphlebographie in der Tumordiagnostik. In: Radiologische Diagnostik und Therapie bei malignen Tumoren im Becken. R. GLAUNER (Hrsg.). S. 118. Stuttgart: Thieme 1970

SELDINGER, S.: Catheter replacement of the needle in percutaneous arteriography. Acta Radiol. (Stockh.) *39*, 368 (1953)

SICARD, J.A., FORESTIER, G.: Injections intra-vasculaires d'huile iodée sous contrôle radiologique. C. R. Hebd. Soc. Biol. *88*, 1200 (1923)

SIEGLBAUER, F.: Lehrbuch der normalen Anatomie des Menschen. München, Berlin: Urban & Schwarzenberg 1958

STEIN, I.F.: Roentgenographic diagnosis in gynecology; pneumoperitoneum Surg. Gynecol. Obstet. *42*, 83 (1926)

THOMAS, M., FLETCHER, E.: The techniques of pelvic phlebography. Clin. Radiol. *18*, 399 (1967)

TOCANTINS, L.M.: Rapid absorptions of substances injected into bone marrow Proc. Soc. Exp. Biol. Med., *45*, 292 (1940)

ULRICH, H.C.: Werkstätten für Medizinmechanik. Ulm – Katalog

VAHRSON, H.: Der Wert der Ossovenographie beim fortgeschrittenen Genitalkarzinom der Frau. Ein Beitrag zur Diagnose des kombinierten Stauungsödems. Röntgenblätter *29*, 341 (1976)

VAN DE VELDE, E., THIERY, M., VERMEULEN, A.: Pneumopelvigraphie et dysgénésie gonadique. J. Belge Radiol. *54*, 4 (1971)

VOGLER, E., HERBST, R.: Angiographie der Nieren. Stuttgart: Thieme 1958

WEBER, E.: Über die Bedeutung der Einführung von Sauerstoff resp. Luft in die Bauchhöhle für die experimentelle und diagnostische Röntgenologie. Fortschr. Röntgenstr. *20*, 453 (1913)

WEIGENSBERG, I.J.: Value of pelvic pneumographie in gynecologic brachytherapy. Acta Radiol. [Ther.] (Stockh.) *11*, 217 (1972)

WENZ, W.: Abdominale Angiographie. Berlin, Heidelberg, New York: Springer 1972

WIRTH, W., WEBER, J.: Die firsche Ileofemoralvenenthrombose, I. Mitteilung: Voraussetzungen zur phlebographischen Abklärung. Fortschr. Röntgenstr. *115*, 788 (1971)

V. Diagnostik gynäkologischer Tumoren

1. Möglichkeiten der speziellen Röntgendiagnostik

von

A. Breit

Mit 30 Abbildungen

a) Möglichkeiten der radiologischen Diagnostik

α) Nichtinvasive Methoden

Die Röntgendiagnostik gynäkologischer Tumoren ist in der Regel nur unter Zuhilfenahme von Kontrastmitteln (Jodsalzlösungen oder Gase) möglich, die entweder in die versorgenden Gefäße injiziert oder in die Bauchhöhle gebracht werden; dabei wird die in einem eigenen Kapitel zu besprechende Computertomographie (CT) vorerst nicht berücksichtigt.

Röntgenleerbild. Im Röntgenleerbild des Beckens ist nur in seltenen Fällen ein vergrößerter Uterus oder ein Ovarialtumor als Weichteilschatten zu erkennen. Wenn dies der Fall ist, sind diese Veränderungen bereits auch tastbar.

Bewährt haben sich dabei Abdomenübersichtsaufnahmen im Stehen in Hartstrahltechnik oder im Liegen in Weichstrahltechnik. Auf ihnen sind sowohl Spiegel bzw. freie Luft subphrenisch als auch Weichteilschatten und Verkalkungen gut zu differenzieren (Abb. 1a). Schabel (1976) berichtet auch über diffuse Verkalkungen der Uterusarterien. Eine Modifikation nach Swart und Meyer (1974), die Hartstrahlaufnahme in linker Seitenlage, läßt Spiegelbildungen oft noch besser erkennen (Abb. 1b).

Kontrastfüllung von Darm und Urogenitalsystem. Die diagnostische Aussagekraft dieser Aufnahmen wird wesentlich erhöht, wenn Hohlräume wie Ureteren, Blase, Darmschlingen, vornehmlich des Dickdarms, aber auch des Dünndarms, mit einem Kontrastmittel gefüllt werden. Veränderungen der Konturen, Verlagerungen oder Eindellungen dieser Organe lassen Schlüsse auf expansive Prozesse an den weiblichen Genitalorganen zu. Verlagerungen oder Verdrängungen des Ureters, vor allem beim Collumkarzinom (Altvater u. Imholz, 1960) zeigen oft den Ursprungsort raumverdrängender oder einengender Prozesse an. Abbrüche oder Verlagerungen z.B. des prävesikalen, distalen Ureteranteils deuten auf Prozesse oder Infiltrationen im Bereich der Parametrien hin (Dietz u. Beinert, 1966; Teske u. Heissen, 1969). Liegen die Ureterenveränderungen höher, z.B. ileosakral, so können sie außer durch Lymphknotenvergrößerungen auch durch Ovarial- und Uterustumoren verursacht sein (Abb. 2). Bei pathologischem Ureterenverlauf oberhalb der Beckenschaufel ist eine Verlagerung durch große Ovarialtumoren oder durch retroperitoneale Prozesse entsprechender Ausdehnung am wahrscheinlichsten. Die Kombination von intravenöser Urographie mit hoher Kontrastmittelgabe und Tomographie des Beckens kann eine Anfärbung von Uterus- und Ovarialtumoren nachweisen und damit eine gewisse Abgrenzung erlauben (Peck et al., 1975). Tumorinfiltrationen bzw. raumfordernde Prozesse können auch indirekt an der kontrastgefüllten Blase erkannt

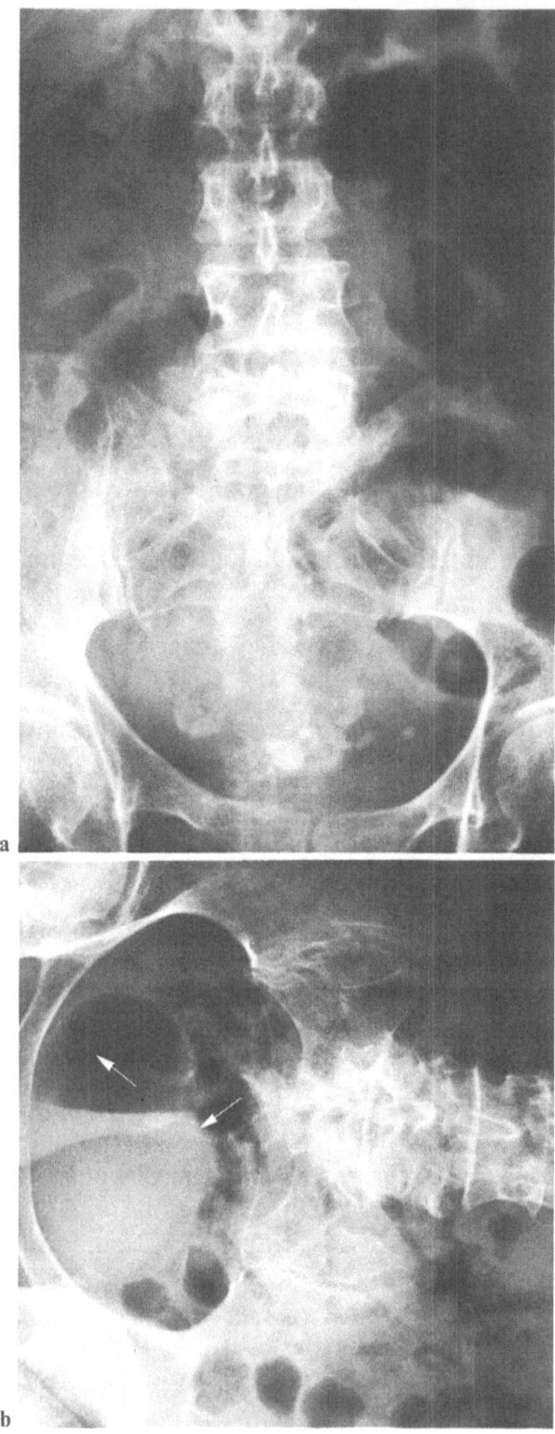

Abb. 1. a Abdomenübersicht (Leeraufnahme im Stehen), schollige Verkalkungen im kleinen Becken mit umgeben-
den Weichteilschatten (Uterus myomatosus mit Verkalkungen). **b** Hartstrahlaufnahme in li. Seitenlage. Tumor-
Weichteilschatten im kleinen Becken. Kleine Spiegelbildung

werden. Eindellungen und Deformierungen weisen auf Prozesse in der unmittelbaren
Nachbarschaft hin (Abb. 3). Dickdarmveränderungen wie Verengungen und Stenosie-
rungen, vor allem am Sigma (Abb. 4a), aber auch Verlagerungen des unteren Dünndarms
(Abb. 4b), können durch verdrängende und infiltrierende Uterus-Ovarialtumoren bedingt

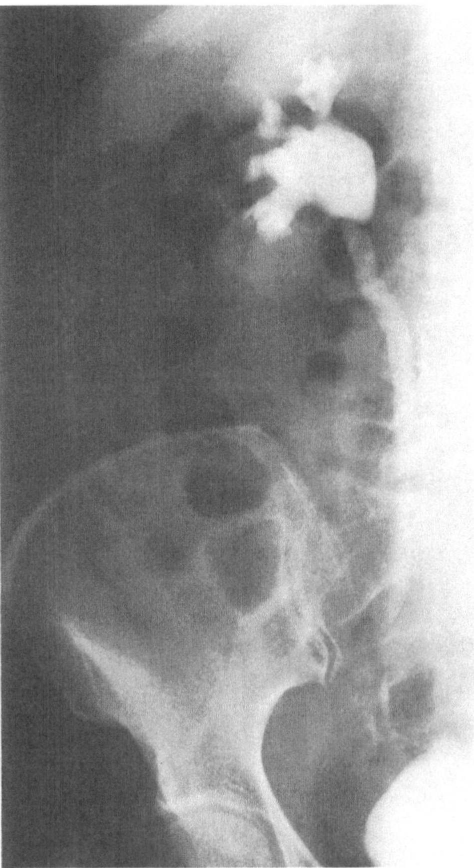

Abb. 2. Urogramm (Spätphase, 40 min), Einengung des Ureters in Höhe des mittleren Sakrums durch umgebende Tumorinfiltrationen (gesichertes Ovarialkarzinom)

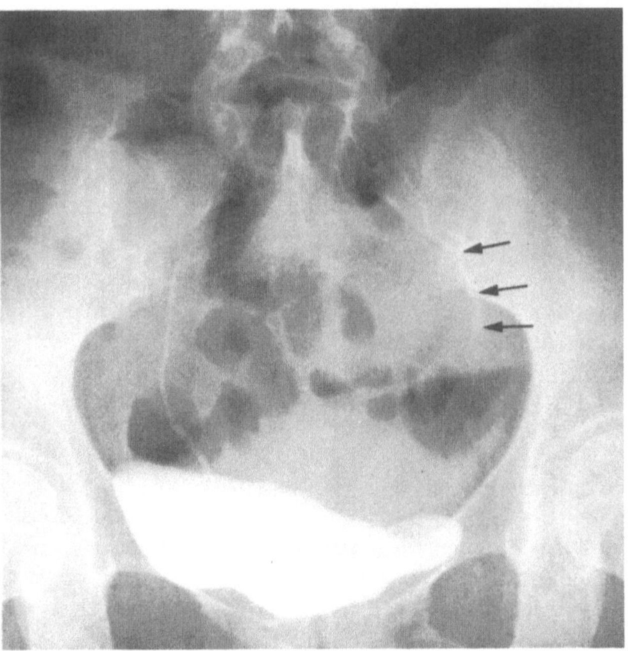

Abb. 3. Infusionspyelogramm, Aufnahme im Stehen. Verdrängung bzw. Eindellung der Blase von li. oben mit Verlagerung des Ureters. Beckentumor (Ovarialkarzinom)

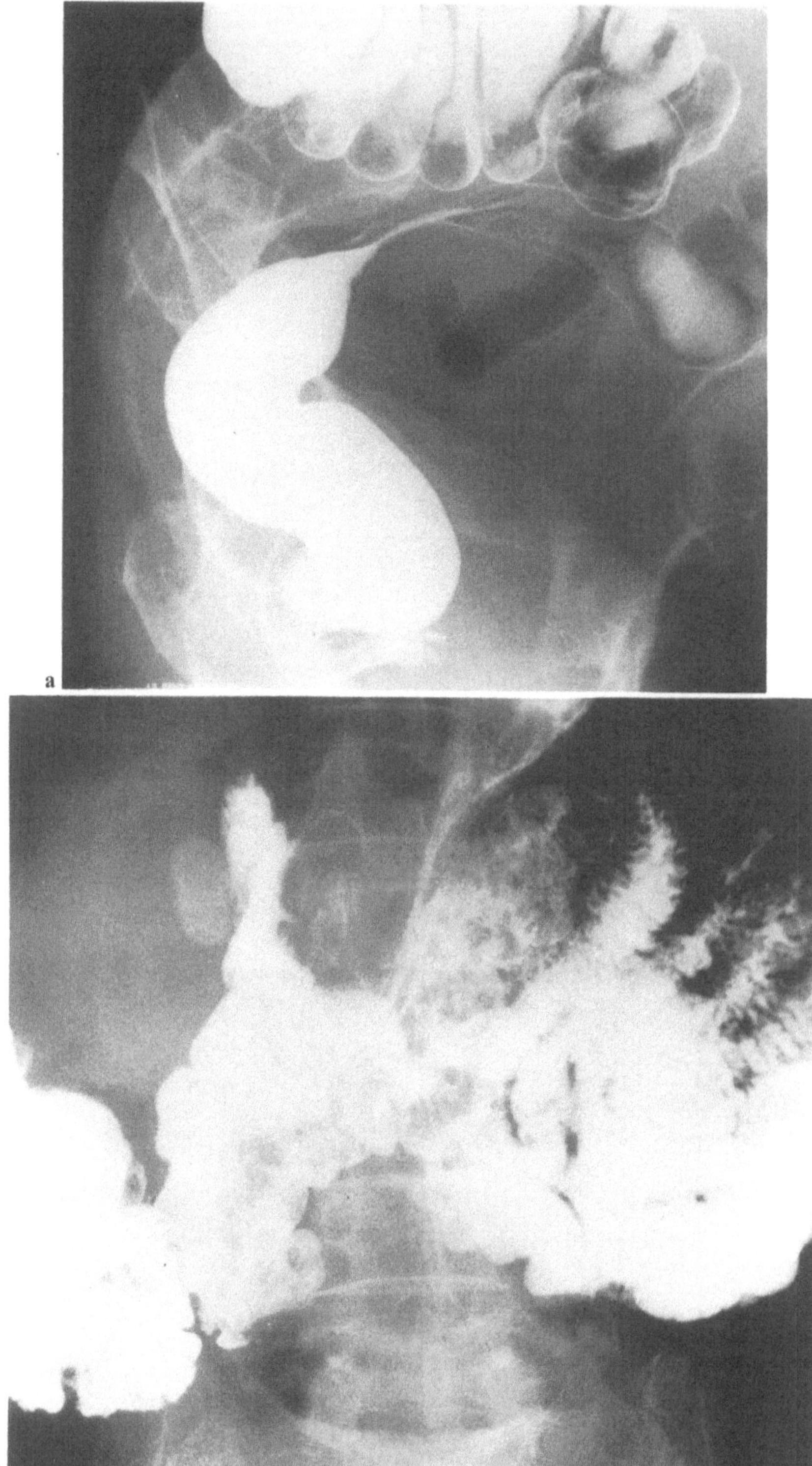

Abb. 4. a Sigmaeinengung durch Beckentumor (Ovarialtumor). **b** Abdrängung der Dünndarmschlingen nach kranial (Ovarialkarzinom)

sein. Stenosierende, infiltrative Prozesse aus der Nachbarschaft, wie Rektum und Blase, müssen ausgeschlossen werden (BRYK, 1967). Bei subtiler Untersuchung des Rektums mit Doppel-Kontrast-Technik lassen sich Wandinfiltrationen oder einengende Prozesse aus dem parametranen bzw. pararektalen Bereich besonders gut darstellen.

Radionukliddiagnostik. In diesem Zusammenhang muß auch die lokale nuklearmedizinische Diagnostik erwähnt werden, deren dynamische Untersuchungsmethoden des Harnabflusses dem Urogramm in dieser Hinsicht (BREIT, 1969, 1976) überlegen sind (Tabelle 1) (JENKINS u. WEST, 1971; HEIDENREICH u. HÖR, 1975; LEODOLTER et al., 1976). Erfahrungsgemäß zeigt das Isotopennephrogramm bereits früher als das i.v.-Pyelogramm die beginnende Abflußstörung an (GREEN et al., 1965). In Verbindung mit der seitengetrennten Isotopen-Ganzkörper-Clearance sind darüber hinaus Rückschlüsse auf die prozentuale Parenchymbeteiligung möglich (PETERS et al., 1973, 1975; PIXBERG et al., 1977). (Die nuklearmedizinische Literatur über den Harnabfluß bei gynäkologischen Tumoren kann hier nur auszugsweise angeführt werden.) Das Lymphszintigramm (zum WINKEL, 1963), bei dem kolloidales radioaktives Gold injiziert wird, ist vorwiegend als Screening-Methode anzusehen (BREIT et al., 1969).

Diese nichtinvasiven Verfahren erlauben bei den meisten Fällen keine Unterscheidung zwischen narbiger, entzündlicher und tumoröser Infiltration. Bogige Verlagerungen an Ureter oder Sigma mit relativ glatter Wandkontur und Einengung deuten eher auf ein expansives Wachstum hin. Wandunregelmäßigkeiten und Verziehungen können eher durch Narben oder entzündliche Prozesse bedingt sein (ALTVATER u. IMHOLZ, 1960). Arbeiten von BIRNHOLZ (1972) und LOVE et al. (1974) zeigen aber auch, daß durch rein venöse Infusion eine Art Anfärbung des Uterus (Uterusfibrome, Ovarzysten und sogar maligne Tumoren) möglich ist.

Das direkte Übergreifen von gynäkologischen Tumoren auf das Beckenskelett ist außerordentlich selten, da offenbar Infiltrationen durch die dem Knochen aufliegende Muskulatur kaum möglich sind (s. Abb. 24) (WALTHER, 1948).

Im Rahmen der klinischen Untersuchung sollten die beschriebenen Verfahren beim taktisch-diagnostischen Vorgehen an erster Stelle stehen. Sie geben zum Teil (wie beispielsweise die Pyelographie) über die Morphologie hinaus auch Hinweise auf die Funktion des uropoetischen Systems.

Die zu den nichtinvasiven Methoden gehörende Ganzkörper-Computertomographie (s. Kapitel A, V, S. 183) ist zunächst noch eine rein morphologische Untersuchungsmethode; doch könnte die zunehmende Verwendung von Kontrastmitteln bei kürzerer Scanzeit in Zukunft auch eine gewisse Funktionsdiagnostik ermöglichen (BREIT u. ROHDE, 1977).

β) Invasive Methoden

Durch die Weiterentwicklung der Angiographie (FERNSTRÖM, 1955), insbesondere der Arteriographie, der transfemoralen (DUCUING et al., 1954) und transossären Venographie (WISE et al., 1963), der Cavographie (FUCHS, 1961), der Lymphographie (HILLMANN u. TRISTAN, 1963; GERTEIS, 1966) und der Pneumopelvigraphie (MITROV u. DIANKOV, 1974) stehen heute technisch hochentwickelte invasive Verfahren zur Verfügung, die oft direkte Organ- bzw. Tumordiagnosen aus der jeweiligen Gefäßarchitektur und der Lymphknotenstruktur erlauben (DURANDO et al., 1962; BAUM et al., 1963; BENSON et al., 1963; PIETRI et al., 1968). Die Untersuchungstechnik dieser Verfahren wurde in Kapitel A, IV, sowie S. 113ff. dargelegt.

b) Collumkarzinom (Primäre Diagnostik)

Beim Collumkarzinom bzw. Cervixtumor überwiegt das Plattenepithelkarzinom (95%). In 5% kommt ein Adenokarzinom ausgehend vom drüsigen Epithel der Cervix vor. Pathologisch-anatomisch zeigt das Collumkarzinom in der Regel eine exophytische oder endophytische Morphologie an der Portio. Auch eine Infiltration innerhalb des Cervixkanals (Cervixhöhlenkarzinom) ist möglich.

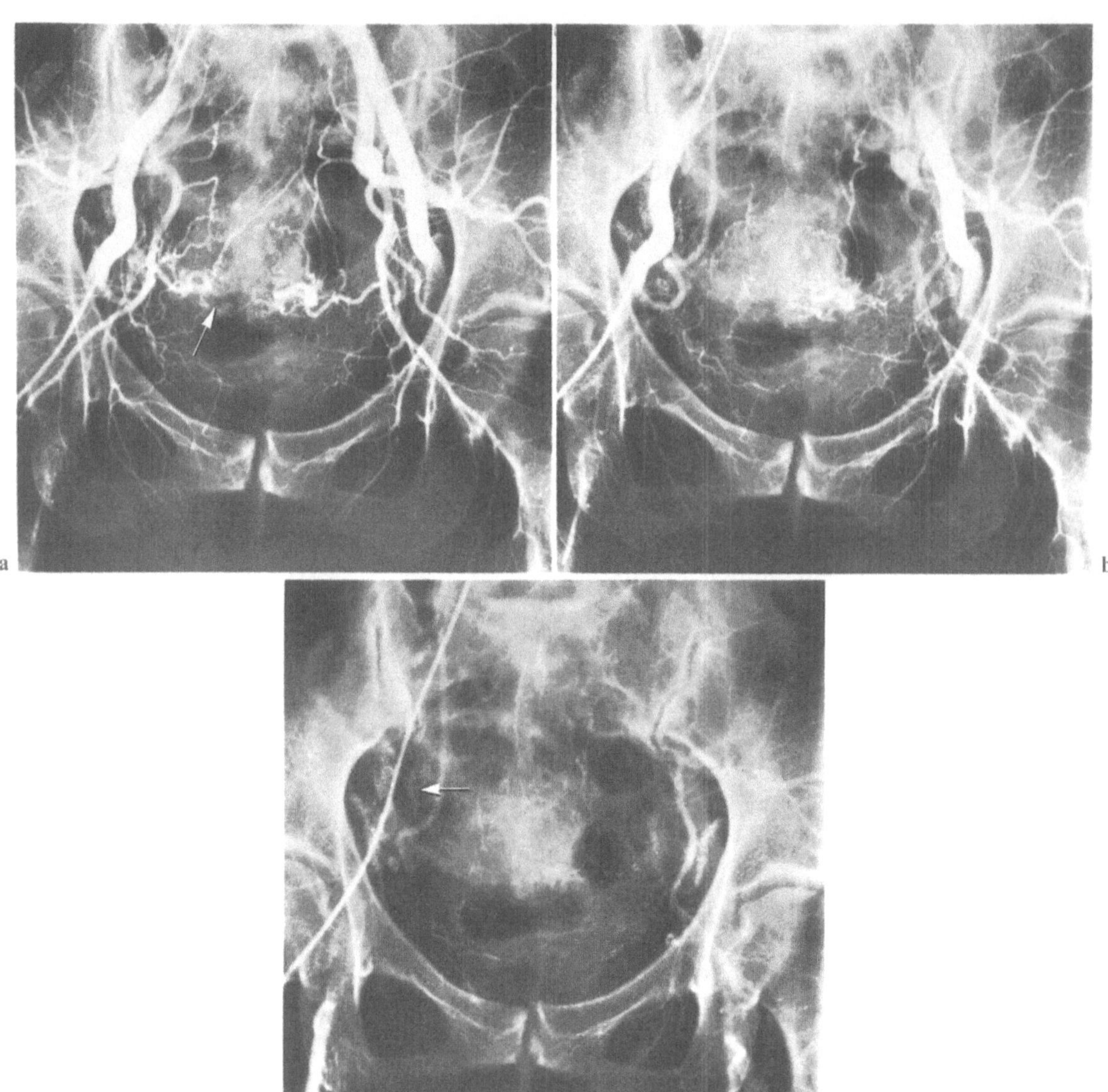

Abb. 5. Beckenarteriogramm. **a** Arterielle Phase, Gefäßdarstellung der bds. Aa. uterinae mit Beginn der intramuralen Gefäßfüllung. **b** Intramurale Uterusphase. **c** Endphase der Uterusanfärbung. Zustand nach früherer Lymphographie (Rr. ovarii)

Die normale Gefäßversorgung des Uterus und seiner Anhangsgebilde ist im Detail bekannt (Fernström, 1955; Breit, 1967). Sie wurde in Kapitel A, IV, 1, 117ff. ausführlich abgehandelt. Lediglich zu unmittelbarem Vergleich mit den darauffolgenden pathologischen Gefäßbildern wird hier nochmals kurz auf die Anatomie eingegangen (Abb. 5a–c).

Die A. uterina entspringt in der Regel aus der A. iliaca interna. Sie liegt zunächst medial an der Beckenwand und verläuft dann horizontal in das Parametrium zur Cervix uteri. In diesem Bereich sind der zerviko-vaginale Ast zur Portio und die vaginalen Äste für die Gefäßdiagnostik des Collumkarzinoms am wichtigsten (Abb. 5a). Das Hauptgefäß, die A. uterina, zieht dann nach kranial bis zum Uterusfundus (Abb. 5b). Anastomosen bestehen kaudal mit den vesikalen und rektalen Arterien, kranial mit der A. ovarica. Die Ovarien erhalten ihre Hauptversorgung aus der A. ovarica, die aus der Aorta abdominalis unterhalb des Abgangs der Nierenarterie entspringt. Für die Arterio-

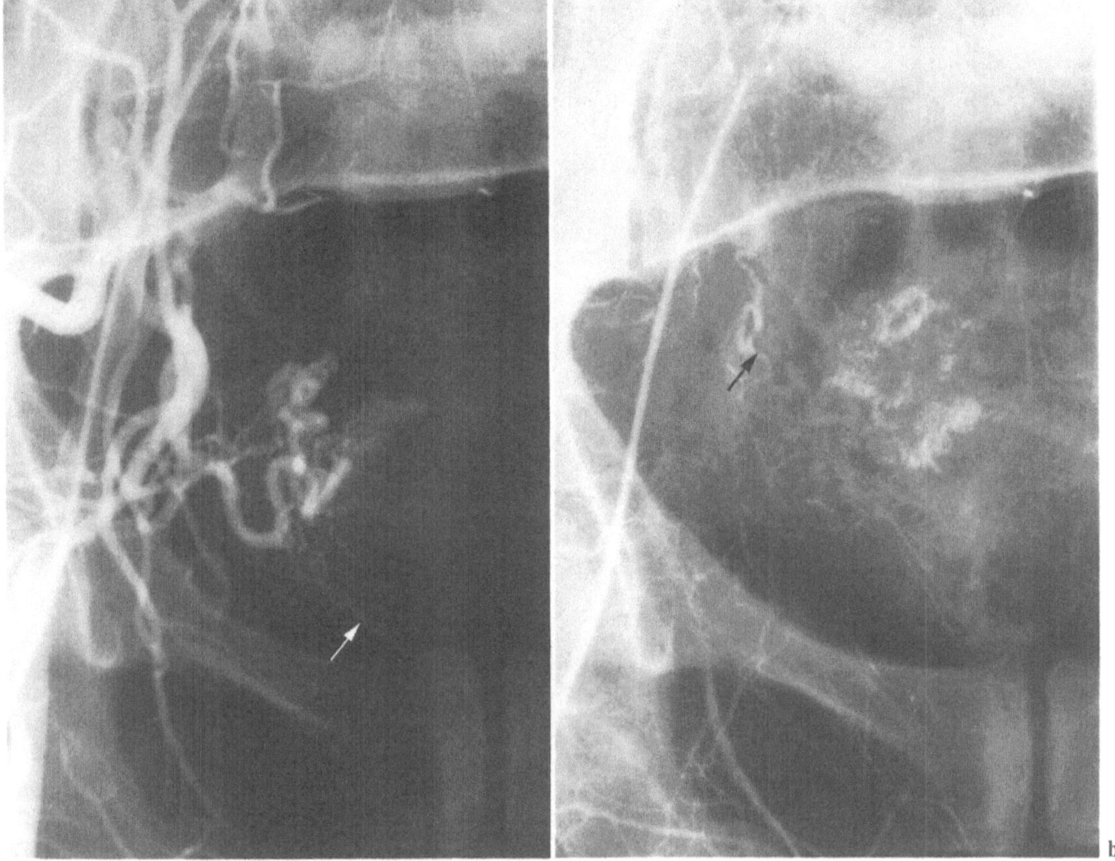

Abb. 6. a Halbselektive Arteriographie. Darstellung der intramuralen Uterusgefäße mit R. cervico-vaginalis.
b Dieselbe Patientin, intramurale Uterusphase mit R. ovaricus

graphie ergeben sich dadurch besondere Katheterlagen (s. Abschnitt Ovarialtumoren). Die halbselektive Darstellung führt zu einer deutlichen Bildverbesserung (Abb. 6a, b).

α) Gefäßarchitektur

Gefäßreiche Tumoren. Das gefäßreiche Collumkarzinom, das vorwiegend durch den zerviko-vaginalen Ast der A. uterina versorgt wird, läßt sich in vielen Fällen nach kranial zum Isthmus und je nach Stadium zum Parametrium hin abgrenzen.

Nach den vorwiegend aus unserem Institut vorliegenden Erfahrungen an derzeit ca. 800 untersuchten gynäkologischen Tumoren ist das Gefäßbild des Collumkarzinoms relativ monoton. Etwa 70% aller untersuchten Collumkarzinome waren gefäßreich, d.h. sie zeigten die typischen Bilder von Gefäßneubildungen mit embryonalen Strukturen. Shunts und Lakunen sind im Vergleich zu anderen gefäßreichen Tumoren (Niere) in geringerer Zahl vorhanden, oft besteht ein frühvenöser Abfluß. Das gefäßreiche Collumkarzinom, d.h. der lokale Primärtumor, ist vorwiegend versorgt durch den zervikovaginalen Ast der A. uterina (s. Abb. 5a u. Kap. A, IV, 1, S. 117, Abb. 2b). Den Begriff gefäßreich-gefäßarm leiten wir ausschließlich aus unserem Krankengut ab, wobei ein sogenannter gefäßreicher Collumtumor ebenfalls wie alle anderen gefäßreichen Tumortypen, z.B. am Gehirn oder an der Niere, deutlich mehr pathologische Gefäße aufweist. Die mehr exophytische Form war immer an einer Vorwölbung des angefärbten Tumors

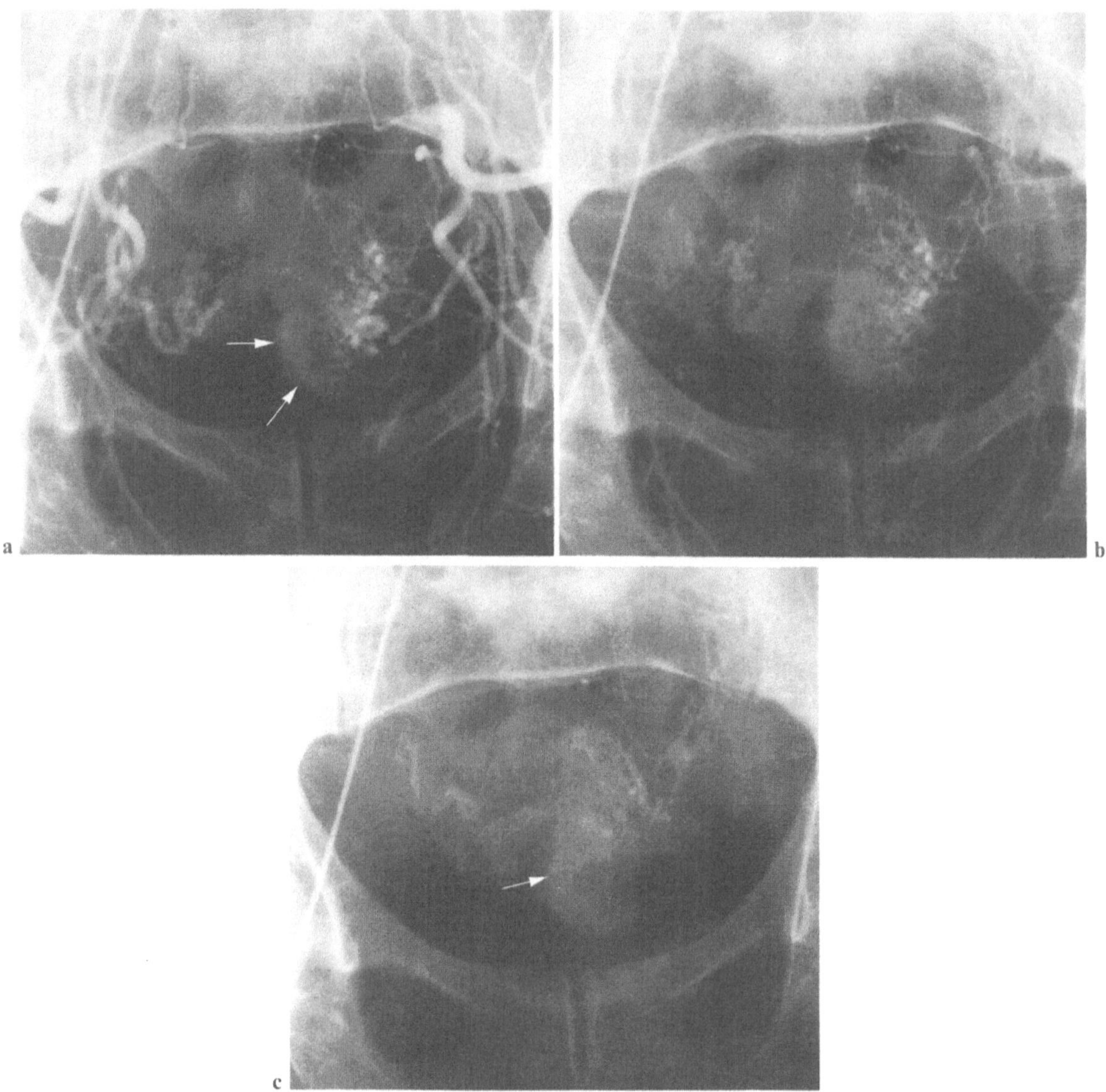

Abb. 7. a Übersichtsangiographie, spätarterielle Phase, Uterusdarstellung mit Anfärbung links. Klinik: Großer exophytischer Tumor (Plattenepithel-Ca.). Parametrien frei. **b** Spätarterielle, venöse Phase. Verstärkung der Anfärbung, die sowohl exophytisch in die Vagina reicht als auch intrauterin nachweisbar ist. **c** Spätvenöse Phase. Kaudal Tumoranfärbung, kranial noch intramurale Restfüllung der Uterusgefäße

in die Vagina zu erkennen (Abb. 7a–c). Vorwiegend endophytisch wachsende Tumoren sind umschriebener (Abb. 8a, b). Sie sind besonders bei vergrößertem Uterus je nach Ausdehnung oft kaum erkennbar. Insofern läßt sich mit der Arteriographie sogar eine Relation zum pathomorphologischen Befund herstellen (FRISCHKORN, 1965; LANG, 1967; SMITH et al., 1972). Die Differentialdiagnose zur Entzündung ist aber oft schwierig.

Gefäßarme Tumoren. Etwa 30% der unbehandelten Karzinome aus unserem Krankengut waren gefäßarm (Abb. 9a, b), wobei sich morphologisch zwei Typen abgrenzen ließen. Das Charakteristikum des einen Typs waren Gefäßverläufe, die die Expansivität des lokalen Tumors zeigten; teilweise konnten dabei auch Gefäßabbrüche und umschriebene Stenosen überwiegen (Abb. 10a, b, Abb. 11a, b). Aus diesen an unbehandelten Tumoren gewonnenen Erfahrungen resultiert das Basiswissen für die arteriographische Rezidivdiagnostik (BREIT, 1967; KÖHLER et al., 1975).

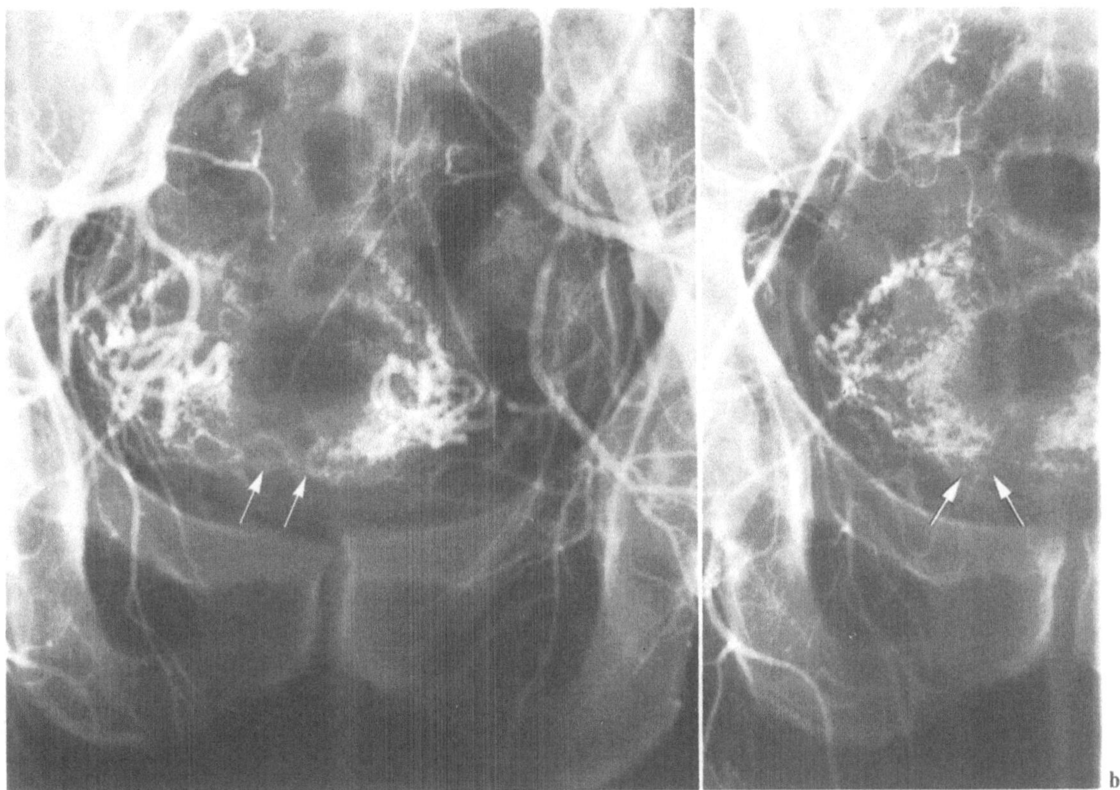

Abb. 8. a Arterielle Phase, großer Uterus, bogige Gefäßformation an der Portio. Klinik: Kleines endophytisches Portiokarzinom (Plattenepithel-Ca., Stad. Ib). **b** Spätarterielle Phase (halbselektive Technik), bogige Gefäße an der Portio, geringe Gefäßanfärbung

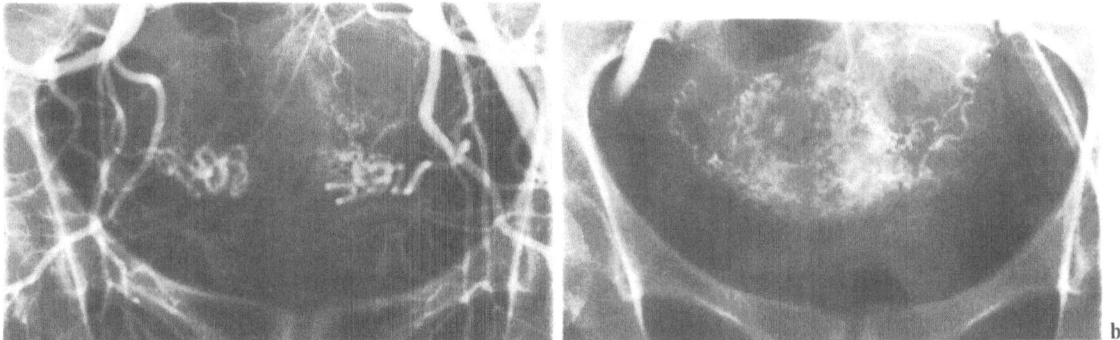

Abb. 9. a Übersichtsarteriographie bei großem exophytischen Tumor (exophytisches Portio-Ca., markstückgroßer Tumor, beide Parametrien frei; Plattenepithel-Ca., arterielle Phase). Keine Gefäßanfärbung. **b** Spätarterielle Phase, intramurale Uterusfüllung, keine Gefäßanfärbung. R. tubarius und R. ovaricus bds., A. ovarica li. dargestellt

β) **Regionale Ausbreitung**

Nach dem Studium des lokalen Tumorgeschehens muß die Aufmerksamkeit *der Region* gelten. Für alle röntgendiagnostischen Methoden sind dabei die wichtigsten lokalen kontinuierlichen Ausbreitungswege von besonderem Interesse. Typisch ist, daß die lokale Ausbreitung – parazervikal-parametran-vaginal – einer Lymphknotenmetastasierung (Abb. 12) vorangeht (s. Seite 160) (GUSBERG u. FRICK, 1976).

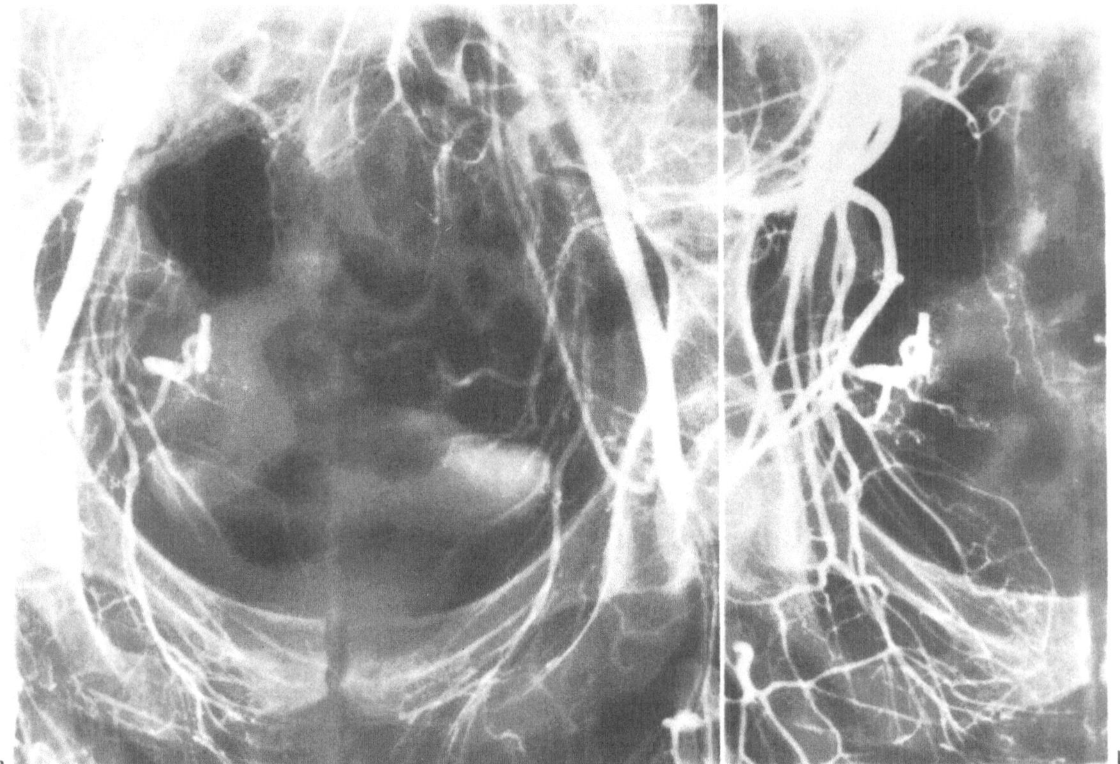

Abb. 10. Klinik: Collum aufgetrieben, tonnenförmig, mit zentraler Kraterbildung. Uterus antevertiert, anteflektiert, gut beweglich. Das rechte Parametrium druckschmerzhaft verkürzt (Plattenepithel-Ca.). **a** Angiographie: Arterielle Phase, A. uterina deutlich verkürzt, Uterus nach re. verzogen, bogige Gefäßverläufe bds. **b** Halbselektive Darstellung re.: Verkürzte A. uterina mit bogigen Gefäßkonturen im Bereich des Parametriums (Hinweis auf expansive Veränderungen im Bereich des Parametriums – Infiltration)

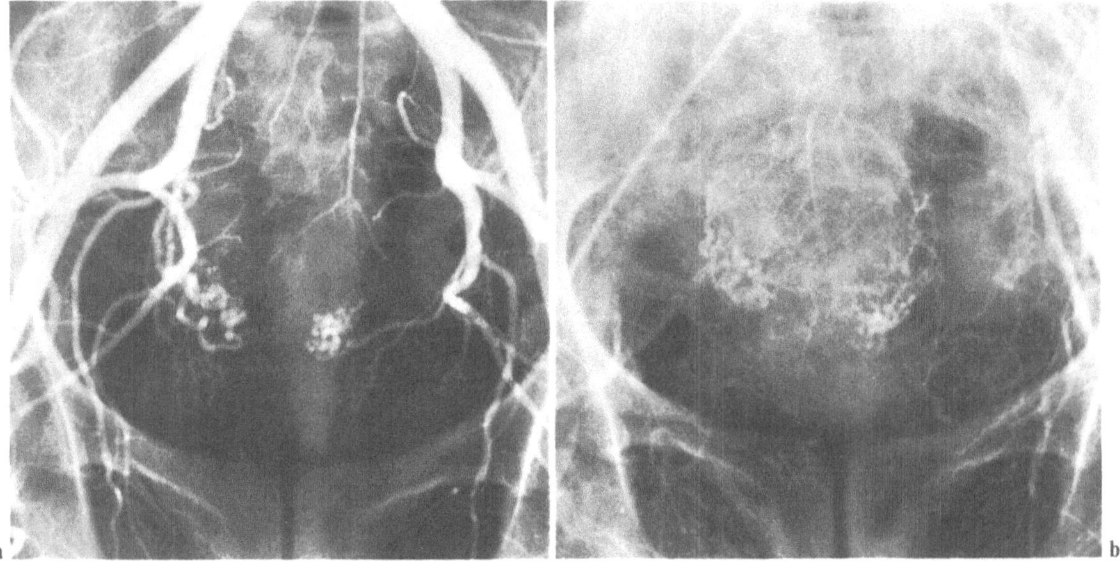

Abb. 11. a Klinisch: Derbe Portio, aufgetrieben, glatt. Plattenepithel-Ca., Parametrien frei. Arterielle Phase: Gute Darstellung der Uterusgefäße, leicht bogige Uterina li. **b** Spätarterielle, frühvenöse Phase. Darstellung eines großen Uterus myomatosus, keine Gefäßneubildungen, ausgeprägte allgemeine Rarefizierung (Differentialdiagnose: Tumor – Narbe)

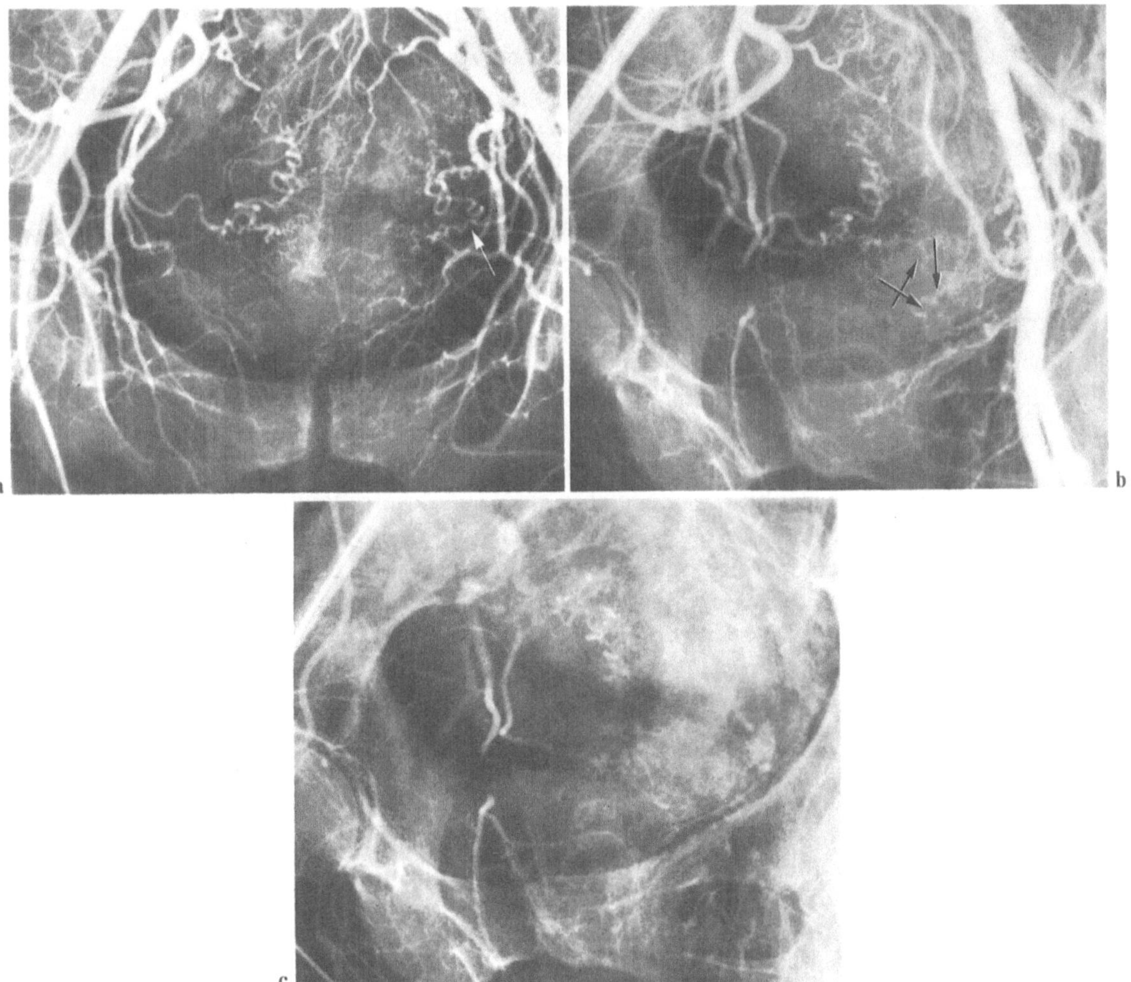

Abb. 12. a Klinisch: Großer Collumtumor mit ausgeprägter Infiltration des Parametriums li., Stad. III, Platten-epithel-Ca. Arterielle Phase: Deutliche Verkürzung der A. uterina li., entsprechend der Infiltration. Kaudal davon Gefäßneubildungen. **b** Schrägtechnik: Darstellung der A. uterina re. und li. Gefäßneubildungen im Parametrium, Zervikovaginalast→ **c** Schrägtechnik: Spätarterielle Phase, ausgeprägte Anfärbung im Parame-trium li. Kranial davon noch intramurale Uterusrestfüllung

Parametrium. Bei der Arteriographie ist vor allem auf den Verlauf der A. uterina im Parametrium zu achten. Aus der Verformung dieses Gefäßes lassen sich Rückschlüsse auf parametrane Infiltrationen ziehen. Dies ist anatomisch leicht erklärbar. Normaler-weise zeigt die A. uterina – am Unterrand des Parametriums verlaufend – eine leicht girlandenförmige Schlängelung. Infiltrative parametrane Prozesse oder Narben müssen zwangsläufig diese Form im Sinne einer Verkürzung, einer Verlagerung oder ähnlicher Verformungen (Abb. 12a) beeinträchtigen. Dabei ergeben beidseitig selektive Arteriogra-phien der A. iliaca interna sicherlich eine noch stärkere Auffüllung der A. uterina und ihrer Äste mit Kontrastmittel (ALTEMUS, 1969) und damit im Einzelfall eine subtilere Darstellung der Morphologie. (Die einfachere halbselektive Darstellung ist aber nicht wesentlich unterlegen; s. Kapitel A, IV, S. 116.) Während gefäßreiche, parametrane Infiltra-tionen gut nachweisbar sind (Abb. 12b), sind vaginale Infiltrationen unserer Erfahrung nach meist nur sehr schwer erkennbar. Lediglich LANG (1968) berichtet über entspre-chende Fälle. Dies dürfte an der relativen Gefäßarmut der Tumoren bzw. Metastasen im Vaginalbereich (Einfluß des Tumorbettes) liegen. Schwierig ist die Klassifizierung der Tumoren IIa/b-IIIa im Arteriogramm. Bei einwandfrei bis zur Beckenwand tastbarer Infiltration konnten wir meist eine Anfärbung des Parametriums über die gesamte horizontale Ausdehnung der A. uterina beobachten. Zur Beckenwand hin blieb aber immer ein freier Raum, wohl infolge der auflagernden Muskelpartien. Da diese freie Distanz immer im Angiogramm (Abb. 12c) nachweisbar ist, ist eine sichere Entscheidung, ob eine Infiltration bis zur Beckenwand vorliegt oder nicht, arteriographisch nicht zu treffen.

Wie ausgedehnt muß nun eine parametrane Infiltration am Collum, Parametrium und an der Vagina sein, um im Arteriogramm sichtbar zu werden? Diese Frage ist hinsichtlich des Collumkarzinoms sehr schwer zu beantworten. Es liegt vor allem an der besonderen anatomisch-morphologischen Zusammensetzung der verschiedenen Gewebsformationen des Parametriums bei Infiltrationen in diesem Bereich, mit einer Vielzahl von Gefäßen, (Verhältnis Arterie/Vene > 1/10) bzw. mehr oder weniger lockeren Bindegewebsmassen. Unserer Erfahrung nach liegt die Untergrenze der Erkennbarkeit bei $1^1/_2$–2 cm. Der angiographische Nachweis einer parametranen Infiltration ist unserer Erfahrung nach eine Frage der Untersuchungstechnik. Diese sollte folgende Bedingungen erfüllen: halbselektive Gefäßfüllung; Vermeiden einer gleichzeitigen Blasenfüllung mit Kontrastmittel, durch die der interessierende Bereich überlagert würde; sowie enge Einblendung des Aufnahmefeldes, um den kontrastverschlechternden Streustrahlenanteil so weit wie möglich zu reduzieren. Andererseits hängt der Nachweis von der Ausdehnung bzw. der Zahl pathologischer Gefäße ab, wobei im Arteriogramm in der venösen Phase oft nicht zwischen Tumorgefäßneubildung und begleitender, meist überwiegend entzündlicher Reaktion unterschieden werden kann.

Das Studium der spätarteriellen, frühvenösen und spätvenösen Phasen kann bei der Differenzierung – normaler arteriovenöser Kontrastmittelfluß und Anfärbung – weiterhelfen. Sofort oder in der spätarteriellen Phase auftretende Füllungen der V. iliaca interna und ihrer peripheren Äste lassen stark auf Tumorinfiltrationen im parametranen Bereich schließen (Shunt-Kreislauf). In der amerkanischen Literatur haben sich Lang und Greer (1969), Lang et al. (1970) ausführlich mit dem Problem des Staging beim Collumkarzinom befaßt. Sie kommen zu dem Ergebnis, daß die Arteriographie in vielen Fällen eine größere lokale Tumorausdehnung aufzeigt als der Tastbefund erwarten läßt.

Arteriographie bei Infiltration des Lymphknotenbereichs. Der Befall der Lymphknoten im Bereich der Aa. iliaca externa und interna ist in der Mehrzahl gefäßarm, d.h. ohne Anfärbung im Angiogramm. Nach bisherigen Erfahrungen lassen sich die arteriellen Zuflüsse der Lymphknoten im Arteriogramm nicht nachweisen.

Es kommt lediglich manchmal zu mehr oder weniger diskreten Kontrastmittelansammlungen in der frühvenösen Phase.

Die bekannte Gefäßarchitektur des malignen Tumors fehlt, weil bei den epithelialen Lymphknotenabsiedlungen das Tumorgewebe nur gering ausgeprägt ist. Indirekte Zeichen, wie bogige Gefäßverlagerungen sind erst bei einem ausgedehnten Lymphknotenpaket sichtbar (s. Abb. 35a). Köhler und Platzbecker (1976) konnten bei 148 Portiokarzinomen nur achtmal gesicherte Lymphknotenmetastasen arteriographisch nachweisen.

γ) Phlebographie

Oft lassen sich bereits Venenimpressionen in der venösen Phase einer Arteriographie (Abflußvenographie) nachweisen (s. auch Kapitel A, IV, S. 121).

Transfemorale Phlebographie. Die diagnostischen Möglichkeiten mit der transfemoralen Injektion in die V. iliaca externa ergeben sich aus der Lagebeziehung der abführenden

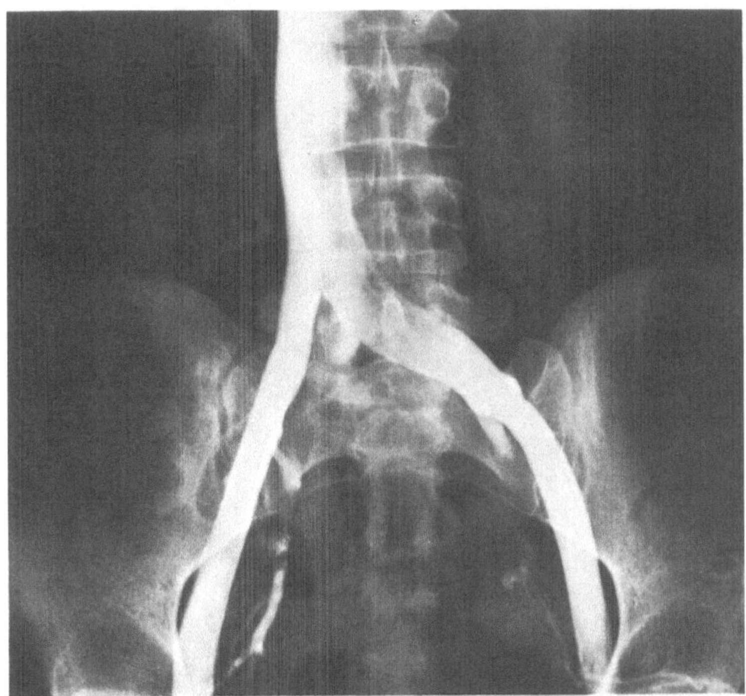

Abb. 13. Transfemorale Beckenphlebographie (retrograde Darstellung der V. iliaca interna li.)

Venen, hier der V. iliaca externa und V. iliaca communis und auch der V. cava zu den regionären Lymphknoten bzw. zum Uterus selbst, falls sie vergrößert sind (Abb. 13, s. Abb. 37c, s. Abb. 39).

Die transfemorale Phlebographie, gegebenenfalls mit bilateralem Katheter bis in Höhe der Ovarialvenen (DOPPMAN u. CHRETIEN, 1971), ist technisch einfach. Die Technik ist in Kapitel A, IV, S. 122 beschrieben. Die selektive Darstellung der V. lumbalis ascendens links ist dabei angiographisch – bei nicht durchführbarer Lymphographie – die einzige Methode, um einen lumbalen Lymphknotenbefall links aufzudecken (FRITZ et al., 1972). Im Vergleich zur Arteriographie, die Tumorinfiltrationen direkt (Gefäßneubildungen) oder indirekt (Stenosen oder Verlagerungen) darstellen kann, ist die Venographie nur in der Lage, indirekt Gewebsvermehrungen anzudeuten (s. Abb. 37c). Da die Venenwände eher auf Kompression reagieren, ist damit die Phlebographie – transfemoral im Bereich der Vv. iliacae externae und Vv. ileolumbales – eine genauere Methode als die Arteriographie. Nachteil der transfemoralen Methode ist die Nichtdarstellung der Abflußgebiete der Vv. iliacae internae (s. Seite 158).

Transossäre Phlebographie. Die transossäre Darstellung der Beckenvenen ist vornehmlich für die Rezidivdiagnostik von Bedeutung (Kapitel A, IV, S. 122). Nachdem nach REIFFENSTUHL (1967) aufgrund seiner eigenen Erfahrungen und einer Sammelstatistik von 518 Fällen ein hoher Prozentsatz von Lymphknoten im hypogastrischen (A. iliaca interna) (31–36%) und obturatorischen Bereich (34–39%) befallen sind käme eventuell – falls vom Operateur als notwendig erachtet – die primäre transossäre Venendarstellung in Betracht, insbesondere, wenn die Lymphographie nicht durchführbar ist oder eine Abflußblockade im Lymphogramm vorliegt. Bekanntlich sind diese Regionen der Beinlymphographie nicht zugänglich. Die Füllung über inguinale Lymphknoten (REIFFENSTUHL, 1967) hat sich wohl aus technischen Gründen nicht durchgesetzt. Die Aussagekraft ist damit zweifellos der intravenösen transfemoralen Methodik überlegen. Die Injektion in den

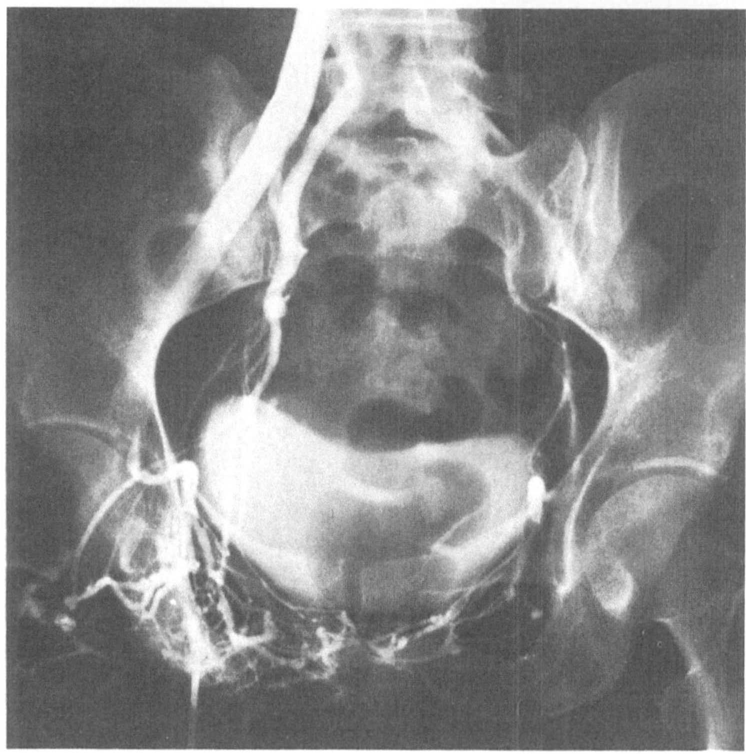

Abb. 14. Transossäre Phlebographie (Vv. pudenda, obturatoria, iliaca interna und communis)

Sitzbeinbereich mit der damit möglichen Darstellung der obturatorischen Venen steht dabei im Vordergrund (Kapitel A, IV, S. 122, 127) (Abb. 14).

Auch wenn die Phlebographie beim Collumkarzinom in der Regel nicht routinemäßig durchgeführt wird, so kann sie aber doch angezeigt sein, wenn eine präoperative Lymphographie nicht möglich ist bzw. eine Abflußblockade im Lymphogramm vorliegt und/oder eine venöse Abflußbehinderung klinisch erkennbar ist.

Vom Gesichtspunkt der Strahlentherapie her besteht allerdings keine Notwendigkeit der primären Darstellung der Metastasenstraßen im Bereich der Vv. iliacae internae, da diese Gebiete ohnehin im Bestrahlungsfeld liegen. Die transuterine Phlebographie spielt für die primäre Tumordiagnostik des Collumkarzinoms keine Rolle (Kauppila, 1970).

δ) Lymphographie

Die gezielte Darstellung der Lymphabflußwege beim Collumkarzinom hat heute ihren festen Platz in der Röntgendiagnostik gynäkologischer Tumoren (Piver et al., 1971); insbesondere sei hier auf einschlägige Arbeiten von Gerteis (1966) sowie Köhler und Platzbecker (1976) hingewiesen. Dies beruht vor allem darauf, daß aufgrund großer operativer Sammelstatistiken stets mit einem Befall der Lymphknoten gerechnet werden muß. Reiffenstuhl (1967) fand im Stadium I in 18,79%, im Stadium II in 33,26% und im Stadium III in 52,61% der Kranken Lymphknotenbefall. Nach Stieber (1966), werden dabei die iliakalen Lymphknoten (Lnn. iliaci externi 31%, Lnn. iliaci interni 17%, Lnn. iliaci communes 10%, Lnn. obturatorii 22%) bevorzugt. Die primäre diagnostische Aussagekraft der Lymphographie wird in zahlreichen Monographien eindeutig bestätigt, insbesondere denen von Gerteis (1966), Lang und Greer (1969), Blaudow (1976) (Tabelle 2), in denen über operativ gesicherte Befunde berichtet wird.

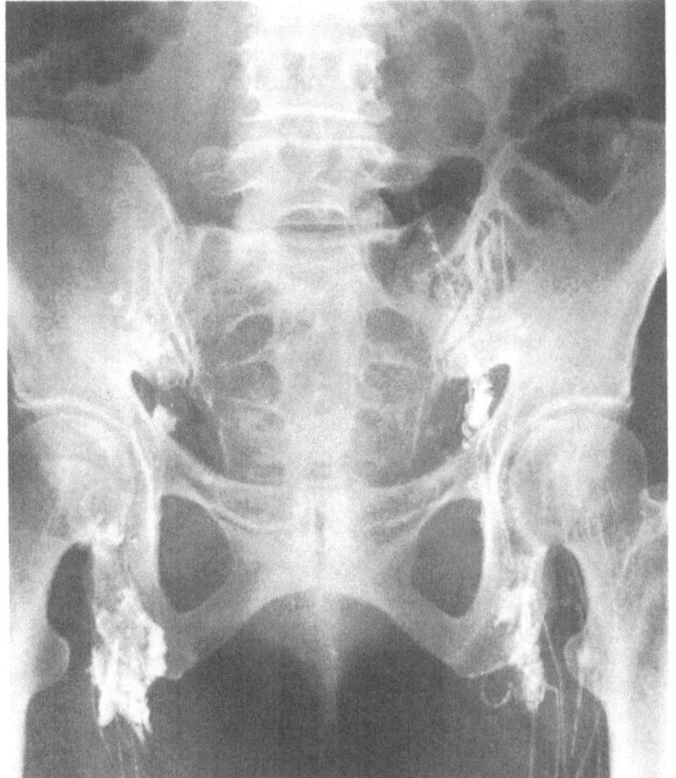

a

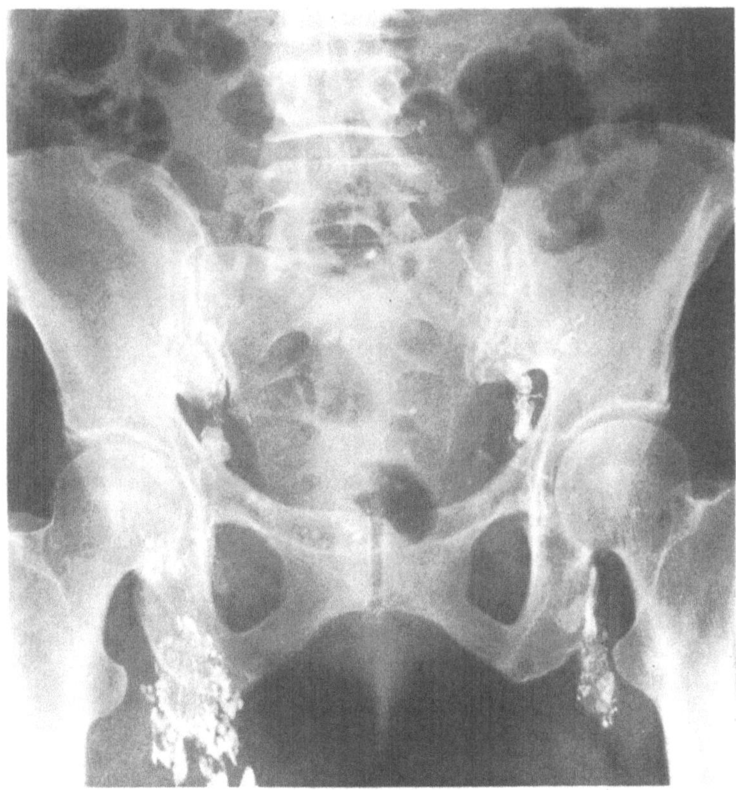

b

Abb. 15. Lymphangiographie: Blockbildung bds. **a** Füllungsphase. **b** Speicherphase

Die morphologischen Veränderungen der Lymphknoten sind kürzlich in einschlägigen Werken wie bei Lüning et al. (1976) ausführlich beschrieben, so daß hier auf Bildmaterial verzichtet werden kann. Die typischen morphologischen Veränderungen am Lymphknoten selbst, die im Röntgenbild dargestellt werden, gelten auch für das Cervixkarzinom (Abb. 15a, b). Im Stadium I und II treten Lymphabflußstörungen kaum auf (Köhler u. Platzbecker, 1976). Der Einsatz der Lymphographie ist vor jeder Wertheim-Operation bei den Stadien I und II präoperativ indiziert. Sie kann mit der Cavographie kombiniert werden (Sieber u. Köhler, 1966). Die gleichzeitige Darstellung von Venen und Lymphknoten erlaubt eine sehr genaue topographische Erfassung der Lage befallener Lymphknoten zu den Gefäßen. Der mit der Lymphographie mögliche topographisch-anatomische Einblick in die genaue Lage der regionären Lymphknoten hat wesentlich zur Optimierung der Bestrahlungsfelder beigetragen. Nahezu alle Schulen wählen das perkutane Strahlenfeld bei der Behandlung des Collumkarzinoms aufgrund dieser Erfahrungen so groß, daß auch die Lymphabflußgebiete bis in Höhe der Bifurkation erfaßt werden (Abb. 16a) (Frischbier, 1971; s. Abb. 44).

Die meisten Radiotherapeuten scheuen jedoch davor zurück, den paraaortalen Bereich, den die Lymphographie erfaßt, sofort mit zu bestrahlen.

Diese Zurückhaltung basiert auf mehreren Überlegungen:

1. Die durch ein ausgedehntes Bestrahlungsfeld resultierende Gesamtbelastung des Organismus ist sowohl im Hinblick auf die Integraldosis als auch die zwangsläufig sich ergebende Dosis an den Harnabflußwegen bereits so hoch, daß die möglicherweise guten Heilungserfolge durch zusätzliche paraaortale Felder beeinträchtigt würden.

2. Wenn man die operativen Erfolge der Schauta- und Wertheim-Operation vergleicht, stellt man fest, daß die generelle Lymphknotenentfernung etwa bei der Wertheim-Operation nicht zu den erwarteten höheren Heilungsziffern führt (Reiffenstuhl, 1967).

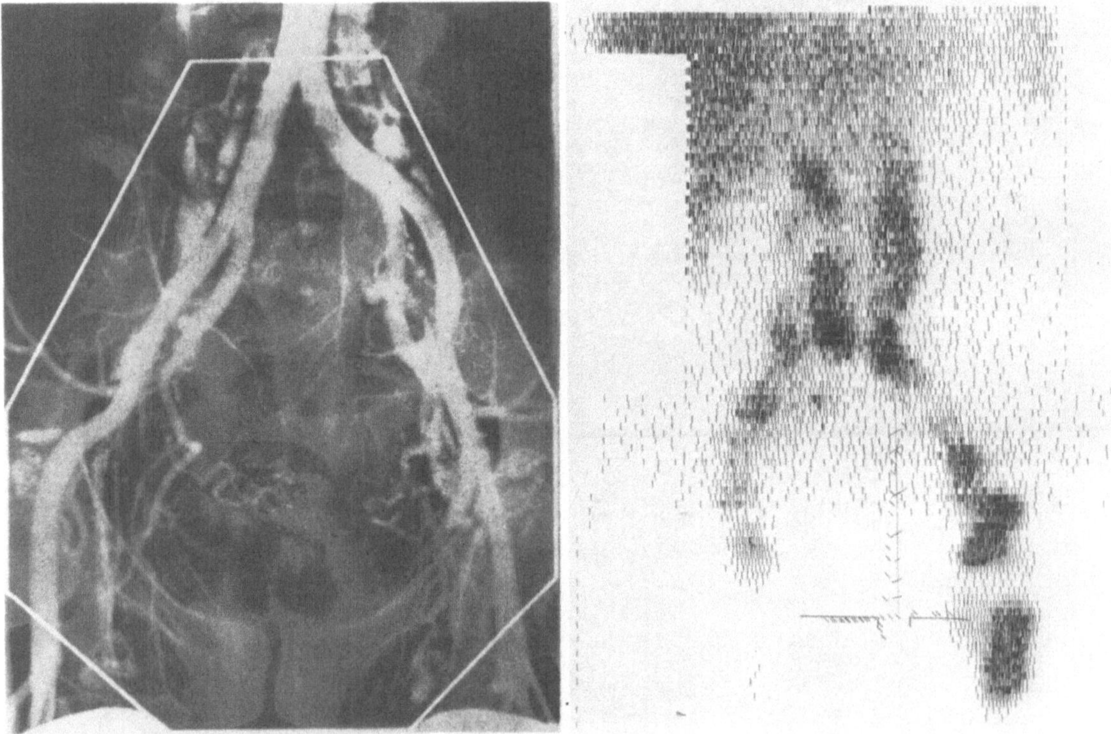

a　　b

Abb. 16. a Perkutanes Bestrahlungsfeld bei gynäkologischen Tumoren (Lokalisation mit Arteriographie, Lymphographie, Urographie). **b** Lymphszintigraphie, Befall V. iliaca re., gesichert

Auch die Nuklearmedizin kann zur Diagnostik der Lymphabflußwege beim Collumkarzinom eingesetzt werden (Zum WINKEL, 1963). Mit dieser technisch einfacheren, allerdings nur als Screening-Test zu bezeichnenden Untersuchungsmethode können ausgeprägte Metastasierungen, vor allem im ileolumbalen, paraaortalen Bereich (Abb. 16b) nachgewiesen werden. Die Methode hat allerdings keine allgemeine Verbreitung gefunden.

ε) Pneumopelvigraphie

Die erstmals von KELLING (1902) angewandte Pneumopelvigraphie konnte sich trotz der in letzter Zeit verbesserten Punktionstechnik und trotz der Verwendung von $N_2O(O_2)$ statt Luft bis heute nicht allgemein durchsetzen (s. Kapitel A, IV, S. 128). Nach bis jetzt vorliegenden Erfahrungsberichten hat sie aber bei strenger Indikation ihre Berechtigung (WEIGEN u. STEEVENS, 1967; RICHTER et al., 1967; FROMMHOLD u. BUBLITZ, 1970; DIANKOW u. SARKANIATZ, 1976). Die Pneumopelvigraphie ergibt eine gute Darstellung der Gewebskonturen (Abb. 17a, b). Bei der lokalen Diagnostik des Collumkarzinoms, insbesondere

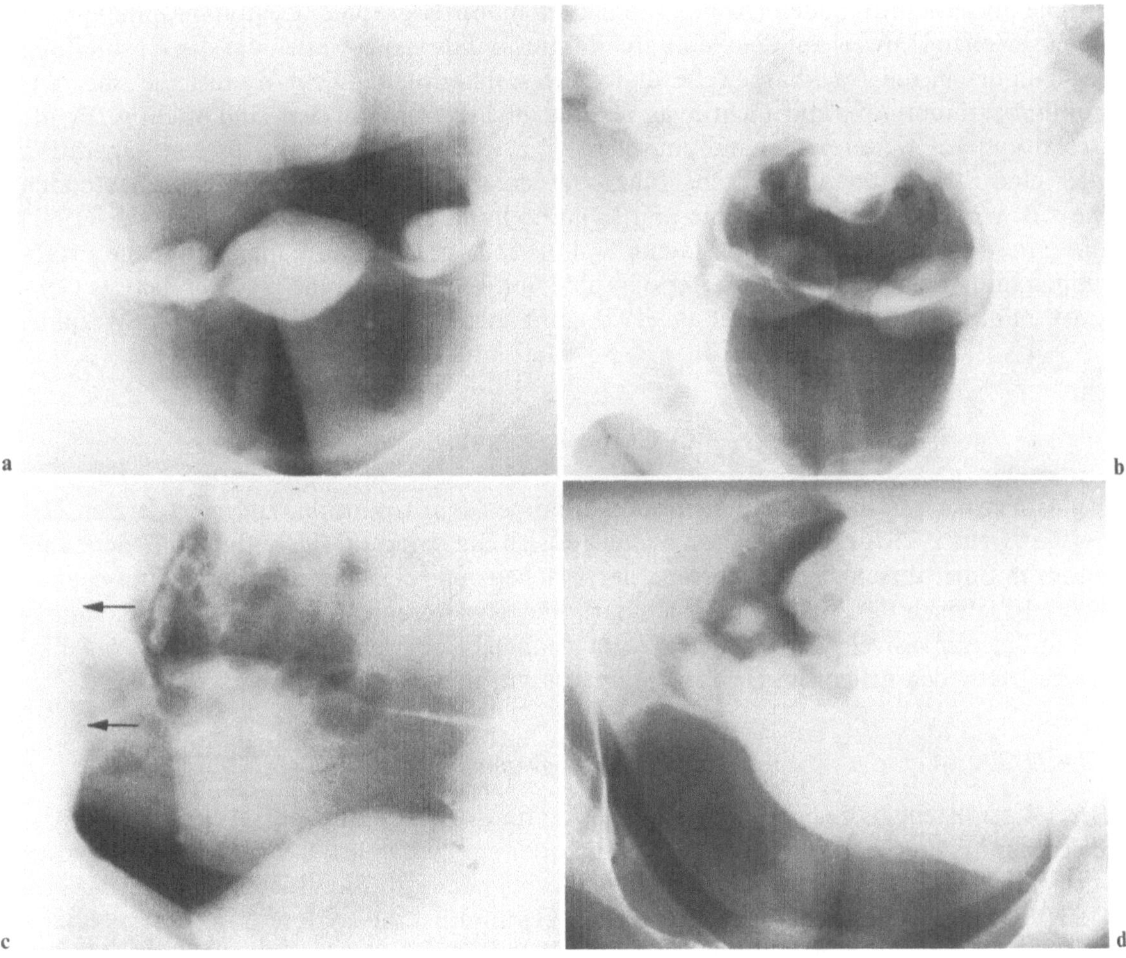

Abb. 17. a Normale Genitalien in der Pelvigraphie. **b** Ausgeprägte Hyperplasie der Ovarien (Pubertas praecox). **c** 45jährige Patientin mit rezidivierenden Kreuzschmerzen und Blutungen. Klinische Diagnose: Collum II, Pneumopelvigraphie: Infiltration des re. Parametriums. **d** Pneumopelvigraphie: Klinisch Collum-II. 29jährige Patientin, Ischialgie, Schmerzen li. Unterbauch, großer Uterustumor. Ausgeprägte Infiltration des li. Parametriums mit Ummauerung des Rektums (Collum III nach Pneumopelvigraphie) (Die Bilder verdanke ich Herrn Diankow, Sofia)

der Gruppe I und II, ist sie wie die Angiographie der direkten Untersuchung unterlegen. Parametrane sowie perirektale Infiltrationen, eventuell mit entsprechenden Verziehungen des Uterus, lassen sich aber nachweisen (Abb. 17c, d).

ζ) Ultraschalldiagnostik

Auf die Sonographie wird hier nicht ausführlich eingegangen (Kap. B, IV). KRATOCHWIL und NEUMANN hatten 1975 typische Befunde bei Tumoren des Uterus und der Adnexe besprochen; dabei kann bei gynäkologischen Tumoren zwischen soliden und zystischen Formen unterschieden werden.

Zusammenfassend kann gesagt werden, daß bereits die radiologische Untersuchung mit den nichtinvasiven Methoden (Röntgenleerbild, Urographie, Darmuntersuchung, Lymphszintigraphie) vor jeder Behandlung wichtige Hinweise auf Infiltrationen in die Nachbarschaft oder auf Veränderungen im Harnabflußbereich, einschließlich seiner Dynamik liefern können. Die Computertomographie (CT) setzt aber auch hier neue Maßstäbe (s. Kapitel A, V).

Die invasiven Methoden (Angiographie, Pneumopelvigraphie, Lymphographie) geben einen gezielten Hinweis auf die Gefäßarchitektur und in vielen Fällen auf die Ausbreitung des Tumors in die Nachbargewebe und die Lymphknoten. Diese Kenntnisse über das Collumkarzinom aufgrund nichtinvasiver und invasiver Methoden sind wichtig für die Gestaltung des weiteren Behandlungsplans, d.h. die Entscheidung, ob eine Operation oder eine Strahlentherapie durchgeführt werden soll. Kombinationen aller Methoden wie z.B. von Beckenphlebographie und Lymphographie, erlauben nach LEE et al. (1971) eine gute Übereinstimmung von Staging und operativ gesicherten Fällen. Ähnliche Erfahrungen mit Angiographie bzw. Arteriographie und Lymphographie machten bereits CONRADY et al. (1966) sowie LEE et al. (1971) mit Arterio-, Veno-, und Lymphographie.

c) Corpuskarzinom

Das Corpuskarzinom nimmt prozentual gegenüber dem Collumkarzinom in letzter Zeit zu (GAUWERKY, 1976). Histologisch handelt es sich überwiegend (90%) um ein Adenokarzinom mit den verschiedenen Formen der Flächen- und Tiefenausbreitung (FRISCHBIER, 1971). In seltenen Fällen kommen auch Sarkome des Uterus vor. Für die Röntgendiagnostik mit nichtinvasiven Methoden wie Leeraufnahme, Urogramm sowie für nuklearmedizinische Methoden gelten die gleichen Kriterien wie beim Collumkarzinom.

α) Arteriographie

Die lokale Röntgendiagnostik des Corpuskarzinoms mit Hilfe der Arteriographie ist allerdings im Vergleich zu der beim Collumkarzinom bedeutend schwieriger. Der Uterus wird durch die Äste der aufsteigenden A. uterina versorgt. Sie ergeben ein eigenartiges Gefäßbild mit korkenzieherartigen Arterien. Dadurch ist die spätere Längenausdehnung bei Schwangerschaft möglich. Im Normalfall läßt sich ein arteriovenöser Kontrastmittelfluß nachweisen, der einer Tumoranfärbung nicht unähnlich ist. Inwieweit die sehr interessanten Durchflußstudien bei verschiedenen histologischen Typen des Collumkarzinoms – durchgeführt mit Isotopen-Clearance – Relevanz haben, wäre zu überprüfen (NYSTRÖM et al., 1969). Zusätzlich überlagern sich bei einem Hohlorgan in jeder Position die Gefäße der sich gegenüberliegenden Wandpartien. Gutartige Tumoren

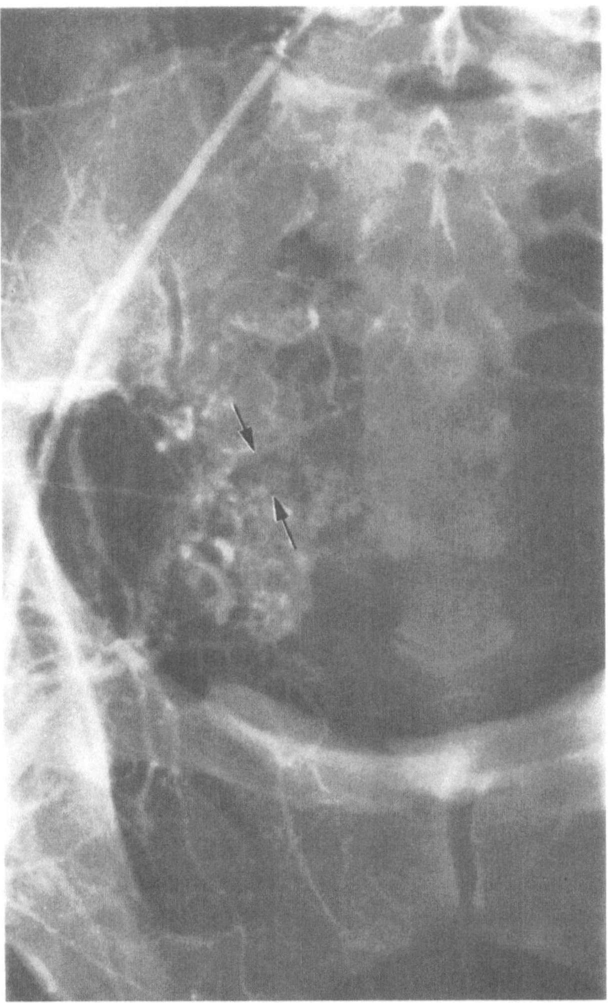

Abb. 18. Halbselektive Phase der re. Seite, spätarterielle Phase, Verkürzung der A. uterina. Typisches intramurales Gefäßbild des Uterus. Kleines Myom (Op) gesichert

(Myome) (Abb. 18) sind nachweisbar (s. Seite 179). In der Literatur berichtet LANG (1967) über die arteriographische Diagnostik von Karzinomen im Endometrium. Er beschreibt hypervaskularisierte Zonen mit Shunts. Bei Nekrosen konnte er Kontrastmittelseen (Lakunen) nachweisen.

β) Phlebographie (transfemoral, transossär, transuterin)

Die transfemorale und transossäre Phlebographie zum indirekten Nachweis von Lymphknoten spielt bei der primären Diagnostik des Corpuskarzinoms für die lokale Diagnostik nur eine untergeordnete Rolle. Sie ist allenfalls indiziert, wenn in operablen Stadien eine Lymphographie, aus welchem Grund auch immer, nicht durchgeführt werden kann (Nachweis lumbaler, bzw. paraaortaler Metastasen (s. Seite 162).

Bei der *transuterinen Phlebographie* wird das Kontrastmittel nicht in den Knochen oder in die Venen eingebracht, sondern direkt in die Uteruswand infundiert (CHIDEKEL u. EDLUNDH, 1968; HEINEN u. SCHÜSSLER, 1963). Die Monographie von KAUPPILA (1970) zeigt Möglichkeiten und Grenzen der transuterinen Phlebographie klar auf. Ihr Einsatz

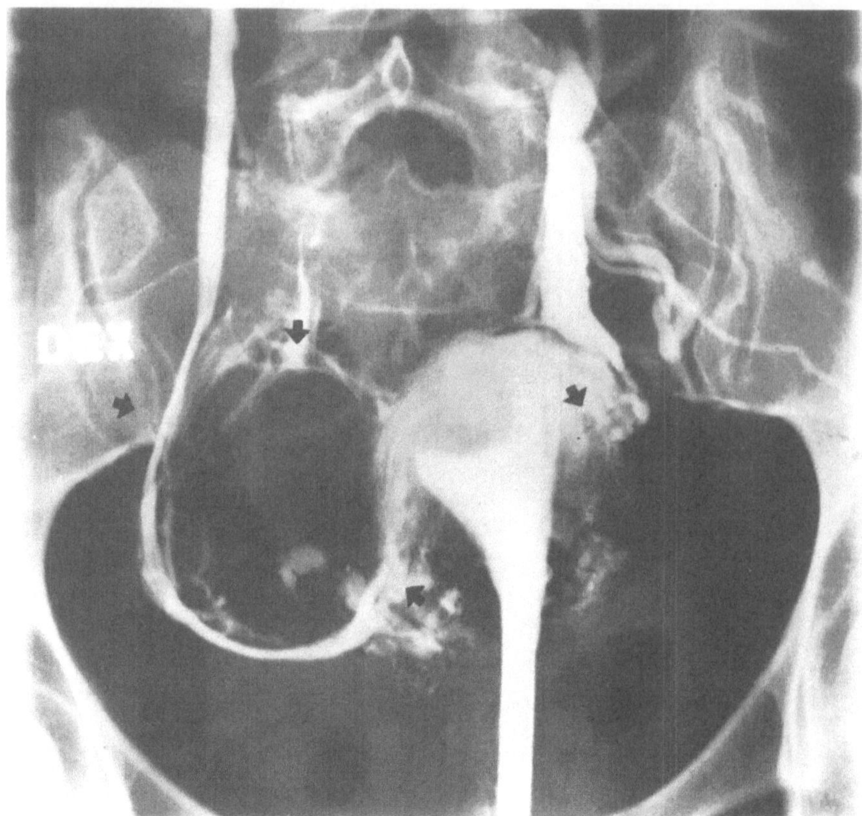

Abb. 19. Uterusphlebographie: Füllung der Vv. uteri und Vv. ovaricae bds. sowie des Cavum uteri. Endometrische Zyste re. (→) und endometrische Adhäsionen li. (→)

bei der Tumordiagnostik wird nur spärlich erwähnt. Lediglich Harnett (1973) und Silverberg et al. (1973) berichten auch über eine mögliche Tumordiagnostik. Jede Art von Phlebographie des Corpus uteri hat meines Erachtens die gleichen Schwierigkeiten wie die Angiographie. Wie die vorgelegten Bilder zeigen, dürften die Überlagerungseffekte sogar noch ausgeprägter sein. Sie scheint jedoch bei Varikosis des Beckens und ihrer Differentialdiagnostik die Methode der Wahl zu sein (Murray u. Comparato, 1968) (Abb. 19 mit freundlicher Genehmigung von Prof. Kaupilla).

γ) Hysterographie

Bezüglich der Hysterographie darf ich auf das Kapitel A, I verweisen. Für die Hysterographie haben unter anderen Norman (1950), Gauwerky (1953), Schultze und Erbslöh (1954) wichtige Vorarbeit mit der Erprobung verschiedener Jodölpräparate geleistet. Besonders Gauwerky (1953, 1976) stellt die Bedeutung der Hysterographie für die Strahlenbehandlung heraus (Abb. 20a, b). So berichtet Fullenlove (1969) über 2500 Uterosalpingographien und gibt als Indikationen neben Uteruskarzinomen und Ovarialtumoren die Adenomyosis an (s. auch Weinstein et al., 1977). Erbslöh (1965) und Fochem (1975) berichten über die Anwendung der Hysterographie beim Uteruskarzinom, wobei die Verwendung wasserlöslicher Kontrastmittel im Vordergrund steht. Die Darstellung auch der Eileiter ist bei dieser Untersuchung möglich.

Ihre klinische Bedeutung liegt in der topographischen Darstellung des Karzinoms, die aus der Abrasio nicht hinreichend bekannt sein kann. Man erhält Aufschluß über

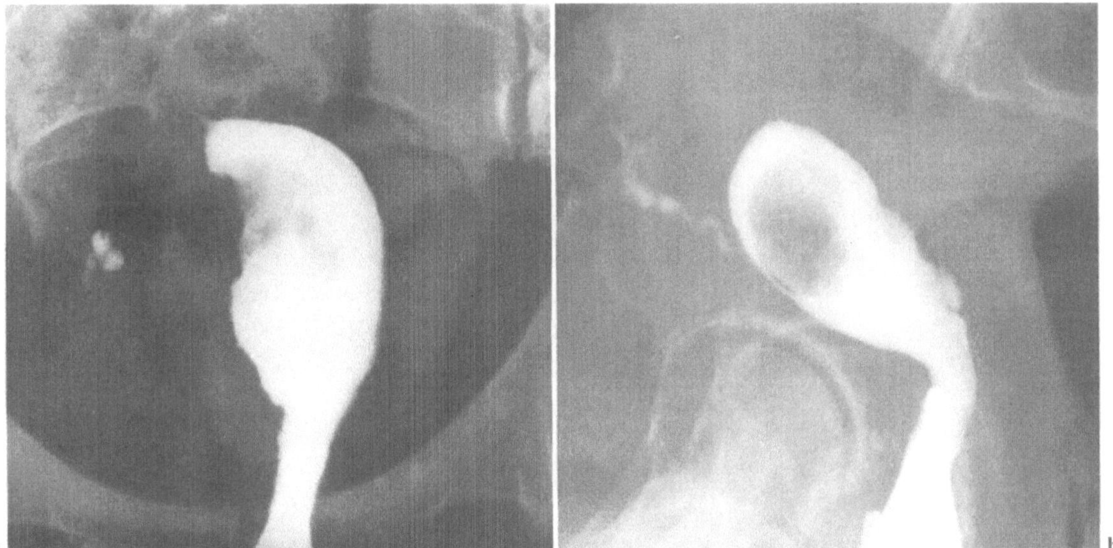

Abb. 20. Hysterographie: Corpuskarzinom. **a** Ap-Aufnahme, Infiltration vorwiegend re. **b** Seitenaufnahme, dieselbe Patientin mit ausgedehnten Tumoraussparungen. (Bilder verdanke ich Herrn Prof. Gauwerky, Hamburg)

Größe, Form und Lage der Tumorinfiltration. Auch Aussagen über den multilokulären Befall des endozervikalen Gebietes sind möglich (GAUWERKY, 1976) (Abb. 20a, b). SAKUMA et al. (1972) berichten über eine Kombination von Angiographie und Hysterosalpingographie. Für die Anwendung der Pack-Methode bzw. der intrakavitären Radiumeinlage sind diese Informationen deshalb von großer Bedeutung, weil die Isodosenpläne danach gerichtet werden können. Eine Aussage über die Tiefenausdehnung des Tumors ist nicht möglich, doch scheint die Methode wieder mehr an Bedeutung zu gewinnen.

δ) Lymphographie

Bei der Darstellung der Lymphbahnen und Lymphknoten (Corpuskarzinom) sei auf die ausführliche Erörterung beim Collumkarzinom verwiesen, die auch für das Corpuskarzinom zutrifft. Entgegen bisherigen Anschauungen sind 30% metastatische Lymphknoten auch im iliakalen Bereich vorhanden (GERTEIS, 1966; KADEMIAN et al., 1977). Die Lymphographie ist indiziert bei allen operablen Stadien, und sie ist damit für die Wahl der Operationsverfahren mit entscheidend. Für die primäre Strahlentherapie bringt sie Hinweise auf einen möglichen Befall der paraaortalen Lymphknoten, ein Hauptmetastasierungsgebiet, und hat damit eventuell Konsequenzen für eine gezielte Strahlentherapie (s. Seite 162). Die Treffsicherheit der Lymphographie, insbesondere bei primären, d.h. unbehandelten Karzinomen, liegt bei 85–90% (GERTEIS, 1966), wenn sie von geübter Hand ausgeführt wird . Die prozentuale Befallshäufigkeit je nach Stadium der regionalen Lymphknoten beim Corpuskarzinom ist aus Untersuchungen von GERTEIS (1966) bekannt. Sie beträgt in den Stadien I und II 20–30%. Die Lymphszintigraphie wird vorwiegend als Screening-Methode eingesetzt (BREIT et al., 1969). Im Hinblick auf den häufigen paraaortalen Befall können auch von der *Cavographie* mit Darstellung der V. lumbalis rechts (FRITZ et al., 1972) – insbesondere bei nichtdurchführbarer Lymphographie (FUCHS, 1972; KÖHLER u. PLATZBECKER, 1976) – wichtige Hinweise auf Lymphknotenvergrößerungen erwartet werden. Abb. 21 zeigt eine Verdrängung der Bauchaorta durch ein Lymphknotenpaket.

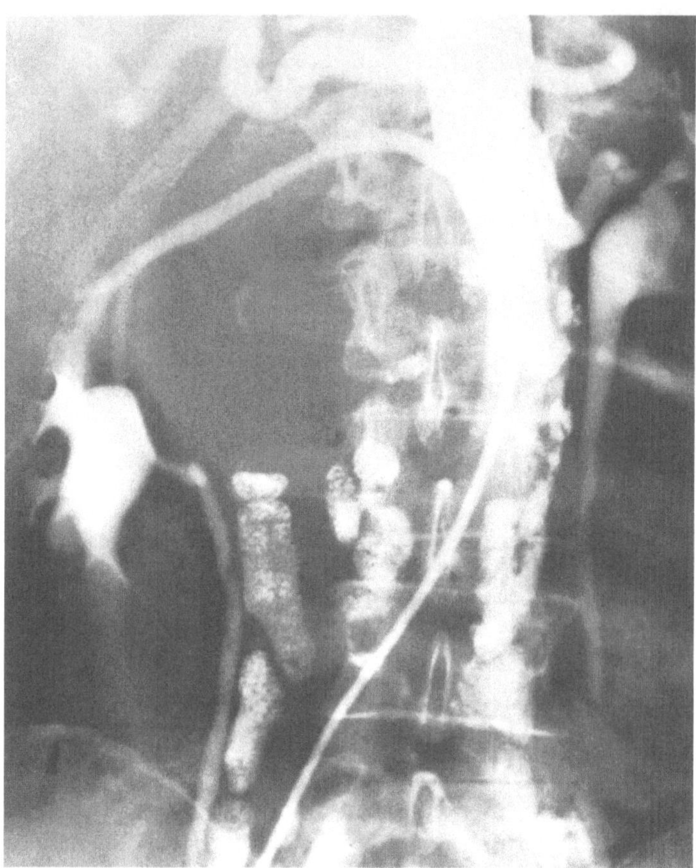

Abb. 21. Corpus-Ca. mit lumbalen Metastasen (Op. gesichert). Lymphographie und Angiographie, Speicherdefekt re. paraaortal. Weichteiltumor mit fehlender Kontrastfüllung, re. Niere eingedellt, Aortenverdrängung (Freundlicherweise überlassen von H. Weissleder, Emmendingen.)

Zusammenfassend ist zu sagen, daß beim Corpuskarzinom die lokale klinische Diagnostik mit der Abrasio weit im Vordergrund steht. Als Zielsetzung nichtinvasiver radiologischer Methoden muß beim Corpuskarzinom (wie auch beim Ovarialkarzinom) neben dem Harnabflußgebiet vor allem der Rektum-Sigma-Bereich untersucht werden, um von Anfang an über eventuelle Verlagerungen und Infiltrationen informiert zu sein (Abb. 22a, b, s. auch Abb. 4a).

Auch die Kenntnis primär bestehender Darmveränderungen wie Engstellung, chronische Entzündung, Divertikulose, ist für den späteren Behandlungsplan wichtig. Der Nachweis eines Lymphknotenbefalls hat Folgen für das weitere therapeutische Vorgehen. Die Indikation zur Lymphographie ist besonders bei den klinischen Stadien I und II gegeben. Die Arteriographie bringt keine weiteren Erkenntnisse. Rådberg und Wickbom (1967) berichten im übrigen über eine Ergänzung der Arteriographie durch Pneumoperitoneum bei gering durchbluteten Tumoren.

d) Ovarialtumoren

Die Histologie der Ovarialtumoren ist außerordentlich vielgestaltig. Nach heutiger Kenntnis sind ca. 30% aller Ovarialtumoren bösartig. Man unterscheidet FIGO seröse und solide Zystome mit der Möglichkeit der Ausbildung von Karzinomen, endometrische und mesonephrische Tumoren sowie undifferenzierbare Karzinome. Zahlreiche, oft nur schwer histologisch zu differenzierende Übergänge sind möglich.

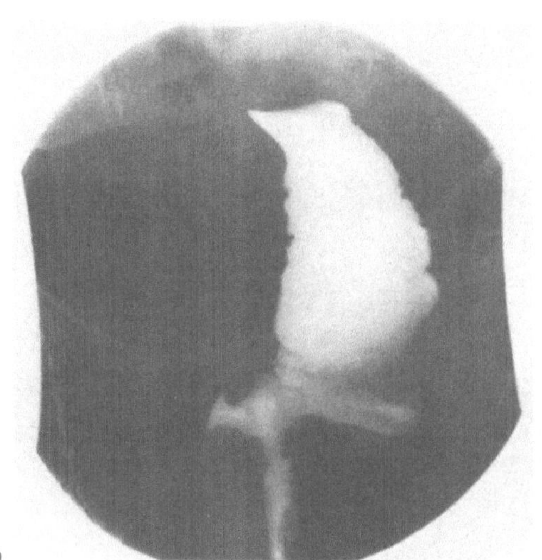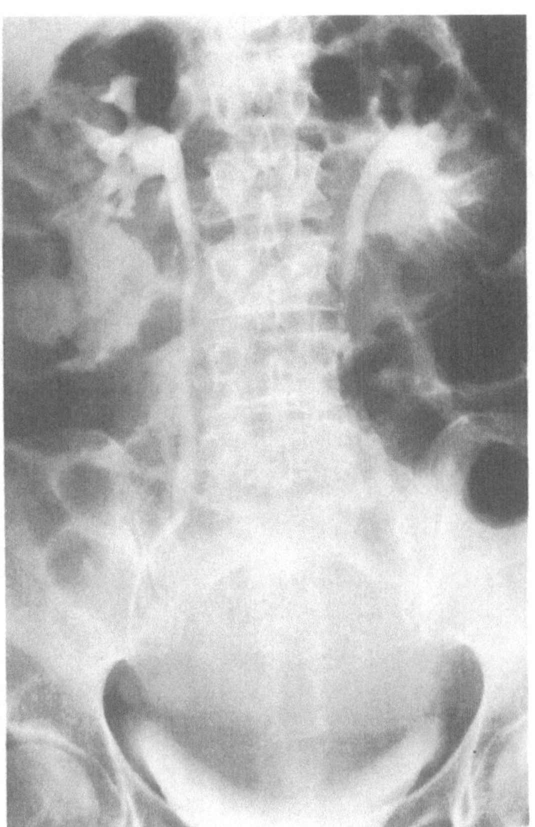

a
b

Abb. 22. a Verdrängung des Rektums durch Tumor im kleinen Becken. **b** Verlagerung von Blase und Ureteren bei Ovarialtumor

α) Nichtinvasive radiologische Methoden

Da der Ovarialtumor immer durch seine mehr oder weniger ausgeprägte Expansivität gekennzeichnet ist, sind röntgendiagnostisch zunächst *nichtinvasive* Methoden angezeigt. Die schon besprochene Röntgenleeraufnahme mit ihren Variationen (Hartstrahltechnik, Aufnahme in Seitenlage und im Stehen usw.) vermag Weichteilschatten aufzuzeigen. Das Urogramm mit Darstellung der Ureteren (PECK et al., 1975) sowie die Füllung von Rektum und Sigma mit Barium-Suspension kann Verdrängungen und damit das Ausmaß der morphologischen Kriterien nachweisen (s. Abb. 22a, b) (BRYK, 1967). Das i.v.-Urogramm gibt darüber hinaus auch Aufschluß über den Funktionszustand der Nieren. Infusionsurogramme bzw. Urogramme mit hoher Dosis können insbesondere bei Zuhilfenahme der Tomographie sogar zu leichten Anfärbungen von Ovarialtumoren führen (BIRNHOLZ, 1972; LOVE et al., 1974). Genauere Ergebnisse in bezug auf die Funktion bringen die dynamischen Verfahren der Nuklearmedizin. Nicht zu vergessen sei die Sonographie, die in einem eigenen Kapitel abgehandelt wird (s. Kapitel B, IV).

β) Angiographie

Arteriographie. Die Ovarien werden hauptsächlich versorgt über die Aa. ovaricae. Anastomosen bestehen mit den Ästen aus der A. uterina bzw. aus dem Uterusfundus. Die Tumorausbreitung bzw. die Metastasierung erfolgt vorwiegend lokal. Im Hinblick auf die klinische Relevanz interessiert nur die kontinuierliche peritoneale und lymphogene Ausbreitung in Richtung auf die lumbalen Lymphknoten.

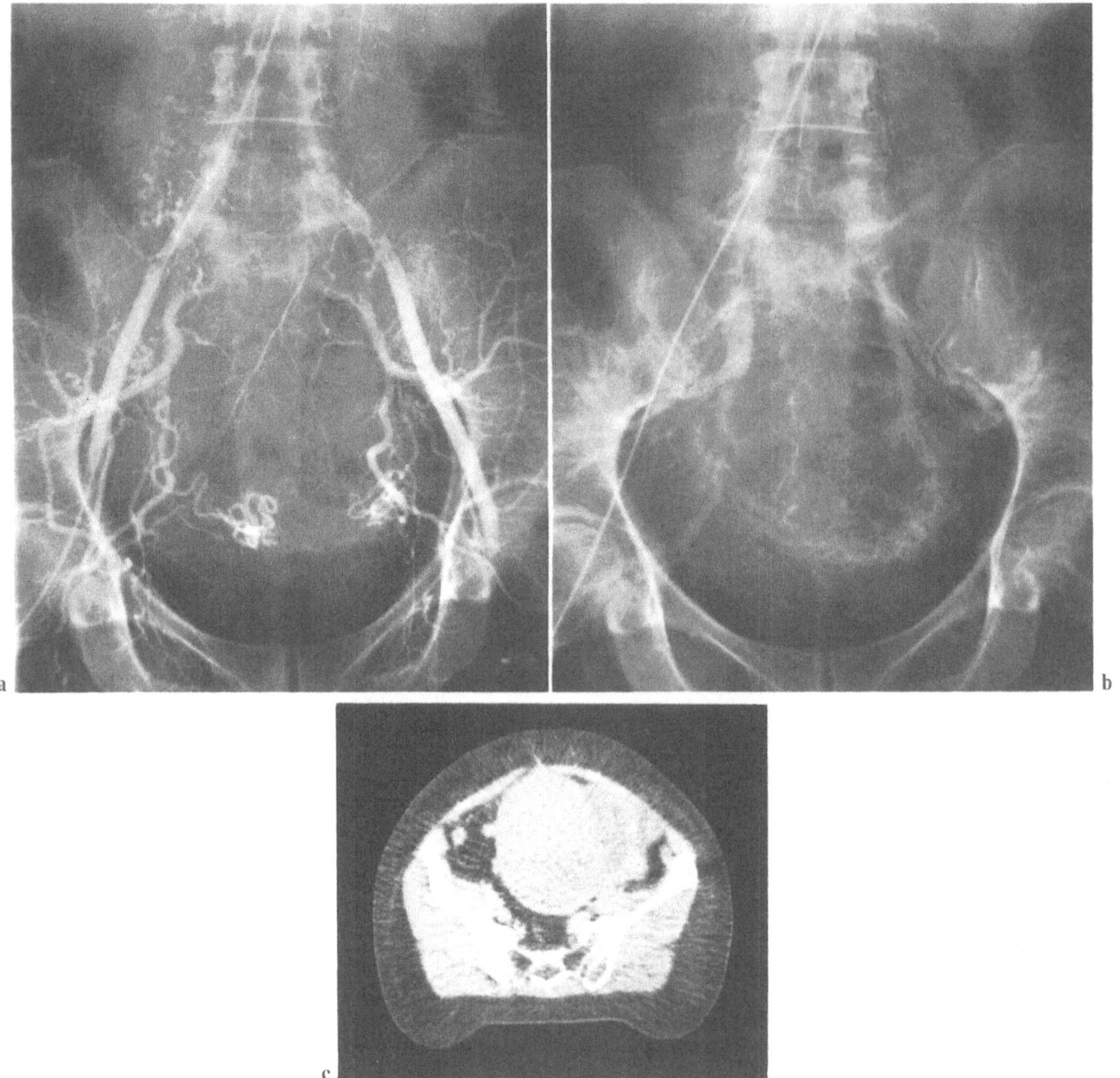

Abb. 23. a Beckenarteriographie. Klinisch: Großer Ovarialtumor. Darstellung der A. ovarica re. Uterusdarstellung. **b** Frühvenöse Phase, Darstellung der V. iliaca interna bds. Deutliche Gefäßvermehrung am Rand des Ovarialtumors. **c** Horizontalschnitt bei der Computertomographie

Über die primäre Arteriographie bei Ovarialkarzinomen wurde, im Vergleich zur angiographischen Literatur über andere Erkrankungen, noch relativ wenig berichtet. Der Grund liegt darin, daß die größeren Tumoren meist palpabel sind und dann keiner weiteren Diagnostik zugeführt werden. Damit konnten bisher über die Aussagekraft der präoperativen Arteriographie mit ihren Möglichkeiten der Darstellung der Gefäßarchitektur bzw. der Differenzierung (gefäßreicher und gefäßarmer Tumor) und der Tumorausbreitung noch relativ wenige Arbeiten vorliegen (Breit, 1967; Lang, 1967; Pietri et al., 1968). Die Arteriographie als prätherapeutische Methode ist angezeigt bei allen unklaren, mehr oder weniger ausgedehnten knolligen Einlagerungen im kleinen Becken, besonders wenn klinisch der Verdacht auf ein Ovarialkarzinom besteht. Wo die Möglichkeit besteht, wird die CT invasive Methoden in manchen Fällen überflüssig machen (Abb. 23 a–c).

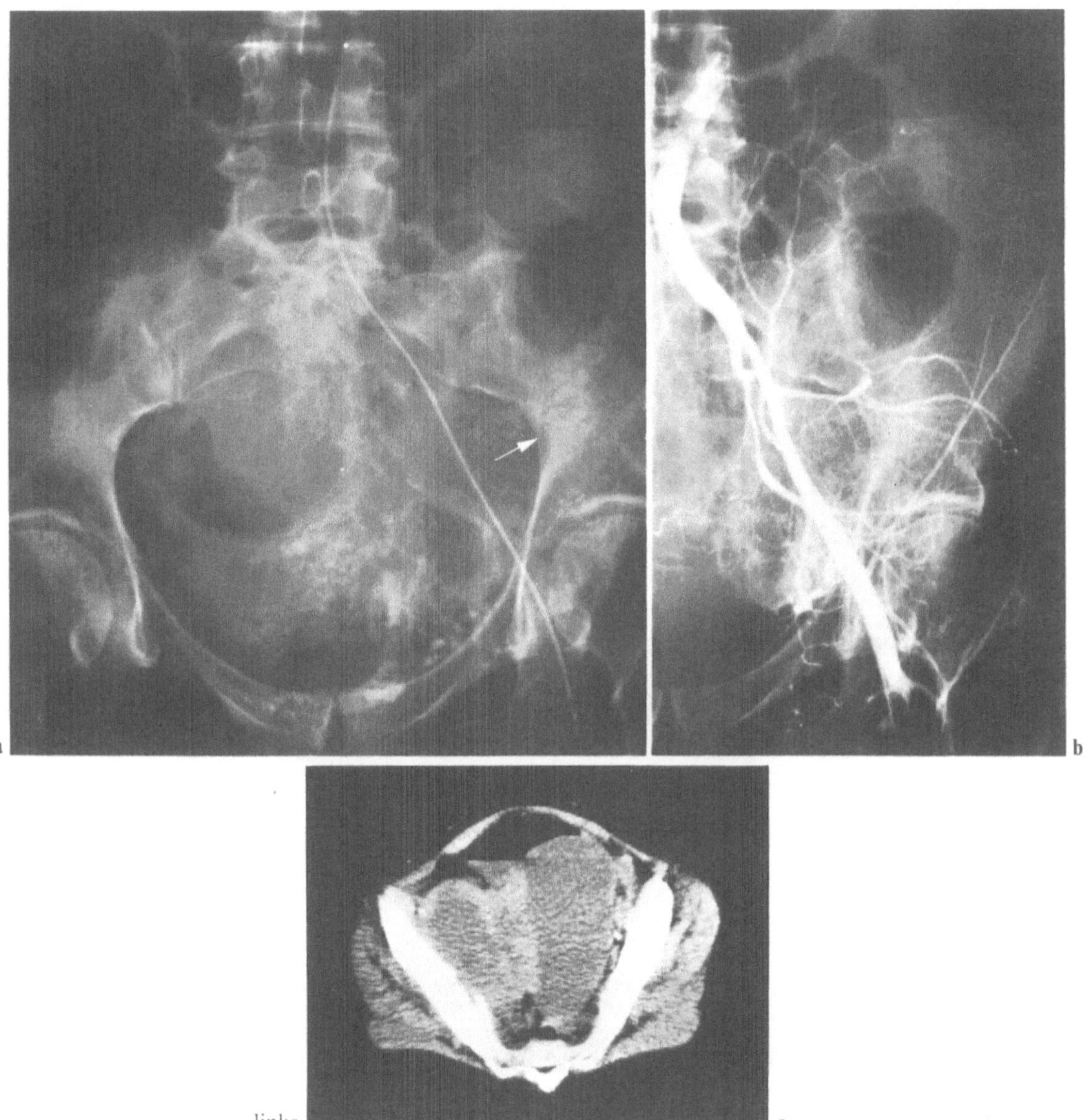

Abb. 24. a Beckenarteriographie, venöse Phase: Großer Ovarialtumor, zahlreiche Shunts mit Venenkompression.
Deformierung des knöchernen kleinen Beckens li. **b** Dieselbe Patientin, halbselektive arterielle Phase li. Ausge-
prägte Deformierung auch der Arterien. Li. Tumoranfärbung. **c** CT-Bild, großer Tumor im kleinen Becken,
Knochenarrosion

Das technische Vorgehen bei der Arteriographie ist hier insofern vom üblichen abweichend, als die zusätzliche Darstellung der Aa. ovaricae und – zum Nachweis von Verdrän-
gungszeichen – die Füllung der A. mesenterica caudalis notwendig ist. Der Gefäßkatheter
muß deshalb in den Bereich des Abgangs der Ovarialgefäße, also etwa in Höhe von
LWK II/III, gebracht werden (s. Abb. 23, 25) (s. Kapitel A, IV, S. 115).

Eine selektive Darstellung der A. ovarica (FRATES, 1969) ist sicher im Einzelfall der
indirekten Darstellung aus der Aorta überlegen. ALTEMUS (1969) berichtet über gute
Erfahrungen bei der Differenzierung von Ovarialtumoren mittels beidseitiger selektiver
Arteriographie der A. hypogastrica (iliaca interna), wobei es zu sehr guter Auffüllung
der tubo-ovariellen Äste kommt.

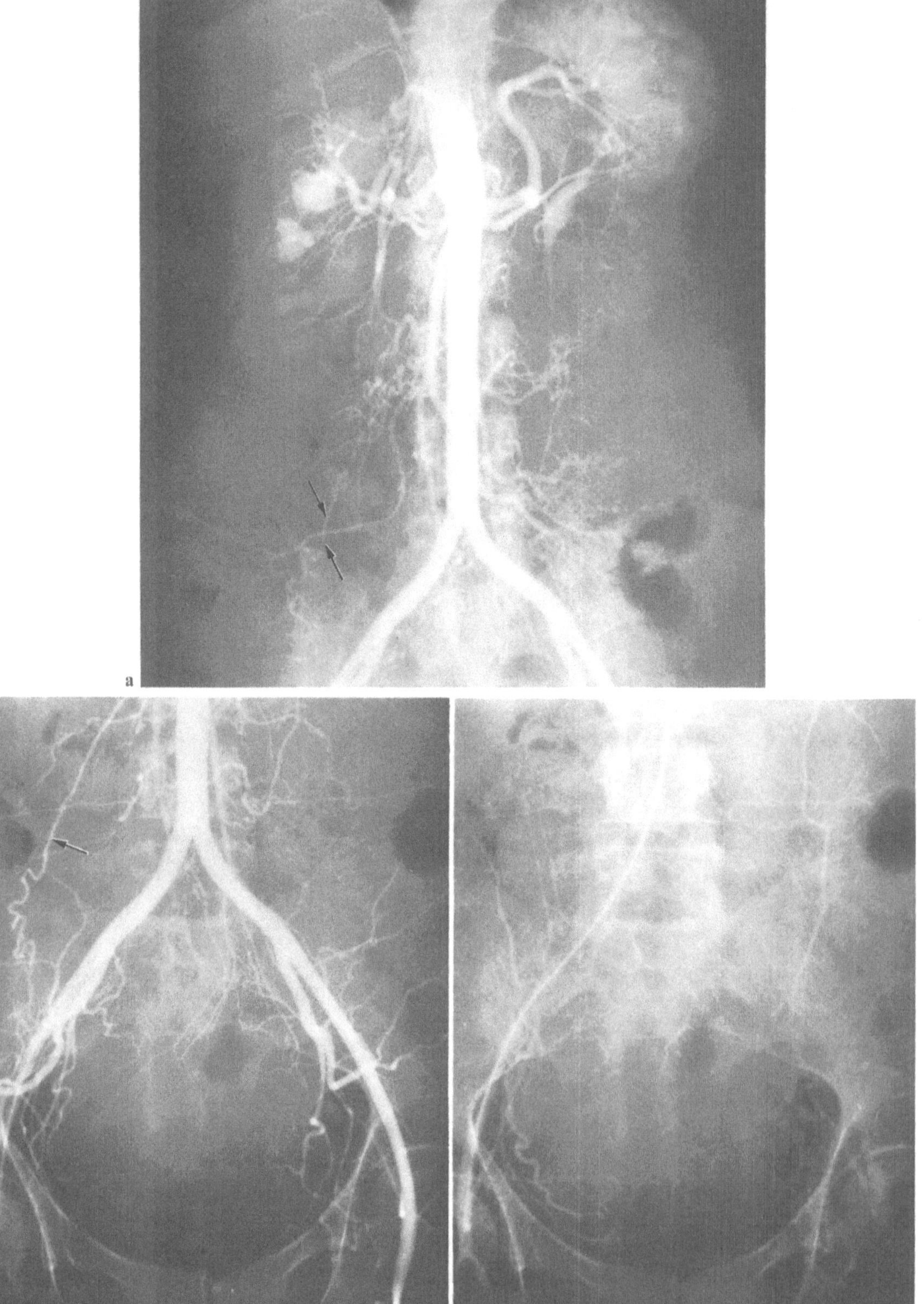

Abb. 25. a Aortogrammübersicht: Darstellung der Aa. ovaricae re., Rückstau im Bereich der re. Niere. **b** Beckenangiogramm: Ausgeprägte verdrängende Prozesse im kleinen Becken mit bogiger Verlagerung der Beckengefäße nach lateral. A. ovarica re. **c** Spätarterielle frühvenöse Phase, nur geringe Gefäßvermehrung li. **d** Ausgeprägte Verdrängungserscheinungen am Sigma. **e** Deutliche Verdrängung von Blase und Ureteren

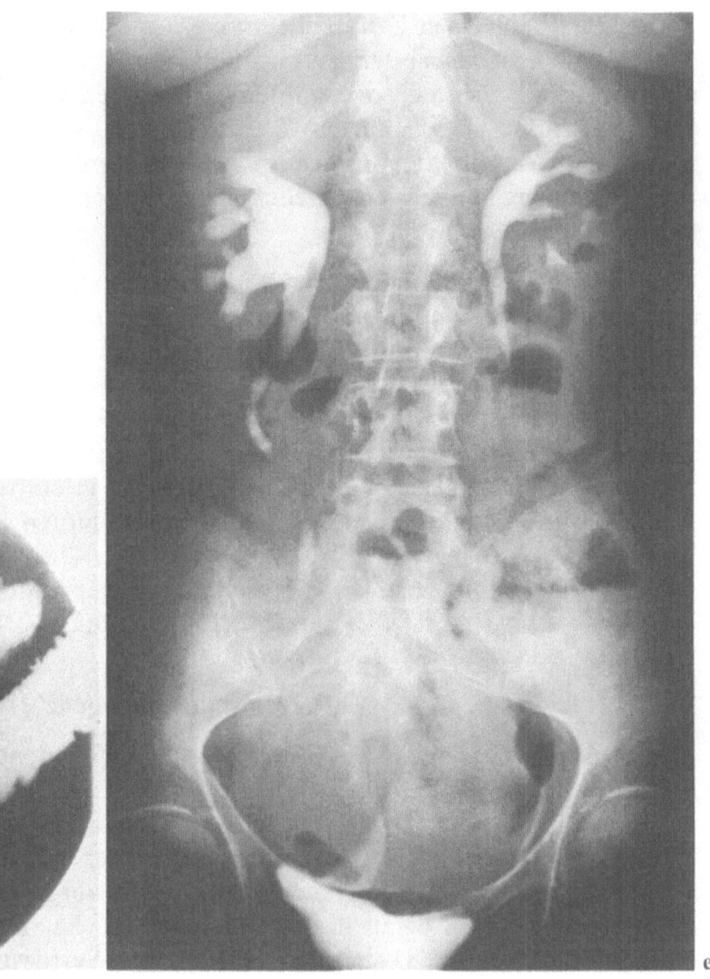

Abb. 25d u. e

Eine gute Darstellung der Aa. ovaricae (s. Abb. 25) ist immer ein – wenn auch indirekter – Hinweis auf eine Vergrößerung des Ovars im Sinne eines expansiven Prozesses. Arteriographisch unterscheidet man mehrere Gefäßtypen, gefäßreiche (Abb. 24) – MACARINI et al. (1959) berichten über Fälle mit typischer Gefäßanfärbung bei malignen Ovarialtumoren – und gefäßarme (Abb. 25) Tumoren sowie Mischtypen – gefäßreich und gefäßarm – mit entsprechenden Gefäßverlagerungen.

Wir sind uns bei dem Ausdruck »gefäßreich – gefäßarm« im klaren, daß hier nur eine sehr grobe Einteilung zugrunde liegt. Sie kann aber unserer Erfahrung nach an gut 100 Ovarialtumoren radiologisch relativiert werden.

Dabei kann mit der Angiographie naturgemäß nicht zwischen primären Tumoren und sekundären Tumorneubildungen unterschieden werden.

Bezüglich der Gefäßarchitektur ist zum Unterschied vom sogenannten gefäßreichen Collumkarzinom der gefäßreiche Ovarialtumor auch mit zahlreichen Shunts nicht in jedem Fall zu den malignen Tumoren zu rechnen. Übergänge zu semimalignen bzw. gutartigen Typen sind möglich. In der gefäßreichen Gruppe sind oft embryonale Gefäße nachweisbar. Bei gesteigerter Kontrastmittelmenge kommt es häufig zu einer Darstellung der Venenabflußgebiete im Bereich der V. iliaca communis und V. iliaca interna (s. Abb. 24). Ausgedehnte Ovarialtumoren können zur Arrosion der Beckenknochen führen (s. Abb. 24c, CT-Bild).

Bei der gefäßarmen Gruppe überwiegen die bogigen Gefäßverläufe mit Verschlüssen und Einengungen als Hinweis auf raumfordernde Prozesse. Im Gegensatz zum Collumtumor zeigen die meisten sogenannten gefäßarmen Ovarialtumoren noch leichte venöse bzw. spätvenöse Gefäßanfärbungen, etwa nach Art des nephrographischen Effekts bei den Nieren (s. Abb. 25). Ein kaum geübtes Verfahren, die *Angiotomographie*, könnte zur Abgrenzung von Gewebeanteilen vielleicht noch weitere diagnostische Möglichkeiten bieten.

Phlebographie. Die Methoden der Venographie (transossär, transfemoral sowie transuterin) spielen bei der primären Diagnostik der Ovarialtumoren keine sehr große Rolle, weil es bei diesem Tumor, insbesondere bei den gefäßreichen Typen, bereits durch die Arteriographie zu einer stärkeren Füllung der abfließenden Venen kommt (s. Abb. 24). Andere Autoren wie Rios San Martin und Falco (1964) berichten allerdings über Befunde bei intraossärer Venographie sowie bei transmyometraler Venographie (Harnett, 1973; Silverberg et al., 1973). Auch die selektive Darstellung der Ovarialvenen kann zu einer guten Darstellung von Ovarialtumoren führen. Über erste Erfahrungen berichten auch Doppman und Chretien (1971). Die Cavographie kann zur indirekten Diagnostik der lumbalen Lymphknoten, dem sogenannten Hauptlymphabflußgebiet, notwendig werden (Hillman u. Tristan, 1963) (s. auch S. 159).

γ) Lymphographie

Das Studium der Lymphabflußwege ist nur für den paraaortalen Bereich sinnvoll (s. Abb. 21). Die häufig frühe peritoneale Aussaat ist lymphographisch nicht nachzuweisen. Obwohl die Lymphographie beim Ovarialkarzinom nicht die große Bedeutung wie beim Collum- oder Corpuskarzinom hat – jeder unklare Ovarialtumor wird operativ abgeklärt – fordern Kwasny und Fuchs (1977) aufgrund eines operativ gesicherten Patientenguts mit 21% Befall in den Stadien I–III die routinemäßige Lymphographie bei allen Malignomen der Ovarien. Arbeiten über Wertbestimmungen der Metastasenkriterien verbesserten auch deutlich die Aussagekraft der Lymphographie bei malignen Ovarialtumoren (Lüning u. Tietz, 1977).

δ) Pneumopelvigraphie

Die jetzigen Erfahrungen mit der Pneumopelvigraphie beim Ovarialkarzinom zeigen, daß ovariale bzw. tumoröse und zystische Veränderungen gut erkennbar sind (Abb. 26a, b). Nach Diankov und Sarkaniatz (1976) können Schwierigkeiten bei der Unterscheidung zwischen Ovarialtumoren, Tubentumoren bzw. zum Uterus gehörender Tumoren entstehen. Differenzierungen sind insbesondere durch Schrägaufnahmen und Tomographie möglich.

Die Kardinalfrage stellt sich wie bei allen röntgendiagnostischen Methoden: Wie groß muß ein Ovarialtumor sein, damit er nachgewiesen werden kann? Sie kann jedoch wegen zu geringer Erfahrungen nicht beantwortet werden, da kleine Ovarialtumoren meist nur zufällig intraoperativ entdeckt werden. Wir konnten lediglich zweimal Corpus luteum-Tumoren in Pfennigstückgröße nachweisen (Breit, 1976).

ε) Sonographie

Die Sonographie ist bei der Diagnostik von Ovarialtumoren eine wertvolle diagnostische Methode geworden (s. Kapitel B, IV). Es soll hier nicht weiter darauf eingegangen werden.

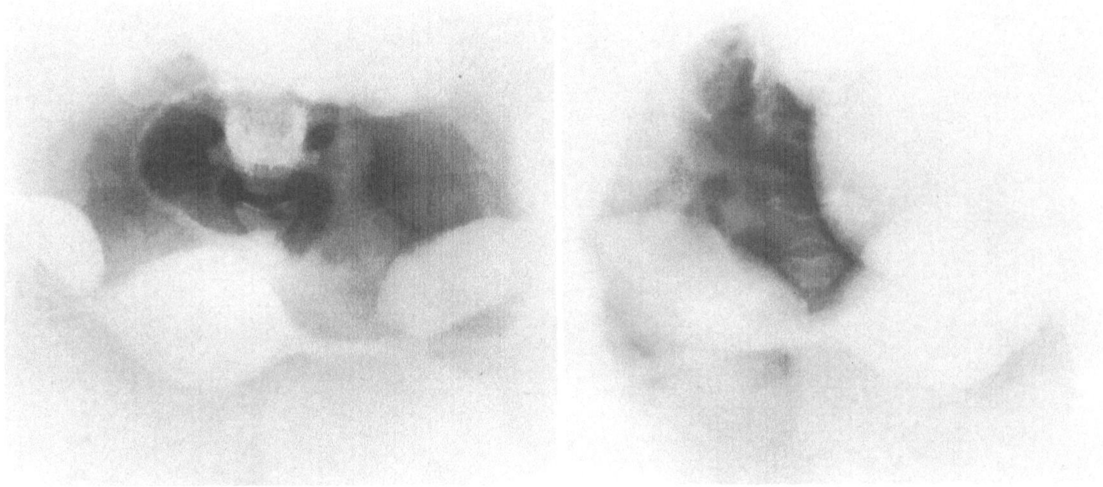

Abb. 26. a Pneumopelvigraphie: Polyzystisches Ovar li., kleine Zyste re. **b** Pneumopelvigraphie: Faustgroße
Ovarialzyste li., (die Bilder verdanke ich Herrn Diankow, Sofia)

Zusammenfassend betrachtet dürfte der prätherapeutische Wert der nichtinvasiven und
invasiven Röntgendiagnostik vor allem darin bestehen, daß Aussagen für den Operateur
und Strahlentherapeuten über Größe und Gefäßarchitektur möglich sind. Die Computertomographie (s. Kapitel A, V) setzt auch hier neue Maßstäbe (s. Abb. 24c), insbesondere
für alle invasiven Methoden.

e) Primäre Vaginal- und Vulvakarzinome

Sie sind der klinischen Diagnostik direkt zugänglich. Eine arteriographische Diagnostik bzw. die Darstellung paravaginaler Gefäße ist zwar möglich, die Relevanz für die
Klinik jedoch gering. Lediglich die Lymphographie ist für die Therapieplanung und/oder
für ein radiotherapeutisches Vorgehen von Nutzen. Mit ihr wird vom Fuß her allerdings
nur ein kleiner Teil der Filterstationen erfaßt (KÖHLER u. PLATZBECKER, 1976).

f) Plazentatumoren

Bereits zu Beginn der routinemäßigen Anwendung der Beckenarteriographie wurden
in zahlreichen Arbeiten neben gynäkologischen Erkrankungen auch geburtshilfliche The-
men, wie Extrauteringravidität usw. abgehandelt (BORELL et al., 1952). Bei den semimalignen Veränderungen standen die tumorösen Veränderungen der Plazenta im Vordergrund
(BORELL et al., 1966; BREWIS u. BAGSHAWE, 1968; KOLSTAD u. LIVERUD, 1969; BREIT
u. SCHEDEL, 1970; GOLDING et al., 1971; JOHNSON, 1971; TAKAHASHI u. NAGATA, 1972).
Als Grundlage für diese Untersuchungen können die Veröffentlichungen über die Gefäß-
bilder der normalen Plazenta gelten. Hier hat FERNSTRÖM (1955) Pionierarbeit geleistet.
Technisch kann neben der auch von uns geübten Beckenübersichtsarteriographie mit
Injektion in die Aorta die selektive Darstellung der A. iliaca interna verwandt werden
(SHIMKIN et al., 1971).
  Man unterscheidet klinisch und pathologisch-anatomisch zwei Hauptgruppen von
Plazentatumoren:

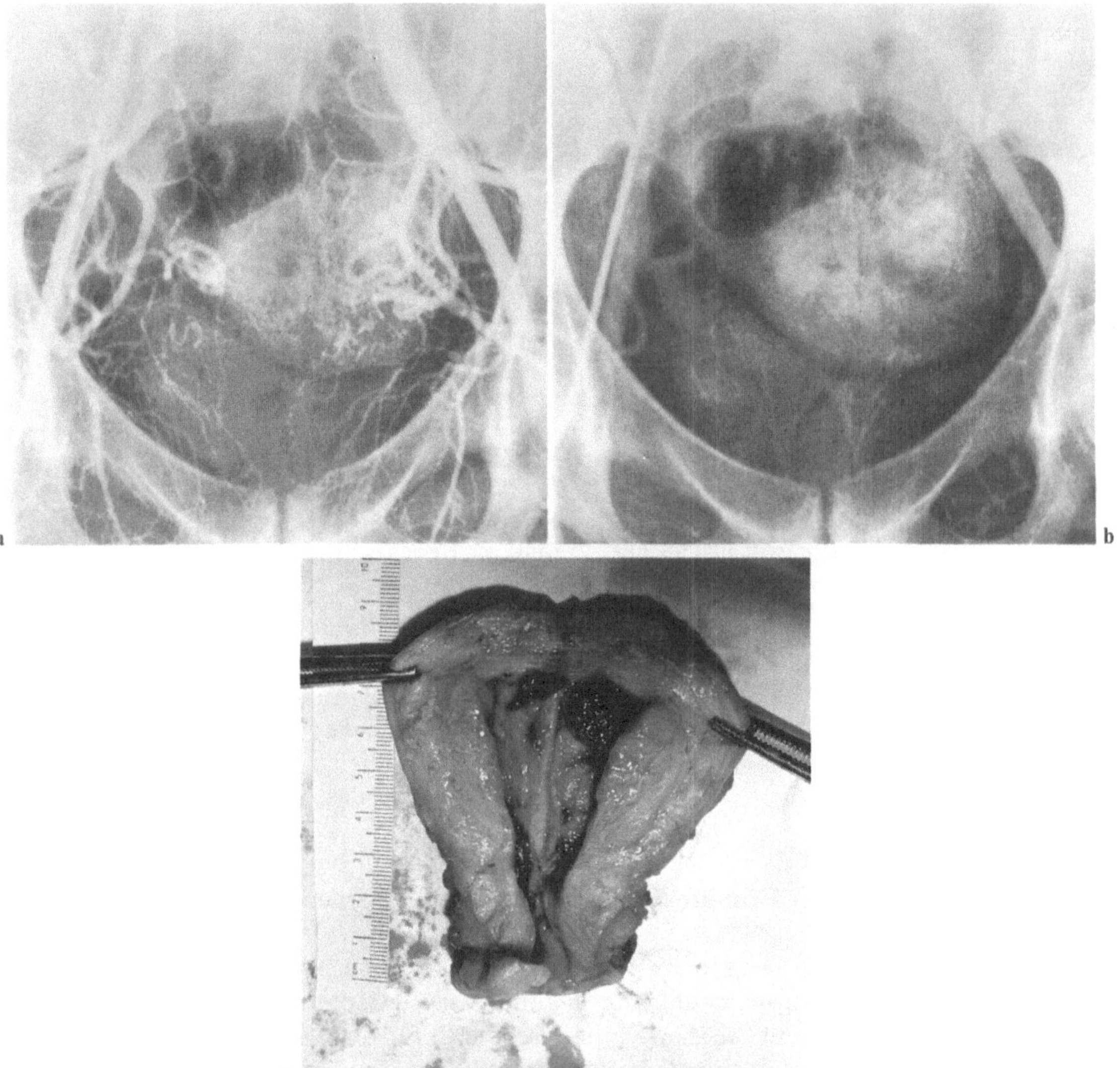

Abb. 27. a Beckenarteriographie: 2s nach Injektion. Verkürzung der A. uterina li. Gefäßneubildungen im li. oberen Bereich des Uterus. **b** Beckenarteriographie: 5s nach Injektion. Gefäßanfärbung im Uterusfundus li. **c** Op-Präparat

α) Chorionepitheliom (Hydatidiform-Mole)

Das arteriographische Bild ist durch die intervillösen Hohlräume außerordentlich typisch (Abb. 27a–c), deren Nachweis bereits in der 14. Schwangerschaftswoche gelingt. Die arteriographische Diagnostik gewinnt dadurch eminente Bedeutung für das weitere therapeutische Vorgehen. Bei Berücksichtigung einer derzeit bekannten Entartungstendenz von 6–7% steht die Hysterektomie als Behandlungsmethode im Vordergrund. Die Unterscheidung von benignen und malignen Molen ist im Übergangsstadium auch arteriographisch schwierig. Selbst die Untersuchung des Präparats bringt oft keine sichere Differenzierung. Die übrigen Methoden der Gefäßfüllung, wie transfemorale und transossäre Venographie, haben nur eine geringe Bedeutung, da in den venösen Phasen der Arteriographie die Venen bereits ausreichend dargestellt werden.

β) **Choriokarzinom (Maligne Blasenmole)**

Die maligne Form der Blasenmole, das sogenannte Choriokarzinom, zeichnet sich durch eine vermehrte trophoplastische Proliferation aus. Daneben besteht eine Invasion des Tumors in den Uterusmuskel.

Arteriographisch sind meist gutartige und bösartige Formen deutlich unterscheidbar. Letztere zeigen in der arteriellen Phase ein ausgeprägtes Konfluieren des Kontrastmittels mit rascher Darstellung lakunenartiger Hohlräume. Nach unseren Erfahrungen an sechs bis sieben Fällen sind venöse Abflüsse, wie man sie bei den Shunts gefäßreicher Tumoren beobachtet, hier außerordentlich selten. Meist kommt es zunächst nur zur Füllung großer arteriovenöser Hohlräume (intervillöse Hohlräume) und erst anschließend zur Darstellung des venösen Abflusses. Abb. 28 und 29 zeigen eine in dieser Form meines Wissens noch nicht veröffentlichte Serie eines malignen Plazentatumors vor und nach kombinierter Strahlen-Chemotherapie. Abb. 28a–e zeigt ausgeprägte intramurale Gefäßneubildungen. Im Vordergrund steht oft die Füllung der Vv. ovaricae. Der arteriovenöse Durchfluß scheint noch relativ regelrecht zu sein, d.h. es bestehen keine ausgeprägten Shunts, denn die venöse Füllung erfolgt erst nach ca. 6 s. Weiter erkennt man eine ausgeprägte Ummauerung des Colon descendens. Sechs Wochen später (s. Abb. 29c, d), nach perkutaner Co-60-Bestrahlung mit 5000 rad (50 Gy) und gleichzeitiger intraarterieller Methotrexatbehandlung, zeigt die arteriographische Serie, deren Bilder im gleichen Zeitabstand wie Abb. 28 aufgenommen wurden, einen nahezu völligen Rückgang der Veränderungen. Der nach der anschließenden radikalen Hysterektomie erhobene histologische Befund lautete: Kein Tumor mehr nachweisbar. Die Patientin lebt heute, am 1.6.78, noch, obwohl bereits Lungenmetastasen nachgewiesen worden waren, die jedoch ebenfalls zurückgingen.

Zusammenfassend läßt sich zum Abschnitt Blasenmole sagen, daß der derzeitige Wissensstand über die Beckenarteriographie – abgesehen von gewissen Übergangsstadien – in den meisten Fällen eine sehr sichere Diagnose der malignen Blasenmole erlaubt (s. BORELL et al., 1966; BREW et al., 1968; KOLSTADT u. LIVERUD, 1969; BREIT u. SCHEDEL, 1970; GOLDING et al., 1971; JOHNSON u. LLORENS, 1971; TAKAHASHI u. NAGATA, 1972; SHIMKIN et al., 1971; FERNSTRÖM, 1955). Eine weitere Differenzierung in maligne Mole oder Choriokarzinom ist angiographisch nicht möglich. Die Kombination von Angiographie und Hysterosalpingographie vermag möglicherweise in der genauen topographischen Diagnostik weiterhelfen (SAKUMA et al., 1972). LEVIN et al. (1975) und KRATOCHWIL und NEUMANN (1975) berichten über eine Kombination von Arteriographie und Sonographie bei der Diagnostik von Plazentatumoren. Auch über gute Ergebnisse mit der Kombination Pneumographie-Hysterosalpingographie wird berichtet (KUPERSMIT, 1972). Für das weitere therapeutische Vorgehen hat dies jedoch nur geringe Bedeutung. Die Indikation für die Beckenarteriographie ergibt sich aus den Tatsachen, daß

- mit der Arteriographie zur Zeit die beste Frühdiagnostik eines malignen Plazentatumors nach einer Blasenmole möglich ist. Damit hat diese röntgendiagnostische Untersuchung Vorrang vor allen anderen klinischen Methoden wie z.B. auch dem C.G.-Titer bei der gesamten Nachsorge dieser Tumoren,
- die Arteriographie die sicherste Methode ist, um strahlentherapeutische und zytostatische Verlaufskontrollen durchzuführen (s. Abb. 28, 29).
- die Arteriographie präoperativ die bestehende Gefäßanatomie zeigt, auch mit einer klinisch nicht erkennbaren Metastasierung in die nächste Nachbarschaft von Vagina und Beckengewebe (s. Abb. 28).

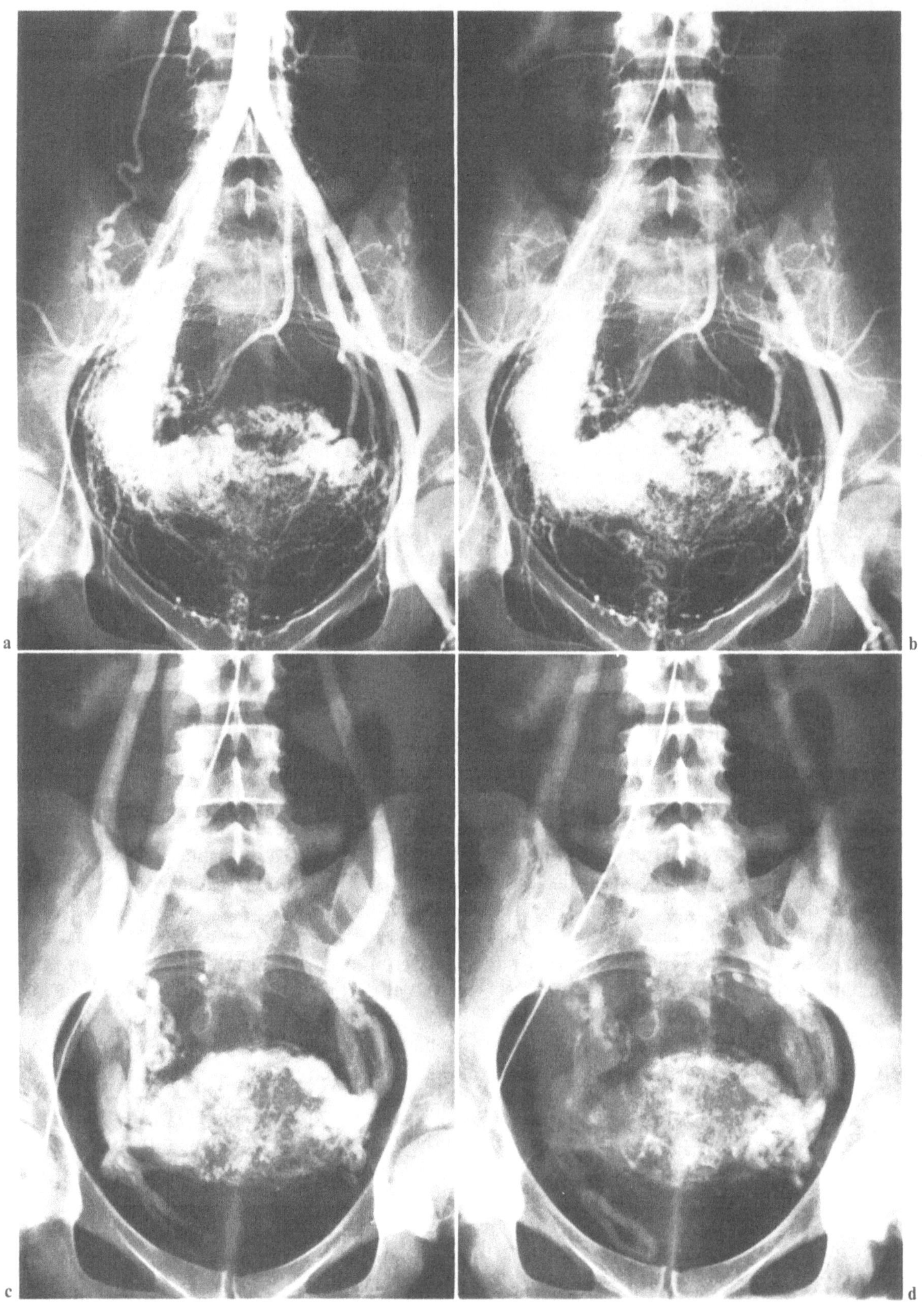

Abb. 28. a Klinischer Verdacht auf Blasenmole. Beckenarteriographie: 2 s nach Injektion. Zahlreiche Gefäßneubildungen, Anfärbung re. (Shunts?), intramurale Darstellung des Uterus. b Spätarterielle Phase: Zunahme der intramuralen Gefäßanfärbungen, insbesondere auch re. hoch oben. c Venöse Phase: Re. Venenkonglomerate, Darstellung beider Vv. ovaricae sowie der V. ileolumbalis und der V. cava. d 9 s nach Injektion. Verzögerter Abfluß des Kontrastmittels.

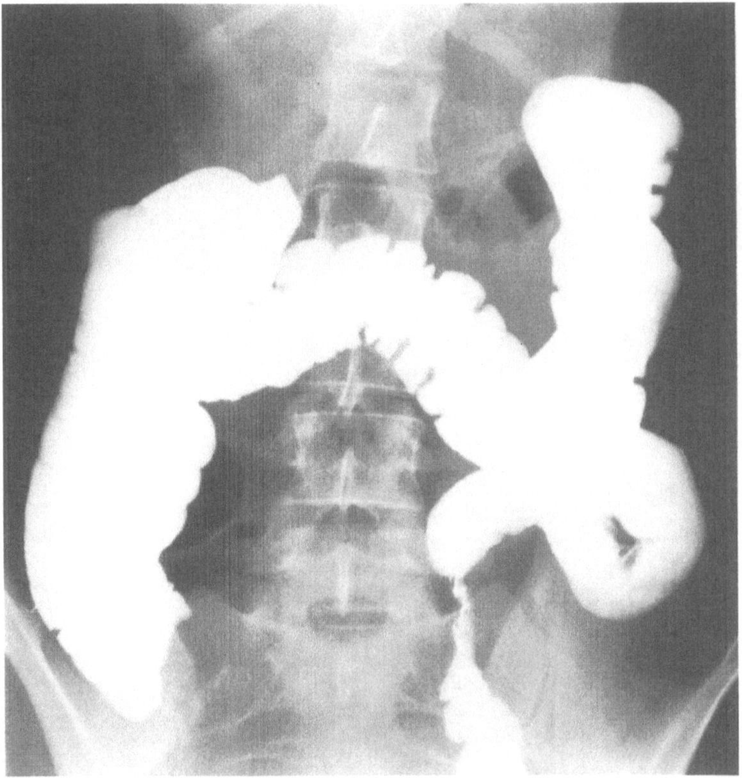

Abb. 28e. Kontrasteinlauf: Ausgeprägte Ummauerung des Colon Deszendens durch den Tumor. Histologisch: Maligne Blasenmole

g) Gutartige Tumoren

FERNSTRÖM hat in seiner Monographie 1955 über verschiedene Formen des Uterus myomatosus berichtet (s. auch MACARINI et al., 1959; LANG, 1967; ALTEMUS, 1969). Abb. 30a–c zeigt einen Uterus myomatosus. Eine denkbare Indikation wäre z.B. ein unklarer Tastbefund an Uterus oder Ovarien, gegebenenfalls in Kombination mit einem gesicherten Collumkarzinom. Über den Nachweis von arteriovenösen Mißbildungen berichteten BOTTOMLEY und WHITEHOUSE (1975) und FRENCKEN und LANDMAN (1965). Die Möglichkeiten der Phlebographie wurden 1970 von KAUPPILA beschrieben. Während die transfemorale Phlebographie lediglich expansives Wachstum an Uterus oder Ovarien in Form von Verlagerungen oder Eindellungen an den Vv. ilicae externae und Vv. communes signalisiert, zeigt die transossäre Technik diese Veränderungen auch an den Ästen der V. iliaca interna, eventuell auch im obturatorischen Bereich, an. Der Uteruskörper selbst wird durch beide Methoden nicht dargestellt. Die transuterine Beckenphlebographie, erstmals von GUILHEM et al. (1951) durchgeführt, im deutschen Schrifttum u.a. von HEINEN und SCHÜSSLER (1963) beschrieben, erbringt nach KAUPPILA (1970) als einzige phlebographische Methode die Darstellung von Uterusmyomen, mit der Möglichkeit, zwischen interstitieller und subseröser Lage zu unterscheiden. Hier kann sie demselben Autor zufolge zusätzliche Informationen zur Hysterographie bieten. Sie ist die überlegene Methode, um variköse Veränderungen im Becken zu erfassen.

Die Hysterographie schließlich gibt Aufschluß über die Innenstruktur des Corpus uteri und der Cervix (ERBSLÖH, 1975). Mit ihr lassen sich auch nicht tastbare subseröse

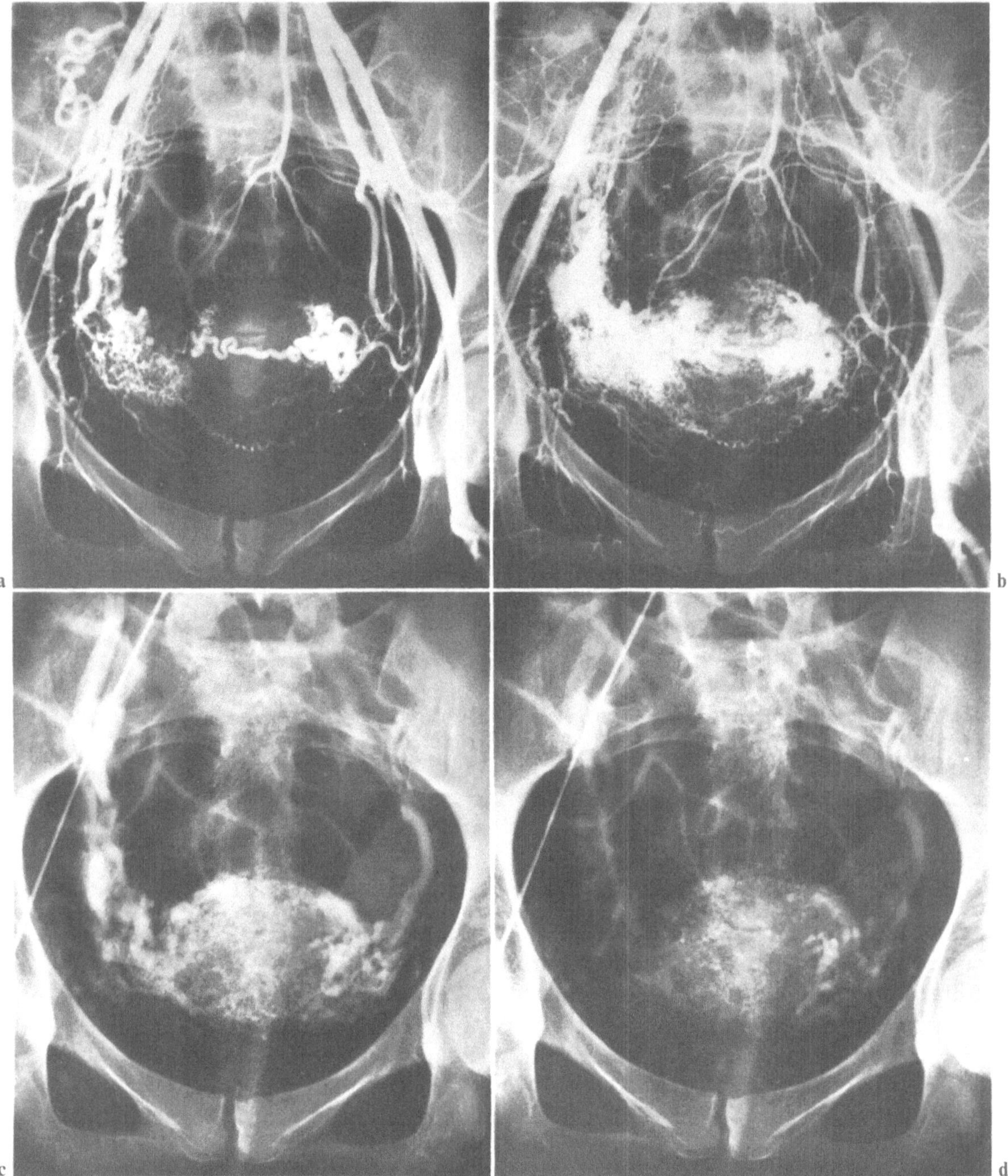

Abb. 29. a Dieselbe Phase und dieselbe Patientin wie Abb. 28. Relativ normales arteriographisches Bild. Vergrößerter Uterus. A. ovarica re. gefüllt, keine Darstellung venöser Gefäße. **b** $2^1/_2$ s nach Injektion. Konfluieren
des Kontrastmittels, ausgeprägter Rückgang im Vergleich zu Abb. 28b. **c** 6 s nach Injektion. Dieselbe Phase
wie Abb. 28c. Verkleinerung des Uterus, Darstellung der Vv. ovaricae bds. **d** 9 s nach Injektion. Dieselbe
Phase wie 28d. Intramurale Restfüllung des Uterus. Gegenüber Abb. 28d ausgeprägter Rückgang der damals
noch bestehenden ausgeprägten Venenfüllungen. Op. kein Tumor mehr nachweisbar

und intramurale Myome nachweisen (Pietilä, 1969). Die Möglichkeiten aller speziellen
radiologischen Methoden sind weitgehend bekannt. Ihre Anwendung ist aber – vor allem
im Hinblick auf die Strahlenbelastung – an die jeweilige Indikation gebunden.

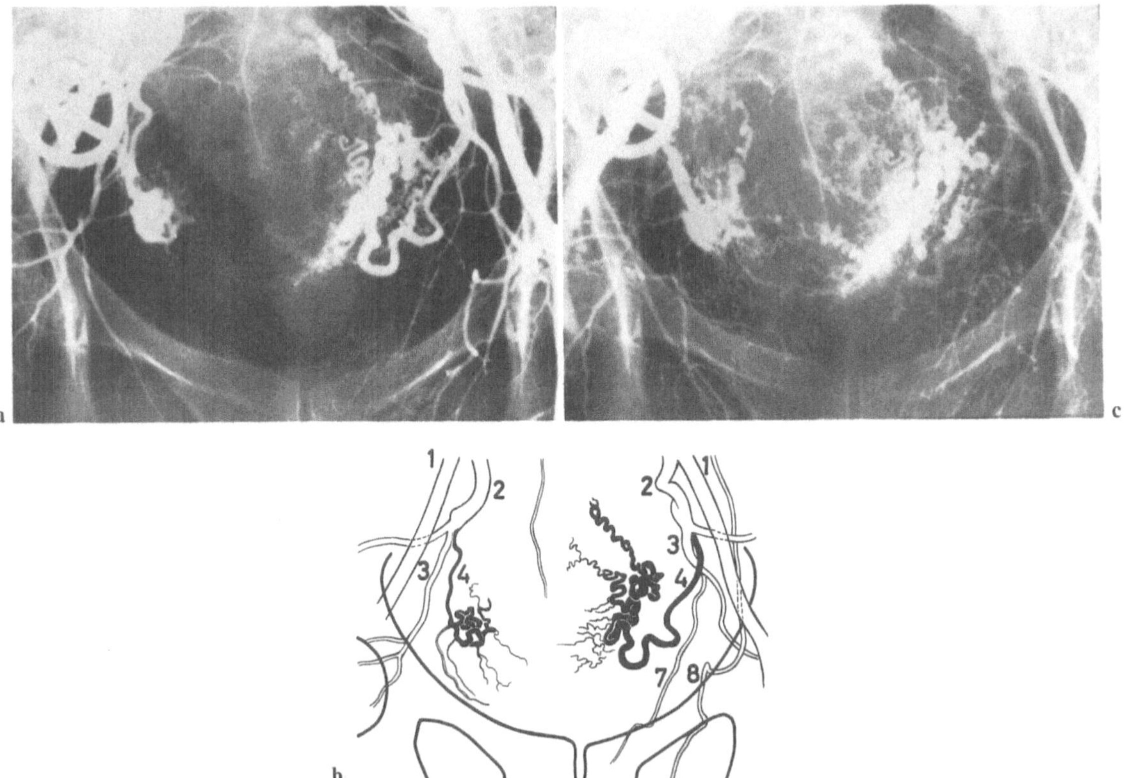

Abb. 30. a Arterielle Phase, 2 s nach Injektion. Intramurale Gefäßfüllung bei großem Uterus myomatosus. **b** Zeichnung. **c** Aufnahme 4 s nach Injektion. Uterus myomatosus mit Füllungsdefekten im Bereich des Uterus

2. Primäre Diagnostik mit der Röntgen-Computertomographie

von

A. BREIT und U. ROHDE

Mit 18 Abbildungen

Die klinische Untersuchung mit gleichzeitiger Probeentnahme und damit histologischer Sicherung hat bei primärem Collum- und Corpuskarzinom unbestreitbar den Vorrang. Nichtinvasive radiologische Verfahren wie die Röntgenleeraufnahme, das i.v. Pyelogramm sowie der Kontrasteinlauf können nur indirekte Hinweise geben.

Da die Computertomographie (CT) – als nichtinvasive Methode – in der Lage ist, Weichteilvermehrungen (Infiltrationen) direkt darzustellen, wird sie, seit es Ganzkörpergeräte gibt, auch für die Diagnostik gynäkologischer Tumoren verwendet.

Ihr Einsatz bei primären Tumoren ist aber bisher nur in gerinem Maße erfolgt (REDMANN, 1977; BREIT u. ROHDE, 1977; SEIDELMANN u. COHEN, 1978). Die Gründe liegen in der relativ leicht durchführbaren klinischen Klärung mit feingeweblicher Entnahme.

Methode

Der Kern jeder computertomographischen Anlage ist ein Röntgenröhre-Detektor-System, das sich um das Objekt bewegt und dabei dessen Absorptionsverhalten mißt. Die Schwächungswerte werden mit Hilfe eines Computers berechnet und in einem Speicher zur Bilddarstellung und Archivierung bereitgehalten. Die berechneten Absorptionskoeffizienten liegen quantitativ vor und sind auf den Schwächungskoeffizienten von Wasser normiert. Sie sind somit unterschiedlichen Geweben zuzuordnen. Scanner der ersten Generation arbeiten nach dem Prinzip der Translation und Rotation. Bei Geräten der dritten Generation fällt die lineare Abtastbewegung weg, wodurch die Aufnahmezeit auf einige Sekunden reduziert werden konnte. Die Computertomographie stellt erstmals überlagerungsfreie Querschnittsbilder mit hoher Kontrastauflösung dar. Eine geringe Ortsauflösung (1–2 mm gegenüber 0,1 mm beim Röntgenbild) und Aufnahmezeiten von 2–20 s müssen hingenommen werden. Da mittels der Computertomographie bereits geringe Absorptionsunterschiede erkennbar sind, ist eine hervorragende Weichteildiagnostik möglich.

Untersuchungstechnik

Die diagnostische Aussage wird durch Organmarkierungen wesentlich verbessert. Dabei hat sich die intravaginale Einlage eines Bernsteinphantoms (BREIT et al., 1977) oder einer Tamponade (COHEN et al., 1977) bewährt.

Dadurch ist die Abgrenzung der Vagina (Abb. 1a–c) und die Lokalisation der Cervix uteri möglich. Die Tamponade erlaubt eine Darstellung der Vaginalwand. Eine Gasinsufflation in die Harnblase ist von Vorteil, da sich die Harnblasenwand einerseits gegen das intravesikale Gas und andererseits gegen das perivesikale Fettgewebe abhebt (SEIDELMANN et al., 1977) (Abb. 2a). Durch die Gabe eines jodhaltigen, nierengängigen Kontrast-

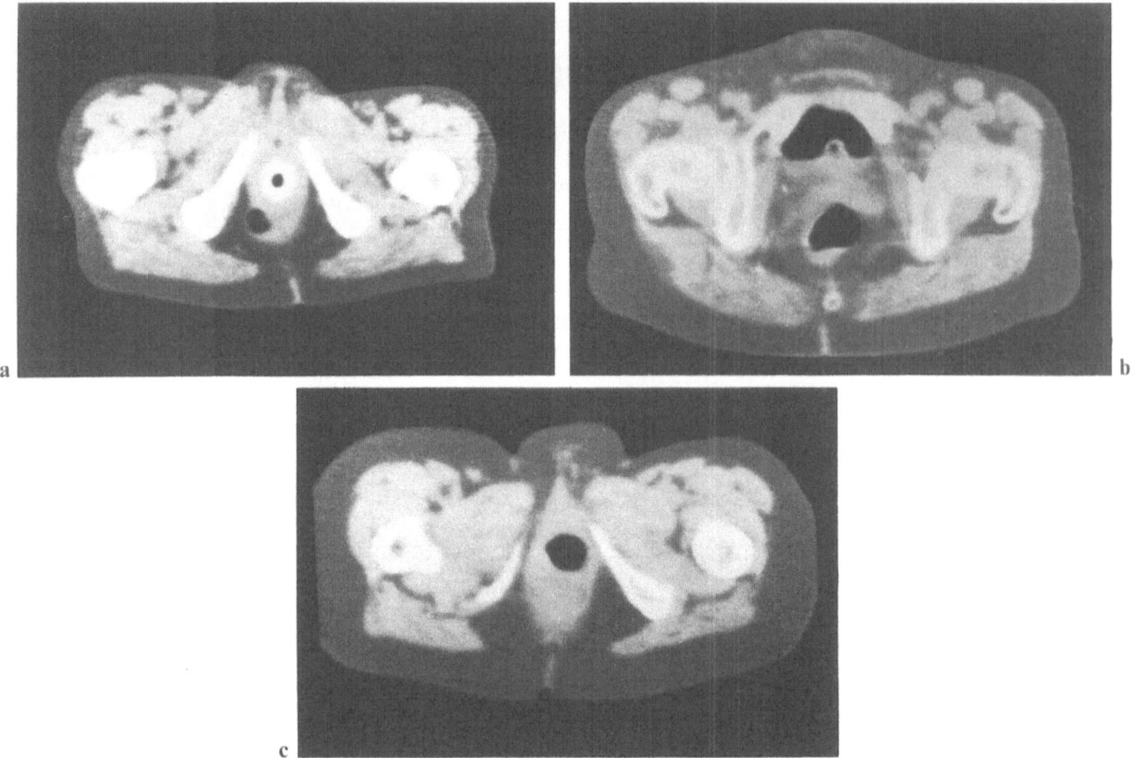

Abb. 1. a Querschnitt in Sitzbeinhöhe, Vagina mit Bernsteinfilter markiert. **b** Gas- und flüssigkeitsgefüllte Harnblase, Collum uteri, Rektum. **c** Tampon in der Vagina

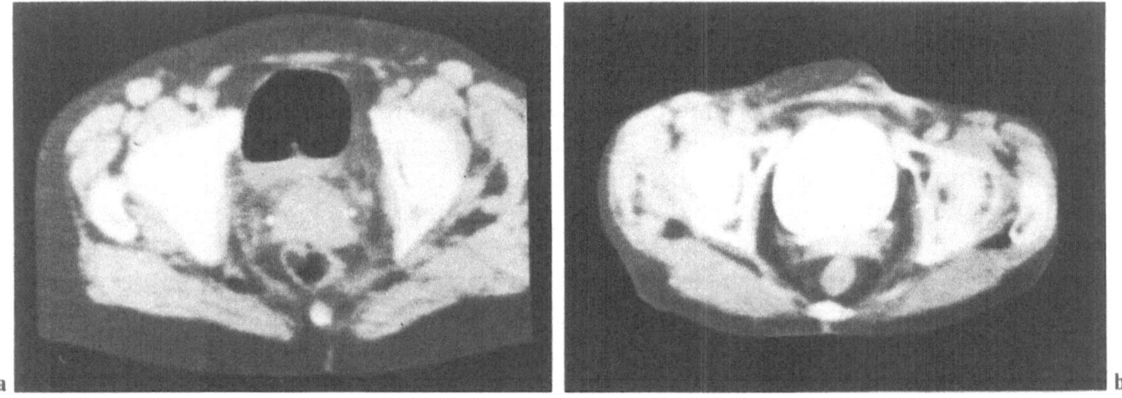

Abb. 2. a Harnblase mit Gaskontrast. **b** Harnblase mit jodhaltigem Kontrastmittel gefüllt

mittels (Alfidi et al., 1975) sind die dorsalen Harnblasenanteile deutlicher von der Vagina und dem Uterus abzugrenzen (Abb. 2b). Der kontrastierte Ureter ist als Orientierungshilfe für das nachzuweisende Ovar von Nutzen (Platzer, in Druck). Eine rektale Applikation von Gas und verdünntem Kontrastmittel zur Darstellung des Rektums und des Sigmas (Seidelmann et al., 1978) ist in der Regel nicht notwendig.

Die Untersuchung der Patientin wird in Rückenlage vorgenommen. Die Standardschnitte werden von der Symphyse bis zur Aortenbifurkation, je nach entsprechendem Lymphabflußgebiet auch höher, gelegt. Die Schichtdicke und der Schichtabstand sollten so klein wie möglich gewählt werden. Ein verdächtiger Befund muß unter Umständen in Seitenlage überprüft werden, da im Becken befindliche Darmschlingen Tumorinfiltrationen und Lymphknotenpakete vortäuschen können. Korrelierend zu den anatomischen und computertomographischen Schnitten an der Leiche (PLATZER, s.S. 133) sind die Strukturen des Beckens beim Lebenden gut darstellbar.

Der Uterus läßt sich im CT-Bild mit seinen möglichen Lageanomalien in den meisten Fällen abgrenzen. Angelagerte Darmschlingen können manchmal die Differenzierung insbesondere im Fundusbereich erschweren. Im für das Tumorstaging bedeutsamen parametranen Bereich lassen sich aufgrund der spezifischen Gewebszusammensetzung – Fett und lockeres Bindegewebe – Infiltrationen erfassen.

a) Tumoren des Corpus uteri

Das Corpuskarzinom geht – unabhängig von seiner histologischen Struktur – vom Endometrium aus. In der Literatur wird es deshalb auch Endometriumkarzinom genannt. Bevorzugt entsteht es im Bereich des Tubenwinkels, des Fundus und auch des Isthmus. Adenokarzinome überwiegen mit über 90%. Die FIGO-Klassifikation (International Federation of Gynecology and Obstetrics) spricht beim Stadium I von einem auf das Corpus uteri beschränkten Karzinom.

Stadium Ia und Ib berücksichtigen die Länge der Uterushöhle. Die Ausbreitung des Karzinoms auf die Cervix ist als Stadium II definiert. Bereitet sich das Karzinom außerhalb des Uterus einschließlich der Vagina aus, verbleibt aber innerhalb des kleinen Beckens, erfolgt die Einstufung als Stadium III. Das Stadium IV ist durch eine Infiltration der Harnblase oder des Rektums oder durch eine Ausbreitung über das kleine Becken hinaus gekennzeichnet.

Solange das Karzinom auf das Endometrium beschränkt ist, ist von der Computertomographie keine diagnostische Relevanz zu erwarten. Zu diesem Zeitpunkt ist eine Abrasio, gegebenenfalls ergänzt durch die Hysterographie, die Methode der Wahl (GAUWERKY 1976).

Die vorliegende Literatur aus dem anglo-amerikanischen Bereich (REDMANN, 1977; SEIDELMANN, 1978) beurteilt den Wert der Computertomographie bei der Darstellung des Uterus und darüberhinaus bei gynäkologischen Tumoren skeptisch. Teilweise wird die Sonographie (REDMANN, 1977) als gleichwertige, wenn nicht überlegene Methode herausgestellt. Diese Ansicht wird von uns nicht geteilt. Durch die Computertomographie werden symmetrische oder lobuläre Vergrößerungen nachgewiesen. Zystische und nekrotische Veränderungen sind als hypodense, Verkalkungen als hyperdense Bezirke zu erkennen (Abb. 3a, b). Da diese Veränderungen zwar überwiegend beim Myom, jedoch auch beim Karzinom vorkommen, ist das Karzinom in den Stadien I und II nicht vom Myom (Abb. 4a, b) zu differenzieren.

Auch bisher publizierte Arbeiten (SEIDELMANN et al., 1978) weisen auf die Schwierigkeiten einer Unterscheidung zwischen Myom und Karzinom hin. Der Wert der Computertomographie liegt eindeutig im Nachweis einer extrauterinen Ausbreitung sowie eventueller Lymphknotenmetastasen paraaortal und iliakal. Eine extrauterine Tumorausbreitung ist durch Infiltration des pelvinen Fettgewebes und irreguläre Uteruskonturen gekennzeichnet (Abb. 5a). Ausbreitung über das kleine Becken hinaus und Infiltration in die Harnblase oder das Rektum sind computertomographisch zu beweisen (Abb. 5b).

Lymphabflußwege des Corpuskarzinoms

Die Lymphabflußwege des Endometriumkarzinoms verlaufen größtenteils paraaortal. Allerdings wird von REIFFENSTUHL (1967) ein häufiger Lymphknotenbefall iliakal und

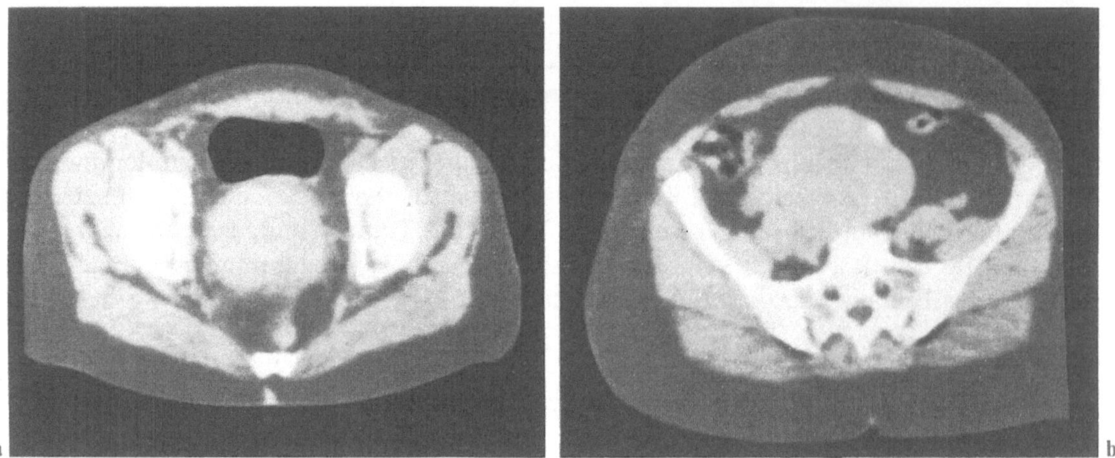

Abb. 3. a Vergrößerter Uterus. **b** Großer verkalkter Uterus myomatosus

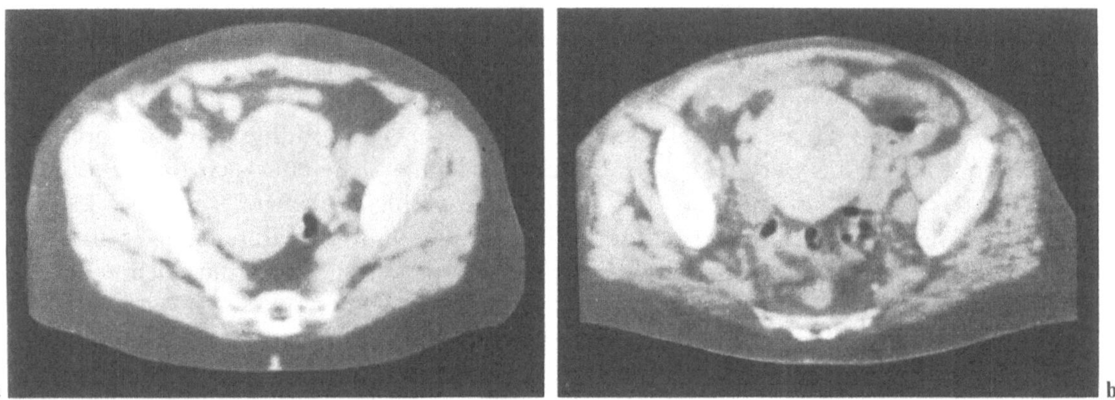

Abb. 4. a Vergrößerter Uterus mit einer ventral gelegenen hypodensen Zone. Op: Corpuskarzinom (Stadium II) mit Hämatometra. **b** Vergrößerter Uterus mit hypodensen Zonen. Op: Corpuskarzinom (Stadium II)

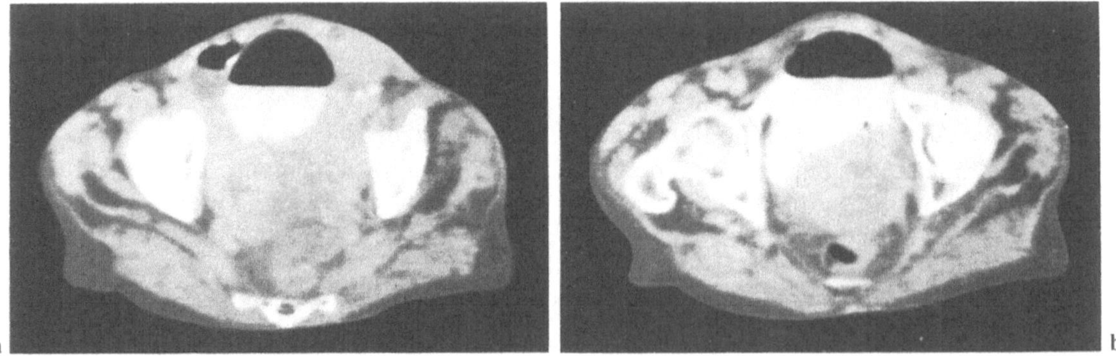

Abb. 5. a Corpuskarzinom (Stadium III) mit extrauteriner Ausbreitung. **b** Infiltration der dorsalen Harnblasenwand durch ein Corpuskarzinom (Stadium IV)

parametran angegeben. Die Computertomographie als nichtinvasive Methode ermöglicht den Nachweis pathologisch vergrößerter Lymphknoten. Diese waren bislang nur durch invasive Methoden wie die Lymphographie und die transossäre bzw. transfemorale Phlebographie zu diagnostizieren. Die Aussagekraft der Computertomographie ist durch die Größe der Lymphknoten limitiert.

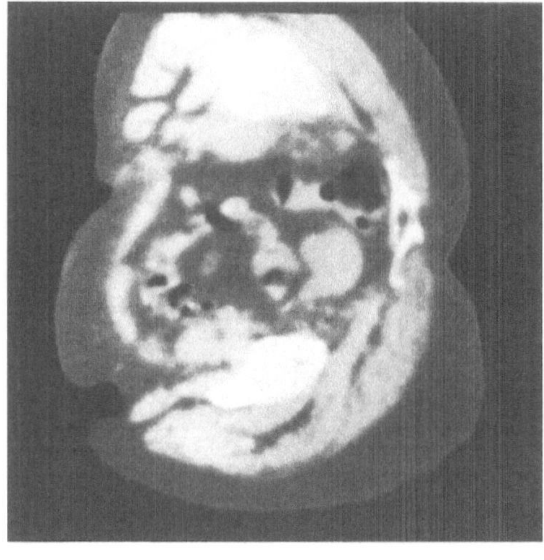 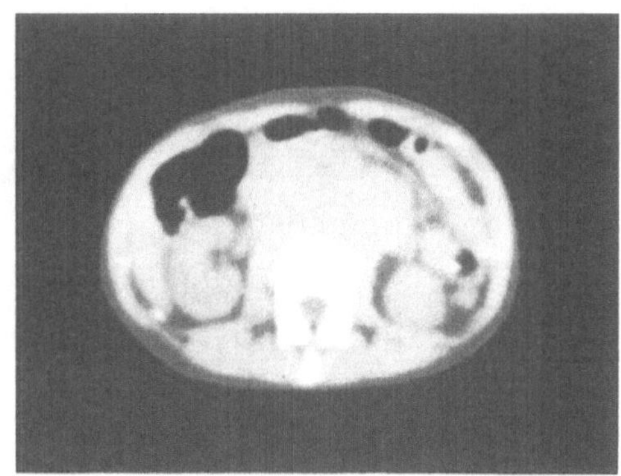

Abb. 6   **Abb. 7**

Abb. 6. Bild in Rechtsseitenlage. Lymphknotenpakete li. iliakal bei Corpus- und Collumkarzinom

Abb. 7. Paraaortale Lymphknotenpakete bei primärem Corpuskarzinom, in der Lymphographie nur teilweise kontrastiert

In ihrer Struktur pathologisch veränderte Lymphknoten ohne Vergrößerung sind nicht mit der CT zu diagnostizieren. Im unteren Beckenbereich ist eine Verwechslung mit Darmanteilen wegen der ähnlichen Struktur und Dichte möglich. Durch eine Wiederholung des entsprechenden Schnittes in Seiten- oder Schräglage ist eine Verbesserung der Diagnostik zu erzielen. Die beweglichen Darmschlingen sind bei Lageveränderungen des Patienten oft an der gleichen Stelle nicht mehr zu erkennen, während dagegen das Lymphknotenpaket (und auch das Tumorinfiltrat) konstant auf dem CT-Bild sichtbar ist (Abb. 6). Es ist nicht ungewöhnlich, in der Computertomographie große Lymphknotenkonglomerate nachzuweisen, die in der Lymphographie nicht oder nur teilweise kontrastiert sind (Abb. 7).

b) Tumoren des Collum uteri

Das Collumkarzinom (zu 95% ein Plattenepithelkarzinom) ist im Stadium I auf die Portio beschränkt. Beim Stadium IIa besteht eine vaginale Infiltration im oberen Drittel, beim Stadium IIb eine Infiltration des Parametriums ohne Ausdehnung bis zur Beckenwand. Erreicht die Infiltration des Parametriums die Beckenwand oder nach kaudal das untere Drittel der Vagina, so ist der Tumor als Stadium III zu klassifizieren. Das Karzinom im Stadium IV infiltriert die Harnblase oder das Rektum oder es dehnt sich über das kleine Becken aus.

Die Erfahrungen mit der Computertomographie in der Diagnostik primärer Cervixkarzinome sind bisher gering (CARTER et al., 1976; BREIT et al., 1977; REDMANN, 1977; ROHDE, 1977; SEIDELMANN et al., 1978).

Der lokale Cervixtumor ist bei Vergrößerung und exophytischem Wachstum im Computertomogramm als pathologische Gewebevermehrung nachweisbar (Abb. 8). Die gynäkologische Untersuchung mit Probeexzision ist der Computertomographie verständlicherweise überlegen. Gleiches gilt für die Infiltration des Scheidengewölbes, die computertomographisch durch die Tampontechnik (SEIDELMANN et al., 1978) zu erfassen ist.

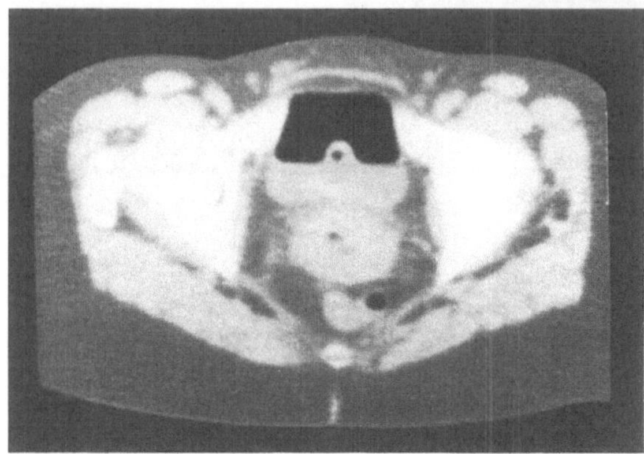

Abb. 8. Collumkarzinom: Auftreibung der Cervix, erweiterter Cervixkanal

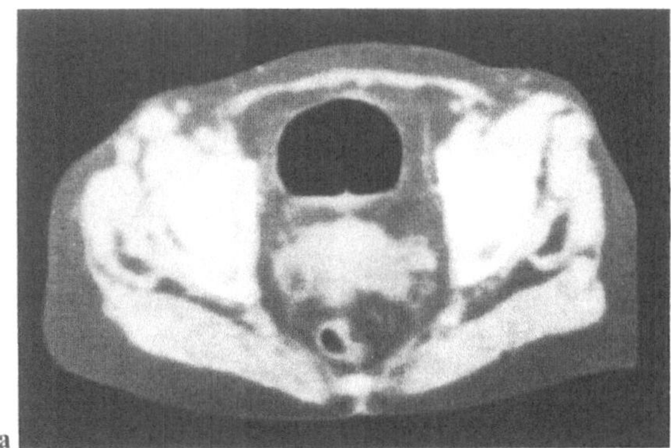
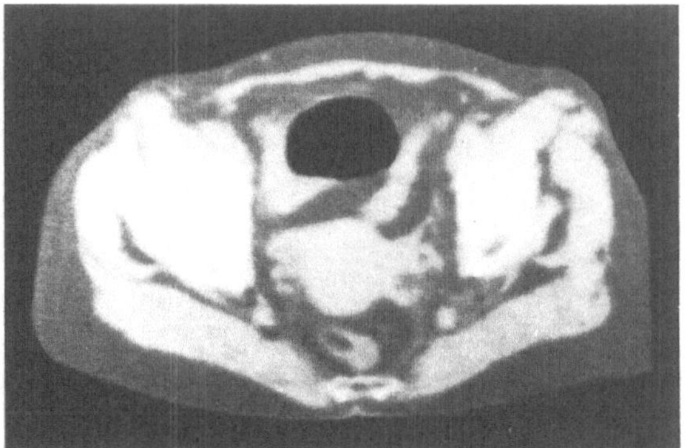

a b

Abb. 9a, b. Collumkarzinom (Stadium IIb). Dichtevermehrung, bds. parametran, ohne Ausdehnung bis zur Beckenwand

Die klinische Beurteilbarkeit des *Parametriums* steht beim Cervixkarzinom im Vordergrund. Die Unterscheidung zwischen einer Infiltration IIb und einer Infiltration III ist meistens mit Hilfe des Palpationsbefundes möglich. Die Computertomographie als unterstützende Methode hilft, den Untersuchungsbefund zu objektivieren und des öfteren zu ergänzen.

Die als Stadium IIb eingestufte parametrane Infiltration ist im Computertomogramm als Gewebevermehrung zu erkennen. Sie ist filiform oder flächenhaft und erreicht gemäß der Definition nicht die Beckenwand (Abb. 9a, b, Abb. 10a, b). Die Infiltration ist nach einer einmaligen intracavitären Radiumeinlage in der Regel nicht mehr so deutlich darzustellen (Abb. 11a, b). Im Stadium III des Cervixkarzinoms ist der tastende Finger zwischen Infiltration und Beckenwand nicht mehr einzulegen. Computertomographisch ist eine bis zur Beckenwand reichende Gewebevermehrung nachzuweisen. Das pelvine Fettgewebe ist deutlicher als beim Stadium IIb durch das Tumorinfiltrat ersetzt (Abb. 12a).

In vielen Fällen ist dabei der M. obturatorius internus noch abgrenzbar, ein Befund, der sich dadurch erklärt, daß das Tumorgewebe in der Regel nicht den Muskel bzw. die Muskelfaszie infiltriert (Abb. 12b).

Die Diagnostik parametraner Infiltrationen ist durch atypische Lage und Vergrößerung des Uterus erschwert. In diesen Fällen ist jedoch oft durch CT-Schnitte in anderen Positionen eine weitere Klärung zu erhalten. Das Stadium IV des Cervixkarzinoms ist bei entsprechender Technik nachzuweisen (Abb. 13).

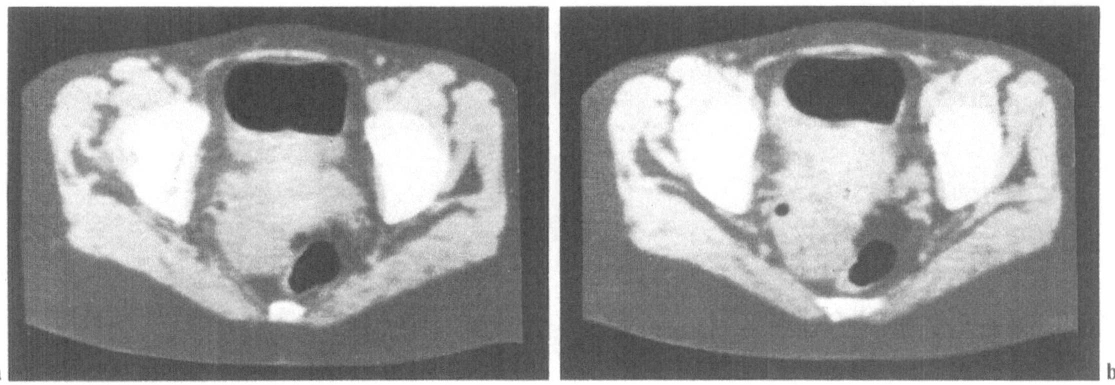

Abb. 10a, b. Collumkarzinom (Stadium IIb). Teils flächige, teils filiforme Gewebsvermehrung bds. parametran, rechtsseitig auch deutlich nach dorsal ausgedehnt

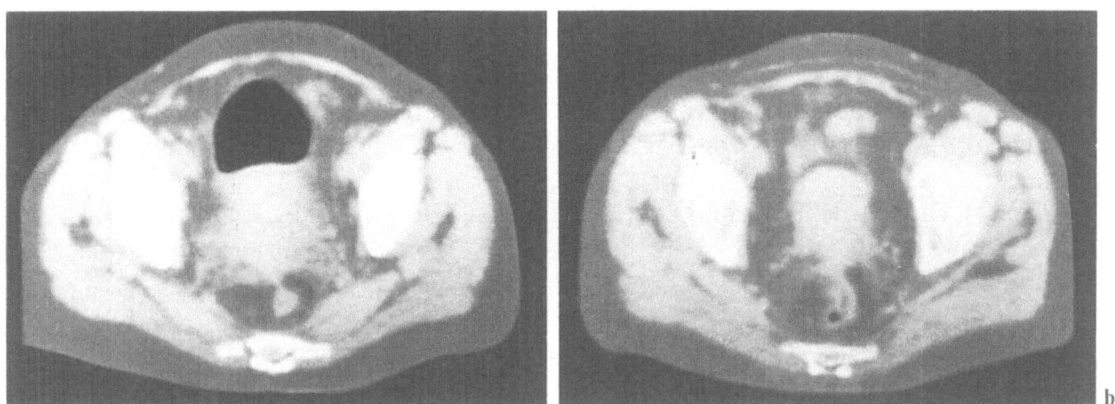

Abb. 11. a Collumkarzinom (Stadium IIb). Filiforme Gewebevermehrung bds. parametran. **b** Rückbildung nach intracavitärer Radiumeinlage

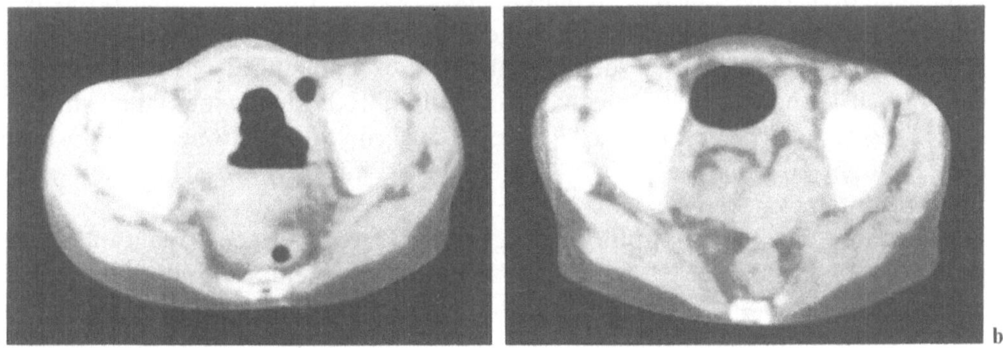

Abb. 12. a Collumkarzinom (Stadium III). Bds. zur Beckenwand Gewebevermehrungen. **b** Collumkarzinom (Stadium III). Linksseitig Gewebevermehrung bis zur Beckenwand ohne Infiltration der Muskulatur. Zahlreiche Darmschlingen, die sich am Uterus anlegen und Infiltrate vortäuschen

Lymphabflußwege des Cervixkarzinoms

Die Metastasenstraßen des Collumkarzinoms führen über den parametranen Bereich, die iliakalen und ileolumbalen Lymphknoten zur Aortenbifurkation. Im Prinzip gelten für die Diagnostik dieser Lymphabflußgebiete die gleichen Kriterien wie beim Corpuskarzinom. Nachweisbar sind mit der CT lediglich vergrößerte Lymphknoten (Abb. 14).

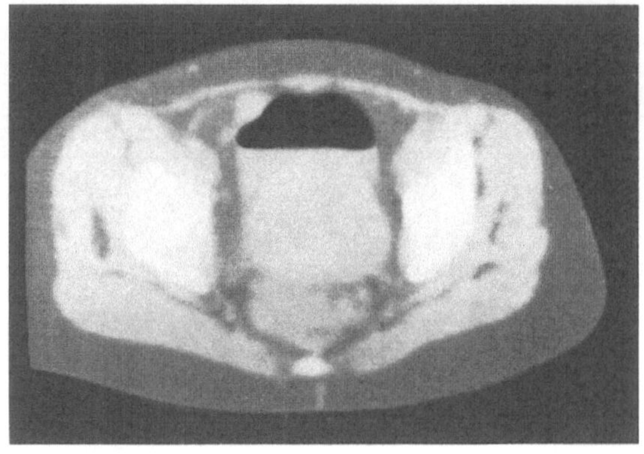
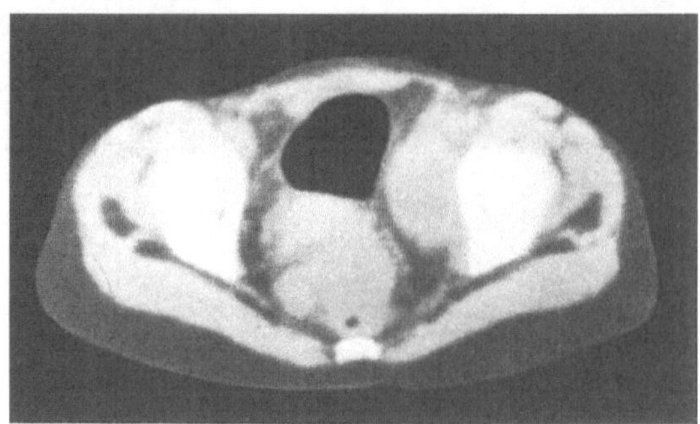

Abb. 13   Abb. 14

Abb. 13. Collumkarzinom (Stadium IV). Metastase am rechtsseitigen Harnblasendach. Vergrößerter Uterus

Abb. 14. Lymphadenopathie iliakal li. bei Collumkarzinom

Im einzelnen sind dabei die Lnn. iliaci externi durch die Lymphographie erfaßbar, während die transossäre Phlebographie indirekt auf Veränderungen der Lnn. iliace interni hinweist.

Die CT dagegen läßt Lymphknoten im Bereich beider Abflußgebiete erkennen.

c) Ovarialtumoren

Das morphologische und histopathologische Bild der Ovarialtumoren ist sehr unterschiedlich. Hinzu kommt die Neigung zu bilateralem Auftreten. Dies erschwert für eine morphologische Untersuchungsmethode die Abgrenzung zur Nachbarschaft. Es wird (FIGO) zwischen serösen, muzinösen, endometroiden und mesonephrischen bis hin zu unklassifizierbaren Tumoren unterschieden. Klinisch sind etwa 30% der Tumoren bösartig. Man spricht vom Stadium I, wenn der Tumor auf die Ovarien begrenzt ist. Die Unterscheidung in I a, I b und I c berücksichtigt den unilateralen bzw. bilateralen Befall der Ovarien sowie eventuell vorhandenen Aszites. Beim Stadium II besteht eine Tumorausbreitung im kleinen Becken mit oder ohne Aszites. Eine ausgedehnte peritoneale Metastasierung wird als Stadium III eingestuft. Das Stadium IV ist durch Fernmetastasen außerhalb des Peritonealraumes gekennzeichnet.

Die Diagnose eines Ovarialtumors hängt von der eindeutigen topographischen Zuordnung zum Ovar ab. Eine Unterscheidung zwischen einem Ovarialtumor und einem Uterus myomatosus kann bisweilen Schwierigkeiten bereiten. Bei den verschiedenen Formen der Ovarialtumoren bildet die CT zystische und solide Bezirke mit und ohne Kalzifizierung ab.

Im einzelnen haben zystische Veränderungen eine Dichte von 5–10 Hn-Einheiten (Seidelmann et al., 1978), wobei nach unseren eigenen Erfahrungen die Werte auch höher liegen können. Seröse Zystadenome, gegebenenfalls auch mit Verkalkungen, sind nach Seidelmann et al. (1978) ausgedehnter als mucinöse Zystadenome. Mucuidzysten bzw. benigne Teratome, zu 25% bei jüngeren Frauen vorkommend, sind nach den Erfahrungen amerikanischer Autoren (Seidelmann u. Cohen, 1978) oft von ektodermalen und mesodermalen Elementen durchsetzt (Dichtewerte von 20–25 Hn-Einheiten).

Nach unseren Erfahrungen sprechen glatte Konturen, dies gilt auch für zystische Bezirke, eher für einen gutartigen Prozeß (Abb. 15a–d).

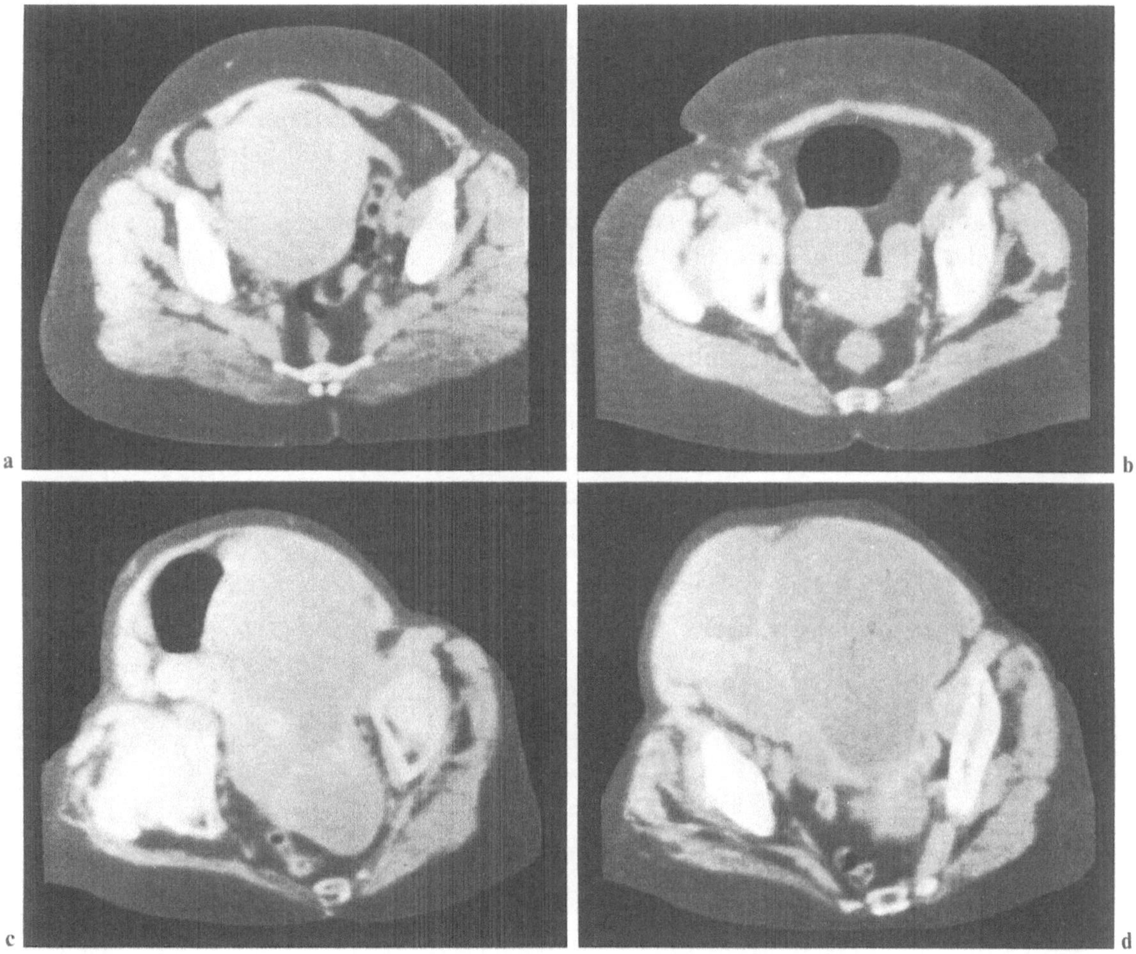

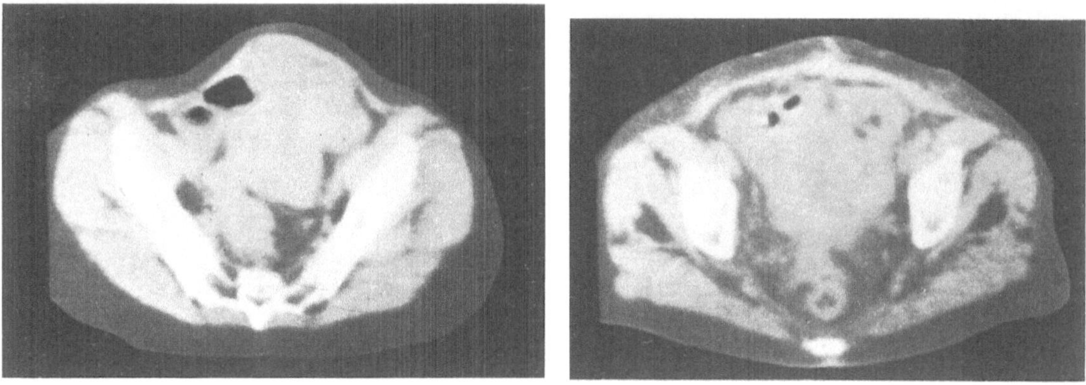

Abb. 15. a Zystischer Ovarialtumor (benigne) bei Uterus myomatosus. **b** Bilaterale Ovarialzyste. **c** Ausgedehntes Zystadenom des Ovars mit Verlagerung der Harnblase nach rechts und kranial

Abb. 16. Ovarialkarzinom   **Abb. 17.** Ovarialkarzinom

Verwaschene Konturen mit Ausdehnung in das umliegende Gewebe sowie ungenügende Abgrenzung und Aszites weisen eher auf einen malignen Tumor hin (Abb. 16, 17).

Insgesamt ist es aufgrund der morphologischen Vielseitigkeit der Ovarialtumoren nicht immer möglich, benigne von malignen Tumoren zu unterscheiden. Nach unserer

Erfahrung kann die Dichtemessung dabei als Kriterium für Benignität und Malignität nicht herangezogen werden. Vergrößerte Lymphknoten, insbesondere ileolumbal und paraaortal, sprechen für einen malignen Prozeß.

Eine Unterscheidung zum Ovarialabszeß und zur Endometriose ist mit der CT allein ohne Klinik nicht möglich. Nach SEIDELMANN und COHEN (1978) entspricht die Dichte einer Endometriose ungefähr der Dichte des Uterus.

Ein präoperatives Staging der Ovarialtumoren ist nur in geringem Umfang möglich. Der Wert der CT liegt in der exakten morphologischen Darstellung der Ovarialtumoren.

d) Vaginal- und Vulvakarzinome

Die Ersterkennung dieser seltenen in über 90% als Plattenepithelkarzinome vorkommenden Tumoren erfolgt durch klinische Untersuchung mit Probeexzision.

Durch die Computertomographie können Wandveränderungen der Vagina, die Infiltration in die Nachbarschaft und Lymphknotenmetastasen dokumentiert werden (Abb. 18 a, b).

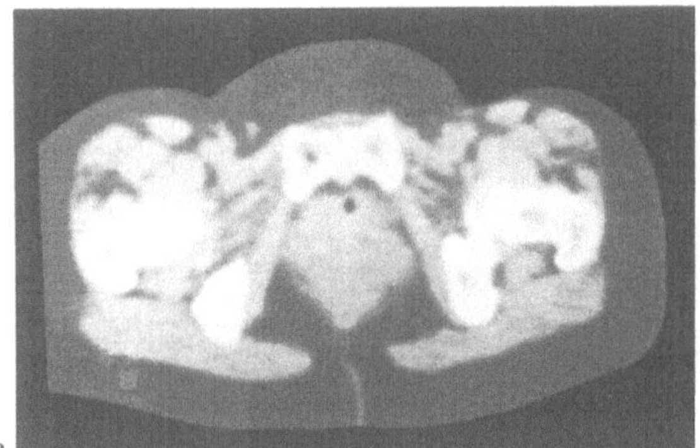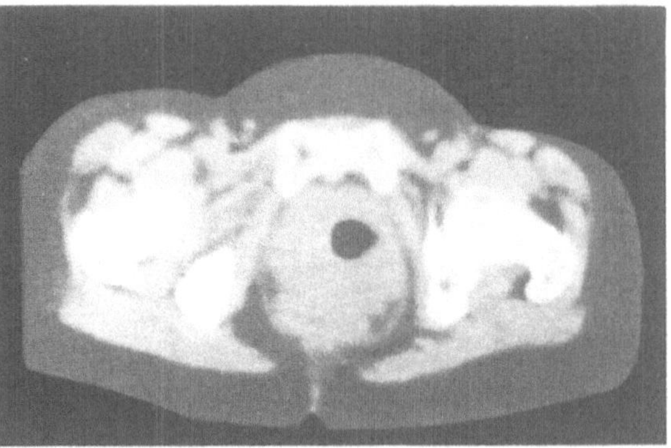

Abb. 18. a Vaginaltumor (Plattenepithelkarzinom) mit Auftreibung und Verdickung der Vaginalwand. **b** Dieselbe Patientin: Anwendung der Vaginaltamponade

3. Rezidivdiagnostik gynäkologischer Tumoren

von

A. BREIT

Mit 19 Abbildungen und 8 Tabellen

a) Collumkarzinom

Die Rezidivdiagnostik gynäkologischer Tumoren, hier speziell des Collum-, Corpus- und Ovarialtumors, ist außerordentlich verantwortungsvoll (KIRCHHOFF, 1939), da die erneute Strahlenbehandlung eines vermeintlichen Rezidivs zu ausgeprägten Gewebsreaktionen der Blase (BÖCKLER u. PRINZ, 1959), des Rektums (KOTTMEIER, 1964) usw. führen kann. Dieses Thema soll deshalb besonders ausführlich behandelt und mit Bildmaterial belegt werden.

Der sichere Nachweis eines Rezidivs lokal an der Beckenwand oder weiter kranial im Bereich der abführenden Lymphknoten ist auch bei der Heranziehung aller klinischen Methoden – die naturgemäß die Basis darstellen – einschließlich der invasiven Punktion außerordentlich schwierig. Nachdem es sich um einen Zustand nach Operation, noch häufiger nach Strahlentherapie handelt, die beide zu Vernarbungen führen, ist es vor allem bei der Tastuntersuchung oft außerordentlich schwierig zu entscheiden, ob zusätzlich ein Rezidiv vorhanden ist. Darüberhinaus ist bekannt, daß bei völlig einwandfreiem Tastbefund Rezidive vorliegen können, weil sie hochgelegen und daher nicht palpabel sind. Alle Autoren (so z.B. HOFMANN, 1963) sind sich deshalb darüber einig, daß die Diagnose eines Rezidivs besonders kritisch und zurückhaltend gestellt werden sollte. Das gilt auch für die hier zu besprechende radiologische Diagnostik. Jede Entscheidung über röntgendiagnostische Maßnahmen hat sich an dem möglichst lückenlos vorliegenden Nachsorgebefund und dem derzeitigen klinischen Allgemeinbefund zu orientieren. Grundsätzlich scheint es am zweckmäßigsten zu sein, daß der Kliniker, der die Nachsorge durchführt – entweder gynäkologischer Operateur oder Strahlentherapeut (Gynäkologe, Radioonkologe) –, Wertigkeit und Aussagekraft dieser röntgendiagnostischen Verfahren genau kennt, um sie gezielt einsetzen zu können (s.a. Kap. A, V, 1). Eine interdisziplinäre Zusammenarbeit ist am zweckmäßigsten.

α) Harnabfluß-, Rektum-, Sigmadiagnostik

Besteht klinisch aufgrund des Tastbefundes und/oder des Allgemeinbefundes der Verdacht auf ein Rezidiv, so ist zunächst besonderes Augenmerk auf den Harnabfluß zu richten. Isotopennephrogramme zeigen insbesondere beim Vorliegen von Verlaufskontrollen bereits sehr frühzeitig – vor dem Pyelogramm – beginnende Harnabflußstörungen an (s. Tabelle 1). Das Pyelogramm mit direkter Darstellung des Ureters kann als morphologische Ergänzung zum ING (Isotopennephrogramm) gelten (s.S. 194). Aus der Verfor-

Tabelle 1. Häufigkeit der Harnwegskomplikation beim Uteruskarzinom vor Behandlung (Breit, 1969)

Untersuchungstechnik	Stadien in %					Zahl der Fälle
	I	II	III	Corpus Ca.	Ovarial Ca.	
Pyelogramm (1956–1968)	7,5	13	29	12	20	1185
Isotopennephrogramm (1964–1968)	20	23	38	30	40	886

mung und dem Verlauf des Ureters kann darüberhinaus entweder auf einen expansiven oder mehr narbigen Prozeß geschlossen werden (s. Abb. 2, 3, S. 149).

Zwar ist eine eindeutige Unterscheidung zwischen einer narbigen Ummauerung und einem Rezidiv nicht möglich (Muth, 1958), doch spricht eine etwa schon nach ein bis zwei Jahren auftretende Harnabflußstörung, eventuell mit entsprechendem Tastbefund, für ein Rezidiv. Den Wert der Urographie betonen Teske und Heissen (1969).

Bei jedem Rezidivverdacht ist das Rektum bzw. Sigma möglichst mit Doppelkontrastmethode zu untersuchen. Dabei ist das Vorliegen eines Anfangsbefundes vor der Behandlung sehr wertvoll. Man kann so indirekte Hinweise auf expansive bzw. infiltrative oder narbige Veränderungen erhalten (Abb. 4a, S. 150). Auf die Bedeutung der Sonographie bei der Rezidivdiagnostik wird an anderer Stelle (s. Kapitel B, IV) eingegangen.

Der Wert der Nuklearmedizin wurde bereits auf S. 151 besprochen. Sie ist in puncto Früherkennung von Harnabflußstörungen dem Urogramm überlegen (Breit, 1969; Jenkins u. West, 1971). Die Nuklearmedizin ist auch in der Lage, mit der Untersuchung des gesamten Skeletts (Ganzkörperszintigraphie), wenn nötig auch der Leber, weitere Hinweise in Richtung auf ein Rezidiv, gegebenenfalls durch Nachweis von Metastasen, zu liefern. Falls Voruntersuchungen mit Normalbildern vorliegen, kann auch die Lymphszintigraphie Hinweise auf ein Rezidiv geben. Eine Untersuchung der Lunge ist unerläßlich.

Wenn man den Stellenwert dieser nichtinvasiven radiologischen Methode im Rahmen der gesamten diagnostischen Möglichkeiten abwägt, so können sie in Verbindung mit den klinischen Befunden in manchen Fällen bereits die Diagnose »Rezidiv« sichern. Die Computertomographie (CT) erbringt nach bisherigen ersten Erfahrungen eine weitere bemerkenswerte Verbesserung in der gynäkologischen Rezidivdiagnostik (Breit u. Rohde, 1977; Redman, 1977; Seidelmann u. Cohen, 1978) (s. Abb. 40b; s. Kapitel A, V, 2).

β) Arteriographie

Von den invasiven Methoden sind die Arteriographie, die Phlebographie und die Lymphographie indiziert (Frischbier, 1965, 1966; Frischkorn, 1965; Breit, 1969; Köhler et al., 1975; Köhler u. Platzbecker, 1976), gegebenenfalls als komplexe angiogra-

Tabelle 2. Lymphographischer Nachweis eines histologisch gesicherten Lymphknotenbefalls beim Collumkarzinom (Gerteis, 1966; Blaudow, 1973)

Blaudow (1973) 467 Fälle	Gerteis (1966) 181 Fälle
Stadium I　21,6%	24,0%
Stadium II　33,1%	33,0%
Stadium III 53,5%	56,0%

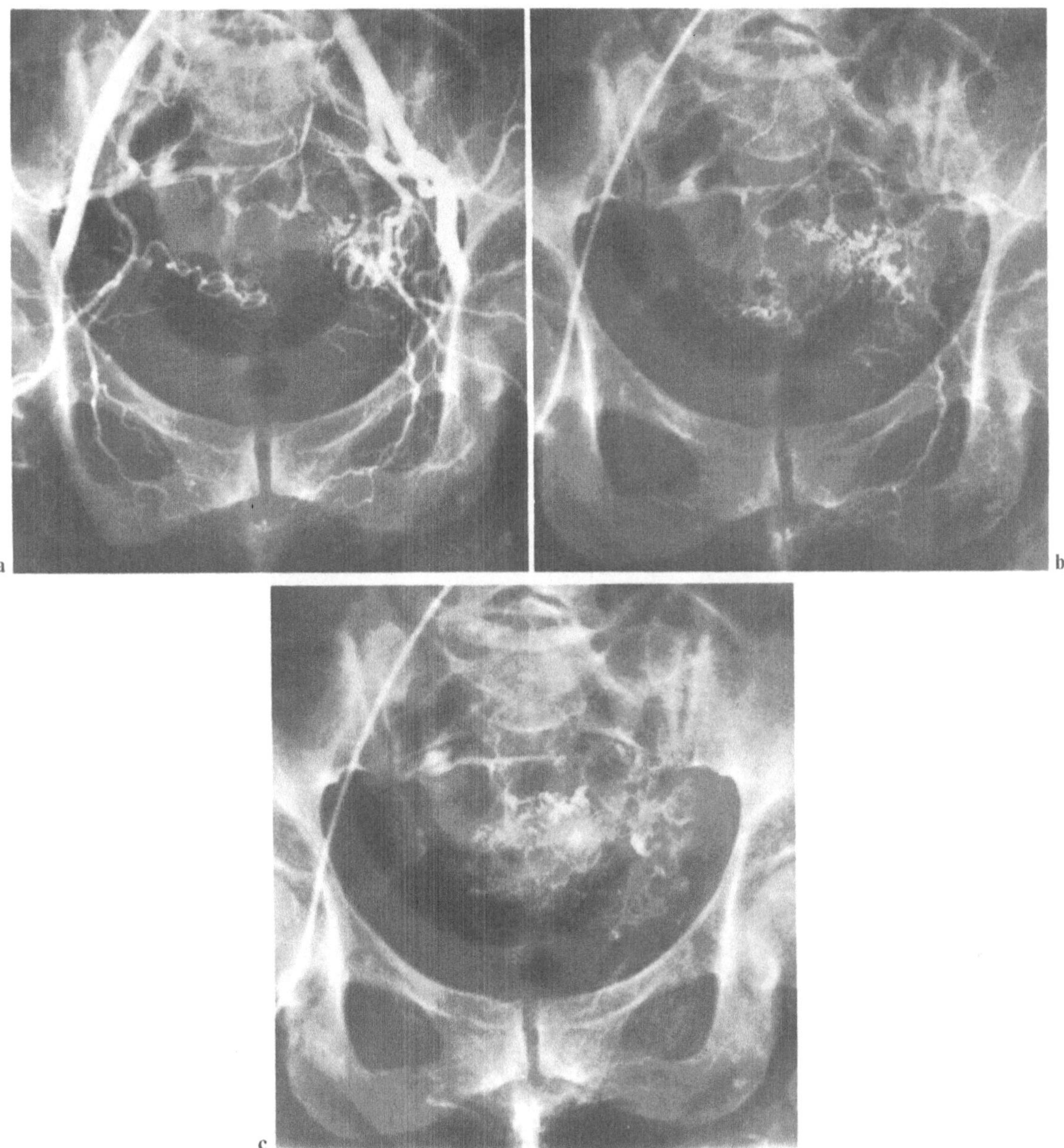

Abb. 1. **a** 53jährige Patientin, Zustand nach kombinierter perkutaner (Co60, 40gy) und intrakavitärer Therapie (40Gy Punkt A). Tastbefund: o.B., kein Verdacht auf Tumor. Beckenarteriographie: Arterielle Phase, Verkürzung der A. uterina li., Streckung re., Uterus nach li. verlagert. **b** Aufnahme 7s nach Injektion. Deutliche Gefäßneubildung parauterin li. **c** Aufnahme 11s nach Injektion. Spätvenöse Phase, Gefäßneubildungen li. parauterin, Shunts

phische Diagnostik (FRITZ et al., 1972), und zwar bevor weitere therapeutische Maßnahmen wie Strahlentherapie oder Operation eingeleitet werden oder wenn der Befund bei den nichtinvasiven Methoden unklar bleibt. Die Treffsicherheit bzw. Aussagekraft der Arteriographie ist bei lokalen Rezidivtumoren, vor allem des Collumkarzinoms, durch die regressiven Veränderungen der Umgebung und am Gefäßsystem durch die vorhergegangene, in der Regel hochdosierte Strahlentherapie und oft auch Operation schwieriger

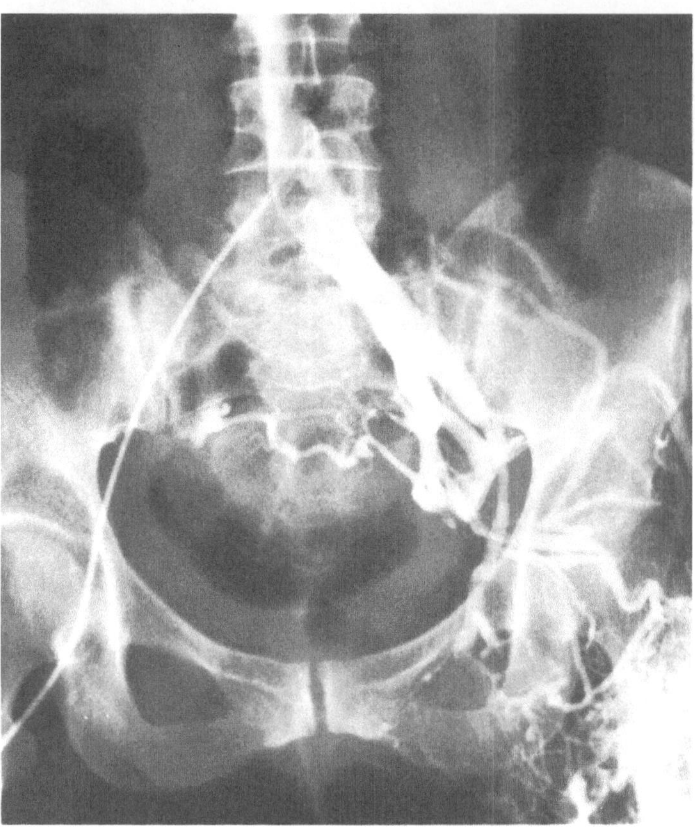

Abb. 1 d. Transossäre Phlebographie: Abbruch der V. iliaca externa und Deformierung der V. iliaca interna li. Umgehungskreislauf, Darstellung der V. iliaca communis und V. cava

als bei der primären Diagnostik. Grundlage ihrer Deutung sind die bereits vorliegenden Untersuchungen über das Gefäßbild des unbehandelten Collumkarzinoms verschiedener Stadien (Borell et al., 1952; Breit, 1967, 1975; Georgi et al., 1968; Lang u. Greer, 1969; Meng u. Elkin, 1969). Nach dem arteriographischen Bild können sie nach unserem Krankengut (über 250 Fälle) in drei Gruppen eingeteilt werden:

1. Das sogenannte gefäßreiche Rezidiv (Abb. 1 a–e) mit den typischen Gefäßneubildungen wie beim primären Tumor. Wir beziehen unsere Begriffe – gefäßreich–gefäßarm – auf unsere Erfahrungen an einer großen Anzahl von Arteriogrammen unbehandelter Collumkarzinome (ca. 300). Kriterien sind korkenzieherartige Gefäße, die netzartig in größerer Zahl mit Tumoranfärbung angeordnet sind. Auch wir konnten sogenannte Lakunen oder Pools weniger beobachten (Fritz et al., 1972). Aufgrund unserer Erfahrungen an über 250 Angiographien bei Rezidivtumoren oder Tumorverdacht ist dies in ca. 30% aller Rezidive des Collumkarzinoms zu beobachten. Die Gefäßbilder sind denen unbehandelter Karzinome nicht unähnlich. Es liegen in gleicher Weise Gefäßneubildungen mit den typischen embryonalen Gefäßformen mit Shunts und frühvenösem Abfluß vor. Die Gefäßmorphologie zeigt meist Zeichen einer stärkeren Verplumpung als Folge der Strahlentherapie, wobei die Tumorstenosen vom Typ arteriosklerotischer Stenosen unterschieden werden können (Fritz et al., 1972).

Insgesamt überwiegen beim sogenannten gefäßreichen Rezidiv gegenüber dem unbehandelten Karzinom die pathologischen Gefäße mit umschriebenen morphologischen Veränderungen, während die sogenannte Tumoranfärbung in den Hintergrund tritt. Köhler et al. (1975) messen dem Stumpf der A. uterina – erweitert oder nicht – bei Zustand

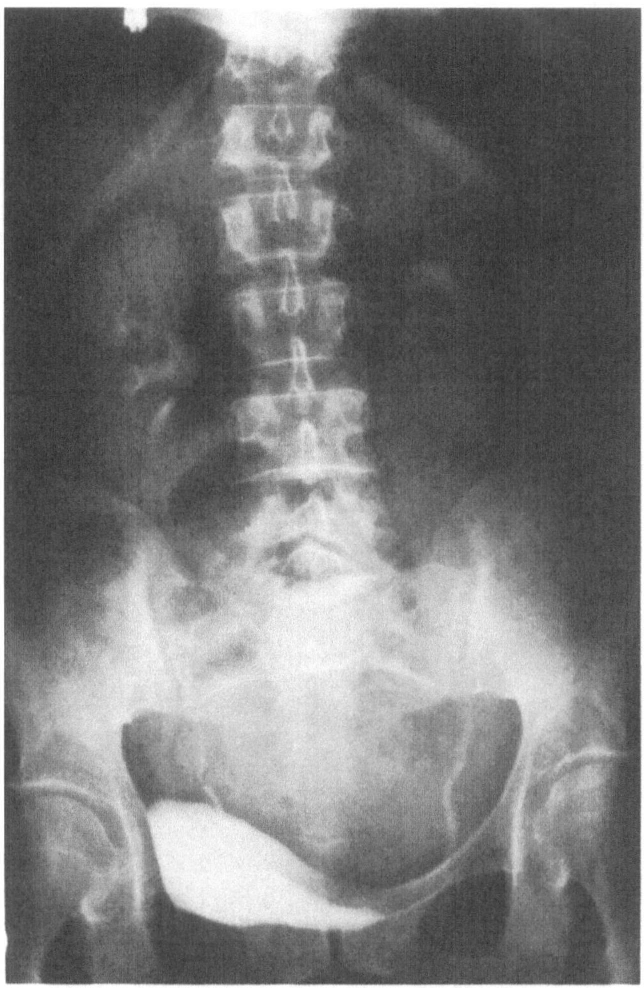

Abb. 1e. Pyelographie: Leichte Verlagerung des Ureters li. Eindellung der Blase mit Weichteilschatten im kleinen Becken li.

nach Operation Bedeutung für ein örtliches Rezidiv bei. Manchmal kommt es trotz vorhergegangener hochdosierter intrakavitärer Radiumtherapie zu einer überraschend guten Darstellung von Uterusgefäßen. Hier erhebt sich die Frage, ob die Dosierung nicht zu niedrig war. Nach unserer Erfahrung führt der gefäßreiche Rezidivtumor auch zu einer vermehrten Durchblutung der Region. Während FRITZ et al. (1972) und KÖHLER et al. (1975) bei ca. 40% der Fälle Füllungen der A. ovarica bei Portiorezidiven nachweisen konnten, beobachteten wir diese Füllung nur in 10–15%. Sie ist aber sicher ein Rezidivkriterium.

Bei einer weiteren Gruppe liegt eine allgemeine, ausgeprägte Gefäßrarefizierung vor, die eine sichere Unterscheidung von Tumor und Narbe oft nicht gestattet (Abb. 2a–d). Bei diesen Bildern kann die Optimierung der angiographischen Technik wie Vergrößerung, schnellere Bildserien auf eine Expansivität oder umschriebene Stenosen hinweisen (Abb. 3a–c).

Einen guten Überblick über die zu beobachtende Tumorgefäßmorphologie gibt Tabelle 3 (KÖHLER et al., 1975), die insgesamt auch unseren Erfahrungen entspricht. Nach KÖHLER et al. (1975) besitzt die Arteriographie für die Erfassung von Lymphknotenmetastasen keine Bedeutung.

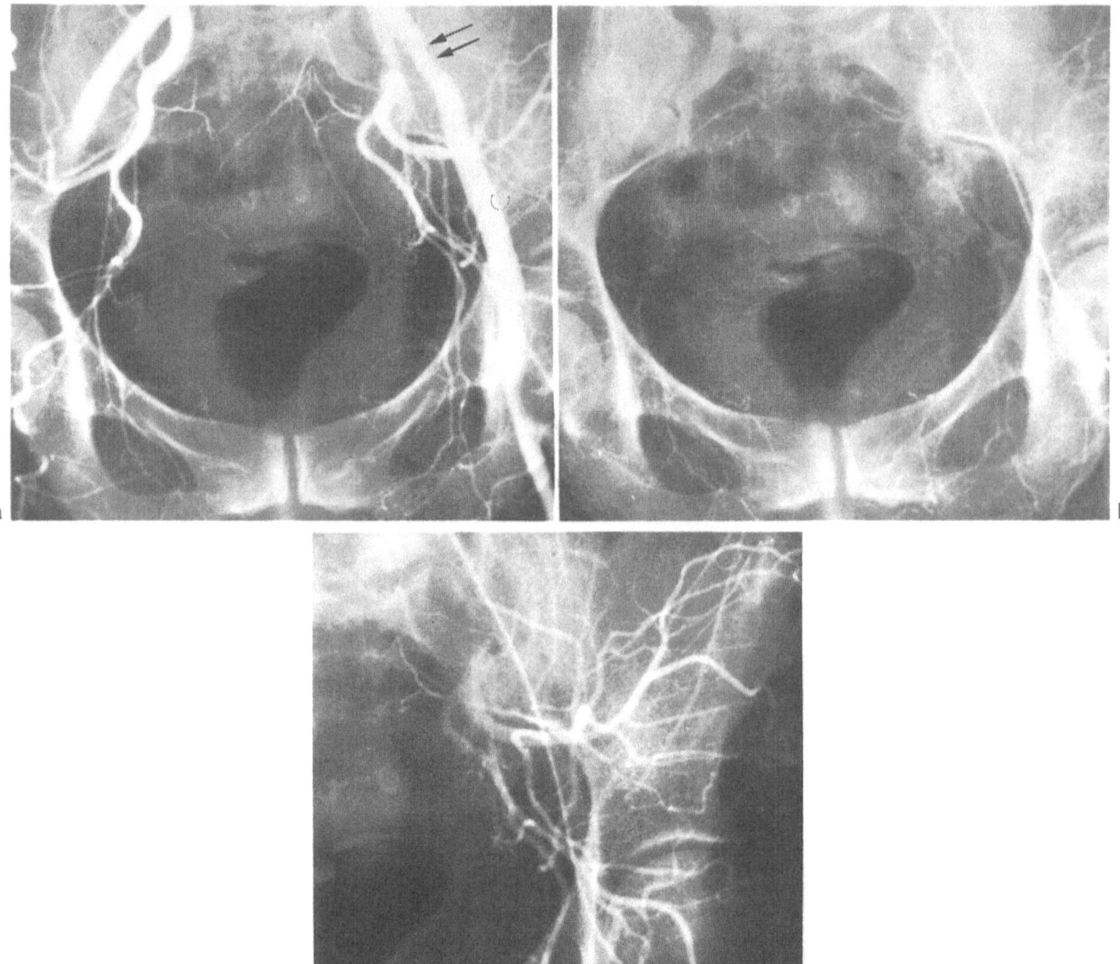

Abb. 2. a Klinik: Strangartige Einlagerung li. Parametrium (Narbe). Angiographie: Zustand nach Bestrahlung (40 Gy Co 60, 40 gray Punkt A), gefäßarmes Bild, vor allem li. verkürzte Uterina, keine Gefäßanfärbung. Deformierung im proximalen Anteil der A. iliaca externa li. sowie auch Verengung der A. iliaca interna li. **b** Spätvenöses Bild, keine Anfärbung, li. A. ovarica gefüllt. **c** Halbselektive Darstellung li., spätarterielle Phase. Keine Gefäßanfärbung. **d** Pertrochantäre Phlebographie: Abbruch der V. iliaca externa und teils interna li., Kollateralkreislauf zur Gegenseite. Darstellung auch obturatorischer Venen. Diagnose: Gefäßarmes Rezidiv (Lymphknotenpakete)

γ) **Phlebographie** (s. auch S. 158, 165, 174)

Die durch das arterielle Gefäßbild erzielbare Treffsicherheit wird bei der Rezidivdiagnostik durch die direkte Darstellung des venösen Gebiets ergänzt bzw. verbessert, denn die venöse Phase der Arteriographie, insbesondere bei gefäßarmen Rezidiven, ist meist nur bedingt auswertbar, da in der Regel auch bei Erhöhung der Kontrastmittelmenge eine zu geringe venöse Füllung vorliegt.

Transfemoral: Die transfemoralen phlebographischen Methoden sind bei der Rezidivdiagnostik auf das Becken begrenzt, weil sie – wie die Lymphographie – den Abflußbereich

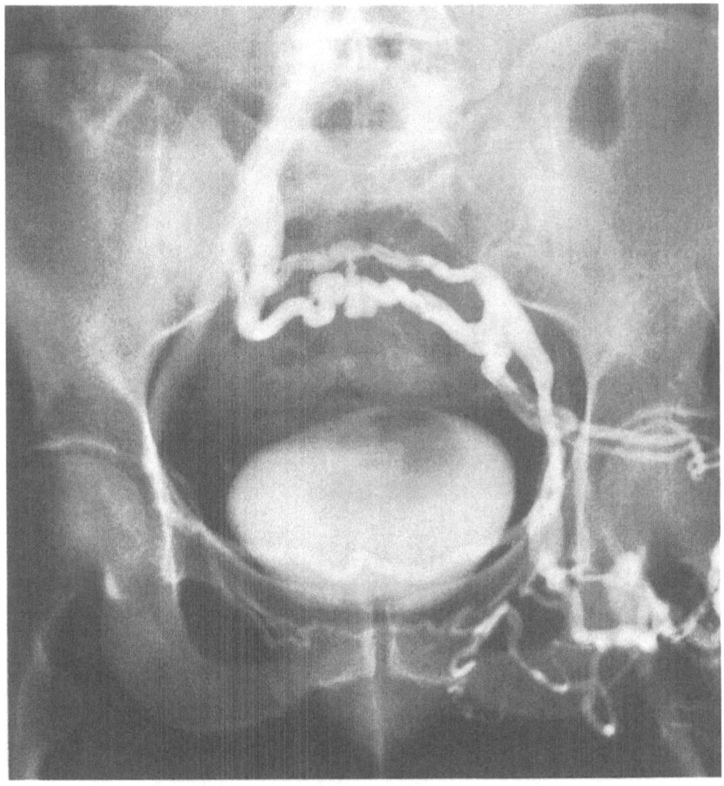

Abb. 2 d

Tabelle 3. Kriterien des Rezidivtumors im Beckenarteriogramm bei Zustand nach Bestrahlung (KÖHLER et al., 1975)

Art des Kriteriums	Nachweis im Arteriogramm bei Kranken
Pathologische Gefäße	36
Pools	3
Arteriovenöse Shunts	
Frühe Venen	4
Vermehrter Zufluß	18
Vermehrter Abfluß	17
Verlagerte Randgefäße	19
Stenosen größerer Arterien	6
Inhomogene Anfärbung	24

der V. iliaca interna nicht erfassen. FRITZ et al. (1972) geben ca. 30% Treffsicherheit an. Tabelle 4 von KÖHLER et al. (1975) zeigt die wichtigsten Zeichen für eine Raumforderung in der Umgebung dieser Venen an. Sie leisten aber trotzdem wertvolle Hinweise auf vergrößerte Lymphknotenpakete im ileolumbalen und paraaortalen Bereich (BENSON et al., 1963). Eine Verbesserung der Ergebnisse ist mit der Kombination von Venographie und Lymphographie sicherlich zu erwarten (LEE et al., 1971). Eine zusätzliche Kombination mit Angiographie ist immer angezeigt (AVERETTE et al., 1969). Zu erwähnen sind in diesem Zusammenhang auch speziell selektive Techniken, wie die schon erwähnte

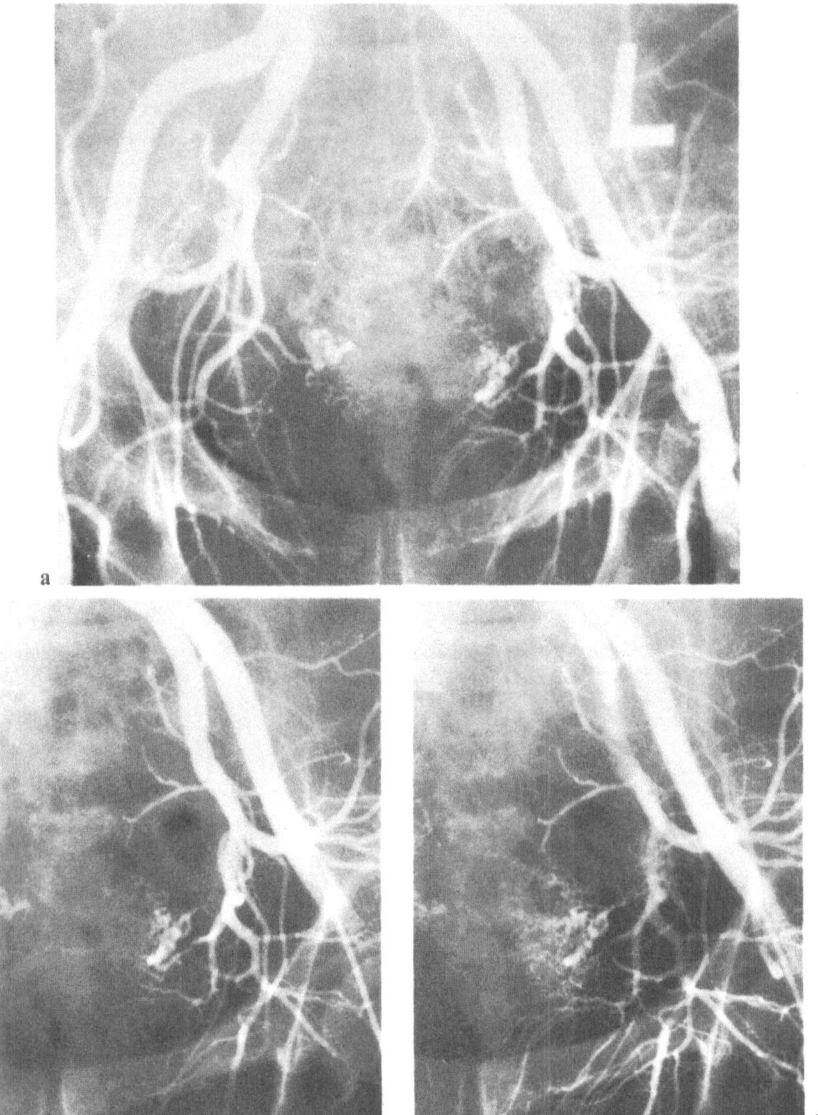

Abb. 3. a Klinik: Zustand nach perkutan und intrakavitär bestrahltem Collum-Ca. (45 gray Co 60 sowie 40 Gy Punkt A). Tastbefund: Lediglich strangförmige Einlagerungen. Beckenarteriographie: Arterielle Phase, 2 s nach Injektion. Beckengefäße gefüllt mit deutlicher Verplumpung. Zustand nach Bestrahlung, Darstellung des Uterus. Beginnende intramurale Phase, li., parametran. **b** Halbselektive Darstellung, li. bogige Gefäße. Kranial davon Uterusdarstellung, Verkürzung der A. uterina li. **c** Bild 4 s nach Injektion. Im bogigen Bereich keine Gefäßanfärbung. Expansive Infiltration, gesichertes Rezidiv

Katheterisierung der beiden Vv. ovaricae (Doppman u. Chretien, 1971), die zur Verbesserung der Diagnostik beiträgt.

Transossär: Außerordentlich gute Ergebnisse erbringt die transossäre Phlebographie (s. Abb. 1d, 2d). Das Hauptziel der transossären Phlebographie ist es, Venen in Regionen zu füllen, die erfahrungsgemäß von Tumorinfiltration bzw. vorwiegend von durch Befall vergrößerten Lymphknoten ausgefüllt und durch andere Methoden (Angiographie, Lymphographie, intravenöse Phlebographie) nicht oder nur unvollständig darstellbar sind. Mit dieser speziellen Phlebographietechnik läßt sich besonders bei den gefäßarmen Rezidiven die Verlagerung bzw. Einengung oder der Abbruch der Venen im Bereich

Tabelle 4. Kriterien des Rezidivtumors im Beckenphlebogramm bei Zustand nach Bestrahlung (KÖHLER et al., 1975)

Art des Kriteriums	Nachweis im Phlebogramm bei Kranken
Verschluß	14
Verlagerung	6
Pelotteneffekt	11
Einengung	6
Kollateralkreislauf	17

der V. iliaca interna und V. iliaca externa bzw. V. iliaca communis, der Venenplexus des Sakrums allerdings nur in 30% nachweisen (s. Abb. 1d, 2d). Ein ausgeprägter Kollateralkreislauf spricht für eine Kompression der Venen durch Lymphknotenpakete (Tumorinfiltration). Über ähnliche Erfahrungen berichten RIOS SAN MARTIN und FALCO (1964). Zweifellos bringt eine Kombination der transossären Technik und der Arteriographie nach unserer derzeitigen Kenntnis ein Höchstmaß an Information (s. Abb. 1 u. 2).

Über das lokale Vorgehen bei der transossären Technik entscheidet der Tastbefund. Falls Verdacht auf Befall der obturatorischen Bereiche besteht, ist eine Injektion in das Sitzbein sinnvoller (s. Abb. 14, S. 160) als in den Trochanter.

Die transfemorale Phlebographie kann zwar in vielen Fällen, insbesondere bei Verlagerung oder Einengung im Bereich der V. iliaca externa bzw. V. communis, Hinweise auf Lymphknotenpakete bringen. Sie ist jedoch durch die fehlende Darstellung des Venenabflusses im Bereich der V. iliaca interna der ossären Methodik unterlegen.

Transmyometrale Technik: Inwieweit die sogenannte transmyometrale Venographie bei der Rezidivdiagnostik weiterführt, ist noch nicht ausreichend bekannt. GREEN et al. (1973) und SILVERBERG et al. (1973) berichten über die Diagnostik von Choriokarzinomen, Thrombovarikosis und Ovarialtumoren.

Die besondere diagnostische Wertigkeit der Phlebographie liegt ganz allgemein in der Darstellung von Verlagerungen bzw. Wanddeformierungen der Venen durch einen expansiven Tumor oder befallene Lymphknotenpakete (KAINBERGER, 1961). Die starreren Arterien werden aufgrund ihrer Wandstärke meist nicht deformiert. Durch zusätzliche Kompression der V. cava kann es bei Verschluß der Hauptäste zur Darstellung von Kollateralen kommen. Daraus können sich weitere diagnostische Kriterien ergeben (s. Tabelle 4). Insgesamt zeigen die Abb. 1, 2 und 3 die radiologische Technik der Rezidivdiagnostik mit kombinierten angiographischen Methoden.

δ) Rezidivdiagnostik mit der Lymphographie beim Collumkarzinom

Bekanntlich erlaubt die gegenwärtige Technik der Lymphographie keine lückenlose Darstellung aller Filterstationen, insbesondere der Cervix uteri. Da sich aber die Metastasen der gynäkologischen Tumoren, speziell des Collum- bzw. Cervixkarzinoms, vorwiegend über das Lymphsystem ausbreiten, ist die Lymphographie für die Metastasen- oder Rezidivdiagnostik unentbehrlich geworden (Abb. 4, 5). Der Lymphabfluß der Cervix uteri führt über die Abflußwege der Lnn. iliaci externi und interni. Die besonders wichtigen primären Filterstationen, die Lymphknoten der A. iliaca interna sowie die Lnn. rectales, sacrales, obturatorii, glutaeae, die mehr als ein Drittel der regionären Lymphknotenstationen darstellen, werden lymphographisch allerdings nicht erfaßt. Die gesamte Rezidivdiagnostik ist auf die Bahnen entlang der V. und A. iliaca externa, V. und A. iliaca communis und den paraaortalen Bereich beschränkt (s. Abb. 5a, b).

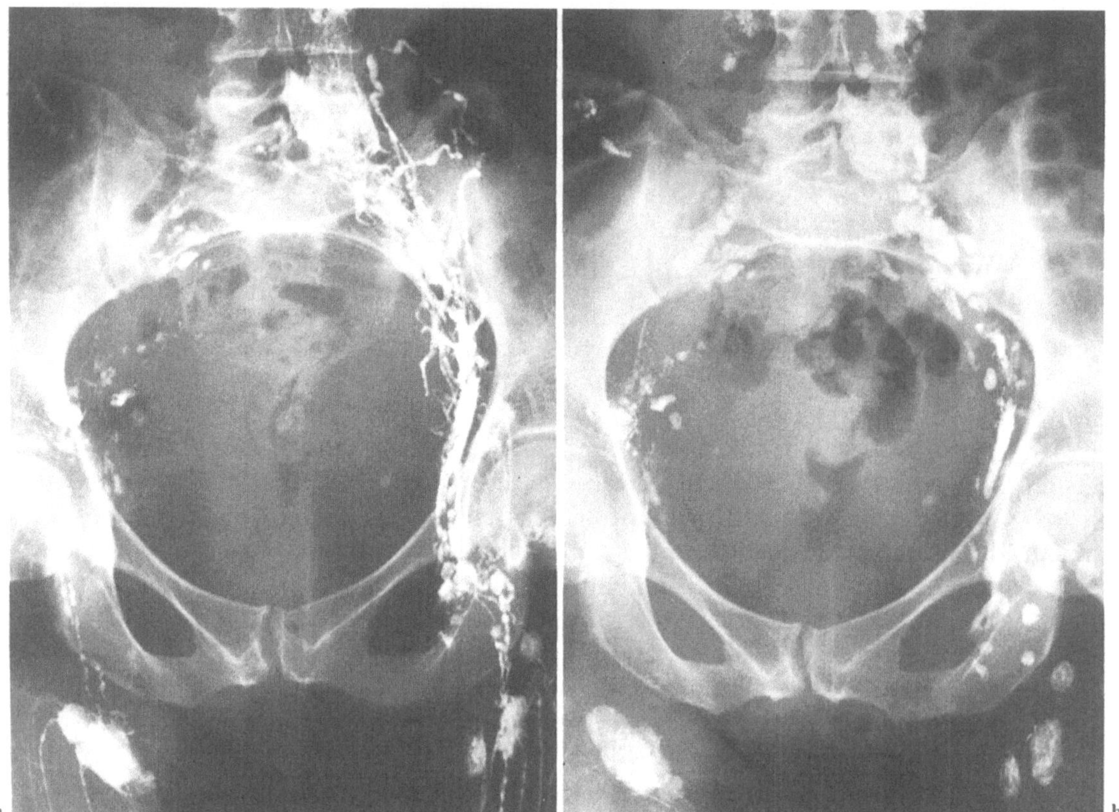

Abb. 4. Lymphographie bei Collumkarzinom II. **a** Lymphangiographie: Lymphgefäßverdrängung iliakal re. durch pelvinen Weichteiltumor. **b** Speicherbild: Fehlende Kontrastmittelanreicherung in diesem Bereich. (Freundlicherweise überlassen von Herrn Weissleder, Emmendingen)

Von großem Wert kann das Vorliegen eines früheren Lymphogramms sein (Köhler u. Platzbecker, 1976). Aus der Größenzunahme von Knoten und Defekten oder der Verlagerung von Lymphgefäßen (s. Abb. 5a) kann mit hoher Sicherheit auf ein Rezidiv geschlossen werden. Typische Bilder beim Rezidiv sind auch Blockaden (s. Abb. 5b). Unserer Erfahrung nach führen parametrane Infiltrationen eher zu Lymphzirkulationsstörungen als Beckenwandrezidive (s. auch Köhler u. Platzbecker, 1976).

Da die Rezidivdiagnostik nicht unmittelbar nach der Bestrahlung, sondern erst ein bis zwei Jahre später notwendig wird, ist sie noch dadurch erschwert, daß in etwa 78% der Fälle strahleninduzierte Veränderungen vorliegen (Sedgenidze u. Zyb, 1976). Bei Strahlendosen über 40 Gy und in verstärktem Maß über 60 Gy sind auch die Lymphknoten betroffen (s. Abb. 5a, b). Die Treffsicherheit der Lymphographie wird von Fritz et al. (1972) mit über 60% angegeben. Zu gleichen Ergebnissen kommen auch Köhler und Platzbecker (1976). Eine Ergänzung, insbesondere bei negativem Lymphogramm, mit Phlebo- und Arteriographie ist nach Ansicht aller Autoren angezeigt (Fuchs, 1972; Blaudow, 1972; Fritz et al., 1972).

ε) Pneumopelvigraphie

Obwohl die Pneumopelvigraphie zu den wenig eingreifenden und wenig aufwendigen Methoden zählt und deshalb auch ambulant durchführbar ist, hat sie kaum Eingang in die Routinediagnostik gefunden. Sie kann jedoch nach neuen Veröffentlichungen

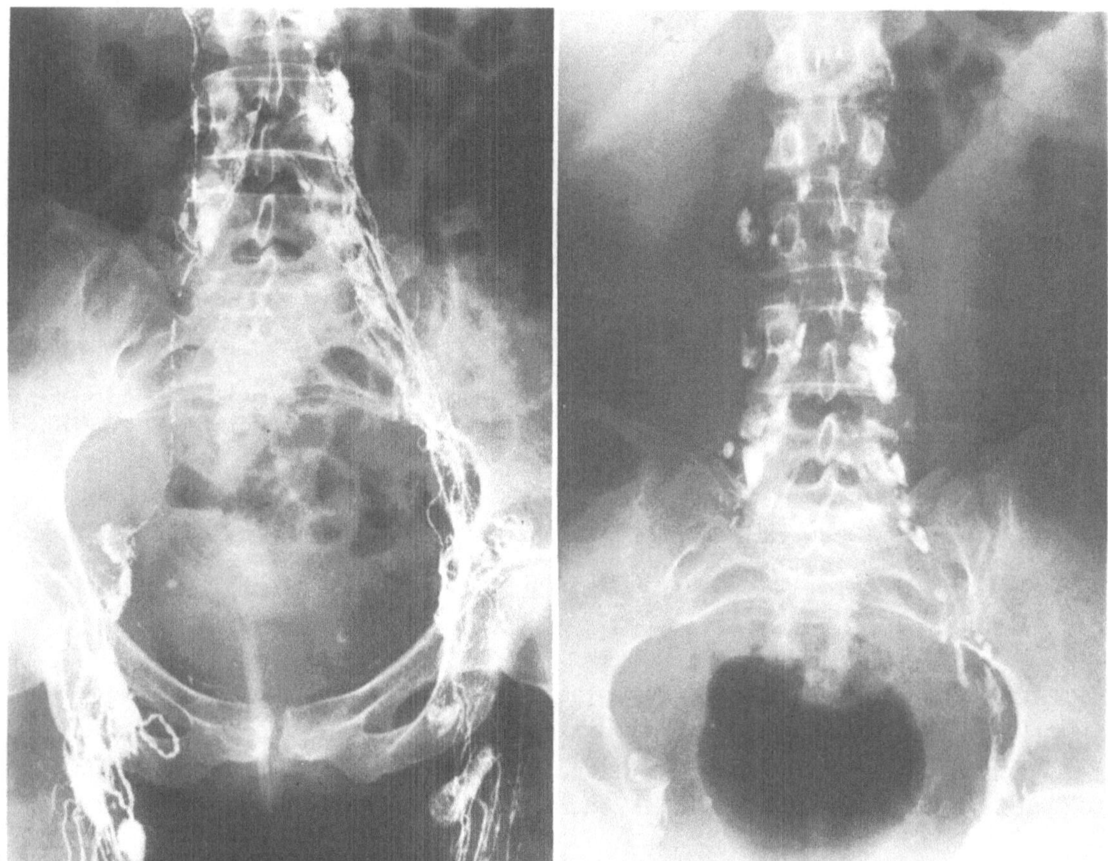

Abb. 5. Lymphangiographie Collumkarzinom III nach Telekobalt und Ra. **a** Lymphangiographie: Blockade re., iliakal. **b** Speicherbild: Kleine Ln. als Bestrahlungsfolge, Ausfall re. iliakal (im Bereich der Blockade). Strukturaufhebung im lumbalen Ln. re. (L4). (Freundlicherweise überlassen von Herrn Weissleder, Emmendingen)

(DIANKOV u. SARKANIATZ, 1976; LIPPOLD, 1976) zusammen mit der bimanuellen klinischen Untersuchung die Treffsicherheit der Rezidivdiagnostik deutlich erhöhen. Kombinierte Untersuchungen eines kleinen Krankenguts an der Radiologischen Klinik der Universität Tübingen erbrachten eine Treffsicherheit von 90% (LIPPOLD, 1976). Der Wert der Pneumopelvigraphie liegt dabei vor allem in einer Ergänzung der bimanuellen Untersuchung bei höhergelegenen, der Palpation nicht zugänglichen Gewebsvermehrungen. Beckenwandrezidive und fibröse Veränderungen lassen sich häufig als deutliche Gewebsvermehrung erkennen (Abb. 6).

Zusammenfassend kann gesagt werden, daß in der Rezidivdiagnostik des Collumkarzinoms die angiographischen Methoden wie Arteriographie mit Darstellung der arteriellen und venösen Phase und Phlebographie bei transossärer und transfemoraler Einbringung des Kontrastmittels einen wichtigen Beitrag liefern. Die Ergebnisse aller drei Methoden zusammengenommen sind in über 60% der Fälle in der Lage, die Diagnose »Rezidiv« zu erhärten. Die Pneumopelvigraphie ist als zusätzliche Methode zu betrachten. In der Literatur wird noch über den Einsatz der transuterinen Phlebographie berichtet.

Der Wert der Lymphographie wird durch ihre Treffsicherheit bestimmt, die naturgemäß durch die vorhergegangene Strahlentherapie beeinträchtigt wird (primäre Treffsicherheit 80% und höher, Fehlerquote beim Rezidiv 30%). Durch diese lokale Darstellung des Rezidivs wird die Anwendung der gezielten Punktion sicherlich erleichtert.

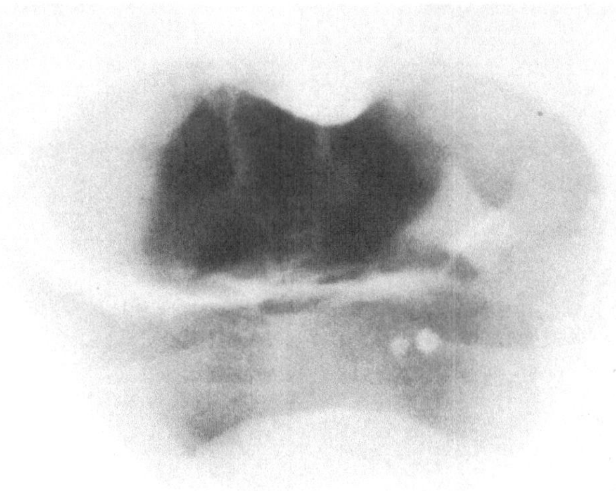

Abb. 6. Klinik: 46jährige Patientin, 4 Jahre nach Radikaloperation, Nachbestrahlung wegen Cervix-Ca. Tastmäßig Verdacht auf Rezidiv. Fibröse Veränderungen und Verwachsungen im kleinen Becken. Kein Anhalt für Tumorrezidiv. (Bild verdanke ich Herrn Diankov, Sofia)

b) Rezidivdiagnostik des Corpuskarzinoms

Bezüglich der nichtinvasiven Röntgendiagnostik gelten die Ausführungen wie beim Collumkarzinom. Die Besonderheiten des Tumorwachstums sind dabei zu berücksichtigen.

α) Arteriographie

Wie bereits bei der primären Diagnostik des Corpuskarzinoms erwähnt, ist infolge der eigentümlichen korkenzieherartigen Gefäße und der überlagernden Uteruswand die lokale Rezidivdiagnostik mit der Arteriographie nicht aussichtsreich. Darüber hinaus ist aufgrund der vorhergehenden hochdosierten Bestrahlung mit 300 Gy und mehr an der Uteruswand keine Darstellung der intramuralen Uterusgefäße zu erwarten. In der Regel liegt eine völlige Rarefizierung der Uterusgefäße vor (Breit, 1969). Ergebnisse bringt die Arteriographie nur bei lokaler, gefäßreicher Lymphknoteninfiltration oder bei rezidivierenden Sarkomen (Abb. 7a–c).

β) Phlebographie

Die transfemorale und transossäre Venographie zeigt beim Corpuskarzinom Veränderungen auf, die durch Ausbreitung des Tumorrezidivs in die Gegend der V. iliaca externa und der V. iliaca interna durch Lymphknotenpakete oder durch direkte Infiltration bedingt sind (s. Abb. 7c, 8). Im übrigen gelten die gleichen Kriterien wie beim Collumkarzinomrezidiv. Entsprechend dem primären Metastasierungsweg ist die Darstellung der V. cava außerordentlich wichtig (Fuchs, 1964; Fuchs u. Hopf, 1970; Baum et al., 1963). Während Köhler und Platzbecker (1976) annehmen, daß Veränderungen bzw. Verlegungen von Lymphwegen im ileolumbalen Bereich, wie man sie vom Collumkarzinom her kennt, bei diesem Karzinom seltener vorkommen, wird von anderen Autoren wie Frischkorn (1971), gestützt auf Arbeiten von Javert (1952) und Käser und Ikle (1965), auf einen häufigen Befall der iliakalen Lymphknoten hingewiesen.

Die intrauterine Phlebographie (Kauppila, 1970) und die Hysterographie führen nach heutigen Erfahrungen in der Rezidivdiagnostik nicht wesentlich weiter (Fochem, 1965).

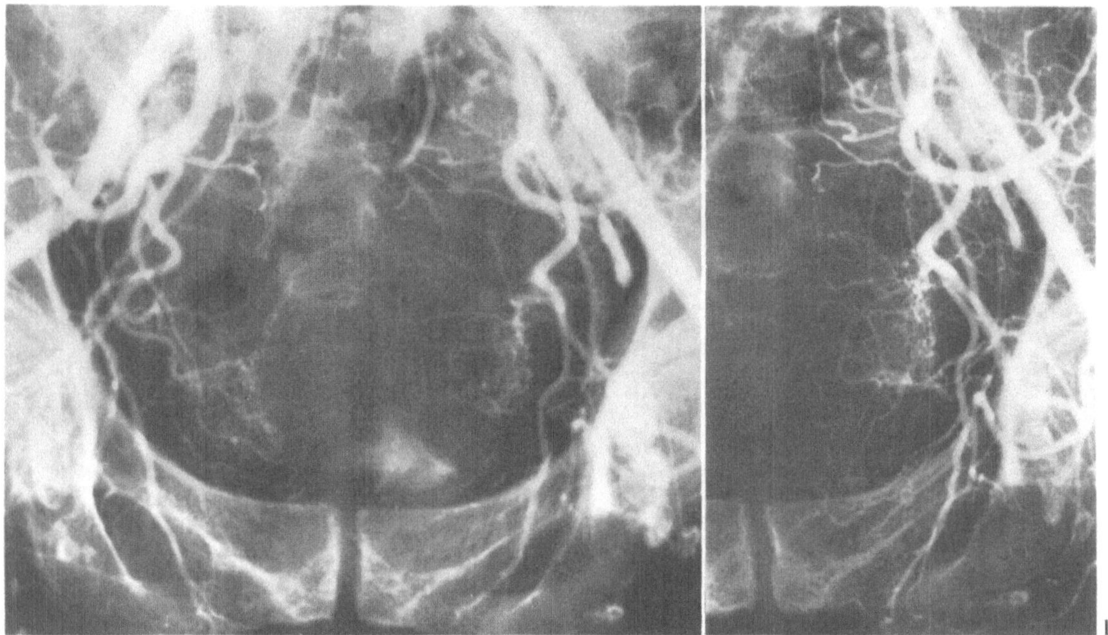

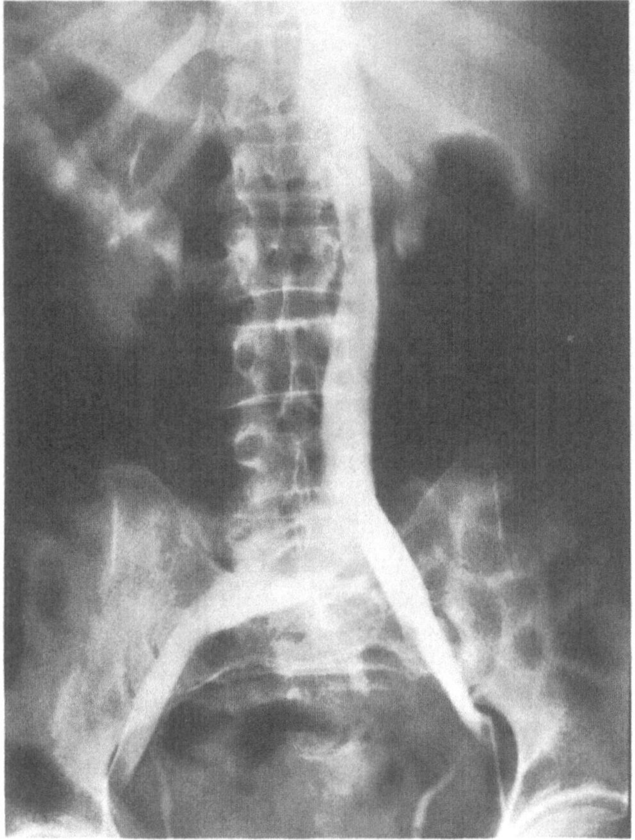

Abb. 7. 36jährige Patientin, Zustand nach Uterusamputation (kugelige Einlagerungen im kleinen Becken). Histologie: Intermetrium SA. Nachbestrahlung perkutan and vaginal (45 Gy, 2000 mgh Ra). Nach 6 Mon Rezidiv. **a** Aufnahme 3 s nach Injektion. Arterielle Phase. Bds. A. uterina verkürzt (Zustand nach Uterusamputation). Rundliche Gefäßanfärbungen im kleinen Becken. **b** Halbselektive Phase: Darstellung der li. Seite. Typisches Gefäßbild eines vorwiegend mesenchymalen Tumors (netzartige filiforme Geschwulstgefäße). **c** Transfemorale Venographie: Paraaortale Metastasierung mit Eindellung der V. cava. Das Seitenbild zeigt Anhebung der Kava von dorsal her

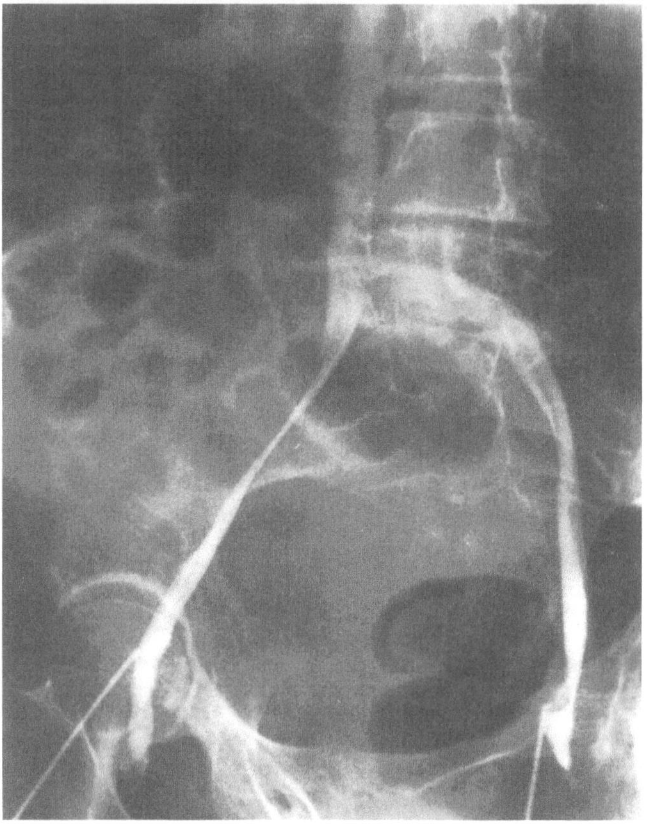

Abb. 8. Zustand nach bestrahltem Corpus-Ca. Klinisch Verdacht auf Rezidiv (leichte Schwellung am re. Bein, Tastbefund o.B., Impression der V. iliaca externa und V. communis re.)

γ) Lymphographie

Angezeigt ist bei der Rezidivdiagnostik des Corpuskarzinoms immer die Lymphographie (Koehler u. Platzbecker, 1976), wobei Arbeiten von Kademian et al. (1977) wie auch vorher von Gerteis (1966) und anderen Autoren über Lymphknotenbefall beim Endometriumkarzinom auch für die Rezidivdiagnostik als Basis gelten können (Abb. 9). Es gelten hier die gleichen Aussagen wie beim Collumkarzinom, insbesondere auch im Hinblick auf regressive Veränderungen nach Bestrahlung. Der spezifische lumbalparaaortale Metastasierungsweg ist dabei zu berücksichtigen. Insgesamt treten Corpuskarzinomrezidive gegenüber den Cervixkarzinomen in den Hintergrund (Koehler et al., 1975). Die prozentuale Häufigkeit, mit der bei Corpuskarzinomen in der Rezidivdiagnostik gerechnet werden muß, wird – allerdings an kleinen Zahlen – von Frischbier (1966) mit 65% und von Köhler und Platzbecker (1976) mit 60% angegeben. Eine Kombination bzw. Ergänzung der Lymphographie mit anderen Methoden, z.B. Phlebographie, ist angezeigt (Fritz et al., 1972).

c) Rezidivdiagnostik des Ovarialkarzinoms

Die Rezidive nach Ovarialkarzinom sind nach unserer Erfahrung zu einem größeren Prozentsatz (40–50%, meist bei Zustand nach Operation und Bestrahlung) gefäßarm. Von den invasiven angiographischen Methoden sind die bewährten röntgendiagnostischen

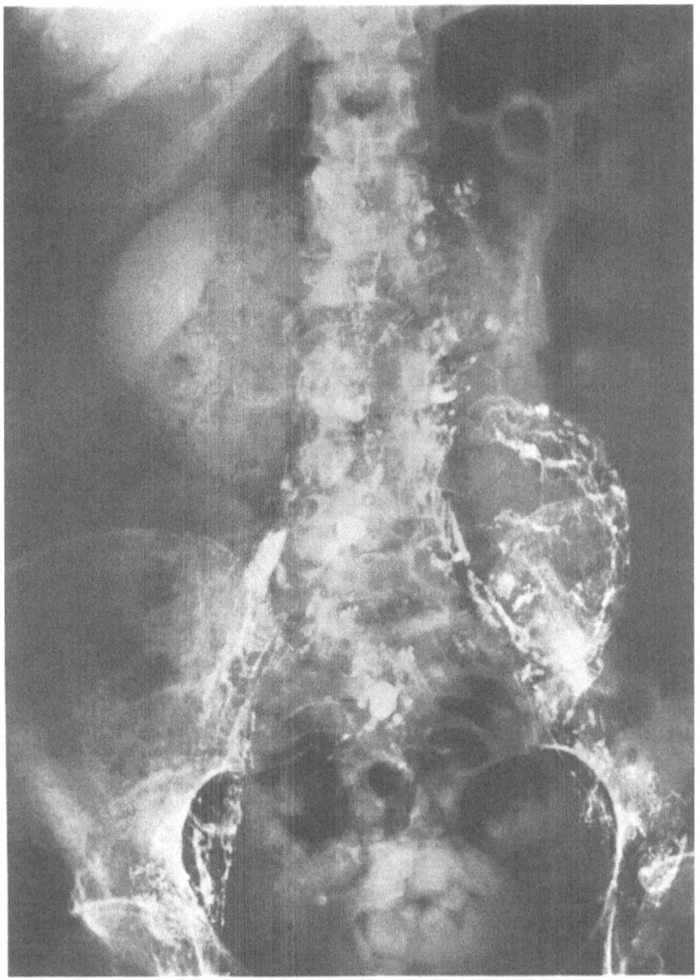

Abb. 9. Leiomyosarkom des Uterus. Apfelgroße Solitärmetastase li. in Höhe der Bifurkation. Verdacht auf lumbale Lymphmetastasen. Lymphimpression 3. LWK. (Freundlicherweise überlassen von Herrn Weissleder, Emmendingen)

Verfahren wie Abdomenleeraufnahme, Pyelographie, ergänzt durch die Isotopennephrographie, sowie Untersuchungen des Dickdarms und CT, angezeigt (Abb. 10a, b). Diese Methoden können in Verbindung mit den klinischen Befunden bereits indirekt die Tumorausdehnung aufzeigen. Die neuen Möglichkeiten der CT zeigt Abb. 10b.

α) Arteriographie

Die Typen des lokalen Rezidivs beim Ovarialkarzinom kann man, wie bereits eingangs bei den primären Tumoren erwähnt, arteriographisch wieder in drei Gruppen einteilen, wobei wie beim Collumkarzinom diese Gefäßarchitektonik an den Erfahrungen mit der Arteriographie unbehandelter Tumoren gemessen wird (BREIT, 1967). Über den locoregionalen Bereich hinausgehende Rezidive (Abklatschmetastasen am Netz), sind in der Regel arteriographisch stumm.

   Wir konnten wieder wie beim Collumkarzinom eine gefäßreiche Gruppe (Abb. 11a, b; 12a–c) beobachten, die allerdings in der Minderzahl ist. Bei ihr ist die Diagnostik des Rezidivtumors leicht, auch die Abgrenzung gegenüber seiner Umgebung. Es ist auf die

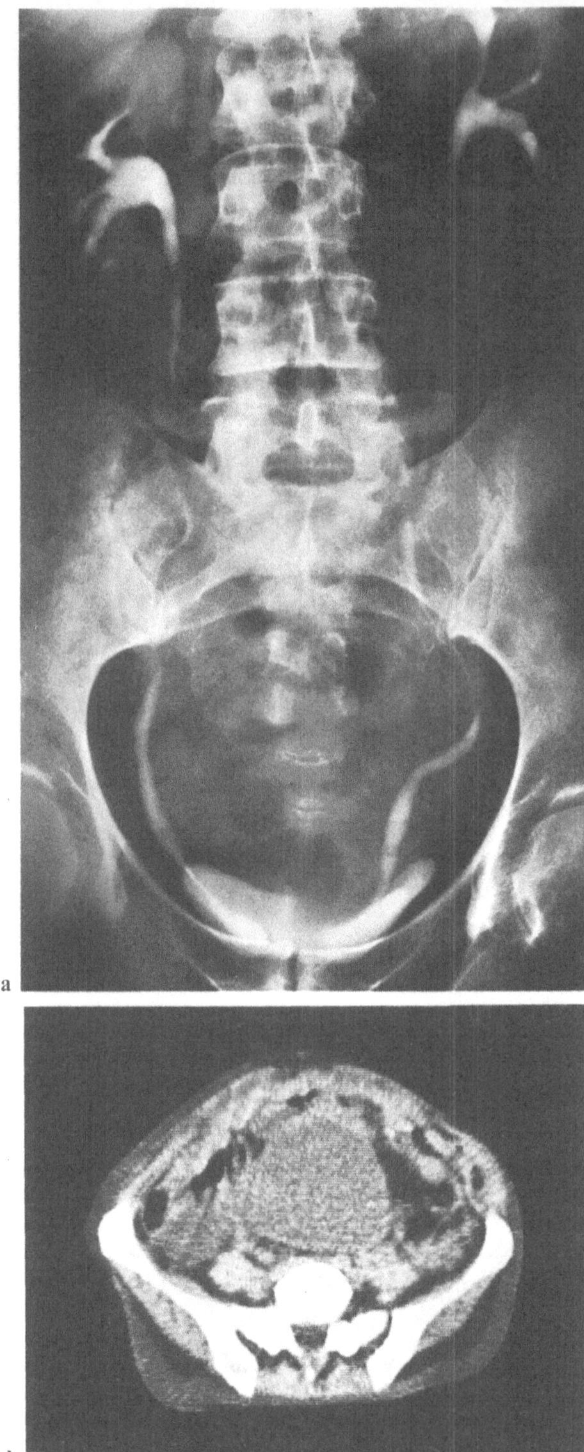

Abb. 10. Großer knolliger Ovarialtumor. **a** Pyelogramm: Ureterverdrängung. **b** CT: Morphologisch-topographische Tumordarstellung

spezielle arteriographische Technik hinzuweisen, wie vor allem die Darstellung beider Aa. ovaricae (Frates, 1969) oder die selektive Darstellung der beiden Aa. iliacae internae, und ihren diagnostischen Wert im Einzelfall.

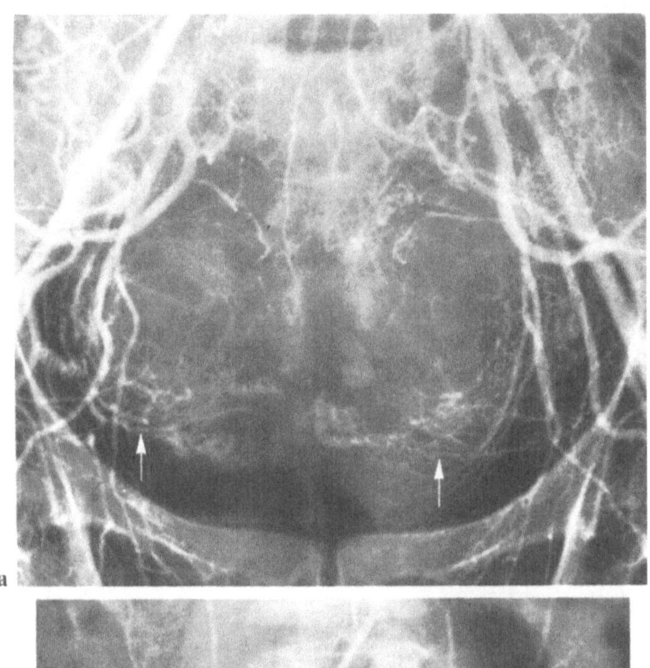

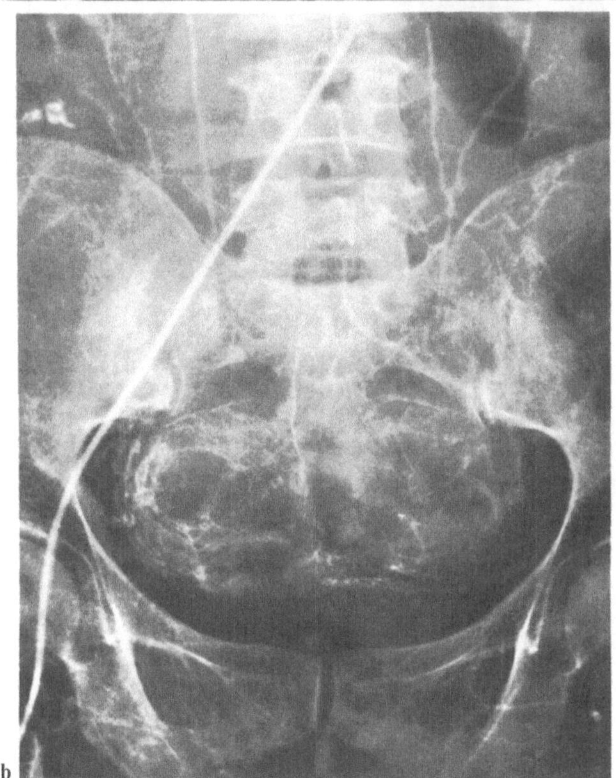

Abb. 11. a 54jährige Patientin, große knollige Tumoren im Unterbauch, Umgebungsuntersuchung o.B. Arteriographie: 2 s nach Injektion. Große rundliche Gefäßneubildungen, Aa. uterinae bds. nach kaudal verlagert,
kleiner Uterus, große geschlängelte V. ovarica re. **b** Spätarterielle, frühvenöse Phase: 4 s nach Injektion. Zunahme
der rundlichen Gefäßfärbung (Nekrosen). Histologisch: Ovarial-Ca.

β) **Phlebographie**

Bezüglich der invasiven, venösen transossären und transfemoralen Methoden gelten für
das Ovarialkarzinom die gleichen Aussagen wie für das Collumkarzinom, d.h. sie sind
in der Lage, zusätzlich die Tumorexpansion, Pelotteneffekte, Einengungen oder Verlage-

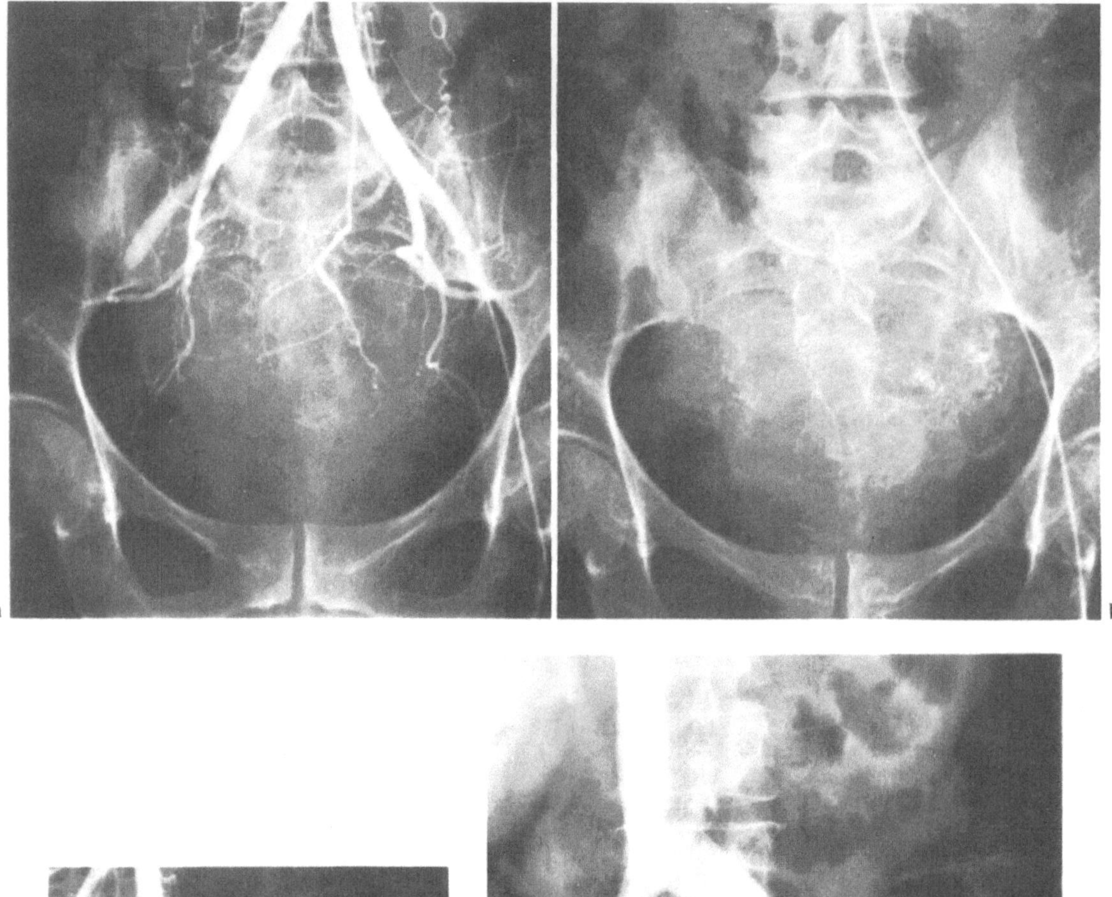
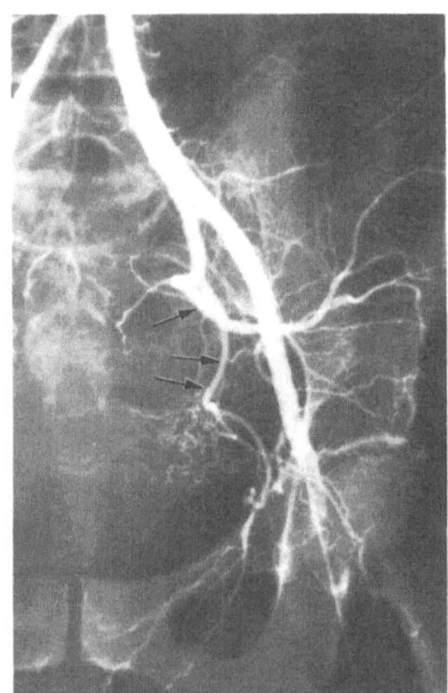
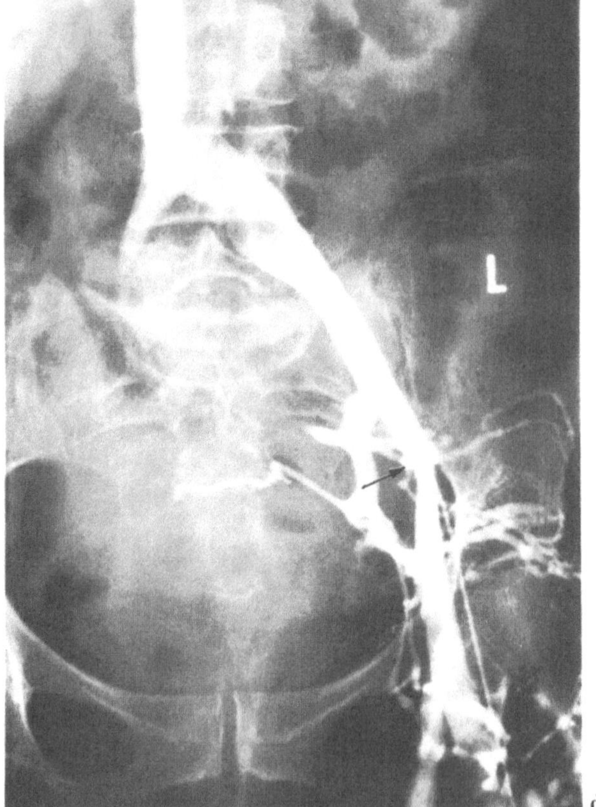

Abb. 12. a Patientin mit großen, knolligen Einlagerungen, im kleinen Becken tastbar. Angiographie: Arterielle Phase, teils rundliche Gefäßaussparungen im kleinen Becken, mit deutlicher Verlagerung der Äste der A. iliaca interna vor allem li. sowie Deformierung der A. iliaca interna re. **b** Spätvenöse Phase, angedeutete Gefäßvermehrung im kleinen Becken, symmetrisch bds. (typisches Bild des Ovarial-Ca.). **c** Halbselektives Bild li., leichte Verdrängung der A. iliaca interna. **d** Pertrochantäre Venographie: Darstellung der V. cava, Eindellung der V. iliaca externa li. (im Angiogrammbild nicht sichtbar)

rungen oder einen Venenverschluß mit Kollateralkreislauf aufzuzeigen (s. Abb. 12d).
Nach FUCHS (1961), KÖHLER und PLATZBECKER (1976), FRITZ et al. (1972) und BLAUDOW
(1972) ist bei der transfemoralen Venendarstellung die Darstellung der Kava besonders
zur Beurteilung der rechtsseitigen lumbalen Region wichtig (bei der Lymphographie
nur fakultative Darstellung der Lymphknoten bis 1. LWK re.).

γ) Lymphographie

Der Wert der Lymphographie wird derzeit noch kritisch beurteilt (KÖHLER u. PLATZBEK-
KER, 1976). So konnten diese Autoren bei negativem lymphographischen Befund bereits
sichere Metastasen nachweisen. Insgesamt aber spricht die zusätzliche Information einer
Lymphographie für die Anwendung dieser Methode bei Rezidivverdacht der Ovarialtumoren (ATHEY et al., 1975). Bei der Lymphographie ist vorwiegend auf die lumbalen
Lymphknoten in Höhe des 1. und 2. LWK, je nach Lokalisation der Cysterna chyli
zu achten. Besteht Verdacht auf Metastasierung, so ist die zusätzliche Venocavographie
von besonderem Wert (s. Abb. 8) (s. Lit. zu Kap. A, V, 1).

δ) Pneumopelvigraphie

Nach den Erfahrungen von FROMMHOLD und BUBLITZ (1970), DIANKOV und SARKANIATZ
(1976) und LIPPOLD (1976) stellt sie eine für die Rezidivdiagnostik bei Ovarialtumoren
außerordentlich aussagekräftige Methode dar. Sie ist in der Lage, aufwendigere Maßnahmen, wie z.B. die Laparatomie, zu ersetzen (Abb. 13).

Zusammenfassung: Die derzeitige Situation der gynäkologischen Rezidivdiagnostik mit
radiologischen Methoden stellt sich nach unseren Erfahrungen und aus den Ergebnissen
der Arbeitsgruppe FRITZ et al. (1972) und KÖHLER et al. (1975) (Tabelle 5) etwa wie
folgt dar:
     Die Arteriographie ist für lokale Infiltrationen und die Lymphographie für die Meta-
stasenstraßen die aufschlußreichste Methode. Die Darstellung der Venen stellt eine wich-

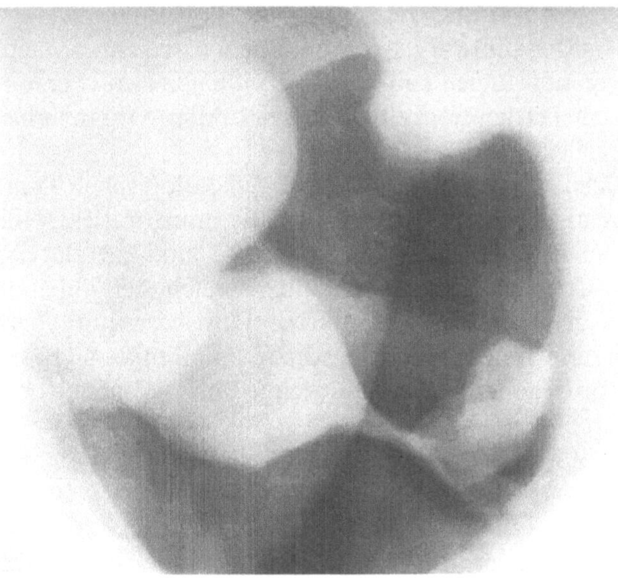

Abb. 13. 29jährige Patientin mit Verdacht auf Ovarialtumor re. Pneumopelvigraphie: Stark erweiterte re. Tube.
Verwachsungen eines Pseudotumors mit der Beckenwand. Salpingographie zeigt keine Durchgängigkeit der
re. Tube, großer Ovarialtumor re. (Bilder von H. Diankow)

Tabelle 5. Wertigkeit verschiedener angiographischer Methoden bei der Rezidivdiagnostik gynäkologischer Tumoren (Köhler et al., 1975)

Rezidivverdacht bei	Zahl	richtig negativ Arterio-Phlebo-Lymphographie			richtig positiv Arterio-Phlebo-Lymphographie			falsch positiv Arterio-Phlebo-Lymphographie			falsch negativ Arterio-Phlebo-Lymphographie		
Portiokarzinom	150	39	39	39	87	30	62	4	5	6	20	76	43
Korpuskarzinom	30	8	8	8	14	5	15	1	1	2	7	16	5
Ovarialkarzinom	12	2	2	2	6	6	5	–	1	1	4	3	4
Vaginal-Vulvakarzinom	5	–	–	–	1	1	3	–	–	–	4	4	2
Gynäkol. Sarkome	3	1	1	1	2	–	1	–	–	–	–	2	1
Insgesamt	200	50	50	50	110	42	86	5	7	9	35	101	55

tige Zusatzuntersuchung dar. Die intraossäre Phlebographie führt unserer Erfahrung nach zu einer weiteren Anhebung der prozentualen Erfolgsquote. Nach Köhler et al. (1975) besteht ein Zusammenhang zwischen Sitz, klinischem Befund und Ergebnis der Methoden, wobei diese Kombination radiologischer Methoden dem klinischen Befund einschließlich Tastbefund überlegen ist.

Allerdings ohne klinische Daten, insbesondere ohne die Kenntnis des lokalen Tastbefundes, sollte keine endgültige Diagnose erstellt werden.

d) Radiologische Diagnostik der Strahlenreaktionen

Ganz allgemein hängt die lokale Strahlenwirkung von der jeweiligen Dosishöhe und der Bestrahlungstechnik sowie Feldlage, Feldgröße usw. (Kottmeier, 1964) ab. Hinzu kommen – meist zu wenig berücksichtigt – exogene Faktoren wie bestehende entzündliche Veränderungen oder das jeweilige Tumorwachstum.

Akute Strahlenwirkungen mit bestimmten klinisch manifesten Komplikationen treten nur auf, wenn eine gewisse Dosis, die sogenannte Toleranzschwelle, überschritten wird. Chronische Effekte, sogenannte Spätkomplikationen, zeichnen sich dadurch aus, daß bestehende Gewebsveränderungen lange latent bleiben bzw. sich erst durch weitere Noxen manifestieren. Kritisch betrachtet kehrt ein bestrahlter Organismus nie mehr in seine Ausgangssituation zurück.

Die derzeitige Technik der Strahlentherapie gynäkologischer Tumoren ist – vergleicht man das Vorgehen an allen großen Zentren – relativ uniform (Frischbier, 1971). Entsprechend dem Zielvolumen wird kombiniert perkutan und intrakavitär eine hohe Dosis am Tumor (Collum-Corpuskarzinom) und im Bereich der ableitenden Lymphbahnen verabreicht. Abb. 14 zeigt die bei uns übliche Dosisverteilung beim Collumkarzinom mit 40 Gy perkutan und 40 Gy durch Radium am Punkt A. Bestrahlungen nach der Operation werden vorwiegend perkutan durchgeführt. Wenn erforderlich, erfolgt noch zusätzlich eine Ra-Co-60-Einlage.

α) Veränderungen der Gefäße

Über die morphologischen, strahleninduzierten Veränderungen der Beckengefäße war bisher (Zollinger, 1960; Breit, 1969, 1976) wenig bekannt. Nachdem jedoch die Beckenangiographie in den ersten fünf Jahren ihrer Anwendung an unserem Institut routinemäßig durchgeführt wurde, verfügen wir über eine Reihe von Kontrollangiographien nach

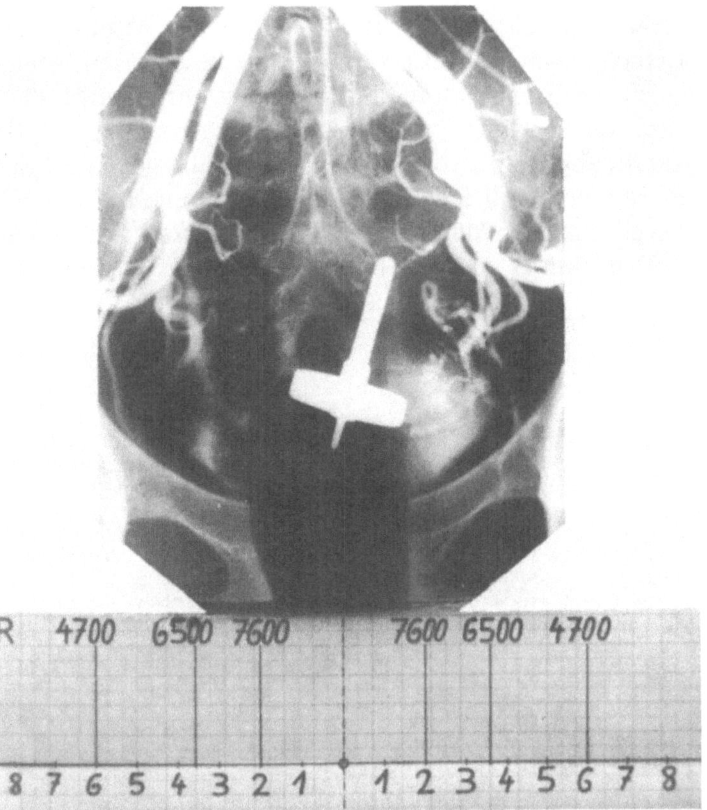

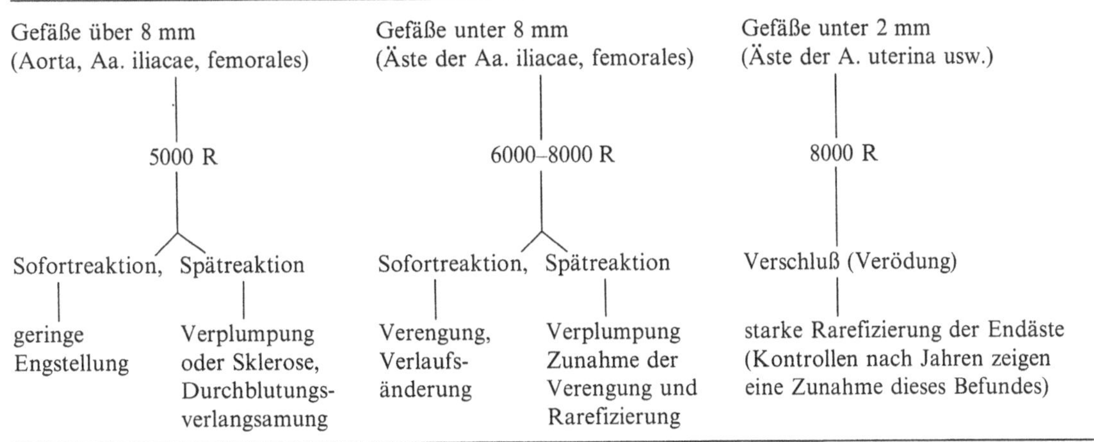

Abb. 14. Dosisverteilung bei kombinierter Strahlentherapie des Beckens (Arteriographie und Leerfilter)

teilweise schon länger zurückliegender Bestrahlung. 250 davon wurden in den letzten zehn Jahren genauer analysiert und, soweit möglich, mit Angiographien vor Bestrahlung verglichen. Die dabei gefundenen Gefäßveränderungen nach Bestrahlung sowie die jeweils durch kombinierte perkutane und intrakavitäre Strahlentherapie verabreichte Dosis sind in Tabelle 6 zusammengefaßt. Generell zeigt sich, daß gefäßreiche Tumoren mit zahlreichen Gefäßneubildungen nach Strahlentherapie eine stärkere Rarefizierung im Bereich der früheren Tumorinfiltration aufweisen. Darüber hinaus sind die gesamten Beckenge-

Tabelle 6. Gefäßreaktion nach Tumortherapie (BREIT, 1969a)

Gefäße über 8 mm (Aorta, Aa. iliacae, femorales)		Gefäße unter 8 mm (Äste der Aa. iliacae, femorales)		Gefäße unter 2 mm (Äste der A. uterina usw.)
5000 R		6000–8000 R		8000 R
Sofortreaktion,	Spätreaktion	Sofortreaktion,	Spätreaktion	Verschluß (Verödung)
geringe Engstellung	Verplumpung oder Sklerose, Durchblutungsverlangsamung	Verengung, Verlaufsänderung	Verplumpung Zunahme der Verengung und Rarefizierung	starke Rarefizierung der Endäste (Kontrollen nach Jahren zeigen eine Zunahme dieses Befundes)

fäße verplumpt, teilweise auch enggestellt. Die einzelnen Arterien sind im Gegensatz zur Sklerose nicht geschlängelt, teilweise verlaufen sie besenreiserförmig. Die Durchströmungsgeschwindigkeit des Kontrastmittels ist verlangsamt. Bogige Veränderungen, wie sie bei Tumorinfiltration vorkommen, lassen sich nicht nachweisen (Abb. 15, 16). Bei entzündlichen Veränderungen im Becken, wie Parametritis oder Proktitis nach Strahlentherapie, ist eine ausgeprägte, vielleicht durch die Entzündung bedingte Gefäßvermehrung zu beobachten. Verplumpungen der Gefäße sind in diesen Fällen kaum nachweisbar (s. Abb. 18b). Offenbar kam es zu einer Durchblutungsförderung durch die lokale Entzündung.

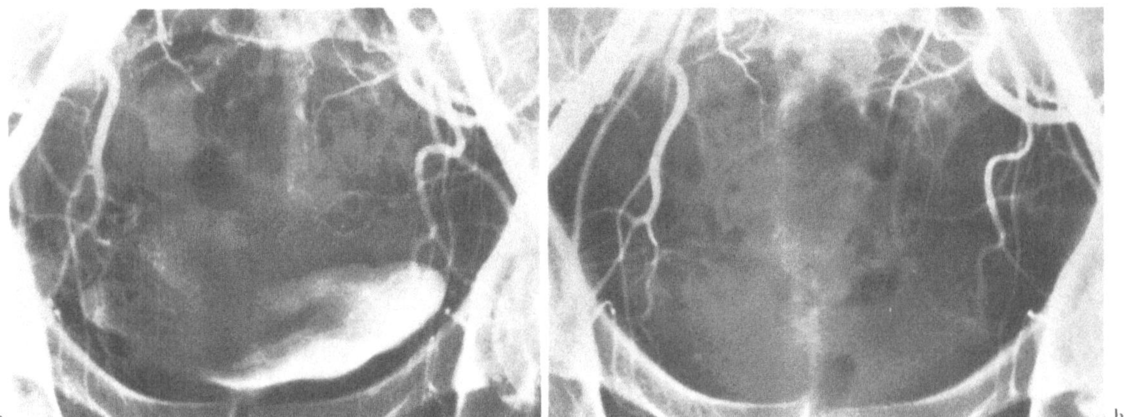

Abb. 15. a Beckenarteriographie vor Tumortherapie. **b** 2 Jahre später ausgeprägte Verplumpung der Gefäße mit Rarefizierung des zentralen Bereichs des kleinen Beckens (arterielle Phase)

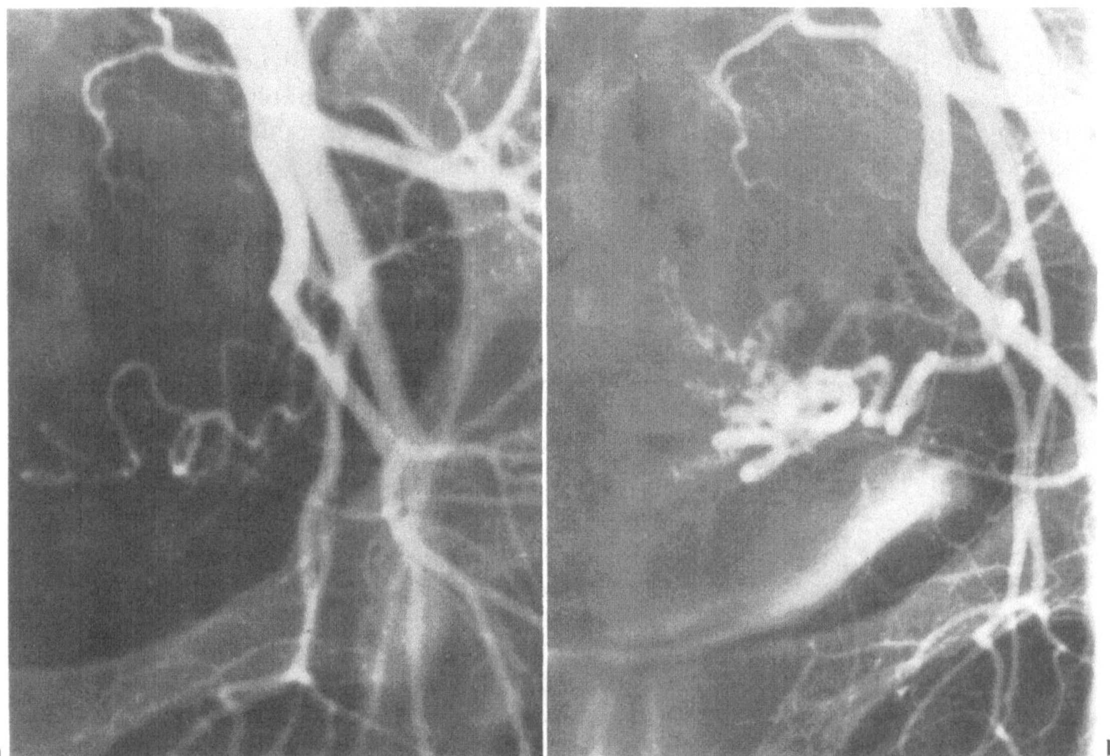

Abb. 16. a Selektive Darstellung der A. uterina nach kombinierter Strahlentherapie (45 Gy Co 60 und 40 Gy Punkt A.), arterielle Phase. **b** $1^1/_2$ Jahre nach Bestrahlung ausgeprägte Verplumpung der A. uterina

Zu gleichen Ergebnissen kamen DENCKER et al. (1972), die über Veränderungen an den Mesenterialgefäßen nach Bestrahlung von gynäkologischen Karzinomen berichteten. Diese Ergebnisse haben meines Erachtens eine große strahlenbiologische Bedeutung, vor allem hinsichtlich der Indikation zur Bestrahlung des Beckens bei jüngeren Frauen. Es liegt auf der Hand, daß z.B. Spätveränderungen im Bereich der verschiedensten Organe und Gewebsbezirke, wie dem Rektum, dem Ureter, der Blase, dem Parametrium, eventuell auch der im Bestrahlungsbereich liegenden Darmschlingen, durch Spätveränderungen der Gefäße bedingt sein könnten. Inwieweit eine allgemeine, im Alter auftretende Gefäßsklerose, die bei Frauen bedeutend seltener ist als bei Männern, dadurch begünstigt wird, ist derzeit nicht bekannt.

Auf jeden Fall sollten die Forderungen von RIES (1958), ein gewisses Dosisgefälle von der Beckenwand zum Parametrium und einen Dosisanstieg im Bereich des Cervixtumors einzuhalten, beachtet werden. Die Belastung der großen Gefäße an der Beckenwand sollte dabei nicht über 5000 rad (50 Gy) liegen.

β) Strahlenveränderungen am Knochen

Seit der Einführung der Kobaltbestrahlung wird die früher so gefürchtete radiogene Schenkelhalsfraktur kaum mehr beobachtet. GRABIGER (1964) und FOCHEM (1965) geben eine Häufigkeit von 0,5%, FRISCHBIER (1971) sowie vor ihnen LALANNE und FAJBISOWICZ (1965), LALANNE et al. (1964) geben 1,9% bzw. 1,6% auch noch für Telekobalttherapie

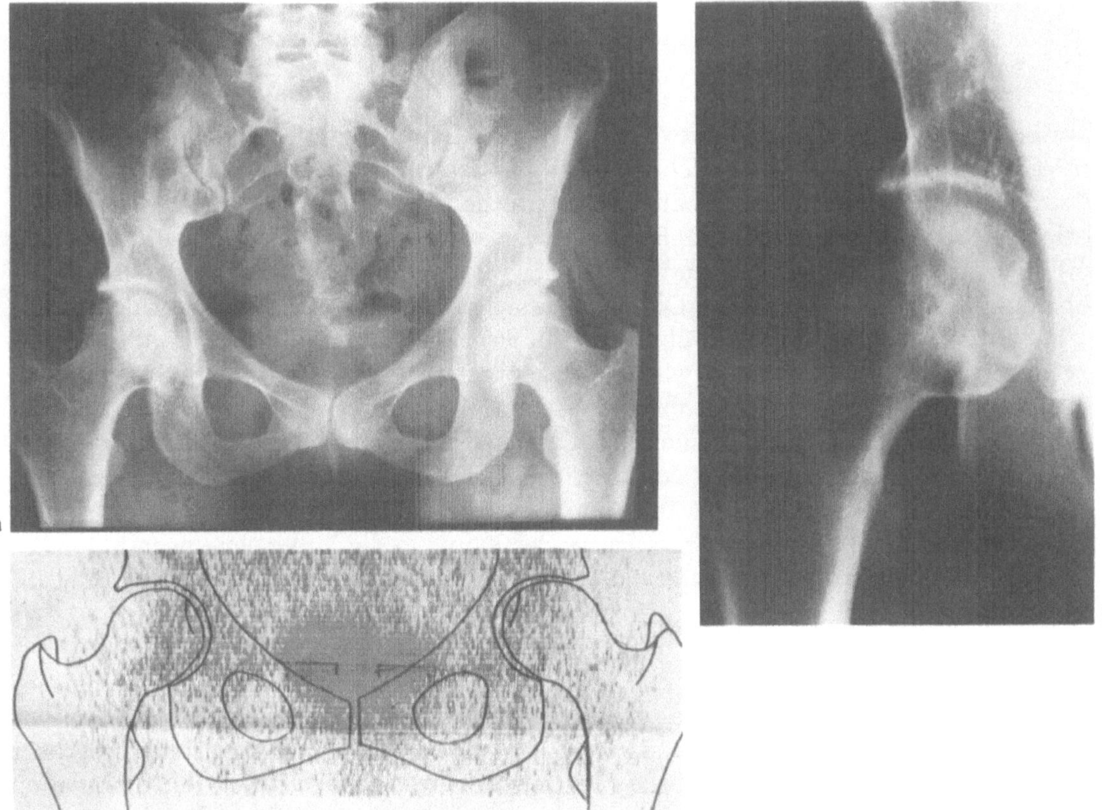

Abb. 17. 35jährige Patientin nach Bestrahlung eines Collum-Ca. II., 6 Jahre nach Therapie. Schmerzen in der re. Hüfte. **a** Beckenübersicht re. Hüftkopf leicht deformiert und unscharfe Struktur. **b** Tomographie: Verdichtung mit Auflockerungszonen. **c** Statische, szintigraphische Anreicherung

an. Vor allem gibt es Gesichtspunkte, die im Hinblick auf die besprochenen Gefäßveränderungen zu berücksichtigen sind. Wir konnten an einigen jüngeren Patientinnen zwei bis drei Jahre nach kombinierter perkutaner und intrakavitärer Therapie Veränderungen am Oberschenkelkopf etwa mit dem Bild einer aseptischen Nekrose, beobachten. Dabei war nachweisbar, daß bei der Ersteinstellung anhand des Lymphszintigramms diese Gegend nicht im Bestrahlungsfeld lag (Abb. 17 a–c).

Es erhebt sich die Frage, ob etwaige Spätveränderungen der Gefäße und damit verbunden eine Minderversorgung des Knochens eine Rolle spielen. Möglicherweise spielt auch eine schon bestehende Osteoporose eine maßgebliche Rolle (FRIES, 1967).

γ) Strahlenveränderungen am Darm (Rektum, Sigma)

Zur Aufdeckung von strahlenbedingten Spätveränderungen des Darms, hier Rektum, Sigma, ist die Kontrastuntersuchung (möglichst Doppel-Kontrast-Methode) unabdingbar nötig. Untersuchungen an über 1000 Patientinnen zeigen, daß bereits bestehende entzündliche Darmveränderungen zu Kombinationsschäden neigen (Tabelle 7). Geringer ist die

Tabelle 7. Ergebnis von röntgendiagnostischen und klinischen Vor- und Nachsorgeuntersuchungen des Rektum-Sigma-Bereichs (1963–1970)

Gesamtzahl	normal	Einengung/Verdrängung	Divertikel
1027	816	107	104
Stenosen	9	14	4

Komplikationsrate überraschenderweise bei Divertikulose. Der frühzeitige Nachweis dieser Veränderungen durch Untersuchung mit Kontrastbrei und Luft wird außerordentlich erleichtert, wenn sie – wie heute allgemein gefordert (BREIT, 1976) – bereits vor jeder radiologischen oder chirurgischen Behandlung gynäkologischer Tumoren durchgeführt wird. Darmkomplikationen (Rektum) werden in die Grade I–III eingeteilt, sie sind dosisabhängig (KOTTMEIER, 1964). Zur Differentialdiagnose Tumorinfiltration-Strahlenproktitis hat sich die Angiographie bewährt (BREIT, 1967). Im Bereich des Versorgungsgebiets der A. rectalis cranialis konnten wir ein ausgeprägt entzündliches Gefäßbild, etwa wie bei chronischen Entzündungen beobachten (Abb. 18 a, b). Probeentnahmen aus der Rektumschleimhaut waren dabei immer negativ. Es bestehen bei diesen Bildern keinerlei frühe Shuntbildungen bzw. keine Zeichen für eine echte Tumorinfiltration. Zu beachten sind, wie auf S. 1, Kapitel V, 1 erwähnt, auch Strahlenreaktionen des Dünndarms. Dieser Teil des Ileums sollte deshalb bei entsprechender Klinik in die Untersuchungen miteinbezogen werden. Auch die Arteriographie kann hier Ergebnisse bringen (DENCKER et al., 1972).

δ) Strahlenreaktion am Ureter

Bei den Strahlenreaktionen an den ableitenden Harnwegen stehen die Ureteren im Vordergrund. Sie werden bei jeder Bestrahlung gynäkologischer Tumoren zwangsläufig in großer Ausdehnung mit erfaßt und stark belastet. Am stärksten geschieht dies bei Kombination von perkutaner Einstrahlung und intrakavitärer Curie-Therapie (Abb. 19). Die Literatur darüber ist bereits sehr umfangreich (DÖPPER u. JAKOB, 1959; KÄSER u. IKLÉ, 1961; DICK, 1962; RIES, 1961; HOHENFELLNER u. WEGHAUPT, 1963; KIRCHHOFF, 1960/63; BÖKKLER u. PRINZ, 1959).

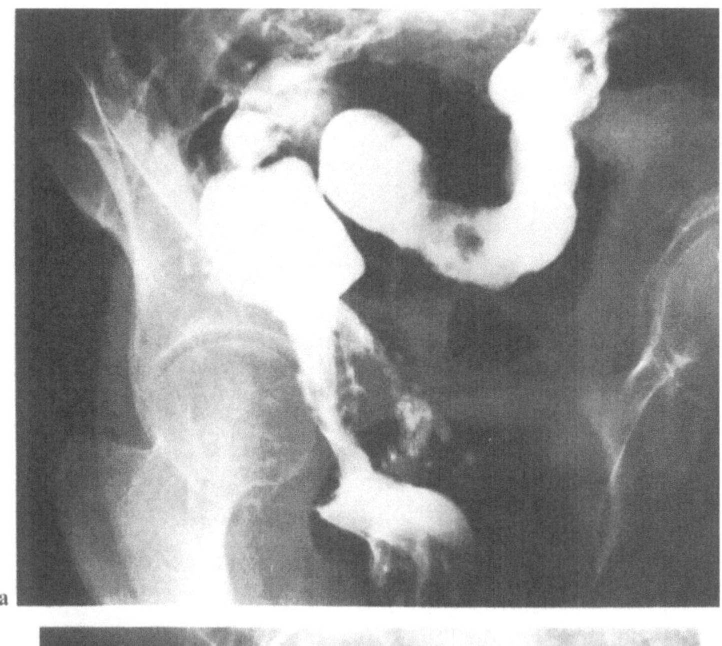

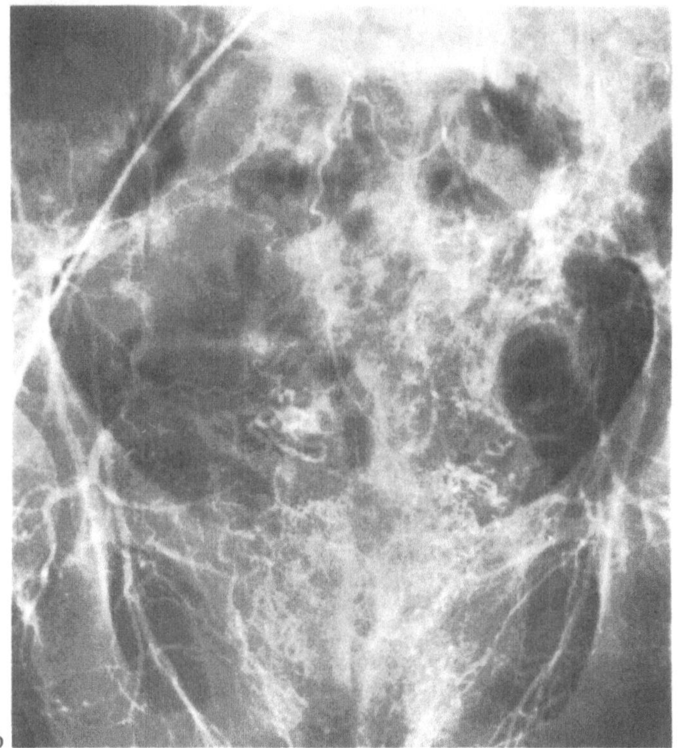

Abb. 18. a Kontrasteinlauf (Zustand nach Lymphographie). Ausgeprägte Strikturierung des gesamten Rektums. **b** Spätarterielle Phase: Ausgeprägte inflammatorische Gefäßvermehrung im Bereich des Rektums

Bei zusätzlicher Strahlenbehandlung des paraaortalen Bereichs ist auch die Belastung der Nieren zu beobachten (Toleranzdosis zwischen 20–30 Gy).

Im Falle der Ureteren gilt es zu unterscheiden zwischen
– akuter Strahlenreaktion mit möglichen Folgen und
– chronischer Spätreaktion.

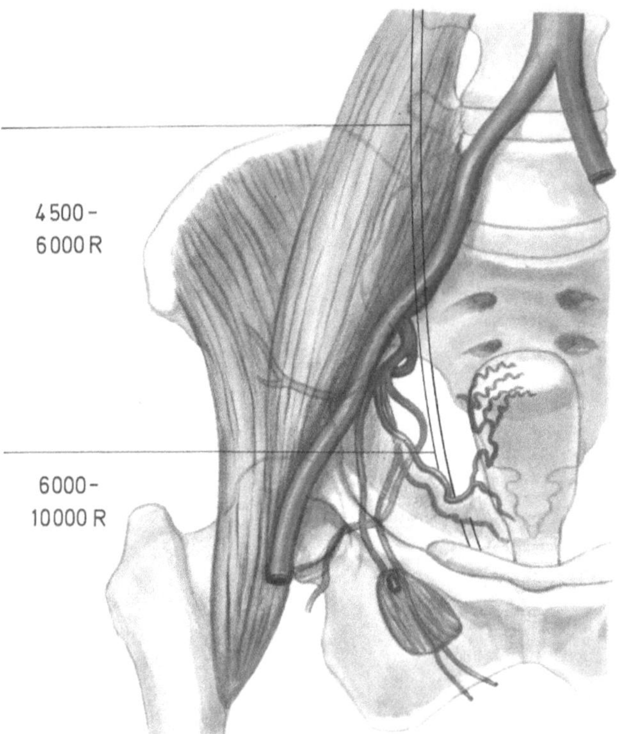

Abb. 19. Strahlenbelastung des Ureters bei üblicher Dosis (ca. 40–45 Gy perkutan und 6000 mgh Ra = 40 Gy Punkt A.)

Tabelle 8. Prüfung der Harnabflußfunktion mit ING vor und nach Kobalt-Radium-Therapie 4500 Rad Co 60 und 4000 rad P.A. (Breit, 1969 b)

	normal bei Beginn	pathologisch bei Abschluß	wieder normal nach ca. 4 Wochen
Zahl der untersuchten Patienten	140	32%	87%

Grundsätzlich liegt die Schwelle für Strahlenreaktionen an normalen Ureteren bei ca. 8000 rad (80 Gy) (Gauwerky, 1976). Bei der Therapie sollte man nach heutiger Erfahrung unter diesem Wert bleiben.

Akute Strahlenreaktion (Frühreaktion) (Hohenfellner, 1965). Bezüglich der akuten Strahlenreaktion zeigen eigene Untersuchungen sehr deutlich, daß gesetzmäßig Veränderungen auftreten, die bei nahezu allen Patienten reversibel sind (Tabelle 8). Diejenigen Patienten, bei denen die Veränderungen länger nachweisbar bleiben (3%), sind einer subtilen Nachsorge (ING, Urographie) zu unterziehen. Unter allen Statistiken über Strahlenreaktionen an Ureteren sind die Untersuchungen von Dietz und Beinert (1966) und Breit (1969) besonders zu beachten. Sie zeigen, daß sehr häufig bereits vor Behandlung durch den Tumor bedingte Harnabflußstörungen bestehen.

Spätreaktion. Im Vordergrund stehen die sogenannten Spätkomplikationen (Hülle-mann, 1965) mit ihren lebensbedrohlichen Folgen. Wenn die Toleranzdosis nicht überschritten wurde, handelt es sich um Kombinationsschäden (Narbe und spätere Entzündung). In der Literatur werden unter anderem eine größere Zahl (Böckler u. Prinz, 1959)

an Urämie verstorbener Frauen aufgeführt. Sie unterstreicht die Wichtigkeit röntgendiagnostischer Maßnahmen. Zwei Verfahren stehen dafür zur Verfügung: zur Funktionsdiagnostik nuklearmedizinische Untersuchungen (Kameranephrogramm, Clearance), zur
morphologischen, teils auch dynamischen Diagnostik das i.v.-Urogramm. Die Treffsicherheit wird durch die Kombination beider stark gesteigert (BREIT, 1969).

ε) Strahleninduzierte Veränderungen im Bereich der Lymphbahnen

Ein Stauungsödem der unteren Extremität nach Strahlentherapie mit Dosen an Lymphbahnen von 45 Gy wurde und wird immer noch als Bestrahlungsfolge betrachtet. Umfang-
reichere Untersuchungen (SEDGENIDZE u. ZYB, 1976) haben jedoch ergeben, daß es bei
den in der gynäkologischen Strahlentherapie üblichen Dosen kaum zu einer echten
Lymphstauung kommt (VIAMONTE et al., 1963; KÖHLER et al., 1964; RÖDER, 1967). Bei
Dosen von 26–80 Gy treten in ca. 78% aller Fälle Veränderungen, wie beschleunigte
Passage, Verkleinerung der Lymphknoten, Lymphgefäßverengung sowie Klappenverän-
derungen und Kollateralen, auf. Sie nehmen im Laufe der Jahre zu. Schwere strahleninduzierte Schäden mit Blockaden usw. sind erst bei Gesamtdosen von 10–130 Gy zu beobachten (s. auch Collumkarzinom).

e) Schlußfolgerung

Die Möglichkeiten der radiologischen Diagnostik gynäkologischer Tumoren umfassen
nichtinvasive und *invasive Methoden*. Zu den nichtinvasiven Methoden zählen Abdomenleeraufnahme, Kolon-Kontrast-Einlauf, Urographie sowie statische und dynamische nuklearmedizinische Untersuchungen. Sie können indirekte Hinweise auf Tumorbefall, Rezidive oder narbige Veränderungen geben. Die Computertomographie (CT) als jüngste
nichtinvasive Methode kann auch direkte Hinweise auf die Tumorinfiltration erbringen
(s. Kapitel A, V, 2, 4). Die invasiven Methoden bestehen aus Arteriographie, Phlebographie, Lymphographie und Pneumopelvigraphie.

Die röntgendiagnostischen Ergebnisse bei der Rezidivdiagnostik wurden deutlich verbessert, seit das sogenannte »normale Gefäßbild« dieser Tumoren bekannt ist. Die Aussagekraft der Arteriographie wurde durch spezielle phlebographische Methoden – transfemoral, transossär – verbessert. Diese sind in der Lage, durch sogenannte indirekte Zeichen, wie z.B. Kompression der Venenwand, Hinweise auf Lymphknotenpakete im Bereich der A. iliaca interna-Gefäße (transossäre Phlebographie) zu geben, die durch die
Lymphographie nicht erfaßt werden. Mit der Lymphographie wird ein Teil der Lymphabflußgebiete dieser Tumoren erfaßt, wobei eine Detaildiagnostik der einzelnen Lymphknoten ermöglicht wird. Insgesamt erbringen die beschriebenen radiologischen Methoden
neue Aspekte für die Diagnostik und Therapie gynäkologischer Tumoren.

4. Röntgen-Ganzkörper-Computer-Tomographie in der Rezidivdiagnostik

von

U. Scherer, J. Lissner

Mit 17 Abbildungen

Computertomographische Untersuchungen in der Rezidivdiagnostik maligner gynäkologischer Tumoren wurden bisher nur als Einzelbeobachtungen publiziert (Rohde et al., 1979; Breit u. Rohde, 1978a, b). Quantifizierende Untersuchungen über die diagnostische Treffsicherheit der Methode, insbesondere im Vergleich mit anderen klinischen, sonographischen und radiologischen Untersuchungsverfahren liegen bisher nicht vor. Der klinische Stellenwert der Computertomographie (CT) in der Rezidiv- und Metastasendiagnostik gynäkologischer Tumoren kann somit erst in der Zukunft bestimmt werden.

Nach dem Ausbreitungsgrad können in Anlehnung an die TNM-Klassifizierung[1] der primären Tumoren unterschieden werden (a) lokale, auf das Ursprungsorgan beschränkte Rezidive, (b) auf das kleine Becken beschränkte Rezidive bzw. Metastasen, (c) eine Rezidivausdehnung über das kleine Becken hinaus bzw. eine Infiltration von Harnblase oder Rektum, (d) regionäre Lymphknotenmetastasen und (e) Fernmetastasen einschließlich Lymphknotenmetastasen in den nicht unmittelbar benachbarten Lymphstationen.

a) Lokale, auf das Ursprungsorgan beschränkte Rezidive

Bei Zustand nach Totaloperation erkennt man normalerweise dorsal der Harnblase lediglich einen schmalen querverlaufenden Weichteilschatten, der dem Cervixstumpf entspricht. Die ehemalige Uterusloge ist von Fettgewebe, Dünndarmschlingen und/oder Sigma ausgefüllt, dorsal davon sind die Rektumkonturen klar innerhalb des pararektalen Fettgewebes abzugrenzen (Abb. 1a, b).

Postoperativ sind Gewebsvermehrungen im ehemaligen Uterusgebiet rezidivverdächtig bis -beweisend (Abb. 2), wobei allerdings wenig ausgeprägte Gewebsvermehrung bei nur einmaliger Untersuchung nicht mit genügender Sicherheit von Narben zu unterscheiden sind.

Nach primärer Strahlentherapie gestaltet sich die Diagnostik lokaler, d.h. auf die Cervix oder das Corpus uteri beschränkter Rezidive von Uteruskarzinomen schwieriger. Lokalrezidive sind hierbei computertomographisch bei nur einmaliger Untersuchung nicht oder nur in Ausnahmefällen erfaßbar, da sich die Absorptionswerte des karzinomatösen Gewebes nicht von denen der nicht karzinominfiltrierten Cervix-, Vagina- oder Uterusabschnitte unterscheiden und gering unregelmäßig begrenzte Organkonturen sowohl narbig

---

[1] TNM Klassifizierung der Malignen Tumoren und Allgemeine Regeln zur Anwendung des TNM-Systems. Springer-Verlag Berlin Heidelberg New York 1976

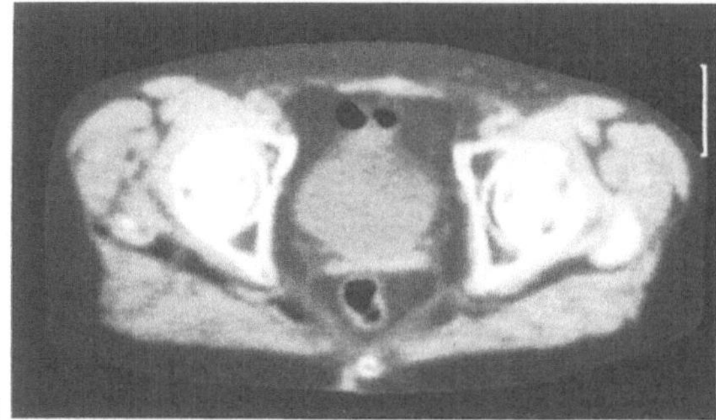
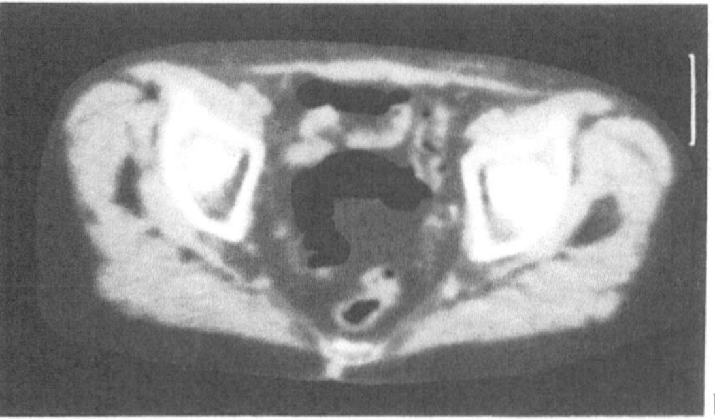

a   b

Abb. 1. Zustand nach Totaloperation. Normalbefund. **a** Schmaler querverlaufender Weichteilschatten zwischen Harnblase und luftgefülltem Rektum, dem Cervixstrumpf entsprechend. **b** Fettgewebe im Bereich der ehemaligen Uterusloge, luftgefülltes Sigma und sekretgefüllte Dünndarmschlingen

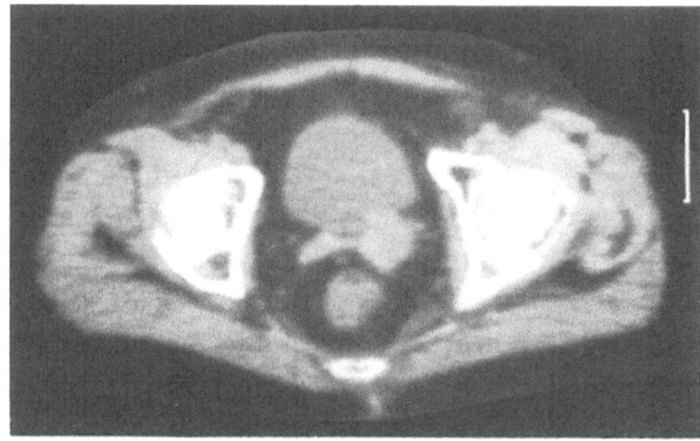

Abb. 2. Zustand nach Operation eines Uterusleiomyosarkoms. Lokalrezidiv links zwischen Cervixstumpf und Harnblase mit Infiltration der Blase

als auch karzinomatös bedingt sein können, andererseits auch beim Uterus myomatosus und physiologischerweise vorkommen. Da Rezidive im Bereich der Cervix und des Corpus uteri andererseits der Palpation und Inspektion, gegebenenfalls mit Probebiopsie zugänglich sind, computertomographisch aber höchstens anhand von Verlaufskontrollen eine Unterscheidung zwischen Rezidiven und Therapiefolgen (Tumornekrose, Strahlennekrose, Induration nach Radiatio) möglich ist, kann die CT nicht zur Früherkennung von Lokalrezidiven beitragen.

b) Auf das kleine Becken beschränkte Rezidive

Eine Differenzierung zwischen *parametranen Rezidiven* und strahlentherapiebedingten Indurationen gelingt anhand einer nur einmaligen Untersuchung, d.h. bei Fehlen von Voruntersuchungen bisweilen jedoch nicht mit Sicherheit: Konvexbogig begrenzte Weichteilvermehrung im Bereich der Parametrien sind hochgradig verdächtig im Sinne einer neoplastischen Infiltration (Abb. 3), während flächenhaft-streifige Verdichtungen parametran mit und ohne Verkürzung der Parametrien sowohl indurativ bedingt als auch Ausdruck einer Tumorausbreitung in die Parametrien sein können (Abb. 4). Dichtemessungen erlauben nach bisherigen Erfahrungen keine Differenzierung zwischen Tumorrezidiven und Narbenstadien. Eine sichere artdiagnostische Zuordnung parametraner Weichteilvermehrung ist

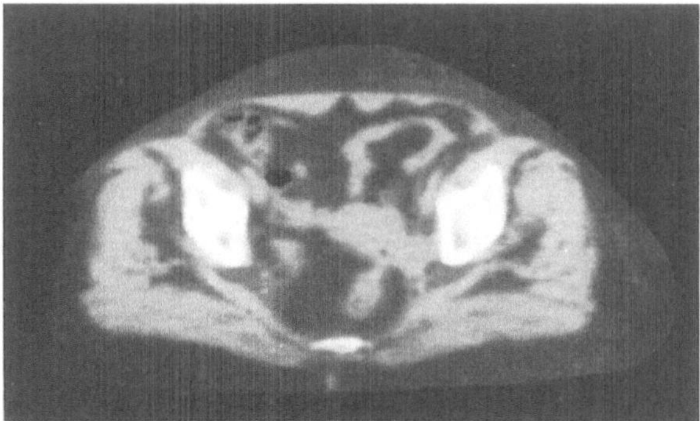

Abb. 3. Zustand nach primärer Strahlentherapie eines Collumkarzinoms. Konvexbogig begrenzte Weichteilvermehrung im Bereich des linken Parametriums, Uterus nach links verzogen. Bioptisch: Parametranes Rezidiv links

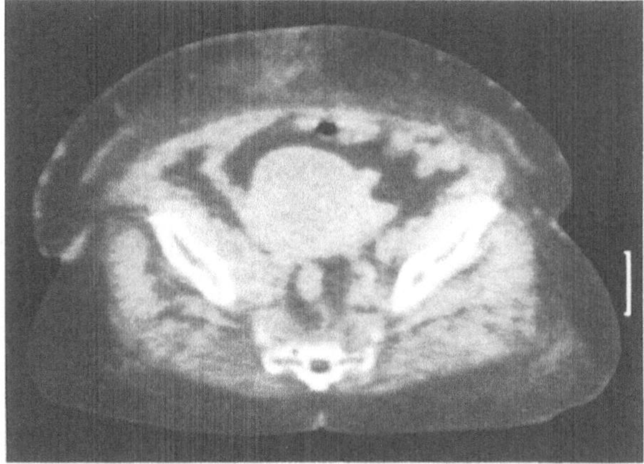

Abb. 4. Zustand nach primärer Strahlentherapie eines Collumkarzinoms Stadium II–III. Flächenhafte Gewebsvermehrung im Bereich des linken Parametriums. Biopsie: Keine Tumorzellen

mit Ausnahme bereits ausgedehnter Rezidive daher meist nur bioptisch oder anhand von Verlaufsbeobachtungen möglich. Eine wesentliche Zusatzinformation zum gynäkologischen Tastbefund wird somit nur selten, z.B. bei sehr adipösen Patientinnen, gegeben sein. Darüber hinaus kann die CT jedoch bei primär zweifelhaftem Tastbefund und (falsch) negativem Biopsieergebnis anhand einer mit der Zeit an Größe zunehmenden Weichteilvermehrung den Rezidivnachweis erbringen.

Rezidive bzw. Metastasen im Bereich der *Beckenwand* (Abb. 5) sind in aller Regel zweifelsfrei zu erfassen, da sie mit einem Ersatz des normalerweise zwischen Parametrien bzw. ehemaliger Uterusloge und M. iliacus vorhandenen Fettgewebes einhergehen. Sie imponieren als expansiv wachsende, meist konvexbogig begrenzte Tumoren. Frühzeitig führen sie zu einer Verlagerung der Nachbarorgane, die bei der weitgehend symmetrischen Anordnung physiologischer Strukturen im Becken im Seitenvergleich besonders auffällig ist. Eine Abgrenzung gegen die uringefüllte und damit relativ strahlentransparentere Harnblase sowie gegen die weniger strahlentransparente Blasenwand ist unter Verwendung schneller Scanner meist im Nativscan, d.h. ohne vorherige i.v. Kontrastmittelinjektion und ohne vorherige Luftinsufflation in die Blase möglich. Im Gegensatz zu anderen invasiven diagnostischen Verfahren wie der Beckenarteriographie und der transossären und transfemoralen Venographie (BREIT, 1973), die häufig nur indirekte Hinweise auf ein erneutes Tumorwachstum liefern, ist ein Beckenwandrezidiv computertomographisch auf nichtinvasive Weise direkt darstellbar. Allein vom computertomographischen Erscheinungsbild

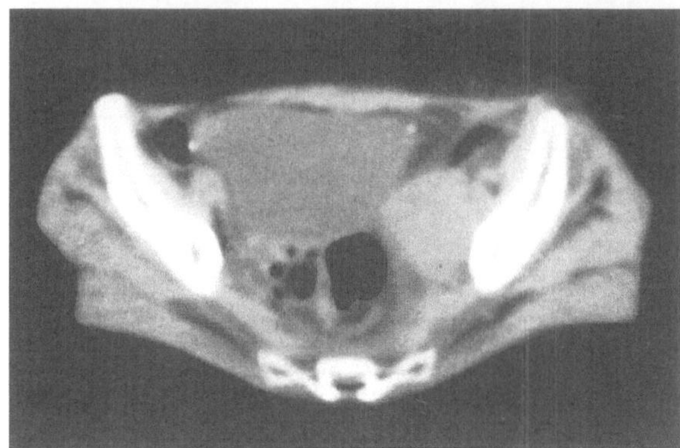

Abb. 5. Zustand nach Wertheimscher Operation ohne Lymphadenektomie wegen Genitalkarzinom. Schmerzen und Schwellung des linken Beines. Ausscheidungsurogramm: Harnstauungsniere links. Computertomogramm: Beckenwandrezidiv links

her sind im Individualfall primäre Tumoren der Beckenwand (Sarkome), Rezidive bzw. Metastasen anderer Tumoren, z.B. Rektum-/Sigmaneoplasmen, z.T. auch entzündliche Tumoren (Abszesse) und retroperitoneale Blutungen in die Differentialdiagnose einzubeziehen, die mit Ausnahme sehr fetthaltiger Tumoren alle ähnliche Absorptionswerte und identische Gestalt aufweisen können (Haaga et al., 1977; Stephens et al., 1977b; De Santos et al., 1978; Wilson et al., 1978). Die wahrscheinliche Artdiagnose „Beckenwandrezidiv" beruht auf der anamnestischen Kenntnis eines malignen gynäkologischen Tumors. Der Wert der CT liegt darüber hinaus in der exakten Bestimmung der Tumorausdehnung sowie in der Verlaufsbeobachtung einer Tumorregression oder fehlenden Tumorrückbildung unter Therapie.

c) Rezidive außerhalb des kleinen Beckens

Eine Rezidivausdehnung über das kleine Becken hinaus ist mit Hilfe der Computertomographie sicher zu erfassen, während palpatorisch die oberen Tumorgrenzen bisweilen nicht abgrenzbar sind (Abb. 6a–d). Der computertomographische Befund ist in diesen Fällen als echte Zusatzinformation zum gynäkologischen Tastbefund zu werten. Überlegen ist die CT in der Diagnostik hochsitzender Rezidive bzw. Metastasen, die primär der Palpation nicht zugänglich sind (Abb. 7). Hochsitzende Rezidive sind, wenn sie nicht infolge ihrer Topographie oder Ausdehnung zu einer Verlagerung der Ureteren, Lymphbahnen und -knoten und/oder Darmschlingen geführt haben, mit keinem nichtinvasiven konventionellen Röntgenverfahren zu erfassen. Vergleichende Untersuchungsergebnisse von Ultraschall und CT liegen bisher nicht vor. Eine korrekte Artdiagnose ist wiederum nur in Kenntnis klinisch-anamnestischer Daten möglich. Die differentialdiagnostischen Erwägungen sind die gleichen wie bei den Beckenwandrezidiven, wobei je nach Höhenlokalisation die Möglichkeit von Metastasen anderer Primärtumoren unterschiedlich ist.

Kontinuierliche Infiltrationen benachbarter *Muskeln* und *Knochen* (Abb. 6 u. 7) werden direkt dokumentiert. Sie schließen in der Regel eine kurative operative Therapie aus.

Die *Obstruktion* des vorgeschalteten *Harnwegsystems* und deren Ursache werden bei Rezidiv-/Metastasenlokalisation im Ureterverlauf direkt ersichtlich (Abb. 8a, b; Abb. 10), während Isotopennephrogramm und Ausscheidungsurogramm nur die Tatsache

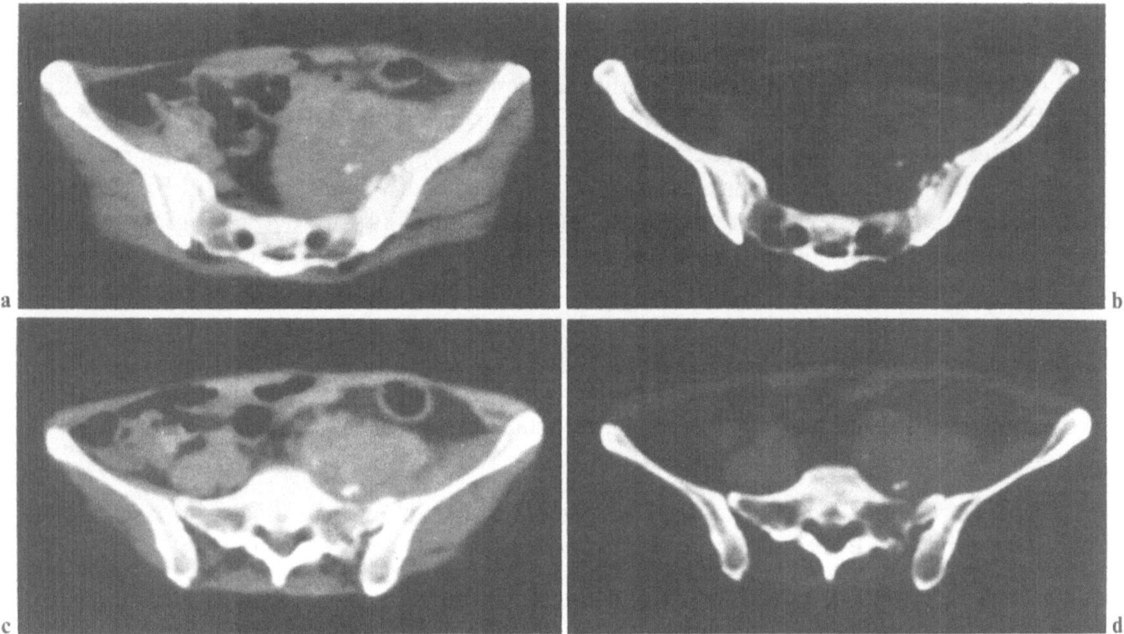

Abb. 6a–d. Zustand nach primärer Strahlentherapie eines Collumkarzinoms II, Verdacht auf Rezidiv. Computertomographisch: Ausgedehntes Rezidiv der Beckenwand links, Ausdehnung nach kranial bis über den Beckenkamm. Infiltration des linksseitigen M. iliacus und M. psoas. Osteodestruktion der linken Beckenschaufel und der linken Massa lateralis des Kreuzbeins (jeweils Fenstereinstellung in Weichteil- und Knochentechnik)

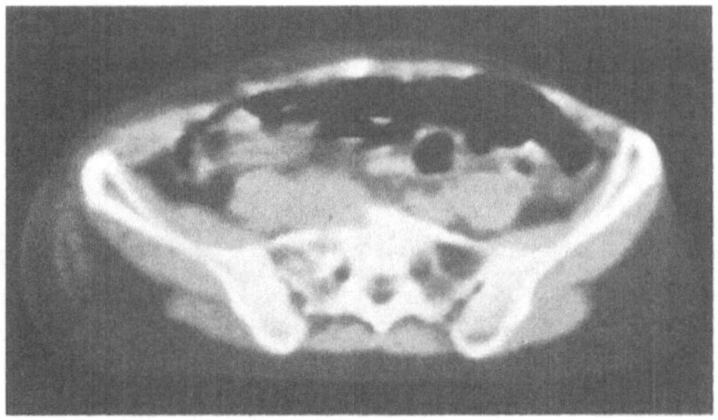

Abb. 7. Zustand nach Wertheimscher Operation wegen Collumkarzinom. Computertomographisch: Hochsitzendes Rezidiv im Bereich der Beckenwand rechts präsakral mit Infiltration des M. psoas und Destruktion des Os sacrum

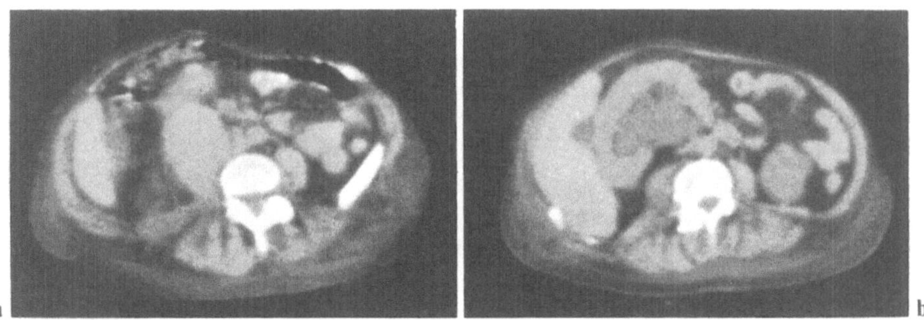

Abb. 8a, b. Zustand nach Uteruskarzinom. Ausgedehntes Rezidiv, von der rechten Beckenwand bis in den Mittelbauch parapsoisch reichend, Harnstauungsniere rechts

einer Harnabflußstörung und die Höhe der Obstruktion nachweisen können. Im Falle von Harnstauungsnieren oder stummen Nieren erlaubt das Computertomogramm im Gegensatz zu den genannten nuklearmedizinischen und röntgendiagnostischen Verfahren bei fehlendem Rezidivnachweis mit hoher Wahrscheinlichkeit den Rückschluß, daß eine Harnabflußstörung narbig und nicht tumorös bedingt ist. Eine computertomographische Unterscheidung zwischen Harnstauungsniere und stummer Niere ist außer in Extremfällen einer hydronephrotischen Sackniere jedoch nur nach Applikation nierengängiger jodhaltiger Kontrastmittel möglich. Die Computertomographie ist darüber hinaus häufig in der Lage, andere Ursachen einer stummen Niere oder einer wenig funktionierenden Niere (Nierenaplasie, Nierenhypoplasie, Schrumpfniere, Zystennieren, Nierenabszess/ Pyonephrose) abzuklären (Sagel et al., 1977).

In analoger Weise zur Harnstauungsniere erscheint bei einem *Lymphödem* der unteren Extremität(en) und fehlendem Rezidiv-/Metastasennachweis im Lymphabflußgebiet die Hypothese erlaubt, daß die Lymphabflußstörung indurativ bedingt ist.

Rezidivtumoren rektal/pararektal sind in ihrer Lagebeziehung zu Beckenmuskulatur in Querschnittsbildern exakt abzugrenzen (Abb. 9a, b).

Tumorrezidive im Bereich der Harnblase (Abb. 10) können wenigstens zum Teil im Nativscan, d.h. ohne vorherige i.v. Applikation nierengängiger Kontrastmittel und unter Verzicht auf eine Luftinsufflation in die Blase erkennbar sein. Untersuchungen in Doppelkontrasttechnik wurden von Seidelmann et al. (1978) für das Staging primärer Blasentumoren empfohlen. Eine Differenzierung zwischen einer Harnblasenmetastase eines gynäkologischen Tumors und einem primären Blasentumor ist allein vom Computertomogramm her jedoch nicht möglich.

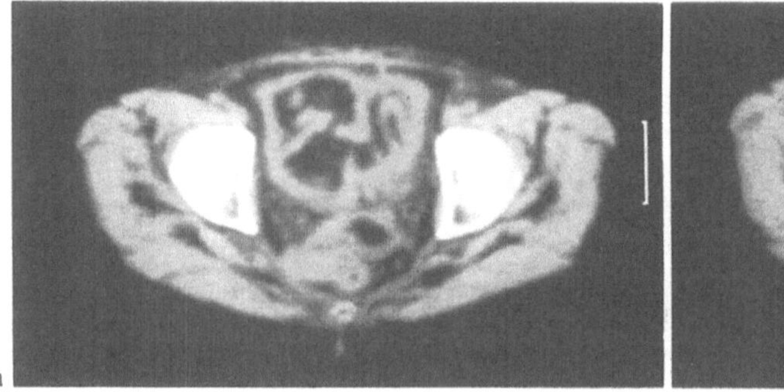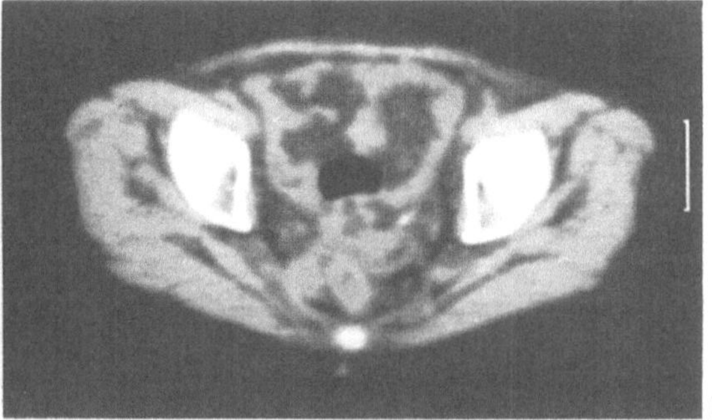

a   b

Abb. 9a, b. Zustand nach Wertheimscher Operation wegen Collumkarzinom. Pararektales Rezidiv rechts dorsolateral mit Infiltration des Rektums (bioptisch gesichert) und der Muskulatur

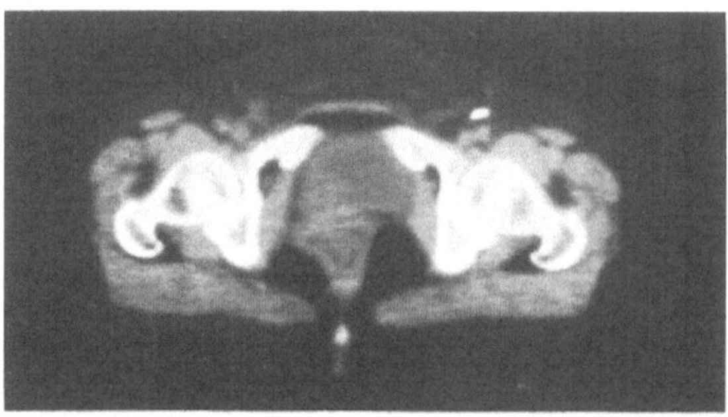

Abb. 10. Zustand nach primärer Strahlentherapie eines Collumkarzinoms I. Tumorrezidiv im Bereich der Harnblase (bioptisch gesichert) rechtsseitig in Ostiumnähe

d) Regionäre Lymphknotenmetastasen

Lymphknoten, die nicht im Abflußgebiet der Lymphbahnen der unteren Extremitäten liegen wie z.B. die Lymphknoten um die Aa. iliacae internae, lassen sich lymphographisch ebensowenig darstellen wie sämtliche intraperitonealen Lymphknoten und die paraaortalen Lymphknoten distal der Cisterna chyli, die sich nur in Ausnahmefällen kontrastieren. Während größere nicht speichernde Lymphknotenmetastasen noch bisweilen an Verlagerungen der Lymphgefäße oder benachbarter speichernder Lymphknoten im Lymphangiogramm bzw. Lymphadenogramm zu vermuten sind, ist lymphographisch keinerlei Aussage über Lymphknoten distal eines Kontrastmittelstops möglich. Mit Hilfe der CT sind hingegen auch Lymphknotenmetastasen distal eines Kontrastmittelstops oder primär nicht speichernde Lymphknotenvergrößerungen zu erkennen (KREEL, 1976, 1977; CALLEN et al., 1977; MARSHALL et al., 1977; LEE et al., 1978). Die minimale Größe computertomographisch erkennbarer Lymphknotenmetastasen ist unter anderem von deren Topographie abhängig: So sind Lymphknotenvergrößerungen paraaortal (Abb. 11 b) und hochparailiakal (Abb. 11 a) früher erkennbar als solche tiefparailiakal (Abb. 12), da der paraaortale und hochparailiakale Raum normalerweise von Fettgewebe ausgefüllt sind, in dem Weichteilvermehrungen frühzeitig als pathologisch imponieren. Tiefparailiakal bestehen infolge enger Nachbarschaftsbeziehungen zu den größeren arteriellen und venösen Gefäßen sowie zu einer Vielzahl kleinerer Gefäße und z.T. zu gefüllten Dünndarmschlingen Schwierigkeiten in der Unterscheidung nur gering vergrößerter Lymphknoten und physiologischer Strukturen, so daß hier nur erheblich vergrößerte Lymphknoten sicher als solche zu identifizieren sind. Die Struktur normaler und tumorös veränderter Lymphknoten ist allerdings nur lymphographisch sichtbar zu machen.

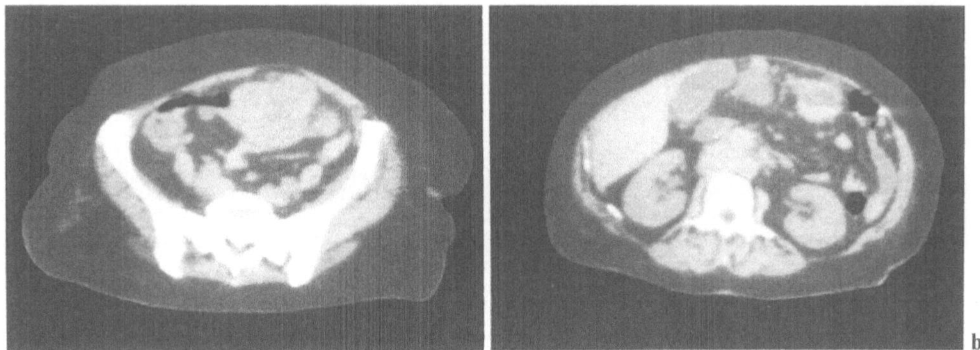

Abb. 11a, b. Zustand nach Operation eines Ovarialkarzinoms. Paraaortale und paracavale Lymphknotenmetastasen, Lymphknotenmetastasen bds. parailiakal. Multiple Metastasen im Bereich des Netzes und der Bauchwand

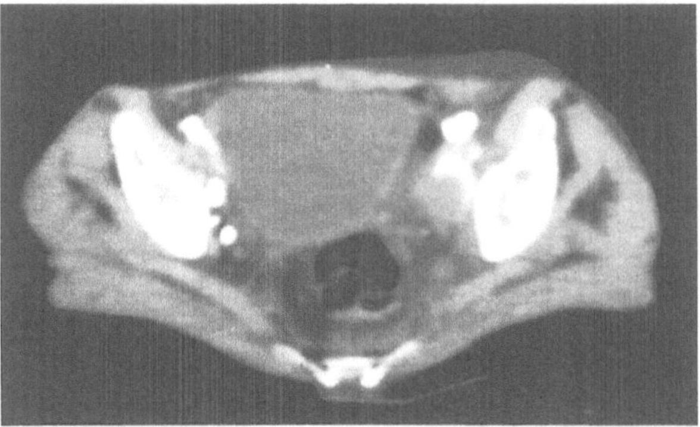

Abb. 12. Zustand nach Wertheimscher Operation wegen Collumkarzinom. Vergrößerte Lymphknoten iliakal bds., z.T. nicht Kontrastmittel speichernd (Zustand nach Lymphographie)

e) Fernmetastasen

Aszites läßt sich frühzeitig nachweisen (Abb. 13). Größere *peritoneale* Metastasen oder Metastasen im Bereich des großen Netzes und der *Bauchwand* (Abb. 11a, b) stellen sich direkt dar.

Lebermetastasen (Abb. 14) imponieren im Computertomogramm meist als uni- oder multilokuläre Bezirke erniedrigter Dichte, seltener sind Lebermetastasen primär Leberisodens oder -hyperdens (Alfidi et al., 1976; Levitt et al., 1977; Stanley et al., 1976; Stephens et al., 1977a; Scherer et al., 1978a, b). Nach Literaturangaben liegt die Sensitivität der CT für umschriebene Lebererkrankungen in bioptisch gesicherten Fällen bei 84–94% (Stanley et al., 1976; Levitt et al., 1977; Scherer et al., 1978a, b; Frühling u. Osteaux, 1978). Im Gegensatz zu in aller Regel unspezifischen Speicherdefekten im Leberszintigramm ist computertomographisch häufig eine Artdiagnose Metastase(n) möglich. Über die vergleichende Treffsicherheit nuklearmedizinischer, sonographischer und computertomographischer Untersuchungen hinsichtlich der diagnostischen Treffsicherheit bei Lebermetastasen liegen bisher erst wenige vergleichende Untersuchungen vor (Bryan et al., 1977; Biello et al., 1978; Scherer et al., 1978b; Frühling u. Osteaux, 1978).

Lungenmetastasen (Abb. 15) stellen sich im Computertomogramm als runde hyperdense Bezirke innerhalb der transparenten Lunge dar. Erste vergleichende Untersuchungen

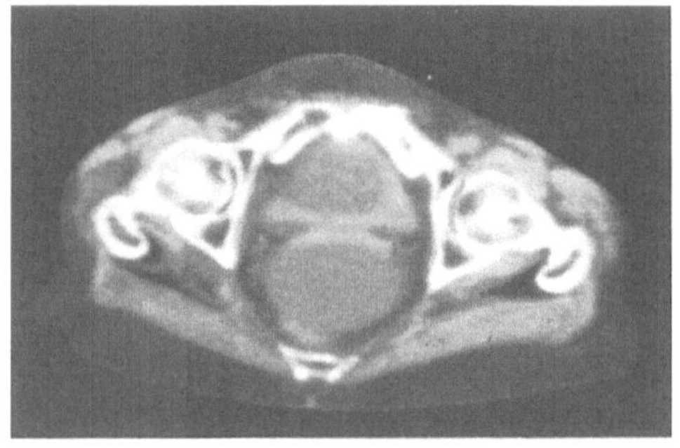

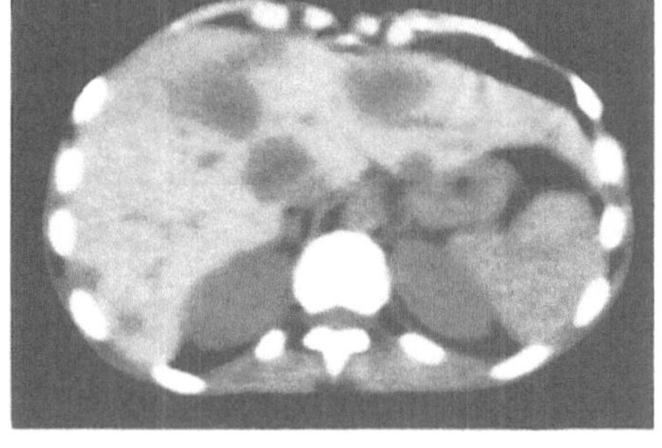

Abb. 13   **Abb. 14**

Abb. 13. Corpuskarzinom, Zustand nach Wertheimscher Operation. Aszites, hier in der Excavatio recto-uterina. Dorsal der Harnblase Cervixstumpf

Abb. 14. Multiple Lebermetastasen

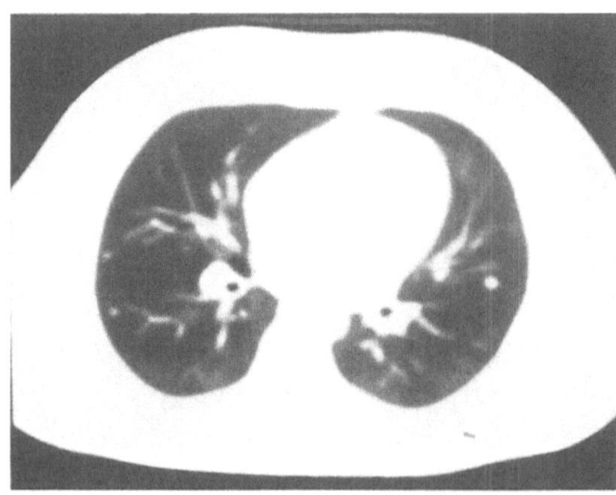

Abb. 15. Multiple Lungenmetastasen. Die kleinen Metastasen im Bereich der rechten Lunge im Röntgenbild nicht sichtbar

(MUHM et al., 1977; JOST et al., 1978; RAPTOPOULOS et al., 1978; SCHANER et al., 1978) ergaben, daß periphere Lungenmetastasen computertomographisch vielfach früher und in größerer Zahl nachweisbar sind als mit Hilfe konventioneller Röntgenaufnahmen einschließlich Schichtaufnahmen. Eine artdiagnostische Zuordnung intrapulmonaler Rundschatten, d.h. eine sichere Differenzierung zwischen einer Metastase und z.B. einem tuberkulösen Indurat oder einer anderen benignen Neubildung gelingt allerdings computertomographisch bisher nicht. Multilokuläre Rundschatten sind jedoch computertomographisch ebenso wie konventionell röntgenologisch primär metastasenverdächtig.

Sowohl osteolytische als auch osteoplastische *Knochenmetastasen* (Abb. 16a, b; Abb. 6 u. 7) können computertomographisch prinzipiell sichtbar sein (LEE et al., 1978; BÜLL et al., 1978a). Im Bereich der Wirbelsäule können sich differentialdiagnostische Probleme ergeben sowohl in der Abgrenzung gegenüber degenerativen hypersklerotischen Veränderungen als auch gegenüber nichtneoplastischen Mineralsalzminderungen wie z.B. Schmorlschen Deck- oder Grundplatteneinbrüchen ohne wesentliche Randsklerosierung. Wegen der leichten und ubiquitären Durchführbarkeit und der simultanen Beurteilbarkeit großer Skelettabschnitte sollte unseres Erachtens jedoch konventionellen radiologischen Verfahren wie dem Knochenszintigramm und Röntgenaufnahmen in zwei Ebenen als Screeningverfahren in jedem Fall der Vorzug gegeben werden. Sie sind gegebenfalls durch Schichtaufnahmen zu ergänzen. Eine Detailauflösung ossärer Strukturen, wie sie das Röntgenbild erlaubt, wird weder szintigraphisch noch computertomographisch erreicht. Andererseits erlaubt das Computertomogramm bisweilen eine simultane Darstellung des Knochendefekts und eines begleitenden Weichteiltumors, wie sie keine der anderen nichtinvasiven Methoden erreicht (Abb. 6 u. 7).

Bei Verdacht auf *Hirnmetastasen* (Abb. 17) stellt die CT heute mit einer Nachweisquote von bis zu 98% das diagnostische Verfahren der Wahl dar (KAZNER et al., 1975; LANKSCH u. KAZNER, 1976; WENDE et al., 1977). Die CT ist der Serienszintigraphie in der Metastasendiagnostik eindeutig überlegen (BÜLL et al., 1978b).

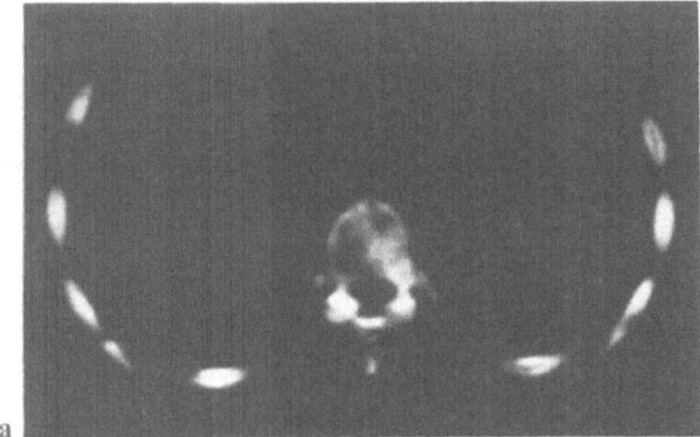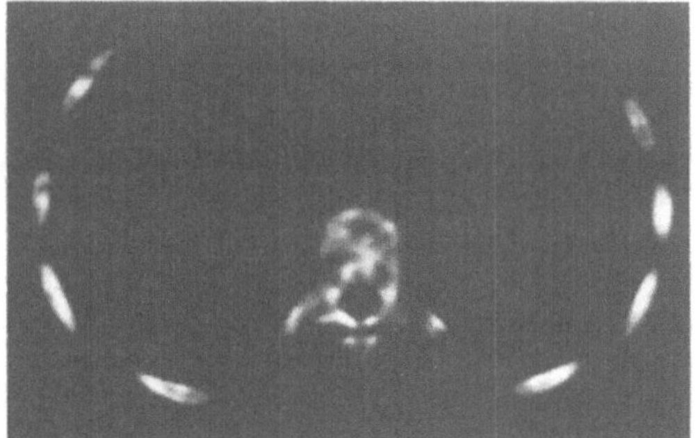

a   b

Abb. 16a, b. Osteolytische Wirbelsäulenmetastasen

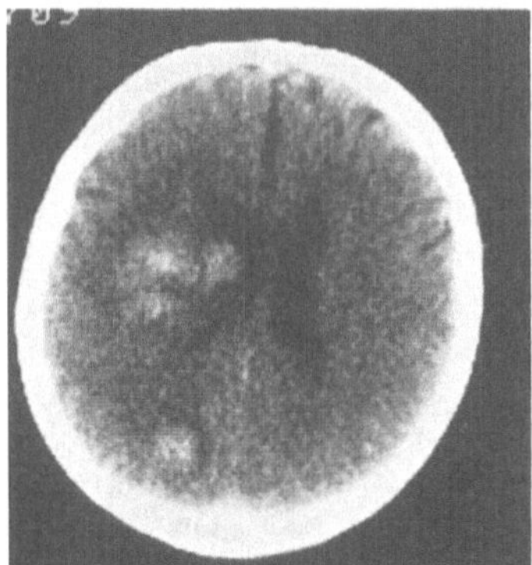

Abb. 17. Multiple Hirnmetastasen (Nativscan)

Literatur zu V: Diagnostik gynäkologischer Tumoren
V/1: Möglichkeiten der speziellen Röntgendiagnostik
und
V/3: Rezidivdiagnostik bei Geschwülsten

ALTEMUS, R.: Differentiating uterine and extrauterine masses by bilateral selective hypogastric arteriography. Radiology *92*, 1020–1026 (1969)

ALTVATER, G., IMHOLZ, G.: Die Ureterstenosen beim Collumcarcinom. Prognost. Bedeutung und chirurg. Behandlung. Geburtshilfe Frauenheilkd. *20*, 1214–1229 (1960)

ATHEY, P.A., WALLIS, S., SHAN-JING, B., GALLAGER, H.S., SMITH, J.P.: Lymphangiography in ovarian cancer. Am. J. Roentgenol. *123*, 761 (1975)

AVERETTE, H.E., LE MAIRE, W.J., LE PAGE, J.R.: Lymphography, arteriography and venography in gynecologic cancer. Clin. Obstet. Gynecol. *2*, 372–397 (1969)

BAUM, S., BRON, K.M., WEXLER, L., ABRAMS, H.L.: Lymphangiography, cavography and urography. Radiology *81*, 207 (1963)

BENSON, R.C., DOTTER, C.T., STRAUBE, K.R.: Percutaneous transfemoral aortography in gynecology and obstetrics. Am. J. Obstet. Gynecol. *85*, 772 (1963)

BIRNHOLZ, J.C.: Uterine opacification during excretory urography (Definition of a previously unreported sign). Am. J. Roentgenol. *105*, 303 (1972)

BLAUDOW, K.: Kavographie und Relymphographie als wichtige Zusatzuntersuchungen bei Hodentumoren und gynäkologischen Karzinomen. Radiol. Diagn. (Berl.) *13*, 674 (1972)

BLAUDOW, K.: Erkrankungen des Lymphsystems. In: Lymphographie maligner Tumoren. Lüning, M., Wiljasalo, M., Weissleder, H. (Hrsg.). Stuttgart: Thieme 1976 und Leipzig: VEB Thieme 1976

BLAUDOW, K.: Persönliche Mitteilung, 1973, nach Tab. 16, KÖHLER et al., S. 174, Kap. 17, »Metastasen gynäkologischer Malignome aus: LÜNING, WILJASALO, WEISSLEDER« Lymphographie bei malignen Tumoren«. Stuttgart: Georg Thieme 1976

BÖCKLER, H., PRINZ, D.: Veränderungen der oberen Harnwege nach Bestrahlung und Operation des Kollumkarzinoms. Geburtshilfe Frauenheilkd. *19*, 858–867 (1959)

BORELL, U., FERNSTRÖM, I., LINDBLOM, K., WESTMANN, A.: The diagnostic value of arteriography of the iliac artery in gynecology and obstetrics. Acta Radiol. (Stockh.) *38*, 247 (1952)

BORELL, U., FERNSTRÖM, I., LINDBLOM, K., WESTMANN, A.: The diagnosis of hydatidiform mole, malignanthydatidiform mole and choriocarcinoma and special reference to the diagnostic value of pelvis arteriography. Springfield, Ill.: Thomas (1966)

BOTTOMLEY, J.P., WHITEHOUSE, G.H.: Congenital arteriovenous malformations of the uterus demonstrated by angiography. Acta Radiol. (Stockh.) *2*, 43 (1975)

BREIT, A.: Angiographie der Uterustumoren und ihrer Rezidive. Stuttgart: Thieme 1967

BREIT, A.: Arteriographie vor und nach Tumorbestrahlung. Fortschr. Röntgenstr. *111*, 329 (1969a)

BREIT, A.: Harnabflußstörung als Komplikation nach Radiotherapie. Langenbecks Arch. Chir. *325*, 644 (1969b)

BREIT, A.: Informationswert der Angiographie in der gynäkologischen Röntgendiagnostik. Radiologe *15*, 21 (1975)

BREIT, A.: Gynecology. In: Atlas of Angiography. Loose, K.E., van Dongen, R.J.A.M. (Hrsg.). Stuttgart: Thieme 1976a

BREIT, A.: Vermeidbare und unvermeidbare Strahlenreaktionen bei der Strahlenbehandlung des Kollum-Karzinom. In: Prophylaxe und Therapie von Behandlungsfolgen bei Karzinomen der Frau. 2. Oberaudorfer Gespräch. Schmähl, D. (Hrsg.), Bd. 1, S. 14. Stuttgart: Thieme 1976b

BREIT, A., ROHDE, U.: Erste Erfahrungen mit der Computertomographie in der Gynäkologie. Gynäkol. Praxis *1*, 661–666 (1977)

BREIT, A., SCHEDEL, E.: Ergebnisse der Beckenarteriographie bei Plazentatumoren. Fortschr. Röntgenstr. *112*, 431 (1970)

BREIT, A., CZEMPIEL, H., KÖRNIG-KRON, K.: Lymphszintigraphie in der Tumortherapie. Strahlentherapie *1*, 338 (1969)

BREWIS, R.A.L., BAGSHAWE, K.D.: Pelvic arteriography in invasive trophoblastic neoplasia. Br. J. Radiol. *487*, 481–495 (1968)

BRYK, D.: Barium enema examination in the evaluation of large pelvic masses. Am. J. Roentgenol. *101*, 970 (1967)

CHIDEKEL, N., EDLUNDH, K.-O.: Transuterine phlebography with particular reference to pelvic varicosities. Acta Radiol. [Diagn.] (Stockh.) *7*, 1–12 (1968)

CONRADY, J., ELKIN, M., ROMNEY, S.L., SANFILIPPO, L.J.: Pelvic angiography and lymphangiography in the evaluation of the patient with carcinoma of the cervix. Surg. Gynecol. Obstet. *122*, 983–990 (1966)

DENCKER, H., SON HOLMDAHL, K.H., LUNDERQUIST, A., OLIVECRONA, H., TYLÉN, U.: Mesenteric angiography in patients with radiation injury of the bowel after pelvis irradiation. Rad. Clin. North Am. *114*, 476 (1972)

DIANKOV, L., SARKANIATZ, A.: Die Wertigkeit der B.V.-Photopneumopelvigraphie für die Diagnostik gynäkologischer Erkrankungen. Fortschr. Röntgenstr. *3*, 124 (1976)

DICK, W.: Die urologischen Komplikationen bei der Behandlung der malignen Tumoren im kleinen

Becken. In: Krebsforschung und Krebsbekämpfung. Bd. IV, S. 276–283. Gottron, H.A., Uehlinger, E., Antoine, T. (Hrsg.). München, Berlin, Wien: Urban & Schwarzenberg 1962

DIETZ, W., BEINERT, W.: Über die Bedeutung der urologischen Röntgendiagnostik beim Kollum-Karzinom der Frau für die Prognose. Röntgenblätter *19*, 340–347 (1966)

DÖPPER, T., JAKOB, A.: Die Harnstauung beim bestrahlten weiblichen Genitalkarzinom, ihre Häufigkeit und Behandlungsvorschläge. Strahlentherapie *109*, 289–294 (1959)

DOPPMAN, J., CHRETIEN, P.: Visceral pelvic venography in carcinoma of the cervix. Radiology *98*, 405–410 (1971)

DUCUING, J., GUILHEM, D., ENJALBERT, A., BAUX, R., PAILLÉ, J.: La phlébographie pelvienne. Paris: Masson 1954

DURANDO, C., SCOGNAMIGLIO, F., SCARZERLE, V.: L'arteriografia pelvica nella fisiopatologia ginecologica. Arch. Inst. Osped. S. Corona *27*, 401–436 (1962)

ERBSLÖH, J.: Die Hysterographie beim Uteruskarzinom, beim Myom und bei der Endometriosis interna. Röntgenblätter *18*, 419–427 (1965)

FERNSTRÖM, E.: Arteriography of the uterine artery. Acta Radiol. (Stockh.), Suppl. *122*, 128 (1955)

FOCHEM, K.: Röntgendiagnostik in der Geburtshilfe und Gynäkologie. In: Lehrbuch der Röntgendiagnostik, 6. Aufl. Bd. V. v. Schinz, H.R., Wellauer, J. (Hrsg.). Stuttgart: Thieme 1965

FOCHEM, K.: Der pathologische Hysterosalpingographie-Befund. Radiologe *1*, 11 (1975)

FRATES, R.E.: Selective angiography of the ovarian artery. Radiology *92*, 1014–1019 (1969)

FRENCKEN, V.A.M., LANDMAN, G.H.M.: Cirsoid aneurysm of the uterus: specific arteriographic diagnosis. Am. J. Roentgenol. *95*, 775 (1965)

FRIES, G.: Zur Röntgendiagnostik Osteoradionektronischer Hüftveränderungen nach Röntgen-Radiumbestrahlung weiblicher Genitalkarzinome. Strahlentherapie *132*, 113–127 (1967)

FRISCHBIER, H.J.: Angiographische Untersuchungen zur Rezidiv-Diagnostik weiblicher Genital-Karzinome. Excerpta Medica Foundation 1965, Amsterdam (Hrsg.) S. 114, XI. Intern. Congress, Rom (1965)

FRISCHBIER, H.J.: Vergleichende lymphographische, arteriographische und phlebographische Befunde beim weiblichen Genital-Karzinom. Deutscher Röntgen-Kongress 1965, Stuttgart: Thieme 1966

FRISCHBIER, H.J.: Strahlenbehandlung des Kollum-Karzinom. In: Handbuch der medizinischen Radiologie, Bd. XIX/3, S. 137. Berlin, Heidelberg, New York: Springer 1971

FRISCHKORN, R.: Befunde im Arteriogramm beim Kollum-Karzinom. Deutscher Röntgen-Kongress, Wiesbaden, 1964, Teil A. Stuttgart: Thieme 1965

FRISCHKORN, R.: Strahlenbehandlung des Collum Ca. In: Handbuch der medizinischen Radiologie, Diethelm, L., Olson, O., Strnad, F., Vieten, H., Zuppinger, A. (Hrsg.) Bd. XIX/3, S. 70. Berlin, Heidelberg, New York: Springer 1971

FRITZ, H., KÖHLER, K., PLATZBECKER, H.: Komplexe angiographische Diagnostik gynäkologischer Tumor-Rezidive-Technik, Indikation, Ergebnisse. Fortschr. Röntgenstr. *117*, 2 (1972)

FROMMHOLD, W., BUBLITZ, E.: Die Pneumopelvigraphie als ergänzende radiologische Untersuchungsmethode bei Beckentumoren. In: Radiologische Diagnostik und Therapie maligner Tumoren im Becken. Glauner, R. (Hrsg.). S. 34–41. Stuttgart: Thieme 1970

FUCHS, W.A.: Der diagnostische Wert der Cavographie. Radiol. Clin. (Basel) *30*, 129–149 (1961)

FUCHS, W.A.: Vena cava inferior. In: Handbuch der medizinischen Radiologie, Bd. III, S. 371. Berlin: Springer 1964

FUCHS, W.A.: Frage der artspezifischen lymphangiographischen Metastasenkriterien bei bestimmten Organ-Tumoren. Radiol. Diagn. (Berl.) *13*, 627 (1972)

FUCHS, W.A., HOPF, M.A.: Cavography, an indispensable complement to lymphography. In: Progress in lymphology. Viamonte, M., Altmann, Jr., Parks, R., Blum, E., Beicilaqua, M., Recher, L. (eds), p. 218. Stuttgart: Thieme 1970

FULLENLOVE, T.M.: Experience with over 2,000 uterosalpingographies. Am. J. Roentgenol. *106*, 463–471 (1969)

GAUWERKY, F.: Zur Strahlenbehandlung des Korpus-Karzinoms des Uterus unter besonderer Berücksichtigung hysterographischer Befunde. Fortschr. Röntgenstr. *79*, Sonderbd. 36, 51–53 (1953)

GAUWERKY, F.: Weibliche Genitalorgane. In: Strahlentherapie, Radiologie, Onkologie. Scherer, E. (Hrsg.), S. 534. Berlin, Heidelberg, New York: Springer 1976

GEORGI, M., KÄRCHER, K.-H., VON KAISER, D., SCHEURLEN, R.: Arteriographie bei Tumoren im Beckenbereich. Radiologe *8*, 185 (1968)

GERTEIS, W.: Lymphographie und topographische Anatomie des Beckenlymphsystems. Stuttgart: Enke 1966

GOLDING, P.R., SIDAWAY, M., BAGSHAWE, K.D.: Pelvic arteriography in trophoblastic disease. Proc. Soc. Med. *4*, 399–400 (1971)

GRABIGER, R.: Osteoradionekrose des Schenkelhalses nach Telekobalttherapie. Strahlentherapie *123*, 282–284 (1964)

GREEN, J.D., BRUNNEAU, R. RUBIN, P.: Isotope tests of kidney function in pelvic and abdominal irradiation. Acta Radiol. [Ther.] (Stockh.) *3*, 418 (1965)

GREEN, J.D., CARDEN, J., TERRENCE, S., HAMMOND, C.B., JONSRUDE, I.: Angiographic demonstration of arteriovenous shunts in pulmonary metastatic choriocarcinoma. Am. J. Roentgenol. *67*, 108 (1973)

GUILHEM, P., BAUX, R., VIOSIN, R., PAILLÉ, J.: La phlébography pelvienne par voie utérine. Bull. Féd. soc. gynéc. et obst. 3, 709–713 (1951)

GUSBERG, S.B., FRICK, H.C.: Zitiert nach GAUWERKY, 1976

HARNETT, J.: Venography of the female pelvis. Obstet. Gynecol. *41*, 501 (1973)

HEIDENREICH, P., HÖR, G.: Abflußbehinderung. In: Wertigkeit radiologischer Methoden, Niere-Leber-Pankreas. Breit, A., Peters, P.E., Reindl, P. (Hrsg.), S. 19. Stuttgart: Thieme 1975

HEINEN, G., SCHÜSSLER, R.: A new method of uterine phlebography and its diagnostic significance. German Med. Monthly *8*, 271–273 (1963)

HILLMANN, D.C., TRISTAN, T.A.: Inferior vena cavography in the detection of abdominal extension of pelvic cancer. Radiology *81*, 416 (1963)

HOFMANN, D.: Klinik der gynäkologischen Strahlentherapie. München, Berlin: Urban & Schwarzenberg 1963

HOHENFELLNER, R.: Die urologischen Komplikationen des Kollumkarzinoms. Berlin, Heidelberg, New York: Springer 1965

HOHENFELLNER, R., WEGHAUPT, K.: Urologische Komplikationen als Bestrahlungsfolge des Kollum-Karzinoms. Strahlentherapie *122*, 362–372 (1963)

HUG, O. (Hrsg.): Praeoperative Tumorbestahlung. München, Berlin: Urban & Schwarzenberg 1971

HÜLLEMANN, R.: Spätveränderungen im Bereich der Kutis und an den ableitenden Harnwegen nach Supervolttherapie des Kollum-Karzinoms. Strahlentherapie, Sonderbd. *61*, 272–276 (1965)

JAVERT, C.T.: The spread of benign and malignant endometrium in the lymphatic system with a note on coexisting vascular involvement. Am. J. Obstet. Gynecol. *64*, 780 (1952)

JENKINS, D.G., WEST, H.J.: The radioisotope renogram in carcinoma of the cervix. Br. J. Radiol. *44*, 441–444 (1971)

JOHNSON, J.C., LLORENS, A.S.: Angiographic demonstration of persistent trophoblastic disease. Am. J. Obstet. Gynecel. *2*, 305–306 (1971)

KADEMIAN, M.T., BUCHLER, D.A., WIRTANEN, G.W.: Bipedal lymphangiography in malignancies of the uterine corpus. Am. J. Roentgenol. *129*, 903–906 (1977)

KÄSER, O., IKLÉ, F.A.: Urologische Komplikationen bei der Behandlung des Kollumkarzinoms. Dtsch. Med. Wochenschr. *86*, 2465–2472 u. 2495–2496 (1961)

KÄSER, O., IKLÉ, F.A.: Atlas der gynäkologischen Operationen, Operationen am Uterus. Stuttgart: Thieme 1965

KAINBERGER, F.: Der Wert der Beckenvenographie in der Rezidivdiagnostik nach Uteruskarzinom. Radiol. Austrica *12*, 119–128 (1961)

KAUPPILA, A.: Uterine phlebography with venous compression. A clinical and roentgenological study. Acta Obstet. Gynecol. Scand., Suppl. *3*, 49 (1970)

KELLING, G.: Über Ösophagoskopie, Gastroskopie, Kölioskopie. Münch. Med. Wochenschr. *49*, 21 (1902)

KIRCHHOFF, H.: Die fraktionierte Röntgenbestrahlung fortgeschrittener Kollumkarzinome bei Mitbeteiligung der abführenden Harnwege: Akute Gefahren und primäre Heilungen. Strahlentherapie *65*, 579–594 (1939)

KIRCHHOFF, H.: Die Behandlung der Harnwegskomplikationen als Folge der Therapie des Kollumkarzinoms. Begründung und Zeitpunkt. Strahlentherapie *113*, 356–368 (1960a)

KIRCHHOFF, H.: Komplikationsreiche Veränderungen am Harnsystem nach Strahlentherapie des Kollumkarzinoms. Geburtshilfe Frauenheilkd. *20*, 34–39 (1960b)

KIRCHHOFF, H.: Individualisierung Krebskranker. Krebsforsch. *5*, 261–269 (1963)

KÖHLER, K., PLATZBECKER, H.: Informationsgehalt angiographischer Untersuchungen bei gynäkologischen Tumoren und ihren Rezidiven. In: Lymphographie bei malignen Tumoren. Lüning, M., Wiljasalo, M., Weissleder, H. (Hrsg.). Leipzig: VEB Thieme 1976

KÖHLER, K., PLATZBECKER, H., FRITZ, H.: Die Leistungsfähigkeit einer komplexen angiographischen Diagnostik bei gynäkologischen Tumorrezidiven. Radiologe *1*, 27 (1975)

KOEHLER, R.R., WOHL, G.T., SCHAFFER, B.: Lymphangiography, a survey of its current status. Am. J. Roentgenol. *91*, 1216 (1964)

KOLSTAD, P., LIVERUD, K.: Pelvic arteriography in malignant trophoblastic neoplasia. Am. J. Obstet. Gynecol. *2*, 175–182 (1969)

KOTTMEIER, H.L.: Complications following radiation therapy in carcinoma of the cervix and their treatment. Am. J. Obstet. Gynecol. *88*, 854–866 (1964)

KRATOCHWIL, A., NEUMANN, I.: Ultraschalldiagnostik in der Gynäkologie. Radiologe *1*, 37 (1975)

KUPERSMIT, M.: Pelvic pneumography with or without hysterosalpingography. J. Am. Osteopathic. Assoc. *8*, 684–693 (1972)

KWASNY, R., FUCHS, W.A.: Die Lymphographie bei malignen Ovarialtumoren. Fortschr. Röntgenstr. *126*, 564–566 (1977)

LALANNE, C.M., FAJBISOWICZ, S.: Complications postradio-thérapeutiques dans le cancer du col utérin. Ann. Radiol. *8*, 697–708 (1965)

LALANNE, C.M., ASCARELLI, A.A., FAJBISOWICZ, S.: La telecobaltoterapia all' istituto Gustave Roussy. V. Tumori del Collo dell'utero. Nunt. Radiol. (Firenze) *30*, 426–443 (1964)

LANG, E.K.: Arteriography in gynecology. Radiol. Clin. North Am. *5*, 133–149 (1967)

LANG, E.K.: Arteriographic diagnosis of extension of carcinoma of the cervix into the vesicovaginal septum. J. La. State Med. Soc. 120/7, 333–334 (1968)

LANG, E.K., GREER, J.L.: The value of pelvic arteriography for the staging of carcinoma of the cervix. Radiology *92*, 1027–1034 (1969)

LANG, E.K., SIMON, K.J., CUMMINGS, D.H. et al.: Arteriography, pelvic pneumography and lymphangiography augmenting assessment and staging of carcinoma of the cervix. South. Med. J. *11*, 1249–1256 (1970)

LEE, K.F., GREENING, R., KRAMER, S., HAHN, G.A., KURODA, K., LIN, S.-R., KOSLOW, W.W.: Cervix. Analysis of 105 proven cases by surgery. Am. J. Roentgenol. *111*, 284–296 (1971)

LEODOLTER, S., JANISCH, H., PHILIPP, K., TULZER, H.: Die Verwendung von Radioisotopen bei gynäkologischen Eingriffen. Gasteiner Internationales Symposium. In: Radioaktive Isotopen in Klinik und Forschung. Höfer, R. (Hrsg.), S. 597. Wien: Egermann 1976

LEVIN, D.C., STAIANO, S., SCHNEIDER, M., BECKER, J.A.: Complementary role of sonography and arteriography in management of uterine choriocarcinoma. Radiol. Clin. North Am. *25*, 462 (1975)

LIPPOLD, K.: Über die Bedeutung der Pneumopelvigraphie für die röntgenologisch-gynäkologische Diagnostik. Dissertation, Tübingen 1976

LOVE, L., MELAMED, M., COOPER, R.A., MONCADA, R., SCHWARTZ, H.: Infusiontomography of the females pelvis. Am. J. Roentgenol. *122*, 299 (1974)

LÜNING, M., TIETZ, M.: Wertbestimmung lymphographischer Metastasenkriterien bei malignen Ovarialtumoren. Radiol. Diagn. (Berl.) *18*, 325–330 (1977)

LÜNING, M., WILJASALO, M., WEISSLEDER, H. (Hrsg.): Lymphographie bei malignen Tumoren. Leipzig: VEB Thieme 1976

MACARINI, N., SCURSATONE, M., ZINICOLA, N.: L'arteriografia pelvica nello studio della patologia ginecologica. Radiol. Med. (Torino) *45*, 1041–1069 (1959)

MENG, C.H., ELKIN, M.: Gynecologic angiography. Semin. Roentgenol. *4*, 267 (1969)

MITROV, G., DIANKOV, L., ANGELOVA, G.: Pneumogynecographic studies in cancer of the uterine cervix. Onkologija *11*, 83–89, 1974

MURRAY, E., COMPARATO, M.R.: Uterine phlebography. Am. J. Obstet. Gynecol. *8*, 1088–1093 (1968)

MUTH, H.: Über Funktionsstörungen der ableitenden Harnwege nach Strahlentherapie und Radikaloperation des Kollumkarzinoms. Geburtshilfe Frauenheilkd. *151*, 267 (1958)

NORMAN, O.: Hysterography in cancer of the corpus of the uterus. Acta Radiol. (Stockh.), Suppl. 79, 156 (1950)

NYSTRÖM, C., FORSSMAN, L., ROOS, B.: Myometrial blood flow studies in carcinoma of the corpus uteri. A preliminary report on the clearance method using xenon 133. Acta Radiol [Ther.] (Stockh.) *8*, 193–198 (1969)

PECK, A.G., YODER, I.C., PFISTER, R.C.: Tomography of pelvicabdominal masses during intravenous urography. Radiol. Clin. North Am. *25*, 322 (1975)

PETERS, P.E., PFANNENSTIEL, P., PIXBERG, H.U., HEKKING, E., HENNE, W., WEISSLEDER, H.: Falsch positive und zutreffend negative Befunde bei röntgendiagnostischen und nuklearmedizinischen Untersuchungsmethoden in der Nephro-Urologie. In: Wertigkeit radiologischer Methoden, Niere-Leber-Pankreas. Breit, A. (Hrsg.). Stuttgart: Thieme 1975 und Gemeinsamer Kongress der Deutschen und Österreichischen Röntgengesellschaft, Wien: 1973

PIETILÄ, K.: Hysterography in the diagnosis of uterine myoma. Acta Obstet. Gynekol. Scand. *48*, Suppl. 5, 65 (1969)

PIETRI, J., MASSON, J.C., TONGIO, J., FONTAINE, R.: Gynecological angiography. The value of angiography, preferably selective, in gynecological and obstetrical practice. Gynecol. Obstet. 67/4, 393–410 (1968)

PIVER, M.S., WALLACE, S., CASTRO, J.R.: The accuracy of lymphangiography in carcinoma of the cervix uteri. Am. J. Roentgenol. *111*, 278 (1971)

PIXBERG, H.U., PFANNENSTIEL, P., KAMIN, K.: Klinischer Stellenwert der seitengetrennten katheterlosen Clearance mit ^{131}J Hippuran. In: Nuklearmedizinische Verfahren bei Erkrankungen der Nieren und Harnwerge. Pfannenstiel, P. (Hrsg.). Konstanz: Schnetztor 1977

RÅDBERG, C., WICKBOM, I.: Pelvic angiography and pneumoperitoneum in the diagnosis of gynecologic lesions. Acta Radiol. [Diagn.] (Stockh.) *6*, 133–144 (1967)

REDMAN, H.C.: Computed tomography of the pelvis. Radiol. Clin. North Am. 15/3, 441–448 (1977)

REIFFENSTUHL, G.: Das Lymphknotenproblem beim Carcinoma colli uteri und die Lymphirradiatio pelvis. München, Berlin, Wien: Urban & Schwarzenberg 1967

RICHTER, K., MACH, S., LISEWSKI, G.: Pneumopelvigraphy in diagnostic gynecology. II. Contraindications in differential diagnosis. Fortschr. Röntgenstr. *106*, 822–832 (1967)

RIES, J.K.: Zur Frage der Gewebstoleranz bei der Strahlentherapie der Karzinome der Frau. Geburtshilfe Frauenheilkd. *18*, 537–540 (1958)

RIES, J.K.: Urologische Komplikationen bei der Strahlenbehandlung von malignen Tumoren des kleinen Beckens. In: Krebsforschung und Krebsbekämpfung. Bd. IV, Gottron, H.A., Uehlinger, E., Antoine, T. (Hrsg.) S. 283–293. München, Berlin: Urban & Schwarzenberg 1962

RIOS SAN MARTIN, G., FALCÓ, J.: Intraosseous phlebography and lymphadenography in carcinoma of the cervix and other pelvic neoplasia. Radiology *83*, 219–227 (1964)

RÖDER, K.: Zur Anwendung der Lymphographie in der Geschwulstdiagnostik. Dtsch. Gesundh.-Wesen *29*, 1362 (1967)

SAKUMA, S., NAKAJIMA, S., AYAKAWA, Y., et al.: Pelvic angiography and hysterosalpingography in diagnosis of trophoblastic neoplasia. Nagoya Med. J. *3*, 81–87 (1972)

SCHABEL, S.I.: Case reports. Diffuse arterial calcification of the uterus. An unusual radiographic appearance. Br. J. Radiol. *49*, 797–798 (1976)

SCHULTZE, G., ERBSLÖH, J.: Gynäkologische Röntgendiagnostik. Stuttgart: Enke 1954

SEDGENIDZE, G.A., ZYB, A.F.: Lymphographische Darstellungen. Veränderungen an normalen Lymphgefäßen und Lymphknoten nach Strahlentherapie. In: Lymphographie bei malignen Tumoren. Lüning, M., Wiljasalo, M., Weissleder, H. (Hrsg.). Leipzig: VEB Thieme 1976 u. Stuttgart: Thieme 1976

SEIDELMANN, F.E., COHEN, W.N.: Pelvis. In: Computed tomography of abdominal abnormalities. Haaga, J., Reich, N.E. (Hrsg.). Saint Louis: Mosby 1978

SHIMKIN, P.M., VAN THIEL, D.H., ROSS, G.T.: Selective hypogastric arteriography in uterine choriocarcinoma. Am. J. Roentgenol. *111*, 535–540 (1971)

SIEBER, F.: Die Lymphographie in der klinischen Praxis. Leipzig: VEB Thieme 1966

SIEBER, F., KÖHLER, K.: Kavographie und Lymphographie bei gynäkologischen Tumoren. Radiol. Diagn. (Berl.) *7*, 425 (1966)

SILVERBERG, P.W., SLOWINSKI, E.J., MELNICK, G.S.: Pelvic venography. Am. J. Roentgenol. *107*, 523 (1973)

SMITH, J.P., RANDALL, G.E., CASTRO, J.R., LINDBERG, R.: Hypogastric artery infusion and radiation therapy for advanced squamous cell carcinoma of the cervix. Am. J. Roentgenol. *104*, 243 (1972)

SWART, B., MEYER, G.: Die Diagnostik des akuten Abdomens bei Erwachsenen. Ein neues klinisches Röntgen-Konzept. Radiologe *14*, 1–57 (1974)

TAKAHASHI, M., NAGATA, Y.: Angiography of trophoblastic tumors. A correlation of pelvic angiography with direct fourfold magnification angiography of uterine specimens. Am. J. Roentgenol. *112*, 4 u. 779 (1972)

TESKE, H.J., HEISSEN, E.: The infusion urogram in gynecologic tumors. Strahlentherapie *3*, 332–336 (1969)

VIAMONTE, M., ALTMAN, D., PARKE, R., BLUME, E., BEVILACQUA, M., RECHNER, L.: Radiographic-pathologic correlation in the interpretation of lymphangio-adenograms. Radiology *80*, 903 (1963)

WALTHER, H.E.: Krebsmetastasen. Basel: Schwabe 1948

WEIGEN, J.F., STEEVENS, G.M.: Pelvic pneumography in the diagnosis of polycystic disease of the ovary, including Stein-Leventhal syndrome. Am. J. Roentgenol. *100*, 680 (1967)

WEINSTEIN, D., AVIAD, Y., POLISHUK, W.Z.: Hysterography before and after myomectomy. Am. J. Roentgenol. *129*, 899–902 (1977)

ZUM WINKEL, K.: Zur Technik der indirekten abdominellen Lymphknotenszintigraphie mit 198-Au Kolloidale. Nuklearmedizin *3*, 148 (1963)

WISE, R.E., SALZMAN, F.A., JOHNSTON, D.O., SIBER, F.J.: Intraosseous venography in pelvic malignancy. Am. J. Roentgenol. 90/2, 373 (1963)

ZOLLINGER, H.U.: Strahlung und Wetter. Handbuch der allgemeinen Pathologie. Roulet, F. (Hrsg.). Bd. X/1, S. 154. Berlin, Göttingen: Springer 1960

V/2: Primäre Diagnostik mit der Röntgen-Ganzkörper-Computer-Tomographie

ALFIDI, R.J., HAAGA, J., MEANEY, T.F., MAC INTYRE, W.J., GONZALES, L., TARAR, R., ZELCH, M., BOLLER, M., COOK, S.A., JELDEN, G.: Computed tomography of the thorax and abdomen. Radiology *117*, 257–264 (1975)

BREIT, A., ROHDE, U.: Erste Erfahrungen mit der Computertomographie in der Gynäkologie. Gynäkol. Praxis, *1*, 661–666 (1977) und Gynäkol. Praxis *2*, 39–50 (1978)

CARTER, B.L., KAHN, P.C., WOLPERT, S.M., HAMMERSCHLAG, S.B., SCHWARTZ, A.M., SCOTT, R.M.: Unusual pelvic masses: a comparison of computed tomographic scanning and ultrasonography. Radiology *121*, 383 (1976)

COHEN, W.N., SEIDELMANN, F.E., BRYAN, P.J.: The use of a tampon to enhance vaginal localisation in computed tomography of the female pelvis. Am. J. Roentgenol. *128*, 1064–1065 (1977)

GAUWERKY, F.: Zur Strahlenbehandlung des Korpus-Karzinoms des Uterus unter besonderer Berücksichtigung hysterographischer Befunde. Fortschr. Röntgenstr. *79*, Sonderbd. 36, 51–53 (1953)

GAUWERKY F.: Spezielle Strahlentherapie der malignen Tumoren: Weibliche Genitalorgane. in: Strahlentherapie, Radiologische Onkologie Herausgeber: E. Scherer. Springer Verlag, Berlin, Heidelberg, New York, 1976

PLATZER W.: Zur Anatomie der Organe des weiblichen Beckens in Berücksichtigung der Computertomographie. Handbuch Radiologie, XIII/2, in Druck

REDMANN, H.C.: Symposium on whole body tomography Radiol. Clin. North Am. *3*, 441 (1977)

REIFFENSTUHL, G.: Das Lymphknotenproblem beim Carcinoma colli uteri und die Lymphirradiatio pelvis, S. 291. München, Berlin, Wien: Urban & Schwarzenberg 1967

ROHDE, U., SPECHTER, H.J., BREIT, A.: Computed Tomography in Gynecology. Internat. Symposium Heidelberg, In: Total Body Computerized Tomography. Herausgeber: P. Gerhardt u. G. van Kaick. Georg Thieme Verlag Stuttgart, 1979.

SEIDELMANN, F.E., COHEN, W.E.: Pelvis. In: Computed tomography of abdominal abnormalities. Haaga, J., Reich, N. (Hrsg.), S. 221–276. St. Louis: Mosby 1978

SEIDELMANN, F.E., TEEMES, S.P., COHEN, W.N., BRYAN, P.J., PATIL, U., SHERRY, R.G.: Computed tomography of the gasfilled bladder method of staging bladder neoplasms. Urology *9*, 337–344 (1977)

V/4: *Röntgen-Ganzkörper-Computer-Tomographie in der Rezidivdiagnostik*

ALFIDI, R.J., HAAGA, J.R., HAVRILLA, T.R., PEPE, R.G., COOK. S.A.: Computed tomography of the liver. Am. J. Roentgenol. *127*, 69–74 (1976)

BIELLO, D.R., LEVITT, R.G., SIEGEL, B.A., SAGEL, S.S., STANLEY, R.J.: Computed tomography and radionuclide imaging of the liver: a comparative evaluation. Radiology *127*, 159–163 (1978)

BREIT, A.: Angiographie der Uterustumoren und ihrer Rezidive. Stuttgart: Thieme 1973

BREIT, A., ROHDE, U.: Erste Erfahrungen mit der Computertomographie in der Gynäkologie. 2. Befunde und Bedeutung. Gynäkol Praxis *2*, 39–50 (1978a)

BREIT, A., ROHDE, U.: Bisherige Erfahrungen mit der Computertomographie in der Gynäkologie. Röntgenberichte *7*, 27–36 (1978b)

BRYAN, P.J., DINN, W.M., GROSSMAN, Z.D., WISTOW, B.W., McAFEE, J.G., KIEFFER, S.A.: Correlation of computed tomography, gray scale ultrasonography, and radionuclide imaging of the liver in detecting space-occupying processes. Radiology *124*, 387–393 (1977)

BÜLL, U., SCHERER, U., BECKER-GAAB, C., LISSNER, J.: Vergleich von konventionellen Röntgenverfahren, Computertomographie und Szintigraphie in der Diagnostik von Erkrankungen des Skelettsystems. Nuklearmediziner *1*, 70–75 (1978a)

BÜLL, U., NIENDORF, H.P., KAZNER, E., LANKSCH, W., WILSKE, J., STEINHOFF, H., GAHR, H.: Computerized transaxial tomography and cerebral serial scintigraphy in intracranial tumors – rates of detection and tumortype identification: concise communication. J. Nucl. Med. *19*, 476–479 (1978b)

CALLEN, P.W., KOROBKIN, M., ISHERWOOD, I.: Computed tomographic evaluation of the retrocrural prevertebral space. Am. J. Roentgenol. *129*, 907–910 (1977)

FRÜHLING, J., OSTEAUX, M.: Correlation between liver scintigraphy and computed tomography in the detection of liver metastases. Eur. J. Nucl. Med. *3*, 169–174 (1978)

HAAGA, J.R., ALFIDI, R.J., HAVRILLA, T.R., COOPERMAN, A.V., SEIDELMAN, F.E., REICH, N.E., WEINSTEIN, A.J., MEANEY, T.F.: CT detection and aspiration of abdominal abscesses. Am. J. Roentgenol *128*, 465–474 (1977)

JOST, R.G., SAGEL, S.S., STANLEY, R.J., LEVITT, R.G.: Computed tomography of the thorax. Radiology *126*, 125–136 (1978)

KAZNER, E., LANKSCH, W., STEINHOFF, H., WILSKE, J.: Die axiale Computer-Tomographie des Gehirnschädels. Anwendungsmöglichkeiten und klinische Ergebnisse. Fortschr. Neurol. Psychiatr. *43*, 487–574 (1975)

KREEL, L.: The EMI whole body scanner in the demonstration of lymphnode enlargement. Clin. Radiol. *27*, 421–429 (1976)

KREEL, L.: Computerized tomography using the EMI general purpose scanner, Br. J. Radiol. *50*, 2–14 (1977)

LANKSCH, W., KAZNER, E. (eds.): Cranial computerized tomography. Berlin, Heidelberg, NewYork: Springer 1976

LEE, B.C.P., KAZAM, E., NEWMAN, A.D.: Computed tomography of the spine and spinal cord. Radiology *128*, 95–102 (1978)

LEE, J.K.T., STANLEY, R.J., SAGEL, S.S., LEVITT, R.G.: Accuracy of computed tomography in detecting intraabdominal and pelvic adenopathy in lymphoma. Am. J. Roentgenol. *131*, 311–315 (1978)

LEVITT, R.G., SAGEL, S.S., STANLEY, R.S., JOST, R.G.: Accuracy of computed tomography of the liver and biliary tract. Radiology *124*, 123–128 (1977)

MARSHALL, W.H., BREIMAN, R.S., HARELL, G.S., GLATSTEIN, E., KAPLAN, H.S.: Computed tomography of abdominal paraaortic lymph node disease: preliminary observations with a 6 second scanner. Am. J. Roentgenol. *128*, 759–764 (1977)

MUHM, J.R., BROWN, L.R., CROWE, J.K.: Detection of pulmonary nodules by computed tomography. Am. J. Roentgenol. *128*, 267–270 (1977)

RAPTOPOULOS, V., SCHELLINGER, D., KATZ, S.: Computed tomography of solitary pulmonary nodules: experience with scanning times longer than breath-holding. J. Comput. Assist. Tomogr. *2*, 56–60 (1978)

ROHDE, U., SPECHTER, H.J., BREIT, A.: Computed tomography in gynecology. In: P. Gerhardt, G. v. Kaick (eds.) Total Body Computerized Tomography. Stuttgart: Thieme 1979

SAGEL, S.S., STANLEY, R.S., LEVITT, R.G., GEISSE, G.: Computed tomography of the kidney. Radiology *124*, 359–370 (1977)

DE SANTOS, L.A., GOLDSTEIN, H.M., MURRAY, J.A., WALLACE, S.: Computed tomography in the evaluation of musculosceletal neoplasms. Radiology *128*, 89–94 (1978)

SCHANER, E.G., CHANG, A.E., DOPPMAN, J.L., CONKLE, D.M., FLYE, M.W., ROSENBERG, S.A.: Comparison of computed and conventional whole lung tomography in detecting pulmonary nodules: a prospective radiologic-pathologic study. Am. J. Roentgenol. *131*, 51–54 (1978)

SCHERER, U., ROTHE, R., EISENBURG, J., SCHILDBERG, F.-W., MEISTER, P., LISSNER, J.: Diagnostic accuracy of CT in circumscript liver disease. Am. J. Roentgenol. *130*, 711–714 (1978a)

SCHERER, U., BÜLL, U., ROTHE, R., EISENBURG, J., SCHILDBERG, F.W., MEISTER, P., LISSNER, J.: Computerized tomography and nuclear imaging of the liver. A comparative study in 83 cases. Eur. J. Nucl. Med. *3*, 71–80 (1978b)

SEIDELMANN, F.E., COHEN, W.N., BRYAN, P.J., TEMES, S.P., KRAUS, D., SCHOENROCK, G.: Accuracy of CT staging of bladder neoplasms using the gas-filled method: report of 21 patients with surgical confirmation. Am. J. Roentgenol. *130*, 735–739 (1978)

STANLEY, R.J., SAGEL, S.S., LEVITT, R.G.: Computed tomography of the body: early trends in application and accuracy of the method. Am. J. Roentgenol. *127*, 53–67 (1976)

STEPHENS, D.H., SHEEDY, P.F., HATTERY, R.R., MACCARTY, R.L.: Computed tomography of the liver. Am. J. Roentgenol. *128*, 579–590 (1977a)

STEPHENS, D.H., SHEEDY II, P.F., HATTERY, R.R., WILLIAMSON B. JR.: Diagnosis and evaluation of retroperitoneal tumors by computed tomography. Am. J. Roentgenol. *129*, 395–402 (1977b)

WENDE, S., AULICH, A., KRETSCHMAR, K., GRUMME, T., MEESE, W., LANGE, S., STEINHOFF, H., LANKSCH, W., KAZNER, E.: Die Computer-Tomographie der Hirngeschwülste. Radiologe *17*, 149–156 (1977)

WILSON, J.S., KOROBKIN, M., GENANT, H.K., BOWILL E.G. JR.: Computed tomography of musculosceletal disorders. Am. J. Roentegenol. *131*, 55–61 (1978)

VI. Radiodiagnostics in the Planning and Follow-up of Radiotherapy Given for Gynaecological Tumours

by

C.-E. Unnérus, M. Forss, K. Kiviniitty and T. Mattsson

With 19 Figures

1. Introduction

In order to be able to plan radiotherapy and control its effects in treating gynaecological tumours, the location of the tumour relative to the neighbouring organs and tissues as well as its possible spreading must be ascertained first. Consequently this chapter is divided into three parts dealing with a) the radiodiagnostic methods available for locating the tumour, b) the choice of the therapeutic method and c) the manner of administering the therapy and the possible effects of the radiation doses on the adjacent tissues and organs.

Such a discussion involves a great number of notions pertaining to radiation physics and biology. These notions are very important and the latter portion of the chapter deals essentially with the follow-up of the consequences of radiotherapy, which must be examined in the light of the radiation doses administered, the quality of the radiation, fractionation, the shape of the irradiated areas, their location, etc. We will not pay much attention to the diagnosis of metastases of their possible treatment, for these matters were already discussed in a previous part of this Encyclopedia (Volume XIX/3, 1971). The present study mainly concentrates on the area of the true pelvis and the gynaecological tumours encountered therein.

It is known clinically that cervical cancer as a primary finding is fairly stable as regards its location, but that the more advanced and severe stages may involve quite extensive spreading into the adjacent tissues. The location of corporal cancer may display more variation due to the position of the uterus (ante- or retroversion or -flexion, sinistro- or dextroposition). In this case the location may greatly affect the adjacent organs. Furthermore, the uterus may be either normally mobile or fixed, possibly involving adhesions to the surrounding organs and tissues.

The location of ovarian cancer may also vary considerably, depending on the primary location of the ovaries. The size of the tumour may also give rise to contacts with the neighbouring organs. The diagnosis of ovarian cancer is seldom a roentgenological problem, being mostly a clinical procedure, although arteriography or venography may occasionally lead to at least a probable diagnosis. Ultrasonic scanning and computer tomography will be of great help in the early diagnosis of this insidious tumour in the near future.

The roentgen-anatomical and -topographical conditions in the true pelvis are complicated and considerable individual variations occur. This applies to the urogenital organs, the intestinal system, the vasculature and the other organs and tissues of the true pelvis.

In addition to actual anomalies, previous inflammations and/or operations may have greatly altered the status from the norm.

Once the presence of a tumour has been verified, the organs and tissue of the true pelvis are preliminarily examined, essentially by various radiological methods. The purpose is to examine all tumours as thoroughly as possible before the institution of therapy (TNM system), in order to ascertain the degree of spreading and to be able to plan the treatment for each patient individually. Since different types of treatment are available, including operative treatment, radiotherapy and a combination of these two, the radiological findings are significant in determining the spreading of the disease.

Prior to the therapy, the topographic-anatomical conditions can be surveyed in many different ways. The uterine status can be established by means of hysterography and uterus phlebography, the status of the urinary tract by means of urography, renography, cystography and possibly pyelography, and the intestinal status by applying contrast medium to the colon and possibly also to the small intestine. In addition to these, it is often possible to use lymphography, lympho-scintigraphy, various angiographies, cavography, ultrasonic examinations, computer tomography, and possibly other special examinations required by the situation.

It is only after these preliminary procedures that the therapy can be initiated. It is naturally not always necessary to perform all the examinations enumerated above, but in complicated cases they may be important.

Although the treatment of gynaecological tumours has been more and more concentrated in large centres, the supply of examinations provided by the different clinics varies. It should be emphasised, however, that it is not always justifiable to demand that certain complicated examinations be undertaken routinely during the planning of therapy, for it is also important to start the therapy without undue delay. The most important common goals pertaining to all types of tumours are: to achieve a good outcome of therapy and to minimise therapeutic complications.

This chapter will draw attention to the importance of control examinations during treatment and the manner of performing them. The final sections will discuss in more detail the late status and the individualisation of the planning of treatment.

2. Radiological Examinations to be Performed Before Treatment

a) General Aspects

Before starting treatment, both the local and the general conditions should be surveyed radiologically.

Plain films of the true pelvis area may occasionally yield quite surprising information, provided that the patient's intestinal system has been well evacuated prior to the examination. Calcifications, soft-tissue densities, etc. can be visualised in this way. A routine thorax examination should also always be made, both to find out the possible metastases and to establish the cardiological and pulmonal status of the patient before initiating possible treatment. The bones of the true pelvis should also be checked, which is often possible on the basis of the plain films alone.

Most centres perform a number of routine examinations before starting therapy. The purpose of these is to obtain detailed information about the anatomy of the pelvic region in each individual case and to determine as accurately as possible the extent of the disease. The pattern of these examinations differs from one institution to another, especially as regards the more time-consuming and complicated examinations. The personal interests and preference of the radiologists concerned usually determine the thoroughness of these initial procedures. The capacity of the radiodiagnostic department is also important.

Regardless of these variations and the type of gynaecological tumour in question, roentgenological examinations of the chest, the abdomen and the urogenital system are usually performed. Often the large bowel is also examined prior to any therapeutic procedures. In addition, the skeletal system, the small intestine and other organs are examined according to the symptoms.

Although examinations such as arteriography, phlebography, lymphography and various isotopic methods are not routinely used, many centres employ one or several of these examinations before treatment. These methods are even more commonly used when post-therapeutic complications are investigated or a recurrent disease is to be established. The differential diagnosis between complication and recurrence is largely based on radiologic procedures. Since urography is the most important examination at the different stages of the management of gynaecological tumours, it will be treated in more detail. Of the special procedures employed in gynaecological tumour diagnostics, lymphography has been widely employed and also deserves special attention.

b) Urography

Urography is generally performed before the institution of treatment in most cases of gynaecological tumour. An accumulation of experience with this method enables visualisation of the kidneys, the ureters and the bladder. Although a routine procedure, it should be performed with care, in order to obtain all the available information. A good examination technique should be employed (OLSSON, 1973).

Together with the urographical examination, a plain radiograph of the pelvis is obtained. This initial radiograph may contain valuable information, e.g. reveal calcifications in certain types of gynaecological tumour. STEINBACH (1960) invited attention to the fact that phleboliths, which are often seen in the pelvic region, may change their position during therapeutic procedures. FENLON and AUGUSTIN (1971) pointed out that phlebolith displacement may be the first sign of á pelvic mass.

In Fig. 1a three phleboliths are shown located right of the midline before treatment. On a control film taken 7 months later (Fig. 1b) the position of the phleboliths is clearly different from that shown on the pretreatment film. This was the first indication of a pelvic mass. The patient later developed hydronephrosis on the right and a vesico-rectal fistula.

Large gynaecological tumours often dislocate the ureters either unilaterally or bilaterally (UNNÉRUS and WIDHOLM, 1963; WIDHOLM et al., 1968). Stasis of different degrees is revealed, and a pretreatment pathological urography has been shown to have prognostic significance (WAGGONER and SPRATT, 1969; RUPONEN et al., 1974). Anomalies should be detected before initiating treatment and findings such as aplasia of a kidney, duplex system and abnormal positions should be considered in planning the treatment.

The urinary bladder deserves special attention in connection with the urographical examination. Tumours may cause impressions in the contour of the bladder and infiltrative growth in the bladder wall causes irregularities. All the findings on the initial urography should be carefully recorded, since even minor abnormal changes may be of significance.

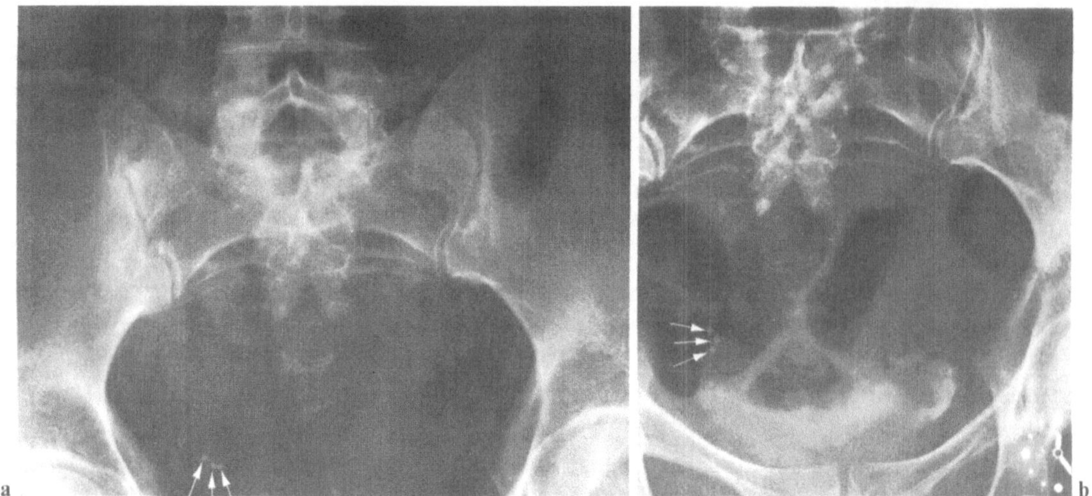

Fig. 1a and b. A plain film of the pelvis before treatment, **a** shows three phleboliths (arrows). On a control film, **b** obtained seven months after irradiation for cervical carcinoma the position of the phleboliths is different from that on the initial film

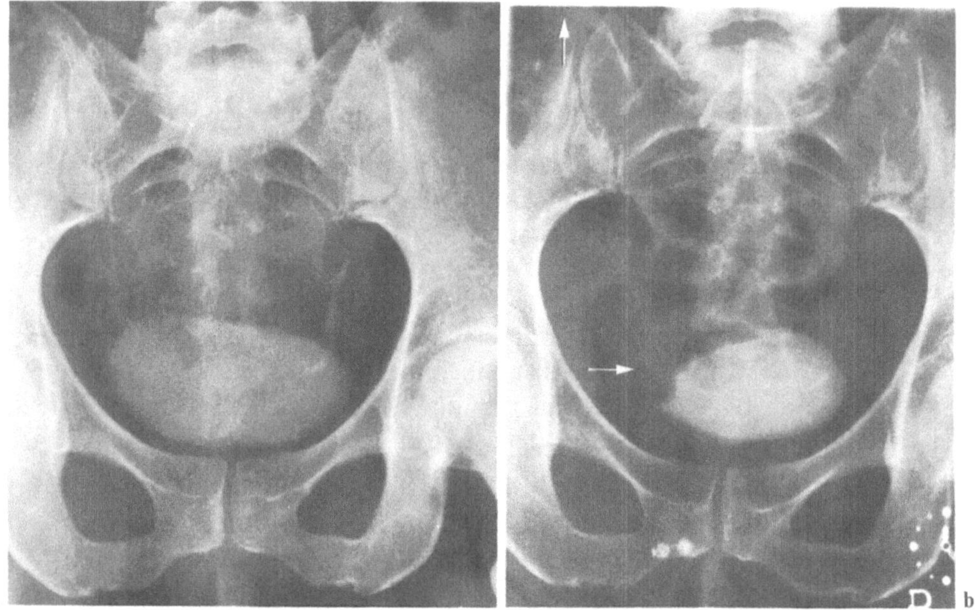

Fig. 2a and b. Urinary bladder before treatment, **a** and thirteen months later, **b** after irradiation for stage II cervical carcinoma. Irregularity of the right bladder wall is seen as the first sign of recurrent disease. Hydronephrosis later developed on the right side and the patient succumbed to the disease six months later

In Fig. 2a the urographic finding was normal before treatment. The patient was symptomless 13 months later, when a control urography showed the contour of the urinary bladder to be irregular (Fig. 2b). This was the first sign of recurrent disease. Patients with even severe morphological changes on urography may be without symptoms. Furthermore, laboratory tests do not yield pathological values until the function is gravely disturbed. Thus, pathological urographic findings often occur without other signs of disease. Recurrent urinary tract infections accompany stasis in the majority of cases, especially after operative procedures (HOHEN-FELLNER, 1965; LANG et al., 1973; MATTSSON, 1976).

For the follow-up after the treatment, renography (nephrography) has been employed. A pathological renographic finding should be checked by urography, which reveals the morphological status (AANTAA et al., 1972; LUNDGREN et al., 1972).

c) Lymphography

Lymphography has proved to be a valuable method of evaluating the invasion of a malignant disease into the lymphatic system. Since the early 1960s, numerous extensive reports have dealt with the problems pertaining to anatomical and radiographic-pathological considerations of the true pelvis (HERMAN et al., 1963; VIAMONTE et al., 1963) and the accuracy of lymphographic diagnosis in metastases of gynecological tumours (FRISCH-BIER, 1966a; FROEWIS, 1968; GERTEIS, 1967; LECART and LENFANT, 1971; LEE et al., 1971). Several major works dealing with lymphography alone are already available (FUCHS et al., 1969; GOONERATNE, 1974; KINMONTH, 1972; LÜNING et al., 1976).

The diagnosis of metastatic spreading is based on several criteria. Obstruction of the lymphatics leads to disturbances seen in the lymphangiogram. At the storage phase (lymphadenograms), nodal defects are detected if the infiltrated area is larger than 2–4 mm in diameter. If tumour growth completely replaces the lymph node, it is not detectable. Lymphography is regarded as a relatively safe procedure even for older patients (SOKOL et al., 1977).

Progression and regression of the disease are revealed by later control films or repeated lymphography. Fibrolipomatic defects as a consequence of previous inflammation are seen frequently, particularly in the inguinal area and they present differential diagnostic problems. Irradiation is one cause of lymphatic blockage and it may render interpretation difficult (RÜTTIMANN, 1967).

The value of lymphography is not limited to the estimation of the spreading of the disease but is also of considerable help in planning radiotherapy (FABIAN and BEN-NINGHOFF, 1966; HOLSTI and WILJASALO, 1966; PERTTALA and TORSTI, 1968), since it shows the lymphatic pathways and nodes in each individual.

There are certain limitations in the accuracy of lymphographic diagnosis of malignant pelvic disease. For example, anatomic variations may cause difficulties and small metastatic lesions are not detected. When planning treatment, it should be borne in mind that a negative lymphographic finding does not exclude the possibility of metastases.

The use of lymphography in malignant gynaecological disease is influenced by the mode of spreading of the disease. Lymphography has been applied to carcinoma of the uterine cervix, the body of the uterus, the ovaries, the vulva and the vagina. In cervical carcinoma much experience of this method has been gained. The difficulties in the interpretation of the films are, however, illustrated by the variable percentages reported for the accuracy of lymphography in gynaecological tumour diagnostics. Most reports give an accuracy of 85%–90% (KINDERMANN et al., 1970; LEE et al., 1971). It seems that experience and adherence to strict diagnostic criteria are most important for the results.

The figures given for the metastatic spread of cervical carcinoma vary within 11%–27% for stage I and 24%–51% for stage II, which accords with the report of REIFFENSTUHL (1967) concerning the metastatic spread verified at operation for different stages of cervical carcinoma.

In addition to lymphography, lymphoscintigraphic methods have been used to investigate the lymphatic pathways (GRÖNROOS et al., 1968; BREIT et al., 1969; BREIT, 1970; GLASSBURN et al., 1972). It is to be expected that lymphography and other methods giving information on the lymphatic system will be used extensively in the assessment and management of patients with malignant gynaecological diseases.

d) Arteriography

If the treatment is complicated, all the available radiodiagnostic procedures should be used, since the decision concerning which mode of treatment to apply, the conservative or the active, is difficult but most important. Arteriography is valuable for this purpose, and also in the differential diagnosis between complication and recurrent disease. In 1955, Fernström published a major study concerning arteriography of the uterus. Frisch-korn (1966) studied cervical carcinoma employing both arteriography and phlebography. Frischbier (1966b) compared lymphography, arteriography and phlebography in gynaecological cancer. Malignant disease was studied by Borell et al. (1967) using pelvic arteriography. In an extensive study, Breit (1967) examined tumours of the uterus and their recurrence. Other major works have also been published on this subject.

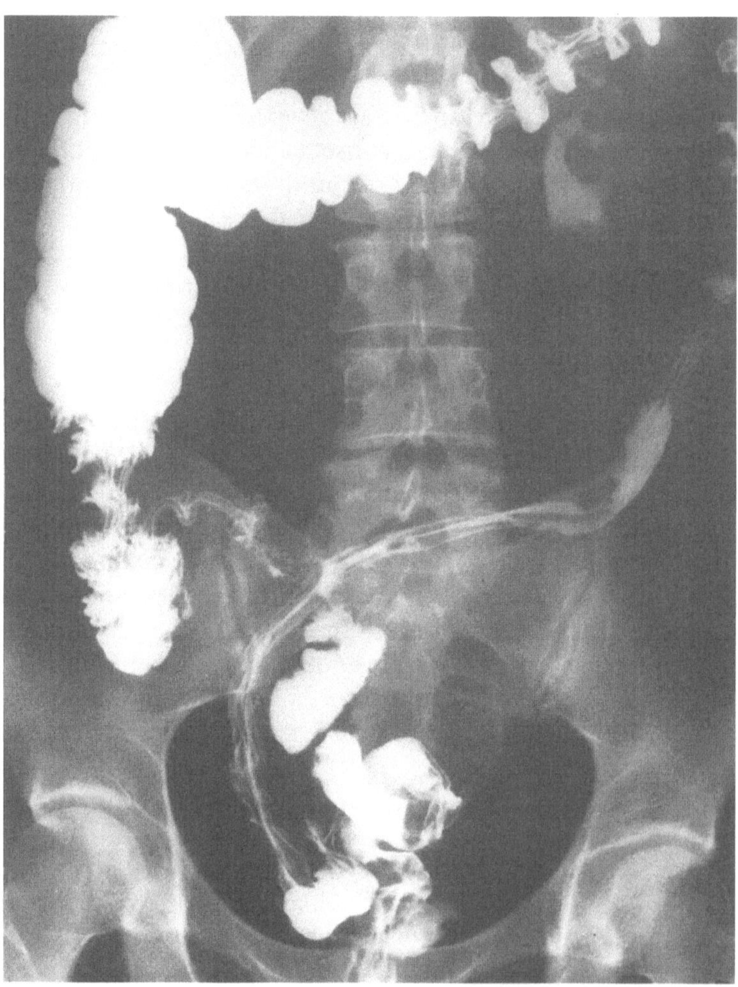

Fig. 3. The sigmoid colon is shifted upwards and medially, being simultaneously narrowed. The contours of its wall are fairly smooth, signifying absence of any serious adhesion, but the tumour is located at a point typical of ovarian tumours

e) Roentgen Examination of the Lower Digestive Tract

Radiation measurements have shown that radiation doses may crucially change during treatment lasting for several hours, because the anatomical conditions change. Various radiological methods have shown that the location and size of the sigmoid colon, in particular, varies; this is exceedingly important in the treatment of gynaecological tumours. In the treatment of an old patient, whose tissues normally have a fairly poor status, who has ptosis, and perhaps also diverticula in the sigmoid and the descending colon, the outcome may be unexpected, unless this matter has been examined in advance. One or more loops of the intestine can also be located sometimes in the true pelvis; this part of the intestinal tract is even more mobile than any part of the colon.

It should be emphasised that while performing the roentgen examinations of the intestinal tract prior to starting the therapy, the object should be surveyed in at least two directions, also checking the relation between the intestinal system and other organs, such as the sacrum, the bladder and the uterus.

The intestinal examination may occasionally also reveal a lower abdominal tumour. From the viewpoint of differential diagnostics, it may sometimes be necessary to carry out supplementary examinations which elucidate the origin of the tumour. But as it can be seen from Fig. 3, an ovarian tumour is sometimes quite easy to diagnose by applying contrast medium to the colon.

f) Hysterography and Uterus Phlebography

Hysterography has sometimes been used to verify corporal cancer (Fig. 4), though several authors have warned of the possibility of introducing cancer cells into the peritoneal

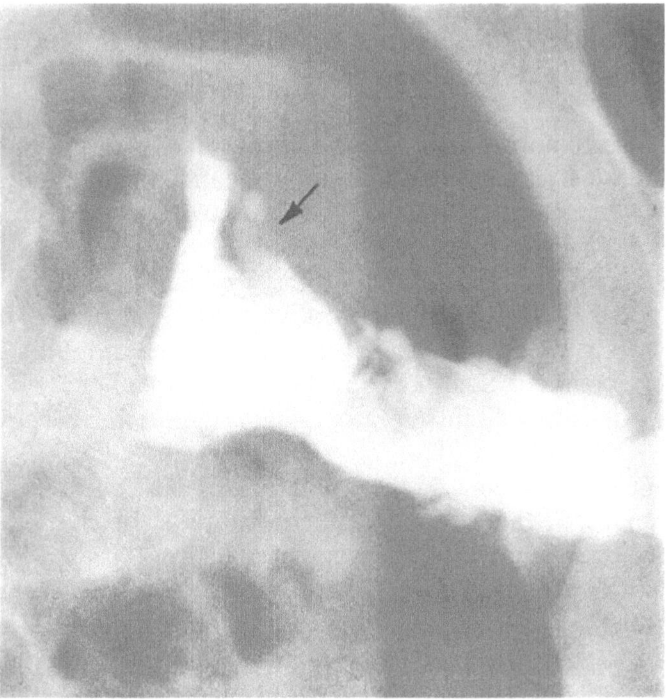

Fig. 4. Hysterography helps to visualise a large uterine cavity with myomatous changes and also developing corpus cancer on the left

cavity when using this method. Norman (1950) wrote a comprehensive article on this topic, and Almendral and Frischkorn (1968) provided some further illumination, but otherwise this method has been used relatively little. Uterus phlebography has sometimes resulted in a probable diagnosis of uterine cancer (Kauppila, 1970).

3. Radiodiagnostics in the Planning and the Execution of Therapy

a) Intracavitary Therapy

α) Radium Therapy

Intracavitary therapy has proved very effective in the treatment of carcinomas of the uterine cervix, the uterine corpus and the vagina, and other gynaecological carcinomas have even been treated with it. Radium–226 has mostly been used until the last few years, but the artificial isotopes, cobalt–60, caesium–137 and iridium–192 are now beginning to be more popular. Gold–198 has also been used in some treatments.

Different radiotherapy centres have devised their own methods for treating cancer of the uterine cervix. The design and activity of the applicators, the number and fractionation of the applications, and the dose rate vary greatly from centre to centre. In the Stockholm method for example, (Forssell, 1928; Heyman, 1935; Kottmeier, 1951) three applications are given. The duration of each treatment is about 20 h. The loading for intrauterine application varies from 53 to 80 mg radium and that for vaginal application from 60 to 80 mg radium. The Paris method (Regaud, 1935) delivers low-intensity radium irradiation over about 5 days. The loading for intrauterine application is 33.33 mg radium. The same loading of 33.33 mg radium is applied to the vaginal sources. The other methods vary between these two distinctly different ones. Many authors have written about cancer of the cervix and its treatment (Frischbier, 1971; Fletcher, 1973; Reddi et al., 1974).

The treatment of carcinoma of the uterine corpus also varies according to the radiotherapy centre. The most common techniques are tandem treatment (Fletcher et al., 1973b) and Heyman's packing treatment (Heyman et al., 1941). The tandem treatment is applicable to a small uterus. Heyman's packing method gives a better dose distribution in a normal or large uterus. Irradiation of the vagina is commonly associated with both of these methods. Jones (1952) and Strickland (1953, 1954a, 1965) have devised a flexible cobalt spring applicator, which can be pushed into the uterus through a stainless steel »cervix tube«. Strickland (1971), Frischkorn (1971) and Fletcher et al. (1973b) have extensively discussed carcinoma of the uterine corpus and its treatment in their articles.

In the treatment of carcinoma of the vagina different kinds of radium plaques and cylinders have been used. Interstitial treatment has also been used. Radium needles or iridium wire can be implanted in the vaginal walls or introitus. Gauwerky (1971), Murphy (1971), and Fletcher et al. (1973a) have written comprehensive articles about carcinoma of the vagina.

Operation and external therapy are the main methods in treating carcinoma of the vulva. Radium implantation and radium moulage treatments have also been used, but the results have not been encouraging (Berven, 1949; Baud, 1949; Tod, 1949; Cosbie, 1952; Edsmyr and Kottmeier, 1971).

Intracavitary therapy has even been used in treating carcinomas of the tuba, ovary, parametrium and ligamenta rotunda (DIETZ, 1971). Intra-abdominally applied radio-active colloids have been used in the treatment of ovarian cancer. Gold–198 is the most widely used isotope, but even chromphosphate ($Cr^{32}PO_4$) and yttrium–90 have been used (MULLER, 1968; KOTTMEIER, 1971; DIETZ, 1971).

β) Afterloading Therapy

Although the results from radium therapy are of long duration and fairly promising, there are also certain disadvantages: the specific activity is small, the dose rate is small, the radon case leakage causes contamination, and the radiation hazard to the staff is rather high. To eliminate these disadvantages, several afterloading techniques have been devised including remote-controlled and manually operated ones (HENSCHKE, 1960; WALSTAM, 1962; HENSCHKE et al., 1964; O'CONNELL et al., 1965; UNNÉRUS and KIVI-NIITTY, 1966; CARDIS and KJELLMAN, 1968; HOLODNY et al., 1970; SIMON et al., 1972; ROTTE et al., 1973). These techniques make it easier to modify the dose distribution than radium sources and they greatly reduce the radiation hazard to the staff. The units utilise Co–60, Cs–137, and Ir–192 sources. The physical characteristics of these isotopes are very different (WALSTAM, 1975). Dose rates vary greatly according to the unit. Treatment periods range from minutes to hours (ROTTE, 1975). It is very important to know the effect of the dose rate on the results, in order to make the therapeutic results similar, when the low dose rate radium treatment is replaced by a high dose rate afterloading technique (LAJTHA and OLIVER, 1961; ELLIS, 1963; LIVERSAGE, 1966; TROTT, 1975).

γ) Measuring the Radiation Doses to the Bladder, the Rectum and the Ureters

The dosage of radium therapy was for a long time expressed in milligram hours; the amount of radium (mg) applied to the patient was multiplied by the treatment period (h). This dosage did not give any idea about the dose distribution in the patient, because the geometrical distribution of the sources was not known. There was even no idea of the doses to the bladder and the rectum, which is why complications in these organs were very common.

Several methods and kinds of equipment have been developed to control the doses to the bladder, the rectum and the ureters (BOMKE, 1952; SCHAAL, 1954; REUSS and LOHBAUER, 1955; HEISS, 1958; SHALEK and COLE, 1958; YOKOTA et al., 1961; FELDMAN, 1962; REICHEL et al., 1966; UNNÉRUS et al., 1966; LAAKSO et al., 1968; MARTIN and CLAUS, 1968; NIEMINEN et al., 1970a; KIVINIITTY et al., 1971; BENGTSSON et al., 1972; MARCUSE and BURGERS, 1974; UNNÉRUS et al., 1974). Most of these methods are based on the use of a measuring sound, which is introduced into the bladder or the rectum for measuring the dose rates there.

The meters may be quite sensitive, but the point of measurement remains unclear, for the exact position of the tip of the sound is not known. Another group of measuring devices consists of radiophotoluminescence (glass piece) and thermoluminescence dosimeters. They are used to measure the total doses received by the patient during the treatment. They are therefore not applicable to measurements of the dose rate, which constitute the basis for determining the duration of treatment. The third manner of measurement, which was described by NIEMINEN et al., (1970a) and UNNÉRUS et al., (1974), is based on roentgenography and application of contrast medium into the bladder and the rectum.

δ) Roentgenography in the Planning of Intracavitary Radiotherapy

The planning of individual intracavitary radiotherapy requires that roentgenograms of the patient are taken after the application (Unnérus et al., 1964). Both anteroposterior (ap) and lateral images must be obtained. The roentgenograms show immediately whether

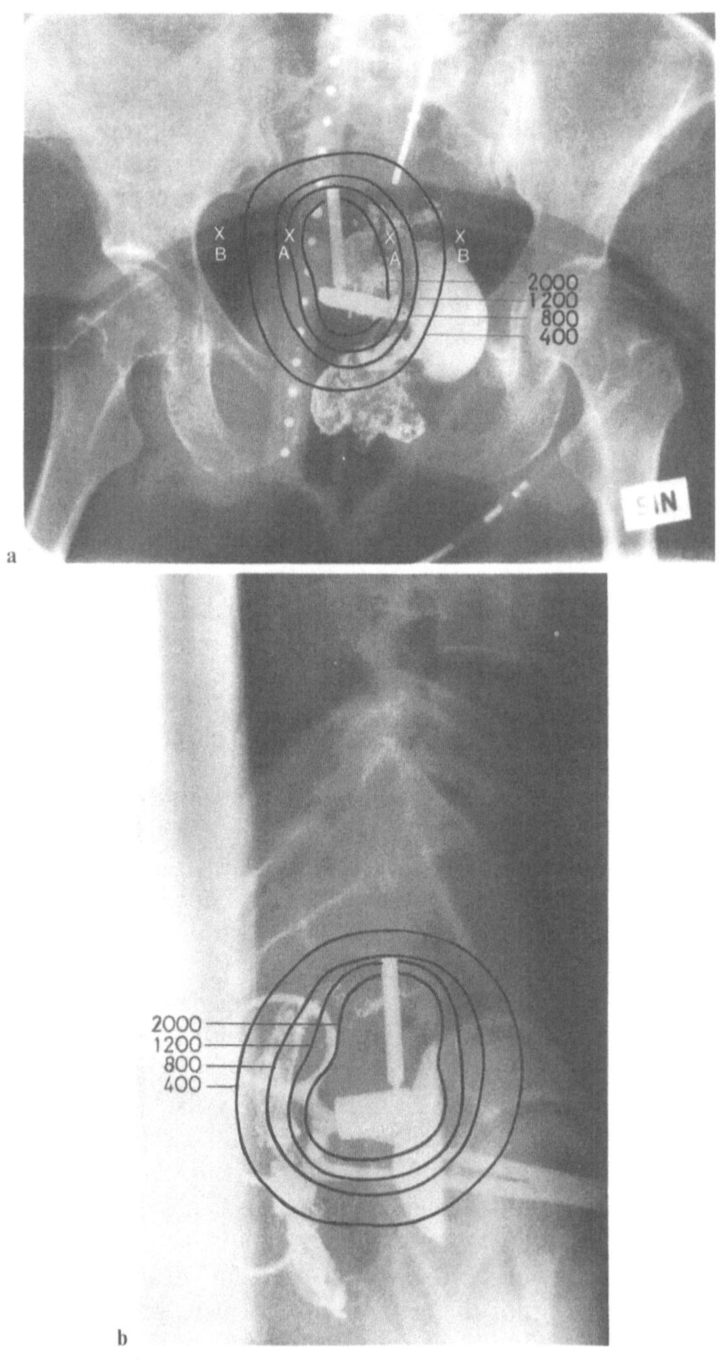

Fig. 5a and b. a Ap roentgenogram and b lateral roentgenogram of radium treatment of cervical carcinoma. A 40 mg Ra cylinder has been introduced into the cervical canal and a 60 mg Ra plaque has been gauze-packed against the portio. There is contrast medium in the patient's bladder and rectum, which shows their location. Both roentgenograms also include the drawn isodoses (rads), which can be used to determine the bladder and rectum doses. The ap image displays the locations of the A and B points. The ap image also shows measuring scales above and under the patient, which can be used to calculate the magnification

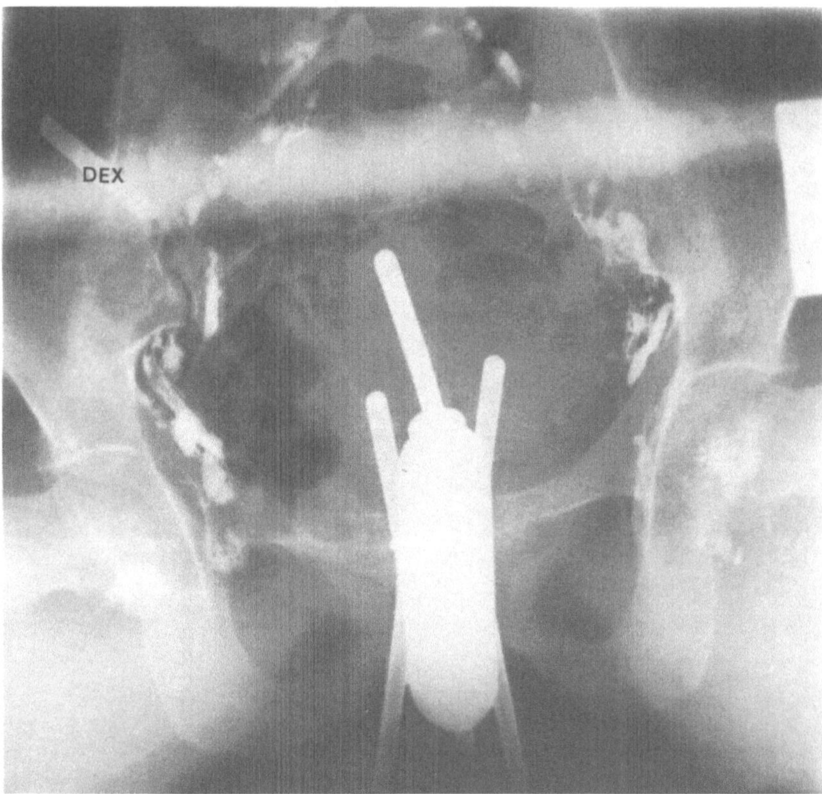

Fig. 6. Treatment of cervical carcinoma with the Cathetron afterloading device. The cervical canal and the two lateral fornices contain catheters, into which Co–60 sources are introduced for the duration of the treatment. There is contrast medium in the lymph nodes of the patient

the application has been successful. If the applicators have been removed from their intended position, they must be re-set or the treatment must be discontinued. Figure 5 a and b shows ap and lateral roentgenograms of the successful treatment of cervical carcinoma. Figure 6 shows a corresponding situation, in which the treatment has been given with the Cathetron afterloading device. Figure 7a and b shows radium treatment of corpus carcinoma according to Heyman's packing method.

The applicators of the afterloading devices have generally been designed to stay firmly in their position, but radium plaques and cylinders may be dislodged during the gauze packing accompanying the application. A cylinder may descend into the vagina from the cervical canal and a plaque set against the portio may slide off from its position. Figure 8a and b shows a case in which a radium cylinder placed in the cervical canal has descended into the vagina. Perforation is one complication associated with the packing method. Figure 9 shows a lateral image of a corpus carcinoma patient. One cylinder introduced into the uterine cavity is situated far away from the others. It is highly justifiable in this case to suspect performation. The patient was operated on later, and an operative preparation showed that the uterine wall was merely 2 mm thick at the point where the stray tube had been observed.

Once the roentgenograms have provided evidence of a successful application, they can also be used to calculate the doses received by the patient. The roentgenograms show the location of the applicators inside the patient. Since the isodoses of the individual applicators are known, their sum isodoses can be calculated at the plane desired and drawn in the roentgenograms (UNNÉRUS et al., 1964). Figures 5a and b, and 7a

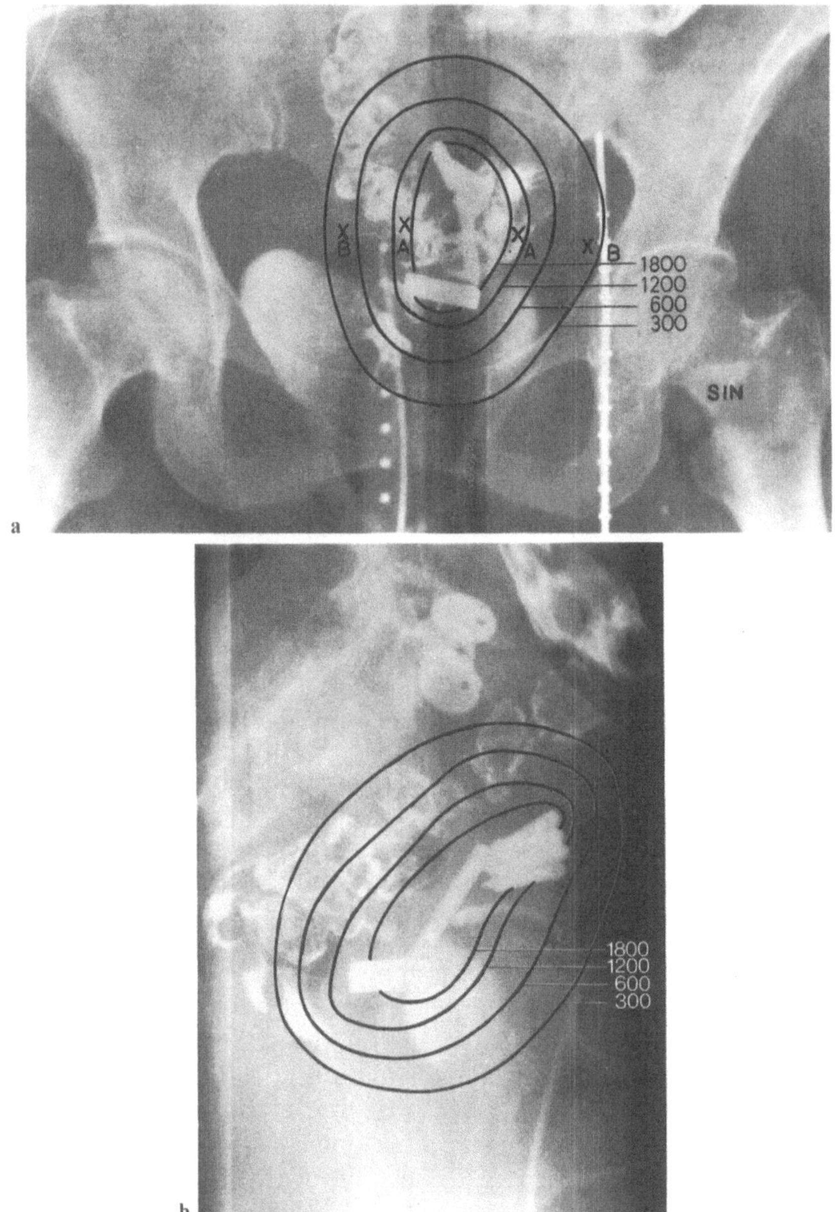

Fig. 7a and b. a Ap roentgenogram and **b** lateral roentgenogram of radium treatment of corpus carcinoma according to Heyman's packing method. There are five 20 mg Ra cylinders in the uterine cavity, a 40 mg Ra cylinder in the cervical canal and a 60 mg Ra plaque against the portio. The bladder and rectum contain some contrast medium. The isodoses indicate the doses in rad units

and b show the isodoses in ap and lateral roentgenograms. The A and B points can also be marked in the roentgenograms (Tod and Meredith, 1938) and the doses applied to these points can be calculated. Roentgenograms are also necessary when the isodoses are calculated by a computer, for they show the position of the applicators and they can be used to determine the planes at which it is desirable to know the isodoses (Adams and Meurk, 1964; Powers et al., 1966; Snelling and Jameson, 1971; Joelsson et al., 1972).

If contrast medium is administered into the patient's bladder and rectum before the application, they are also shown in the application images (Figs. 5a and b; 7a

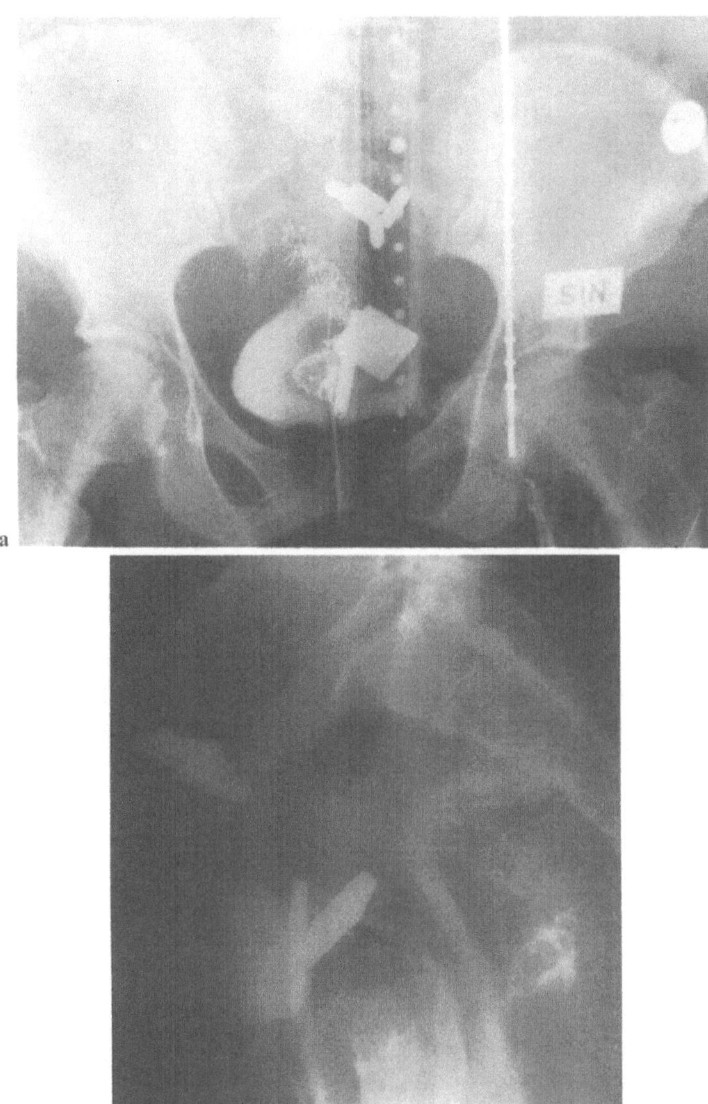

Fig. 8a and b. a Ap roentgenogram and **b** lateral roentgenogram of unsuccessful radium application. Both images show that the cylinder introduced into the cervical canal has descended into the vagina

and b; 8 and 9). The isodoses drawn in the images can be used to calculate the bladder and rectum doses, which makes any further measurements unnecessary. This method has been compared with the measurements carried out using Siemens' Gammameter (NIEMINEN et al., 1970a; UNNÉRUS et al., 1974), and shown that the measured doses have been smaller than those determined from the roentgenograms. It seems, therefore, that the risk of complications to the bladder and the rectum can be reduced by using the contrast medium – isodose method for determining the doses received by these organs.

Roentgenograms obtained during intracavitary therapy can also be used when planning external treatment. They show the area where the therapy received by the patient has been directed. Moreover, they indicate the location of the bladder and the rectum. This makes it possible to plan the treatment so as to minimise the possibility of excessively large or small doses.

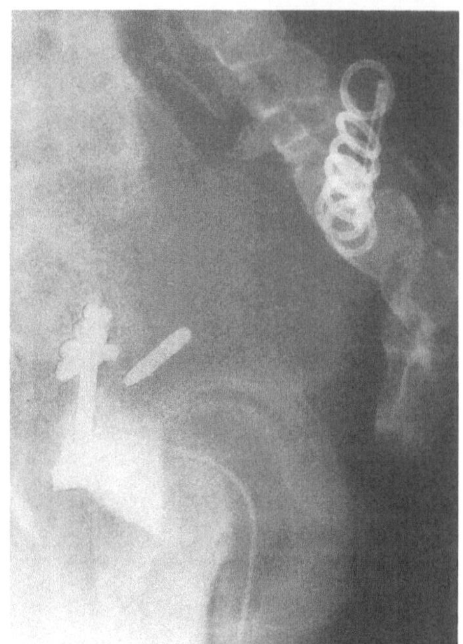

Fig. 9

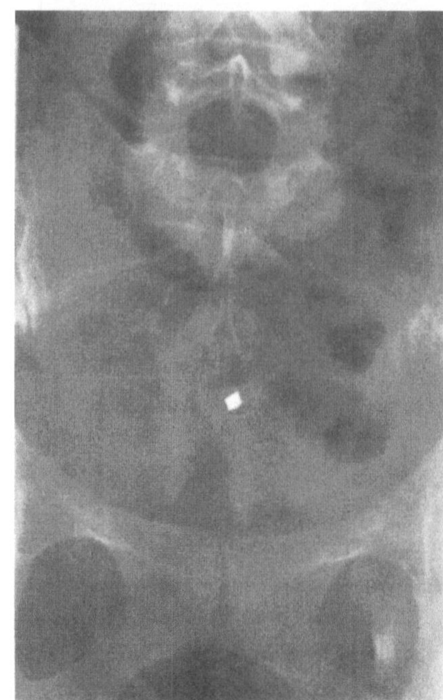

Fig. 10

Fig. 9. Lateral roentgenogram of suspected perforation. One of the 20 mg Ra cylinders placed in the uterine cavity is located far apart from the others. A subsequent operation showed that the case was not one of perforation: the wall of the uterine cavity was so badly worn at the suspect point that it was only 2 mm thick

Fig. 10. Roentgen film from pelvis with a metal mark on the skin

If the patient has developed a recidivous disease and is in need of further radiotherapy, the roentgenograms taken in connection with the previous treatments are important for the planning of the supplementary therapy.

The roentgenograms are also legally valid, for they are documents which can be utilised in possible judicial processes.

b) External Irradiation

External primary radiotherapy for gynaecological carcinoma usually falls into two parts: whole pelvis irradiation and parametrial irradiation. Earlier, only roentgen treatment was used, but nowadays megavoltage therapy given with the cobalt unit, linear accelerator or betatron is also administered. It is possible to give radiotherapy with fixed or moving radiation fields. Usually the method of fixed fields is used, but many rotation-therapy models have also been developed (KUTTIG et al., 1968; FRISCHBIER and WÜRTHNER, 1972; FRÖSSLER et al., 1972; SCHUMANN and FRISCHBIER, 1972; GELL and KAHR, 1973; NEMETH et al., 1973). Because of the homogenity of the dose distribution even in heavy patients, 18–45 MeV equipment is often used. In whole pelvis irradiation doses in the range of 4000–6000 rads can be given. Several (3–6) cross-fixed fields are usually employed.

Parametrial irradiation completes intracavitary therapy near the pelvic bone. The treatment can be given through parallel opposing fields. The dose given to the parametria is in the range of 3000–5000 rads, depending upon the following factors:

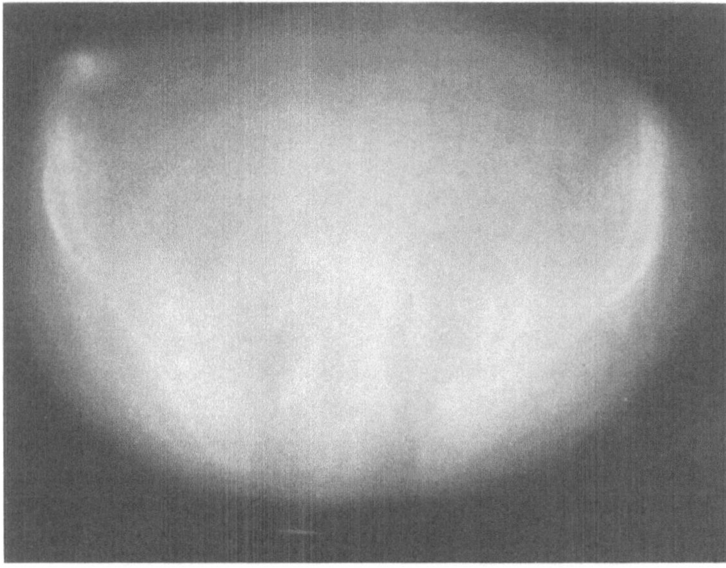

Fig. 11. Transversal-tomographic roentgenogram from the plane of treatment (bladder with contrast)

a) Stage of carcinoma
b) Intracavitary doses
c) Location of the intracavitary applicators within the pelvic cavity
In special cases the individual treatment model can be used.

For external radiotherapy, a dose plan is made, taking into account the previous intracavitary radiotherapy (KIVINIITTY and UNNÉRUS, 1968; JONES et al., 1972). In several methods the treatment can be initiated with external radiotherapy when the cancer is widely spread. Sometimes only postoperative radiotherapy is given. An accurate dose plan and simulation of the therapy are necessary in all cases.

For the dose plan, an outline drawing is made of the patient at the point where the therapy is to be given, and the radiosensitive organs (rectum and bladder) are marked in the drawing together with the therapeutic area. The location of the point of treatment can be facilitated by taking so-called mark images. A small metal mark or scale having been placed on the skin (Fig. 10), a roentgenogram is taken which helps to decide the plane of treatment (UNNÉRUS and KIVINIITTY, 1965).

Transversal tomography shows the shape of the pelvic bones (Fig. 11), which makes it possible to locate the therapeutic area on the outline drawing. In order to locate the uterine orifice, a thin metal rod may be placed in the vagina during the roentgenography. The best transversal tomogram for therapeutic purposes is obtained with the patient in the position in which the treatment is to be given.

Computer tomography is a good help in dose planning (JELDEN et al., 1976; LAUGHLIN et al., 1977). The bones of the pelvic region are clearly visualised and it the bladder is filled with contrast medium, it is also detectable. The uterus and the rectum are visible in a computer tomogram (Fig. 12).

By using contrast medium, the lymphatic nodes are shown (KREEL, 1976), which makes it possible to direct the therapy to metastasised lymphatic nodes. The computer tomogram can be utilised when making the outline drawing.

The computer tomogram can be fed directly into a dose planning system incorporating a small computer, which quickly performs the dose calculation. The result is accurate, for a transverse image shows the individual variations in the location of the organs.

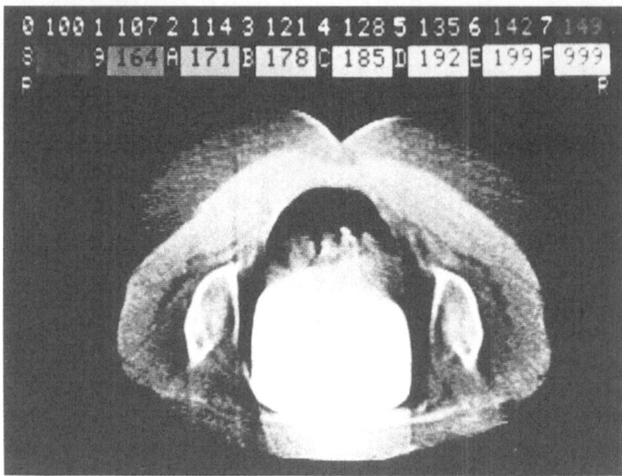

Fig. 12. Computer-tomographic image from the plane of treatment (Acta-scanner)

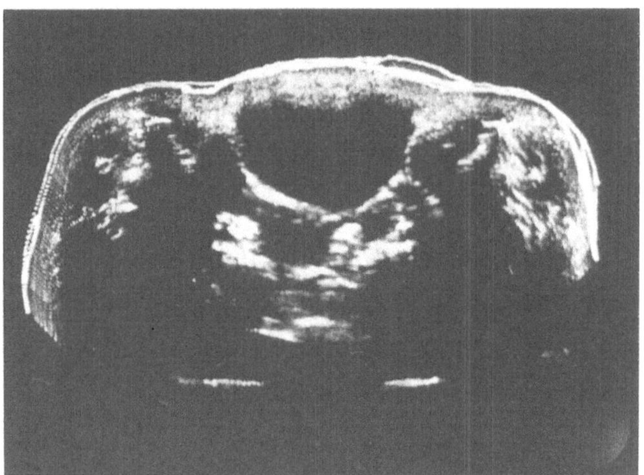

Fig. 13. Ultrasonic image from the plane of treatment (taken by P. Jouppila, M.D.)

The ultrasonic B–scan can also be used to facilitate dose planning, for it gives precise information on the region of the true pelvis (Fig. 13) (NIEMINEN and JÄÄSKELÄINEN, 1970; REISNER et al., 1970; WEYRAUCH and SCHOKNECHT, 1970; ALTH et al., 1971; COHEN and HASS, 1971; HECKENTHALER, 1973; BRASCHO, 1974, 1977). The information of the ultrasonic scan is fed into the dose planning system, which then gives a true basis for dose planning. Both computer tomography and ultrasonic scans can be used to follow up the changes taking place in the therapeutic area after each spell of treatment and the entire duration of the therapy.

Once the dose plan has been made, it must be checked before the first spell of therapy by means of simulator roentgenography (GREEN, 1966; JOHANSSON et al., 1968; JUNG et al., 1968; BAKER and RAVENER, 1969; JONES and STANLEY, 1969; HENDRICKSON and OVADIA, 1971; KARZMARK, 1971; KARZMARK and RUST, 1972).

The following main requirements can be set to a simulator:

a) The focus of the roentgen tube must be adjustable at the focus-to-skin distance used in the therapeutic apparatus

b) The size of the treatment field (scanning field) must be adjustable as equal to the size of the field to be used

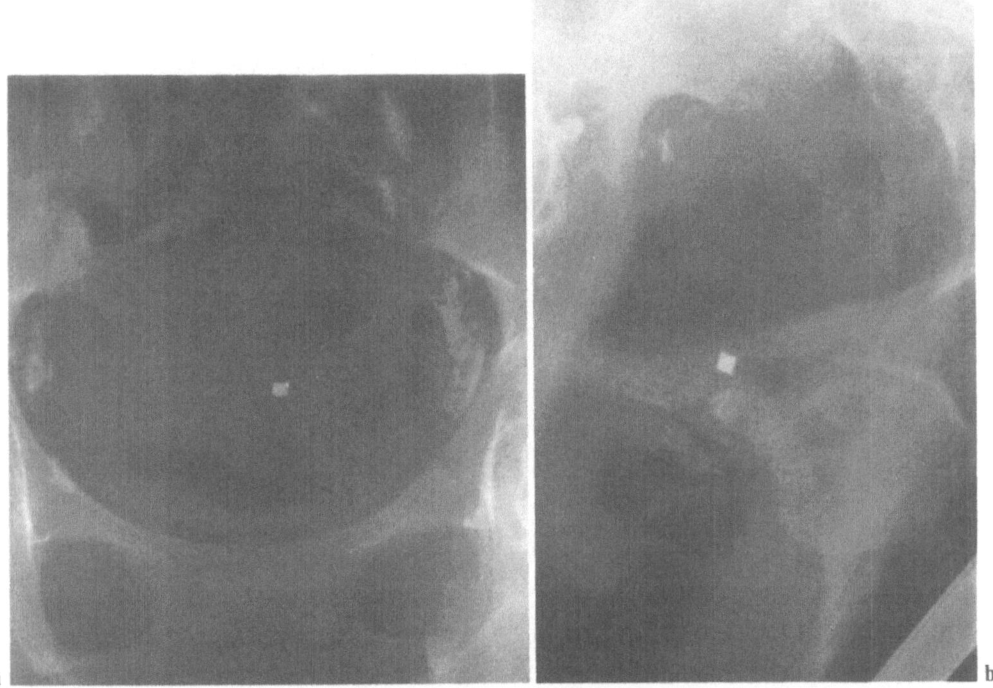

Fig. 14a and b. Simulator roentgenograms for different treatment fields (nodules with contrast)

c) The scanning directions must be the same as the directions of the treatment fields
in the dose plan

d) The table of the simulator must be similar to the table used in the treatment (STEWART,
1969; DOPPELFELD and FRIK, 1976).

On the basis of the simulator images (Fig. 14a and b), the therapeutic mode is either accepted or altered by changing the direction and size of the treatment fields. The simulator fluoroscopy can be well used in checking a plan for motion therapy. Sometimes the therapeutic apparatus itself can be used as a simulator (BECKER et al., 1955; TASKINEN and VÄHÄTALO, 1968).

In vivo measurements of radiation doses are often made during radiotherapy. Since the bladder and the rectum must be taken into account in gynaecological radiotherapy as possible sites of radiation damage, dose measurements are made for the bladder and the rectum. For this purpose, small thermoluminescence dosimeters in a roentgen-positive catheter can be used. Measurements of this kind show the real bladder and rectum doses. They also help to check the validity of the dose plan (UNNÉRUS et al., 1966; KIVINIITTY et al., 1971).

4. Radiodiagnostics After the Period of Active Therapy

Intestinal complications following irradiation are due to three characteristic types of tissue reaction, depending upon the location and extent of the original injuries. These include:

a) Acute localised proctitis or procto-sigmoiditis

b) Ulceration of the mucosa and wall of the intestine

c) Formation of variable amounts of perirectal fibrous tissue

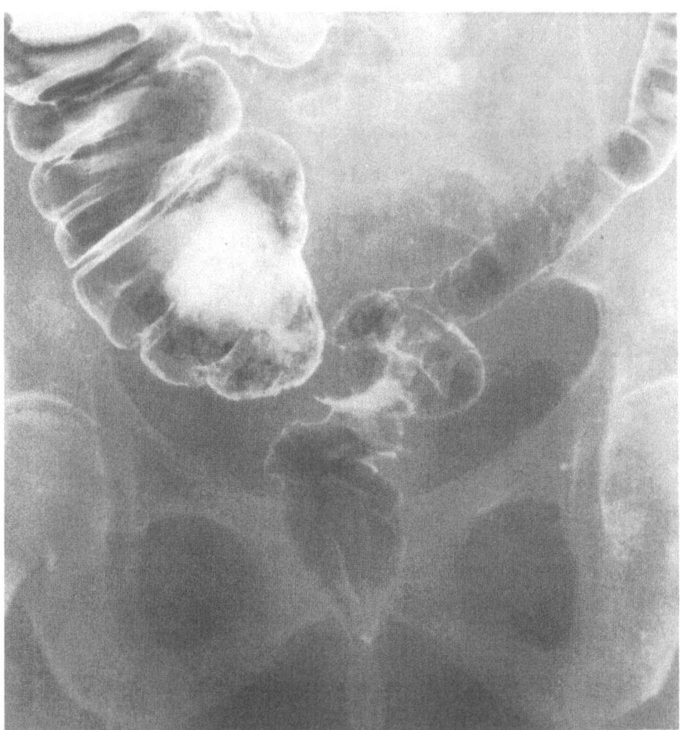

Fig. 15. Typical procto-colitis manifested about 5 months after radiotherapy. Note the close proximity of the coecum, which warrants the conclusion that the ileum is also located quite near

Most of these changes are roentgenologically verifiable. As regards differential diagnostics, it may sometimes be doubtful whether a given roentgenologically verifiable irritation is really a consequence of radiotherapy or whether it is due to some other factor. The diverticula of elderly subjects and the accompanying diverticulitis or colitis may appear nearly similar at the initial stages.

One often ponders whether it is justifiable to classify tumours according to the original clinical examination once the supplementary examinations reveal so much more about the quality and extent of the tumour: the starting-point is now much better known than a few decades ago. Also, different therapeutic procedures bring about different late consequences.

As early as 1897, Walsh noted that irradiation brought about considerable tissue damage. The intestinal reactions to irradiation especially have been discussed by several authors: Desjardins (1931); Jones (1935); Todd (1938); Chydenius (1941); Aldridge (1942); Ingelman-Sundberg (1947); Baud (1948); Spackman (1948); Gauwerky (1949); Strickland (1954b); Sherman (1954); Gray and Kottmeier (1957); Fletcher et al. (1958); Chau et al. (1962); Buttenberg (1963a, b); Kottmeier (1964); Claus (1965); Medvey and Szymzyk (1966); Rotte (1968); Peckham et al. (1969); Weghaupt (1969); Mason (1970); Möller and Mellin (1970); Nieminen et al. (1970b); Yuen and Boyes (1970); v.d. Wall (1971, 1972); Joelsson et al. (1971); Wolloch et al. (1973); Unnérus et al. (1974); Maruyama et al. (1974); Johnsson (1976); Frischkorn (1976); Kauppila et al. (1976); Jampolis et al. (1977).

It is interesting to note how long ago it was suggested that the patient should move about as much as possible after radium application, so that the parts of the intestine in close contact with the sources of radiation would vary. The proponents of this idea probably never thought that the location of the applicators could vary considerably

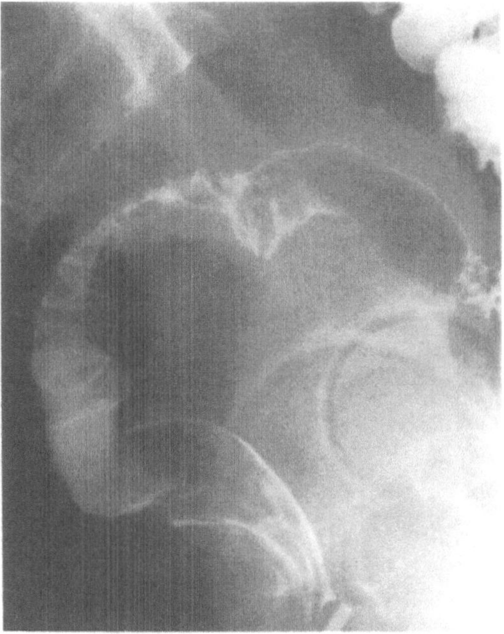

Fig. 16. A typical situation more than one year after radiotherapy: narrowing of the lumen and still some active inflammatory changes in the rectumsigmoid area

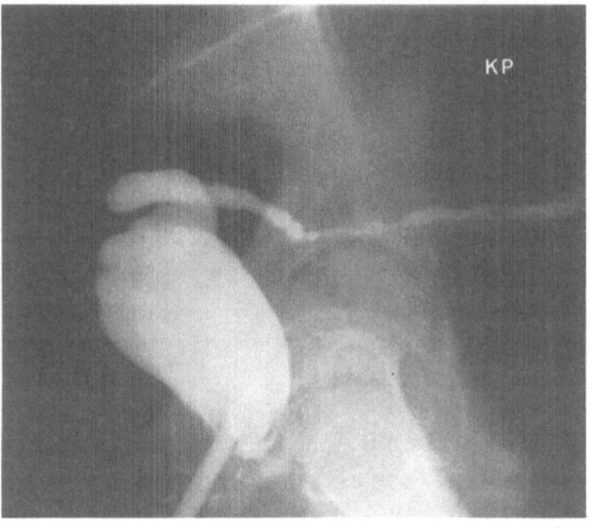

Fig. 17. The sigmoid colon is highly ventral, being narrow throughout, stiff and apparently fixed

during e.g. 20–22 h of radium treatment, which means that altogether different anatomical points came into danger, and that it was very difficult to find out these points during the treatment.

Gynaecologists are quite familiar with cases where the uterus is abnormally placed, anteriorly, posteriorly or laterally, and may be either mobile or fixed. This is of notable significance for the possible later complications.

It should be pointed out here that it is erroneous to take a biopsy of an inflammatory bowel when it is possible that radiotherapy may have caused the inflammation to develop. Nearly every patient on radiotherapy develops inflammatory changes of some kind after 5–6 months. They may persist for several months and then disappear, resulting in a

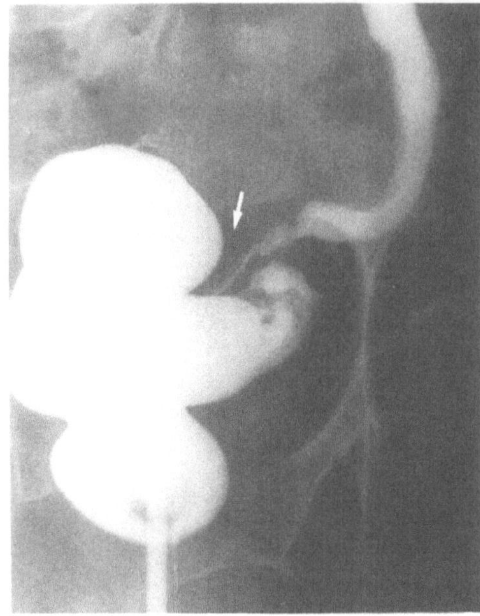

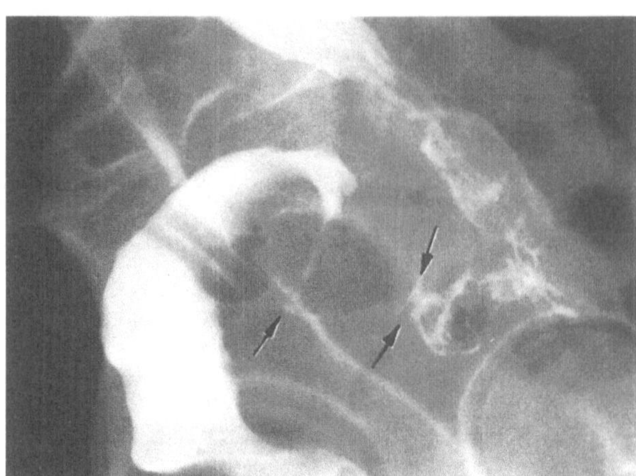

Fig. 18   Fig. 19

Fig. 18. The rectum is considerably enlarged, and the introduction of contrast medium into the colon has been very difficult. The lumen of the sigmoid is only a few millimeters, and some narrowing is also visible in the lower part of descending colon. (Signs of lymphography are similarly visible.)

Fig. 19. Narrowing and inflammatory residues in the rectum, ventral fixing, great narrowing of the lumen and imminent fistula formation at a stiff curve in the sigmoid

narrowing of the intestinal lumen or, in the most severe cases, even a fistula. But if a biopsy is taken at the inflammatory stage, a fistula is a very common consequent complication. This has not been sufficiently emphasised in all connections.

Figures 15–19 help to illuminate the kinds of reaction to be expected after irradiation.

5. Concluding Remarks

Perusing the extensive literature written over several decades, one comes to the conclusion that the numerous ways of treating gynaecological cancer suggest that none of them is absolutely superior to the others; individual differences between the patients naturally explains why there are and can be methodological variation. The opinions of operators, gynaecologists, oncologists and radiologists may differ, but only the joint teamwork of two or three specialists in different fields seems to achieve an adequate level of objectivity.

Moreover, the biological, radiation-physical and radiation-therapeutic notions have made considerable progress. The preplanning of therapy has been developed at the same time, as pointed out by e.g. RIES and BREITNER (1959); as well as HOFMANN (1963), UNNÉRUS et al. (1964); KIVINIITTY and UNNÉRUS (1968); FRISCHBIER (1971) und FRISCHKORN (1976).

Marked progress is manifest in the publications which emphasise the significance of gauze packing, for example: NEEFF and HOFF (1939); FLETCHER et al. (1958); MALLIK

(1962); UNNÉRUS et al. (1964); SPECHTER and POLLACK (1965); AUGUSTIN et al. (1971); FRISCHBIER (1971) and FRISCHKORN (1976).

Roentgenography of the radiation fields has been a relatively late advancement, as shown by the following investigators: UNNÉRUS et al. (1964); KIVINIITTY and UNNÉRUS (1965); UNNÉRUS and KIVINIITTY (1965); UNNÉRUS et al. (1966); WILSON and HALL (1971); BRASCHO (1974) and UNNÉRUS et al. (1974).

It seems that measurements of the rectum and bladder doses have been performed for quite a long time though the manner of performing them can be criticised, because inflexible metres can yield different readings depending on whether the tip is shifted more ventrally or dorsally or to either side laterally. This point has been discussed in an earlier part of this paper. It should be emphasised, however, that intraureteral measurements have only been started quite recently: UNNERUS et al. (1966); MARTIN and CLAUS (1968).

If the case is one of uterine cancer, it is important that the position of the radium applicators is also checked topographicanatomically, so that the isodose curves thereby emerging can be analysed. The significance of gauze packing is very obvious.

We should bear in mind, however, the purpose of irradiation, which is: a) to deliver an amount of irradiation which can be determined with reasonable accuracy as sufficient to destroy the malignant process, provided it is radiosensitive and is confined to the uterus and its parametrial supporting structure; and b) to protect the adjacent anatomical structures, especially the urinary and intestinal tracts, against excessive secondary radiation effects, which may be destructive to their substance and function.

The afterloading devices were developed specifically to shorten the treatment periods, because it had been noted that periods of 20 h or so occasionally entailed quite unexpected side-effects owing to organ movement, while the tumour doses were not what they were expected to be.

According to the most current notions, cesium and iridium may be the best sources of irradiation to be used in afterloading devices of this kind. They reduce the treatment periods from hours to minutes, which largely eliminates the risk of intertissue or inter-organ shifts. The radiation protection of the staff is simultaneously improved considerably. ROTTE (1975) published a work in which he explains most of the afterloading devices in current use.

There still exists, however, considerable uncertainty as to the adoption of such a new therapeutic method into systematic use. The main reason for this is that fractionated treatment at a high dose rate may bring about unexpected biological consequences. It is probably necessary at this stage to wait for further control series.

New sources of irradiation, accurate and continuous control of the radiation fields, improved protection of healthy tissues and individual planning of therapy are probably the most important future prospects.

References

AANTAA, K., FORSS, M., UNNÉRUS, C.-E.: A comparison of urographic and renographic studies in gynaecological cases. Ann. Chir. Gynaecol. Fenn. *61*, 324–327 (1972)

ADAMS, G.D., MEURK, M.L.: The use of a computer to calculate isodose information surrounding distributed gynaecological radium sources. Phys. Med. Biol. *9*, 533–540 (1964)

ALDRIDGE, A.H.: Intestinal injuries resulting from irradiation treatment of uterine carcinoma. Am. J. Obstet. Gynecol. *44*, 833–857 (1942)

ALMENDRAL, A.C., FRISCHKORN, R.: La histerografia en el tratamiento radiológico del carcinoma del cuerpo uterino. Acta Obstet. Ginecol. Hisp. Lusit. *16*, 321–330 (1968)

ALTH, G., KRATOCHWIL, A., HOFNER, W.: Zur Herdsuche in der gynäkologischen Strahlentherapie. Strahlentherapie *142*, 303–307 (1971)

Augustin, M., Rindt, W., Schüssler, R., Vogelsang, R.: Die Verlagerung des Uterus durch die Scheidentamponade nach Radiumeinlage. Strahlentherapie *142*, 527–530 (1971)

Baker, J.W., Ravener, M.: A simulator for treatment planning; clinical problems. Br. J. Radiol. *42*, 794 (1969)

Baud, J.: Les complications rectales au cours et à la suite de la radiothérapie de l'épithélioma du col de l'utérus. Paris Méd. *38*, 250–256 (1948)

Baud, J.: Le traitement des épithéliomas de la vulve. Résultats obtenus dans 63 cas traités de 1920 à 1945 inclus par radiothérapie dans les services de la Fondation Curie. Bull. Fr. Cancer *36*, 104–116 (1949)

Becker, J., Werner, K., Weitzel, G.: Lokalisations- und Einstelltechnik bei dem 15-MeV-Siemens Betatron. Strahlentherapie *97*, 202–210 (1955)

Bengtsson, B.E., Arvidsson, B., Johansson, K.-A.: Instrument for dose rate measurements in gynaecologic radiation therapy. Acta Radiol. [Suppl.] (Stockh.) *313*, 42–47 (1972)

Berven, E.G.E.: Carcinoma of the vulva: 1. The treatment of cancer of the vulva Br. J. Radiol. *22*, 498–507 (1949)

Bomke, H.: Behandlung und Bekämpfung der Uteruscarcinome in der I. Universitäts-Frauenklinik München. Das neue Radium-Momentan-Dosimeter nebst prinzipiellen Erörterungen zur Radiumdosimetrie. Strahlentherapie *86*, 345–352 (1952)

Borell, U., Fernström, I., Moberger, G., Ohlson, L.: The diagnosis of hydatidiform mole, malignant hydatidiform mole and choriocarcinoma with special reference to the diagnostic value of pelvic arteriography. Springfield: Thomas 1967

Brascho, D.J.: Computerized radiation treatment planning with ultrasound. Am. J. Roentgenol. *120*, 213–223 (1974)

Brascho, D.J.: Tumor localization and treatment planning with ultrasound. Cancer *39*, 697–705 (1977)

Breit, A.: Angiographie der Uterustumoren und ihrer Rezidive. Stuttgart: Thieme 1967

Breit, A.: Erfahrungen mit der Lymphszintigraphie bei der gynäkologischen Strahlentherapie. Geburtshilfe Frauenheilkd. *30*, 633–643 (1970)

Breit, A., Czempel, H., Koernig-Kron, K.: Die Lymphszintigraphie in der Tumortherapie (Erfahrung an über 800 Tumorpatienten). Strahlentherapie *138*, 74–84 (1969)

Buttenberg, D.: Die Reaktionen an Blase und Darm bei der Strahlenbehandlung des Kollumkarzinoms. Radiobiol. Radiother. (Berl.) *4*, 185–194 (1963a)

Buttenberg, D.: Die Strahlenbelastung von Blase und Darm durch die lokale Radiumtherapie beim Kollumkarzinom. Strahlentherapie *122*, 511–518 (1963b)

Cardis, R., Kjellman, J.: A new apparatus for intracavitary radiotherapy – Cervitron-II. In: Proceedings of the Fifth Nordic Meeting on Clinical Physics 2nd–4th September 1968, Saltsjöbaden-Sweden. Cederlund, J., Johansson, L. (ed.). pp. 135–142

Chau, P.M., Fletcher, G.H., Rutledge, F.N., Dodd, G.D.: Complications in high dose pelvic irradiation in female pelvic cancer. Am. J. Roentgenol. *87*, 22–40 (1962)

Chydenius, J.J.: Reaktionen i ändtarmen efter strålbehandling av livmoderkräfta. (Die Reaktion im Rectum nach Strahlenbehandlung des Gebärmutterkrebses.) Nord. Med. *11*, 2595–2599 (1941)

Claus, H.G.: Strahlenreaktionen an Rektum und Sigma im Röntgenbild. Fortschr. Röntgenstr. *102*, 405–417 (1965)

Cohen, W.N., Hass, A.C.: The application of B-scan ultrasound in the planning of radiation therapy treatment reports. Am. J. Roentgenol. *111*, 184–188 (1971)

Cosbie, W.G.: The treatment of cancer of the vulva. Am. J. Obstet. Gynecol. *63*, 251–259 (1952)

Desjardins, A.U.: Action of roentgen rays and radium on the intestinal tract; experimental data and clinical radiotherapy. Sections I–III. Am. J. Roentgenol. *26*, 146–190, 335–370, 493–510 (1931)

Dietz, W.: Maligne Tumoren der Tuben, Ovarien, Parametrien und der Ligamenta rotunda. In: Handbuch der medizinischen Radiologie, Vol. XIX/3. Diethelm L., Olsson, O., Strnad, F., Vieten, H., Zuppinger, A. (eds.) pp. 309–371. Berlin, Heidelberg, New York: Springer 1971

Doppelfeld, E., Frik, W.: Erfahrungen beim Einsatz eines Therapiesimulators zur Bestrahlungsplanung. Strahlentherapie *152*, 504–508 (1976)

Edsmyr, F., Kottmeier, H.-L.: Carcinoma of the vulva. In: Handbuch der medizinischen Radiologie, Vol. XIX/3. Diethelm, L., Olsson, O., Strnad, F., Vieten, H., Zuppinger, A. (eds.). pp. 1–16. Berlin, Heidelberg, New York: Springer 1971

Ellis, F.: Fractionation and dose-rate. I. The dose-time relationship in radiotherapy. Br. J. Radiol. *36*, 153–162 (1963)

Fabian, C.E., Benninghoff, D.L.: Lymphangiography as an adjunct to pelvic radium dosimetry. Am. J. Roentgenol. *96*, 197–204 (1966)

Feldman, A., Fiber optics for a scintillation light pipe. Radiology *78*, 113–114 (1962)

Fenlon, J.W., Augustin, C.: The significance of pelvic phlebolith displacement. J. Urol. *106*, 595–598 (1971)

Fernström, I.: Arteriography of the uterine artery; its value in the diagnosis of uterine fibromyoma, tubal pregnancy, adnexal tumour, and placental site localization in cases of intra-uterine pregnancy. Acta Radiol. [Suppl.] (Stockh.) 122 (1955)

Fletcher, G.H.: Squamous cell carcinomas of the uterine cervix. In: Textbook of radiotherapy, 2nd ed. FLETCHER, G.H. (ed.). pp. 620–665. Philadelphia: Lea & Febiger 1973

FLETCHER, G.H., BROWN, T.C., RUTLEDGE, F.N.: Clinical significance of rectal and bladder dose measurements in radium therapy of cancer of the uterine cervix. Am. J. Roentgenol. *79*, 421–450 (1958)

FLETCHER, G.H., CASTRO, J.R., BROWN, G.R., RUTLEDGE, F.N.: Tumors of the vagina and female urethra. In: Textbook of radiotherapy, 2nd ed. FLETCHER, G.H. (ed.). pp. 682–690. Philadelphia: Lea & Febiger 1973a

FLETCHER, G.H., RUTLEDGE, F.N., DELCLOS, L.: Adenocarcinoma of the uterus. In: Textbook of radiotherapy, 2nd ed. FLETCHER, G.H. (ed.). pp. 665–681. Philadelphia: Lea & Febiger 1973b

FORSSELL, G.: On the permanency of radiological healing in malignant tumors; an enquiry based principally on experiences from the »Radium-Hemmet«, Stockholm. Acta Radiol. [Suppl.] (Stockh.) 2 (1928)

FRISCHBIER, H.-J.: Die Lymphographie; Möglichkeiten und Grenzen der Metastasendiagnostik beim weiblichen Genitalkarzinom. Geburtshilfe Frauenheilkd. *26*, 1255–1271 (1966a)

FRISCHBIER, H.-J.: Vergleichende lymphographische, arteriographische und phlebographische Befunde beim weiblichen Genitalkarzinom. In: Deutscher Röntgenkongress 1965, Teil A, pp. 45–46. Stuttgart: Thieme 1966b

FRISCHBIER, H.-J.: Die Strahlenbehandlung des Collumcarcinoms. In: Handbuch der medizinischen Radiologie, Vol. XIX/3. DIETHELM, L., OLSSON, O., STRNAD, F., VIETEN, H., ZUPPINGER, A. (eds.)., pp. 137–308. Berlin, Heidelberg, New York: Springer 1971

FRISCHBIER, H.-J., WÜRTHNER, K.: Dosisverteilung bei der Telekobaltbestrahlung des Kollumkarzinoms unter Verwendung eines zentralen Bleifilters. Strahlentherapie *144*, 293–306 (1972)

FRISCHKORN, R.: Besondere arterio- und phlebographische Befunde beim Kollumkarzinom. In: Deutscher Röntgenkongress 1965, Part A, pp. 48–50. Stuttgart: Thieme 1966

FRISCHKORN, R.: Die Strahlenbehandlung des Korpuscarcinoms. In: Handbuch der medizinischen Radiologie, Vol. XIX/3. DIETHELM, L., OLSSON, O., STRNAD, F., VIETEN, H., ZUPPINGER, A. (eds.), pp. 71–136. Berlin, Heidelberg, New York: Springer 1971

FRISCHKORN, R.: Gynäkologische Strahlentherapie, In: Klinik der Frauenheilkunde. Ein Handbuch für die Praxis, begr. SCHWALM, H., DÖDERLEIN, G., WULF, K.-H. (eds.), Vol. 2, 14th Suppl. 1976. Munich, Berlin, Vienna: Urban & Schwarzenberg 1976

FRÖSSLER, H., AHLMEYER, A., DISSMANN, R., SCHÜTZ, J.: Kobalt-60-Teletherapie im kleinen Becken; Dosismessungen am Phantom. Strahlentherapie *144*, 156–163 (1972)

FROEWIS, J.: Gynäkologischer Teil. In: RUMMELHARDT, S., FUSSEK, H., FROEWIS, J., HASLHOFER,

L.: Der Wert der Lymphangioadenographie in der Urologie und Gynäkologie. Wien. klin. Wochenschr. *80*, 346–349 (1968)

FUCHS, W.A., DAVIDSON, J.W., FISCHER, H.W.: Lymphography in cancer. Berlin: Springer 1969

GAUWERKY, F.: Die Komplikationen bei der Radiumbehandlung der Kollumkarzinome und ihre Bedeutung für den Behandlungserfolg. Strahlentherapie *80*, 51–70 (1949)

GAUWERKY, F.: Tumoren der Vagina. In: Handbuch der medizinischen Radiologie, Vol. XIX/3. DIETHELM, L., OLSSON, O., STRNAD, F., VIETEN, H., ZUPPINGER, A. (eds.). pp. 17–70. Berlin, Heidelberg, New York: Springer 1971

GELL, G., KAHR, E.: Bestrahlungsmethode und Dosimetrie beim Kollumkarzinom. Strahlentherapie *146*, 511–522 (1973)

GERTEIS, W.: The frequency of metastases in carcinoma of the cervix and the corpus. In: Progress in lymphology. Proceedings of the International Symposium on Lymphology Zurich, Switzerland, July 19–23 1966. RÜTTIMANN, A. (ed.). pp. 209–211. Stuttgart: Thieme 1967

GLASSBURN, J.R., PRASASVINICHIA, S., NUSS, R.C., CROLL, M.N., BRADY, L.W.: Correlation of ^{198}Au abdominal lymph scans with lymphangiograms and lymph node biopsies. Radiology *105*, 93–96 (1972)

GOONERATNE, B.W.M.: Lymphography - clinical and experimental. London: Butterworths 1974

GRAY, M.J., KOTTMEIER, H.L.: Rectal and bladder injuries following radium therapy for carcinoma of the cervix at the Radiumhemmet. Am. J. Obstet. Gynecol. *74*, 1294–1303 (1957)

GREEN, M.F.: Linear accelerator simulator. Br. J. Radiol. *39*, 635–637 (1966)

GRÖNROOS, M., LAAKSO, L., RAURAMO, L., AALTO, T.: The value of lymphoscintigraphy in evaluating the extent of malignant tumours in the female pelvis. Acta Obstet. Gynecol. Scand. *47*, 501–516 (1968)

HECKENTHALER, W.: Zur Tumorlokalisation und Bestrahlungsplanung mittels Ultraschall-Echolaminographie. Strahlentherapie *146*, 60–64 (1973)

HEISS, H.: Experimentelle Untersuchungen über die Strahlenverteilung im kleinen Becken bei der Therapie des Kollumkarzinoms. Strahlentherapie *107*, 234–259 (1958)

HENDRICKSON, F.R., OVADIA, J.: Radiation-treatment simulators. Radiology *100*, 701–703 (1971)

HENSCHKE, U.K.: »Afterloading« applicator for radiation therapy of carcinoma of the uterus. Radiology *74*, 834 (1960)

HENSCHKE, U.K., HILARIS, B.S., MAHAN, G.D.: Remote afterloading with intracavitary applicators. Radiology *83*, 344–345 (1964)

HERMAN, P.G., BENNINGHOFF, D.L., NELSON, J.H., MELLINS, H.Z.: Roentgen anatomy of the ilio-pelvic-aortic lymphatic system. Radiology *80*, 182–193 (1963)

HEYMAN, J.: The so-called Stockholm method and the results of treatment of uterine cancer at the Radiumhemmet. Acta Radiol. (Stockh.) *16*, 129–148 (1935)

Heyman, J., Reuterwall, O., Benner, S.: The Radiumhemmet experience with radiotherapy in cancer of the corpus of the uterus. Classification, method of treatment and results. Acta Radiol. (Stockh.) *22*, 11–98 (1941)

Hofmann, D.: Klinik der gynäkologischen Strahlentherapie. Munich, Berlin: Urban & Schwarzenberg 1963

Hohenfellner, R.: Die urologischen Komplikationen des Collum-Carcinoms. Berlin, Heidelberg, New York: Springer 1965

Holodny, E.I., Kowalsky, W.P., Barsa, J.M., Sischy, B., Newall, J.: The intracavitary irradiation of carcinoma of the cervix uteri, using a linear distribution of sources. Radiology *97*, 127–131 (1970)

Holsti, L.R., Wiljasalo, M.: Application of lymphography in radiotherapy. Ann. Med. Intern. Fenn. *55*, 81–86 (1966)

Ingelman-Sundberg, A.: Rectal injuries following radium treatment of cancer of the cervix uteri. Acta Radiol. [Suppl.] (Stockh.) 64 (1947)

Jampolis, S., Martin, P., Schroder, P., Horiot, J.C.: Treatment tolerance and early complications with extended field irradiation in gynaecological cancer. Br. J. Radiol. *50*, 195–199 (1977)

Jelden, G.L., Chernak, E.S., Rodriguez-Antunez, A., Haagan, J.R., Lavik, P.S., Dhaliwal, R.S.: Further progress in CT scanning and computerized radiation therapy treatment planning. Am. J. Roentgenol. *127*, 179–185 (1976)

Joelsson, I., Räf, L., Söderberg, G.: Stenosis of the small bowel as a complication in radiation therapy of carcinoma of the uterine cervix. Acta Radiol. [Ther.] (Stockh.) *10*, 593–604 (1971)

Joelsson, I., Rudén, B.I., Costa, A., Dutreix, A., Rosenwald, J.C.: Determination of dose distribution in the pelvis by measurement and by computer in gynecologic radiation therapy. Acta Radiol. [Ther.] (Stockh.) *11*, 289–304 (1972)

Johansson, J., Rosengren, B., Tjernberg, B.: Clinical applications of a field positioning and simulating stand. Acta Radiol. [Ther.] (Stockh.) *7*, 364–368 (1968)

Johnsson, J.E.: Bladder and intestinal injuries following radiation therapy of carcinoma of the uterine cervix. Acta Radiol [Ther.] (Stockh.) *15*, 541–549 (1976)

Jones, D.E.A.: A flexible linear gamma-ray source (Co^{60}) for the treatment of cancer of the uterine body. Acta Radiol. (Stockh.) *38*, 41–48 (1952)

Jones, J.C., Stanley, D.F.: A simulator for treatment planning – physical problems. Br. J. Radiol. *42*, 794 (1969)

Jones, J.C., Milan, S., Lillicrap, S.C.: The planning of treatment of gynaecological cancer with combined intracavitary and external beam irradiation. Br. J. Radiol. *45*, 684–691 (1972)

Jones, T.E.: Intestinal complications resulting from prolonged radium and x-ray irradiation for malignant conditions of the pelvic organs. Am. J. Obstet. Gynecol. *29*, 309–316 (1935)

Jung, B., Larsson, B., Rosengren, B., Ståhl, K., Wretlind, W.: Roentgen stand for field positioning in high-energy radiotherapy. Acta Radiol. [Ther.] (Stockh.) *7*, 282–288 (1968)

Karzmark, C.J.: Radiotherapy treatment simulators – a case for special v. general purpose designs. Br. J. Radiol. *44*, 557–559 (1971)

Karzmark, C.J.,, Rust, D.C.: Radiotherapy treatment simulators and automation; a case for their provision from a cost viewpoint. Radiology *105*, 157–161 (1972)

Kauppila, A.: Uterine phlebography with venous compression; a clinical and roentgenological study. Acta Obstet. Gynecol. Scand. (Suppl. 3) *49* (1970)

Kauppila, A., Kiviniitty, K., Taskinen, P.J., Vehaskari, A.: The incidence and treatment of intestinal and urological complications after combined radiotherapy for uterine carcinomas. Strahlentherapie *152*, 260–267 (1976)

Kindermann, G., Gerteis, W., Weishaar, J.: Was leistet die Lymphographie in der Erkennung von Metastasen beim Zervixkarzinom? Geburtshilfe Frauenheilkd. *30*, 444–452 (1970)

Kinmonth, J.B.: The lymphatics; diseases, lymphography and surgery. London: Arnold 1972

Kiviniitty, K., Kauppila, A., Vehaskari, A.: Measurement of radiation doses in vivo during radiotherapy of gynaecological carcinoma. Strahlentherapie *141*, 400–403 (1971)

Kiviniitty, K., Unnérus, C.-E.: Die Strahlenbehandlung der Parametrien bei gynäkologischen Tumoren. Strahlentherapie *136*, 416–419 (1968)

Kottmeier, H.-L.: Studies of the dosage distribution in the pelvis in radium treatment of carcinoma of the uterine cervix according to the Stockholm method. J. Fac. Radiol. *2*, 312–319 (1951)

Kottmeier, H.L.: Complications following radiation therapy in carcinoma of the cervix and their treatment. Am. J. Obstet. Gynecol. *88*, 854–866 (1964)

Kottmeier, H.-L.: Ovarian cancer with special regard to radiotherapy. In: Gynaecological cancer. Deeley, T.J. (ed.), pp. 186–202. London: Butterworths 1971

Kreel, L.: The EMI whole body scanner in the demonstration of lymph node enlargement. Clin. Radiol. *27*, 421–429 (1976)

Kuttig, H., Brenner, G., Zunter, F.: Verbesserung der Dosisverteilung bei kombinierter Radium-Kobalt-60-Teletherapie des Kollumkarzinoms durch biaxiale, bisegmentale Pendelbestrahlung der Parametrien. Strahlentherapie *136*, 131–137 (1968)

Laakso, L., Grönroos, M., Vilhonen, E.: Measurements of ureteral radiation doses in gynecologic cancer patients. Strahlentherapie *136*, 562–565 (1968)

Lajtha, L.G., Oliver, R.: Some radiobiological considerations in radiotherapy. Br. J. Radiol. *34*, 252–257 (1961)

LANG, E.K., WOOD, M., BROWN, R., PIRKLE, T.N., JOHNSON, B., ENRIGHT, J.R., CHANCE, H.L., TRICHEL, B.E., MARTIN, E.C.S.: Complications in the urinary tract related to treatment of carcinoma of the cervix. South. Med. J. *66*, 228–236 (1973)

LAUGHLIN, J.S., CHU, F., SIMPSON, L., WATSON, R.C.: Radiation treatment planning. Cancer *39*, 719–728 (1977)

LECART, C., LENFANT, P.: Critical appraisal of lymphangiography in cancer of the female genital tract. Lymphology *4*, 100–108 (1971)

LEE, K.F., GREENING, R., KRAMER, S., HAHN, G.A., KURODA, K., LIN, S.-R., KOSLOW, W.W.: The value of pelvic venography and lymphography in the clinical staging of carcinoma of the uterine cervix; analysis of 105 proven cases by surgery. Am. J. Roentgenol. *111*, 284–296 (1971)

LIVERSAGE, W.E.: The application of cell survival theory to high dose-rate intracavitary therapy. Br. J. Radiol. *39*, 338–349 (1966)

LÜNING, M., WILJASALO, M., WEISSLER, H.: Lymphographie bei malignen Tumoren. Leipzig: Thieme 1976

LUNDGREN, N., ULMSTEN, U., DAHL, O., RANUDD, N.: The value of renography in the assessment of obstruction in the upper urinary tract; an investigation of 45 cases of carcinoma of the cervix uteri treated by Wertheim hysterectomy. Acta Obstet. Gynecol. Scand. *51*, 241–246 (1972)

MALLIK, M.K. BASU: Radiological appearances of the urinary bladder in carcinoma of the cervix, before and after treatment. J. Obstet. Gynaecol. Br. Cwlth *69*, 66–70 (1962)

MARCUSE, H.R., BURGERS, J.M.V.: Utilisation d'un semi-conducteur pour le contrôle des doses rectale et vésicale dans les irradiations du vagin et de l'utérus par le césium 137 et les sources de radium. J. Radiol. Electrol. *55*, 765–767 (1974)

MARTIN, K., CLAUS, H.G.: Intrauretere Direktmessung bei der gynäkologischen Bestrahlung. Arch. Gynäkol. *206*, 34–50 (1968)

MARUYAMA, J., VAN NAGELL, J.R., JR., UTLEY, J., VIDER, M.L., PARKER, J.C.: Radiation and small bowel complications in cervical carcinoma therapy. Radiology *112*, 699–703 (1974)

MASON, G.R.: The radiological findings in radiation-induced enteritis and colitis; a review of 30 cases. Clin. Radiol. *21*, 232–247 (1970)

MATTSSON, T.: Complications of treatment and metastatic spread of cervical carcinoma with special regard to roentgenological studies. Acta Obstet. Gynecol. Scand., Suppl. 59 (1976). Helsinki University 1976

MEDVEY, W., SZYMZYK, W.: Strahlenschäden des Rektums nach Kollumkarzinomtherapie mit modifizierter Pariser Methode. Radiobiol. Radiother. (Berl.) *7*, 693–697 (1966)

MÖLLER, C., MELLIN, L.: Radiation proctocolitis; incidence and clinical features. Ann. Chir. Gynaecol. Fenn. *59*, 94–100 (1970)

MULLER, J.H.: Intraperitoneal colloidal radiogold ^{198}Au therapy in ovarian cancer; its unique RES-bound paraselective effects emerging need for a differentiated stage III definition. In: Ovarian cancer. GENTIL, F., JUNQUEIRA, A.C. (eds.), pp. 198–216. Berlin, Heidelberg, New York: Springer 1968

MURPHY, W.T.: Primary carcinoma of the vagina. In: Gynaecological cancer. DEELEY, T.J. (ed.), pp. 214–227. London: Butterworths 1971

NEEFF, T.C., HOFF, F.: Zur Vermeidung von Nebenwirkungen an der Harnblase bei der Strahlentherapie des Gebärmutterkrebses. (Mit Farbtafeln.) Strahlentherapie *64*, 113–118 (1939)

NÉMETH, G., V. FOURNIER, D., KUTTIG, H.: Die Bewegungsbestrahlung der Parametrien und des Lymphabflußgebietes des Beckens mit ultraharten Röntgenstrahlen. Strahlentherapie *146*, 166–173 (1973)

NIEMINEN, U., FORSS, M., UNNÉRUS, C.E.: Isodose measurement of the bladder dose in radium therapy. Strahlentherapie *140*, 280–282 (1970a)

NIEMINEN, U., JÄÄSKELÄINEN, J.: Ultrasonic laminography in the planning of external radiotherapy for gynaecologic tumours. Strahlentherapie *140*, 400–402 (1970)

NIEMINEN, U., PÖLLÄNEN, L., FORSS, M.: Vaginal fistulae following radiotherapy for carcinoma of the cervix uteri. Ann. Chir. Gynaecol. Fenn. *59*, 90–93 (1970b)

NORMAN, O.: Hysterography in cancer of the corpus of the uterus. Acta Radiol. [Suppl.] (Stockh.) 79., Thesis Lund University 1950

O'CONNELL, D., HOWARD, N., JOSLIN, C.A.F., RAMSEY, N.W., LIVERSAGE, W.E.: A new remotely controlled unit for the treatment of uterine carcinoma. Lancet 1965 *II*, 570–571

OLSSON, O.: Pyelography and urography. In: Handbuch der medizinischen Radiologie. DIETHELM L., OLSSON, O., STRNAD, F., VIETEN, H., ZUPPINGER, A. (eds.), Vol. XIII/1, pp. 24–63. Berlin, Heidelberg, New York: Springer 1973

PECKHAM, B.M., KLINE, J.C., SCHULTZ, A.E., CAMERON, J.R., VERMUND, H.: Radiation dosage and complications in cervical cancer therapy. Am. J. Obstet. Gynecol. *104*, 485–494 (1969)

PERTTALA, Y., TORSTI, R.: Lympho- and cavography as complementary studies in the diagnosis of retroperitoneal lymph nodes. Ann. Chir. Gynaecol. Fenn. *57*, 338–343 (1968)

POWERS, W.E., SCHNEIDER, A.K., SHUMATE, K., FOTENOS, H., GALLAGHER, T.: Evaluation of methods of computer estimation of interstitial and intracavitary dosimetry. Am. J. Roentgenol. *96*, 59–65 (1966)

REDDI, P.R., NUSSBAUM, H., WOLLIN, M., KAGAN, A.R.: Treatment of carcinoma of the cervix uteri with special reference to radium system. Obstet. Gynecol. *43*, 238–247 (1974)

REGAUD, C.: Quelques problèmes relatifs au traitement radiothérapique des épitheliomas cervico-utérins. Cancer (Brussels) *12*, 93–112 (1935)

REICHEL, G., MORCZEK, A., WEISE, W.: Thermolumineszenzdosimetrie bei gynäkologischen Radiumanwendungen. Radiobiol. Radiother. (Berl.) *7*, 427–435 (1966)

REIFFENSTUHL, G.: Das Lymphknotenproblem bei Carcinoma colli uteri und die Lymphirradiatio Pelvis. München, Berlin: Urban & Schwarzenberg 1967

REISNER, K., HECKRODT, J., AY, R.: Die Verwendung des Ultraschall-B-Bildverfahrens bei der Bestrahlungsplanung. Strahlentherapie *140*, 639–646 (1970)

REUSS, A., LOHBAUER, R.: Vergleichsmessungen mit dem Bomke-Dosimeter und dem Gammameter in Blase und Rektum bei der Radiumbehandlung des Collum-Carcinoms. Strahlentherapie *98*, 308–319 (1955)

RIES, J., BREITNER, J.: Strahlenbehandlung in der Gynäkologie. München, Berlin: Urban & Schwarzenberg 1959

ROTTE, K.: Ulkus und Fistel als Komplikationen an Blase und Rektum bei der Strahlenbehandlung des Kollumkarzinom. Zentralbl. Gynäkol. *90*, 1149–1159 (1968)

ROTTE, K.: Übersicht über die Afterloadingverfahren in der gynäkologischen Strahlentherapie. Strahlentherapie *150*, 237–242 (1975)

ROTTE, K., LINKA, F., FELDER, K.D.: Intrakavitäre Bestrahlung des Uteruskarzinoms durch ein Afterloading-Gerät mit punktförmiger Iridium-192-Quelle. Strahlentherape *145*, 523–528 (1973)

RÜTTIMANN, A., et al. (eds.): Progress in lymphology. Proceedings of the international symposium on lymphology. Zurich, Switzerland, July 19–23, 1966. Stuttgart: Thieme 1967

RUPONEN, S., GRÖNROOS, M., MÄKINEN, E., RAURAMO, L.: Prognostic value of urography in irradiated cervical carcinoma. Ann. Chir. Gynaecol. Fenn. *63*, 127–129 (1974)

SCHAAL, A.: Untersuchungen über die Anwendbarkeit des Kadmium-Sulfid-Kristalls zu Dosismessungen im Röntgen- und Gamma-Strahlen-Bereich. Strahlentherapie *94*, 393–402 (1954)

SCHUMANN, J.W., FRISCHBIER, H.-J.: Die Auswirkung einer hochdosierten postoperativen Telekobaltbestrahlung auf den Ureter. Strahlentherapie *144*, 148–155 (1972)

SHALEK, R.J., COLE, A.: A scintillation probe for the measurement of radiation dosage in body cavities. Am. J. Roentgenol. *79*, 450–452 (1958)

SHERMAN, L.F.: A reevaluation of the factitial proctitis problem. Am. J. Surg. *88*, 773–779 (1954)

SIMON, N., SILVERSTONE, S.M., ROACH, L.C.: An overview of afterloading in radiotherapy. Am. J. Roentgenol. *114*, 646–651 (1972)

SNELLING, M.D., JAMESON, D.G.: The use of computers in pelvic dosimetry. In: Gynaecological cancer. DEELEY, T.J. (ed.), pp. 61–70. London: Butterworths 1971

SOKOL, G.H., CLOUSE, M.E., KOTNER, L.M., SEWELL, J.B.: Complications of lymphangiography in patients of advanced age. Am. J. Roentgenol. *128*, 43–44 (1977)

SPACKMAN, J.G., Obstructive lesions of the small intestine and sigmoid due to irradiation. Ann. Surg. *127*, 121–127 (1948)

SPECHTER, H.-J., POLLACK, J.-M.: Beitrag zur Tamponadentechnik der intrauterinen und intravaginalen Radiumeinlage. Z. Geburtshilfe Gynäkol. *164*, 102–109 (1965)

STEINBACH, H.L.: Identification of pelvic masses by phlebolith displacement. Am. J. Roentgenol. *83*, 1063–1066 (1960)

STEWART, M.A.: Design and use of simulators for therapy. The medical viewpoint. Br. J. Radiol. *42*, 794 (1969)

STRICKLAND, P.: Carcinoma of the uterine body treated with radioactive cobalt. J. Obstet. Gynaecol. Br. Emp. *60*, 898–900 (1953)

STRICKLAND, P.: Discussion remark about: Carcinoma of the body of the uterus. Proc. R. Soc. Med. *47*, 906–907 (1954a)

STRICKLAND, P.: Damage to the rectum in the radium treatment of carcinoma of the cervix. Br. J. Radiol. *27*, 630–634 (1954b)

STRICKLAND, P.: Carcinoma corporis uteri: a radical intracavitary treatment (with a note on the sensitivity of adenocarcinoma). Clin. Radiol. *16*, 112–118 (1965)

STRICKLAND, P.: The treatment of carcinoma of the body of the uterus. In: Gynaecological cancer. DEELEY, T.J. (ed.), pp. 167–185. London: Butterworths 1971

TASKINEN, P.J., VÄHÄTALO, S.: Feldkontrolle mit Kobalt-60-Gammastrahlen während der gesamten Bestrahlungszeit. Strahlentherapie *136*, 557–561 (1968)

TOD, M.C.: Radium implantation treatment of carcinoma vulva. Br. J. Radiol. *22*, 508–512 (1949)

TOD, M.C., MEREDITH, W.J.: Dosage system for use in treatment of cancer of uterine cervix. Br. J. Radiol. *11*, 809–823 (1938)

TODD, T.F.: Rectal ulceration following irradiation treatment of carcinoma of the cervix uteri; pseudocarcinoma of the rectum. Surg. Gynecol. Obstet. *67*, 617–631 (1938)

TROTT, K.-R.: Strahlenbiologische Überlegungen bei der Wahl der Dosisleistung in der intrakavitären Strahlentherapie. Strahlentherapie *150*, 261–265 (1975)

UNNÉRUS, C.-E., FORSS, M., KIVINIITTY, K.: Effects of radiotherapy for gynaecological cancer on the intestinal and urinary tracts. Ann. Chir. Gynaecol. Fenn. *63*, 152–159 (1974)

UNNÉRUS, C.-E., KIVINIITTY, K.: Roentgen-diagnostic control of treatment field in radiotherapy. Ann. Chir. Gynaecol. Fenn. *54*, 278–284 (1965)

UNNÉRUS, C.-E., KIVINIITTY, K.: Ein neuer Nachladungsapparat für Strahlenbehandlung mit Zäsium (im Anschluß an die Frage fraktionierter Strahlenbehandlung). Strahlentherapie *131*, 560–567 (1966)

UNNÉRUS, C.-E., REKONEN, A., VAURAMO, E., TURTOLA, V., KIVINIITTY, K.: Radiotherapy in cancer of the cervix. Acta Obstet. Gynecol. Scand., Suppl. *3*, 43 (1964)

UNNÉRUS, C.-E., WIDHOLM, O.: Ureteral obstructions and large gynaecological tumours. Ann. Chir. Gynaecol. Fenn. *52*, 212–216 (1963)

UNNÉRUS, C.-E., WIDHOLM, O., KIVINIITTY, K.: Measuring ureteral radiation doses. Ann. Radiol. *9*, 741–747 (1966)

VIAMONTE, M., ALTMAN, D., PARKS, R., BLUM, E., BEVILACQUA, M., RECHER, L.: Radiographic-pathologic correlation in the interpretation of lymphangioadenograms. Radiology *80*, 903–916 (1963)

WAGGONER, C.M., SPRATT, J.S., JR.: Prognostic significance of radiographic ureteropathy before and after irradiation therapy for carcinoma of the cervix uteri. Am. J. Obstet. Gynecol. *105*, 1197–1200 (1969)

WALL, H. VAN DER: Zur Problematik der Komplikationen nach Radiumbehandlung des Kollumkarzinom. Zentralbl. Gynäkol. *93*, 273–289 (1971)

WALL, H. VAN DER: Zur Strahlenbelastung der Nachbarorgane bei der Kontakttherapie des weiblichen Genitalkarzinom mit verschiedenen Radiumträgern. Zentralbl. Gynäkol. *94*, 123–133 (1972)

WALSH, D.: Deep tissue traumatism from roentgen ray exposure. Br. Med. J. *2*, 272–273 (1897)

WALSTAM, R.: Remotely-controlled afterloading radiotherapy apparatus. (A preliminary report). Phys. Med. Biol. *7*, 225–228 (1962)

WALSTAM, R.: Kriterien für ein optimales Isotop bei der gynäkologischen Strahlentherapie. Strahlentherapie *150*, 258–260 (1975)

WEGHAUPT, K.: Komplikationen bei der primären Strahlenbehandlung der weiblichen Genitalkarzinome. Strahlentherapie *138*, 62–73 (1969)

WEYRAUCH, U., SCHOKNECHT, G.: Eine Anwendung von Ultraschall zur Bestrahlungsplanung. Strahlentherapie *139*, 544–547 (1970)

WIDHOLM, O., MAUNUKSELA, E.-L., UNNÉRUS, C.-E.: Ureteral compressions and disturbances in renal function in patients with gynaecological tumours and observations on concomitant ureteral duplications. Ann. Chir. Gynaecol. Fenn. *57*, 354–357 (1968)

WILSON, C.S., HALL, E.J.: On the advisability of treating all fields at each radiotherapy session. Radiology *98*, 419–424 (1971)

WOLLOCH, Y., CHAIMOFF, C., DINTSMAN, M.: Late complications of radiationinduced damage to the gastro-intestinal tract. Am. J. Proctol. *24*, 473–480 (1973)

YOKOTA, R., NAKAJIMA, S., SAKAI, E.: High sensitivity silver-activated phosphate glass for the simultaneous measurement of thermal neutrons, γ-and/or β-rays. Health Phys. *5*, 219–224 (1961)

YUEN, B.H., BOYES, D.A.: Late gastrointestinal complications in patients irradiated for cancer of the cervix. Am. Surg. *36*, 642–645 (1970)

VII. Harnabflußstörungen bei Frauen

Von

L. Ala-Ketola, A. Kauppila, P. Vuoria

Mit 23 Abbildungen und 2 Tabellen

1. Einleitung

Eine Störung der willkürlichen Harnentleerung kann sich entweder in Form einer partiellen oder totalen Hemmung der Miktion (Retentio urinae) oder als eine Störung der Kontinenz (Inkontinenz) äußern. Bei Frauen tritt eine Retentio selten und meistens temporär im Anschluß an Operationen oder Geburten auf.

Dagegen sind Erscheinungen der Inkontinenz bei Frauen häufig. 42%–65% der Nulliparae leiden an Störungen der Harnkontinenz (Francis, 1960; Nemir u. Middleton, 1954; Wolin, 1969). Die mildeste Form der Inkontinenz ist eine Normvariante, die schwersten Formen wirken sozial-beruflich invalidisierend und bedeuten eine bemerkenswerte psychohygienische Belastung.

Die Harnabflußstörungen sind Symptome von Krankheiten, mit denen verschiedene anatomische und funktionelle Störungen verbunden sein können. Eine kausale Erklärung dieser Störungen benötigt verschiedene Untersuchungsmethoden, einschließlich der röntgenologischen. Das Untersuchungspersonal muß die normale Anatomie und Physiologie der ableitenden Harnwege kennen.

a) Anatomie der unteren Harnwege

Das Volumen der Harnblase beträgt bei Frauen normalerweise 400–600 ml. Die Blasenwand besteht aus der Schleimhaut und drei Schichten von glatter Muskulatur, die auch den sogenannten M. detrusor bilden. Die vorderen Fasern der äußeren longitudinalen Muskelschicht haben ihre Insertionen am frontalen Teil des fibromuskulären Gebietes des Blasenhalses und die hinteren Fasern an der Apex der Trigonum vesicae (Abb. 1). Die lateralen Fasern, die die sogenannte Detrusorschlinge formen, laufen rund um den Blasenhals bis zur Vorderseite und sind am fibromuskulären Ring befestigt.

Die zirkuläre mittlere Muskelschicht der Blasenwand ist mit der tiefen Schicht und die innere Längsmuskelschicht mit der äußeren Schicht des Trigonums verbunden, und beide bilden die sogenannte Basisplatte (Abb. 2). Diese exzentrische, die innere Urethramündung umgebende Formation hat eine ausschlaggebende Bedeutung für die Kontinenz (Hutch, 1965, 1966a, 1966b, 1967a, 1967b). Die weibliche Urethra ist ca. 4 cm lang. Die Wand der Urethra besteht aus der Schleimhaut und zwei Schichten glatter Muskulatur. Die innere longitudinale Muskelschicht ist eine Fortsetzung der inneren Muskelschicht der Blasenwand. Die äußere spiralförmige Muskelschicht der Urethra ist eine Fortsetzung der tiefen Muskelschicht des Trigonums. Der Verschluß der Urethra wird

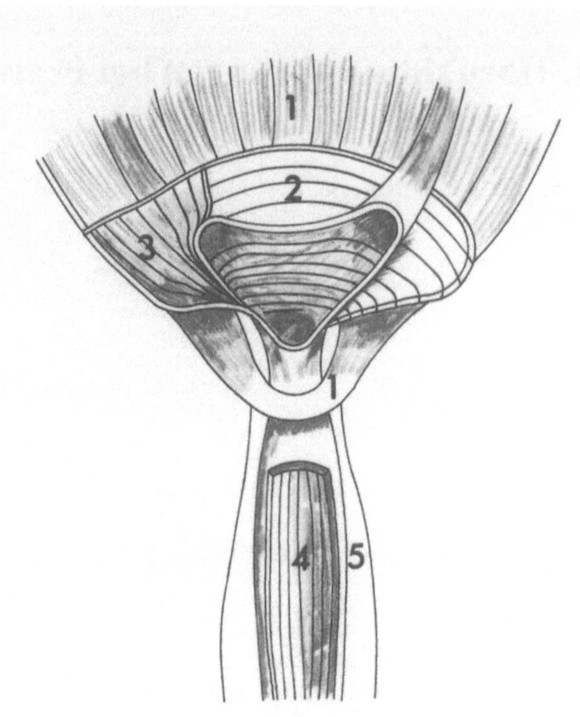

Abb. 1. Muskelschichten der Blase und der proximalen Urethra (schematisch). 1 = Äußere Längsschicht der Blasenmuskulatur. 2 = Mittlere zirkuläre Schicht der Blasenmuskulatur. 3 = Innere Längsschicht der Blasenmuskulatur. 4 = Innere Längsschicht der Harnröhrenmuskulatur. 5 = Quergestreifte paraurethrale Muskulatur

durch die inneren und äußeren Sphinkter bewirkt. Die glatte Muskulatur der proximalen Urethra und des Blasenbodens bilden den internen autonomen Sphinkter, der keine anatomische Einheit ist. Der äußere Sphinkter wird dagegen willkürlich reguliert, und seine funktionellen Bestandteile sind eine streifige, periurethrale Muskulatur zusammen mit dem Levator ani. Die Urethra läuft durch die Levatormuskulatur und das Diaphragma urogenitale (Abb. 3). Die Urethra wird durch das Urogenitaldiaphragma in zwei Teile geteilt. Der innere intra-abdominale Teil ist wichtig für die Kontinenz. Eine weitere Bedingung der Kontinenz besteht darin, daß die normale Anatomie der Muskel- und Bindegewebe, die die Basisplatte der Blase und die proximale Urethra unterstützen, gut erhalten ist.

Die autonome Innervation der Blase geschieht durch Sympathikus und Parasympathikus. Eine Reizung des Parasympathikus verursacht eine Blasenkontraktion, während eine Sympathikusreizung einen inhibierenden, relaxierenden Einfluß auf die Blase hat. Eine zusätzliche Innervation der Urethra geschieht durch den Nervus pudendalis.

b) Miktion

Am Anfang einer willkürlichen Miktion geschieht eine Relaxation der Beckenbodenmuskulatur und der externen Sphinkter. Der intraurethrale Druck fällt ab, der Blasenboden senkt sich und der hintere vesico-urethrale Winkel, der durch die posteriore Urethra und den Blasenboden geformt ist, wird flacher. Der Blasenhals öffnet sich zu einer Trichterform.

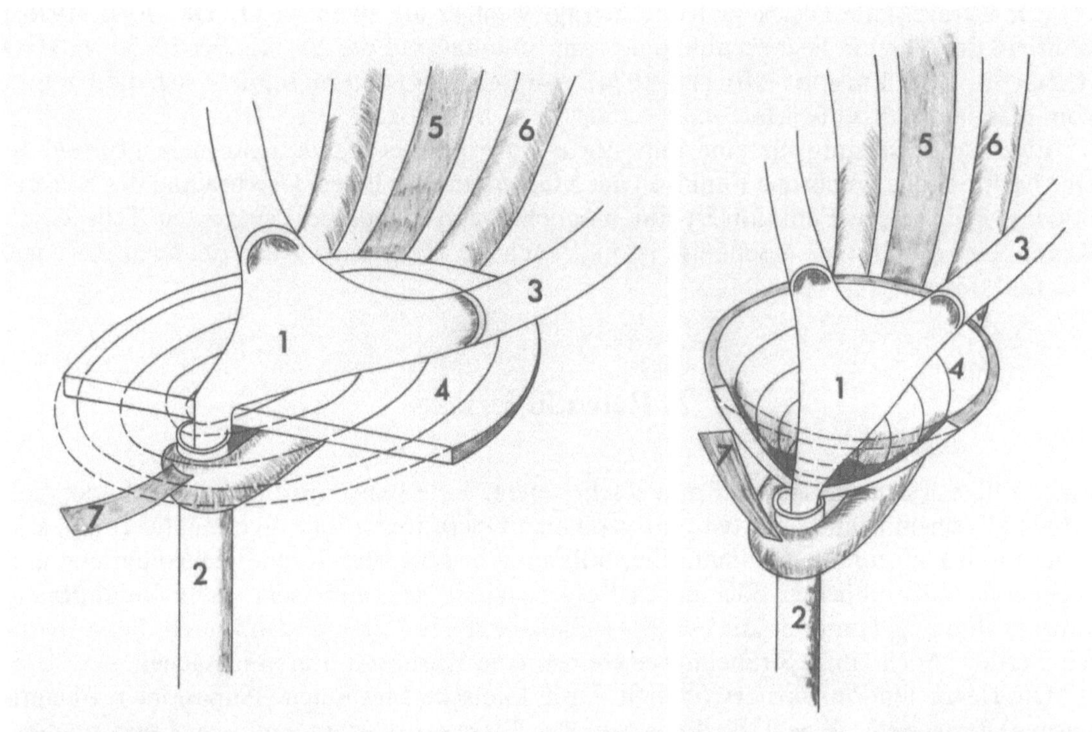

a   b

Abb. 2. Basisplatte des Blasenbodens (schematisch). **a** Bei Kontinenz findet man eine ebene Platte. **b** Bei Stress-Inkontinenz hat die Platte eine Trichterform. 1 = Trigonum vesicae. 2 = Harnröhre. 3 = Harnleiter. 4 = Basisplatte. 5 = Mittlere Muskelgruppe der äußeren Längsschicht der Blasenmuskulatur. 6 = Laterale Muskelgruppe der äußeren Längsschicht der Blasenmuskulatur. 7 = Ventraler Teil der äußeren Längsschicht der Blasenmuskulatur

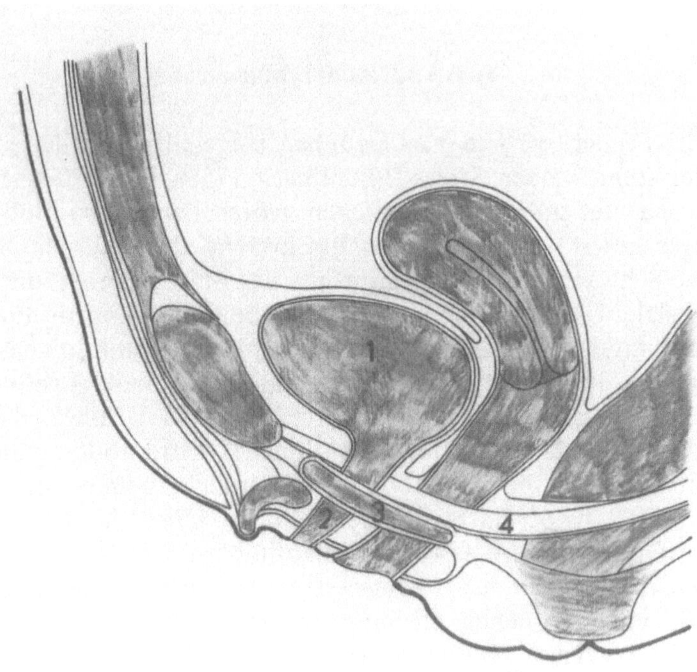

Abb. 3. Schematischer Sagittalschnitt durch die Blase und die Urethra mit Nachbarorganen und die die unteren Harnwege stützenden Muskelschichten bei Frauen. 1 = Harnblase. 2 = Harnröhre. 3 = Diaphragma urogenitale. 4 = Muskulus levator ani

Der intravesikale Druck in Ruhe beträgt weniger als 10 cm H_2O (DE GOEIJ, 1976); während der Miktion liegt er, abhängig vom Füllungsgrad der Vesika, bei 20–30 cm H_2O (DE GOEIJ, 1976; FRIMODT-MØLLER, 1974). Am Ende der Miktion schließt sich die Urethra vom distalen Ende aufwärts.

Eine Voraussetzung für eine ungestörte Harnspeicherung und normale Miktion ist eine harmonische synchrone Funktion der Muskulatur der Blase, Urethra und des Beckenbodens. Eine solche Funktion ist nur möglich, wenn keines der genannten Teile durch Krankheit oder Trauma geschädigt ist und auch die wirksamen Nervenbahnen störungsfrei funktionieren.

2. Retentio Urinae

Eine völlige Retention ist bei Frauen sehr selten. Eine temporäre Retention findet sich jedoch allgemein nach Geburten und vaginalen Operationen. Die Blasenentleerung kann dazu durch kongenitale, traumatische, inflammatorische, psychische, neurologische und degenerative Krankheiten oder deren Folgezustände gehemmt sein. Eine Veränderung kann auch durch Tumoren, die den Blasenhals oder die Urethra stenosieren, hervorgerufen werden. Auch einige Arzneimittel können eine Harnretention verursachen.

Die Harnretention wird gewöhnlich durch klinische Methoden (Palpation, Katheterisierung) festgestellt. Eine Überdistension der Blase wird schon auf der Leeraufnahme und auch bei intravenöser Urographie erkannt. Die Urethrozystographie dient der kausalen Diagnose und der Lokalisation der Störung.

3. Harninkontinenz

a) Inkontinenztypen

Die Inkontinenz bei Frauen wird in vier Gruppen eingeteilt (Tabelle 1). Die häufigste Störung ist die Belastungs- oder Stress-Inkontinenz (75%–80%; GREEN, 1975). Eine Stress-Inkontinenz bedeutet einen unwillkürlichen, plötzlichen Harnabfluß während einer Belastung. Die Ursache ist eine Mechanismusschwäche der internen Sphinkter. Das Grundleiden ist eine Schwäche der Muskulatur und des Bindegewebes, die den Blasenboden und die proximale Urethra unterstützen (Graviditäten, konstitutionelle Gewebsschwäche, postmenopausale Atrophie) (KREMLING, 1977). Die Funktion des Detrusormuskels ist unauffällig. Bei diesen Patienten verursacht eine schnelle Erhöhung des intraabdominalen Drucks eine dorsale Deviation der proximalen Urethra, die dadurch von der normalen intra-abdominalen in eine (funktionelle) extra-abdominale Position gedrängt wird. Dann verursacht die intra-abdominale Druckzunahme eine geringere Erhöhung des intraurethralen als des intravesikalen Drucks. Überschreitet der intravesikale den intraurethralen Druck, kommt es zum Harnabfluß.

Eine andere allgemeine Form der Inkontinenz ist die Drang- oder Urge-Inkontinenz. Dies beschreibt den unwillkürlichen Urinabgang bei imperativen Harndrang (RÜTTE, 1975; HAAG, 1975; LUTZEYER u. MELCHIOR, 1977). Als Grundleiden kommen eine lokale erhöhte Irritabilität (Infektion, Tumor) oder allgemeine Faktoren wie neurologische, psychogene oder hormonale Ursachen in Frage. Die Blasensphinkter sind anatomisch und funktionell normal.

Tabelle 1. Harninkontinenztypen bei Frauen

I	Stress-Inkontinenz
II	Urge-Inkontinenz – Infektionen – Tumoren – endokrine Ursachen – neurologische Erkrankungen – psychische Erkrankungen
III	Überlauf-Inkontinenz – Tumoren, die die Urethra verengen – neurologische Erkrankungen
IV	Fisteln und Anomalien

Es gibt auch Mischformen von Stress- und Urge-Inkontinenz, die sowohl Sphinkterschwäche als auch Überirritabilität des Detrusormuskels aufweisen.

Die Überlauf-Inkontinenz (Ischuria paradoxa) entsteht durch eine Überdistension der Blase. Als Grundleiden findet man Urethrastenose durch einen Tumor oder eine Blasenparese aufgrund neurologischer Ursachen. Die Überdehnung der Blase verursacht eine Erhöhung des intravesikalen Drucks mit Öffnung der proximalen Urethra und darauffolgendem Harnabfluß ohne Detrusoraktivität.

Eine kongenitale Entwicklungsstörung oder ein posttraumatischer Zustand können in den Harnwegen eine Fistel verursachen. Durch die Fistel fließt der Urin kontinuierlich an den Sphinktern vorbei.

b) Untersuchungen an einer Inkontinenzpatientin

Eine zuverlässige Differentialdiagnostik ist die Grundlage für ein gutes therapeutisches Resultat. Ausschlaggebend ist, daß man die verschiedenen Formen der Inkontinenz voneinander trennen kann, weil die Stress-Inkontinenz operativ, die Urge-Inkontinenz dagegen konservativ zu behandeln ist. Bei Mischformen wird die Therapie mit konservativen Methoden eingeleitet.

Die klinische Untersuchung und eine sorgfältige Anamnese wird durch urodynamische (Urethrozystometrie, Flowmessungen, Elektromyographie) und radiologische Untersuchungen ergänzt (BECK, 1971; FARRAR et al., 1975). Auf diese Weise kann man klären, ob man eine anatomische Störung, eine funktionelle oder beide vor sich hat.

Jede inkontinente Patientin sollte auch mit der Urethrozystographie untersucht werden. Bei Verdacht einer ureterbedingten Inkontinenz oder Blasenfistel sollte man auch eine intravenöse Urographie durchführen.

c) Röntgenologische Untersuchungen der Inkontinenz

α) Entwicklung von Untersuchungsmethoden

Die ersten Urethrographien wurden von Cunningham im Jahre 1910 ausgeführt (s. JOHANSON, 1951). Für die Blasenuntersuchung wurde von KEHRER (1918) Collargol und von RÜBSAMEN (1920) Sauerstoff benutzt. NORRIS und KIMBOROUGH (1928) führten die ersten wirklichen Urethrozystographien durch. Thomsen (1930, 1932) hat die ersten Schrägaufnahmen gemacht. Von Mikulicz-Radecki konnte 1931 die Urethra auf Seitenaufnahmen darstellen, als er einen Katheter mit einem dünnen Bleistreifen und für die Blasenfüllung 20%iges Jodipin benutzte. Für eine bessere Visualisierung der Urethra hat Nordenström (1952) für die Urethrozystographie die Anwendung von Bariumsulfatsuspension eingeführt. Dieses Kontrastmittel wurde später allgemein angewandt (Nilsen, 1958; Järvinen et al., 1961; Hoffman u. Ulrich, 1966).

Mit Kontrastmittellösung kann man die Urethra nur während der Miktion darstellen. Ein dicker Katheter verursacht eine Deformation der Urethra. Eine Kette von kleinen Metallkugeln wurde zuerst von Stevens und Smith (1937) benutzt, später von Barnes (1940, 1942). Dadurch konnte man den Zustand der Urethra in Ruhe und bei Belastung beobachten. Die Ketten-Urethro-Zystographie wurde später von einigen Autoren angewandt oder empfohlen (Hodgkinson u. Doub, 1953; Green, 1962, 1968; Malmström et al., 1966; Kauppila et al., 1972; Ala-Ketola, 1973). Mittels Kineradiographie kann man die Bewegung der Blase und der proximalen Urethra während der Miktion und des Pressversuchs dokumentieren und analysieren (Enhörning, 1960, 1961; Gardiner et al., 1961).

In einer Übersicht gibt Hodgkinson (1970) an, daß er nach Erfahrungen mit 3000 Patienten die Ketten-Urethro-Zystographie bei der Untersuchung von Inkontinenz für die beste Methode hält.

Jeffcoate und Roberts (1952a, b) haben in die gynäkologisch-radiologische Literatur den sogenannten posterioren urethro-vesikalen Winkel eingeführt. Sie sagen, daß »the posterior urethrovesical angle, which normally measures about 100°, is especially important.«

Nach ihren Angaben verschwindet der posteriore urethro-vesikale Winkel bei der Stress-Inkontinenz. In zwei Drittel der Fälle kann man den Schwund des Winkels auch ohne Pressversuch feststellen. Auch Francis (1960) machte die gleiche Beobachtung. Von Mikulicz-Radecki (1931) lenkte die Aufmerksamkeit auf die Änderung der Position der Urethra während des Pressversuchs und hat den Begriff »Urethraldreieck« eingeführt. Dieses Dreieck wird durch die Vorderwand der Urethra, durch eine Linie parallel zur hinteren Fläche der Symphyse und durch eine lineare ventrale Fortsetzung des Blasenbodens gebildet. Bei der Stress-Inkontinenz wird das Dreieck größer. Bailey (1954, 1956) und Green (1962) diskutieren den Inklinationswinkel der Urethra. Sie meinen damit den Winkel zwischen der Längsachse der proximalen Urethra und einer senkrechten Linie. Dieser Winkel wird bei Stress-Inkontinenz-Patienten beim Pressversuch vergrößert. Der posteriore urethro-vesikale Winkel hat leider keinen entscheidenden diagnostischen Wert, weil der Winkel auch bei einigen kontinenten Frauen während des Pressversuchs verschwinden kann (Ala-Ketola, 1973).

Eine Erscheinung, auf die viele Forscher aufmerksam gemacht haben, ist das sogenannte »Funneling« oder die Trichterform des Blasenhalses. Barnes (1942) und Jeffcoate und Roberts (1954) meinen, daß nach einem operativen Erfolg die Trichterform normalisiert wird. Für die Kontinenz sind die Relationen zwischen Blasenboden und Urethra wichtig. Die operative Korrektur von Zysto- oder Urethrozele allein kann die Stress-Inkontinenz nicht immer heilen. Das Ziel der operativen Eingriffe ist eine Korrektur des posterioren urethro-vesikalen Winkels und der Trichterform der proximalen Urethra (Jeffcoate u. Roberts, 1952a, b; Everett u. Williams, 1963).

Viele Autoren haben darauf aufmerksam gemacht (Aldridge et al., 1952; Green, 1962; Hodgkinson et al., 1958; Hodgkinson, 1965, 1970; Jeffcoate u. Roberts, 1952a, b; Roberts, 1952), daß bei Stress-Inkontinez-Patienten der Blasenhals der niedrigste Teil der Blase ist. Einige Autoren sind der Meinung, daß für die Kontinenz die Befestigung der Urethra wichtig sei (KRANTZ, 1951; PERNKOPF u. PICHLER, 1953; KELLAR, 1956). Mittels Ketten-Urethro-Zystographie hat man jedoch gezeigt, daß sowohl bei normalen Frauen als auch bei Stress-Inkontinenz-Patientinnen (HODGKINSON, 1965) das proximale Ende der Urethra eine nicht geringe Beweglichkeit hat. Die Bedeutung der Befestigung der mittleren Urethra ist bisher nicht geklärt worden.

β) Einige Besonderheiten der Röntgenuntersuchung

Neben den anatomischen Verhältnissen sollte eine Röntgenuntersuchung auch die funktionellen Störungen der Blase, des Blasenhalses und der Urethra aufklären sowie das Blasenvolumen und die Kaliber der proximalen Urethra in Ruhe und während Belastung zeigen. Auch mögliche autonome Blasenkontraktionen während der Kontrastmittelfüllung, während des Pressversuchs und der Miktion sollten demonstriert werden. In seltenen Fällen kann die röntgenologische Information entscheidend sein (Fisteln). Meist kann jedoch der Röntgenbefund die definitive Diagnose nur ergänzen. Eine Röntgenuntersuchung ist für die Wahl der operativen Verfahren bei Stress-Inkontinenz-Patientinnen von Bedeutung (GREEN, 1968).

Die benachbarten Genitalien begrenzen die Anwendung von radiologischen Methoden. Die Gonadendosis sollte möglichst niedrig bleiben. Dies wird durch gutes Einblenden, kurze Durchleuchtungszeit und durch eine minimale Anzahl von Aufnahmen erreicht.

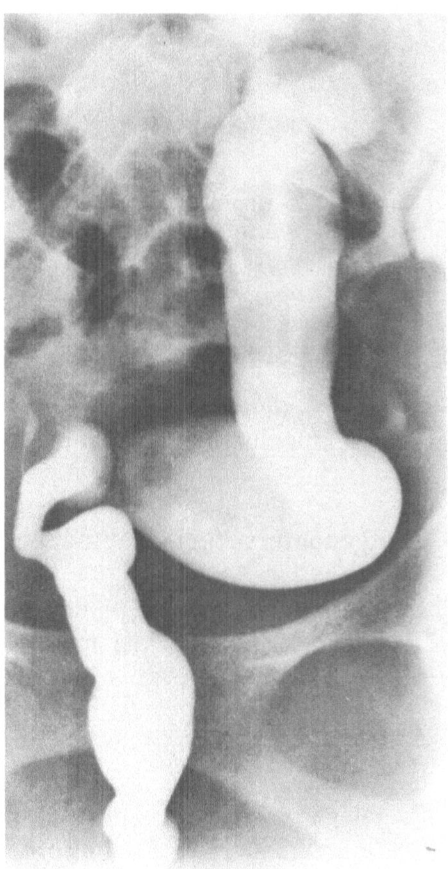

Abb. 4. 35jährige Frau mit Inkontinenz seit der Geburt. Bei der Urographie findet man einen linksseitigen Hydroureter, der direkt in die dilatierte proximale Urethra mündet

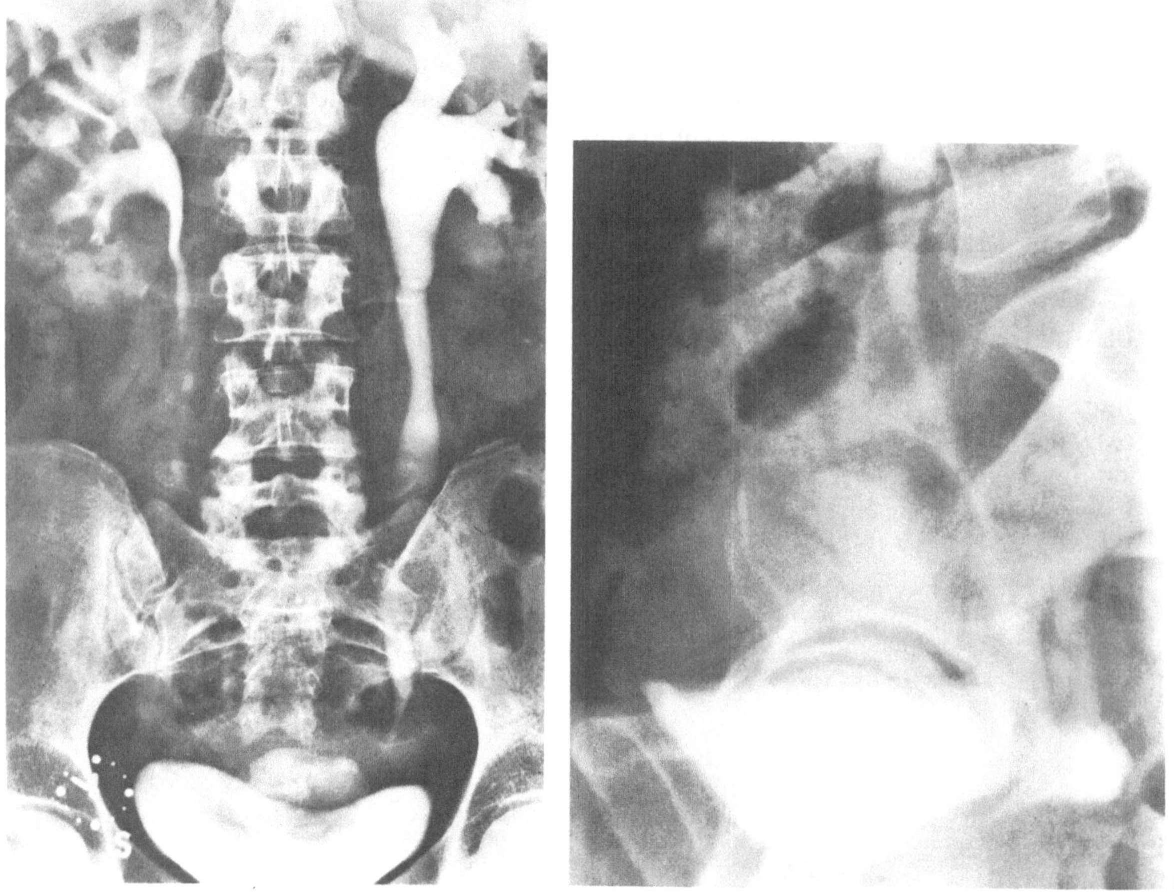

Abb. 5. 41jährige Patientin. Schwere Inkontinenz seit vielen Jahren. Dilatation des linken Ureters und der Pelvis renalis. Kontrastmittelansammlung in der Vagina sowohl in Frontal- (**a**) als auch in Seitenprojektion (**b**). Bei der Operation wurde eine urethro-zervikale Fistel gefunden

Röntgenuntersuchungen in der Beckenregion sollten bei fertilen Frauen während der ersten Tage des Menstruationszyklus durchgeführt werden.

d) Röntgenuntersuchungsmethoden

Hinsichtlich der Technik von Leeraufnahmen, Urographien, Urethrographien und Zystographien wird auf den Teil XIII/1 des Handbuches der medizinischen Radiologie hingewiesen (Olsson, 1973).

α) Leeraufnahme

Die Leeraufnahme spielt in der Diagnostik der Inkontinenz eine untergeordnete Rolle. Bisweilen kann man verkalkte Konkremente oder Fremdkörper in der Blase entdecken. Solche Körper können die Ursache einer Urge-Inkontinenz sein oder eine Retention verursachen, wenn sie die Urethra einengen. Auch eine Überdistension der Blase kann man auf der Leeraufnahme erkennen.

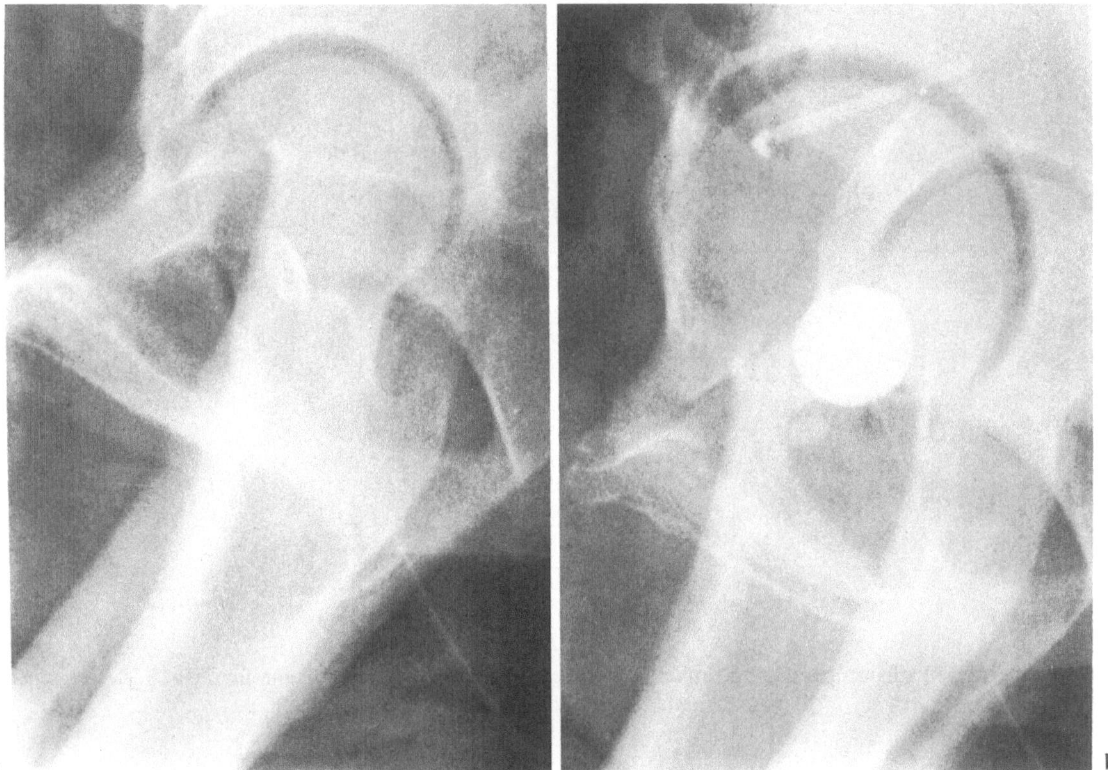

a b

Abb. 6. Urethrographie mit Foley-Katheter-Technik. Bei normaler Elastizität der Urethra kann man maximal 1 ml Kontrastmittel in den in der Urethra liegenden Katheterballon spritzen (**a**). Beim Erschlaffen der Urethrawände (Stress-Inkontinenz) kann man leicht größere Mengen von Kontrastmittel in den Ballon injizieren (**b**)

β) Urographie

Die Urographie wird für die Lokalisationsdiagnose der Harnretentionsursache bei Ureteranomalien und Fisteln angewandt. Die Anzahl und die Einmündungsstelle (bzw. Urethra, Uterus, Vagina oder Perineum) von ektopischen Uretern müssen festgestellt werden (Abb. 4 u. 5).

γ) Urethrographie

Die Urethrographie ist geeignet für die Diagnostik der Inkontinenzen, denen Urethraanomalien und Fisteln zugrunde liegen. Urethradivertikeln, die zu einer Urge-Inkontinenz führen, kann man mit der Urethrographie demonstrieren, ebenso Urethrastrikturen, die eine Retention oder eine Überfluß-Inkontinenz verursachen. Die retrograde Technik ist am besten geeignet. Die Technik von FREWEN (1971) beruht auf der Anwendung eines Foley-Katheters. Mittels des expandierbaren Katheterballons kann man nach Kontrastmitteleinfüllung den Durchmesser und die Elastizität der Urethra bestimmen. Eine Kontrastmenge von mehr als 1 ml bedeutet eine Erweiterung der Urethra, die typisch für eine Stress-Inkontinenz ist. Eine kleinere Kontrastmenge bedeutet eine normalweite Urethra, die man bei der Urge-Inkontinenz findet (Abb. 6).

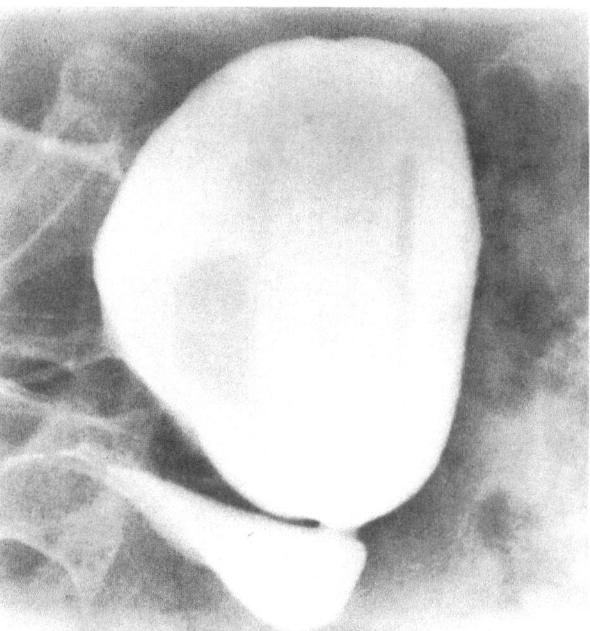

Abb. 7. 48jährige Patientin mit postoperativer Inkontinez. Mit der Zystographie kann man eine Fistel zwischen dem Blasenboden und der Vaginalwand zeigen

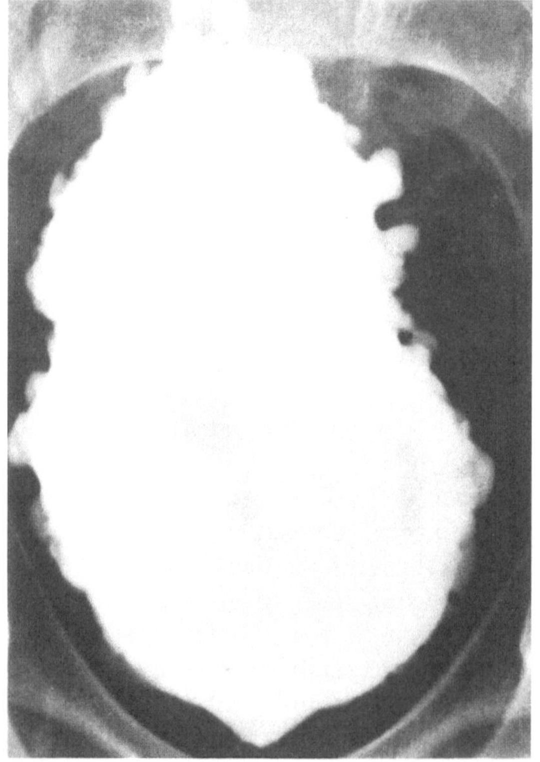

Abb. 8. Neurologische Urge-Inkontinenz (Meningomyelozele). Kräftige Trabekulation der Blasenwand

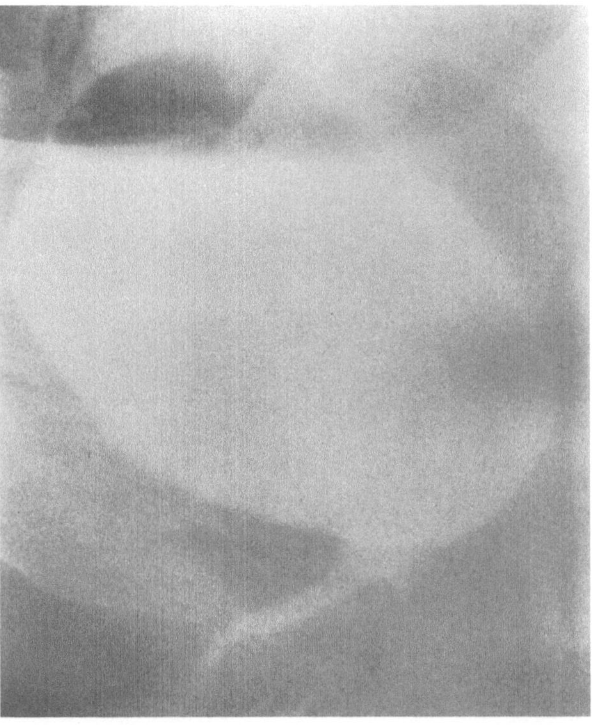

Abb. 9. Miktionszystographie (Seitenbild) bei einer kontinenten Frau. Der posteriore urethro-vesikale Winkel wird flacher, und die proximale Urethra dilatiert während der Miktion

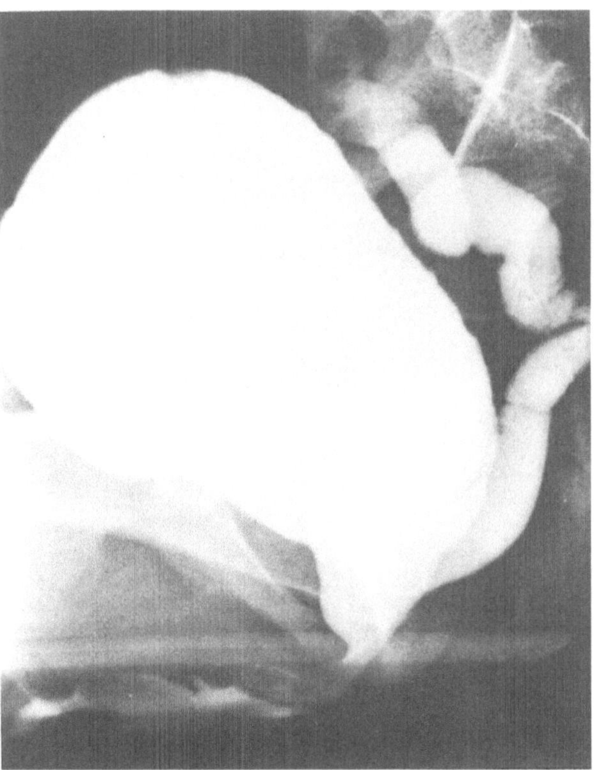

Abb. 10. Miktionszystographie (Seitenbild) einer Patientin mit rezidivierenden Harninfektionen und Urge-Inkontinenz. Während der Miktion sieht man eine trichterförmige Dilatation des Blasenhalses und eine retrograde Füllung des ektopischen, in die Urethra einmündenden rechten Ureters

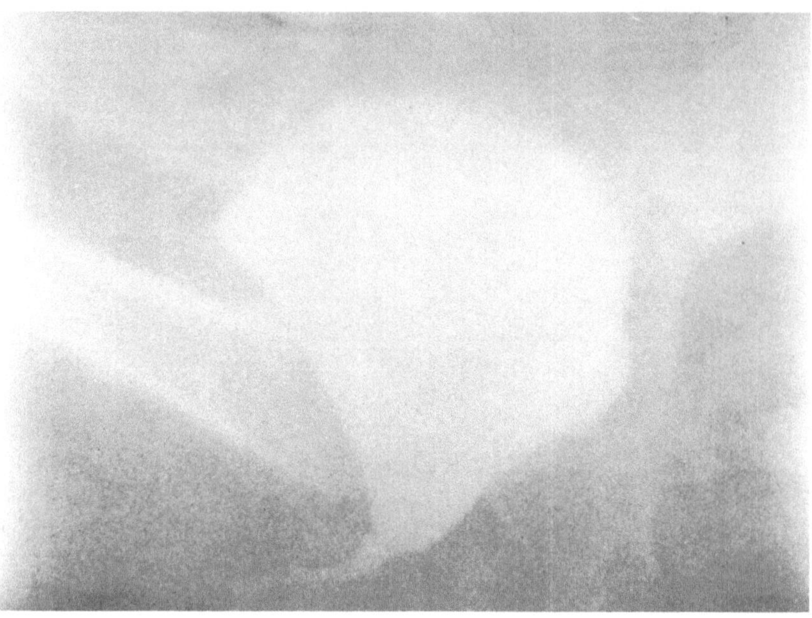

Abb. 11. Zystographiebild einer Patientin mit vieljähriger Stress-Inkontinenz. Dilatation der proximalen Urethra, die einen breiten Trichter zusammen mit dem Blasenhals bildet

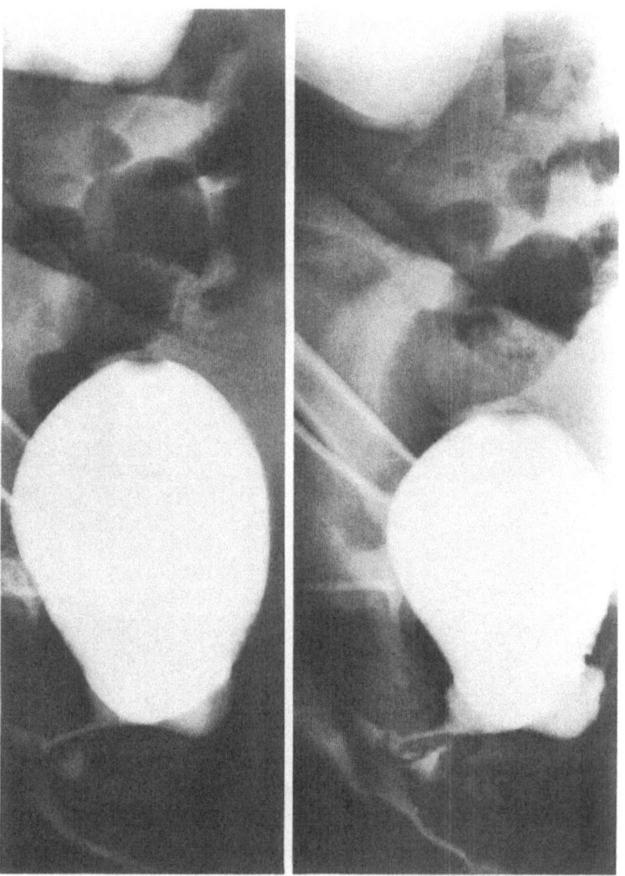

Abb. 12. Hutch'sches Divertikel an der unteren Uretermündung (HUTCH, 1958)

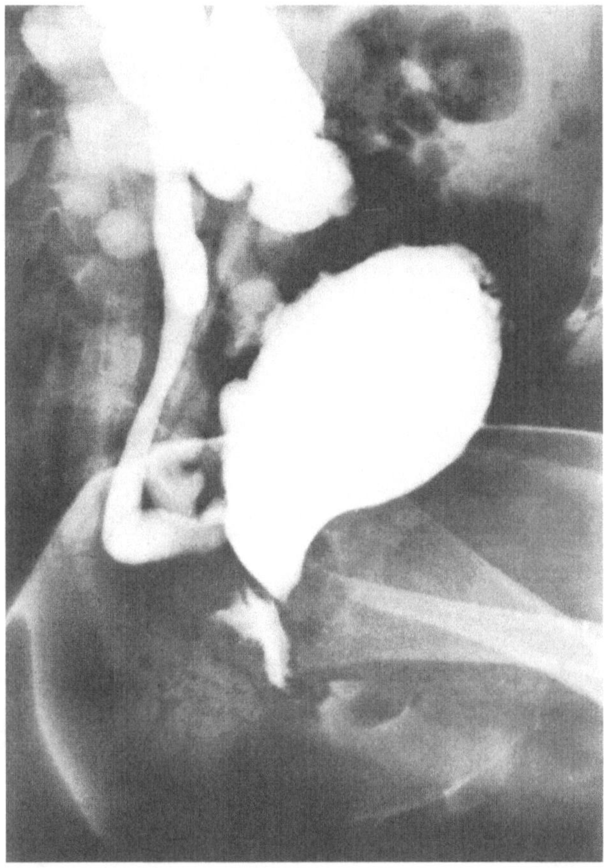

Abb. 13. Vierjähriges Mädchen mit chronischer Harnwegsinfektion. Während der Miktion ein kräftiger beidseitiger vesiko-urethraler Reflux

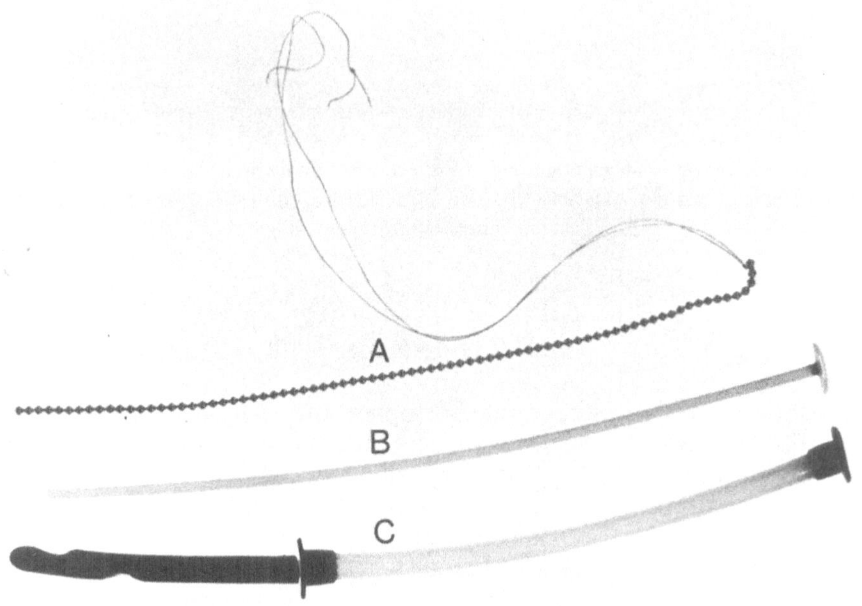

Abb. 14. Apparatur für die Ketten-Urethro-Zystographie. **A** Kugelkette. **C** Modifizierter Lippes-Applikator. Der Plastapplikator ist mit der Spitze eines Nelatonkatheters versehen. **B** Applikatorkolben zum Einziehen der Kette

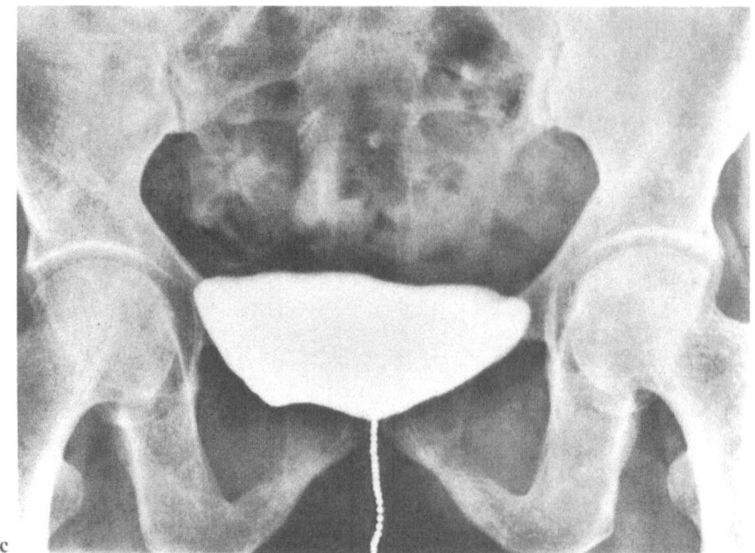

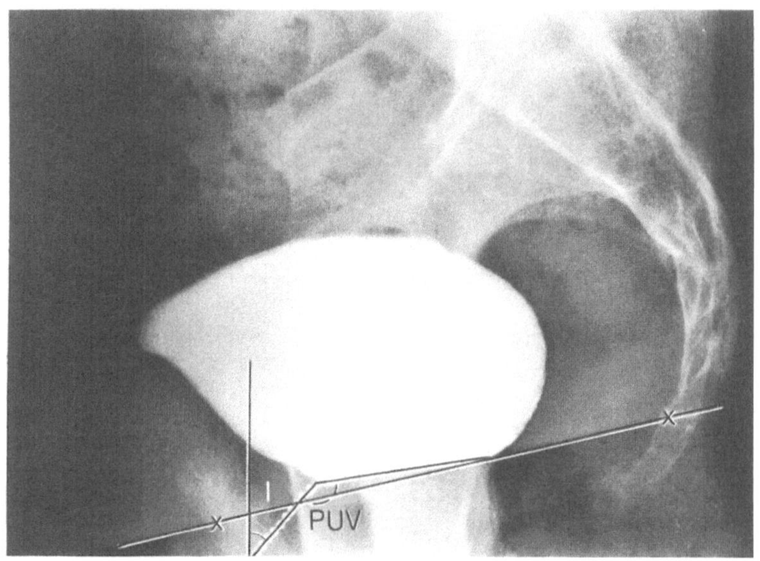

Abb. 15. Ketten-Urethro-Zystographie einer gesunden Frau. **a, b** ap- und Seitenbild in Ruhe. **c, d** Entsprechendes Bild beim Pressversuch. Linien zur Messung von den posterioren urethro-vesikalen und Inklinationswinkeln eingezeichnet

δ) Zystographie

Mit der Zystographie werden kongenitale Ektopien und Fisteln diagnostiziert (Abb. 7). Auch Wandveränderungen der Blase wie Trabekulation in schweren Fällen von Urge-Inkontinenz werden mit der Zystographie sichtbar (Abb. 8).

ε) Miktionszystographie

Technik. Nach der Katheterisierung der liegenden Patientin wird die Blase bis zum Gefühl der Völle, höchstens jedoch mit 400–500 ml Kontrastmittel gefüllt. Danach werden Ap- und Schrägaufnahmen gemacht. Eine Seitenaufnahme folgt im Sitzen. Die Patientin miktiert, wobei die Aufnahmen in Seitenprojektion von der Blase und der Urethra zu

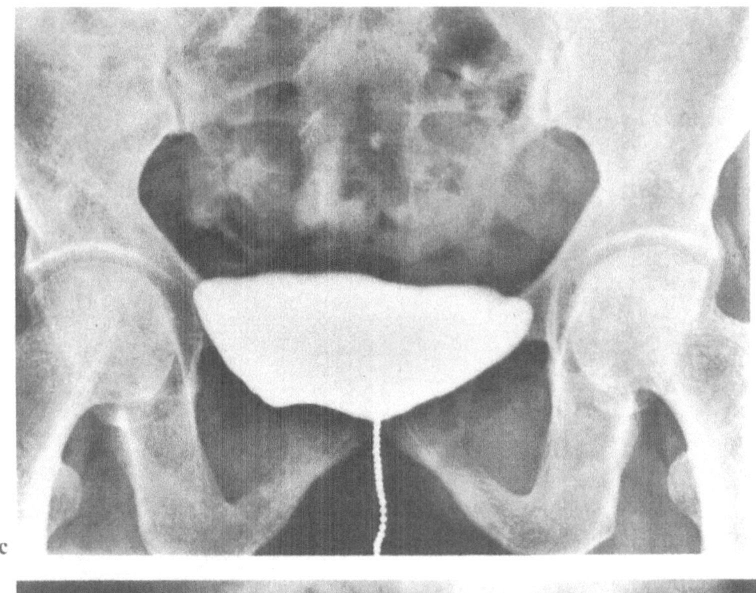

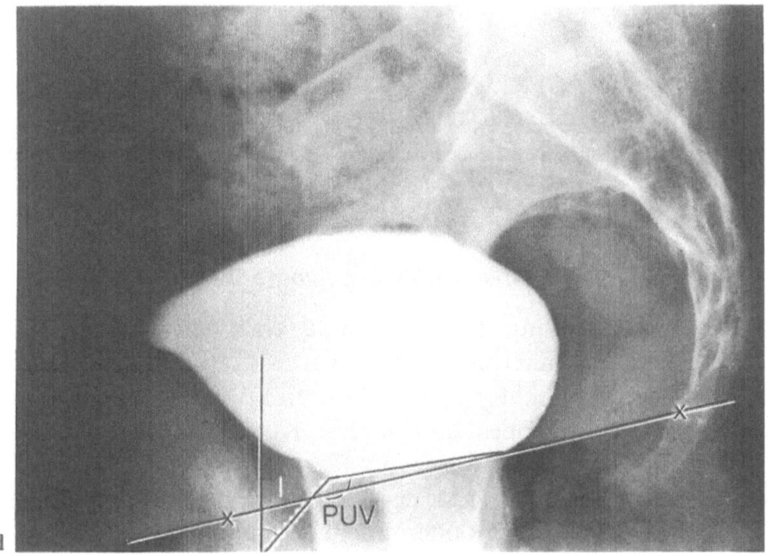

Beginn und Ende der Miktion gemacht werden. Die Miktion und ein möglicher vesiko-urethraler Reflux werden unter Durchleuchtung verfolgt. Der Reflux wird möglichst auch mittels Filmen dokumentiert.

Befunde. Die Untersuchung stellt eine Kombination zwischen Zystographie und Urethrographie dar, die auch funktionelle Information liefert (Abb. 9). Mit der Miktionszystographie kann man vorteilhaft Fisteln, Divertikel und (seltene) Urethraverdoppelungen demonstrieren. Eine retrograde Füllung eines ektopischen, in die Urethra einmündenden Ureters ist auch möglich (Abb. 10). Die Methode ist zur Untersuchung der funktionellen Störung des Blasenhalses während der Miktion geeignet (Abb. 11 u. 12). Eine trichterförmige Dilatation (Funneling) haben einige Autoren als pathognomonisch für die Stress-Inkontinenz gehalten. Die Feststellung von Wandveränderungen der Blase, Obstruktion der Urethra und Ureterreflux (LUTZEYER u. HAUTMANN, 1977) ist ebenfalls wichtig (Abb. 13).

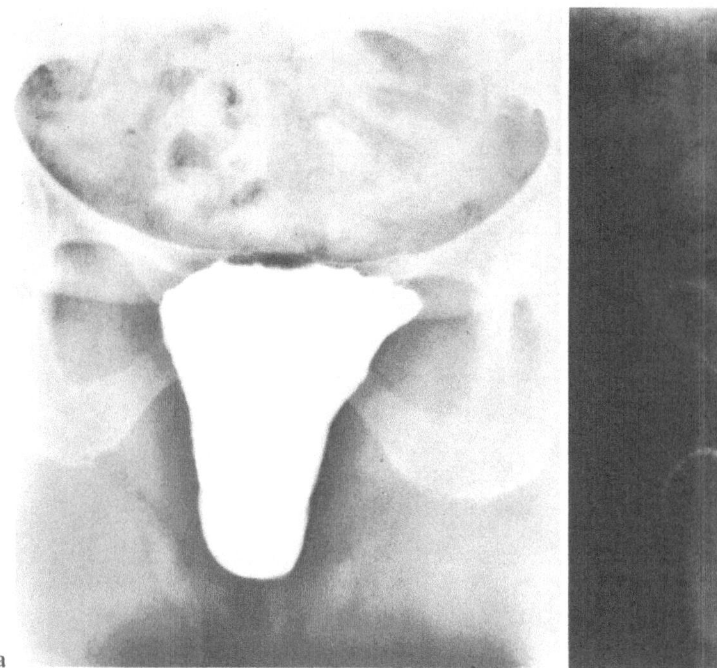
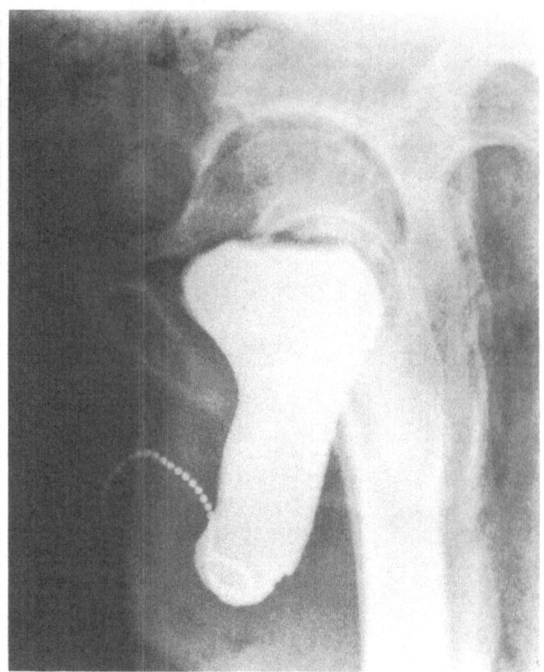

a   b

Abb. 16. Ketten-Urethro-Zystographie einer Patientin mit schwerer Urethrozystozele. Ap- (**a**) und Seitenbilder (**b**) während des Pressversuchs. Starker Deszensus des Blasenbodens. Dorsal- und Kaudaldeviation der proximalen Urethra

ζ) Ketten-Urethro-Zystographie

Technik. Nach Katheterentleerung der Blase wird eine 15 cm lange Metallkugelkette (Abb. 14) (4 Kugeln pro cm) mit einem Applikator in die Blase eingeführt (Pietilä u. Kauppila, 1970). Dieser Applikator ist eine Modifikation des Applikators des intrauterinen Kontrazeptionsmittels »Lippes Loop«. Die Kette, die im Applikator liegt, wird mit dem Kolben in die Blase eingeführt. Ein Plaststreifen, der an der Kette befestigt ist, bleibt außerhalb des Applikators und der Urethra. Durch die Applikationstube wird die Blase mit 300 ml »Isopaque cysto« oder einem entsprechenden Kontrastmittel gefüllt. Der Applikator wird vorsichtig herausgenommen. Durch Ziehen des Streifens wird das äußere Ende der Kette sichtbar. Der Streifen wird mit Pflaster auf dem Unterbauch der Patientin befestigt. Die Kette behält ihre Position auch in senkrechter Haltung der Patientin.

Die Röntgenaufnahmen werden bei stehender Patientin in Ruhe und beim Pressversuch erst in antero-posteriorer und danach in Seitenprojektion gemacht.

Messungen aus Bildern. Der posteriore urethro-vesikale Winkel in Ruhe und beim Pressversuch wird gemessen, ebenso der Inklinationswinkel der Urethra in beiden Situationen. Die Höhe der Spitze des posterioren urethro-vesikalen Winkels in Ruhe und während des Pressversuchs wird ebenfalls bestimmt. Als Koordinationslinie dient eine Linie vom unteren Rande der Symphyse zur unteren Ecke des fünften Sakral-Wirbelkörpers (S V.) (Abb. 15).

Befunde bei kontinenten Frauen. Der Blasenboden ist in Ruhe und beim Pressversuch flach. In einzelnen Fällen kann man eine leichte Trichterform beim Pressversuch feststellen. Der Blasenboden hat normalerweise eine Position maximal 2 cm unter- oder oberhalb der Verbindungslinie von Symphyse und S V. (Ala-Ketola, 1973).

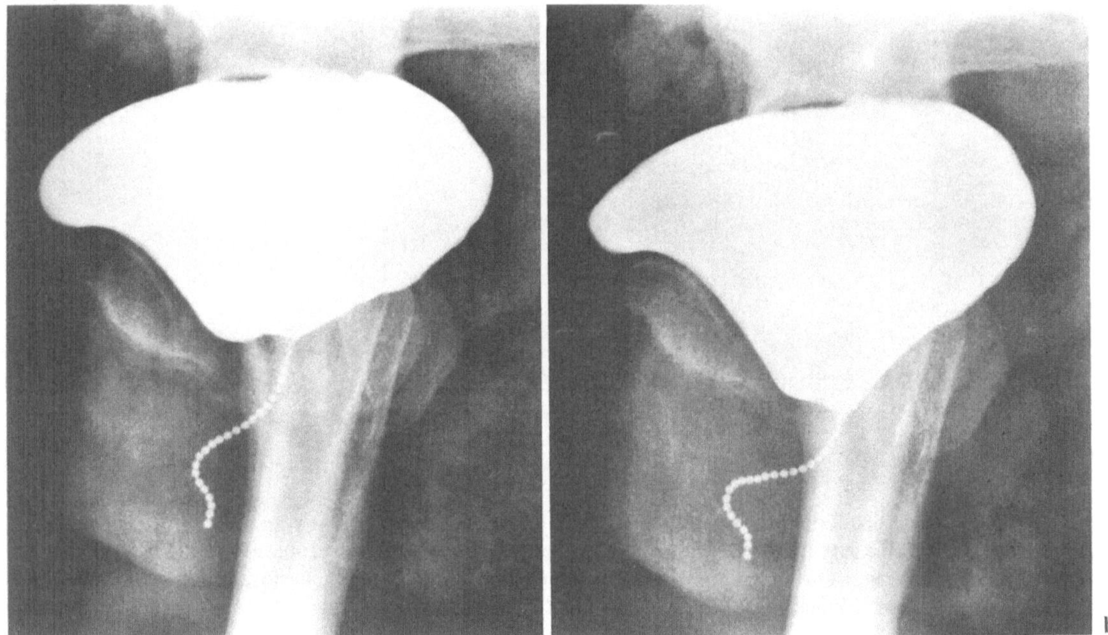

Abb. 17. Ketten-Urethro-Zystographie (Seitenbild) einer Stress-Inkontinenz-Patientin in Ruhe (**a**) und während des Pressversuchs (**b**). Dargestellt sind der Deszensus des Blasenbodens, die Spitze des posterioren urethro-vesikalen Winkels und das Verschwinden des posterioren urethro-vesikalen Winkels während des Pressversuchs. Typ I nach GREEN (1962)

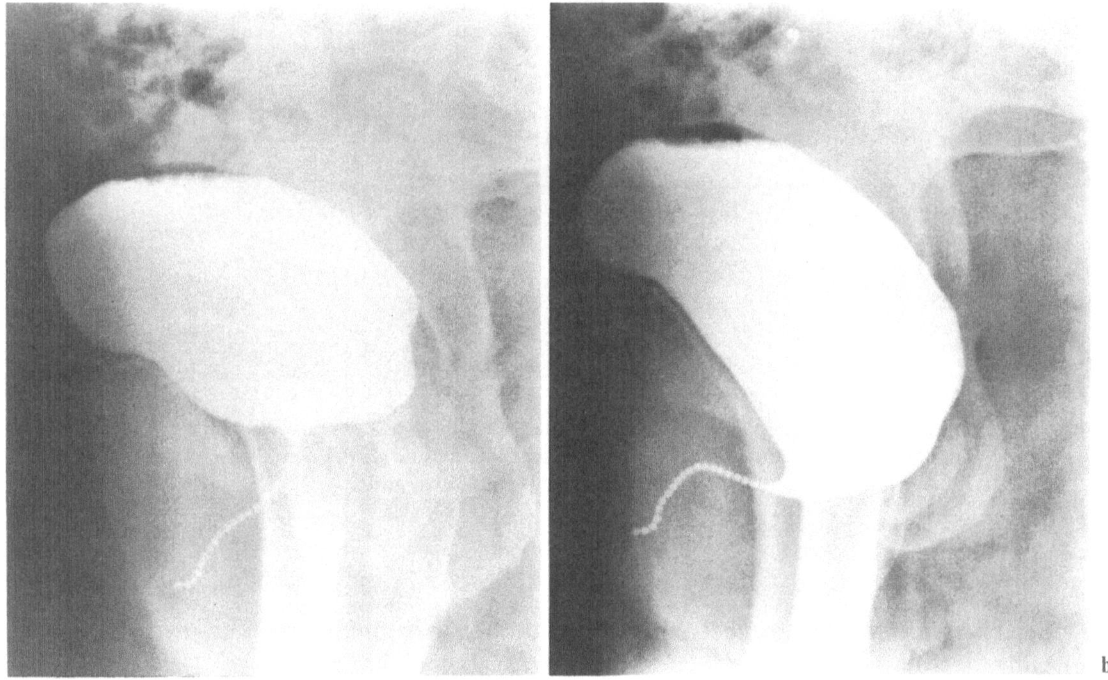

Abb. 18. Ketten-Urethro-Zystographie (Seitenbild) einer Stress-Inkontinenz-Patientin in Ruhe (**a**) und beim Pressversuch (**b**). Während des Pressversuchs ein starker Deszensus des Blasenbodens und der Spitze des posterioren urethro-vesikalen Winkels. Gleichzeitig mit dem Verschwinden des posterioren urethro-vesikalen Winkels folgt eine starke Dorsal- und Kaudaldeviation der proximalen Urethra. Typ II nach GREEN (1962)

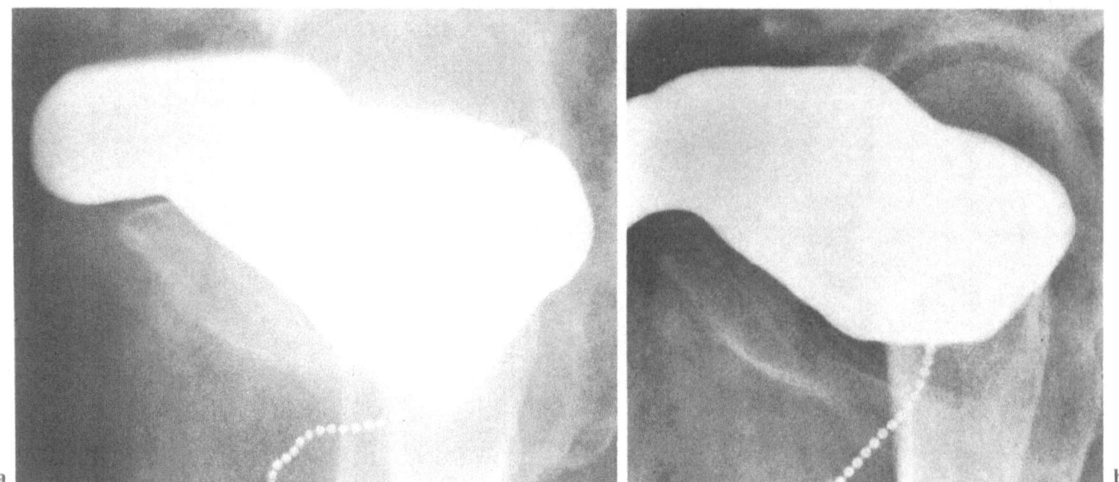

a   b

Abb. 19. Ketten-Urethro-Zystographie während des Pressversuchs. Präoperativ (**a**) als Typ II nach Green (1962) klassifiziert. Eine suprapubische Marchall-Marchetti-Krantz Urethro-Zystopexie ist durchgeführt worden. Kontinenz seit der Operation. Vier Jahre nach der Operation (**b**) beträgt der posteriore urethro-vesikale Winkel um 100° und ist der Inklinationswinkel kleiner als 45°. Der Deszensus des Blasenbodens und die Spitze des posterioren urethro-vesikalen Winkels sind viel kleiner als vor der Operation

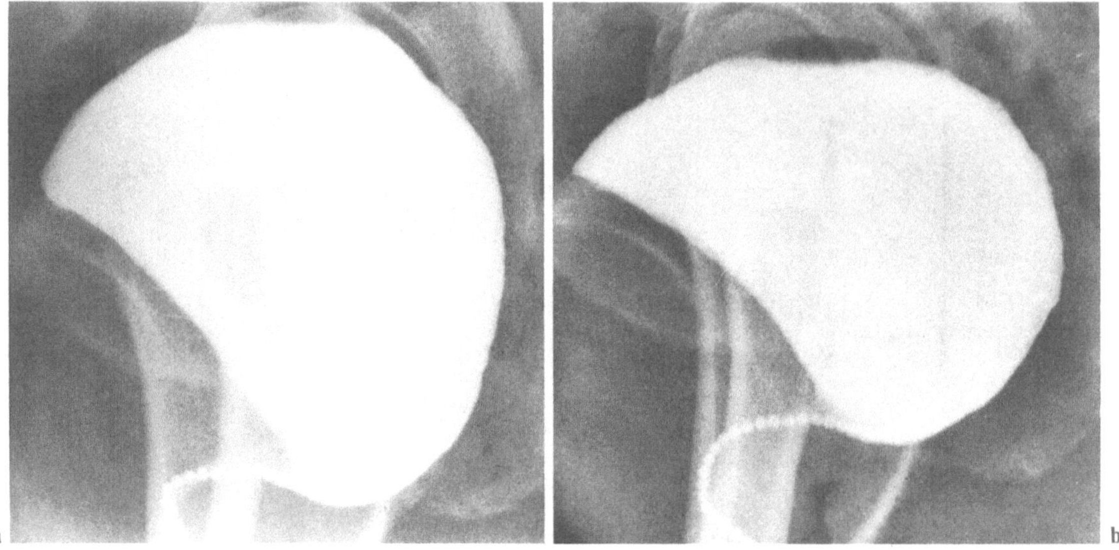

a   b

Abb. 20. Ketten-Urethro-Zystographie präoperativ (**a**) und vier Jahre postoperativ (**b**). Eine mißlungene Marchall-Marchetti-Krantz-Zystourethropexie. Die anatomischen Verhältnisse, die dem Typ II nach Green (1962) entsprechen, sind postoperativ unverändert

Bei einer Urethrozystozele ist der Blasenboden der niedrigste Teil der Blase. Die Senkung des Blasenbodens während eines Pressversuchs kann gering oder extrem groß sein (Abb. 16).

Während des Pressversuchs erweitert sich der posteriore urethrovesikale Winkel, der Blasenboden und -hals werden kaudal gepreßt und der Inklinationswinkel wächst (Tabelle 2).

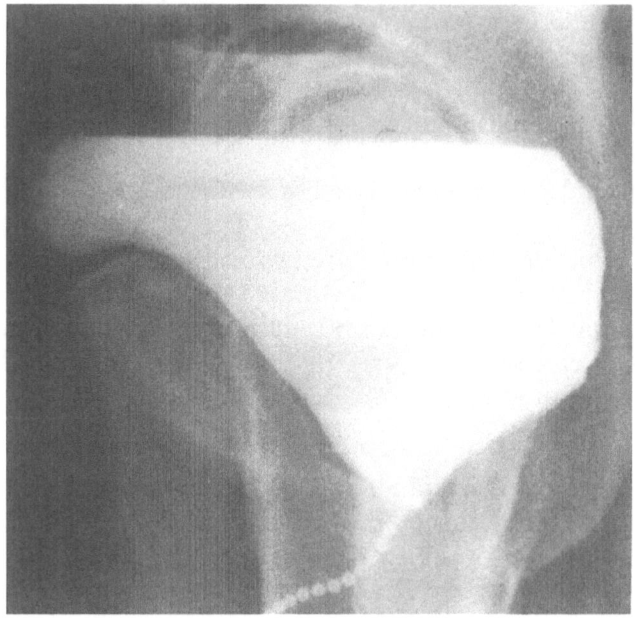

Abb. 21. Ketten-Urethro-Zystographie vier Jahre nach einer vaginalen Manchester-Kelly-Operation. Die Inkontinenz geht weiter. Während des Pressversuchs verschwindet der posteriore urethro-vesikale Winkel. Zu hoch plazierte Nähte zum Stützen der Blase lassen die Dorsalwand des Blasenbodens erstarren und machen den Blasenhals trichterförmig

Tabelle 2. Meßergebnisse von den posterioren urethro-vesikalen und Inklinationswinkeln in Ruhe und während des Pressversuchs sowie die Senkung der posterioren urethro-vesikalen Junktion während des Pressversuchs bei kontinenten Frauen und bei Stress-Inkontinenz-Patienten. Die Durchschnittswerte sind angegeben; Variationsgrenzen in Klammern

	Kontinente Frauen (N=49)		Stress-Inkontinenz-Patientinnen (N=192)	
	Ruhe	Pressversuch	Ruhe	Pressversuch
Posteriorer urethro-vesikaler Winkel	$+131°$ $(+90° \cdots +165°)$	$+147°$ $(+90° \cdots +210°)$	$+139°$ $(+80° \cdots +230°)$	$+161°$ $(+90° \cdots +235°)$
Inklinitationswinkel	$+24°$ $(-20° \cdots +85°)$	$+48°$ $(-20° \cdots +110°)$	$+32°$ $(-15° \cdots +110°)$	$+73°$ $(-5° \cdots +165°)$
Posteriore urethro-vesikale Junktion		$+17$ $(+3 \cdots +45)\ mm$		$+22$ $(+1 \cdots +51)\ mm$

Befunde bei Stress-Inkontinenz-Patienten. Die typischen Veränderungen sieht man in Seitenprojektion beim Pressversuch. Die proximale Urethra zeigt eine dorsale Deviation, der Inklinationswinkel wird größer und der posteriore urethro-vesikale Winkel flacher. Gleichzeitig sieht man eine Dilatation des Blasenhalses und der proximalen Urethra zur Trichterform und eine Senkung des Blasenbodens und der Spitze des posterioren urethro-vesikalen Winkels. Diese Änderungen sind bei der Stress-Inkontinenz im Durchschnitt größer als bei kontinenten Frauen (Tabelle 2). Die Änderungen sind diagnostisch nicht entscheidend, weil man in einzelnen Fällen gleiche Änderungen auch bei kontinenten Frauen finden kann.

Aufgrund der Veränderungen von den posterioren urethro-vesikalen und Inklinationswinkeln unterscheidet Green (1962) zwei Typen von Stress-Inkontinenz-Patienten:
Typ I (Abb. 17)
- vollständiger oder fast vollständiger Verlust des posterioren urethro-vesikalen Winkels,
- Inklinationswinkel der proximalen Urethra kleiner als 45°.
Typ II (Abb. 18)
- vollständiger Verlust des posterioren urethrovesikalen Winkels,
- Inklinationswinkel der proximalen Urethra 45° oder größer.

Typ I ist anatomisch leichter und kann durch eine vaginale Operation korrigiert werden. Typ II benötigt eine suprapubische Operation. Die mit dieser Methode erzielten Dauerresultate sind sehr gut (Green, 1968; McGuire et al., 1976).

Befunde bei operierten Stress-Inkontinenz-Patienten. Mittels Ketten-Urethro-Zystographie kann man die durch die Operation veränderte Lage der Blase und Urethra demonstrieren. Nach einer erfolgreichen Operation sind die Senkung des Blasenbodens sowie die Veränderung des posterioren urethro-vesikalen Winkels beim Pressversuch geringer als vor der Operation (Abb. 19). Die Beweglichkeit der proximalen Urethra und der Spitze des posterioren urethro-vesikalen Winkels nimmt dabei ebenfalls ab.

Nach mißlungenen Operationen ist der postoperative Befund variabel. In einigen Fällen sieht man gar keine Änderung gegenüber der präoperativen Situation (Abb. 20). In anderen Fällen kann man dagegen eine Versteifung zur Trichterform des Blasenhalses finden (Abb. 21). Es liegt eine Hemmung der normalen Funktion des Blasenhalses während der Belastung vor, und der posteriore urethro-vesikale Winkel nimmt konstant ab.

Befunde bei Urge-Inkontinenz-Patienten. Eine funktionelle Störung, z.B. durch erhöhte Irritabilität des Detrusormuskels führt zur Urge-Inkontinenz. Röntgenologische Methoden, die nur anatomische Änderungen zeigen, können verständlicherweise keine für die Urge-Inkontinenz spezifischen Veränderungen aufzeigen. Die Ketten-Urethro-Zystographie kann in einigen Fällen Veränderungen demonstrieren, die deutlich auf eine Urge-Inkontinenz hinweisen. Beim Durchleuchten kann man während der Füllung der Blase zuweilen autonome Blasenkontraktionen sehen, die typisch für die Urge-Inkontinenz sind. Manchmal kann schon eine minimale Menge Kontrastmittel eine Blasenirritation mit darauffolgender Kontraktion und Abgang des Kontrastmittels und der Kette hervorrufen (Abb. 22), in einigen Fällen tritt dies nur nach Prallfüllung der Blase ein (Abb. 23). In seltenen Fällen kann man eine Trabekulation der Blase als indirektes Zeichen für die Urge-Inkontinenz beobachten. Zur Diagnostik funktioneller Störungen der Urge-Inkontinenz hat man heute damit begonnen, die Kineradiographie allein oder kombiniert mit urodynamischen Messungen zu benutzen.

η) Kineradiographie

Die Kineradiographie, die immer häufiger benutzt wird, ist eine Untersuchung, die eine Miktions- oder Ketten-Urethro-Zystographie ergänzt. Dadurch kann man zusätzliche Information über die Funktion erhalten. Kombiniert mit Harnflow- und urethro-zystometrischen Messungen liefert die Kineradiographie vielseitige Information über die pathologischen, röntgenanatomischen und funktionellen Veränderungen (Enhörning, 1961; Palmtag et al., 1975; de Goeij, 1976; McGuire et al., 1976). Als Nachteil muß die Erhöhung der Strahlendosis erwähnt werden.

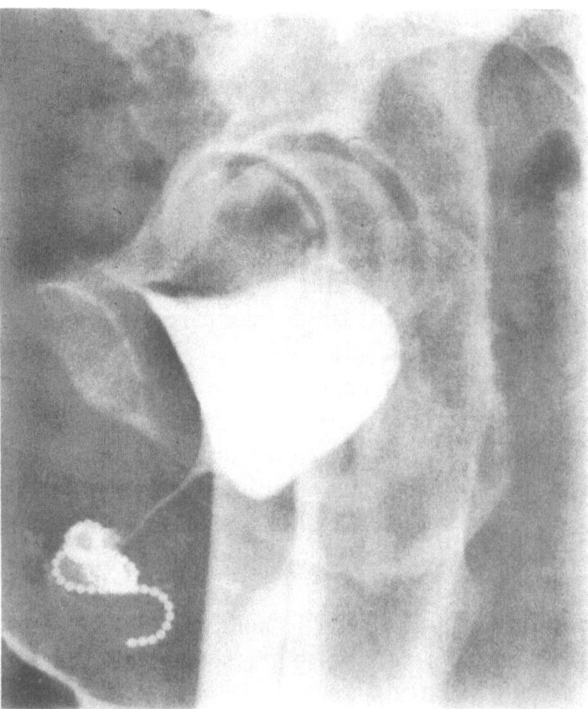

Abb. 22. Ketten-Urethro-Zystographie einer Patientin, die seit mehreren Jahren an einer schweren Inkontinenz leidet. Schmerzgefühl nach Füllung mit 150 ml Kontrastmittel, gefolgt von einer autonomen Blasenkontraktion, wobei die Kette expulsiert wird und die Blasenentleerung beginnt. Spätere Untersuchungen bestätigten die Diagnose von Urge-Inkontinenz

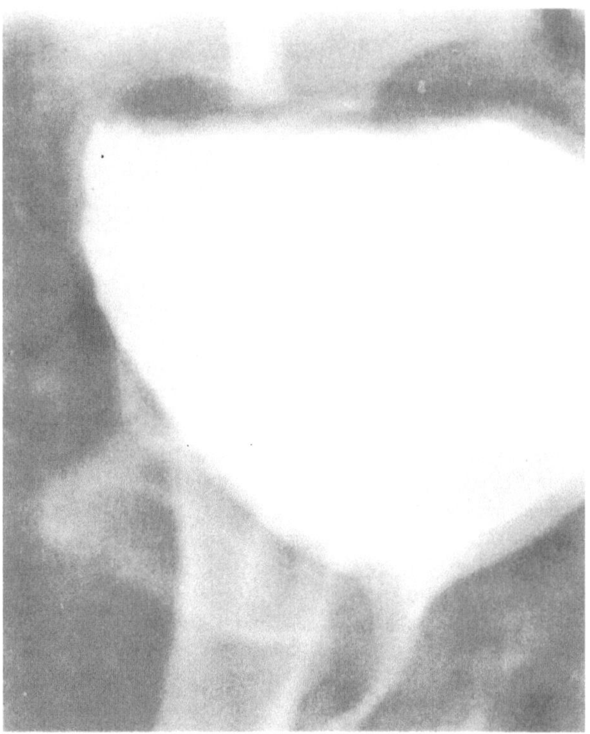

Abb. 23. Ketten-Urethro-Zystographie einer Patientin, die seit Jahren an Inkontinenz leidet. Füllung der Blase mit 300 ml Kontrastmittel verursacht eine Serie von autonomen Detrusorkontraktionen, deswegen eine Doppelkontur der Blasenwand im Bild. Beginn von Miktion und Expulsion der Kette

4. Zusammenfassung

Da die Ätiologie der verschiedenen Formen von Harninkontinenz verschiedene anatomische und funktionelle Störungen enthält, kann keine Untersuchungstechnik allein die nötige Information liefern. Die röntgenologischen Methoden können neben einer ergänzenden diagnostischen Kenntnis auch dabei helfen, die angemessene Operationsmethode zu wählen. Bei den seltenen Blasenanomalien und kongenitalen oder erworbenen Fisteln führt nur die Röntgenuntersuchung zur endgültigen Diagnose. Spezifische röntgenologische Hinweise gibt es dagegen nicht für Stress- oder Urge-Inkontinenz, die die häufigsten Formen von Inkontinenz bei Frauen sind. Mit der Ketten-Urethro-Zystographie kann man die Position und Form der Urethra, der Blase und des Blasenhalses in Ruhe und während des Pressversuchs zuverlässig erkennen. Auf diese Weise kann man für die Kontinenz wichtige anatomische und funktionelle Veränderungen zeigen und für die Wahl der operativen Methode optimal nutzen. Eine postoperative Ketten-Urethro-Zystographie zeigt, was die Operation geleistet hat. Nach mißlungenen Operationen kann man feststellen, ob die Korrektur unzureichend ist oder ob eine Fehl- oder Überkorrektur vorliegt.

Das Wissen über anatomische und funktionelle Veränderungen, die mit Inkontinenz verbunden sind, hat während der letzten Jahre schnell zugenommen. In den meisten Fällen liegen sowohl anatomische als auch funktionelle Gründe für die Inkontinenz vor. Diese Tatsache erklärt die heutige Tendenz zur Kineradiographie und zu urodynamischen Untersuchungen.

Literatur

Ala-Ketola, L.: Roentgen diagnosis of female stress urinary incontinence. Roentgenological and clinical study. Acta Obstet. Gynecol. Scand. (Suppl.) *23*, 1–59 (1973)

Aldridge, A.H., Jeffcoate, T.N.A., Roberts, H.: Stress incontinence of urine. J. Obstet. Gynaecol. Br. Emp. *59*, 681–720 (1952)

Bailey, K.V.: A clinical investigation into uterine prolapse with stress incontinence. Treatment by modified Manchester colporrhaphy. Part I. J. Obstet. Gynaecol. Br. Emp. *61*, 291–301 (1954)

Bailey, K.V.: A clinical investigation into uterine prolapse with stress incontinence. Treatment by modified Manchester colporrhaphy. Part II. J. Obstet. Gynaecol. Br. Emp. *63*, 633–676 (1956)

Barnes, A.C.: A method for evaluating the stress of urinary incontinence. Am. J. Obstet. Gynecol. *40*, 381–390 (1940)

Barnes, A.C.: The roentgenologic study of urethral sphincter strength in the female. J. Urol. *47*, 694–701 (1942)

Beck, L.: Die funktionelle Harninkontinenz der Frau. Gynäkologe *4:2*, 59–73 (1971)

Enhörning, G.: Functional sphincterometry – a test for stress incontinence. Urol. Int. *10*, 129–135 (1960)

Enhörning, G.: Simultaneous recording of intravesical and intraurethral pressure. Acta Chir. Scand. (Suppl.) *276*, 1–68 (1961)

Everett, H.S., Williams, T.J.: Urology in the female. In: Urology. Campbell, M.F. (Hrsg.), Bd. 3, S. 2137, Philadelphia, London: Saunders 1963

Farrar, D.J., Whiteside, C.G., Osborne, J.L., Turner-Warwick, R.T.: A urodynamic analysis of micturition symptoms in the female. Surg. Gynecol. Obstet. *141*, 875–881 (1975)

Francis, W.J.A.: The onset of stress incontinence. J. Obstet. Gynaecol. Br. Emp. *67*, 899–903 (1960)

Frewen, W.K.: Foley catheter urethrography in stress incontinence. J. Obstet. Gynaecol. Br. Cwlth. *78*, 660–663 (1971)

Frimodt-Møller, C.: A urodynamic study of micturition in healthy men and women. Dan. Med. Bull. *21:2*, 41–47 (1974)

Gardiner, S.H., Campbell, J.A., Carrett, R.A., Schell, H.R.: Cineradiographic studies of female urinary continence. Am. J. Obstet. Gynecol. *82*, 1112–1124 (1961)

DE GOEIJ, W.B.K.M.V.: Incontinence of urine in women. A urodynamical and roentgenological study. Meppel: Krips Repro 1976

GREEN, T.H. JR.: Development of a plan for the diagnosis and treatment of urinary stress incontinence. Am. J. Obstet. Gynecol. *83*, 632–648 (1962)

GREEN, T.H. JR.: The problem of urinary stress incontinence in the female. Obstet. Gynecol. Surv. *23*, 603–634 (1968)

GREEN, T.H. JR.: Urinary stress incontinence: Differential diagnosis, pathophysiology and management. Am. J. Obstet. Gynecol. *122*, 368–400 (1975)

HAAG, B.: Detrusorstörungen und instabile Blase. Gynäkol. Rundsch. (Suppl. 1) *15*, 75–78 (1975)

HODGKINSON, C.P.: Stress urinary incontinence in the female. Surg. Gynecol. Obstet. *120*, 595–613 (1965)

HODGKINSON, C.P.: Stress urinary incontinence – 1970. Am. J. Obstet. Gynecol. *108*, 1141–1168 (1970)

HODGKINSON, C.P., DOUB, H.P.: Roentgen study of urethrovesical relationship in female urinary stress incontinence. Radiology *61*, 335–345 (1953)

HODGKINSON, C.P., DOUB, H.P., KELLY, W.T.: Urethrocystograms. Metallic head chain technique. Clin. Obstet. Gynecol. *1*, 668–677 (1958)

HOFFMAN, J., ULRICH, J.: Cystourethrography and female urinary stress incontinence. Acta Radiol. [Diagn.] (Stockh.) *4*, 1–13 (1966)

HUTCH, J.A.: The ureterovesical junction. Berkeley: University of California Press 1958

HUTCH, J.A.: A new theory of the anatomy of the internal urinary sphincter and the physiology of micturition. Invest. Urol. *3*, 36–58 (1965)

HUTCH, J.A.: A new theory of the anatomy of the internal urinary sphincter and the physiology of micturition. II. The base plate. J. Urol. *96*, 182–188 (1966a)

HUTCH, J.A.: A new theory of the anatomy of the internal urinary sphincter and the physiology of micturition. IV. The urinary sphincteric mechanism. Trans. Am. Assoc. Genitourin. Surg. *58*, 42–51 (1966b)

HUTCH, J.A.: A new theory of the anatomy of the internal urinary sphincter and the physiology of micturition. V. The base plate and stress incontinence. Am. J. Obstet. Gynecol. *30*, 309–317 (1967a)

HUTCH, J.A.: A new theory of the anatomy of the internal urinary sphincter and the physiology of micturition. III. Anatomy of the urethra. J. Urol. *97*, 696–704 (1967b)

JÄRVINEN, P.A., UNNÉRUS, C.-E., VÄÄRÄNEN, P.: Cystometric and cystourethrographic studies during puerperium. Ann. Chir. Gynaecol. Fenn. *50*, 237–245 (1961)

JEFFCOATE, T.N.A., ROBERTS, H.: Stress incontinence of urine. J. Obstet. Gynaecol. Br. Emp. *59*, 685–720 (1952a)

JEFFCOATE, T.N.A., ROBERTS, H.: Observations on stress incontinence of urine. Am. J. Obstet. Gynecol. *64*, 721–738 (1952b)

JEFFCOATE, T.N.A., ROBERTS, H.: The effects of urethropexy for stress incontinence. Surg. Gynecol. Obstet. *98*, 743–752 (1954)

JOHANSON, C.-E.: Combined cysto-urethrography with contrast media in urological diagnosis. Ann. Chir. Gynaecol. Fenn. *40*, 203–315 (1951)

KAUPPILA, A., PIETILÄ, K., SJÖSTEDT, J.E., KORHONEN, M., VAHALA, J.: Bead chain urethrocystography in the investigation of post-operative urinary stress incontinence. Acta Obstet. Gynecol. Scand. *51*, 223–230 (1972)

KEHRER, E.: Der muskulöse Verschluß der Harnblase und Harnröhre. Zentralbl. Gynäkol. *42*, 560–564 (1918)

KELLAR, R.J.: Certain problems of micturition in the female. Proc. R. Soc. Med. *49*, 657–660 (1956)

KRANTZ, K.E.: The anatomy of the urethra and anterior vaginal wall. Am. J. Obstet. Gynecol. *62*, 374–386 (1951)

KREMLING, H.: Belastungsinkontinenz. In: Gynäkologische Urologie und Nephrologie. Kremling, H., Lutzeyer, W., Heintz, R. (Hrsg.), S. 208–225. München, Wien, Baltimore: Urban & Schwarzenberg 1977

LUTZEYER, W., HAUTMANN, R.: Radiologische Untersuchungen. In: Gynäkologische Urologie und Nephrologie. Kremling, H., Lutzeyer, W., Heintz, R. (Hrsg.), S. 59–78. München, Wien, Baltimore: Urban & Schwarzenberg 1977

LUTZEYER, W., MELCHIOR, H.: Physiologie und Pathophysiologie der ableitenden Harnwege. In: Gynäkologische Urologie und Nephrologie. Kremling, H., Lutzeyer, W., Heintz, R. (Hrsg.), S. 23–38. München, Wien, Baltimore: Urban & Schwarzenberg 1977

MALMSTRÖM, T., JANSSON, I., FORSSMAN, L.: Schlingenoperation der Harninkontinenz. Obstet. Gynecol. *3*, 280–297 (1966)

McGUIRE, E.J., LYTTON, B., PEPE, V., KOHORN, E.I.: Stress urinary incontinence. Am. J. Obstet. Gynecol. *47*, 255–264 (1976)

MIKULICZ-RADECKI, F.: Röntgenologische Studien zur Ätiologie der urethralen Inkontinenz. Zentralbl. Gynäkol. *55*, 795–810 (1931)

NEMIR, A., MIDDLETON, R.P.: Stress incontinence in young nulliparous women. Am. J. Obstet. Gynecol. *68*, 1166–1168 (1954)

NILSEN, P.A.: Cystourethrography in stress incontinence. Acta Obstet. Gynecol. Scand. *37*, 269–285 (1958)

NORDENSTRÖM, B.E.W.: Roentgenologic demonstration during micturition of pathological changes in the female urethra. Acta Radiol. (Stockh.) *38*, 264–272 (1952)

NORRIS, C.C., KIMBROUGH, R.A. JR.: Relaxation of the anterior vaginal wall. Am. J. Obstet. Gynecol. *16*, 675–682 (1928)

OLSSON, O.: Röntgendiagnostik des Urogenitalsystems. Handbuch der medizinischen Radiologie (Diethelm, S., Henck, F., Olsson, O., Raminger, K., Struad, F., Vieten, H., Zuppinger, A., Hrsg.),

Bd. XIII, Teil 1. Berlin, Heidelberg, New York: Springer 1973

Palmtag, H., Boettger, F., Stahl, J., Röhl, L.: Simultaneous cineurographic and manofluorometric evaluation of the neurogenic component in incontinence. Urol. Int. *30*, 77–84 (1975)

Pernkopf, E., Pichler, A.: Systematische und topographische Anatomie des weiblichen Beckens. In: Biologie und Pathologie des Weibes, 2. Aufl. I/1. Seitz, L., Amreich, A. (Hrsg.), S. 83–200. Wien: Urban & Schwarzenberg 1953

Pietilä, K.A., Kauppila, A.: Urethrocystography using a "bead-chain" device. Br. J. Radiol. *43*, 423–424 (1970)

Roberts, H.: Cystourethrography in women. Br. J. Radiol. *25*, 253–259 (1952)

Rübsamen, W.: Die operative Behandlung der Harninkontinenz beim Weibe. Arch. Gynäkol. *112*, 102–122 (1920)

Rütte, B.: Urge- oder Dranginkontinenz. Gynäkol. Rundsch. (Suppl.) *15*, 66–74 (1975)

Stevens, W.E., Smith, S.P.: Roentgenological examination of the female urethra. J. Urol. *37*, 194–201 (1937)

Thomsen, E.: Roentgen examination of the female urethra, especially in cases of prolapse and incontinence. Acta Radiol. (Stockh.) *11*, 528–536 (1930)

Thomsen, E.: Studies of the female urethra, especially as regards the closing mechanism of the bladder. Acta Radiol. (Stockh.) *13*, 433–458 (1932)

Wolin, L.H.: Stress incontinence in young healthy nulliparous female subjects. J. Urol. *101*, 545–549 (1969)

B. Die Radiologische Diagnostik in der Geburtshilfe

I. Röntgendiagnostik in der Geburtshilfe

von

K. FOCHEM

Mit 21 Abbildungen

1. Historisches und Einleitung

Schon 1896, also im Jahre der Entdeckung der Röntgenstrahlen hat man versucht, diese neuen Strahlen auch in der Geburtshilfe anzuwenden. VARNIER (1898) konnte in Paris in der Ärztegesellschaft als erster eine Röntgenaufnahme eines extirpierten graviden Uterus im fünften Schwangerschaftsmonat zeigen, auf welcher der kindliche Schädel und die Wirbelsäule des Fetus zu erkennen waren. Im gleichen Jahr gelang es POLLACK, drei Feten bei einer trächtigen Maus intrauterin röntgenologisch darzustellen. DAVIS gelang es zum erstenmal, einen Fetus intrauterin im neunten Schwangerschaftsmonat auf dem Röntgenbild sichtbar zu machen. In der Folgezeit haben sich zahlreiche Forscher um die Röntgendiagnostik in der Geburtshilfe bemüht, unter anderem ALBERT (1899), VARNIER (1898), OLIVER, LEWY, CARLOS-SANDOS, MORIN und FABRE. Erst 1912 wurden die Ergebnisse durch die Anwendung des von ALBERS-SCHÖNBERG angegebenen Kompressionstubusses besser. FREUND (1912) erregte großes Aufsehen mit seiner Mitteilung über die Möglichkeit der Differentialdiagnose zwischen Tumor und Gravidität mittels Röntgenstrahlen. SCHLEE hat 1913 als erster einen Fetus papyraceus durch das Röntgenbild diagnostiziert.

Aus diesem Zeitabschnitt stammen auch die ersten zusammenfassenden Arbeiten u.a. von REIFFERSCHEID, EYMER, HEYNEMANN, FABRE (1900), EDLING und WARNEKROS.

Durch die Erfindung der Streustrahlenblende im Jahre 1927 durch POTTER-BUCKY wurden die Aufnahmen wesentlich schärfer, neue Apparate und bessere Filme trugen das ihre dazu bei. Aus dieser Zeit stammen auch die Monographien von SCHULTZE, PALUGYAYI, WAHL (1933), MATHEWS (1930) u.a.

Fast gleichzeitig mit dieser Entwicklung in der geburtshilflichen Röntgendiagnostik begannen auch die pelvimetrischen Untersuchungen.

Seitdem auf die Möglichkeit einer genetischen Schädigung durch ionisierende Strahlen aufmerksam gemacht wurde, hat die Röntgendiagnostik in der Geburtshilfe sehr viel an Bedeutung verloren. Im Hinblick auf die Gefahr einer Schädigung des Fetus in utero hat man nach anderen Untersuchungsmethoden gesucht, wobei insbesondere die Ultraschalluntersuchung die Röntgenuntersuchung in der Geburtshilfe vollwertig zu ersetzen vermag. Auch der Thermographie kommt hier einige Bedeutung zu. Diese Methoden sind völlig gefahrlos für Mutter und Kind und können daher bedenkenlos eingesetzt werden.

Es bleibt daher für die Röntgendiagnostik in der Geburtshilfe nicht mehr viel übrig. Sie wird dann herangezogen, wenn Diskrepanzen oder Unklarheiten in der klinischen

Untersuchung oder bei der Ultraschalluntersuchung bestehen. Diese Indikationen sind heute relativ selten. Trotzdem muß der Radiologe über die Röntgendiagnostik in der Geburtshilfe orientiert sein.

2. Spezialdiagnostik des weiblichen Beckens

Anatomisch wird das Becken in das große und das kleine Becken unterteilt. Die Begrenzung des großen Beckens wird lateral von den Darmbeinschaufeln, dorsal von der unteren Lendenwirbelsäule und ventral von den Baucheingeweiden gebildet, nach kaudal zu ist die Begrenzung die Linea terminalis. Das kleine Becken wird lateral durch die Sitzbeine, ventral durch die Symphyse, dorsal durch das Kreuzsteißbein und nach kranial durch die Linea terminalis begrenzt.

Da das weibliche Becken für den Geburtsablauf einen sehr wichtigen und mitunter entscheidenden Faktor darstellt, ist die Kenntnis der Entwicklung des Beckens sowie der physiologischen und pathologischen Beckenformen auch für den Röntgenologen wichtig, da er aus dem Röntgenbild die Beckenform zu beurteilen und die Beckenmessung durchzuführen hat. Die Röntgendiagnostik des weiblichen Beckens ist noch immer eine wichtige und wertvolle Hilfe für den Geburtshelfer.

Im Sinne des Strahlenschutzes wird natürlich eine Röntgenuntersuchung des weiblichen Beckens nur bei strengster Indikation, d.h. bei unklarem Befund und dann nur nach dem fünften Lunarmonat durchzuführen sein. Bei Frauen, die anamnestisch einen pathologischen Prozeß oder ein Trauma am Becken oder an der unteren Lendenwirbelsäule durchgemacht haben, sollten schon vor einer beabsichtigten Gravidität die Verhältnisse des Beckens und die Beckenmaße röntgenologisch geklärt werden.

Die röntgenologische Beurteilung des Beckens richtet sich zunächst auf die Beckenform im ganzen und dann auf die einzelnen Abschnitte des Geburtskanals selbst, nämlich den Beckeneingang, die Beckenmitte und den Beckenausgang. Die Aussage des Röntgenologen wird dem Geburtshelfer die Entscheidung über das weitere Vorgehen erleichtern, in manchen Fällen sogar zwingend vorschreiben.

a) Physiologie des weiblichen Beckens

Will man die pathologischen Beckenformen und Maße richtig beurteilen, ist es notwendig, die physiologische Beckenform kennenzulernen. Das weibliche Becken unterscheidet sich vom männlichen durch die Form und die Maße (NICHOLSON u. ALLEN, 1946; THOMS u. GREULICH, 1940; HEYMS, 1947). Das männliche Becken bleibt eher in der jugendlichen Entwicklungsstufe stehen und wächst in die Höhe, während das weibliche Becken mehr in die Breite wächst und damit geräumiger und in seiner Form zylindrisch wird.

Das Sakrum der Frau ist breiter und weniger stark gekrümmt als beim Mann.

Das weibliche Becken hat in der Regel eine querovale Form (Abb. 1, 2), das männliche ist mehr längsoval. Natürlich gibt es Übergangsformen und man findet auch immer wieder Frauen mit einer typischen männlichen Beckenform, doch sind dies Ausnahmen.

Die Symphyse bildet bei der Frau einen sanften Bogen, beim Mann vereinigen sich die Schambeinäste in einem eher spitzen Winkel. Schließlich ist das weibliche Becken etwas stärker nach vorne geneigt, seine Eingangsebene (die Gegend der Linea terminalis) ist also steiler als die des männlichen Beckens.

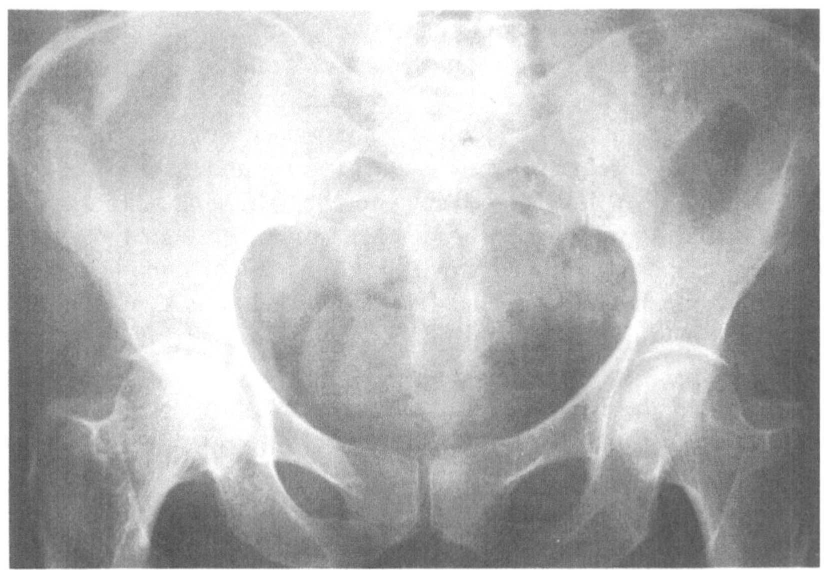

Abb. 1. Typisch weibliches Becken

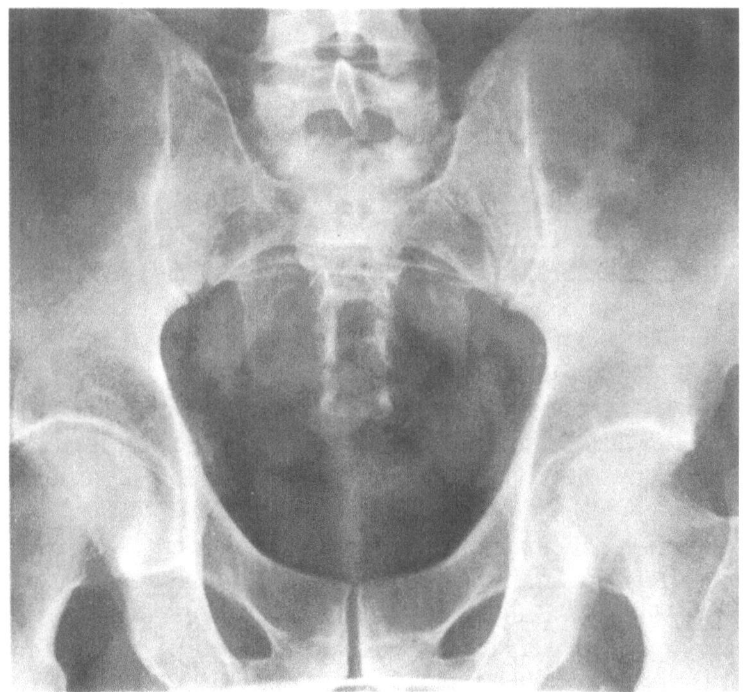

Abb. 2. Typisch männliches Becken

Über den Zeitpunkt der Differenzierung der Beckenform in ein maskulines und ein feminines herrscht keine einheitliche Meinung. Es bestehen hier zwei Theorien:

FEHLING (1876), KONIKOW (1894), SCHLIEPHAKE (1882) und WALDEYER (1899) vertreten die Ansicht, daß schon im fünften Embryonalmonat das weibliche Becken eine größere Breite und eine eher flach bogenförmige Anlage der Symphyse aufweist. Diese Autoren glauben daher, daß der spätere Einfluß der Rumpflast auf die Wachstumsrichtung der Knochenkerne sowie auf die Symphysenspannung und auch die Spannung der Beckenmuskulatur auf die Gestalt der Beckenform unbedeutend ist und eine untergeordnete, wenn überhaupt, nur eine sekundäre Rolle spielt.

VEIT (1954) hat in diesem Zusammenhang nachweisen können, daß schon bei Neugeborenen eine gewisse Differenzierung in der Beckenform und auch in der Größe besteht. FEHLING (1876) schreibt über das Becken neugeborener Mädchen, daß die Querspannung des Fetalbeckens in der ursprünglichen Anlage liegt und schon sehr frühzeitig auftritt. Er hält auch die Theorie über die Rumpflastwirkung für unwahrscheinlich. FEHLING (1876) glaubt, daß die Geschlechtsunterschiede am Fetalbecken meist schon ab dem vierten Lunarmonat vorhanden sind, ausgeprägt jedoch beim Neugeborenen zu erkennen sind (KALAYJIAN, 1952).

Dieser Theorie steht die Meinung von PERNKOPF u. PICHLER (1975) gegenüber, die besagt, daß die Beckenformen beider Geschlechter bis zur Pubertät im wesentlichen übereinstimmen und bis zu diesem Zeitpunkt keine signifikanten geschlechtsgebundenen Unterschiede bestehen. Erst nach der Pubertät kommt es dann unter dem Einfluß der inneren Sekretion und der reifenden Keimdrüsen zu den typischen Umformungen zum weiblichen oder männlichen Becken, die sich vor allem durch ein unterschiedliches Wachstum der Darmbeine, des Kreuzbeines und der Schambeine, aber auch durch eine differente Synostosierung der drei Hüftbeinteile manifestieren (GARLAND et al., 1936; KALAYJIAN, 1952).

KONIKOW (1894) und WALDEYER (1899) konnten in ihren Untersuchungen feststellen, daß die Umformung des weiblichen Beckens in drei Perioden während des Kleinkind- und Jugendlichenalters erfolgt:

Die erste Entwicklungsperiode erstreckt sich vom ersten bis zum fünften Lebensjahr und ergibt im ersten Lebensjahr eine deutliche und gleichmäßige Zunahme der Beckendurchmesser. In den folgenden vier Jahren ist eine relativ geringe Zunahme der Conjugata externa gegenüber der viel stärkeren Größenzunahme des queren Beckendurchmessers zu sehen (MAYER et al., 1952, 1954; GREULICH u. THOMS, 1939). Die zweite Entwicklungsperiode fällt in das sechste bis zehnte Lebensjahr, die in einer sehr ausgeprägten Größenzunahme der Conjugata externa im Vergleich zu der eher geringen Größenzunahme der übrigen Beckenmaße resultiert.

Die dritte Entwicklungsperiode erstreckt sich vom 11. bis zum 20. Lebensjahr. Im zehnten bis elften Lebensjahr sind die Maße des weiblichen Beckens durchweg größer als die des männlichen. Diese Größenzunahme des weiblichen Beckens wird im Alter von 14 bis 16 Jahren besonders augenfällig, während zu dieser Zeit das männliche Becken nur eine sehr geringe Größenzunahme aufweist. Unter dem Ausdruck physiologische weibliche Beckenformen sind zahlreiche Varianten und Übergänge zusammengefaßt, die noch nicht als pathologische Becken zu werten sind.

Zu den physiologischen weiblichen Beckenformen zählt man nach CALDWELL und MOLOY (1933, 1934a, b, 1938), HEYMS (1946), MOLOY (1933, 1939), STEELE und JAVERT (1942a, b), LITZMANN (1861), SNOW (1949).

1) das gynäkoide Becken,
2) das platypeloide Becken,
3) das android Becken,
4) das anthropoide Becken.

ad 1) Das gynäkoide Becken. Die Mehrzahl der Frauen hat dieses typisch weibliche Becken. Die Form des kleinen Beckens ist queroval, der Beckeneingang elliptisch, der Schambeinbogen weist eine sanfte Wölbung auf, das Kreuzbein zeigt eine sanfte Krümmung. Die Seitenwände des Beckens verlaufen eher gerade.

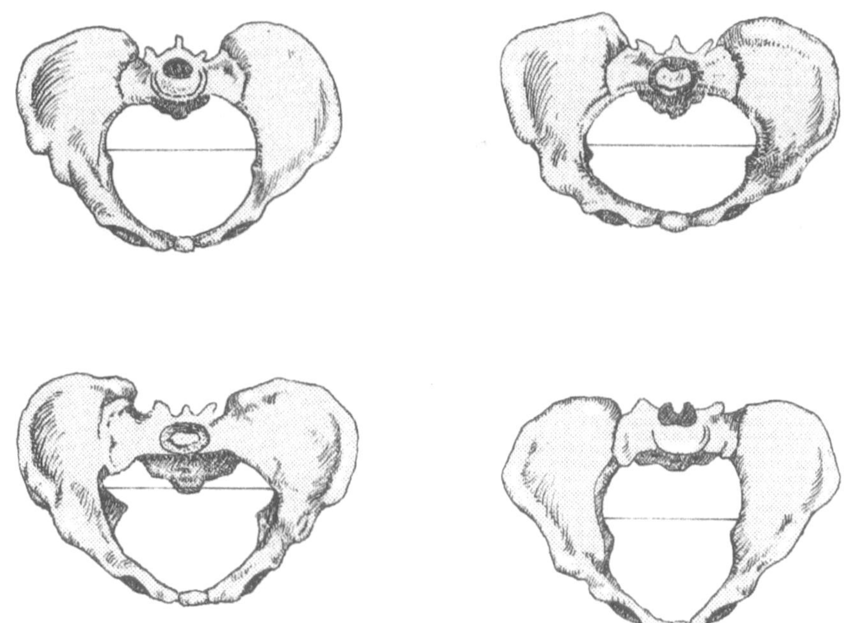

Abb. 3. Schema der physiologischen Beckenformen nach CALDWELL und MOLOY: a) gynäkoides Becken; b) platypeloides Becken; c) androides Becken; d) anthropoides Becken

ad 2) Das platypeloide Becken. Es zeigt auch eine querovale Form, doch ist hier das Oval stärker ausgeprägt, so daß die Schambeine in einem Winkel von fast 180° zueinander stehen. Das Kreuzbein verläuft wie beim gynäkoiden Becken in einem sanften Bogen, die Seitenwände verlaufen gerade.

ad 3) Das androide Becken. Es erinnert mit seiner eher steilen, fast längsovalen Form an das typisch männliche Becken. Das Kreuzbein zeigt auch eine stärkere Krümmung nach ventral. Die Seitenwände des Beckens sind nach kaudal zu konvergierend, der Schambeinwinkel ist dementsprechend etwas kleiner als bei den unter 1) und 2) beschriebenen Formen.

ad 4) Das anthropoide Becken. Hier ist das kleine Becken typisch längsoval, also einem männlichen Becken ähnlich, doch kann auch bei diesem Becken bei entsprechender Größe der Diameter die Spontangeburt durchaus möglich sein. Das Kreuzbein ist schmal und lang. Sehr häufig ist diese Beckenform mit einer Sakralisation des fünften Lendenwirbelkörpers im Sinne eines Assimilationsbeckens verbunden. Das Kreuzbein zeigt eine geringe oder fast keine Krümmung, der Schambeinwinkel ist klein, spitzwinkelig. Der Verlauf der Seitenwände ist gerade.

Bei all diesen erwähnten physiologischen Beckenformen ist eine Spontangeburt möglich, vorausgesetzt daß die Beckendurchmesser eine entsprechende Größe aufweisen. Zweifelsohne ist aber das gynäkoide Becken für die Spontangeburt die günstigste Form. Bevor die pathologischen Beckenformen besprochen werden sollen, muß auf die Besonderheiten des weiblichen Beckens im Hinblick auf einen normalen Geburtsablauf und die normalen Beckenmaße eingegangen werden.

Für die Beckendiagnostik ist die Entwicklung des *Promontorium* von großer Bedeutung, zumal das Maß des Beckeneinganges, die Conjugata vera, der Durchmesser vom Promontorium zum prominenten Punkt der Symphysenhinterfläche ist.

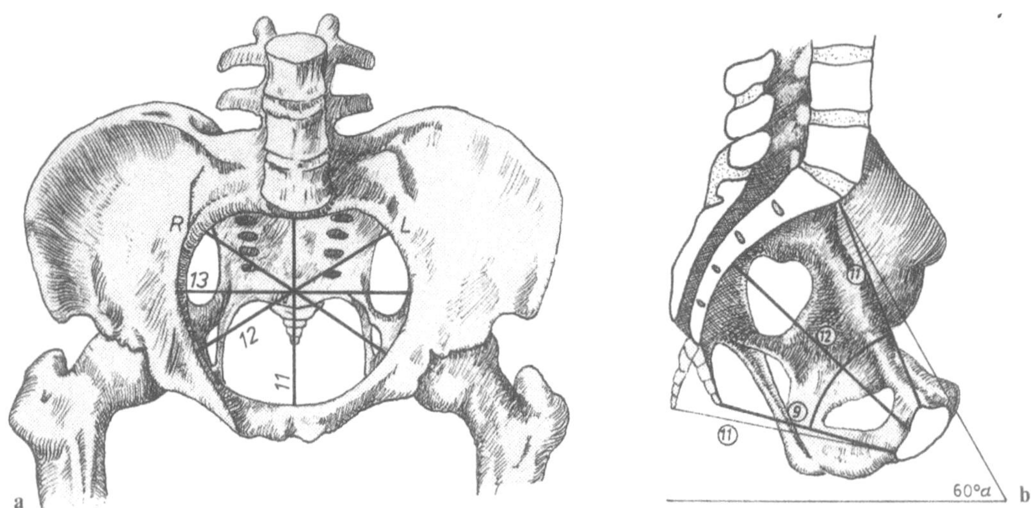

Abb. 4a, b. Skizze der Beckenmaße

Martin (1954) hat festgestellt, daß erst vom siebten Lebensjahr an von der Bildung eines Promontorium gesprochen werden kann.

Das *Kreuzbein* gehört zum Geburtskanal und ist daher zumindest ebenso wichtig wie das Promontorium. Das normale weibliche Kreuzbein ist breit und zeigt eine nach vorne zu sanfte konkave Krümmung. Abweichungen von diesem normalen Verlauf, also z.B. ein gestreckter Verlauf, ein Sacrum acutum oder ein zu kurzes Sakrum können zu Störungen des Geburtsablaufes führen.

Die Idealform der *seitlichen Beckenwand* ist ein gerader Verlauf der Beckenwände. Stärkere Konvergenz und Divergenz können auch den Geburtsablauf beeinflussen.

Schließlich ist bei der *Symphyse* der Schambeinwinkel von Bedeutung. Ein Schambeinwinkel von nahezu 180° stellt den Idealfall dar. Je kleiner dieser Winkel ist, desto größer wird der sogenannte retrosymphysäre tote Raum (s. auch S. 298). Damit wird auch die Conjugata vera functionalis deutlich verkleinert. Die Höhe der Schambeine sowie deren Form und Krümmung sind von geringerer Bedeutung (Passerat, 1954; Morris, 1948; Ball, 1952; Nootter u. Bouillet, 1952; Hanson, 1954).

Hinsichtlich der *Beckenmaße* sind folgende Faktoren des knöchernen Beckens für den Geburtsablauf und für die Geburtsprognose von Bedeutung:
1) der Beckeneingang,
2) die Beckenmitte,
3) der Beckenausgang,
4) die Beckenhöhe,
5) der Schambeinwinkel,
6) das Verhältnis des kindlichen Schädels zum mütterlichen Becken.

Allen diesen Faktoren liegen Diameter zugrunde, die aus dem Röntgenbild gemessen werden können (Good, 1941; Fochem u. Klumair, 1976).

ad 1). Der *Beckeneingang* wird von der Linea terminalis vom oberen inneren Symphysenrand und vom Promotorium gebildet (Abb. 4a, b). Die entsprechenden Diameter sind:
a) Die Conjugata vera. Sie ist der Abstand vom Promontorium zum prominenten Punkt der Symphysenhinterfläche. Das Normalmaß beträgt 11 cm.
b) Der quere Beckendurchmesser. Er ist der weiteste Abstand zwischen dem Linea terminalis beiderseits. Das Normalmaß beträgt 13 cm.

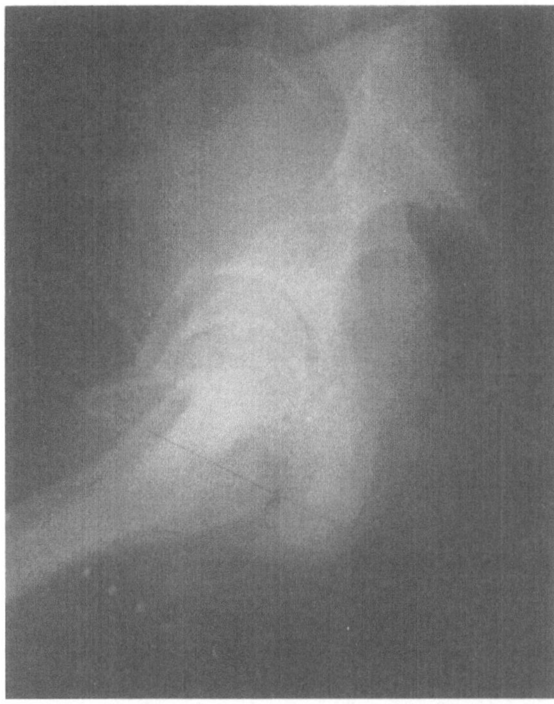

Abb. 5. Seitliche Beckenaufnahme. Darstellung der vorderen Beckenhöhe.

c) Der schräge Beckendurchmesser, der Abstand vom kaudal-ventralen Rand der Kreuzdarmbeingelenke zum caudalen Rand der Linea terminalis. (Die Verlängerung dieser Linie trifft den unteren Rand des Acetabulum.) Das Normalmaß ist 12 cm.

ad 2). Die *Beckenmitte* wird vom tiefsten Punkt der Sakralwölbung zum prominentesten Punkt der Symphysenhinterfläche gemessen und beträgt normalerweise 12 cm.

ad 3). Der *Beckenausgang* entspricht dem Diameter von der Steißbeinspitze zum unteren dorsalen Symphysenrand. Da das Steißbein bis zu einem gewissen Grad beweglich ist, liegt das Normalmaß zwischen 9 und 11 cm (KALTREIDER, 1954; ROTH, 1953).

ad 4). Die *Beckenhöhe*. Die sogenannte vordere Beckenhöhe ist der Diameter zwischen der Symphysenspitze und einer Tangente am Sitzbeinhöcker (Abb. 5). Aus der Relation zwischen Conjugata vera und vorderer Beckenhöhe kann auf die Geburtsprognose mit einiger Sicherheit geschlossen werden (MÜLLER, 1947; MÖBIUS, 1953; FOCHEM u. BIEDA, 1961). Ist die Conjugata vera kleiner als die vordere Beckenhöhe, so ist die Prognose für eine Spontangeburt ungünstig. Ist die Conjugata vera jedoch größer als oder zumindest gleich groß wie die vordere Beckenhöhe, so ist die Prognose für die Spontangeburt eher günstig, vorausgesetzt, das übrige Becken liegt im Normalbereich. Der Mittelwert der vorderen Beckenhöhe beträgt nach MÖBIUS (1953) 10,85 cm. Der Prozentsatz an operativen Entbindungen ist bei Frauen, bei denen die Conjugata vera kleiner ist als die vordere Beckenhöhe, dreimal so hoch, wenn man Zangengeburten und Manualhilfen hinzurechnet (MÖBIUS, 1953).

ad 5). Der *Schambeinwinkel*. Wie schon erwähnt, beträgt der optimale Schambeinwinkel etwa 180°, d.h., daß der retropubische Raum vollkommen der Beckenlichtung zur Verfügung steht (Abb. 6). Je geringer dieser Winkel ist, umso mehr besteht ein sogenannter

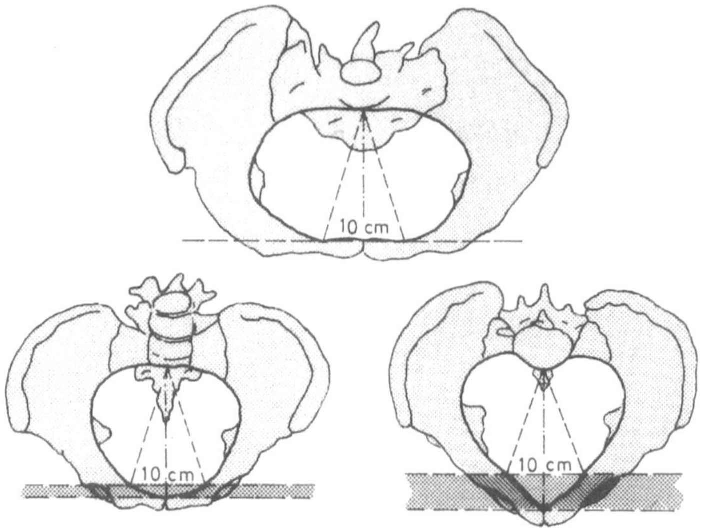

Abb. 6. Schematische Darstellung des Schambeinwinkels nach Hoff

toter retrosymphysärer Raum, umso geringer wird die Conjugata functionalis bei normaler Conjugata vera. Hoff (1942) hat festgestellt, daß bei einem Schambeinwinkel von etwa 90° der Unterschied zwischen der Conjugata vera und der Conjugata functionalis 2 cm beträgt, während er bei einem Winkel von 140° nur 0,3 cm groß ist.

ad 6). Das *Verhältnis des kindlichen Schädels zum mütterlichen Becken.* Dies ist nahezu der wichtigste Faktor für den normalen Geburtsablauf. Was nützen die besten Beckenmaße, wenn der kindliche Schädel für das Becken zu groß ist. Im gegenteiligen Fall hat z.B. eine Conjugata vera von 10 cm keine Bedeutung, wenn der kindliche Schädel entsprechend klein ist.

b) Pelvimetrie

Das Bestreben des Radiologen muß es sein, aus möglichst wenigen Aufnahmen eine möglichst große Informationsfülle über das Becken zu erhalten. Die Indikationen zur Pelvimetrie ergeben sich aus der Anamnese und aus der klinischen Untersuchung (Fochem, 1964, 1965, 1967).

Für die Anamnese ist dabei erheblich:
– eine durchgemachte protrahierte Geburt,
– eine Totgeburt oder ein geschädigtes Kind,
– eine durchgemachte Sectio caesarea,
– ein Trauma im Beckenbereich,
– Erkrankungen im Bereiche der Kreuzdarmbeingelenke oder der Symphyse.

Aus der klinischen Untersuchung ergeben sich folgende Indikationen:
– Unmöglichkeit einer exakten vaginalen Untersuchung,
– enger Schambeinbogen, der auf einen kleinen Symphysenwinkel hindeutet,
– abnormer Verlauf des Sakrum,
– abnormer Gang oder abnorme Figur der Schwangeren,
– wenn das Promontorium bei vaginaler Exploration leicht erreichbar ist, womit der Verdacht auf eine zu kurze Conjugata vera gegeben ist.

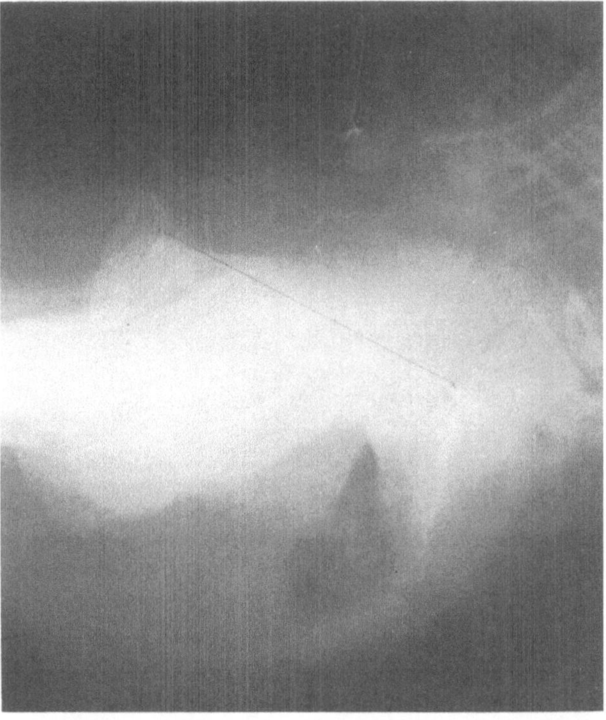

Abb. 7. Seitliche Beckenaufnahme zur Messung der Conjugata vera

Die röntgenologische Beckenmessung ist der klinischen Untersuchung hinsichtlich der Genauigkeit sicherlich überlegen. Trotzdem darf sie nur als Zusatzuntersuchung zur klinischen Untersuchung aufgefaßt werden. Vergleichende Untersuchungen sind u.a. auch von RUMMEL (1956), HOCHULI und KAUFMANN (1959), FOCHEM und GRÜNBERGER (1954), FOCHEM (1954, 1967), MÖBIUS (1957), WILLIAM und PHILLIPS (1946), THOMS (1930), BERMAN (1955), JOHANSON (1956), EASTMAN (1948), DIPPEL (1939), HODGES et al. (1940), SAVAGE (1951).

Welche Röntgenaufnahmen sind nun zur Pelvimetrie notwendig?

Die Beckenübersichtsaufnahme (in Rückenlage). Auf dieser Aufnahme können die Beckenform im allgemeinen, der Beckeneingang, der quere und der schräge Beckendurchmesser, die Breite des Kreuzbeines, die Kreuzdarmbeingelenke, die Form der Scham- und Sitzbeine beurteilt werden. Vor allem können aber etwaige Exostosen, die ins Becken ragen oder alte traumatische Veränderungen, etwaige Mißbildungen oder anatomische Variationen erkannt werden. Zur Messung des queren und schrägen Durchmessers genügt es, einen Maßstab, der eine mit Bleimarken versehene Zentimetereinteilung aufweist, seitlich in der gleichen Ebene wie der Beckeneingang zu fixieren [am besten eignet sich das von BÜCHNER (1953, 1954) angegebene Meßgerät]. Auf der Aufnahme kann dann ohne Schwierigkeit der quere und schräge Diameter gemessen werden, indem der gefragte Durchmesser mit dem Zirkel auf dem Maßstab aufgetragen und das Maß abgelesen wird. Da der Maßstab in der gleichen Ebene liegt wie der Beckeneingang, ist der Verprojizierungsfaktor gleich. Dies ist die einfachste und sicherste Methode, deren Wertigkeit an vielen Fällen in Vergleichsuntersuchungen auch am offenen Bauch überprüft worden ist (KALTREIDER, 1951).

Die seitliche Beckenaufnahme. Die Patientin liegt dabei rein seitlich mit gestreckten, genau übereinanderliegenden Beinen, damit die Symphyse aus dem Becken frei projiziert wird

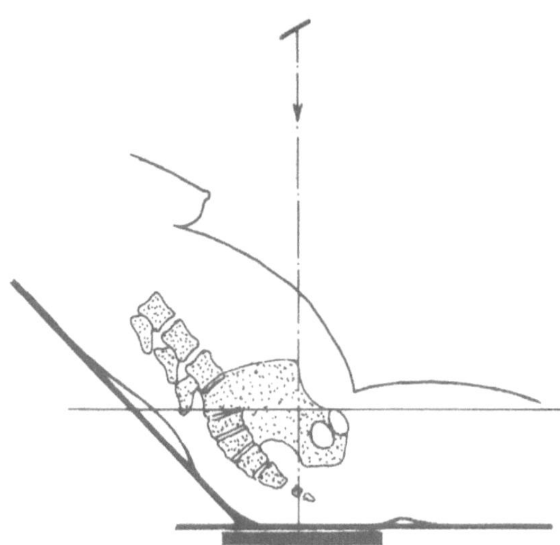

Abb. 8. Schematische Darstellung der Sitzaufnahme nach Martius.

(Abb. 7). Die seitliche Aufnahme kann auch an einem Wandstativ mit einer Buckyblende im Stehen angefertigt werden, doch sind die Bilder erfahrungsgemäß bei der Aufnahme im Liegen besser. Mit dieser seitlichen Aufnahme kann die Conjugata vera gemessen werden. Dabei ist es notwendig, den oben erwähnten Maßstab seitlich von der Patientin wieder in der gleichen Ebene wie die Conjugata vera zu fixieren, oder aber der Patientin zwischen die Beine vor die Vulva zu legen, da diese Ebene ebenfalls der Ebene der Conjugata vera entspricht (Palmrich, 1941).

Auch diese Methode ist hinsichtlich ihrer Genauigkeit in Vergleichsuntersuchungen überprüft worden, wobei sich eine Fehlergrenze von 0,3 cm ergab, die vernachlässigt werden kann (Fochem u. Grünberger, 1954). Außerdem kann aus der seitlichen Aufnahme die Kreuzbeinwölbung und der Kreuzbeinverlauf beurteilt werden. Schließlich zeigt die Aufnahme das Promontorium, was z.B. bei einer Spondylolisthesis des fünften Lendenwirbelkörpers oder einer Assimilation des fünften Lendenwirbelkörpers und damit der Bildung eines doppelten Promontoriums besonders wichtig ist. Schließlich kann man aus dieser Aufnahme auch die Beckenmitte und den Beckenausgang messen.

Diese beiden Aufnahmen genügen in der Regel. In besonders gelagerten Fällen kann noch eine dritte Aufnahme notwendig werden, was aber unserer langjährigen Erfahrung nach äußerst selten ist.

Als dritte Aufnahme kommt in Frage:

a) Die Sitzaufnahme nach Martius (axiale Beckenaufnahme) Bei dieser Aufnahme befindet sich die Patientin in halbsitzender Stellung und stützt sich rückwärts mit den Händen ab (Abb. 8). Bei dieser Aufnahme wird das Becken durch die halbsitzende Stellung so geneigt, daß man von oben in das Becken hineinsieht, also den ganzen Geburtskanal vor sich hat, d.h., daß der Beckeneingang plattenparallel zur Ansicht gelangt (Abb. 9). Mit dieser Aufnahme kann der Schambeinwinkel, also der retrosymphysäre Raum beurteilt werden.

b) Die Aufnahme nach Chassard-Lapiné *(1923).* Sie dient zur Beurteilung der Größe des Schambogens, bzw. des Diameters zwischen den beiden Sitzbeinhöckern. Bei dieser Aufnahme sitzt die Patientin am Aufnahmetisch und ist maximal nach vorne gebeugt

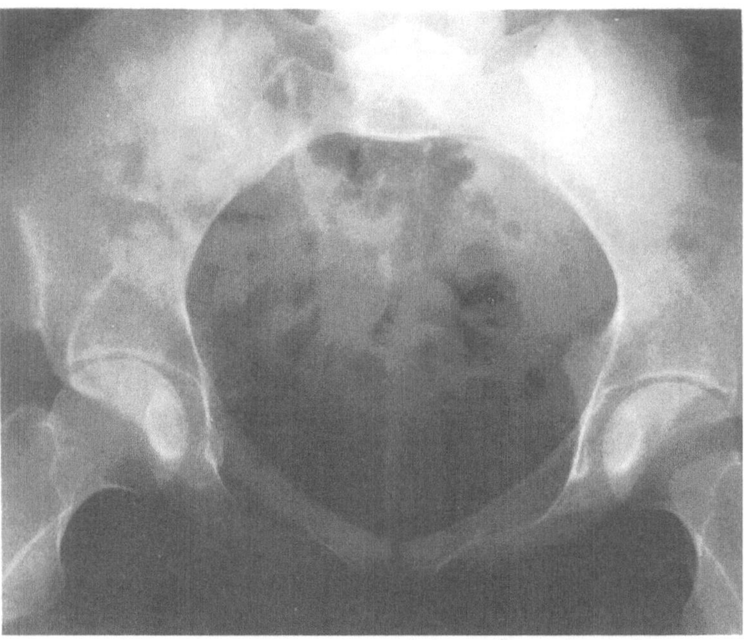

Abb. 9. Sitzaufnahme nach Martius.

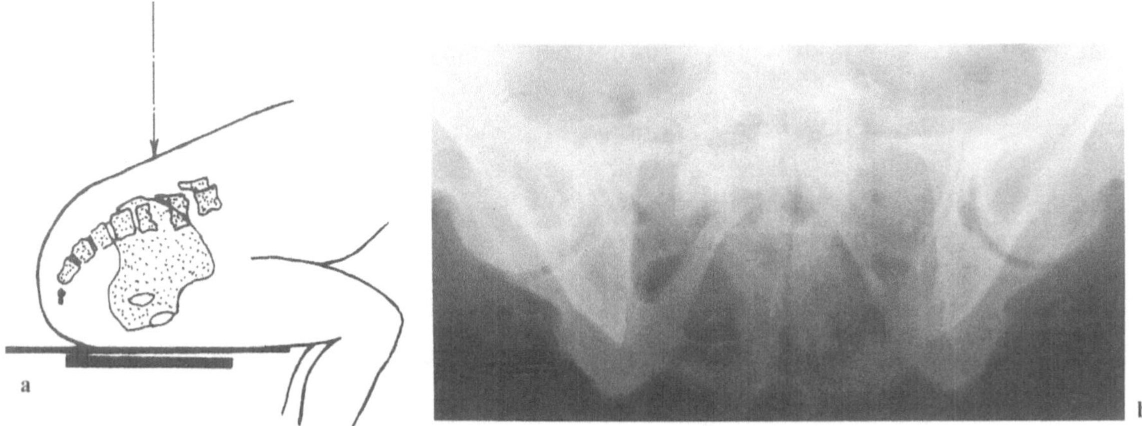

Abb. 10a, b. a Schematische Darstellung der Aufnahme nach Chassard-Lapiné. **b** Röntgenaufnahme nach Chassard-Lapiné

(Abb. 10). Der Zentralstrahl ist dabei dorsal auf den fünften Lendenwirbelkörper gerichtet (Brault u. DuBois, 1950; Hanson, 1930, 1931).

Eine Spontangeburt ist nach den Untersuchungen von Borell und Fernström (1960) dann zu erwarten, wenn die Maße des Längsdurchmessers des Beckenausganges, also von der Steißbeinspitze zum unteren Rand der Symphyse, und des queren Durchmessers des Beckenausganges, also des Diameters zwischen den beiden Sitzhöckern zusammen mindestens 25 cm betragen (Passerat, 1954; Morris, 1948; Nootter u. Bouillet, 1952).

Man kann nach Borell und Fernström (1960) zu dieser Zahl noch das Maß des queren Beckendurchmessers hinzurechnen. Beträgt dieses summierte Maß mehr als 34 cm, ist eine optimale Prognose zu stellen. Liegt es unter 32 cm, so ist die Sectio anzuempfehlen.

c) Die Aufnahme nach Colcher-Sussmann (1944). Auch mit dieser Aufnahme kann der Schambogen, bzw. die Distanz zwischen den Sitzbeinhöckern beurteilt und gemessen

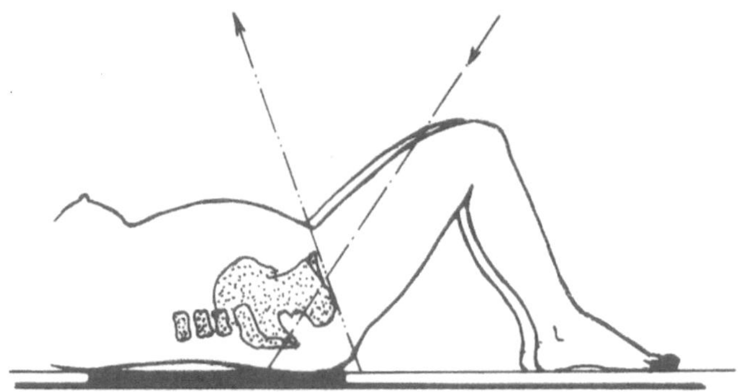

Abb. 11. Schematische Darstellung der Aufnahme nach Colcher-Sussmann

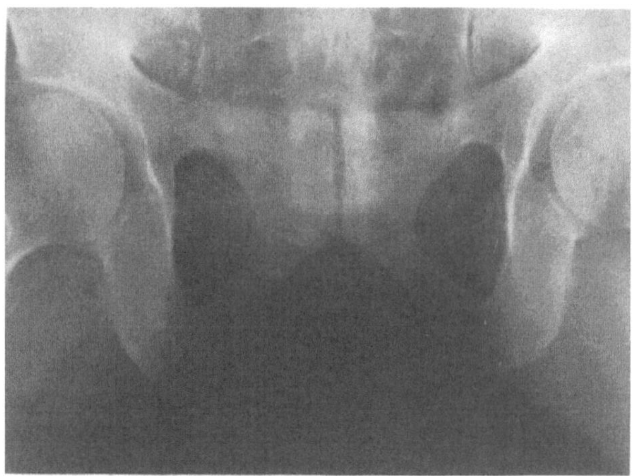

Abb. 12. Röntgenaufnahme nach Colcher-Sussmann

werden. Die Patientin liegt dabei auf dem Rücken mit angewinkelten und abduzierten Beinen. Der Zentralstrahl ist gegen den oberen Rand der Symphyse gerichtet, die Röhre nach kranial um 30° geneigt. Die normale Distanz zwischen den Sitzbeinhöckern beträgt etwa 10 cm. Der Winkel des Schambogens soll normalerweise 80°–85° betragen (Abb. 11, 12).

Die beschriebene Pelvimetrie hat sich aufgrund ihrer Einfachheit und Genauigkeit am besten bewährt. Es sind von zahlreichen Autoren alle möglichen Meßmethoden des Beckens angegeben worden, zum Teil mit Hilfe von Zusatzgeräten und Rastern, teils auf mathematischer Grundlage, die alle anzuführen praktisch unmöglich ist. Es seien daher nur die wichtigsten Namen genannt: Hirsch (1922), Schubert (1928), Johnson (1930), Walton (1931), Jacobs (1936), Litwer (1936), Ball und Marchbanks (1935), Ball (1936a, b, 1938), McSweeney et al. (1940), Snow und Lewis (1940), Ball und Golden (1943), Javert (1943), Lechenger (1943), McLane (1945), Salomon (1946), Allen (1947a, b), Moir (1949a), Rosa (1951), Hawksworth und Allen (1951a, b), Walsh et al. (1954), Wieland (1954), Schwarz (1956), Borell und Fernström (1957c, 1959), Cordier et al. (1958), Graber (1959), Bader (1964), Gutmann (1929), Wahl (1943), Caldwell et al. (1940), Thoms (1941, 1943, 1956, 1957), Colcher und Sussmann (1944, 1949), Ball (1936a), Fugazzola und Tetti (1952), Perolo (1952), Mc Dowell (1952), Curry (1953), Berman und Johanson (1956), Kaufmann und Bösch (1957), Nicholson (1938, 1943), Allen (1947a, b), Borell und Fernström (1957a), Dubecq und Trebesses (1963), Friedmann et al. (1935), Hodges und Ledoux (1932), Johnson (1937),

MAGNIN (1954, 1955), REUTER und REEVES (1939), JACOBS (1953), MC DONALD (1953), MC LANE (1954), ROSA (1956), FOCHEM (1956, 1963).

Es ist gleichgültig, welche Methode man anwendet, sie muß nur drei wichtige Bedingungen erfüllen:

1) Aus möglichst wenigen Aufnahmen müssen die wichtigsten und notwendigen Maße zu erfahren sein.
2) Die Strahlenbelastung muß möglichst niedrig gehalten werden.
3) Die gemessenen Werte müssen den tatsächlichen Maßen möglichst nahekommen.

c) Die pathologischen Formen des weiblichen Beckens

Die hier genannten pathologischen Beckenformen beziehen sich in erster Linie auf den Geburtsablauf. Die folgende Einteilung hat sich bewährt und gibt eine gute Übersicht:

   I. Das allgemein gleichmäßig verengte Becken
  II. Das platte oder gerade verengte Becken
     1) Einfach plattes, nicht rachitisches Becken
     2) Das platte rachitische Becken
     3) Das allgemein verengte platt-rachitische Becken
     4) Das chondrodystrophische Becken
 III. Das schräg verengte Becken
 IV. Das quer verengte Becken
  V. Das Skoliosebecken
 VI. Das Osteomalaziebecken
VII. Das Frakturbecken
VIII. Das Becken mit Hüftluxation
 IX. Das Spaltbecken
  X. Das Geschwulstbecken
 XI. Das spondylolisthetische Becken
XII. Das Assimilationsbecken
     1) Das Übergangsbecken
     2) Das Assimilationsbecken mit normalem Kreuzbeinverlauf
     3) Das Assimilationsbecken mit abnormen Kreuzbeinverlauf

ad I. Das Allgemein gleichmäßig verengte Becken. Dieses Becken ist gut proportioniert, nur ist es auf einer früheren Entwicklungsstufe stehengeblieben (hypoplastisches Becken). Der Geburtsverlauf ist hier weitgehend abhängig vom Größenverhältnis des Fetus zum mütterlichen Becken.

ad II. Das platte oder gerade verengte Becken. Das *einfach platte, nicht rachitische* Becken fällt nur durch eine geringe Verkürzung der Conjugata vera auf. Das Kreuzbein kann etwas stärker gewölbt sein.

Das *rachitisch platte Becken* zeigt ein stärkeres Vorspringen des Promontorium und des oberen Kreuzbeindrittels. Der Beckeneingang imponiert daher nierenförmig. Die Conjugata vera ist dementsprechend stärker verkürzt (Abb. 13). Das Sakrum verläuft meist gestreckt. Mitunter sind auch die Seitenwände etwas verengt. Ist diese Form noch mit einer *Skoliose* oder *Kyphose* verbunden, so haben wir das *ungleichmäßig verengte* Becken vor uns (HANSON, 1952, 1954; MOIR, 1949a, b).

Das *chondrodystrophische* Becken ist das sogenannte rachitische Zwergbecken. Diese Beckenform ähnelt dem rachitisch platten Becken, nur kommt noch eine Protrusio acetabuli hinzu (Abb. 14).

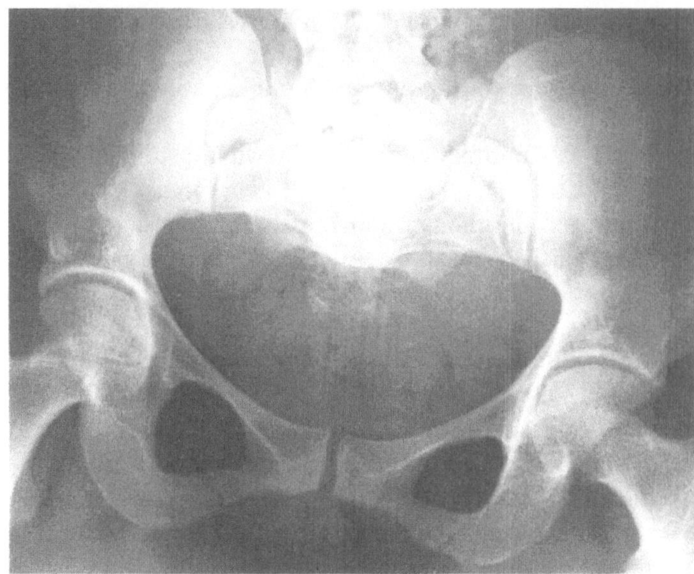

Abb. 13. Ungleichmäßig verengtes Becken

ad III. Das schräg verengte Becken (Naegele-Becken). Hier fehlt auf einer Seite die Massa lateralis des Kreuzbeines, entweder angeboren oder erworben durch einen in der Kindheit abgelaufenen entzündlichen Prozeß. Das betroffene Kreuzdarmbeingelenk ist obliteriert (Thoms, 1941).

ad IV. Das quer verengte Becken (Robert-Becken) Hier fehlen auf beiden Seiten die Massae laterales des Kreuzbeines.

ad V. Das Skoliosebecken. Durch eine Skoliose der Lendenwirbelsäule kommt es je nach dem Grad der Skoliose zu einer Schrägstellung des Beckens. Das Becken kann aber vollkommen normale Maße aufweisen, die Spontangeburt ist nicht beeinträchtigt.

ad VI. Das Osteomalaziebecken. Bei der Osteomalazie kommt es durch die verschiedenen mechanischen Belastungskomponenten, die auf das Becken einwirken, zu hochgradiger Deformierung mit Protrusio acetabuli, Verschiebung des oberen Sakrum und Promontorium in die Beckenlichtung; das Sakrum selbst ist nach dorsal konvex durchgestreckt, das Steißbein meist in einem spitzen Winkel nach vorne abgeknickt, der Schambeinwinkel ebenfalls spitz.

ad VII. Das Frakturbecken. Beim Frakturbecken muß der Röntgenologe entscheiden, ob und inwieweit Veränderungen der Beckenform und der Beckenmaße bestehen, vor allem aber ob die Beckenlichtung durch Kallus oder schlecht verheilte dislozierte Fragmente beeinträchtigt ist (Abb. 15).

ad VIII. Das sogenannte Luxationsbecken. Hier ist die Tatsache von Bedeutung, ob eine angeborene oder erworbene Hüftluxation besteht. Für den Geburtshelfer ist eine Hüftgelenksluxation nur dann von Bedeutung, wenn die Luxation angeboren oder zumindest vor dem Eintritt der Geschlechtsreife aufgetreten ist, da ja erst zu diesem Zeitpunkt die Verknöcherung des Beckens vollendet ist. Vor diesem Zeitpunkt kann es zu mehr oder minder schweren Deformierungen des Beckens kommen. Bei einseitiger Luxation resultiert sehr häufig ein schräg verengtes Becken. Bei beidseitiger Luxation ist die Abduk-

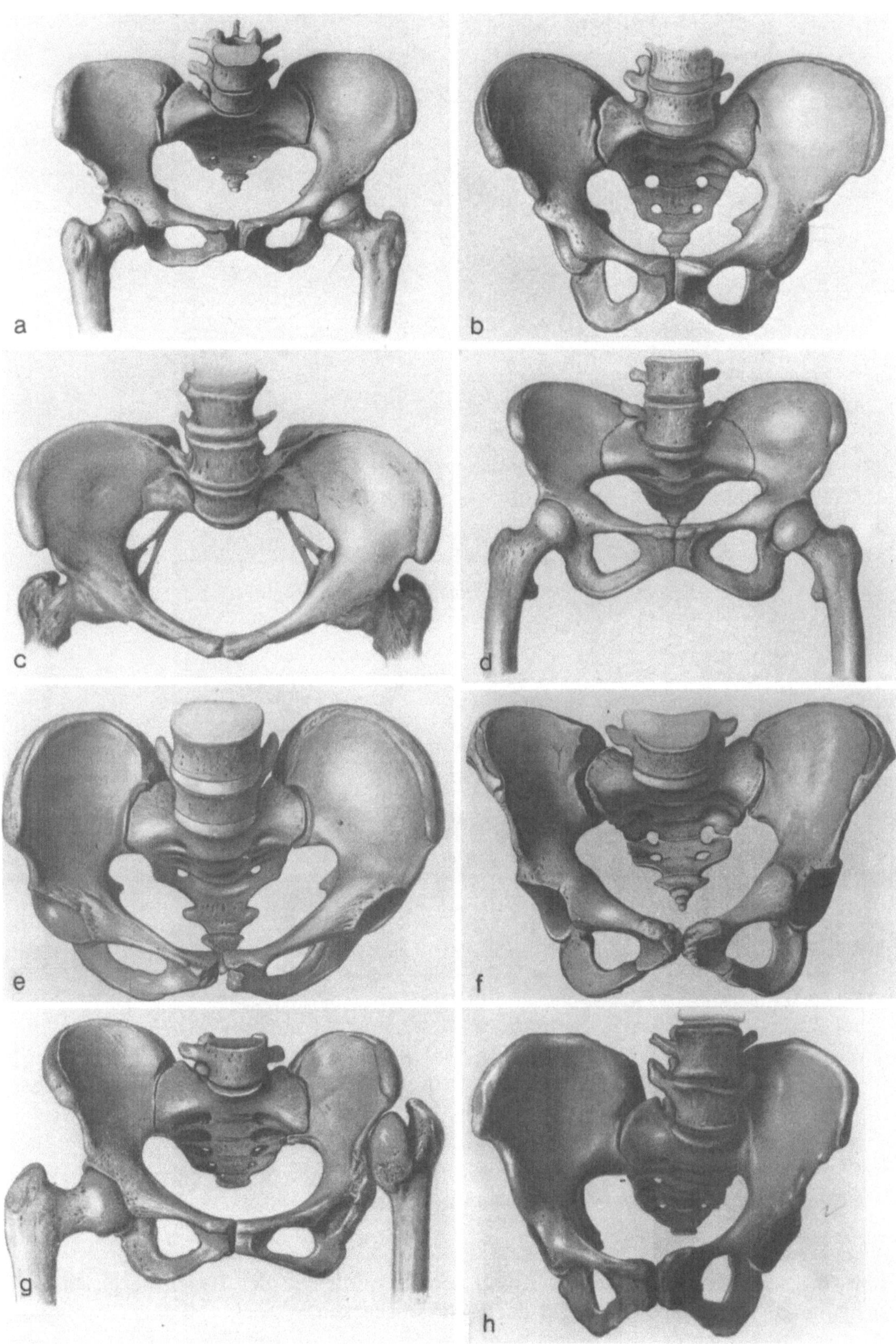

Abb. 14a–h Zusammenstellung verschiedener pathologischer Beckenformen: **a** einfach plattes Becken; **b** allgemein gleichmäßig verengtes, nicht rachitisches Becken; **c** plattes Rachitisbecken; **d** allgemein verengtes, vorwiegend platt rachitisches Becken; **e** chondrodystrophisches Becken; **f** Kretinbecken; **g** Luxationsbecken; **h** Naegele-Becken

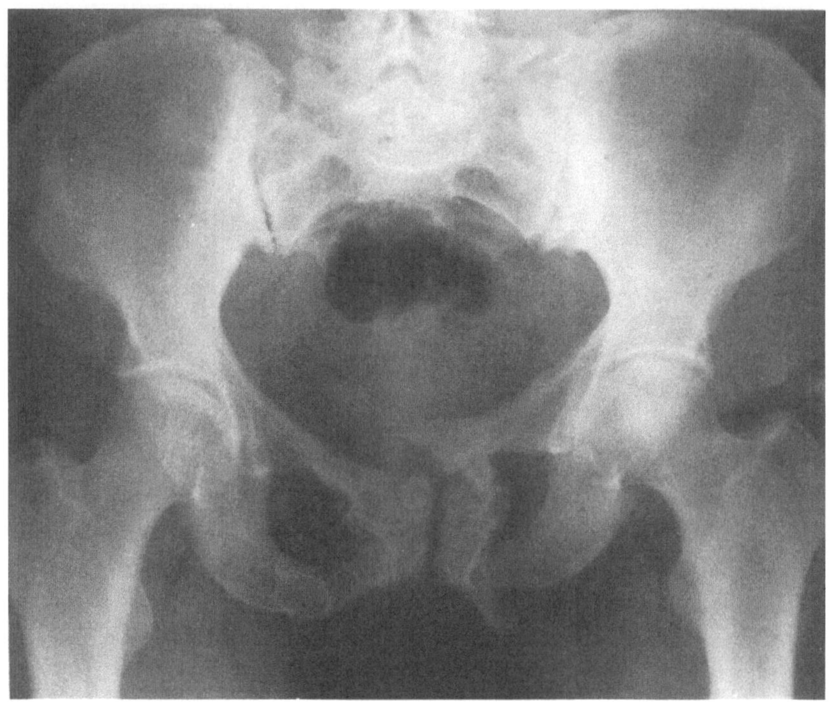

Abb. 15. Frakturbecken

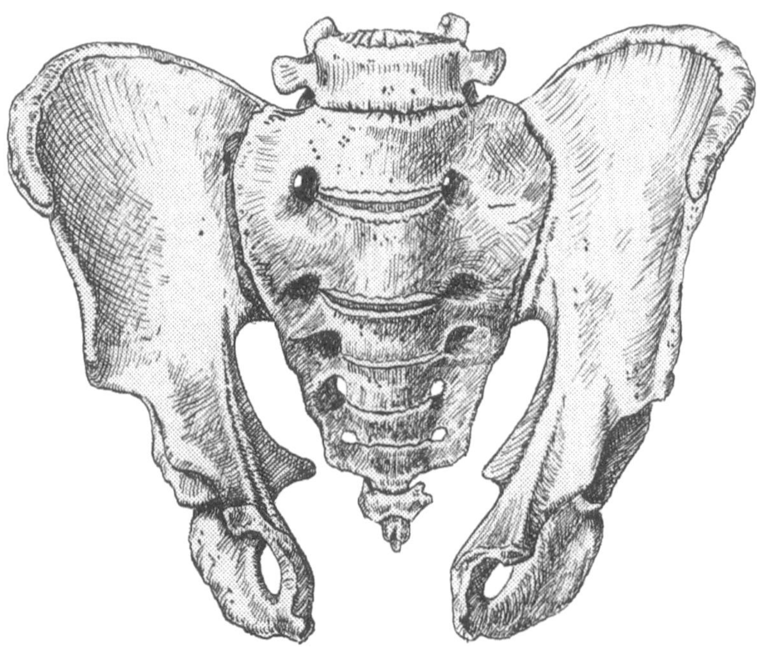

Abb. 16. Schematische Darstellung des Spaltbeckens

tion stark eingeschränkt. Für das Koxitisbecken werden in der Regel die gleichen Gesichtspunkte gelten müssen wie für das Luxationsbecken.

ad IX. Das Spaltbecken. Beim Spaltbecken fehlt die Symphyse. Die Anomalie ist selten und stellt keine geburtshilflichen Probleme dar (Abb. 16).

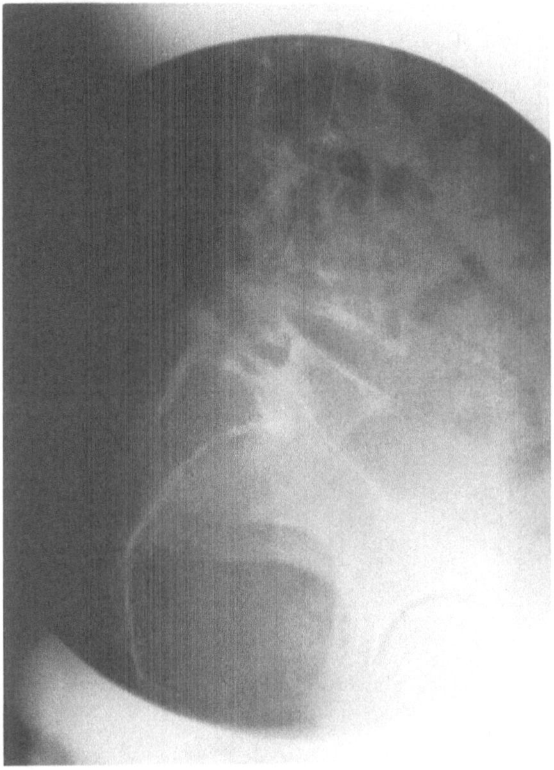

Abb. 17. Spondylolisthetisches Becken (Seitenaufnahme)

ad X. Das Geschwulstbecken. Hier sind vor allem Exostosen oder Ekchondrosen zu beurteilen, inwieweit sie in den Geburtskanal reichen und diesen beeinträchtigen.

ad XI. Das spondylolisthetische Becken. Für den Geburtsablauf ist lediglich eine Listhesis des fünften Lendenwirbelkörpers von Bedeutung. Rutscht der fünfte Lendenwirbelkörper über den ersten Sakralwirbel ventralwärts, so wird die Conjugata vera verkürzt, der Beckeneingang also mitunter beträchtlich verkleinert (Abb. 17).

Die Spondylolisthesis des fünften Lendenwirbelkörpers kann das Eintreten des kindlichen Schädels in das kleine Becken verhindern (UNNERUS, 1964; FRIBERG, 1939; BATTS, 1939; PIZON, 1963; SOIVA, 1949; de SÈZE u. DURIEU, 1960; NEUGEBAUER, 1882, GILLESPIE, 1949).

ad XII. Das Assimilationsbecken. Beim Assimilationsbecken besteht eine anatomische Variante in der Form, daß entweder der fünfte Lendenwirbelkörper in den Sakralverband einbezogen ist (vier Lendenwirbelkörper, sechs Sakralwirbel) oder der erste Sakralwirbel in die Lendenwirbelsäule assimiliert ist (sechs Lendenwirbelkörper, vier Sakralwirbel).

Mit dem Vorhandensein einer Assimilation des 5. Lendenwirbelkörpers oder des ersten Sakralwirbels ist häufig ein abnormer Verlauf des Sakrum verbunden.

Je nach der Art der Assimilation sowie einer Verlaufsanomalie kann man verschiedene Arten des Assimilationsbeckens unterscheiden. KIRCHHOFF (1949a, 1953) hat sich in einer Monographie mit der Problematik auseinandergesetzt, auch andere Autoren wie DELLENBACH (1961), GILLESPIE (1949), DELLENBACH und MÜLLER (1963), VERT (1955), FOCHEM et al. (1955) haben sich mit dem Assimilationsbecken beschäftigt.

Das Assimilationsbecken bedingt zweifellos eine erhöhte operative Komplikationsrate, die 46,4% beträgt (FOCHEM et al., 1955). Auf die Gesamtgeburten entfällt allerdings

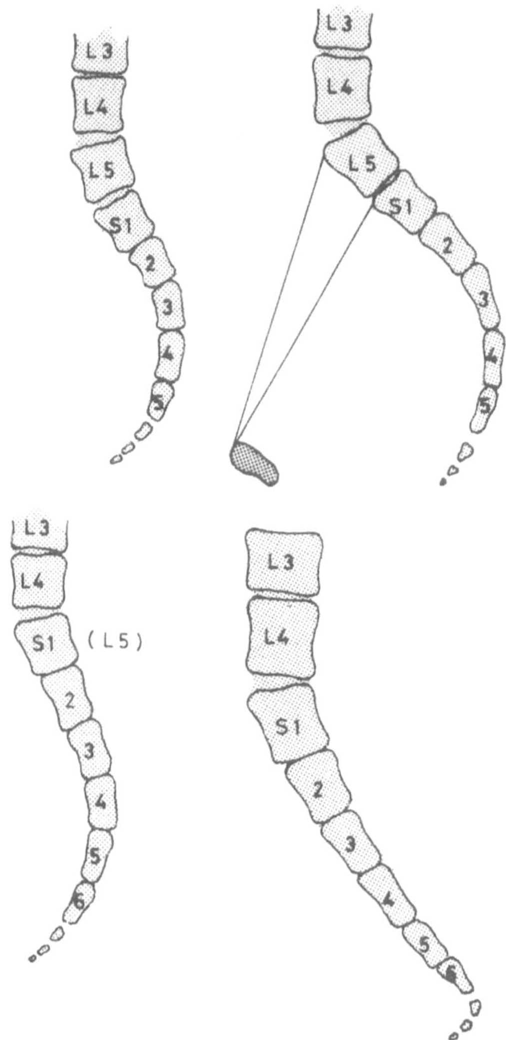

Abb. 18a–d. Schematische Darstellung des Assimilationsbeckens: **a** Normalfall; **b** doppeltes Promontorium; **c** Assimilationsbecken mit erhaltener Kreuzbeinform; **d** Assimilationsbecken mit überstrecktem Kreuzbeinverlauf (Kanalbecken)

für das Assimilationsbecken nur ein Prozentsatz von 0,72%. Kirchhoff (1949a) fand einen erheblich höheren Prozentsatz von 6%.

Die Arten des Assimilationsbeckens (Abb. 18)

1) Das *Übergangsbecken*. Hier ist die Anomalie auf den Beckeneingang beschränkt. Die übrige Beckenform und der Kreuzbeinverlauf sind normal.
   a) Der Übergangswirbel ist an der Bildung des Geburtskanals nicht beteiligt (hohe Assimilation).
   b) Der Übergangswirbel ist in den Geburtskanal einbezogen, also Sakralisation des fünften Lendenwirbelkörpers. Es kommt dabei zur Ausbildung eines doppelten Promontoriums. Dadurch sind zwei Conjugatae verae vorhanden und zu messen, von denen die untere relativ und manchmal auch absolut verkürzt ist. Es ist dies das sogenannte »lange Becken« nach Kirchhoff (1949a, 1974). Diese Anomalie ist gar nicht so selten mit einem gleichmäßig verengten Becken verbunden (s. Abb. 18b).

2) Das *Assimilationsbecken mit normalem Kreuzbeinverlauf.* Es besteht wohl eine Assimilation des. 5. Lendenwirbelkörpers in den Sakralverband, aber es ist kein doppeltes Promontorium vorhanden, der Geburtskanal ist nur etwas verlängert (s. Abb. 18c).

3) Das *Assimilationsbecken mit abnormem Kreuzbeinverlauf.* Hier fehlt die Kreuzbeinwölbung, das Kreuzbein verläuft gestreckt, die Maße des Beckeneingangs, der Beckenmitte und des Beckenausgangs können differieren (sogenanntes Kanalbecken) (s. Abb. 18d).

Eine Assimilation des ersten Sakralwirbels in den Verband der Lendenwirbelsäule bedingt in der Regel keine geburtshilflichen Komplikationen, wenn der Kreuzbeinverlauf normal ist.

Durch ein Assimilationsbecken kann es zu Fehleinstellungen des kindlichen Schädels in die Beckeneingangsebene kommen. Aus dem doppelten Promontorium kann ein Mißverhältnis zwischen mütterlichem Becken und kindlichem Schädel resultieren. Besteht ein abnormer Kreuzbeinverlauf, so unterbleibt die normale innere Drehung des Schädels in der Beckenmitte, der Schädel tritt also im queren Durchmesser tiefer, wodurch wiederum die normale Drehung der Schulter des Fetus unterbleibt und ein Geburtsstillstand folgen kann. Der Röntgenologe soll daher bei der Untersuchung der Lendenwirbelsäule, vor allem bei Frauen in gebärfähigem Alter, auf diese Anomalie achten und sie beschreiben, bzw. die Patientin für eine eventuelle Schwangerschaft darauf aufmerksam machen.

Eine andere Einteilung betrifft die Pathogenese:
  I. Angeborenes pathologisches Becken
 II. Erworbenes pathologisches Becken
III. Abnorme Beckenform durch Veränderungen der Wirbelsäule (z.B. Skoliosebecken, Spondylolisthesis, Assimilationsbecken)
IV. Abnorme Beckenform durch Veränderungen an den Hüften und unteren Extremitäten (z.B. Luxationsbecken, Dysplasiehüfte)

d) Die Symphyse prae und post partum

Die Symphyse sowie auch das Kreuzdarmbeingelenk bereiten sich während der Schwangerschaft für den Geburtsakt vor. Schon kurz nach Beginn der Schwangerschaft beginnen sich die Halbgelenke durch stärkere Durchblutung und Durchtränkung mit Gewebsflüssigkeit aufzulockern, wobei insbesonders die Symphyse an Elastizität zunimmt. Die Symphyse wird bis zu einem gewissen Grad dehnbar. Die innere Knorpellage, welche die beiden Symphysenäste miteinander verbindet, eine Art Bandscheibe, nimmt durch Wachstum an Elastizität zu (PUTSCHER, 1931; HASLHOFER, 1931; LOESCHKE, 1912). Unter Wehendruck kann die Verbreiterung der Symphyse auch getastet werden (EYMER u. LANG, 1929).

Im Röntgenbild läßt sich die Verbreiterung des Symphysenspaltes im letzten Schwangerschaftsmonat häufig feststellen. Unsere Untersuchungen (FOCHEM, 1955) an einem großen Patientengut zeigten, daß es allerdings nur in einem geringen Prozentsatz, nämlich in 8,6%, zu einer sichtbaren Weiterstellung der Symphyse kommt. Untersuchungen von EYMER und LANG (1929) haben ergeben, daß vielfach nach dem Geburtsakt eine geringe Erweiterung des Beckenringes bestehen bleibt, worauf die meist leichter verlaufenden weiteren Geburten zurückzuführen sind. Bemerkenswert ist in diesem Zusammenhang die Tatsache, daß traumatische Schädigungen an der Symphyse durch den Geburtsakt ausschließlich bei Primiparae vorkommen (Abb. 19).

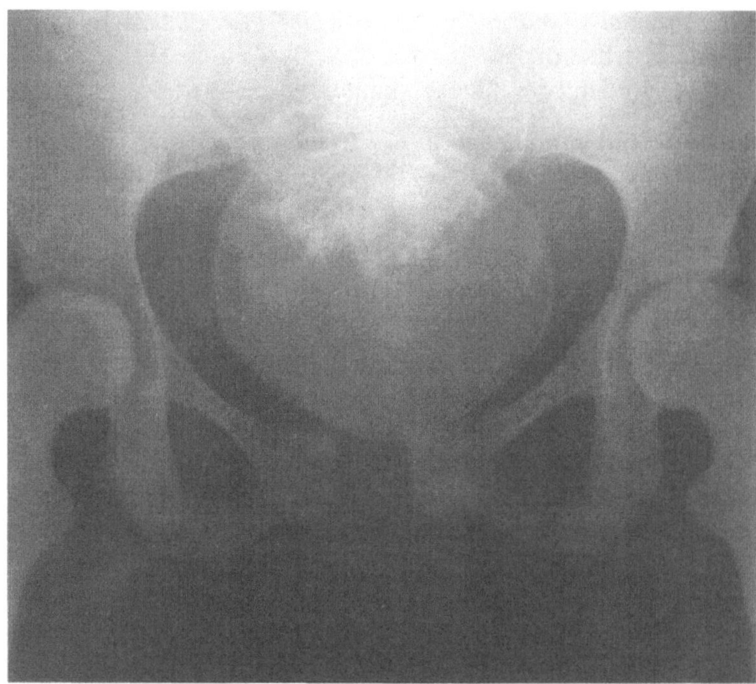

Abb. 19. Symphysenverbreiterung prae partum

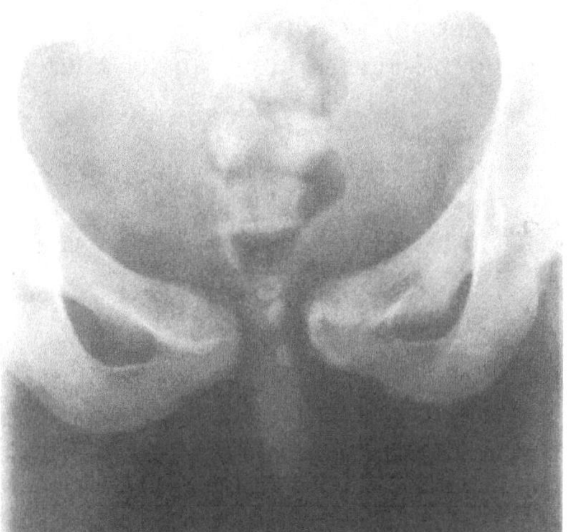

Abb. 20. Symphyse post partum mit zwei kleinen Abrißfrakturen

Die traumatischen Veränderungen an der Symphyse durch den Durchtritt des kindlichen Schädels können verschiedenartig sein. Mitunter kommt es zu Hämatomen oder kleinen Abrißfrakturen, die dann später infolge reaktiver Entzündungsvorgänge mit einer Arthrosis abheilen können. Häufiger kommt es jedoch zur Restitutio ad integrum (Abb. 20).

Die echte Ruptur der Symphyse, also die völlige Zerreißung, ist ein seltenes Ereignis. Die Diagnose erfolgt hier röntgenologisch durch eine Durchleuchtung im Stehen, wobei die Patientin angewiesen wird, ein Bein anzuheben und zu abduzieren. Bei Vorhandensein einer Ruptur kommt es deutlich zu einer Verschiebung der Symphysenäste gegeneinander.

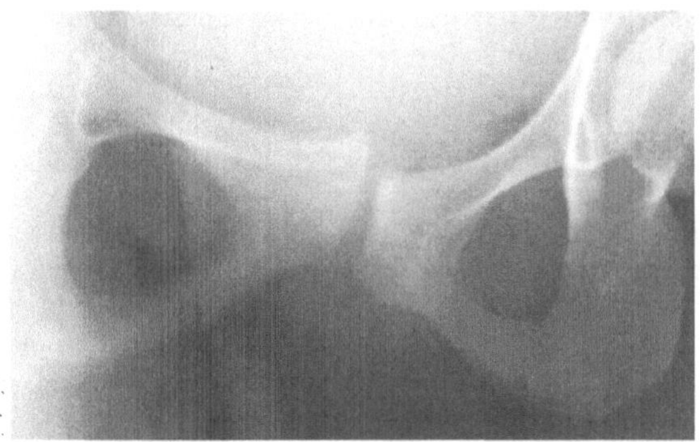

Abb. 21. Symphysenruptur mit Verschiebung der Symphysenäste gegeneinander bei Belastung

Der Prozentsatz an Symphysenrupturen wird mit 0,2% (HEDBERG, 1942; FOCHEM, 1955), 0,3% (STAEHLER, 1938) und 0,8% (RUMPF, 1949) angegeben (Abb. 21).

An den Kreuzdarmbeingelenken kommen geburtstraumatische Veränderungen praktisch nicht vor. Es ist uns nur eine Publikation von URIST (1953) bekannt, der eine Luxationsfraktur des linken Sakroiliakalgelenkes mit Absprengung eines Knochenstückes von der Kreuzbeinbasis als Folge des Geburtsaktes beschrieb (BORELL u. FERNSTRÖM, 1957b).

Literatur

ALBERT, W.: Der Wert der Röntgenstrahlen in der Geburtshilfe. Zentralbl. Gynäkol. *23*, 418 (1899)

ALLEN, E.P.: Standardized radiologic pelvimetry, qualitative. Br. J. Radiol. *20*, 108 (1947a)

ALLEN, E.P.: Standardized radiologic pelvimetry. New method of measuring outlet. Br. J. Radiol. *20*, 164 (1947b)

BADER, J.L.R.: La pelviradiographie obstétricale. Dissertation, Paris 1964

BALL, R.P.: Pelvicephalography. Am. J. Obstet. Gynecol. *32*, 249–257 (1936a)

BALL, R.P.: Roentgen pelvimetry and fetal cephalometry. Surg. Gynecol. Obstet. *62*, 798 (1936b)

BALL, R.P.: Pelvicephalometry. Radiology *31*, 188 (1938)

BALL, R.P.: Radiologic examination of obstetric patient. Radiology *58*, 316 (1952)

BALL, R.P., GOLDEN, R.: Roentgenographic obstetric pelvicephalometry in erect posture. Am. J. Roentgenol. *49*, 731 (1943)

BALL, R.P., MARCHBANKS, S.S.: Roentgen pelvimetry and fetal cephalometry; new technic. Radiology *24*, 77 (1935)

BATTS, M.: Etiology of spondylolisthesis. J. Bone Joint Surg. *21*, 879 (1939)

BERMAN, R.: Obstetrical roentgenology. Philadelphia: Davis 1955

BORELL, U., FERNSTRÖM, I.: The movements of the sacroiliac joints and their importance to changes in the pelvic dimensions during parturition. Acta Obstet. Gynecol. Scand. *36*, 42–57 (1957a)

BORELL, U., FERNSTRÖM, I.: The movements in the mechanism of disengagement with special reference to the attitude of the foetal head. Acta Obstet. Gynecol. Scand. *36*, 365–370 (1957b)

BORELL, U., FERNSTRÖM, I.: A pelvimetry method for the assessment of pelvic mouldability. Acta Radiol. (Stockh.) *47*, 365 (1957c)

BORELL, U., FERNSTRÖM, I.: X-ray diagnosis of muscular spasm in the lower part of the uterus from the degree of moulding of the foetal head. Acta Obstet. Gynecol. Scand. *38*, 181–189 (1959)

BORELL, U., FERNSTRÖM, I.: Radiologic pelvimetry. Acta Radiol. (Stockh.) *101*, 3 (1960)

BRAULT, P., DUBOIS, J.: Les bassins à symphyse horizontale. Gynécol. Obstét. *49*, 307–311 (1950)

BÜCHNER, H.: Eine weitere Vereinfachung der Tiefenlotung. Fortschr. Röntgenstr. *78*, 205 (1953)

BÜCHNER, H.: Und noch einmal Beckenmessung. Fortschr. Röntgenstr. *80*, 653 (1954)

CALDWELL, W.E., MOLOY, H.C.: Anatomical variations in the female pelvis and their effect in labor with a suggested classification. Am. J. Obstet. Gynecol. *26*, 479 (1933)

CALDWELL, W.E., MOLOY, H.C., D'ESOPO, D.A.: Further studies on pelvic architecture. Am. J. Obstet. Gynecol. *28*, 482 (1934a)

CALDWELL, W.E., MOLOY, H.C., D'ESOPO, D.A.: A

roentgenologic (stereoscopic) study of mechanism of engagement of the fetal head. Am. J. Obstet. Gynecol. *28*, 824 (1934b)

CALDWELL, W.E., MOLOY, H.C., D'ESOPO, D.A.: Studies on pelvic arrest. Am. J. Obstet. Gynecol. *36*, 928 (1938)

CALDWELL, W.E., MOLOY, H.C., SWENSON, P.C.: Use of roentgen ray in obstetrics: technic of pelvic roentgenography. Am. J. Roentgenol. *41*, 305 (1939)

CALDWELL, W.E., MOLOY, H.C., D'ESOPO, D.A.: The more recent conception of the pelvic architecture. Am. J. Obstet. Gynecol. *40*, 326 (1940)

CAMPBELL, W.S.: Pregnancy and labor in a case of intrapelvic protrusion of acetabulum. J. Obstet. Gynecol. Br. Emp. *50*, 359–362 (1943)

CHASSARD-LAPINÉ, M.: Étude radiographique de l'aréade pubienne chez la femme enceinte. J. Radiol. Electrol. *7*, 113 (1923)

COLCHER, A.E., SUSSMANN, W.: Practical technic for roentgen pelvimetry with new positioning. Am. J. Roentgenol. *51*, 207 (1944)

COLCHER, A.E., SUSSMANN, W.: Changing concepts of X-ray-pelvimetry. Am. J. Obstet. Gynecol. *57*, 510 (1949)

CORDIER, G., SUREAU, C., ROY-CAMILLE, R.: Pelviradiographie. Son intérêt pratique. Ses bases anatomiques. Presse Méd. *66*, 1169–1171 (1958)

CURRY, R.W.: A simple method of roentgen-pelvimetry. Am. J. Roentgenol. *69*, 636 (1953)

DAVIS, G.D.: cit nach WAHL, F.A.: Die Röntgenstrahlen in der Geburtshilfe. Leipzig: G. Thieme 1943

DAVIS, G.D.: Roentgenologic examination in obstetric cases. Lancet *74*, 222 (1954)

DELLENBACH, P: L'inclinaison du bassin. Sa mesure et ses répercussions obstétricales, en particulier la dystocie dite d'inclinaison. Dissertation, Straßburg 1961

DELLENBACH, P., MÜLLER, P.: La sacralisation de la cinquième vertèbre lombaire. Considérations diagnostiques et importance pratique en obstétrique. Rev. Fr. Gynecol. *58*, 133-154 (1963)

DIPPEL, A.L.: The diagonal conjugate versus X-ray pelvimetry. Surg. Gynecol. Obstet. *68*, 642 (1939)

DUBECQ, J.P., TREBESSES, G.: Radiopelvimétrie et pronostic obstétrical. Bull. Soc. Gynecol. Obstét. Fr. *15*, 640 (1963)

EASTMAN, N.J.: Pelvic mensuration – a study in the perpetuation of error. Obstet. Gynecol. Surv. *3*, 301 (1948)

EYMER, H., LANG, F.: Anatomische Untersuchungen der Symphyse der Frau in Hinblick auf die Geburt und klinische Deutung der Befunde. Arch. Gynäk. *137*, 866 (1929)

FABRE, M.: De la radiographie métrique appliquée à la mensuration des diamètres du Détroit Supérieur. Arch. Electr. Méd. *8*, 432 (1900)

FEHLING, H.: Die Form des weiblichen Beckens beim Foetus und Neugeborenen. Arch. Gynäkol. *10*, 1 (1876)

FOCHEM, K.: Physiologie und Pathologie der Symphyse prae und post partum. Z. Geburtshilfe Gynäkol. *143*, 300 (1955)

FOCHEM, K.: Der heutige Stand der geburtshilflichen Röntgendiagnostik. Radiol. Austriaca *15*, 1 (1964)

FOCHEM, K.: Röntgendiagnostik in der Geburtshilfe. In: Lehrbuch der Röntgendiagnostik, 6. Aufl. Bd. V. SCHINZ, BAENSCH, FROMMHOLD, GLAUMER, UEHLINGER, WELLAUER (Hrsg.). Stuttgart: Thieme 1965

FOCHEM, K.: Einführung in die geburtshilfliche und gynäkologische Röntgendiagnostik. Stuttgart: Thieme 1967

FOCHEM, K., BIEDA, S.: Der Wert der vorderen Beckenhöhe für die Geburtsprognose. Z. Geburtshilfe Gynäkol. *156*, 309 (1961)

FOCHEM, K., FRÖWIS, J., NARIK, G.: Die Bedeutung des Assimilationsbeckens als geburtshilfliche Komplikation. Zentralbl. Gynäkol *77*, 38 (1955)

FOCHEM, K., GRÜNBERGER, V.: Ergebnisse röntgenologischer und direkter Messung der Conjugata vera. Med. Klin. *49*, 1176 (1954)

FOCHEM, K., KLUMAIR, J.: Atlas der röntgenologischen Meßmethoden. Wien: Springer 1976

FRIBERG, S.: Studies on spondylolisthesis. Acta Chir. Scand. *55*, 82 (1939)

FRIEDMANN, L., MICHELS, L.M., ROSSITTO, A.F.: Practical roentgen pelvimetry, comparison of methods in 110 cases. Surg. Obstet. Gynecol. *61*, 735 (1935)

FUGAZZOLA, F., TETTI, A.: Studio per una metodica di pelvimetria radiologica. Radiol. Med. (Torino) *38*, 2 (1952)

GARLAND, L.H., PETIT, R.D., SHUMAKER, P.: Shape of female pelvis and its clinical significance; roentgen and clinical study. Radiology *26*, 443 (1936)

GILLESPIE, H.W.: The significance of congenital lumbosacral abnormities. Br. J. Radiol. *22*, 270 (1949)

GINGLINGER, A.: Le radiodiagnostic en obstétrique. Gynécol. Obstét. *47*, 481–521 (1948)

GOOD, C.A.: Roentgenologic pelvimetry. Med. Clin. North Am. *25*, 1019 (1941)

GRABER, E.A., BARBER, H.R.K., O'ROURKE, J.J.: X-ray pelvimetry. Am. J. Obstet. Gynecol. *77*, 28–33 (1959)

GRANZOW, J.: Eine einfache Methode zur röntgenologischen Messung der Conjugata vera. Arch. Gynäkol. *141*, 155 (1930)

GREULICH, W.W., THOMS, H.: X-ray study of male pelves. Anat. Rec. *75*, 289 (1939)

GROSKLOSS, H.H., ROBBINS, O.F., MOEHN, J.T.: Critical survey of questionable pelvis. Am. J. Obstet. Gynecol. *56*, 1090 (1948)

GUTHMANN, H.: Die röntgenologische Messung der Conjugata vera. Fortschr. Röntgenstr. *36*, 257 (1929)

HANSON, S.: New pelvimeter for measurement of bispinous diameter. Am. J. Obstet. Gynecol. *19*, 124 (1930)

HANSON, S.: Narrow bispinous diameter influence on occiput posterior position. Calif. West. Med. *35*, 340 (1931)

HANSON, S.: Internal pelvimetry as a basis for the morphological classification of pelves. Am. J. Obstet. Gynecol. *35*, 228 (1938)

HANSON, S.: Sagittal expansion in narrow midpelvis. Am. J. Obstet. Gynecol. *63*, 1312 (1952)

HANSON, S.: The anterior midpelvis. Am. J. Obstet. Gynecol. *68*, 1576 (1954)

HARTLEY, J.B.: Obstetrical roentgenology. Br. J. Radiol. *12*, 193 (1939)

HARTLEY, J.B.: Roentgenography in pregnancy. Med. Press *211*, 186 (1944)

HASLHOFER, L.: Untersuchungen über die Gelenke des Beckenringes mit besonderer Berücksichtigung ihrer Veränderungen durch Schwangerschaft und Geburt. Arch. Gynäkol. *147*, 170 (1931)

HAWKSWORTH, W., ALLEN, E.P.: Radiological pelvimetry and the general practitioner. J. Obstet. Gynecol. Br. Emp. *58*, 203 (1951 a)

HAWKSWORTH, W., ALLEN, E.P.: Radiological pelvimetry and the specialist obstetrician. J. Obstet. Gynecol. Br. Emp. *58*, 591 (1951 b)

HEDBERG, G.: Über Symphysenruptur bei Spontangeburt. Zentralbl. Gynäkol. *66*, 441 (1942)

HEYMS, O.S.: Classification of the human pelvis. J. Obstet. Gynecol. Br. Emp. *53*, 242 (1946)

HEYMS, O.S.: Pelvis sexual differences. S. Afr. J. Med. Sci. *12*, 17 (1947)

HIRSCH, I.S.: X-ray pelvic measurements. Am. J. Obstet. Gynecol. *4*, 316 (1922)

HOCHULI, E., KAUFMANN, P.: Die röntgenologische Beckenmessung. Gynaecologia (Basel) *48*, 295 (1959)

HODGES, P.C., LEDOUX, A.C.: Roentgen pelvimetry, a simplified stereo-roentgenographic method. Am. J. Roentgenol. *27*, 83 (1932)

HODGES, P.C., NICHOLS, R.L.: Orthographic pelvimetry. Radiology *53*, 238 (1949)

HODGES, P.C., HAMILTON, J.F., PEARSON, J.W.: Roentgen measurement of the obstetrical conjugate of the pelvic inlet. Am. J. Roentgenol. *43*, 127 (1940)

HOFF, K.: Grundsätzliches und Neues zur exakten Veramessung. Arch. Gynäkol. *173*, 203 (1942)

JACOBS, J.B.: Further improvement in pelvimetric roentgenography. Am. J. Obstet. Gynecol. *32*, 76 (1936)

JACOBS, J.B.: Roentgenography in obstetrics. Radiology *28*, 406 (1937)

JACOBS, J.B.: The lateral pelvic roentgenogram; its practical application. Obstet. Gynecol. *2*, 562 (1953)

JARCHO, J.: Roentgenographic measurement of pelvic and cephalic diameters. Am. J. Surg. *14*, 419 (1931)

JAVERT, C.T.: Combined isometric and stereoscopic technic for examination (pregnancy-roentgenography). N. Carolina Med. J. *4*, 465 (1943)

JAVERT, C.T.: Combined isometric and stereoscopic technic. Rev. Radiol. Fisioter. *11*, 145 (1944)

JOHANSON, C.E.: Radiology in obstetrics. Acta Obstet. Gynecol. Scand. *35*, 181 (1956)

JOHNSON, C.R.: Stereoroentgenometry of female pelvis; method of radiopelvimetry. Am. J. Surg. *8*, 151 (1930)

JOHNSON, C.R.: Roentgen mensuration by stereoroentgenometry. Radiology *25*, 492 (1935)

JOHNSON, C.R.: Pelvimetry by stereoroentgenometry. Am. J. Roentgenol. *38*, 607 (1937)

KALAYJIAN, B.S.: X-ray analysis of the pelvis. SD. J. Med. *5*, 143 (1952)

KALTREIDER, D.F.: The transverse diameter of the inlet. Am. J. Obstet. Gynecol. *62*, 163 (1951)

KALTREIDER, D.F.: Prediction and management of outlet dystocia. Am. J. Obstet. Gynecol. *67*, 1049 (1954)

KAUFMANN, P., BÖSCH, K.: Zur Methodik der röntgenologischen Beckenmessung. Geburtshilfe Frauenheilkd. *17*, 413 (1957)

KENDIG, T.A.: Pelvicephalometry. Radiology *46*, 391 (1946)

KENDIG, T.A.: Simple pelvimeter to be used with triangulation method. Radiology *50*, 395 (1948)

KIRCHHOFF, H.: Das lange Becken. Stuttgart: Thieme 1949 a

KIRCHHOFF, H.: Die postnatale Entwicklung des weiblichen Beckens. Zentralbl. Gynäkol. *71*, 1051 (1949 b)

KIRCHHOFF, H.: Neue Erkenntnisse auf dem Gebiet der Röntgendiagnostik in der Geburtshilfe. Geburtshilfe Frauenheilkd. *13*, 289 (1953)

KIRCHHOFF, H.: Der Schutzmechanismus beim »langen Becken«. Geburtshilfe Frauenheilkd. *34*, 418 (1974)

KONIKOW, M.: Die Lehre von der Entwicklung des Beckens und seine geschlechtliche Differenzierung. Arch. Gynäkol. *45*, 19 (1894)

KRATOCHWIL, A.: Möglichkeiten der Ultraschalldiagnostik in der Geburtshilfe und der Gynäkologie. Wien Klin. Wochenschr. *78*, 190 (1966)

LECHENGER, G.C.: Roentgen pelvimetry and fetometry; new formula. Radiology *40*, 589 (1943)

LEFF, B.: Tridimensional pelvimeter. Obstet. Gynecol. *3*, 172 (1954)

LILIENFELD, A.M., TREPTOW, E., DIXON, D.M.: Variations in interpretation of X-ray pelvimetry. Hum. Biol. *21*, 143 (1949)

LITWER, H.: Roentgen pelvimetry. J. Obstet. Gynecol. Br. Emp. *43*, 1158 (1936)

LITZMANN, C.C.T.: Die Formen des Beckens. Berlin: Reimer 1861

LOESCHKE, H.: Untersuchungen über Entstehung und Deutung der Spaltbildungen in der Symphyse sowie physiologische Erweiterungsvorgänge am Becken Schwangerer und Gebärender. Arch. Gynäkol. *96*, 525 (1912)

MCDONALD: Roentgenpelvimetry. Am. J. Roentgenol. *54*, 527 (1953)

MAC DONALD, C., THOMAS, S.: One thousand complete pelvimetries: a radiological and obstetrical analysis. Med. J. Aust. *1*, 357 (1953)

MAC KENZIE, W.R.: Roentgenographic pelvimetry. Br. Med. J. *1*, 612 (1925)

MAGNIN, P.: Radiopelvimétrie de profil par surimpression. Bull. Féd. Soc. Gynécol. Obstét. Fr. *1*, 152–155 (1949)

MAGNIN, P.: Note sur les bassins transversalement rétrécis. Gynécol. Obstét. *52*, 482–486 (1953)

MAGNIN, P.: Présentation d'un appareil pour la radiopelvimétrie de profil. Bull. Féd. Soc. Gynécol. Obstét. Fr. *6*, 295–297 (1954)

MAGNIN, P.: A propos de la radiopelvimétrie. Sem. Hop. Paris *31*, 2978–2980 (1955)

MANGES, W.T.: Roentgenographie pelvimetry. Am. J. Obstet. Gynecol. *65*, 622 (1912)

MARIE, T., CLUZET, J.: Radiographic pelvimetry. Arch. Electr. Med. *8*, 66 (1900)

MARTIN, E.: Das enge Becken. In: Biologie und Pathologie des Weibes, 2. Aufl. Bd. VIII, SEITZ, L., AMREICH, A.J. (Hrsg.). Berlin: Urban & Schwarzenberg 1944

MARTIN, E.: Gynäkologische Orthopädie. Zentralbl. Gynäkol. *76*, 752 (1954)

MAYER, M., CHALUT, J., MORIN, F.: Radiopelvimetry and obstetrical prognosis – study of 1,200 pelves. Bull. Fed. Soc. Gynecol. Obstet. *6*, 260 (1954)

MAYER, M., PORCHER, P., MORIN, F., CHALUT, J.: Radiopelvimetric and morphologic studies of 450 female pelves. Bull. Fed. Soc. Gynecol. Obstet. *4*, 593 (1952)

MCDOWELL, H.B.: A simple pelvimetric technic. Br. J. Radiol. *25*, 666 (1952)

MC LANE, C.M.: Isometric method of x-ray pelvimetry as routine procedure. Am. J. Obstet. Gynecol. *50*, 495 (1945)

MC LANE, C.M.: X-ray pelvimetry: an evaluation and appraisal. Obstet. Gynecol. *3*, 218 (1954)

MC SWEENEY, D.J., MOLONEY, A.M.: X-ray pelvimetry for general use. N. Engl. J. Med. *223*, 1043 (1940)

MÖBIUS, W.: Geburtshilfliche Röntgendiagnostik. Zentralbl. Gynäkol. *76*, 1403 (1953)

MÖBIUS, W.: Gynäkologisch-geburtshilfliche Röntgendiagnostik. Zentralbl. Gynäkol. *79*, 196 (1957)

MOIR, J.C.: Use of radiographs in assessing disproportion. Br. Med. J. *2*, 1437–1440 (1949a)

MOIR, J.C.: Measuring obstetric value of pelvis; use of »graph method« for interpretation of radiologic findings. J. Obstet. Gynecol. Br. Emp. *56*, 189 (1949b)

MOLOY, H.C.: New method of roentgen pelvimetry. Am. J. Roentgenol. *30*, 111 (1933)

MOLOY, H.C.: Classification of female pelvis (in relation to labor). Univ. West. Ontario Med. J. *9*, 131 (1939)

MORRIS, W.I.C.: Obstetric evaluation of pubic arch; clinical method. Lancet 1948 *II*, 139

MÜLLER, J.H.: Über die röntgenologische Messung der vorderen Beckenhöhe. Zentralbl. Gynäkol. *69*, 981 (1947)

NEUGEBAUER, F.: Ätiologie der sogenannten Spondylolisthesis. Arch. Gynäkol. *20*, 133 (1882)

NICHOLSON, C.: The interpretation of radiological pelvimetry. J. Obstet. Gynecol. Br. Emp. *45*, 950 (1938)

NICHOLSON, C.: Accurate pelvimetry. J. Obstet. Gynecol. Br. Emp. *50*, 160 (1943)

NICHOLSON, C., ALLEN, H.S.: Variation in the female pelvis. Lancet 1946 *II*, 192

NOOTER, A., BOUILLET, R.: Étude radiopelvimétrique de la symphyse pubienne dans les bassins normaux et pathologiques (d'après 216 observations). Gynecol. Obstét. *51*, 65–70 (1952)

PALMRICH, A.H.: Eine einfache genaue Methode zur röntgenologischen Messung der Conjugata vera. Zentralbl. Gynäkol. *65*, 1342 (1941)

PASSERAT, A.: L'application du procédé de la double surimpression à la radiographie de l'arcade pubienne. Dissertation, Lyon 1954

PERNKOPF, E., PICHLER, A.: Systematische und topographische Anatomie des weiblichen Beckens. In: Biologie und Pathologie des Weibes, 2. Aufl. Bd. I. SEITZ, L., AMREICH, A.I. (Hrsg.). Berlin: Urban & Schwarzenberg 1975

PEROLO, F.: Contributo allo studio della pelvimetria radiologica. Riv. Ital. Ginecol. *36*, 5 (1952)

PIZON, P.: La radiopelvimétrie de profil. Technique pratique. Gynécol. Obstét. *41*, 463–472 (1941)

PIZON, P.: Sur le spondylolisthésis lombo-sacré. Presse Méd. *71*, 2028–2030 (1963)

PORCHER, P.: A propos de radiopelvimetrie. Un procédé simple de mesure du diametre promontopubien. Bull. Soc. Fr. Electrother. Radiol. *44*, 442–445 (1935)

PUTSCHER, W.: Entwicklung, Wachstum und Pathologie der Beckenverbindungen des Menschen. Jena: Fischer 1931

RAPPOPORT, E.M., SCADRON, S.J.: Pelviradiography and clinical pelvimetry. Jama *112*, 2492 (1939)

REUTER, E.C., REEVES, R.J.: Roentgenpelvimetry – a simplified method. Am. J. Roentgenol. *12*, 817 (1938)

ROSA, P.: Une méthode de radiopelvimétrie du Detroit Superieur. Gynaecologia (Basel) *123*, 137–166 (1947)

ROSA, P.: Pelvimétrie, pelvigraphie et mécanique obstétricale rationelle. Bull. Féd. Soc. Gynécol. Obstét. Fr. *3*, 398–408 (1951)

ROSA, P.: Une méthode de radiocéphalométrie. Bull. Soc. R. Belg. Gynécol. Obstét. *26*, 676–701 (1956)

ROTH, L.G.: Outlet pelvimetry and the symphysis-biparietal and sacral-biparietal diameters. Surg. Gynecol. Obstet. *96*, 704 (1953)

RUMMEL, A.: Röntgendiagnostik in der Geburtshilfe. Fortschr. Röntgenstr. 84 Beiheft *38*, 59 (1956)

RUMPF, E.: Symphysenruptur, bzw. Lockerung nach Spontangeburt. Geburtshilfe Frauenheilkd. *9*, 402 (1949)

SAVAGE, J.E.: Clinical and roentgen pelvimetry; a correlation. Am. J. Obstet. Gynecol. *61*, 809 (1951)

SCHLIEPHAKE, F.: Über pathologische Beckenformen beim Fetus. Arch. Gynäkol. *20*, 435 (1882)

SCHUBERT, E.: Über den Wert und die beste Methode der röntgenologischen Beckenmessung. Z. Geburtshilfe Gynäkol. *93*, 658–675 (1928)

Schwarz, G.S.: An orthometric radiograph for obstetrical roentgenometry. Radiology *66*, 753 (1956)

Sèze, S. de, Durieu, J.: Anomalies congénitales de la charnière lombo-sacrée. Rev. Prat. (Paris) *10*, 1681–1700 (1960)

Snow, W.: Basic analysis of obstetric pelvis by roentgenstudy. Am. J. Obstet. Gynecol. *58*, 752–757 (1949)

Snow, W., Lewis, F.: Simple technic and new instrument for rapid roentgen pelvimetry. Am. J. Roentgenol. *43*, 132 (1940)

Soiva, K.: Über die Spondylolisthesis als Geburtskomplikation. Acta Obstet. Gynecol. Scand. *28*, 137 (1949)

Solomon, D.I.: Method of pelvic measurement. Am. J. Surg. *72*, 252 (1946)

Staehler, F.: Über Symphysenmalacie. Zentralbl. Gynäkol. *62*, 2005 (1938)

Steele, K.B., Javert, C.T.: Roentgenography of obstetrical pelvis; combined isometric and stereoscopic technic. Am. J. Obstet. Gynecol. *43*, 600–612 (1942a)

Steele, K.B., Javert, C.T.: Classification of the obstetric pelvis based on size, mensuration and morphology. Am. J. Obstet. Gynecol. *44*, 783–798 (1942b)

Thoms, H.: Shortening of transverse diameter of superior strait: Clinical significance. Amer. J. Obst. & Gynec. *19*, 539 (1930)

Thoms, H.: Naegele pelvis; 3 cases and commentary. Am. J. Obstet. Gynecol. *41*, 830 (1941)

Thoms, H.: Roentgen pelvimetry. Surg. Gynecol. Obstet. *77*, 185 (1943)

Thoms, H.: Routine X-ray pelvimetry. Obstet. Gynecol. *8*, 745 (1956)

Thoms, H.: Pelvimetry. New Yoork: Hoeber 1957

Thoms, H., Greulich, W.W.: A comparative study of male and female pelves. Am. J. Obstet. Gynecol. *39*, 56 (1940)

Unnerus, C.E.: Spondylosis and spondylolisthesis as radiologically established complicating factors in obstetrics. Ann. Chir. Gynecol. Fenn. *53*, 444 (1964)

Urist, M.R.: Obstetrical fracture, dislocation of the pelvis. Jama *152*, 127 (1953)

Varnier, H.: Pelvimetry by means of X-rays. Trans. Int. Med. Cong. Moscow *13*, 173 (1898)

Veit, J.: Cit nach Martin, E.: Gynäkologische Orthopädie. Zbl. Gynäk. *76*, 752 (1954)

Vert, S.A.: Étude radiologique des anomalies de la charnière lombo-sacrée dans les bassins rétrécis. Son intérêt dans le pronostic de l'épreuve du travail. Dissertation, Paris 1955

Wahl, F.A.: Die Röntgenologie in der Geburtshilfe. Arch. Gynäkol. *152*, 172–201 (1933)

Wahl, F.A.: Die Röntgenstrahlen in der Geburtshilfe. Leipzig: Thieme 1943

Waldeyer, W.: Das Becken. Bonn: Cohen 1899

Walsh, J.W., Haas, S.L., McLean, M.E.: Isometric pelvimetry. Am. J. Obstet. Gynecol. *68*, 674 (1954)

Walton, H.J.: Roentgenological pelvimetry and intrauterine cephalometry. Surg. Gynecol. Obstet. *53*, 536 (1931)

Weinberg, A.: Radiological estimation of pelvic expansion. Jama *154*, 822–823 (1954)

Weinberg, A., Scadron, S.J.: The value of pelvi-radiography in the management of dystocia. Am. J. Obstet. Gynecol. *46*, 245 (1943)

Wieland, H.A.: A simple method of pelvic measurement. Radiol. Clin. *23*, 257 (1954)

Williams, E.R., Phillips, L.C.: Value of antenatal radiologic pelvimetry. J. Obst. Gynec. brit. Emp. *53*, 125 (1946)

II. Spezielle Diagnostik und ergänzende Methoden in der Gravidität

von

K. FOCHEM

Mit 21 Abbildungen und 2 Tabellen

Durch die Einführung der Ultraschalluntersuchung hat die Röntgendiagnostik in der Geburtshilfe viel an Bedeutung verloren (KRATOCHWIL, 1966). Wir haben daher auch dem Ultraschall ein eigenes Kapitel gewidmet, gewinnt doch diese gefahrlose Untersuchungsmethode immer mehr an Bedeutung; sie ist in der Geburtshilfe als völlig ausgereift zu betrachten. Es sind daher die Indikationen zur Röntgenuntersuchung in der Geburtshilfe, also während der Gravidität, auf einige wenige Ausnahmen eingeschränkt.

Es sind dies bei unklarem klinischen Befund die Bestimmung der Lage, Größe und Reife des Fetus, der Ausschluß von Mehrlingsschwangerschaften, die Aufdeckung etwaiger Mißbildungen, hin und wieder die Erkennung des intrauterinen Fruchttodes und, heute schon sehr selten, die Lokalisation der Plazenta (GINGLINGER, 1948; FOCHEM, 1964, 1966, 1967; HARTLEY, 1939, 1944; JACOBS, 1937; BREZINA, 1973; ROTTE, 1970).

Die Röntgendiagnostik der jungen Gravidität muß aus Strahlenschutzgründen der Vergangenheit angehören. Mitunter ist hier eine Röntgenuntersuchung zur Differentialdiagnose eines Tumors, einer Blasenmole oder einer extrauterinen Gravidität notwendig.

Der Fetus wird im 4.–5. Lunarmonat im kleinen Becken sichtbar (Abb. 1). Als erstes erkennt man in der Reihenfolge des Auftretens die Wirbelsäule, die Rippen, die Extremitä-

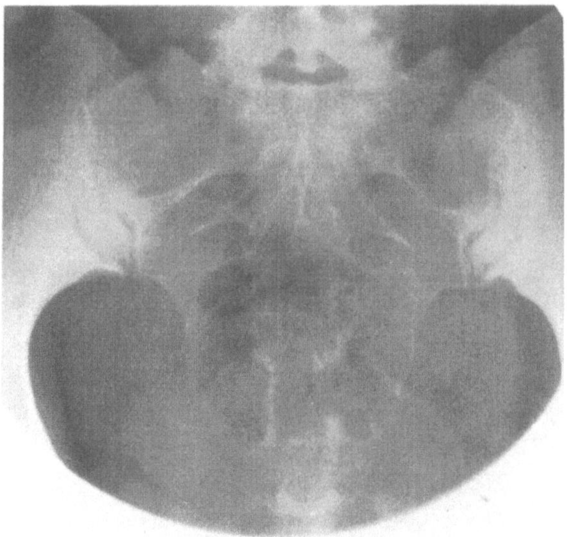

Abb. 1. Frühgravidität LM V, Rippen, Extremitäten sowie Schädel gut zu erkennen.

ten und schließlich den Schädel. Es genügt hier eine ausgeblendete Aufnahme des Formats 24/30 vom kleinen Becken. Wesentlich ist, daß das kleine Becken frei von störenden Gasblasen ist.

1. Bestimmung der Lage, Größe und Reife des Fetus

Aus einer Übersichtsaufnahme des Abdomens kann der Röntgenologe die Lage des Fetus sowie Größe und Reife bestimmen. Die Aufnahme soll wegen der natürlichen Kompression in Bauchlage erfolgen (ALBERS-SCHÖNBERG, 1904; BLANCHE, 1934; PALUGYAY, 1928).

Man hat die *Lage* des Fetus nach dem Verhalten der Längsachse des Fetus zu der der Mutter zu differenzieren. Die *Stellung* bedeutet das Verhältnis des kindlichen Rückens bei Längslagen und das Verhältnis des kindlichen Schädels bei Querlagen zur Mutterseite.

Die *Haltung* schließlich zeigt die Lageverhältnisse der einzelnen Kindesteile zueinander.

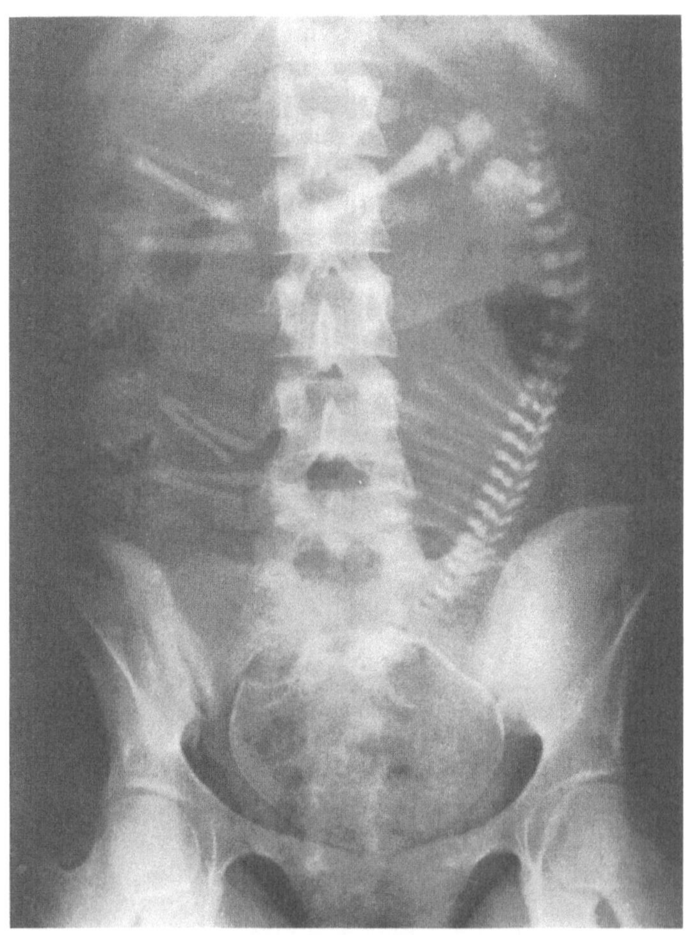

Abb. 2. I. Schädellage in Hinterhaupthaltung.

Man unterscheidet demnach:

I. Schädellage. Der kindliche Schädel steht über oder im kleinen Becken, die Wirbelsäule des Fetus liegt links (Abb. 2).

II. Schädellage. Hier liegt die Wirbelsäule des Fetus rechts.

I. Beckenendlage. Der Steiß des Fetus liegt über oder im kleinen Becken, die Wirbelsäule des Fetus liegt links.

II. Beckenendlage. Die Wirbelsäule des Fetus liegt rechts.

I. Querlage. Der Schädel des Kindes liegt links.

II. Querlage. Der Schädel des Kindes liegt rechts.

Außerdem gibt es *Schräglagen,* die meist einen Übergang von einer Querlage in eine Längslage bedeuten und schließlich den *Geradstand,* bei dem die kindliche Wirbelsäule über der mütterlichen liegt.

Bei den Querlagen kann die Wirbelsäule nach ventral, dorsal, kranial oder kaudal gerichtet sein. Demnach hat man eine dorsoposteriore, dorsoanteriore, dorsosuperiore oder dorsoinferiore Querlage zu beschreiben (Abb. 3).

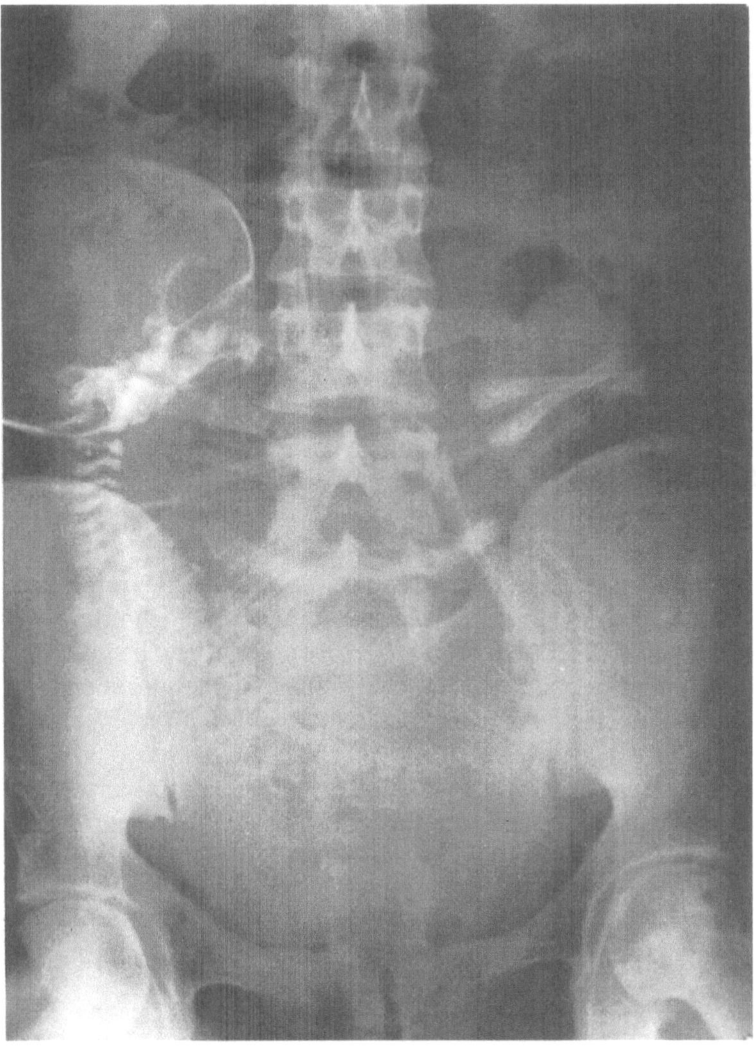

Abb. 3. II. Dorso-inferiore Querlage.

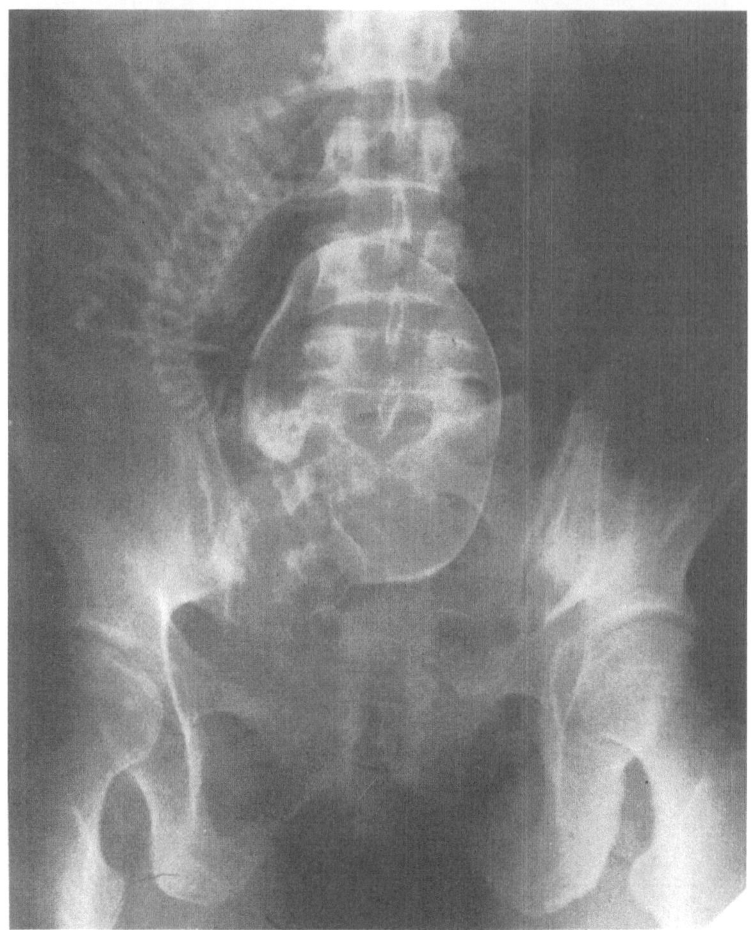

Abb. 4. II. Schädellage mit Gesichtshaltung.

Bei den Schädellagen muß die Haltung des kindlichen Schädels beachtet werden.
Bei der Hinterhauptshaltung ist der Schädel maximal·nach vorne gebeugt, der Eintritt in den Geburtskanal erfolgt mit dem Hinterhaupt. Bei der Deflexionshaltung ist der kindliche Schädel nach dorsal gebeugt, und je nach dem Grad dieser Dorsalflexion hat man zu differenzieren zwischen einer Stirn- oder Gesichtshaltung (Abb. 4).

Bei den *Beckenendlagen* schließlich muß der Röntgenologe die vollkommen gedoppelte Steißlage von der unvollkommen gedoppelten unterscheiden können.

Bei der ersten sind beide Beine in den Knie- und Hüftgelenken maximal gebeugt. Bei letzterer ist nur ein Bein gebeugt, während das zweite gestreckt ist. Sind beide Beine aufwärts gestreckt, liegen also dem Rumpf des Fetus an, so spricht man von den sogenannten »extended legs«. Diese Fruchtlage kann bei großen Feten Anlaß zu Komplikationen im Geburtsablauf geben, da ja die Fruchtwalze durch die hochgestreckten Beine erheblich vergrößert ist (Abb. 5).

Auch bei den *Fußlagen* unterscheidet man eine vollkommen gedoppelte, wenn beide Füße vorliegen, oder eine unvollkommen gedoppelte, wenn nur ein Fuß vorliegt (Abb. 6).

Bestimmung der Größe des Fetus. Die Schwierigkeit der Messung des Fetus in utero auf dem Röntgenbild besteht vor allem darin, daß der Fetus nur selten ganz plattenparallel liegt, daher muß mit einer gewissen, mehr oder minder starken Verprojizierung gerechnet

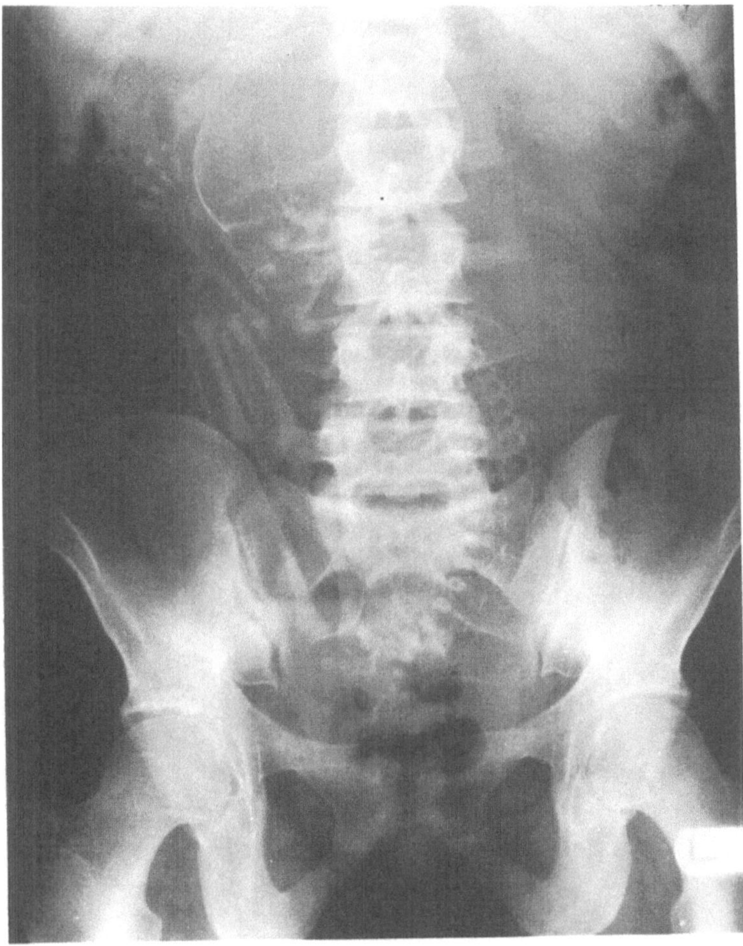

Abb. 5. I. Beckenendlage mit »extended legs«.

werden. Es gibt verschiedene Methoden der Messung des Fetus (WEGRAD, 1937; ZUPPIN-
GER, 1952; ADAMS, 1954; BERMAN, 1955; WORM, 1956; ZSEBÖK, 1957; ADLER u. GRÜNIN-
GER, 1959; MELANDER et al., 1961).

Bei uns hat sich die Messung der Sitzhöhe sehr bewährt, da sie einfach und von
genügender Genauigkeit ist. Es wird dabei der Abstand vom Scheitel bis zum letzten
Steißbeinwirbel gemessen. Ist der letzte Steißbeinwirbel nicht gut zu sehen, kann die
Messung bis zum proximalen Femurende erfolgen. Am leichtesten ist die Messung mit
einer Meßrolle, wie sie auch zur Messung von Wegstrecken auf Landkarten Anwendung
findet. Eine Tabelle, die aufgrund zahlreicher Untersuchungen ermittelt worden ist, ermöglicht die sofortige Bestimmung der tatsächlichen Größe der Sitzhöhe und des Schwangerschaftsalters (Tabelle 1) (Abb. 7).

Es lassen sich die tatsächlichen Werte auch mathematisch durch Multiplikation des
gemessenen Wertes mit einem Verprojizierungsfaktor von 0,85 bestimmen.

Eine andere, ebenfalls bekannte und brauchbare Methode ist die Messung des Abstan-
des vom ersten Halswirbelkörper bis zum fünften Lendenwirbelkörper (WEGRAD, 1937).
Das erhaltene Maß wird mit 2,29 multipliziert und ergibt die tatsächliche Größe des
Fetus.

ZSEBÖK (1957) mißt wiederum nur die Lendenwirbelsäule. Nach seinen Untersuchungen beträgt die Lendenwirbelsäule beim Fetus 1/11 der gesamten Körperlänge. Der

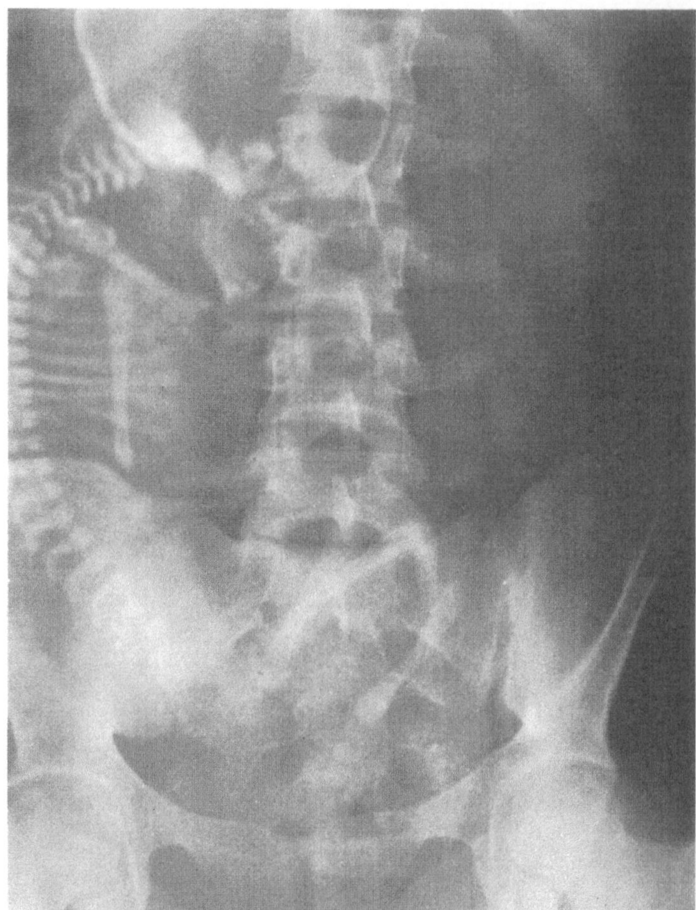

Abb. 6. I. Beckenendlage (gedoppelte Fußlage).

gefundene Wert wird daher mit 11 multipliziert und ergibt die Größe des Fetus, wobei in dieser Zahl der Verprojizierungsfaktor schon enthalten ist.

Alle genannten Meßmethoden können infolge der Verprojizierungsmöglichkeiten nicht 100%ig genau sein, sie genügen aber zur Orientierung der Größe des Fetus und damit des Schwangerschaftsalters vollkommen.

Tabelle 1. Maße zur Bestimmung der Sitzhöhe

Sitzhöhe					
Meßeinheit	cm	Lm	Meßeinheit	cm	Lm
25	22,5	$6^1/_2$	33	29,7	$8^1/_2$
26	23,4	$6^3/_4$	34	31,6	9
27	24,3	7	35	32,5	$9^1/_3$
28	25,2	$7^1/_3$	36	33,4	$9^2/_3$
29	26,1	$7^1/_2$	37	34,3	$9^3/_4$
30	27	$7^3/_4$	38	35,2	10
31	27,9	$8^1/_4$	39	36,1	$10^1/_4$
32	28,8	$8^1/_3$	40	37,0	$10^1/_3$

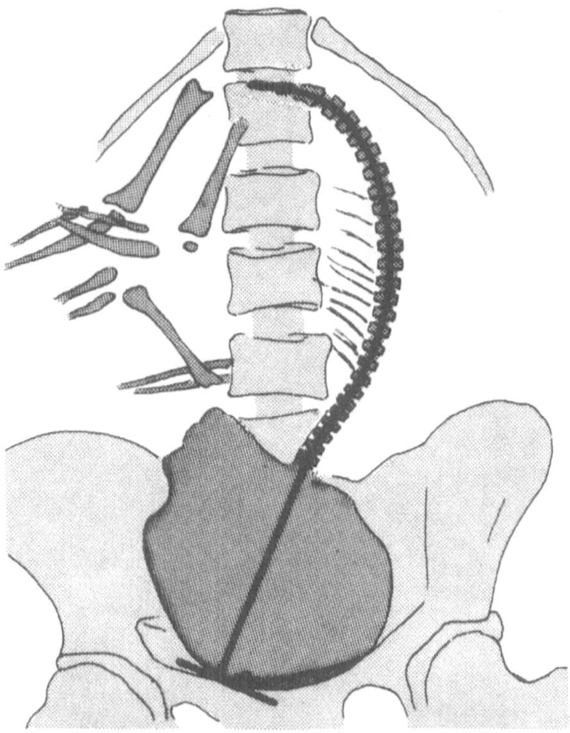

Abb. 7. Schema der Messung der Sitzhöhe.

Zur Bestimmung des Schwangerschaftsalters, bzw. der Größe des Fetus, kann auch die Messung des Schädels vorgenommen werden. Allerdings ist diese Methode problematisch, da der kindliche Schädel nur selten streng seitlich plattenparallel zu sehen ist. Mit der Zephalometrie des Fetus haben sich vor allem BICKENBACH (1935), WAHL (1943), CAVE (1943), PEROLO (1953), BERMAN (1955), REECE (1935), MELANDER et al. (1961), LIEBERMANN et al. (1954) befaßt.

Die einfachste Methode ist die Messung des fronto-okzipitalen Schädeldurchmessers am Röntgenbild. Eine Tabelle ermöglicht die Bestimmung des tatsächlichen Wertes im Verhältnis zum Schwangerschaftsalter (Tabelle 2).

Die Messung des biparietalen Durchmessers gelingt mit dem Ultraschall wesentlich leichter und gefahrloser. Um im Röntgenbild den biparietalen Durchmesser exakt messen zu können, wären vielfach zumindest zwei Aufnahmen notwendig, da sich der kindliche Schädel nur selten im Röntgenbild so projiziert, daß der biparietale Durchmesser schon auf einer Aufnahme exakt zu messen wäre (JARCHO, 1931; KENDIG, 1948).

Tabelle 2. Maße zur Bestimmung des fronto-okzipitalen Schädeldurchmessers

Schädellängsdurchmesser

Meßwert	cm	Lm	Meßwert	cm	Lm
9	8,1	$6^1/_2$	12	10,8	$8^3/_4$
10	9	$7^1/_2$	13	11,7	$9^1/_4$
11	9,9	8	14	12,6	10–11

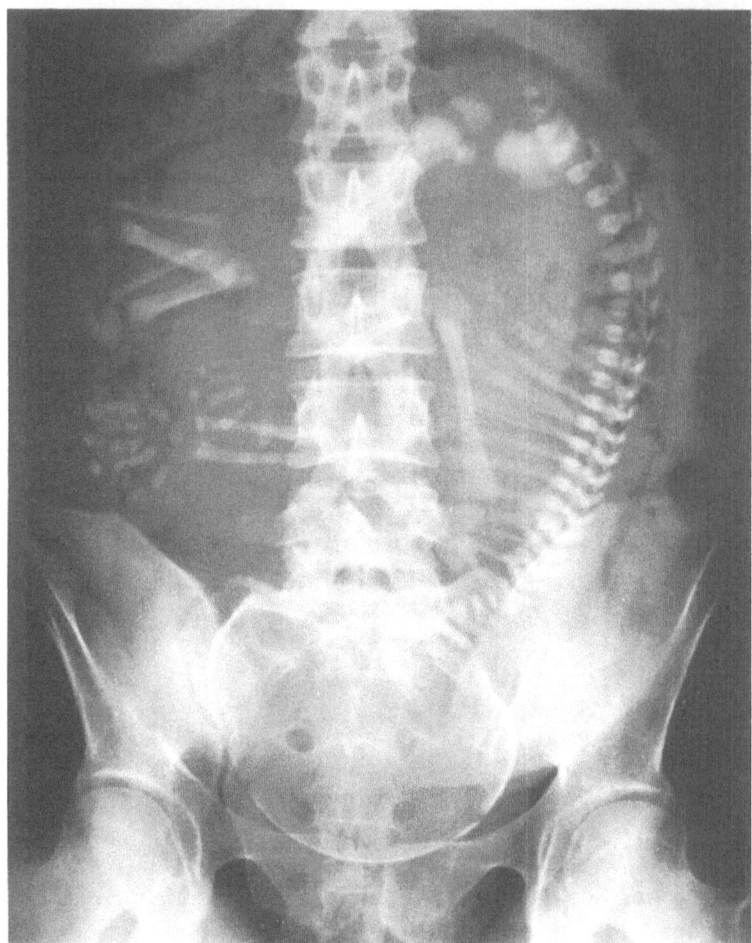

Abb. 8. Reifezeichen: distaler Femurkern (Béclard'scher Kern und proximaler Tibiakern).

Als *Reifezeichen des Fetus* wird heute das Vorhandensein des distalen Femurkernes (Béclardscher Kern) angenommen. Ist auch der proximale Tibiakern sichtbar, so kann mit 100% Sicherheit ein reifes Kind angenommen werden, da dieser Kern in 80% der Fälle im letzten Schwangerschaftsmonat gefunden wird (KIRCHHOFF, 1953; MÖBIUS, 1953, 1957) (Abb. 8).

BÉCLARD (1918) war der erste, der sich intensiv mit den Ossifikationspunkten des Fetus intrauterin beschäftigt hat. Nach verschiedenen anatomischen Untersuchungen haben sich jedoch Diskrepanzen in der Ossifikationszeit der einzelnen Knochenkerne ergeben. ADAIR und SCAMMON (1921), PIZON (1948), BERNARDI und MURATORI (1959), BERGAMASCHI (1960), BERGAMASCHI und CONCOURDE (1962), HARTEMANN et al. (1963) und andere mehr konnten feststellen, daß sich diese Diskrepanzen durch klimatische, aber auch milieubedingte Ursachen erklären lassen. Ferner spielt sicher auch die Konstitution der Mutter eine große Rolle. Eine Erkrankung der Mutter während der Schwangerschaft, z.B. die Hyperemesis gravidarum, Diabetes oder auch ein vorzeitiger Blasensprung, können zu einer Verzögerung, aber auch zu einer Beschleunigung des Reifungsprozesses des Fetus führen (STETTNER, 1932; LAX, 1947; BUDDE, 1948; SOLTH, 1950; SCHWERS, 1958; FINKE, 1959).

Die Untersuchungen haben gezeigt, daß die Ossifikation des Fetus gewissen Schwankungen unterworfen ist. Sicher ist, daß beim weiblichen Fetus die Ossifikation früher einsetzt als beim männlichen (BLAIR-HARTLEY, 1957).

Es gibt beim Fetus einige markante Ossifikationspunkte, die über das Alter und die Reife der Frucht Auskunft geben können. Es sollen hier nur diejenigen Ossifikationspunkte genannt werden, die auch im Röntgenbild unter Umständen gesehen werden können.

1) *Die Verknöcherung der Rippen.* Sind die Rippen röntgenologisch sichtbar, so besagt dies, daß der Fetus das Ende des dritten Monats des Intrauterinlebens erreicht hat. TEISSANDIER (1944) ist der Ansicht, daß die Rippen am 69.–84. Tag konstant im Röntgenbild erkannt werden können.

2) Gegen Ende des vierten Monats treten die *Kerne der Wirbelkörper* auf. Im Bereich der Brust- und Lendenwirbelsäule erscheinen die mittleren und seitlichen Kerne fast gleichzeitig, im Zervikalbereich werden zuerst die seitlichen Kerne sichtbar.

3) Im fünften Schwangerschaftsmonat erkennt man die *Phalangen der Zehen.*

4) Am Ende des sechsten Schwangerschaftmonats kann der *Processus ensiformis des Sternum* erkannt werden. Lassen sich mehrere Kerne des Sternum im Röntgenbild erkennen, so bedeutet dies, daß der Fetus den sechsten Schwangerschaftsmonat schon überschritten hat.

5) Von der Fußwurzel ossifiziert sich als erstes der *Calcaneus.* Der Zeitpunkt der Verknöcherung wurde zwischen der 20. und 26. Woche festgestellt.

6) Als zweiter Knochen der Fußwurzel ossifiziert der *Talus.* Ist er vorhanden, so bedeutet dies, daß sich der Fetus im siebten Schwangerschaftsmonat befindet und zumindestens theoretisch seine Lebensfähigkeit erreicht hat, also mindestens 1000 g wiegt (BERGAMASCHI u. CONCOURDE, 1962).

7) Der *distale Femurkern* (Béclard'sche Kern) wurde schon erwähnt. Sein Vorhandensein bedeutet die Reife des Fetus. Er tritt mit Beginn des neunten Lunarmonats auf (BÉCLARD, 1918; JONATA, 1938; CAFFEY, 1950; SCHINZ, 1952; FOCHEM, 1965, 1967). Er nimmt an Größe rasch zu und mißt gegen Ende des neunten Schwangerschaftmonats 6–7 mm. ADAMS (1954) hat aufgrund seiner Untersuchungen festgestellt, daß der distale Femurkern als Reifezeichen durchaus verläßlich ist.

8) Der *Kern der proximalen Tibiaapophyse* ist, wie schon erwähnt, in etwa 80% der Fälle im letzten Schwangerschaftsmonat sichtbar (SERFATY et al., 1963).

9) Der *Kern des Os capitatum und Os hamatum* wird nur in 9% der Neugeborenen gefunden. Ihr Fehlen spricht also nicht gegen die Reife des Kindes.

10) Die Ossifikation des *Os cuboideum* schwankt zwischen dem neunten Schwangerschaftsmonat und dem vierten Lebensmonat. Es hat also als Reifezeichen keine Bedeutung.

2. Die röntgenologischen Zeichen der Übertragung

Wie oben erwähnt, sind die Kerne des Os capitatum und Os hamatum nur in 9% der Neugeborenen zu finden. Sind daher diese Kerne intrauterin zu differenzieren, muß unbedingt die Übertragung angenommen werden (SZELLÖ, 1931; MAGNIN u. GABRIEL, 1956; BROWNE, 1957; MAGNIN, 1961).

Ein weiteres Kriterium ist die Größe des proximalen Tibiakernes. Ist dieser Kern größer als der Beclard'sche Kern, also etwa 7 mm im Durchmesser, so muß eine Übertragung angenommen werden (TSCHERNE u. STAMPEL, 1939). Diese Autoren haben festgestellt, daß auch ein Durchmesser von 5 mm des Humeruskopfkernes für eine Übertragung spricht.

Klinisch spricht die Abnahme des Fruchtwassers für eine Übertragung, wobei dieses Symptom im Röntgenbild seinen Ausdruck darin findet, daß der Fetus in einer Art Zwangshaltung mit eng an den Körper gepreßten Extremitäten gesehen werden kann (LENOIR u. MAGNIN, 1957). Die gleiche Symptomatik findet man bei der *Oligohydramnie*.

Beim *Hydramnion* dagegen gelingt es trotz einwandfreier Technik nicht, ein klares Bild zu erhalten. Das Röntgenbild ist kontrastarm, etwas verwaschen, der Fetus nur undeutlich zu erkennen (FELISAZ u. LEGROS, 1963).

3. Mehrlingsschwangerschaften

Die Diagnose bietet hier keine besonderen Schwierigkeiten (Abb. 9). Der Röntgenologe soll die Lage der Zwillinge oder Mehrlinge genau erfassen und beschreiben. Er muß aber auch an die Möglichkeit eines Fetus papyraceus denken, eine Zwillingsschwangerschaft, bei der einer der beiden Feten abgestorben ist und schrumpft, wobei aber die Ossifikationsmerkmale noch erhalten sind.

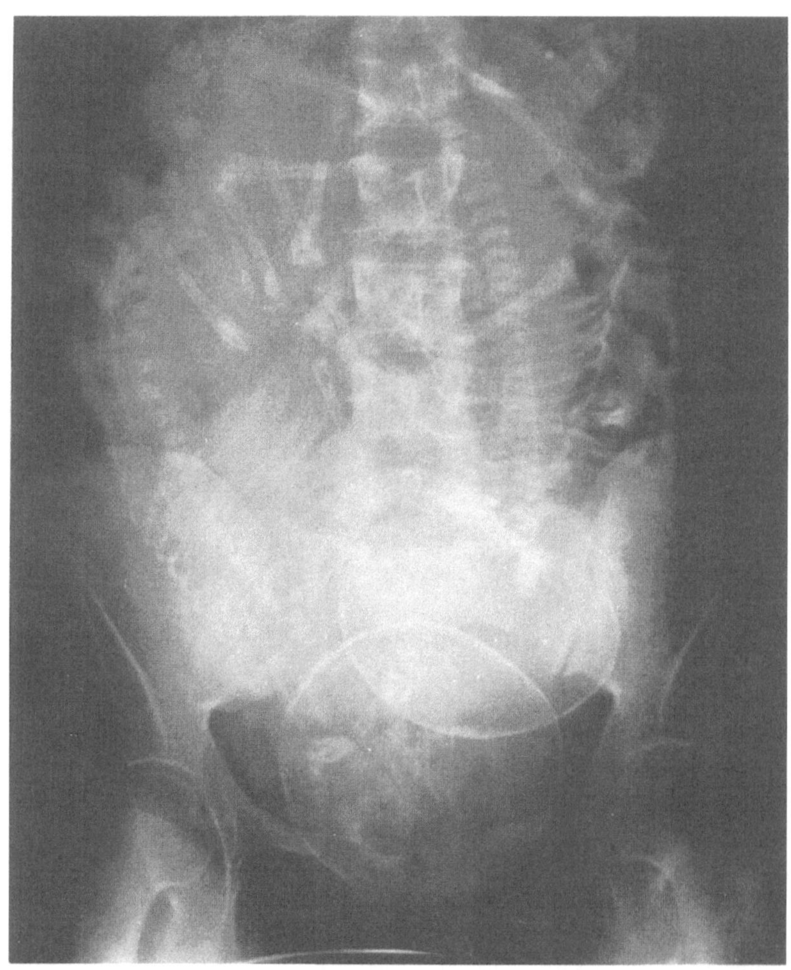

Abb. 9. Gemini.

4. Mißbildungen des Fetus

Die Mißbildungen des Fetus, soweit sie im Röntgenbild sichtbar werden, gliedern sich in Veränderungen des Skeletts und der Skelettentwicklung und in Veränderungen der Weichteile.

Mißbildungen des Skeletts und der Skelettentwicklung:
- Anenzephalus
- Mikrozephalus
- Hydrozephalus
- Rachischisis
- Osteogenesis imperfecta
- Osteopetrosis (Marmorknochenkrankheit)
- Chondrodystrophia fetalis
- Doppelmißbildungen

Die Diagnose des *Anenzephalus* ist nicht schwierig, er geht häufig mit einer auffallenden Streckung der Wirbelsäule einher (WICHTL, 1961). Desgleichen bieten auch der *Hydroze-phalus* und der *Mikrozephalus* keine diagnostischen Schwierigkeiten (Abb. 10, 11).

Bei der *Rachischisis* fehlt die normale Wirbelsäulenanlage, die Diagnose sollte bei geeigneter Projektion ebenfalls nicht schwer sein.

Bei der *Osteogenesis imperfecta* können auch intrauterin Frakturen an den langen Röhrenknochen und Rippen erkannt werden. Mitunter sieht man typische Unregelmäßigkeiten an der Kopfkalotte (LUNDERQUIST, 1963; HARTLEY, 1949; GILLANDERS, 1957).

Die frühinfantile Form der *Osteopetrosis* (Marmorknochenkrankheit) ist an der besonderen Dichte des Skeletts, mitunter auch an Spiculaebildungen am Schädeldach zu erkennen. Die Metaphysen sind manchmal etwas keulenförmig aufgetrieben.

Bei der *Chondrodystrophia fetalis*, die bisher nur in wenigen Fällen intrauterin diagnostiziert worden ist (CRONBERG, 1933; THALHEIMER u. GERSHON-COHEN, 1940; WICHTL,

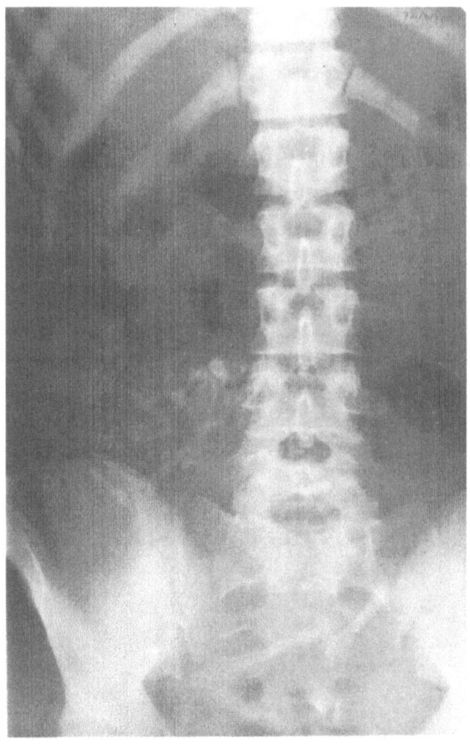

Abb. 10. Anenzephalus.

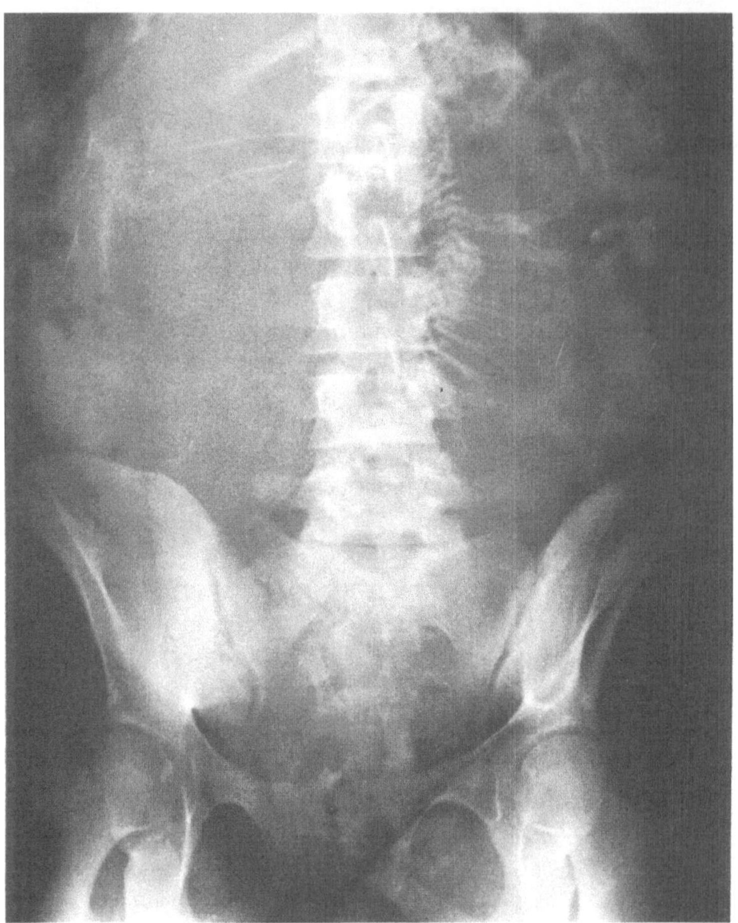

Abb. 11. Hydrozephalus.

1961; Smigielska, 1958), lassen sich Skelettveränderungen am Schädel und an den Extremitäten erkennen. Der Schädel ist relativ groß und zeigt eine vorspringende Stirnpartie, die Nasenwurzel ist eingezogen. An den Rippenenden ist mitunter eine typische Verbreiterung zu sehen. Die Extremitäten schließlich sind verkürzt und plump (Abb. 12).

Zu den häufigsten *Doppelmißbildungen* ist der Thorakopagus zu zählen. Die Häufigkeit wird mit etwa einem Fall unter 50000–60000 Geburten angegeben (Ryden, 1934; Schneider, 1936; Rawling u. Warwick, 1951; MacDonald, 1960; Ernst, 1961; Wichtl et al., 1964; Borden et al., 1974). Der Thorakopagus (Sternopagus, Xiphopagus) sowie der Zephalothorakopagus können intrauterin diagnostiziert werden. Die wichtigsten Symptome sind vor allem die symmetrische Lage der Feten und die enge Beziehung der Ventralseiten zueinander. Beim reinen Thorakopagus befinden sich die Schädel meist in einer Deflexionshaltung. Die Konstanz der Lage des Fetus ist ein weiteres Symptom.

Zu den Mißbildungen der Weichteile, die intrauterin zumindest als Verdachtsdiagnose gestellt werden können, zählt man:

– Hydropsfetus
– Schilddrüsentumor
– Mekoniumperitonitis

Beim *Hydropsfetus* kommt es durch das Ödem zu einer ungewöhnlichen Haltung der Arme und der Beine, der sogenannten Buddha- oder Hockerstellung. Dabei sind die

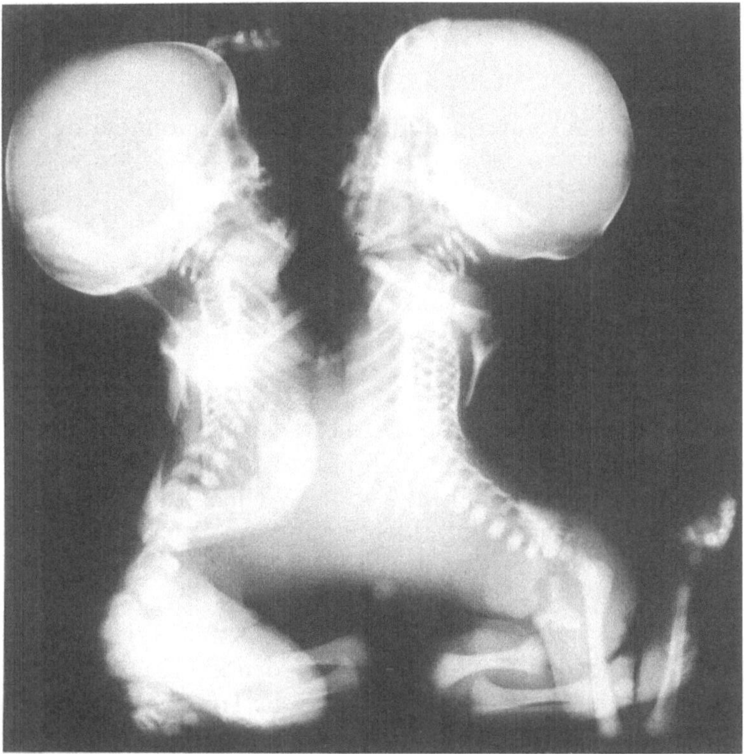

Abb. 12. Thorakopagus. Extrauterinaufnahme (WICHTL et al., 1964).

Arme des Fetus nach lateral und kranial gerichtet, die Beine ebenfalls gespreizt und nach medial abgewinkelt. Ein sehr wichtiges Symptom ist das Fehlen der sogenannten »fat line«, einer dunklen Begrenzungslinie des Fetus, die besonders auf den seitlichen Aufnahmen normalerweise gut zu sehen ist und dem Panniculus adiposus entspricht (HELLMANN u. IRVING, 1938; JAVERT, 1942; RITVO et al., 1949; BOLDERO u. KEMPF, 1950; MCCLURE-BROWNE, 1950; BORELL u. FERNSTRÖM, 1957; SAVIGNAC, 1958; BISHOP, 1961).

ENGSTRÖM und FORSBERG (1958) sind der Ansicht, daß die gesamte röntgenologische Symptomatik für eine exakte Diagnose nicht ausreicht, so daß bestenfalls eine Verdachtsdiagnose gestellt werden kann.

Von manchen Autoren ist auch der sogenannte Heiligenschein, das »Halo-Zeichen«, wie es auch für den intrauterinen Fruchttod beschrieben wird, als eines der Symptome angegeben. Jedoch ist auch dieses Symptom nicht verläßlich. So hat z.B. BROWNE (1951) zwei Fälle beschrieben, die die ganze röntgenologische Symptomatik eines Hydropsfetus aufwiesen, sich nach der Geburt jedoch als völlig normale Neugeborene herausstellten.

Bei normaler Lage des Fetus mit auffallender Deflexionshaltung des Schädels kann an einen *Schilddrüsentumor* gedacht werden. Es könnte dies aber auch ein Symptom für einen Uterus bicornis sein (MARTI, 1963; HARTEMANN u. DELLESTABLE, 1963).

Die *Mekoniumperitonitis* tritt als Folge einer Darmperforation bei einer Stenose oder einem Verschluß eines Darmabschnittes auf. Es kommt zu einem Übertritt des Mekonium in die freie Bauchhöhle des Fetus. Es handelt sich hier um eine aseptische chemische Peritonitis mit Kalziumablagerungen, die als mehr oder minder schollige Verkalkungen in der Bauchhöhle des Fetus gesehen werden kann (NEUHAUSER, 1944; HARRIS et al., 1956; EZES et al., 1956b; WESTDAHL u. CLINE, 1956; SPECK et al., 1962).

5. Die Diagnostik des intrauterinen Fruchttodes

Die Symptomatologie des intrauterinen Fruchttodes ist mannigfaltig und gliedert sich in Symptome von seiten

1) des kindlichen Schädels,
2) der kindlichen Wirbelsäule,
3) der inneren Organe,
4) des gesamten Fetus.

ad 1). Eines der wertvollsten Symptome des intrauterinen Fruchttodes ist das von Spalding (1922) beschriebene Zeichen, nämlich die dachziegelartige Übereinanderlagerung der Knochen des Schädeldaches. Dieses Symptom ist eindeutig, solange die Blase steht und noch keine Wehen eingesetzt haben. Bei der Wehentätigkeit kann es ebenfalls zur gleichen Symptomatik kommen. Die Stufenbildung am Schädeldach muß eine gewisse Größe (ungefähr 2 cm) aufweisen (Brakemann, 1932; Neuweiler, 1949; Wichtl, 1955; Boemi, 1960) (Abb. 13, 14).

Als Folge kann es zur Asymmetrie des Schädels kommen, wie dies von Jungmann (1928), Kehrer (1931) und Fochem (1955) beschrieben worden ist. Das Schädeldach wird daher später immer undeutlicher, schließlich ist nur noch die Hinterhauptschuppe zu sehen.

Das Spaldingsche Zeichen konnte 24 Stunden bis 5 Tage nach Eintritt des Todes des Fetus beobachtet werden. Deuel (1947) beschrieb ein weiteres Schädelsymptom, das sogenannte »Halo sign«, den Heiligenschein. Nach dem intrauterinen Tod des Kindes kann sich die subkutane Gewebsschicht vom Knochen lösen und es tritt eine hofartige Zone (Heiligenschein) auf. Dieses Symptom wurde etwa zwei bis drei Tage nach dem Tod des Fetus beobachtet (Borell u. Fernström, 1957, 1963; Holm, 1958; Boemi, 1960; Ohlsen, 1962).

Ein konstantes Offenstehen des Mundes beim Fetus sieht Morillo (1954) als sicheres Zeichen für einen intrauterinen Fruchttod an. Dieses Symptom soll acht Tage lang nach Eintritt des Todes konstant zu sehen sein.

ad 2). Eine auffallend starke Krümmung der kindlichen Wirbelsäule stellt immer ein Verdachtsmoment für einen intrauterinen Fruchttod dar (Brakemann, 1932, 1934; Tager, 1952; Fochem, 1955). Es müssen natürlich dabei andere Ursachen ausgeschlossen werden können (z.B. alleinige Verprojizierung oder Oligohydramnie). Andererseits ist dieses Symptom auch schon bei völlig gesunden, lebenden Feten gesehen worden (Kupferschmid u. Horning, 1960). Dieses Symptom ist erst relativ spät, nämlich zwei bis vier Wochen post mortem zu beobachten (Abb. 15).

Jungmann (1928) nahm dagegen an, daß eine abnorme Streckung der Wirbelsäule des Fetus symptomatisch für einen intrauterinen Fruchttod ist. Wir konnten bei unseren Fällen eine derartige Streckung der Wirbelsäule nicht finden.

ad 3). Ein sicheres Zeichen eines intrauterinen Fruchttodes ist die intrafetale Gasbildung, ein Symptom, das allerdings schon im Stadium der Mazeration auftritt (Roberts, 1944; Davidson, 1949; Kettunen, 1952; Holm, 1954, 1958; Samuel u. Gunn, 1955; Stewart, 1961). Es kommt hier zu einer Gasbildung, besonders in den großen Gefäßen, in der Leber und Milz. Lawrence (1957) beobachtete eine derartige Gasbildung in der Umbilikalregion. Zur Erkennung wird eine Aufnahme mit Kompression empfohlen (Ohlsen, 1962; Borell u. Fernström, 1958).

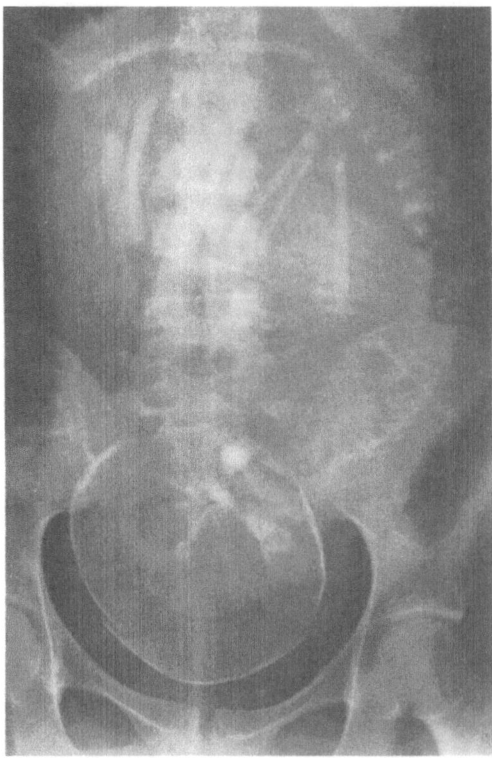

Abb. 13. Intrauteriner Fruchttod (Spalding'sches Zeichen).

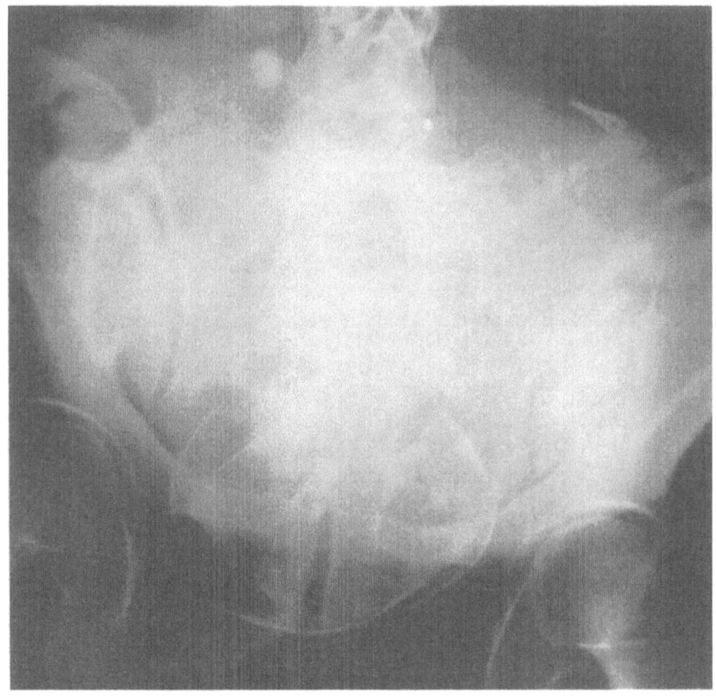

Abb. 14. Aufnahme intra partum, kein Spalding'sches Zeichen, sondern normale Konfiguration des Schädels.

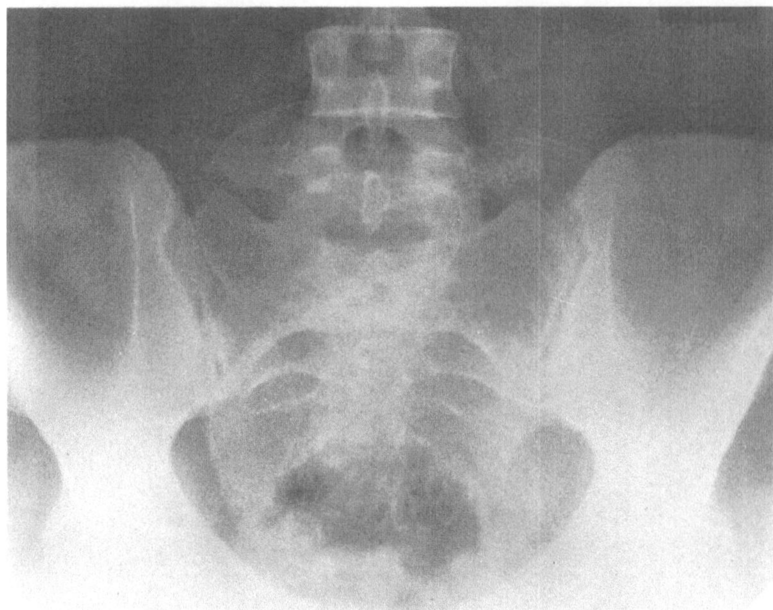

Abb. 15. Intrauteriner Fruchttod, starke Krümmung der Wirbelsäule, Zusammensinken des Fetus.

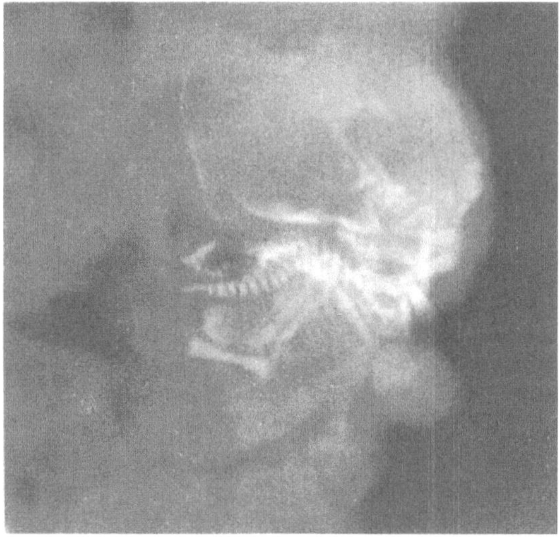

Abb. 16. Extrauterine Aufnahme einer »missed abortion«.

ad 4). Abt (1951a, b) und Wichtl (1955) halten einen häufigen Lagewechsel des Fetus für ein Verdachtssymptom für den intrauterinen Fruchttod.

Eine auffallende Diskrepanz zwischen Fruchtgröße und Schwangerschaftsalter gilt als sicheres Zeichen einer »missed abortion«. Dabei ist der Fetus im kleinen Becken zusammengesunken, seine Ossifikation aber dem Schwangerschaftsalter entsprechend. Injiziert man ein wasserlösliches Kontrastmittel in den Fruchtsack, so kann man es kurze Zeit später beim lebenden Fetus im Verdauungstrakt sehen, da der Fetus ständig Fruchtwasser schluckt. Fehlt dieses Symptom, so ist ebenfalls der hochgradige Verdacht auf einen intrauterinen Fruchttod gegeben (Weisshaar, 1961) (Abb. 16).

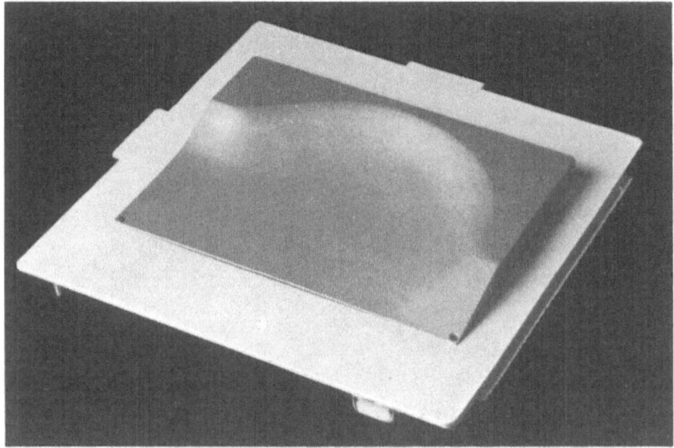

Abb. 17. Aluminiumfilter für die Plazentographie.

6. Die Diagnostik des Plazentasitzes

Auch die Röntgenuntersuchung der Plazenta ist durch die Ultraschalluntersuchung weitgehend ersetzt worden, so daß die Röntgenuntersuchung des Plazentasitzes heute selten verlangt wird. Seinerzeit galt es aber als großer Fortschritt, als es gelang, durch mehrere Methoden die Placenta praevia feststellen oder ausschließen zu können.

Es gibt mehrere Möglichkeiten zur Darstellung der Plazenta. Die einfachste Methode ist die sogenannte »soft tissue method«, die Weichteilmethode, bei welcher mittels eines eigenen Aluminiumfilters eine seitliche Aufnahme gemacht wird (MOIR, 1953; SNOW u. POWELL, 1934; BECK u. LIGHT, 1938; CAHOON, 1942; CAMERON, 1941; FOCHEM et al., 1954; REID, 1946, 1953; WHITEHEAD, 1953; AUSSENAC, 1959; FOCHEM, 1961) (Abb. 17). Dieser Filter wird am Röhrentubus fixiert und ist an der Ventralseite, also dem Abdomen der Patientin entsprechend, am dicksten und wird gegen dorsal zu konkav dünner. Durch diese Form des Filters wird die von ventral nach dorsal zunehmende Gewebsdichte des Abdomens ausgeglichen. Da die Plazenta erfahrungsgemäß am häufigsten ventral, im Fundus oder dorsal liegt, kommt sie bei den seitlichen Aufnahmen sehr gut zur Darstellung. Die Plazenta ist als sichelförmiger Weichteilschatten mit einer Dicke von etwa 4 cm und einer Länge von etwa 20–25 cm zu erkennen. Man kann daher auch einen tiefen Sitz, also eine Placenta praevia partialis, diagnostizieren. Ist die Plazenta auf dieser Aufnahme nicht zu sehen, so besteht per exclusionem der dringende Verdacht auf eine Placenta praevia totalis (BROWN u. DIPPEL, 1940; KERR, 1951; KAUFMANN, 1955; RUMMEL, 1955; MCDONALD, 1955; BORELL u. FERNSTRÖM, 1956; ZIMMER, 1956; BUTTENBERG u. NEUMANN, 1964) (Abb. 18, 19).

Die Methode ist sicher und einfach und bei klinischem Verdacht auf eine Placenta praevia auch im Hinblick auf die relativ geringe Strahlenbelastung durchaus vertretbar.

Eine zweite Untersuchungsart ist die von BALL und GOLDEN (1941), STALLWORTHY (1951) sowie KEMP (1954) beschriebene »displacement method«, bei welcher auf einer seitlichen Aufnahme die Lagebeziehung des kindlichen Schädels zum Promontorium und zur Symphyse gemessen wird. Normalerweise soll nach Ansicht der oben genannten Autoren der Abstand Schädel-Promontorium ca. 1,7 cm, der Abstand Schädel-Symphyse etwa 3 cm betragen. Überschreiten die Werte auf einer Seite das Normalmaß erheblich, so muß eine Placenta praevia angenommen werden. Die Methode ist ungenau und hat

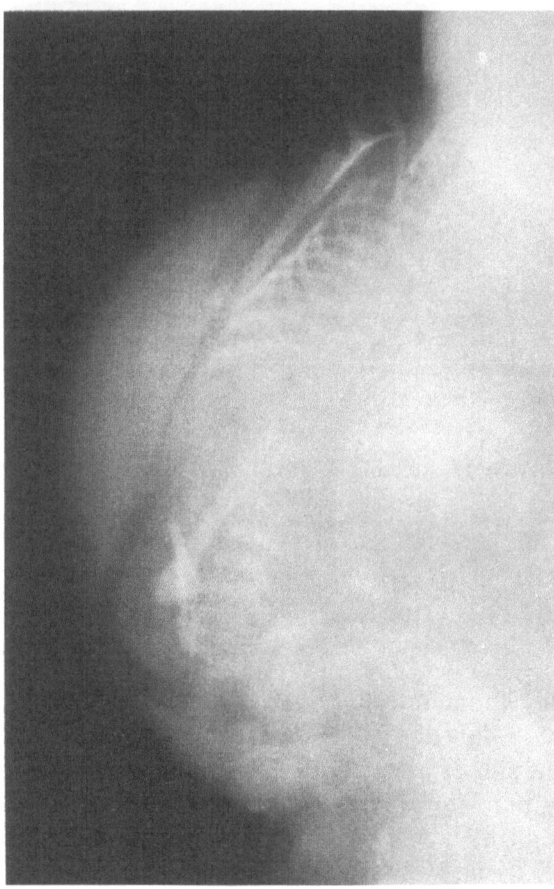

Abb. 18. Plazentographie (soft tissue method). Plazenta ventral gelegen.

sich nicht sehr bewährt, da sie sehr großen physiologischen Schwankungen unterworfen ist. Sie ist außerdem nur bei Schädellagen anwendbar (Abb. 20).

Auch mittels eine Zystogramms wurde versucht, die Placenta praevia zu diagnostizieren (Prentiss u. Tucker, 1939; Zuppinger, 1952). Normalerweise liegt das untere Uterinsegment der Blase ziemlich eng an. Man findet einen etwa 0,5 cm messenden Zwischenraum. Ist hier jedoch ein Spatium von mehr als 3 cm, so muß eine Placenta praevia angenommen werden (Abb. 21 a, b).

Krais (1951) übt bei diesen Aufnahmen noch einen Druck auf den Fundus uteri aus, um eine eventuelle Verschmälerung des Zwischenraumes zu erreichen. Besteht keine Placenta praevia, so wird der Zwischenraum auf den Druck von oben noch schmäler. Bei der Placenta praevia dagegen bleibt das verbreiterte Spatium unverändert bestehen. Auch diese Methode eignet sich vor allem für Schädellagen (Carvalho, 1940; Zimmer, 1951).

Die eben erwähnten Methoden werden zur indirekten Plazentographie gezählt.

Zur direkten Plazentographie gehören die Aortographie und Arteriographie, durch die die plazentaren Gefäße gut dargestellt werden können (Pereiras u. Castellanos, 1950; Sutton, 1952; Grossmann, 1953). Schon wegen der hohen Strahlenbelastung kann diese Methode nur wissenschaftliches Interesse haben.

Ebenso muß die i.v. Plazentographie, bei der auch mehrere Aufnahmen notwendig sind, schon im Hinblick auf einen Kontrastmittelzwischenfall der Vergangenheit angehören.

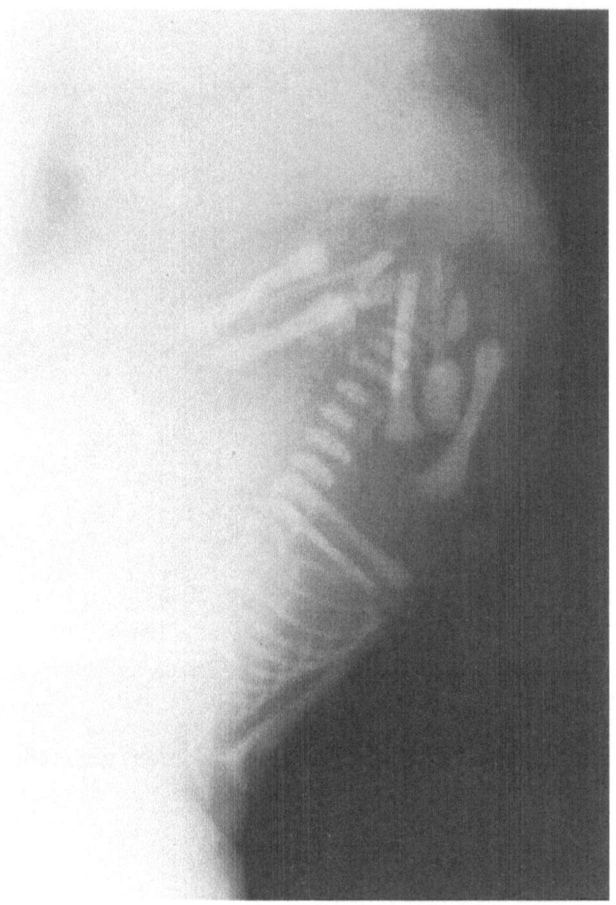

Abb. 19. Plazentographie (soft tissue method). Plazenta im Fundus gelegen.

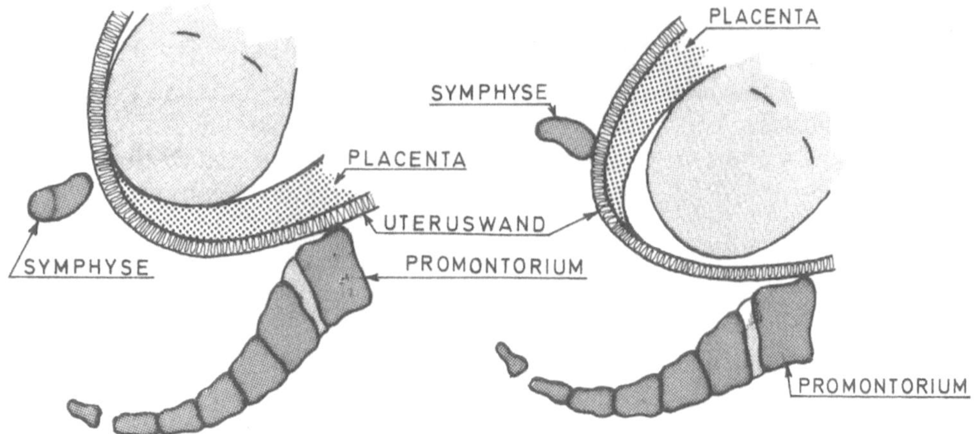

Abb. 20. Schema der »displacement method« zum Nachweis der Placenta praevia.

Bei der i.v. Plazentographie wird zunächst die Zirkulationsgeschwindigkeit zwischen Arm und Zunge mit 5 ml Decholin in physiologischer Kochsalzlösung geprüft. Sie beträgt normalerweise etwa 10 s. Anschließend wird der Patientin ein hochprozentiges Kontrastmittel intravenös injiziert, wobei sich die Menge nach dem Körpergewicht richtet und 80–100 ml beträgt. Nach der erhaltenen Zirkulationszeit werden die erste Aufnahme

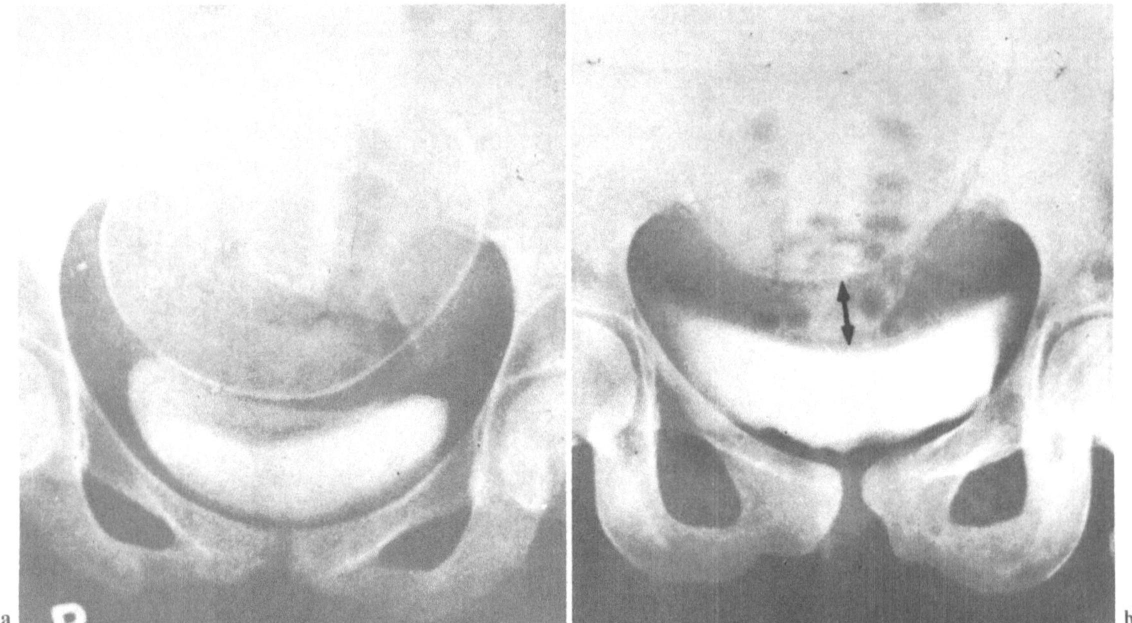

Abb. 21a, b. Zystogramm **a** Normalfall. **b** Zwischenraum Blase – kindlicher Schädel vergrößert: Placenta praevia.

und kurz hintereinander noch zwei weitere Aufnahmen gemacht (Ezes et al., 1956a, b; Goodlin et al., 1960). Auf diesen Aufnahmen kann man das venöse Netz der Plazenta gut erkennen.

7. Die Diagnose der extrauterinen Gravidität

Bei der extrauterinen Gravidität fehlt der Weichteilschatten der Uteruswand, der Fetus liegt meist extramedian oder bei Querlagen extrem hoch in dorso-superiorer Lage. Diese Lage bleibt auch konstant bestehen (Todes, 1958; Raju u. Reddy, 1963). Auf einer seitlichen Aufnahme liegt der Fetus entweder ganz der Bauchwand an, oder er projiziert sich weit dorsal (Weinberg-Shermansches Symptom) (Weinberg u. Sherman, 1956).

Liegt der Fetus bei vorhandener Uteruswand auffällig extramedian, so muß an einen Uterus bicornis gedacht werden. Bei Zweifelsfällen kann die Hysterographie eine rasche Klärung erbringen.

Der Verdacht auf eine Tubargravidität ist keine Indikation für eine Röntgenuntersuchung, da die klinische Symptomatik meist eindeutig ist. Seinerzeit wurde versucht, die Tubargravidität mit der Hysterosalpingographie (Ekengren u. Ryden, 1954; Vandendorp et al., 1955) und der Arteriographie (Tähti u. Wist, 1962) zu diagnostizieren, Untersuchungen, die sich im Routinebetrieb nicht durchgesetzt haben.

Ein sehr seltenes Ereignis ist die *Uterusruptur intra partum*. Die Symptomatik ist von mehreren Autoren festgehalten und beschrieben worden (Schiemann, 1940; Davidson, 1949; Mylks et al., 1947): Lageänderung des Fetus während der Geburt, das Fehlen des Uterusschattens, das Vorhandensein eines Seropneumoperitoneums (daher muß bei Verdacht auf Uterusruptur auch möglichst eine Aufnahme im Stehen angefertigt werden).

8. Die Amniographie und Fetographie

Bei der Amniographie werden mittels eines Troicart etwa 20–30 ml Fruchtwasser abgesaugt und die gleiche Menge eines wasserlöslichen Kontrastmittels in den Fruchtsack injiziert (MENEES et al., 1930; KERR u. MC KAY, 1933; BURKE, 1953; SAVIGNAC, 1953; MC LAINE, 1963; RUBINO et al., 1976). Das Absaugen des Fruchtwassers und die Injektion des Kontrastmittels erfolgt rechts oder links vom Nabel. Vorher muß allerdings der Sitz der Plazenta festgestellt werden, damit diese nicht angestochen wird. Das Kontrastmittel vermengt sich rasch mit dem Fruchtwasser und kurze Zeit später kann es auch schon im Magen des Fetus erkannt werden.

MC LAINE (1963) hat festgestellt, daß die Motilität des Magendarmtraktes mit der Dauer der Schwangerschaft zunimmt.

Bei der Fetographie werden 5 ml eines öligen Kontrastmittels in den Fruchtsack injiziert, das sich mit dem Fruchtwasser nicht vermengt, sondern den Fetus hauchdünn mantelartig umgibt (KRÄUBIG, 1957; ERBSLÖH, 1942a; PAUWEN u. LAMMERS, 1948; UTZUKI u. HASHIDZUME, 1941).

Beide Verfahren haben die Darstellung des kindlichen Körpers in utero zum Ziel. Bei der Amniographie ist der Fetus als Aussparung im kontrastgefüllten Fruchtsack zu sehen. Bei der Fetographie ist nur seine Oberfläche angefärbt. Auch eine Kombination beider Methoden ist möglich. Bei der Amniographie hebt sich der Plazentaschatten ab, ihr Sitz läßt sich daher gut lokalisieren.

Mit beiden Verfahren können Mißbildungen aufgedeckt werden. Eine Verdickung der Subkutis, besonders am Schädeldach, auf mehr als 5 mm spricht für einen Hydropsfetus. UTZUKI und HASHIDZUME (1941) gelang mit der Fetographie durch die Darstellung des Skrotum, bzw. der Vulva, die Geschlechtsbestimmung.

Schließlich wird die Amnio-Fetographie als Voruntersuchung für die transabdominelle Blutübertragung in das kindliche Abdomen bei schwerer Rhesusinkompatibilität angewandt. Der kontrastgefüllte Darm des Fetus markiert den kindlichen Peritonealraum, der transuterin punktiert und in den 0 rh negative Sperdererythrozyten transfundiert werden.

Damit kann man dem Morbus haemolyticus neonatorum schon vor der Geburt vorbeugen. Die zugeführten Erythrozyten werden im Peritoneum rasch resorbiert (LILEY, 1963; BOWMAN, 1967; FAIRWEATHER et al., 1967; TESSARO u. CHASLER, 1968; OGDEN et al., 1969).

Literatur

ABT, K.: Die röntgenologische Diagnose des intrauterinen Fruchttodes und die Spontanwendung des Fetus mortuus. Gynaecologia (Basel) *131*, 138 (1951a)

ABT, K.: Die Spontanwendung beim Fetus mortuus. Radiologia Clin. (Basel) *20*, 50 (1951b)

ADAIR, F.L., SCAMMON, R.E.: A study of the ossification centers of the wrist, knee and ankle at birth with particular reference to the physical development and maturity of the newborn. Am. J. Obstet. Gynecol. *1*, 35 (1921)

ADAMS, T.: Intrauterin roentgenography as aid in determining fetal age. Obstet. Gynecol. *5*, 43 (1954)

ADLER, U., GRÜNINGER, B.: Über die Zuverlässigkeit der röntgenologischen Messungen des Fetus in utero. Gynaecologia (Basel) *147*, 522 (1959)

ALBERS-SCHÖNBERG, F.K.: Über den Nachweis des Kindes in der Gebärmutter mittels Röntgenstrahlen. Zentralbl. Gynäkol. *49*, 1514 (1904)

AUSSENAC, G.: La radiographie du placenta sans préparation. Essai d'un filtre d'aluminium. Dissertation, Lyon 1959

BALL, R.P., GOLDEN, R.: A roentgenologic sign for the detection of placenta previa. Am. J. Obstet. Gynecol. *42*, 530–533 (1941)

BECK, A.C., LIGHT, F.P.: X-ray diagnosis of placenta

previa. Am. J. Obstet. Gynecol. *35*, 1028–1030 (1938)

BÉCLARD, P.: Sur l'ostéose ou sur la nutrition des os. Nouv. J. Med. Clin. Pharmacol. *4*, 113 (1918)

BERGAMASCHI, P.: Età fetale e nuclei die ossificazione. Riv. Med. Leg. *3*, 127–132 (1960)

BERGAMASCHI, P., CONCOURDE, F.: Die röntgenologische Feststellung der Verknöcherungspunkte in der Alterserkenntnis des Intrauterinlebens. Fortschr. Röntgenstr. *89*, 415 (1962)

BERMAN, R.: Obstetrical Roentgenology, Vol. I. Philadelphia: Davis 1955

BERNARDI, H., MURATORI, A.: Contributo allo studio dei nuclei die ossificazione in immaturi, prematuri e nati a termine. Riv. Clin. Pediatr. *64*, 114 (1959)

BICKENBACH, W.: Ergebnisse röntgenologischer Messung des mütterlichen Beckens und kindlichen Kopfes durch Sitzaufnahme. Zentralbl. Gynäkol. *16*, 918 (1935)

BISHOP, P.A.: The roentgenology diagnosis of the fetal hydrops. Am. J. Roentgenol. *86*, 415 (1961)

BLAIR-HARTLEY, J.: Radiological estimation of fetal maturity. Br. J. Radiol. *30*, 561–576 (1957)

BLANCHE, A.: Radiodiagnostic obstétrical (Planches). Encycl. med.-chir., Obstetrique *1*, B 50, 501 (1934)

BOEMI, P.: La diagnosi radiologica die morte endouterina dei feto. Clin. Ginecol. *2*, 614 (1960)

BOLDERO, J., KEMPF, L.: The diagnosis of hydrops fetalis. Br. J. Radiol. *23*, 219–224 (1950)

BORDEN, S., RIDER, R.F., POLLARD, J., HENDREN, W.H.: Radiology of conjoined twins. Am. J. Roentgenol. *120*, 424 (1974)

BORELL, U., FERNSTRÖM, I.: Röntgenologische Darstellung von Placentaverkalkungen mittels Weichteiltechnik und Zuverlässigkeit der Weichteilplacentographie. Geburtshilfe Frauenheilkd. *16*, 770–782 (1956)

BORELL, U., FERNSTRÖM, I.: The value of the »halosign« in the diagnosis of intra-uterine fetal death. Acta Radiol. (Stockh.) *48*, 401–409 (1957)

BORELL, U., FERNSTRÖM, I.: The radiological diagnosis of intra-uterine fetal death. Acta Obstet. Gynecol. Scand. *37*, 286–297 (1958)

BORELL, U., FERNSTRÖM, I., OHLSON, L.: The »halo« sign in the living and dead fetus. Am. J. Obstet. Gynecol. *87*, 906–911 (1963)

BOWMAN, J.M.: Radiological aspects of intrauterine blood transfusion. Br. J. Radiol. *40*, 960 (1967)

BRAKEMANN, O.: Zur röntgenologischen Diagnose des intrauterinen Fruchttodes. Münch. Med. Wochenschr. *79*, 1079 (1932)

BRAKEMANN, O.: Weiterer Beitrag zur röntgenologischen Diagnose des intrauterinen Fruchttodes. Arch. Gynäkol. *157*, 197 (1934)

BREZINA, K.: Die Röntgendiagnostik in der Geburtshilfe heute, Bedeutung und Strahlenbelastung. Wien. Med. Wochenschr. *123*, 709 (1973)

BROWN, W.H., DIPPEL, A.L.: Uses and limitations of softtissue roentgenography in placenta praevia

and in certain other obstetrical conditions. Bull. Johns Hopk. Hosp. *66*, 90–105 (1940)

BROWNE, F.J.: Antenatal and postnatal care. London: Churchill 1951

BROWNE, F.J.: Fetal post maturity and prolongation of pregnancy. Br. Med. J. *13*, 851 (1957)

BUDDE, S.: Hat die Mangelernährung einen Einfluß auf die intrauterine Fruchtentwicklung? Zentralbl. Gynäkol. *70*, 487 (1948)

BURKE, F.J.: Placenta praevia-amniography. J. Obstet. Gynecol. Br. Emp. *42*, 1096 (1953)

BUTTENBERG, D., NEUMANN, G.: Die Anwendung der Placentographie bei Verdacht auf Placenta praevia. Zentralbl. Gynäkol. *86*, 833 (1964)

CAFFEY, J.: Pediatric X-ray diagnosis. Chicago: Medical Year Book Publishers 1950

CAHOON, J.B.: Uses of opaque plastic filters in radiography of the lateral lumbo-dorsal spine, lateral cervico-dorsal spine and cases of suspected placenta praevia. X-ray Techn. *13*, 242–243 (1942)

CAMERON, M.F.: Visualization of the placenta by soft tissue radiographs. Ontario Radiographer *2*, 12–14 (1941)

CARVALHO, M.A.: Study of 111 cystograms for diagnosis of placenta praevia. Am. J. Obstet. Gynecol. *39*, 306–312 (1940)

CAVE, P.: Precision method of cephalometry and pelvimetry. Br. Med. J. *38*, 136 (1943)

CRONBERG, N.E.: A case of chondrodystrophia fetalis diagnosed by X-ray examination before delivery. Acta Obstet. Gynecol. Scand. *13*, 275 (1933)

DAVIDSON, C.N.: Roentgen demonstration of fetal death and uterine rupture. Am. J. Roentgenol. *62*, 837 (1949)

DEUEL, H.: Zur Röntgendiagnose des intrauterinen Fruchttodes. Schweiz. Med. Wochenschr. *28*, 1003–1005 (1947)

EKENGREN, K., RYDEN, A.: The diagnosis value of hysterosalpingography in tubal pregnancy. Acta Radiol. (Stockh.) *41*, 247 (1954)

ENGSTRÖM, L., FORSBERG, A.: Evaluation of the radiological diagnosis of hydrops fetalis in utero. Acta Obstet. Gynecol. Scand. *37*, 298 (1958)

ERBSLÖH, J.: Zur Frage der röntgenologischen Darstellung der Körperoberfläche des Fetus in utero. Zentralbl. Gynäkol. *66*, 250 (1942a)

ERBSLÖH, J.: Intrauterines Fotogramm. Arch. Gynäkol. *173*, 160 (1942b)

ERNST, S.: Thoracopagus asymetros. Zentralbl. Gynäkol. *83*, 1844 (1961)

EZES, H., VENEZIA, R., BOURDON, R., WAHL, P.: Péritonite méconiale par malformation du grêle diagnostiquée in utero. Bull. Féd. Soc. Gynécol. Obstét. Fr. *8*, 437 (1956a)

EZES, H., GARES, R., BOURDON, R., WAHL, P., DE MOUZON: La placentographie par voie veineuse dans le diagnostic du placenta praevia. Bull. Féd. Soc. Gynécol. Obstét. Fr. *8*, 431–433 (1956b)

FAIRWEATHER, D., TACCHI, D., COXON, A., HUGHES, M.J., MURRAY, S., WALKER, W.: Intrauterine transfusion in RH isoimmunization. Br. Med. J. 4, 189 (1967)

FELISAZ, G., LEGROS, C.: Un cas de fétus radiologiquement invisible. Bull. Féd. Soc. Gynécol. Obstét. Fr. *15*, 656–657 (1963)

FINKE, L.: Die übertragene Schwangerschaft. Med. Klin. *54*, 869 (1959)

FOCHEM, K.: Zur röntgenologischen Symptomatik des intrauterinen Fruchttodes. Radiol. Clin. (Basel) *24*, 162 (1955)

FOCHEM, K.: Erfahrungen mit der Placentographie. III. Weltkongr. f. Gynäk. u. Geburtsh. Wien 1961

FOCHEM, K.: Der heutige Stand der geburtshilflichen Röntgendiagnostik. Radiol. Austriaca *15*, 1 (1964)

FOCHEM, K.: Röntgendiagnostik in der Geburtshilfe. In: Lehrbuch der Röntgendiagnostik, 6. Aufl., Bd. V. SCHINZ, BAENSCH, FROMMHOLD, UEHLINGER, WELLANER (Hrsg.). Stuttgart: Thieme 1965

FOCHEM, K.: Die Bedeutung der Röntgendiagnostik in der Geburtshilfe. Magy. Radiol. *4*, 214 (1966)

FOCHEM, K.: Einführung in die geburtshilfliche und gynäkologische Röntgendiagnostik. Stuttgart: Thieme 1967

FOCHEM, K., GRÜNBERGER, V., WARIK, G.: Die röntgenologische Darstellung der Placenta mittels Weichteiltechnik. Geburtshilfe Frauenheilkd. *14*, 603 (1954)

GERNEZ, L., POIRET, C.: Le pronostic des attitudes défléchies de la tête fetale dans la présentation du siège (à propos de 3 observations). Bull. Féd. Soc. Gynecol. Obstét. Fr. *5*, 573–581 (1953)

GILLANDERS, L.A.: Osteogenesis imperfecta diagnosed X-rays in utero. Br. J. Radiol. *30*, 500–503 (1957)

GINGLINGER, A.: La radiodiagnostic en obstétrique. XIII. Congr. de l'Assoc. des Gynecol. et Obstet. de langue Fr., Strasbourg 1948. Gynecol Obstét. *47*, 481–521 (1948)

GOODLIN, R.C., GREENSPAN, R., BERNSTEIN, E.F.: Intravenous placentography. Surg. Gynecol. Obstet. *111*, 240 (1960)

GROSSMANN, M.E.: Direct placentography. Br. J. Radiol. *26*, 388–392 (1953)

HARRIS, J.H., DEMUTH, W.E., HARRIS, J.H. jun.: Meconium peritonitis, report of case in which diagnostic roentgen signs were found ante partum. Am. J. Roentgenol. *76*, 555 (1956)

HARTEMANN, J., DELLESTABLE, P.: Déflexion primitive de la tête fetale dans une présentation du siège avec malformation uterine. Bull. Féd. Soc. Gynécol. Obstét. Fr. *15*, 694–696 (1963)

HARTEMANN, J., DELLESTABLE, P., COUTURIER, V.: Contribution à la recherche des signes de la maturité fetale. Bull. Féd. Soc. Gynécol. Obstét. Fr. *15*, 397–400 (1963)

HARTLEY, J.B.: Determination of fetal abnormalities. Proc. roy. Soc. Med. *42*, 301 (1949)

HARTLEY, J.B.: Roentgenography in pregnancy. Med. Press. *211*, 186 (1944)

HELLMANN, L.M., IRVING, F.C.: X-ray diagnosis of erythroblastosis fetalis. Surg. Gynecol. Obstét. *67*, 196 (1938)

HOLM, O.F.: Free gas in the fetal vessels as a roentgenologic sign of intrauterine fetal death. Acta Radiol. (Stockh.) *42*, 116–120 (1954)

HOLM, O.F.: Deuel's halo sign. Am. J. Roentgenol. *80*, 681–683 (1958)

JACOBS, J.B.: Roentgenographic in obstetrics. Radiology *28*, 106 (1937)

JARCHO, J.: Roentgenography as an aid in obstetrical diagnosis. Am. J. Surg. *12*, 487 (1931)

JAVERT, C.T.: Erythroblastosis neonatorum: obstetrical pathological study of 47 cases. Surg. Gynecol. Obstet. *74*, 119 (1942)

JONATA, R.: Anatomia dello scheletro umano fetale. Bologna: Capelli 1938

JUNGMANN, A.: Zur Röntgendiagnose des intrauterinen Fruchttodes. Zentralbl. Gynäkol. *52*, 2788 (1928)

KAUFMANN, P.: Die Weichteilplacentographie zur Differentialdiagnose antepartaler Blutungen. Gynaecologia (Basel) *139*, 270 (1955)

KEHRER, E.: Die Röntgendiagnose des intrauterinen Fruchttodes. Zentralbl. Gynäkol. *55*, 2530 (1931)

KEMP, H.: A clinical evaluation of high voltage radiography in obstetrics. Acta Radiol. (Stockh.) *116*, 570 (1954)

KENDIG, T.A.: Pelvice phalometry. Radiology *46*, 391 (1946)

KERR, J.M.: Use of radiography in determining placental site. Br. Med. J. 1951/II, 730

KERR, J.M., MC KAY, W.G.: Amniography. Trans. Edinb. Obstet. Soc. *21*, 75 (1933)

KETTUNEN, K.: Fetal death diagnosed by the presence of gas in the fetal circulatory system. Acta Radiol. (Stockh.) *37*, 81 (1952)

KIRCHHOFF, H.: Neue Erkenntnisse auf dem Gebiet der Röntgendiagnostik in der Geburtshilfe. Geburtshilfe Frauenheilkd. *13*, 289 (1953)

KRÄUBIG, H.: Die röntgenologische Darstellung des Kindes in utero durch die Fetographie. Fortschr. Röntgenstr. *86*, 351 (1957)

KRATOCHWIL, A.: Möglichkeiten der Ultraschalldiagnostik in der Geburtshilfe und Gynäkologie. Wien. klin. Wschr. *78*, 190 (1966)

KRAIS, W.: Über die Bedeutung der Blasenkontrastdarstellung zur Diagnose der Placenta praevia. Zentralbl. Gynäkol. *73*, 1098 (1951)

KUPFERSCHMID, W., HORNING, H.: Beweist eine röntgenologisch festgestellte starke Abknickung der kindlichen Wirbelsäule in utero einen intrauterinen Fruchttod oder eine Mißbildung? Geburtshilfe Frauenheilkd. *20*, 456–460 (1960)

LAWRENCE, R.E.: Umbilical gas indicating fetal death. Br. J. Radiol. *30*, 606 (1957)

LAX, H.: Die Auswirkung der veränderten Ernährungslage in der Klinik. Zentralbl. Gynäkol. *69*, 310 (1947)

LENOIR, A., MAGNIN, P.: Le diagnostic radiologique de la grossesse prolongée. In: XVIIᵉ Congrès de la Fédération des Sociétés de Gynécologie et d'Obstétrique de langue française, Marseille, September 1957. Bull. Féd. Soc. Gynécol. Obstét. Fr. *9*, 103–121 (1957)

Liebermann, J., Segal, G., Anderson, S.: Simplified roentgencephalometry. Am. J. Gynecol. Obstet. *67*, 76 (1954)

Liley, A.W.: Intrauterine transfusion of fetus in haemolytic disease. Br. Med. J. *2*, 1107 (1963)

Lunderquist, A.: Osteogenesis perfecta praenatal diagnostiziert. Radiologe *3*, 421 (1963)

Mac Donald, G.H.: Conjoined twins: prenatal X-ray diagnosis of a case of thoracopagus. Br. J. Radiol. *33*, 711 (1960)

Magnin, P.: Intérêt des signes radiologiques pour le diagnostic et les indications thérapeutiques dans les grossesse prolongées. Bull. Féd. Soc. Gynécol. Obstét. Fr. *13*, 425–427 (1961)

Magnin, P., Gabriel, H.: La radiographic foetale dans le diagnostic des grossesses prolongées. Bull. Fed. Soc. Gynecol. Obstet. Fr. *8*, 625–626 (1956)

Magnin, P., Dauvergne, M., Thoulon, J.M.: Un foetus invisible. Lyon Méd. *210*, 163–172 (1963)

Marti, M.: Die Diagnose des Uterus bicornis oder der Uterus arcuatus aus dem Röntgenbild bei Steißlagen am Termin. Gynaecologia (Basel) *155*, 183 (1963)

Mc Clure-Browne, J.C.: Fallibility of radiological diagnosis of erythroblastosis fetalis. J. Obstet. Gynecol. Br. Emp. *57*, 71 (1950)

Mc Donald, C.: Evaluation of placentography in late bleeding of pregnancy. Radiology *64*, 826 (1955)

Mc Laine, C. jun.: Amniography studies of the gastrointestinal mobility in the human fetus. Am. J. Gynecol. Obstet. *86*, 1079 (1963)

Melander, S.C., Person, B., Fagerberg, S.: Radiological estimation of fetal length in the second trimester of pregnancy. Acta Obstet. Gynecol. Scand. *40*, 331 (1961)

Menees, T., Miller, J., Holly, L.: Amniography. Am. J. Roentgenol. *24*, 363 (1930)

Möbius, W.: Geburtshilfliche Röntgendiagnostik. Zentralbl. Gynäkol. *76*, 1403 (1953), Zentralbl. Gynäkol. *79*, 196 (1957)

Moir, C.H.: Placentography. Br. J. Radiol. *26*, 385 (1953)

Morillo, M.: The intrauterine fetal death. Rev. Obstet. Ginecol. (Caracas) *14*, 679 (1954)

Mylks, G., Browne, A.B., Jones, W.A.: X-ray in rupture of uterus. Can. Med. Assoc. J. *57*, 337 (1947)

Neuhauser, E.B.: Roentgendiagnosis of fetal meconium peritonitis. Am. J. Roentgenol. *51*, 421 (1944)

Neuweiler, W.: Der intrauterine Fruchttod. Gynaecologia (Basel) *127*, 367 (1949)

Ogden, J.A., Maclyn, E.W., Clarence, D.D.: Radiological aspects of fetal intrauterine transfusion. Radiology *93*, 1315 (1969)

Ohlsen, L.: Deuel's halo sign and its comparative value in the diagnosis of fetal death. Acta Radiol. (Stockh.) *57*, 57 (1962)

Palugyay, J.: Die Röntgendiagnostik in der Geburtshilfe und Gynäkologie. In: Radiologische Praktika, Bd. VIII. W. Ahrens, F. Dessauer, R. Grashey, P. Happel, R. Kienbach, W.v. Wieser (Hrsg.). Kempten: Nemnich 1928

Pauwen, J.G., Lammers, B.: Über die röntgenologische Darstellung der Frucht im Mutterleib (Fetographie) beim akuten Hydramnion. Z. Geburtshilfe Gynäkol. *129*, 268 (1948)

Pereiras, R., Castellanos, A.: Retrograde or countercurrent aortography. Am. J. Roentgenol. *63*, 359 (1950)

Perolo, F.: In tema di cephalometria radiologica. Riv. Omnia Med. *31*, 3 (1953)

Pizon, P.: Radiodiagnostic obstétrical. Vol. I. Expansion scientifique Française 1948.

Portes, L., Blanche, A.: Le radiodiagnostic en obstétrique. Gynecol. Obstet. *10*, 333 (1924)

Prentiss, R.J., Tucker, W.: Cystography in the diagnosis of placenta praevia. Am. J. Obstet. Gynecol. *37*, 777 (1939)

Raju, G., Reddy, R.: Radiological study of advanced extrauterine gestation. Indian J. Radiol. *17*, 37 (1963)

Rawling, E.E., Warwick, R.: A case of conjoined twins. J. Gynecol. Obstet. Br. Emp. *58*, 452 (1951)

Reece, L.N.: The estimation of fetal maturity by a new method of cephalometry. Proc. R. Soc. Med. *28*, 489 (1935)

Reid, D.F.: Aluminiumfilter for use in the localisation of placental site. Br. J. Radiol. *22*, 81 (1946)

Reid, D.F.: The radiological localisation of the placenta. Br. J. Radiol. *28*, 406 (1953)

Ritvo, M., Shauffer, A., Krosnick, G.: Clinical and roentgen manifestation of erythroblastosis fetalis. Am. J. Roentgenol. *61*, 291 (1949)

Roberts, J.B.: Gas in fetal circulatory system as a sign of intrauterine fetal death. Am. J. Radiol. *51*, 631 (1944)

Rotte, K.: Röntgendiagnostik in der Geburtshilfe. Med. Klin. *65*, 1614 (1970)

Rubino, S., Messana, V., Fiorino, S.: Annigrafia e fetographia: due techniche diagnostiche spesso complemtari. Ann. ostetr. gynec. *97*, 374, 1976

Rummel, A.: Die Darstellung der praenatalen Placenta ohne Kontrastmittel. Fortschr. Röntgenstr. *82*, 369 (1955)

Ryden, A.: Kasuistischer Beitrag zur Kenntnis der Geburt von Thoracopagen. Zentralbl. Gynäkol. *58*, 972 (1934)

Samuel, E., Gunn, K.: Gas embolisme as a roentgen sign of fetal death. Am. J. Roentgenol. *73*, 974 (1955)

Savignac, E.: Roentgen amniography a valuable and safe aid to obstetrical diagnosis. Radiology *60*, 545 (1953)

Savignac, E.M.: Prenatal roentgen diagnosis of fetal hydrops. Am. J. Roentgenol. *80*, 673–680 (1958)

Schinz, H.R.: Knochenwachstum und Skelettreifung. In: Lehrbuch der Röntgendiagnostik, 5. Aufl. Bd.

I.   H.R. SCHINZ,   W.E. BAENSCH,   E. FRIEDL, F. UEHLINGER (Hrsg.). Stuttgart: Thieme 1952

SCHIEMANN, R.: Seltene Röntgenbefunde bei Uterusruptur und Kolpaporrhexis. Geburtshilfe Frauenheilkd. 2, 635 (1940)

SCHNEIDER, L.: Beitrag zur Kasuistik der symmetrischen Doppelmißbildungen. Zentralbl. Gynäkol. 60, 1368 (1936)

SCHWERS, J.: Variations du poidset de la taille des noveau nées au cors des vingt dernières années. Brux. Med. 38, 1 (1958)

SERFATY, O., REPETTO, E., DODON, J.: Sur la valeur relative des points d'ossification du genou chez le prématuré. Bull. Féd. Soc. Gynécol. Obstét. Fr. 15, 400–401 (1963)

SMIGIELSKA, A.: Radiological diagnosis of congenital abnormalities of the fetus. Pol. Przegl. Radiol. 22, 259 (1958)

SNOW, W., POWELL, C.B.: Roentgenvisualisation of placenta. Am. J. Roentgenol. 31, 37 (1934)

SOLTH, K.: Die Veränderungen des Geburtsgewichtes im Laufe der letzten Jahrzehnte. Arch. Gynäkol. 177, 678 (1950)

SPALDING, A.B.: A pathognomic sign of intrauterine death. Surg. Gynecol. Obstet. 34, 754–757 (1922)

SPECK, C.R., MOORE, F.C., STOUT, F.: Antenatal roentgen diagnosis of meconium peritonitis. Am. J. Roentgenol. 88, 566 (1962)

STALLWORTHY, J.: The dangerous placenta. Am. J. Gynecol. Obstet. 61, 720 (1951)

STETTNER, E.: Ossifikationsfragen. Wochenschr. Kinderheilkd. 52, 444 (1932)

STEWART, A.M.: The study of free gas in the fetus as a sign of intrauterin death. Br. J. Radiol. 34, 256 (1961)

SUTTON, D.: Placental and pelvic angiography by retrograde percutaneous injection of the femoral artery. Br. J. Radiol. 25, 320 (1952)

SZELLÖ, F.: Über den Wert der Röntgenuntersuchung bei der Diagnose der intrauterinen Schwangerschaft. Zentral. Gynäkol. 55, 224 (1931)

TAGER, S.N.: A new roentgen sign of fetal death. Am. J. Roentgenol. 67, 106–110 (1952)

TÄHTI, E., WIST, A.: Arteriography in the diagnosis of tubal pregnancy. Ann. Chir. Gynecol. Fenn. 51, 453 (1962)

TEISSANDIER, J.: L'ossification des côtes et de la colomne vertébrale chez le fetus humaine. Dissertation, Paris 1944

TESSARO, A.N., CHASLER, C.N.: Amniography as an aid in intrauterine transfusion. Am. J. Roentgenol. 103, 195 (1968)

THALHEIMER, E.J., GERSHON-COHEN, J.: Chondrodystrophy, prenatal diagnosis possible. Radiology, 35, 495 (1940)

TODES, J.V.: Advanced abdominal pregnancy. Its radiological diagnosis. Br. J. Radiol. 31, 28–32 (1958)

TSCHERNE, E., STAMPEL, G.: Die Röntgendiagnose der übertragenen Frucht. Z. Geburtshilfe Gynäkol. 119, 31 (1939)

UTZUKI, A., HASHIDZUME, H.: Über die röntgenologische Darstellung der Körperoberfläche des Fetus in utero. Zentralbl. Gynäkol. 65, 194 (1941)

VANDENDORP, F., GAUTIER, P., LAMAITRE, G.: Le salpingographie dans la grossesse tubaire. J. Radiol. Èlectrol. 36, 60 (1955)

WAHL, F.A.: Die Röntgenstrahlen in der Geburtshilfe. Leipzig: Thieme 1943

WEGRAD, H.: Eine Methode, die Kindeslänge in utero durch Röntgenaufnahme zu bestimmen. Zentralbl. Gynäkol. 7, 373 (1937)

WEINBERG, A., SHERMAN, A.S.: New sign in roentgen diagnosis of advanced abdominal pregnancy. Gynecol. Obstet. 7, 99 (1956)

WEISSHAAR, J.: Zur Frage des röntgenologischen Nachweises des intrauterinen Fruchttodes. Z. Ärztl. Fortbild. (Jena) 50, 643 (1961)

WESTDAHL, P.R., CLINE, J.W.: Calcified meconium abscess causing intestinal destruction in infant, report of a case and review of subject. Calif. Med. 85, 419 (1956)

WHITEHEAD, A.S.: The determination of the placental side by soft tissue radiography. J. Fac. Radiol. (London) 4, 245 (1953)

WICHTL, O.: Zur röntgenologischen Diagnose des intrauterinen Fruchttodes. Fortschr. Röntgenstr. 83, 86 (1955)

WICHTL, O.: Zur pränatalen Diagnose von Mißbildungen, besonders der Chondrodystrophie. Radiol. Austriaca 12, 275 (1961)

WICHTL, O., BAUMGARTEN, K., SEIDL, F.: Zur pränatalen Diagnose des Thoracopagus. Radiol. Austriaca 15, 59 (1964)

WORM, M.: Zur röntgenologischen Längenbestimmung des Kindes in utero. Fortschr. Röntgenstr. 85, 320–325 (1956)

ZIMMER, K.: Zur Röntgendarstellung der Placenta in der Schwangerschaft. Geburtshilfe Frauenheilkd. 11, 340 (1951)

ZIMMER, K.: Erfahrungen mit der Röntgendiagnostik der Placenta praevia. Geburtshilfe Frauenheilkd. 16, 191 (1956)

ZSEBÖK, Z.: Neue Röntgenmethode zur Bestimmung von Länge und Entwicklungsgrad des intrauterinen Fetus. Zentralbl. Gynäkol. 79, 34 (1957)

ZUPPINGER, A.: Röntgendiagnostik in der Geburtshilfe. In: Lehrbuch der Röntgendiagnostik, 5. Aufl. Bd. IV, H.R. SCHINZ, W.E. BAENSCH, E. FRIEDL, F. UEHLINGER (Hsrg.). Stuttgart: Thieme 1952

III. Weitere Untersuchungsmethoden in der Geburtshilfe

von

K. Fochem

Mit 3 Abbildungen

1. Radioaktive Isotope

Radioaktive Isotope werden in der Geburtshilfe ausschließlich für die Lokalisation der Plazenta angewandt. Mit der Plazentaszintigraphie kann der genaue Sitz der Plazenta festgestellt und so das Vorliegen einer Placenta praevia rechtzeitig diagnostiziert werden. Die Plazentaszintigraphie stellt eine spezielle Form des sogenannten »Blood-pool-scanning« dar, da nicht die Plazenta selbst, sondern das in der Plazenta enthaltene mütterliche Blut szintigraphisch sichtbar wird. Ebenso kommen die Seitenwände des Uterus und die großen mütterlichen Gefäße zur Darstellung. Aus diesem Grunde kommen nur ganz spezielle Tracer für die Szintigraphie in Frage.

- Markierte Eiweiße, die nach Einstellung des Konzentrationsgleichgewichtes im Intravasalraum verbleiben, wie 99 m Technetium markiertes Humanserumalbumin (HSA) oder 113 m Indium markiertes Transferin (Weinberg et al., 1963; Rummel et al., 1971).
- Markierte Erythrozyten, wie 99 m Technetium markierte Erythrozyten (Haubold et al., 1967; Schmid et al., 1967; Grebe, 1967).

Prinzipiell muß man unterscheiden, ob man die Plazenta szintigraphisch darstellen oder durch eine externe Punktmessung über dem Abdomen lokalisieren will.

Im ersten Fall kommen die oben genannten Tracer zum Einsatz.

Im zweiten Fall kann man jedoch auch Tracer wie 131 Jod markiertes HSA oder 51 Chrom markierte Erythrozyten anwenden (Krönert et al., 1969).

Die Verwendung dieser letztgenannten Tracer geschieht nur im Zusammenhang mit einer punktförmigen Externmessung im Bereich des ganzen Abdomens, wobei auf diese Art die Plazenta lokalisiert wird.

Dieses Verfahren hat heute nur noch historischen Wert und keine Bedeutung. Die entsprechenden Tracer können wegen der mit ihrer Anwendung verbundenen höheren Strahlenbelastung nur in solch geringen Dosen appliziert werden, daß sie zu einer szintigraphischen Darstellung nicht ausreichen.

Die Plazentaszintigraphie wurde erstmals von Weinberg et al. (1955) durchgeführt. Er verwendete ein 131 Jod markiertes HSA. 1964 wurde von McAfee et al. das 99 m Technetium-Albumin eingeführt. Stern (1967) berichtete als erster über die Verwendung von 113 m Indium-Transferin. Grundsätzlich kann anstelle von 99 m Technetium HSA auch 99 m Tc Pertechnetat verwendet werden. Doch handelt es sich hier um einen ionalen Tracer, der die Plazentaschranke überschreitet und auch in der fetalen Schilddrüse konzentriert wird. Die Bildqualität bei Verwendung dieses Tracers ist derjenigen des 99 m Tc HSA unterlegen, da eben das Pertechnetat in den Extravasalraum abdiffundiert.

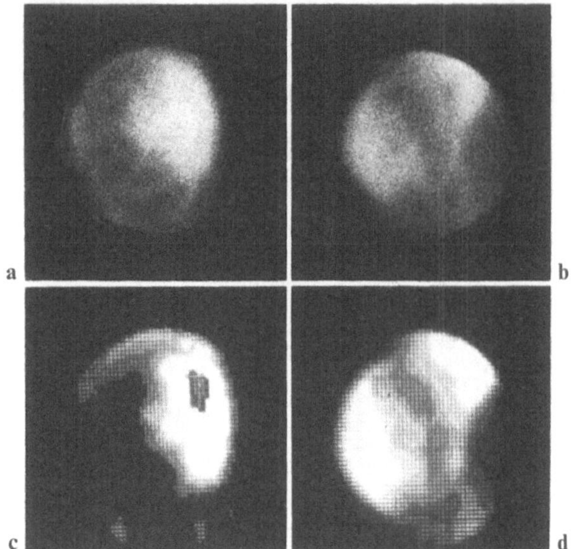

Abb. 1 a–d. Plazentaszintigraphie mit 99mTc Pertechnetat HSA. **a** Originalbild a.p. **b** Originalbild seitlich. **c** Kernspeicherbild a.p. **d** Kernspeicherbild seitlich

Verwendet man aber 99 m Tc Pertechnetat, so muß eine Vorbereitung zum Schutz der fetalen Schilddrüse vorgenommen werden. Es wird dabei eine Blockierungsdosis von 3×15 Tropfen Lugol'scher Lösung am Tag vor der Plazentaszintigraphie gegeben.

Die Dosen, die zur Szintigraphie verwendet werden, schwanken zwischen 1–3 mCi 99 m Tc HSA oder 1–3 mCi 113 m Indium-Transferin. Mit der Szintigraphie kann nach zwei bis drei Minuten begonnen werden.

Das Einströmen des radioaktiven Materials in die Plazenta kann mit Hilfe einer Szintillationskamera auch als Sequenz- oder sogar als Funktionsszintigraphie verfolgt werden. In diesem Falle können auch bei entsprechendem Sitz der Plazenta Aussagen über die regionale Perfusion der Plazenta gemacht werden. Die Strahlenbelastung bei Verwendung von 99 m Tc HSA beträgt 15–45 mrad für den Fetus. Sie liegt bei Verwendung von 113 m Indium-Transferin etwas niedriger (30 mrad). Beide Tracer gehen nur zu einem unwesentlichen Anteil ins fetale Blut über.

Die Szintigraphie muß immer in zwei Ebenen durchgeführt werden, um einen eventuellen Sitz der Plazenta an der Uterushinterwand einwandfrei diagnostizieren zu können. Wie Vergleichsuntersuchungen zum Ultraschall und zur Thermographie ergaben (KLEIN u. HOPWOOD, 1965; JOHNSON et al., 1966; HIKL et al., 1970; RUMMEL et al., 1971), ist die nuklearmedizinische Methode für die Plazentalokalisation zweifellos die sicherste (Abb. 1 a–d).

2. Die Thermographie

Als völlig ungefährliche Methode wurde die *Infrarotthermographie* zur Plazentalokalisation eingesetzt (HABERMANN-BRUESCHKE u. GERSHON-COHEN, 1964; BIRNBAUM u. KLIOT, 1965; REYNOLDS, 1967; TAGER, 1970; GANSSEN, 1971; LORIAUX, 1973; WATSON, 1970). Die Vergleichsuntersuchungen mit Ultraschall (WEIL et al., 1970) und radioaktiven Isotopen (JOHNSON et al., 1966) ergaben die Grenzen dieser Methode, die vor allem LORIAUX (1973) und ENHORNING (1970) zusammenfaßten. Die Ergebnisse der Infrarotthermogra-

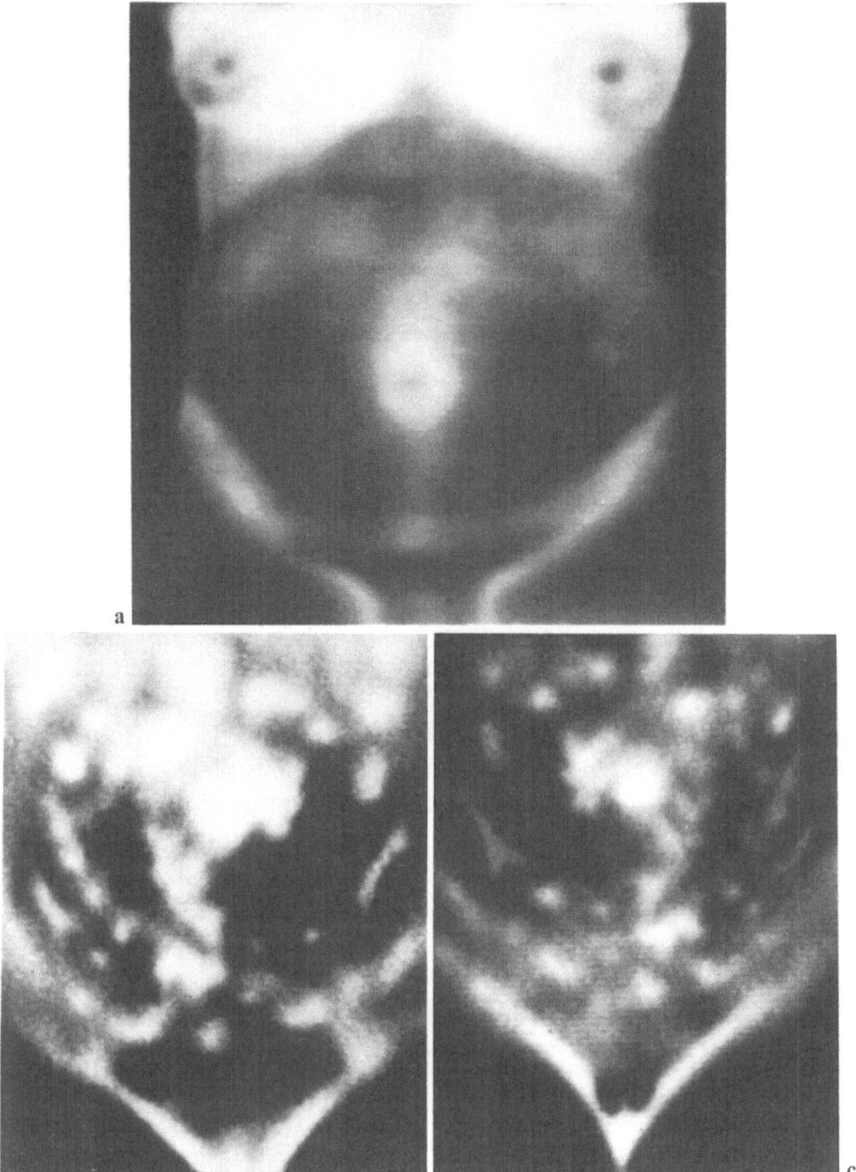

Abb. 2a–c. Infrarotthermographie. **a** Normalfall. **b** Plazenta rechts gelegen (tiefer Lateralsitz). **c** Placenta praevia

phie sind in den frühen Schwangerschaftsmonaten unbefriedigend. Die besten Resultate werden am Ende der Schwangerschaft erzielt. Die ventral und im Fundus gelegene Plazenta läßt sich gut im Wärmebild darstellen. Der dorsale Sitz der Plazenta bereitet schon diagnostische Schwierigkeiten. Bei einer Placenta praevia lassen sich die Grenzen nur sehr undeutlich darstellen, so daß zwischen einer marginalen und totalen Placenta praevia nur sehr schwer oder überhaupt nicht differenziert werden kann. Demgegenüber stehen allerdings die Berichte von mehreren Autoren, die eine Treffsicherheit der Plazentalokalisation mit der Infrarothermographie mit 82% (WATSON, 1970) und 86% (HABERMANN-BRUESCHKE u. GERSHON-COHEN, 1964) angeben (Abb. 2a–c).

Auch mittels der *Plattenthermographie* (TRICOIRE, 1970) läßt sich der Sitz der Plazenta feststellen (TRICOIRE et al., 1974; DAVIDSON et al., 1973; FOCHEM u. PFLANZER, 1975). Die Treffsicherheit soll nach den Angaben von TRICOIRE (1970) sogar bei 85% liegen.

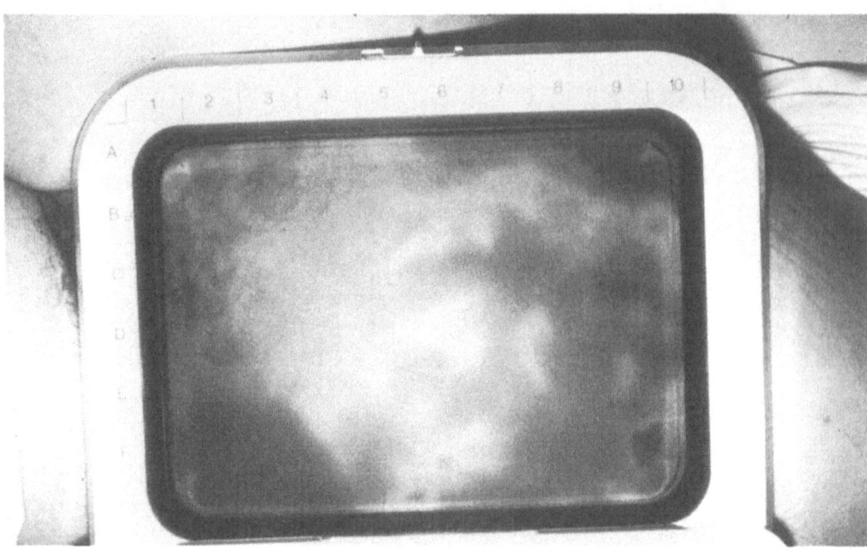

Abb. 3. Plattenthermographie: Placenta praevia

Wir glauben, daß für die Plattenthermographie die gleichen einschränkenden Grenzen gelten wie für die Infrarotthermographie (Abb. 3).

Einfach ist die ventral oder im Fundus gelegene Plazenta zu lokalisieren. Bei der Placenta praevia sind auch bei der Plattenthermographie die Grenzen ungenau, wenn auch der tiefe und ventrale oder laterale Sitz der Plazenta gut dargestellt werden kann. Der dorsale Sitz der Plazenta ist mit der Plattenthermographie nur per exclusionem zu erfassen. Für eine rasche Orientierung eignet sich jedoch die Plattenthermographie gut, umso mehr, als die Methode einfach, rasch, völlig harmlos und wesentlich rationeller ist als die Infrarotthermographie.

Literatur

Birnbaum, J., Kliot, D.: Thermoplacentography: Placental location by infrared-sewing techniques. Obstet. Gynecol. *25*, 515 (1965)

Botvinik, J.: Localisation placentaire par la thermographie en plaque. Thèse *85*, 212 (1973)

Davidson, Th., Keith Ewing, L., Sayat, N., Mulla, N.P., Fergason, J.L.: Liquid crystal thermographic placental location. Obstet. Gynecol. *42*, 574 (1973)

Enhorning, G.: Limitation of thermography for placental localisation. Int. J. Gynaecol. Obstet. *8*, 67 (1970)

Fochem, K., Pflanzer, K.: Indikationsmöglichkeiten der Plattenthermographie. Röntgenberichte *4*, 169 (1975)

Ganssen, A.: Medizinische Thermographie. Röntgenpraxis *24*, 97 (1971)

Grebe, S.F.: Zur Lokalisation der Placenta mit Radioisotopen. Nucl. Med. *6*, 93 (1967)

Gros, C.M.: Placenta and thermography. Bull. Féd. Soc. Gynécol. Obstét. Fr. *17*, 539 (1965)

Habermann-Brueschke, J., Gershon-Cohen, J.: Thermographic localisation of the placental site. J. Einstein Med. Cent. *12*, 248 (1964)

Haubold, U., Pabst, H.W., Hör, G.: Scintigraphy of the placenta with Tc 99 labelled erythrocytes. Symp. J.A.E.A. Salzburg: 1967

Hikl, E.J., Delneca, A., Haubold, U.: Vergleichende Untersuchungen über Placentalokalisation mit Ultraschall und radioaktiven Isotopen. Geburtshilfe Frauenheilkd. *30*, 316 (1970)

Johnson, P.M., Bragg, D., Sciarra, J.: Localisation placentaire. Comparison des méthodes radiopharmaceutiques et thermographiques. Am. J. Roentgenol. *96*, 681 (1966)

Kasper, K., Rotte, K., Krieg, H.: Möglichkeiten und Grenzen der Placentalokalisation mittels Thermographie und Ultraschall. Med. Klin. *66*, 674 (1971)

Klein, E.W., Hopwood, H.G.: Isotop localisation and scanning of the placenta. Am. J. Roentgenol. *94*, 844 (1965)

Krönert, E., Dördelmann, P., Wolf, F.: Neue Verfahren zur nuklearmedizinischen Placentalokalisation. Arch. Gynäkol. *207*, 559 (1969)

Loriaux, C.: Thermography in gynaecology and obstetrics. Proceedings VII. World Congress of Obstetrics and Gynecology, Moskau 1973.

Mc Afee, J.G., Stern, H.S., Fueger, G.F., Baggish, B.S., Zolle, J., Holzman, G.B.: 99 m Tc labelled serum albumin for scintillation scanning of the placenta. J. Nucl. Med. *5*, 936 (1964)

Reynolds, W.A.: Thermoplacentography. A report of 83 cases. Radiology *89*, 825 (1967)

Reynolds, W.A., Ayers, M.A., Parker, G.: Thermoplacentography. Radiology *89*, 825 (1967)

Rummel, W., Krönert, E., Weishaar, J.: Vergleichende Untersuchungen über Placentalokalisationen mit Thermographie und Isotopen. Geburtshilfe Frauenheilkd. *31*, 147 (1971)

Schmid, J., Maroni, E., Müller, J.H., Schreiner, W.E.: Lokalisation der Placenta mit Technetium 99m. Geburtshilfe Frauenheilkd. *27*, 1196 (1967)

Stern, H.S.: Radiopharmaceuticals. J. Nucl. Med. *8*, 378 (1967)

Tager, F.: Thermographische Untersuchungen in Geburtshilfe und Gynäkologie. Geburtshilfe Frauenheilkd. *30*, 990 (1970)

Tricoire, J.: La thermographie en plaque. Presse Med. *78*, 2461 (1970)

Tricoire, J., Mariel, L., Amiel, J.P., Bonhomme, J., Marty, R., Botvinik, J.: Localisation placentaire par thermographie en plaque. J. Gynecol. Obstet. Biol. Reprod (Paris) *3*, 697 (1974)

Wallner, H., Vaillant, W.: Erfahrungen mit der Thermoplacentographie. Z. Geburtshilfe Gynäkol. *174*, 100 (1971)

Watson, A.R.: Placental location by thermography. South. Med. J. *63*, 498 (1970)

Weil, F., Zurlinden, B., Colette, C.: Comparison entre la méthode thermographique et tomoéchographique B dans la localisation du placenta. Bull. Féd. Soc. Gynécol. Obstét. Fr. *22*, 333 (1970)

Weinberg, A.: Isotopic placentography. Obstet. Gynecol. Surv. *10*, 461 (1955)

Weinberg, A., Shapiro, G., Bruhn, D.F.: Isotopic placentography. Am. J. Obstet. Gynecol. *87*, 203 (1963)

IV. Ultraschalluntersuchung in der Geburtshilfe

von

A. Kratochwil

Mit 42 Abbildungen

Das Ziel der modernen Geburtshilfe ist es, durch rechtzeitiges Erkennen von Gefahren im Verlauf der Schwangerschaft und Geburt die daraus erwachsenden Gefahren für die Mutter und vor allem für das Kind weitgehend herabzusetzen und, wenn möglich, vollständig auszuschalten.

Zur Erreichung dieses Ziels wurden verschiedene neue Methoden entwickelt und mit Erfolg in der geburtshilflichen Diagnostik eingesetzt. Eine dieser neuen Methoden ist die Ultraschalldiagnostik.

Die Idee, strukturelle Unterschiede menschlicher Gewebe mit Ultraschall zu untersuchen und darzustellen, gehen auf den österreichischen Neurologen Dussik (1942) zurück. Für den Geburtshelfer rückte diese Methode in den Blickpunkt des Interesses, als Donald und Brown (1961) in Glasgow nicht nur ihre Anwendbarkeit, sondern auch ihre große klinische Bedeutung nachweisen konnten.

Mit Hilfe dieses Mediums gelingt es, an den von der Umwelt abgeschlossenen Feten auf unschädliche Weise heranzukommen. Zahlreiche tierexperimentelle Untersuchungen und die schon lange klinische Erfahrung haben gezeigt, daß die in der Ultraschalldiagnostik verwendete Dosierung unschädlich ist (Abdulla et al., 1971; Bernstine u. Callagan, 1968; Boborow et al., 1971; Fischer et al., 1967; Kirsten et al., 1968; Kunze-Mühl u. Golob, 1972; MacIntosh u. Davey, 1970).

Aus diesem Grund können die Untersuchungen während der Schwangerschaft beliebig oft wiederholt werden und ermöglichen dadurch einen Einblick in die uterine Entwicklung des Feten und seines Wachstums.

Durch die Möglichkeit der Darstellung von Weichteilen spannt sich der Boden der Anwendungsmöglichkeiten von der Frühschwangerschaft bis hin zum Geburtstermin.

Ein anderer, wesentlicher Umstand, der zur raschen Verbreitung der Ultraschalldiagnostik beigetragen hat, ist die Tatsache, daß die Untersuchung jederzeit ambulant und ohne wesentliche Vorbereitung und Belastung des Patienten durchgeführt werden kann.

1. Physik des Ultraschalls

Die Ultraschallwellen sind hochfrequente mechanische Schwingungen. Mechanische Schwingungen bis zu 16 Hz werden bei Beben registriert. Der Hörbereich der mechanischen Schwingungen erstreckt sich von 16–20 000 Hz. Der daran anschließende Ultraschallbereich reicht bis 10^{10} Schwingungen pro Sekunde. In dem darauf folgenden Bereich des Hyperschalls liegen die Schwingungen bereits in der Größenordnung von Wärmebewegungen der Moleküle. Der Ultraschall als mechanische Wellenform unterscheidet sich von den elektromagnetischen Schwingungen wie Licht und Röntgenstrahlen dadurch, daß seine Ausbreitung an Materie gebunden ist. Er kann sich nur in flüssigen und festen Stoffen und nur in beschränktem Umfang in Gasen ausbreiten. Dadurch sind der Untersuchung lufthaltiger Gewebe wie Lunge und Darm physikalische Grenzen gesetzt. Die übrigen Gewebe des menschlichen Körpers verhalten sich jedoch in bezug auf die Schallausbreitung wie zähe Flüssigkeiten. Obwohl auf die Ultraschallwellen die physikalischen Gesetze der Akustik anwendbar sind, kommt ihnen aufgrund ihrer Kurzwelligkeit in ihrer Ausbreitung und Abstrahlung ein Strahlungscharakter zu.

Schallausbreitung. Leitet man Ultraschall in ein homogenes Medium, so werden die Teilchen dieses Stoffes in Schwingung versetzt. Diese Schwingung bleibt im elastischen Stoff jedoch nicht auf ihren Entstehungsort beschränkt, sondern pflanzt sich wellenförmig fort. Im menschlichen Körper erfolgt diese Ausbreitung in Form von Longitudinalwellen. Diese können auch als rhythmische Folge von Druck und Zugspannung beschrieben werden. Die Wellenlänge ist einerseits abhängig von der Schwingungsfrequenz »f« und der Schallgeschwindigkeit »V« im Medium.

$$\lambda = \frac{V}{f} \tag{1}$$

Die Schallgeschwindigkeit ist eine gewebespezifische Größe und ist durch die Dichte und Kompressibilität des Gewebes bestimmt. Im Körper liegen diese Geschwindigkeiten zwischen 1490–1660 m/s. Lediglich der Knochen hat aufgrund seiner größeren Dichte mit 3200 m/s eine deutlich höhere Schallgeschwindigkeit. Gleiche Druck- und Temperaturverhältnisse vorausgesetzt, bleibt die Fortpflanzungsgeschwindigkeit im Bereich von 1–10 MHz konstant.

Verhalten an Grenzflächen. Gelangt eine Schallwelle an eine Grenzfläche, die zwei Medien unterschiedlicher akustischer Eigenschaften voneinander trennt, so wird ein Teil der Wellen reflektiert, während der übrige Anteil seinen Weg fortsetzt.

Bestimmend für die Größe der Reflexion ist der Schallwellenwiderstand oder die akustische Impedanz. Sie ist definiert durch das Produkt aus Dichte und Schallgeschwindigkeit des Mediums.

Der Anteil der reflektierten Energie wird um so größer sein, je mehr sich die beiden Gewebe in ihren Impedanzen voneinander unterscheiden. Allerdings reichen noch Impedanzunterschiede von 1% zur nachweisbaren Reflexion aus.

Gewebe gleicher akustischer Impedanz können daher nicht voneinander unterschieden werden. Solche Gewebe werden als akustisch homogen bezeichnet und von akustisch inhomogenen Geweben unterschieden.

Auch die Amplitude der reflektierten Welle ist vom Impedanzunterschied abhängig. Eine weitere Abhängigkeit besteht vom Einfallswinkel. Bei senkrechtem Auftreffen der Schallwellen auf die Grenzfläche sind die höchsten Amplituden zu verzeichnen. Bei schrägem Auffall ist nicht nur die Amplitude kleiner, sondern es tritt auch das aus der Optik bekannte Snelliussche Gesetz in Kraft, das besagt, daß der Reflexionswinkel dem Einfallswinkel entspricht.

Beim Impuls-Reflexionsverfahren, das in der Medizin angewendet wird und das nur einen Prüfkopf verwendet, können daher nur Grenzen registriert werden, die nahezu senkrecht zum Verlauf des Schallbündels liegen.

Brechung. Beim Übertritt in ein anderes Medium wird die Schallwelle gebrochen. Nur bei senkrechtem Auftreffen erfolgt keine Brechung. Aus dem Verhältnis der Fortpflanzungsgeschwindigkeit läßt sich die Brechungszahl berechnen.

Beugung. An Hindernissen im Verlauf des Schallstrahls werden die Schallwellen gebeugt. Das Ausmaß der Ablenkung ist abhängig von der Größe des Hindernisses zur Wellenlänge. Je mehr sich die Größe des Hindernisses und die Wellenlänge einander nähern, um so stärker wird die Beugung. Hindernisse, die kleiner als die Wellenlänge sind, werden deshalb im Verlauf des Schallbündels keinen Schallschatten erzeugen. Wegen der Abhängigkeit der Brechung von der Wellenlänge wird das gleiche Hindernis bei der Untersuchung mit wechselnder Frequenz verschiedene Beugung verursachen.

Streuung. Beim Auftreffen des Schallbündels auf Grenzflächen mit großer Rauhigkeit gelten die Reflexionsgesetze scheinbar nicht mehr. Für den einzelnen Schallstrahl gelten auch hier noch die Reflexionsgesetze, jedoch nicht mehr für das gesamte Schallbündel.

Da die Wellenlänge mit steigender Frequenz abnimmt, muß der Streuanteil zunehmen. Da zahlreiche biologische Gewebe keine glatten Oberflächen aufweisen, verursachen sie eine erhebliche Streuung.

Absorption. Beim Durchgang der Schallwelle durch ein Medium wird ein Teil der Energie in Wärme umgewandelt. Die in einem Stoff auftretende Schallschwächung wird als Absorptionskoeffizient bezeichnet. Die Dämpfung unterliegt dabei einer Exponentialfunktion. Als relatives Dämpfungsmaß wird das Dezibel ($20 \times \log A_0$) herangezogen.

Erzeugung von Ultraschall. Zur Erzeugung von Ultraschall wird der piezoelektrische Effekt ausgenützt, der erstmals von den Brüdern Curie 1880 beobachtet wurde. Übt man auf einen Quarzkristall Druck aus, so entsteht an seiner Oberfläche eine Spannung, die direkt proportional der mechanischen Deformation ist. Das Vorzeichen der Ladung ändert sich abhängig davon, ob der Kristall komprimiert oder gestreckt wird.

Der reziproke piezoelektrische Effekt ist jene Deformation, die auftritt, wenn eine Spannung an den Kristall gelegt wird. Die Deformation ist direkt proportional der angelegten Spannung. Wenn an den Kristall eine hochfrequente Wechselspannung gelegt wird, so folgen die Dickenänderungen des Kristalles der angelegten Spannung. Dadurch können elektrische Schwingungen in mechanische umgewandelt werden.

Materialien, die eine solche piezoelektrische Eigenschaft besitzen, sind Quarz, Rochelle-Salz und keramische Materialien wie Barium-Titanat und Bleizirkonat.

Die Frequenz, mit der ein solches Material schwingt, ist von seinen mechanischen Eigenschaften und von seiner Form abhängig. Außer von der Eigenresonanz hängt die Schwingungseigenschaft noch von der Fassung des Materials und der Dämpfung ab.

Wird ein solches Material durch elektrische Impulse erregt, so geht ein Teil der Energie infolge Wärmeumwandlung innerhalb des Kristalls verloren. Daher muß einem solchen System dauernd von außen Energie zugeführt werden, damit es in Schwingung bleibt.

Bei der Ultraschalldiagnostik wird im sogenannten Impulsbetrieb gearbeitet. Die Impulsdauer beträgt 1–10 µs, wobei die Impulse 700–1 000mal pro Sekunde wiederholt werden. Im Impulsintervall wird das System als Schallempfänger verwendet.

Das Schallfeld. Das Schallfeld eines elektromechanischen Wandlers (Prüfkopf, Transducer) weist ein Nahfeld und ein Fernfeld auf. Das Nahfeld ist durch einen nahezu parallelen Strahlengang gekennzeichnet, während das Fernfeld einen divergierenden Verlauf aufweist. Die Länge des Nahfeldes und der Öffnungswinkel des Fernfeldes sind abhängig von der verwendeten Schallfrequenz und dem Durchmesser des Wandlers. Mit zunehmender Frequenz wird das Nahfeld länger und der Öffnungswinkel kleiner. Bei gegebener Frequenz nimmt die Nahfeldlänge zu und der Öffnungswinkel ab, wenn der Schwingerdurchmesser größer wird.

Fokusierung. Den gleichen Effekt kann man durch Vorsetzen von Linsen und durch Kolimieren der Prüfköpfe erreichen. In der Fokalzone nimmt dann die Empfindlichkeit des Prüfkopfes zu.

Auflösungsvermögen. Die Fähigkeit, zwei Grenzflächen als selbständige Einheit voneinander zu unterscheiden, ist abhängig von der Untersuchungsfrequenz und der Fokusierung der Schallköpfe.

In der Ultraschalldiagnostik unterscheidet man dabei zwischen axialem, im Verlauf des Schallbündels gelegenen Auflösungsvermögen und dem senkrecht zum Verlauf des Schallbündels gelegenen Seitenauflösungsvermögen.

Bei den in der Medizin verwendeten Frequenzen von 1–10 MHz können axiale Distanzen von 1,5–0,1 mm aufgelöst werden. Durch Fokusierung der Prüfköpfe konnte auch das seitliche Auflösungsvermögen auf 2 mm herabgesetzt werden.

Impuls-Echoprinzip. Das Prinzip der Ultraschalluntersuchung besteht darin, kurze Ultraschallimpulse in den Körper zu leiten und die von der Gewebegrenzfläche reflektierten Schallwellen aufzuzeichnen.

Durch den Impulsbetrieb kann das gleiche System sowohl als Sender als auch als Empfänger benutzt werden. Die von den Geweben reflektierten Schallwellen treffen im Sendeintervall auf die Kristalloberfläche auf. Sie erzeugen dort eine minimale Spannung, die nach Verstärkung mit Hilfe eines Oszillographen sichtbar gemacht werden kann.

Beim Zeitamplituden- oder kurz auch A-Bild-Verfahren wird durch die aus dem Gewebe stammende Spannung den vertikalen Ablenkplatten eines Kathodenstrahloszillographen zugeführt. Die Echos werden als vertikale Auslenkung der Basislinie des Oszillographen dargestellt. Die Auslenkung ist dabei proportional der Amplitudenhöhe des Echos. Der Abstand des Echos entlang der Basislinie ist proportional der Zeit und damit der Entfernung der Echos von der Schallwelle.

Um die tatsächliche Entfernung der Reflexionsstelle angeben zu können, muß die Fortpflanzungsgeschwindigkeit innerhalb des Materials bekannt sein. Die Geräte sind so ausgelegt, daß sie heute keine Umrechnung mehr erfordern, sondern die Entfernung direkt an der Skala abgelesen werden kann. Elektronische, über den Schirm verschiebbare Marken ermöglichen auch das Ablesen der Distanzen in Digitalwerten.

Da die Interpretation dieses Untersuchungsergebnisses jedoch für Ungeübte oft schwierig oder nahezu unmöglich ist, wurde schon früh eine Darstellung des Untersuchungsergebnisses in zweidimensionaler Form gefordert. Dabei werden zunächst die Echos in Form von helleuchtenden Punkten im Verlauf der Basislinie dargestellt. Unabhängig von der Amplitudenhöhe der Echos sind diese Bildpunkte bei Überschreiten eines bestimmten Schwellwertes gleich hell, was einer Ja-Nein-Schrift gleichkommt.

Gegenüber dem A-Bild wird hier die Information aus der Amplitudenhöhe eingebüßt.

Die zweite wesentliche Änderung gegenüber dem A-Bild-Verfahren besteht darin, daß der Basisstrahl nicht mehr starr horizontal verläuft, sondern mit der Bewegung des Prüfkopfes durch ein mechanisches System von Scanarmen gekoppelt ist. Die geometrisch richtige Abbildung des Untersuchungsgegenstandes wird durch elektronische Bestimmung des Reflexionspunktes im Koordinatensystem mit Hilfe von Potentiometern an den Gelenksstellen der Scanarme über trigonometrische Funktionen bewerkstelligt.

Bei der heutigen Grauwertdarstellung des Untersuchungsergebnisses steuern die Amplitudenhöhen der Echos die Helligkeit der Bildpunkte, wodurch der Informationsverlust des B-Bildes durch gleich helleuchtende Punkte ausgeglichen wird. Dies gelang jedoch nur durch eine verbesserte Technologie mit Hilfe von sogenannten Scankonverten.

Bei Grauwertanlagen erfolgt die Aufzeichnung des Untersuchungsergebnisses auf TV-Schirmen. Die Grauwertskala hat einen Umfang von acht Stufen, von denen aufgrund der Physiologie des Auges jedoch nur meistens vier wahrgenommen werden können. Die Darstellung auf TV-Monitoren erlaubt auch eine stufenlose Vergrößerung des Bildes mit Hilfe von Zoom-Einrichtungen und außer der Dokumentation des Untersuchungsergebnisses auf Polaroidbildern auch die Verwendung von Hart-Kopiergeräten und Videogeräten und Videorekordern sowie Röntgenfilmen.

Das mechanische System der Scanarme ermöglicht die freie Wahl der Schnittebenen in jedem Raumwinkel. Bevorzugt werden jedoch transversale und longitudinale Schnitte mit einem Winkel, der es ermöglicht, die interessierenden Strukturen senkrecht zu treffen. Die erzeugten Schnitte entsprechen dabei echten Leibesquerschnitten, die 90° zur Schnittebene beobachtet werden. Abweichend von der anatomischen Betrachtung erfolgt die Betrachtung der Querschnitte vom Fußende des Patienten aus, so daß auf der linken Bildseite bei der Untersuchung in Rückenlage immer die rechte Patientenseite zur Darstellung gelangt.

Da Ultraschall an der Grenze zur Luft nahezu total reflektiert wird, muß der Prüfkopf an die Haut mittels eines dünnen Ölfilms oder einer Gelschicht angekoppelt werden.

Je nach Führung des Prüfkopfes unterscheidet man verschiedene Scanbewegungen. Die einfachste Form der Führung ist der sogenannte Linearscan, bei dem der Prüfkopf nur in linearer Bewegung geführt wird. Aufgrund der Reflexionsgesetze und dem Körperbau können nur jene Grenzflächen zur Darstellung gelangen, die nahezu senkrecht zum Verlauf des Schallbündels liegen, sowie Echos, die durch Streuung von den rauhen Organoberflächen zum Prüfkopf zurückgeworfen werden.

Beim Arcscan wird der Prüfkopf entsprechend der Wölbung der Körperoberfläche geführt. Eine weitere Möglichkeit der Scanbewegung stellt der sogenannte *Sektorscan* dar, bei dem der Prüfkopf auf einem Punkt der Haut aufgesetzt wird und in der Schnittebene einen Sektor von $\pm 30°$ überstreicht.

Die geeignetste Führung des Prüfkopfes, welche die meisten Strukturen zur Darstellung bringt, ist der *Compoundscan*, der sich aus einem Arc- und einem Sektorscan zusammensetzt. Dabei wird der Prüfkopf entsprechend der Körperoberfläche geführt und in kurzen Abständen ein Sektorscan durchgeführt, damit möglichst viele Strukturen vom Schallbündel senkrecht getroffen werden können.

Außer diesem Kontakt-Compound-Scan, der den ganzen Körperquerschnitt erfaßt und immer ein starres Speicherbild liefert, sind noch andere Untersuchungsmöglichkeiten gegeben.

Diese werden unter dem Begriff »*Real-Time-Scans*«, also der Echtzeitdarstellung, zusammengefaßt. Diese Untersuchungstechnik ermöglicht die Darstellung von Bewegungsabläufen wie z.B. der fetalen Kindesbewegungen oder der Atembewegung des fetalen Thorax. Des weiteren sind die Pulsationen des fetalen Herzens und der großen Gefäße direkt zu beobachten.

Solche Real-Time-Scanner verwenden entweder Wasservorlaufstrecken oder Multi-Array-Transducer.

Bei den Geräten mit Wasservorlaufstrecken wird ein Parabolspiegel verwendet, in dessen Brennpunkt die Schallquelle rotiert. Durch das Spiegelsystem kommt es zu einer parallelen Abstrahlung des Schallbündels. Die Eindringtiefe ist in diesen Geräten mit etwa 20 cm begrenzt. Es werden jeweils Abschnitte aus den Körperquerschnitten beobachtet. Eine Darstellung des gesamten Leibesquerschnitts ist hingegen nicht möglich.

Das gleiche gilt auch von den Multi-Array-Transducern, die direkt an die Haut gekoppelt werden. Hierbei handelt es sich meist um stabförmige Prüfköpfe, die 60–120 Schwingerelemente enthalten, die in kurzen zeitlichen Abständen erregt werden.

Einen weiteren Schritt auf diesem Weg stellen die Phased-Array-Systeme dar, bei denen in einem kleinen handlichen Prüfkopf mehrere Schwinger untergebracht sind und die Schwenkung der Schnittebene und die Fokusierung der Prüfköpfe auf elektronischem Weg erfolgt.

Die Untersuchung des Patienten benötigt außer dem bereits erwähnten Ölfilm und einer bei besonderer Fragestellung gefüllten Harnblase keine Vorbereitung.

Die Untersuchung wird in Rückenlage vorgenommen und beginnt zunächst mit Längsschnitten. Ergänzend dazu werden Querschnitte durchgeführt. Da der Transducer nur 2 cm im Durchmesser mißt, müssen mehrere Schnitte in frei wählbarem Abstand von 0,5–4 cm aneinandergereiht werden, um einen Überblick über die gesamt zu untersuchende Region zu erhalten. Der Aufbau einer Schnittebene beträgt bei Kontakt-Scannern etwa 10 s. Bei Real-Time-Scannern ist eine Echtzeitdarstellung möglich, wobei mit solchen Geräten ein rascher Überblick über die zu untersuchende Region erlangt werden kann. Aus diesem Grund werden diese Untersuchungen auch oft als *Echoskopie* der Echographie mit den besseren Möglichkeiten der Querschnittsdarstellung und Messung gegenübergestellt.

Beide Methoden ergänzen sich gegenseitig.

2. Untersuchungen in der Frühschwangerschaft

Das im kleinen Becken gelegene weibliche innere Genitale ist durch Ultraschall darstellbar. Voraussetzung ist jedoch, daß die Patientin mit einer möglichst gut gefüllten Harnblase zur Untersuchung erscheint. Dies ist deshalb notwendig, damit die das Genitale bedeckenden lufthaltigen und daher für Ultraschallwellen undurchdringbaren Darmschlingen nach kranial verdrängt werden. Die gefüllte Harnblase eröffnet dann ein Fenster zum inneren Genitale (ABDULLA, 1969; DONALD, 1965).

Auf Längsschnitten ist der Uterus mit seinem Corpus und seiner Cervix erkennbar. Nach vorne zu schließt sich die leicht nach cranial verlaufende Doppelkontur der Vagina an (KRATOCHWIL et al., 1973b) (Abb. 1).

Die Gesamtlänge des Uterus und seine zyklisch abhängigen Schwankungen können durch die Ermittlung der Uteruslänge bzw. der größten Uterusfläche verfolgt werden (PIIROINEN, 1975b).

Diese Längsschnitte dienen auch als Grundlage zur Bestimmung des Neigungswinkels des Genitales zur Vertikalen. Der hier bestimmte Winkel wird bei den folgenden Querschnitten der Mechanik mitgeteilt und ermöglicht dadurch, daß die interessierenden Organgrenzflächen vom Schallbündel senkrecht getroffen werden. Die so durchgeführten Querschnitte lassen nicht nur die Konturen des Uterus hinter der gefüllten Blase erkennen, sondern auch die beiderseits vom Uterus gelegenen Ovarien (KRATOCHWIL et al., 1972c, 1973b; ZEMLYN, 1974). Bei sorgfältiger Untersuchung lassen sich durch diese Technik auch die heranreifenden Follikel als zystische Strukturen nachweisen (HACKELÖER u. HANSMANN, 1976; KRATOCHWIL et al., 1973b). Das Corpus luteum hingegen kommt als irreguläre, solide, honigwabenartige Veränderung zur Darstellung (Abb. 2).

Erfolgt während eines Zyklus eine Konzeption, so gelingt es im Einzelfall bereits ab der 5. Schwangerschaftswoche, den Fruchtsack innerhalb des Uterus als scharfbegrenz-

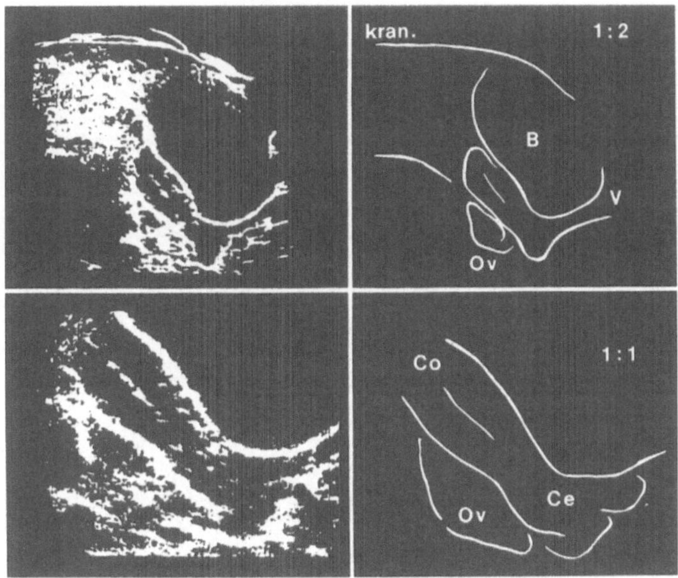

Abb. 1. Längsschnitt durch den nicht graviden Uterus im unterschiedlichen Maßstabsverhältnis. Der Uterus mit Corpus (Co) und Cervix (Ce) kommt hinter der gefüllten Blase (B) zur Darstellung, die Vagina verläuft als Doppelkontur unterhalb der Blase nach kranial (kran.). Dorsal des Uterus kommt undeutlich das Ovar (Ov) zur Darstellung

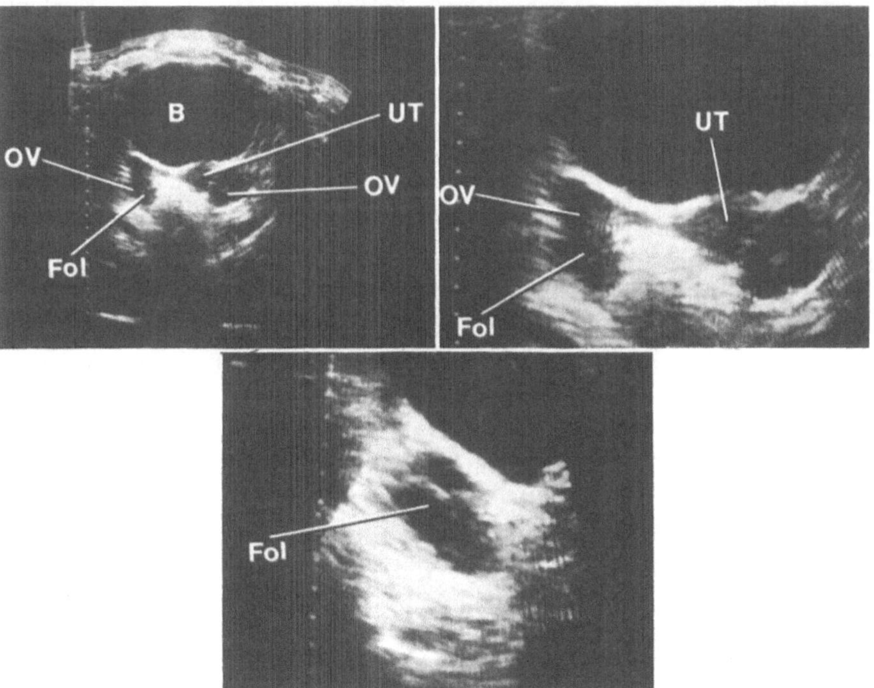

Abb. 2. Querschnitt durch das innere Genitale mit Darstellung eines Follikels im rechten Ovar. Oben: Querschnitt. Unten: Längsschnitt. B=Blase, Ut=Uterus, Ov=Ovarien, Fol=Follikel

tes, ringförmiges Echo nachzuweisen (ABDULLA et al., 1971; DONALD et al., 1958; DRUMM u. CLINCH, 1975; HALLER et al., 1974; HANSMANN, 1974; HELLMANN et al., 1969, 1973; HOLLÄNDER, 1972; JOUPPILA, 1971; KOBAYASHI et al., 1972; KOHORN u. KAUFMAN, 1974; KOSOFF et al., 1974; LEVI, 1973c; MACVICAR u. DONALD, 1963; MEUDT u. HINSELMANN,

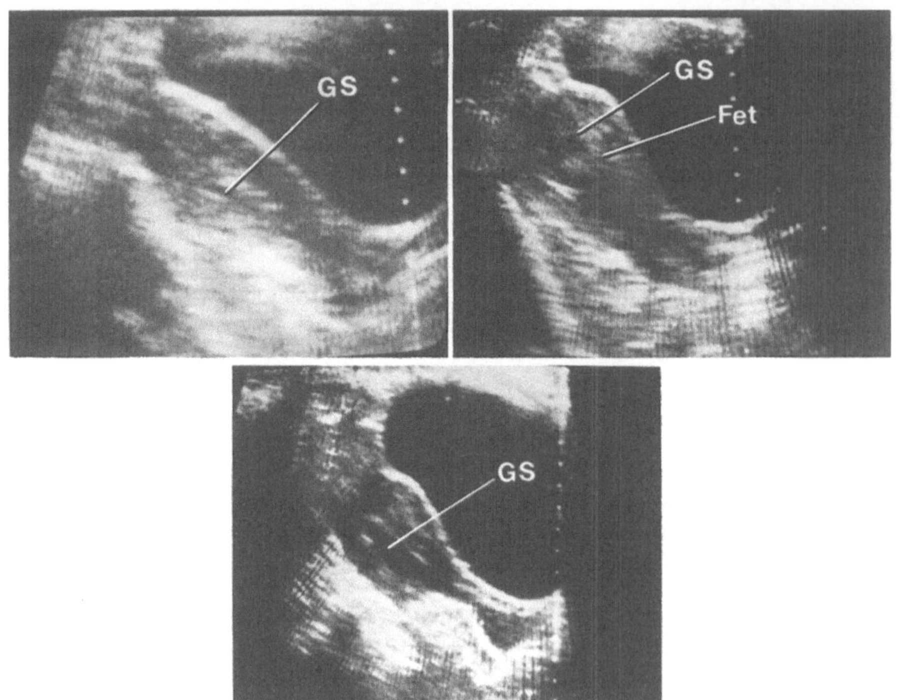

Abb. 3. Dieselbe Patientin wie Abb. 2, 3 Wochen nach erfolgtem Follikelsprung; ein kleiner Fruchtsack im Uterus ist nachweisbar, der im Verlauf der weiteren Schwangerschaft an Größe zunimmt. GS = Gestational Sac

1975; MEYENBERG, 1973b; ROBINSON, 1972b; ROBINSON u. SHAW-DUNN, 1973; SCHLENS-KER, 1973; STOCKER et al., 1975; VARMA, 1972) (Abb. 3–5).

Mit fortschreitender Schwangerschaft nimmt der Fruchtsack an Größe zu. Bei den bisher verwendeten Schnittbildgeräten mit bistabiler Röhre scheint der Fruchtsack ab der neunten Woche aufzubrechen und nicht mehr in seiner Gesamtheit darstellbar zu sein (DONALD, 1965; HOLLÄNDER, 1972). Untersuchungen mit Grauwertgeräten (ROBINSON, 1975) zeigten jedoch, daß es bis zur 14. Woche möglich ist, den gesamten Fruchtsack darzustellen.

Mit bistabilen Speicherröhren konnten fetale Strukturen erst etwa ab der 8.–9. Woche nachgewiesen werden. Dies hat sich durch die Grauwerttechnik geändert. Schon ab der 5.–6. Woche lassen sich fetale Strukturen erkennen. Bei der von ROBINSON (1973) angegebenen Technik ist es auch möglich, die größte Länge des Feten, die Steiß-Scheitellänge zu bestimmen. Mit fortschreitender Differenzierung des Feten wird außer der Steiß-Scheitellänge ab der elften Woche auch der kindliche Schädel als kreisrundes Echo erkennbar (HELLMAN et al., 1969).

Lebensäußerungen des Feten während dieser Schwangerschaftsperiode können mit Hilfe von Ultraschall registriert werden. Zunächst kann die fetale Herztätigkeit nachgewiesen werden (BANG u. HOLM, 1968; KRATOCHWIL, 1967). Befindet sich das Herz im Bereich des Schallbündels, so lassen sich im A-Bild deutliche Veränderungen der der Herzwand entsprechenden Grenzflächen im Rhythmus der kindlichen Herzfrequenz nachweisen. Bei feststehendem Prüfkopf wird sich das Herz in der Systole vom Schallsender entfernen und sich ihm in der Diastole wieder nähern. Infolge des Kontraktionszustandes des Herzens sind die entsprechenden Amplituden der Herzwandechos im A-Bild in der Systole kleiner als im gefüllten Zustand der Diastole (KRATOCHWIL, 1968).

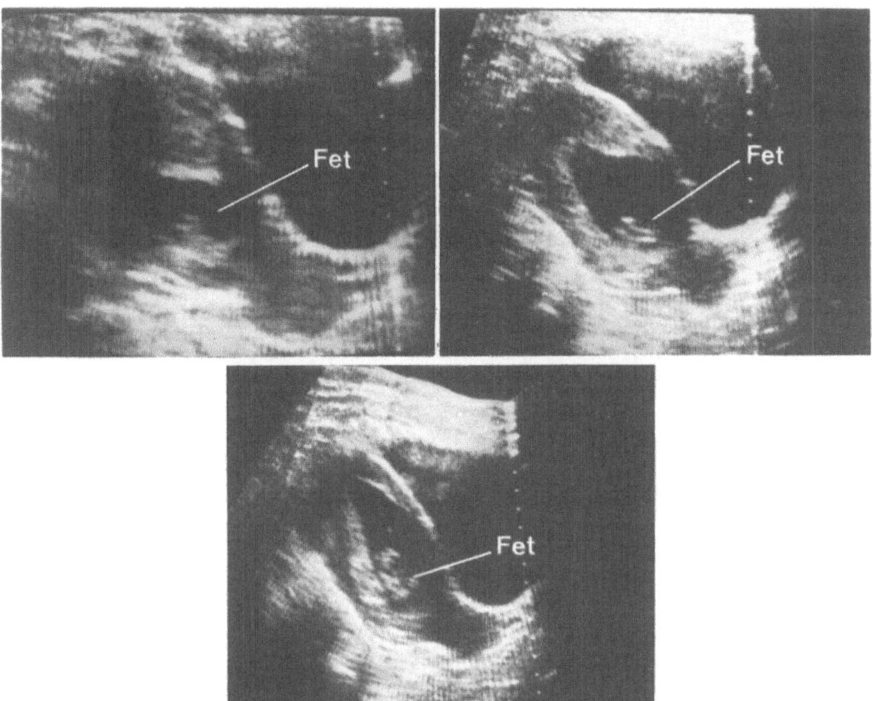

Abb. 4. Dieselbe Patientin mit weiterer Zunahme der Fruchtsackgröße und nun bereits nachweisbarem Feten

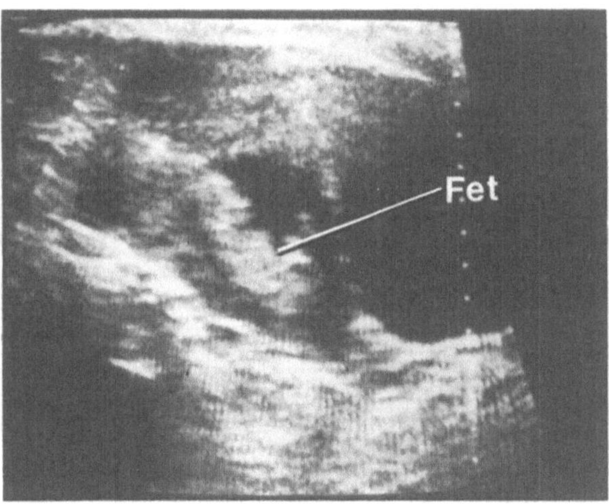

Abb. 5. Dieselbe Patientin. Am Feten sind nun Schädel und Rumpf ganz eindeutig zu differenzieren

Diese rhythmischen Veränderungen können mit Hilfe eines Time-Motion-Verfahrens dargestellt werden (Abb. 6).

Vor der Entwicklung der Grauwertdarstellung wurde durch Verwendung von stabförmigen Prüfköpfen geringen Durchmessers auf transvaginalem Weg die Untersuchung vom hinteren Scheidengewölbe aus vorgenommen, um die fetale Herztätigkeit nachzuweisen (KRATOCHWIL, 1967).

Durch die Darstellungsmöglichkeiten der Grauwerttechnik, bei der es bereits in der fünften Woche gelingt, die Frucht innerhalb des Fruchtsackes nachzuweisen, kann auf

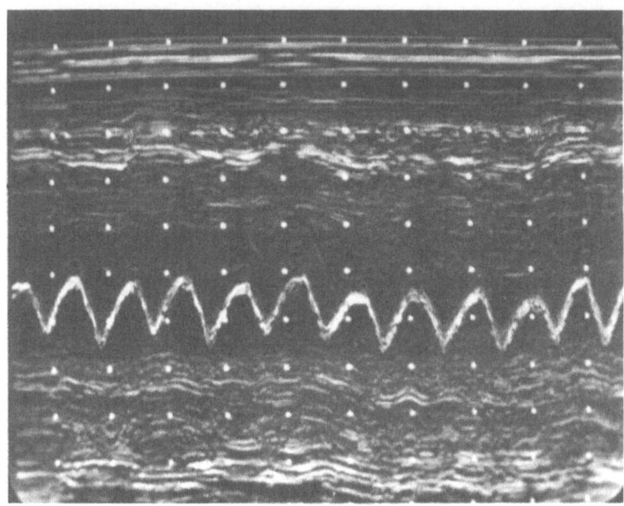

Abb. 6. Darstellung der fetalen Herzaktion im Time-Motion-Verfahren

transabdominalem Weg (ROBINSON, 1972a) die fetale Herztätigkeit erfolgreich registriert werden.

Der früheste Nachweis der fetalen Herzaktion wird von HACKELÖER u. HANSMANN (1976) mit dem 42. Tag, von KRATOCHWIL (1967) mit dem 46. Tag, von PIIROINEN (1974) mit dem 44. Tag und von ROBINSON (1973) mit dem 45. Tag angegeben.

Dies stimmt mit der Tatsache überein, daß die fetale Herztätigkeit etwa 21–25 Tage nach erfolgter Fertilisation beginnt (GASSER, 1975) und noch ein Zeitraum von etwa zehn Tagen verstreicht, bis sie mittels Ultraschall nachgewiesen werden kann (ROBINSON u. SHAWDUNN, 1973).

In den ersten Schwangerschaftswochen ist die Basisfrequenz jedoch nicht konstant, sondern weist zunächst in der siebten Woche 123 Schläge pro Minute auf, um in der neunten Woche auf 171 Schläge anzusteigen und langsam wieder auf 147 Schläge abzusinken und diese Frequenz bis zum Termin beizubehalten (ROBINSON, 1972; PIIROINEN, 1975).

Es wird angenommen, daß die Änderung der Herzfrequenz durch anatomische und funktionelle Differenzierung der Vorhöfe bedingt ist (ROBINSON, 1972a; PIIROINEN, 1975).

Die Verläßlichkeit des Nachweises der Herztätigkeit wurde für die Kombination von Schnittbild und A-Bildgerät mit 70% für die zehnte Woche (LEVI, 1973c) angegeben.

Bei Vorhandensein einer vitalen Frucht konnte ab der zwölften Woche in 100% der Fälle die Herzaktion registriert werden.

Durch Verbesserung des Auflösungsvermögens von Grauwertgeräten ist bereits eine 100%ig sichere Aussage bei transabdominalem Vorgehen bereits in der siebten Woche zu erreichen (ROBINSON, 1972a).

Für Real-Time-Scanner ist dieser Nachweis der fetalen Herztätigkeit in Einzelfällen ab der zehnten Woche möglich und wird erst mit der 16. Schwangerschaftswoche völlig zuverlässig (HOLLÄNDER, 1972).

Als weitere Lebensäußerung des Feten lassen sich mit Real-Time-Scannern bereits ab der neunten Woche fetale Spontanbewegungen nachweisen (REINOLD, 1971; REINOLD u. GEORGIADES, 1974). Nach der Bewegungsintensität kann man zwischen ruckartigen, fluktuierenden und trägen Bewegungen unterscheiden. Gelingt der Nachweis der fetalen Bewegungen zunächst nicht, so kann versucht werden, diese durch Stoßpalpation zu provozieren.

Um die Bewegungsfrequenz zu dokumentieren, wurden von HALLER et al. (1973, 1974) die Bewegungen fünf Minuten lang auf einem Videomagnetband aufgezeichnet. Eine quantitative Auswertung wurde von HENNER et al. (1976) mittels eines XY-Plotters vorgenommen. Für die Praxis sind dies jedoch zu zeitaufwendige Verfahren. Bei fehlenden oder trägen Bewegungen ist die Prognose des weiteren Schwangerschaftsverlaufs ungünstig (REINOLD, 1976).

3. Störungen der Frühschwangerschaft

Diese sind klinisch gekennzeichnet durch das Auftreten von Blutungen und durch die Diskrepanz zwischen Uterusgröße und Dauer der Amenorrhö. Dabei kann der Uterus für die Dauer der Amenorrhö als zu klein oder als zu groß imponieren.

Bei einem *Uterus, der für die Dauer der Amenorrhö zu klein* imponiert, kommen folgende differentialdiagnostische Probleme in Betracht:
1) Die Patientin ist zu einem späteren Zeitpunkt, als sie annimmt, schwanger geworden.
2) Es liegt eine Scheinschwangerschaft oder ein Abortus incompletus vor.
3) Es handelt sich um ein Abortivei, Windmole oder taubes Ei.
4) Es besteht eine verhaltene Fehlgeburt, »missed abortion«.
Beim Vorliegen einer Scheinschwangerschaft finden sich lediglich ein etwas vergrößerter Uterus und keinerlei Zeichen einer intra- oder extrauterinen Gravidität.

Wenn die Patientin zu einem späteren Zeitpunkt gravid geworden ist, lassen sich sowohl der Fruchtsack als auch der Fet und seine Lebensäußerungen eindeutig nachweisen. Eine Bestimmung des Schwangerschaftsalters wird nach den noch später zu besprechenden Kriterien der Terminbestimmung durchzuführen sein.

Im Falle eines Abortiveies (DONALD et al., 1972) ist der Uterus deutlich kleiner als es der Schwangerschaftsdauer entspricht. Ein Fruchtsack wird zwar darzustellen sein, aber auf zahlreichen Schnitten läßt sich innerhalb des Fruchtsacks kein oder nur ein rudimentärer Fruchtpol nachweisen. Eine fetale Herztätigkeit und Kindsbewegungen sind natürlich nicht zu registrieren (Abb. 7). Bei Verlaufskontrollen solcher Fälle ist auch ein Kleinerwerden der Fruchthöhle zu beobachten (KOHORN u. KAUFMAN, 1974). Nach ROBINSON (1975a) sind Fruchtsackvolumina von mindestens 25 ml ohne nachweisbare Frucht für diese Diagnose beweisend. Auch das Ausbleiben einer Volumenzunahme von mindestens 75% innerhalb einer Woche sind sowohl für das Abortivei als auch für die »missed abortion« charakteristisch (ROBINSON, 1975b).

Bei der verhaltenen Fehlgeburt oder der »missed abortion« werden in der Anamnese spurenhafte Blutungen berichtet, ohne daß es jedoch zur Ausstoßung der Frucht gekommen wäre. In diesen Fällen kann sich innerhalb des Fruchtsacks ein unregelmäßig geformter Fruchtsack finden. In jüngster Zeit wird allerdings der Beschreibung des Fruchtsacks (HELLMAN et al., 1972) weniger Bedeutung beigemessen. Da die Plazenta noch intakt ist, kann das Fruchtsackvolumen in diesen Fällen oft noch zunehmen (ROBINSON, 1975c). Ein kleiner unregelmäßiger Fet ohne Lebensäußerungen wird sich in diesen Fällen nachweisen lassen (KRATOCHWIL, 1967). Die gemessene Steiß-Scheitellänge liefert einen Anhaltspunkt für den Zeitpunkt des intrauterinen Absterbens. In 78% ist dieser Zeitraum zwischen der sechsten und neunten Woche anzusetzen (ROBINSON, 1975). Ist der Fruchtsack noch relativ regelmäßig geformt und nur keine Herztätigkeit nachweisbar, so sollte die Untersuchung in dreitägigen Abständen mindestens zweimal wiederholt werden, da der negative Ausfall des Nachweises der fetalen Herztätigkeit weniger beweiskräftig ist (KRATOCHWIL, 1967). Mit dem oben erwähnten Sicherheitsfaktor wurde noch nie eine intakte Schwangerschaft zerstört.

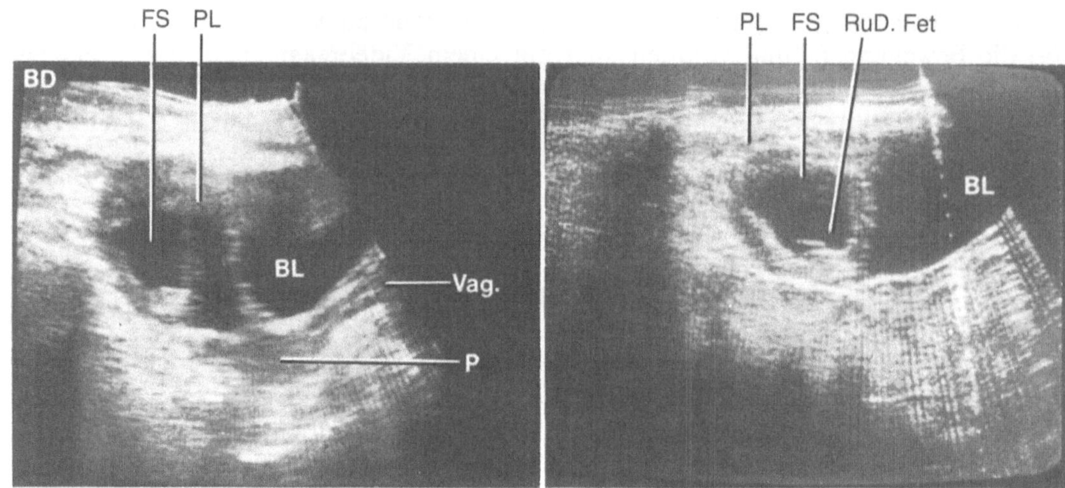

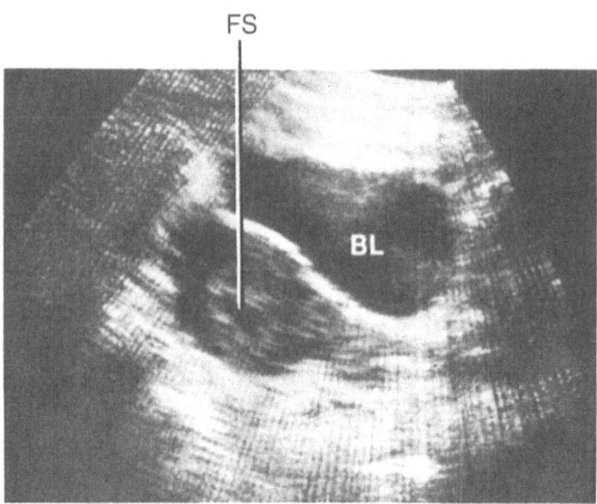

Abb. 7. Echobild eines Abortiveies mit rudimentärer Fruchtanlage (oben) und eines unregelmäßigen Fruchtsackes bei »missed abortion«. FS = Fruchtsack, PL = Plazenta, P = Portio, Vag. = Vagina, BL = Blase, BD = Bauchdecke, RuD = Rudimentärer Fet

Da in diesen Fällen trotz mazerierter Frucht die Plazenta oft noch frisch ist, wird die HCG-Ausscheidung in solchen Fällen keinen bindenden Schluß zulassen. Beim passiven, abwartenden Vorgehen nach festgestelltem Fruchttod kann die Ausstoßung nach 10–73 Tagen, durchschnittlich nach 32 Tagen erfolgen (Robinson, 1975). Durch die Ultraschalluntersuchung läßt sich die Diagnose jedoch schon nach drei Tagen sichern (Levi, 1973). Zu ähnlichen Aussagen über den Wert der Ultraschalldiagnostik gelangen Abdulla (1969), Blackwell et al. (1975), Donald et al. (1972), Hansmann (1974), Hellman et al. (1973), Jouppila (1971), Kohorn (1974), Levi (1973), MacVicar (1973), Meyenberg (1973b), Piiroinen (1974), Robinson (1972b, 1975b), Stocker et al. (1975) und Varma (1972).

Der schon etwas zurückliegende *inkomplette Abort* kann klinisch oft nicht von einer drohenden Fehlgeburt unterschieden werden. Bei der Echographie finden sich beim inkompletten Abort innerhalb des Uterus nur unregelmäßige, soliden Plazentaresiduen entsprechende Echokomplexe.

Sollte ein *kompletter Abort* vorliegen, so werden innerhalb des Uterus keine Echos nachweisbar sein. Gelegentlich findet sich noch eine erweiterte Cervix. In solchen Fällen kann u.U. auf eine Kurettage verzichtet werden.

Bei einem *für die Schwangerschaftsdauer zu großen Uterus* ergeben sich folgende differentialdiagnostische Probleme:
1) Es besteht eine schon weiter als vermutet fortgeschrittene Gravidität.
2) Es könnte ein Mehrlingsschwangerschaft vorliegen.
3) Es könnte sich um eine Blasenmole handeln oder um
4) eine Kombination einer Gravidität mit Genitaltumoren.
Die schon länger als vermutet bestehende Gravidität wird leicht zu diagnostizieren sein und die Kriterien der Terminbestimmung finden darauf Anwendung.

Mehrlingsschwangerschaften lassen sich aufgrund mehrerer nachweisbarer Fruchtsäcke eindeutig diagnostizieren. So gelang es CAMPBELL und DEWHURST (1968) bereits in der neunten Schwangerschaftswoche, eine Fünflingsschwangerschaft nachzuweisen.

GOTTESFELD et al. (1974) berichten über Sechslinge und KOSSOFF et al. (1976) über die erfolgreiche Diagnose von Neunlingen. Weitere einschlägige Berichte über Mehrlingsschwangerschaften im I. Trimenon liegen von HELLMANN et al. (1973), HOFFBAUER (1970), LEVI (1976) vor.

Interessant ist in diesem Zusammenhang die Beobachtung HOFFBAUERS (1974) und LEVIS (1976), daß 70% der angelegten Mehrlingsschwangerschaften ganz oder teilweise zugrunde gehen und sich auf nur einen Fruchtsack reduzieren (HACKELÖER u. HANSMANN, 1976). Von HANSMANN (1976) wurde ein solches Ereignis bei einer Drillingsschwangerschaft beschrieben, bei der es zur Geburt nur eines lebenden Kindes kam und die beiden mazerierten Früchte im Fundus unterhalb der Plazenta lagen. Ihre Steiß-Scheitellänge entsprach jener Ultraschalluntersuchung, bei der noch drei vitale Feten gefunden und geschrieben worden waren.

Die *Blasenmole* ist entsprechend ihrem pathologisch-anatomischen Substrat durch ein erstmals von DONALD (1965, 1968 b) beschriebenes typisches Echobild charakterisiert. Innerhalb des vergrößerten Uterus finden sich zahlreiche Echostrukturen, die an ein Schneegestöber erinnern. Daneben können sich auch homogene, Blutungen entsprechende Areale nachweisen lassen (ABDULLA et al., 1971; GARRETT et al., 1969; HANSMANN, 1974; HOLLÄNDER, 1972; KOBAYASHI et al., 1972; KRATOCHWIL et al., 1972 b; ROBINSON, 1975 b; SCHLENSKER, 1973; VARMA, 1972) (Abb. 8).

Die degenerative Entartung der Plazenta kann aber auch nur zirkumskript auftreten (KOHORN et al., 1969; KOHORN, 1974). Bei dieser partiellen Blasenmole finden sich nicht nur umschriebene Veränderungen im Echobild, sondern es gelingt auch die Darstellung eines entweder noch lebenden oder bereits abgestorbenen Feten (Abb. 9). Auch die Umwandlung einer zunächst bis zur neunten Woche intakten Gravidität in eine Blasenmole wurde beschrieben (HACKELÖER u. HANSMANN, 1976; KRATOCHWIL u. ZEIBEKIS, 1972 a).

Weitgehend degenerierte Myome, die ein annähernd gleiches Echobild aufweisen können, können differentialdiagnostische Probleme aufwerfen (DONALD, 1965; HOLLÄNDER, 1972; KRATOCHWIL et al., 1973 a; KRATOCHWIL u. ZEIBEKIS, 1972 a; SCHLENSKER, 1973; NUSCH u. NOCKER, 1970).

Infolge der erhöhten Hormonproduktion bei dieser Erkrankung kommt es häufig zum Auftreten von Luteinzysten, die sich als ein- oder beidseitige Tumoren neben dem Uterus echographisch darstellen lassen. Nach der Behandlung der Blasenmole ist eine genaue Kontrolle der Patientin über 1–2 Jahre wegen der Gefahr der Entstehung eines Chorionepithelioms notwendig. Zusätzlich zu den Hormonanalysen kann auch die Ultraschalluntersuchung beim Verdacht auf ein Chorionepitheliom zur Klärung der Diagnose herangezogen werden (KRATOCHWIL et al., 1973 a). In diesem Fall kann innerhalb der Gebärmutter ein regelmäßiges, solides Areal nachgewiesen werden (Abb. 10). Bei Kontrolluntersuchungen im Verlauf einer Chemotherapie kann die Rückbildung einer solchen

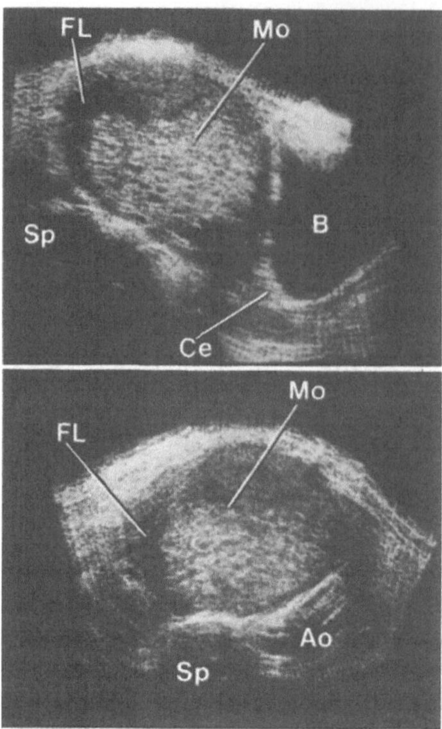

Abb. 8. Echobild einer Blasenmole, oben im Längs-, unten im Querschnitt. B=Blase, Ce=Cervix, Mo=Mole, FL=Flüssigkeit/Blut, Sp=Wirbelsäule, Ao=Aorta

Veränderung beobachtet werden (Troostwijk, 1972). Der Anstieg der Hormonwerte kann aber auch durch eine neuerliche Schwangerschaft verursacht sein, die sich durch die Echographie einfach bestätigen läßt.

Beim *Verdacht auf eine Extrauteringravidität* kann die Ultraschalldiagnostik zur Abklärung der Diagnose mit eingesetzt werden. Entweder gelingt es, eine intakte intrauterine Gravidität nachzuweisen, oder ein tastbarer Adnextumor wird als Corpus luteum-Zyste erkannt (Abb. 11).

Im Fall einer Extrauteringravidität zeigt das Echogramm einen zwar etwas vergrößerten, aber sonst leeren Uterus, der entsprechend der sekretorisch umgewandelten Schleimhaut zentral leicht unregelmäßige Echokomplexe enthält, jedoch keinen Fruchtsack. Im Fall einer Extrauteringravidät kann ein solcher neben dem Uterus samt Feten und dessen Lebensäußerungen nachgewiesen werden. Beim *Tubarabort* hingegen finden sich im Adnexbereich uncharakteristische Echokomplexe, wobei zwischen alten entzündlichen Veränderungen und einem Tubarabort nicht zu differenzieren ist. Hier kann nur unter Berücksichtigung der Anamnese und der klinischen Daten ein Verdacht auf das Vorliegen einer Extrauteringravidität geäußert werden. Die diagnostischen Versager werden mit 29% beziffert (Kobayashi et al., 1969).

Diagnostische Irrtümer, die mit Sicherheit eine intrauterine Schwangerschaft beschreiben, können für den Patienten lebensbedrohend sein (Donald, 1965).

Im Zeitalter der Familienplanung und der Verwendung von Intrauterinpessaren ist in 2% der Pessarträgerinnen mit einer Kombination eines IUD und Schwangerschaft zu rechnen. Die meist aus Plastik geformten Intrauterinpessare lassen sich innerhalb des Uterus eindeutig nachweisen (Kratochwil et al., 1975; Piiroinen, 1972). Bei gleichzeitig bestehender Schwangerschaft läßt sich das stark reflektierende IUD neben dem Fruchtsack darstellen (Kratochwil u. Beck, 1975). In vielen dieser Fälle ist es jedoch

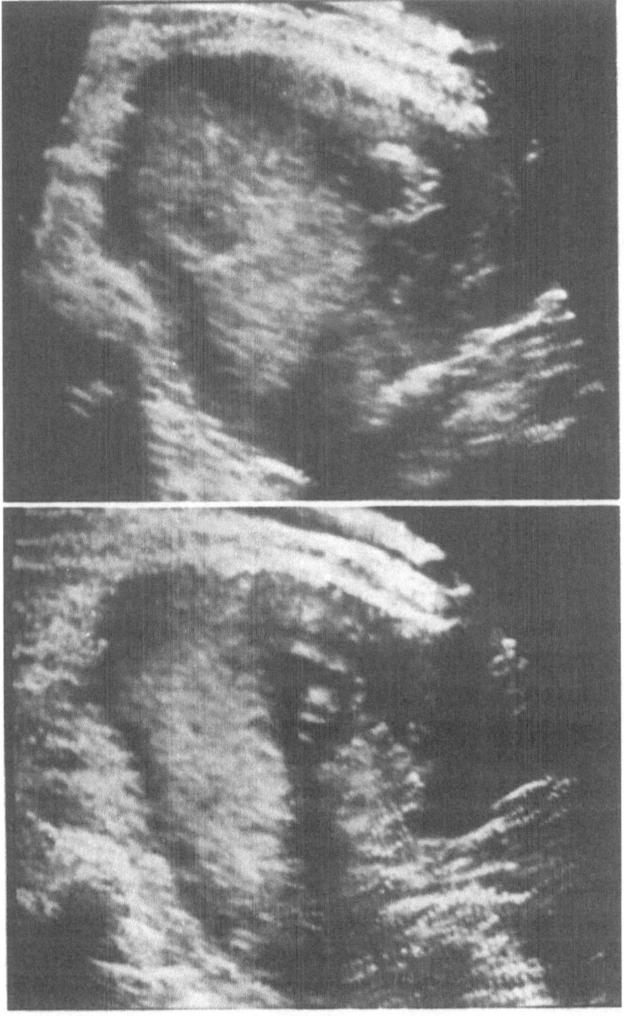

Abb. 9. Partielle Blasenmole mit noch nachweisbarer Fruchtanlage und abgestorbenem Feten

nicht mehr innerhalb des Cavum uteri, sondern im Bereich der Cervix nachzuweisen. Bei klinisch unerkanntem Uterus unicollis bicornis konnte das IUD in einem Horn und die Schwangerschaft im anderen nachgewiesen werden.

Der Nachweis der Intrauterinpessare gelingt jedoch nur in der Frühschwangerschaft. Zu einem späteren Zeitpunkt ist der Nachweis nicht mehr möglich. Dies gilt auch für das nicht gravide Horn eines Uterus bicornis gravidus, wo es nach der 16. Woche nur schwer gelingt, das im Wachstum zurückbleibende Horn darzustellen.

Die *Kombination Gravidität und gynäkologischer Tumor* ist nicht allzu selten und kann ebenfalls eine Diskrepanz zwischen Dauer der Amenorrhö und der Gravidität vortäuschen. *Einfache Ovarialzysten* wie Corpus luteum-Zysten (Abb. 11) oder ein *Cystoma serosum simplex* (Abb. 12) geben ein klares echographisches Bild. Neben dem graviden Uterus finden sich scharf begrenzte, akustisch homogene Gebilde, an deren dorsaler Wand eine deutliche Überhöhung der Echos infolge des großen Impedanzunterschiedes zwischen Flüssigkeit und soliden Anteilen des Gewebes zu verzeichnen ist.

Dermoidzysten weisen dagegen eine komplexere Struktur auf, ihre Wand ist breiter, wie gezahnt, und innerhalb des Tumors treten infolge des Inhalts Inhomogenitäten auf

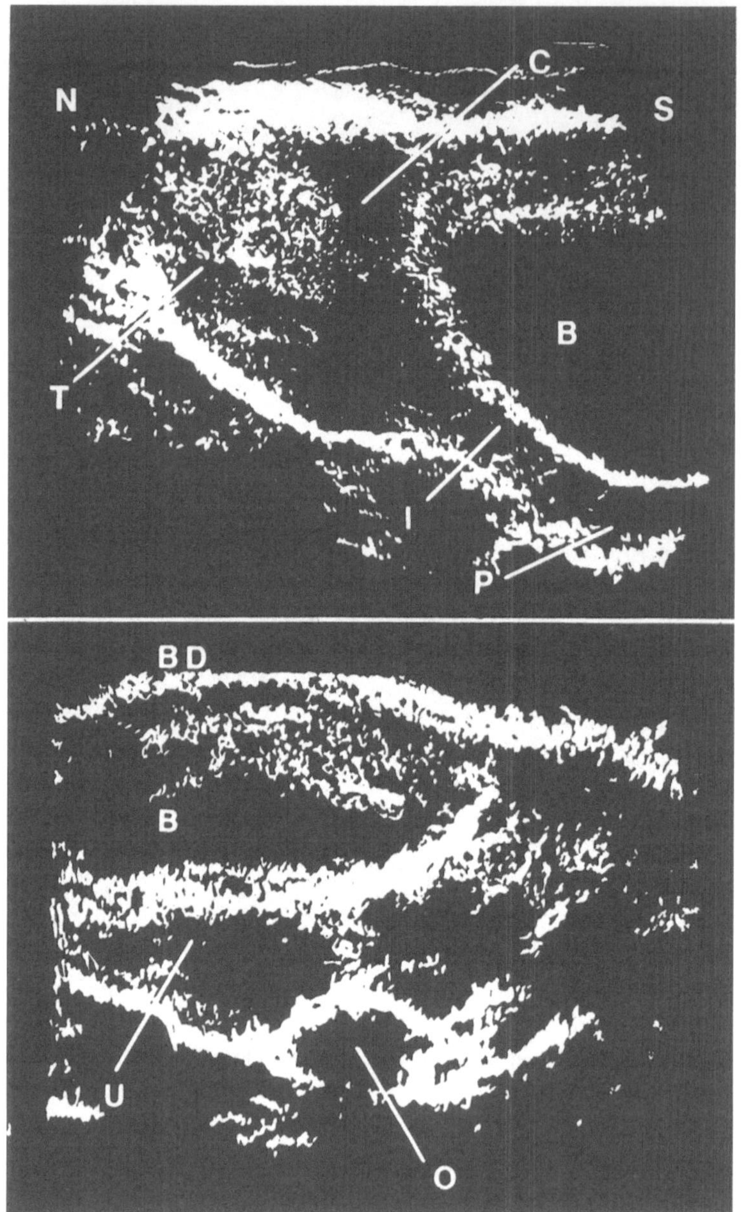

Abb. 10. Echobild eines Chorionepithelioms mit Darstellung des Tumors (T) innerhalb des Corpus (C). I = Isthmus, P = Portio, B = Blase. Darunter Querschnitt. N = Nabel, S = Symphase, BD = Bauchdecke, U = Uterus, O = Ovar

(KRATOCHWIL, 1976). Gelegentlich kann eine scharfe Grenze innerhalb des Tumors beobachtet werden, die die basalen, solidem Zelldetritus entsprechenden Anteile von der Flüssigkeit trennt.

Beim *Uterus myomatosus gravidus* findet sich ein Fruchtsack innerhalb eines großen, unregelmäßigen, von einem oder mehreren Knoten durchsetzten Uterus (Abb. 13). Die in der Wand gelegenen Tumore können ausgemessen werden und zeigen während der ersten Wochen der Schwangerschaft wegen der besseren Blutversorgung ein rasches Wachstum, das durch die Größenabmessungen der Veränderungen dokumentiert werden kann (KRATOCHWIL, 1968b, 1976).

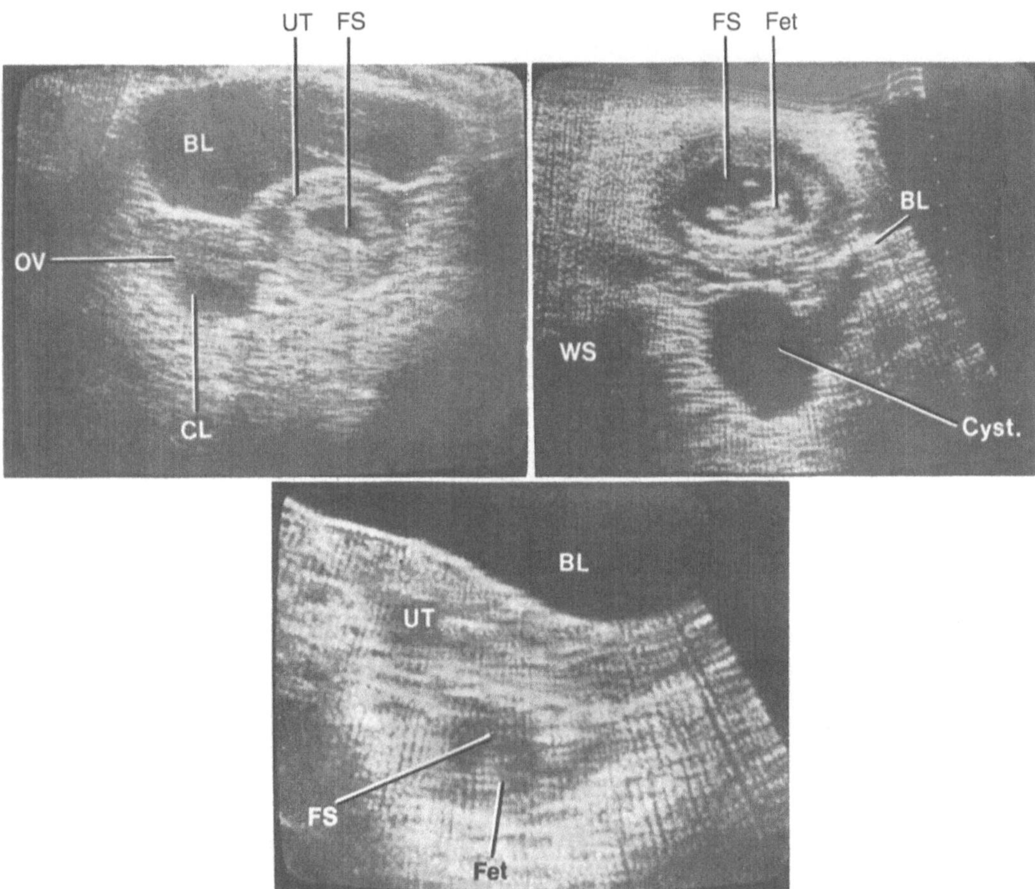

Abb. 11. Links oben: Querschnitt bei intakter Schwangerschaft mit intaktem Fruchtsack (FS) innerhalb des Uterus (UT) hinter der vollen Blase (BL) mit Darstellung des rechten Ovars (OV) und des Corpus luteum (CL). Rechts oben: Intakte Gravidität mit Fruchtsack (FS) und Feten, hinter dem Uterus ein zystischer Tumor (Cyst.). Unten: Echobild einer intakten Extrauteringravidität. Hinter der Blase (BL) kommt der nicht vergrößerte Uterus (UT) zur Darstellung, dem sich nach dorsal ein Fruchtsack (FS) mit einem Feten und positiver Herzaktion anschließt. WS = Wirbelsäule

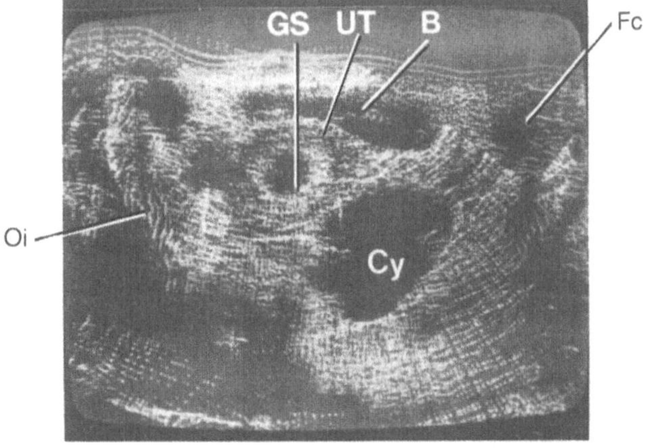

Abb. 12. Querschnitt mit intakter Gravidität und einem linksseitigen zystischen Adnextumor. B = Blase, UT = Uterus, GS = Fruchtsack, Cy = Zyste, Fc = Femuralkanal, Oi = Os ileum

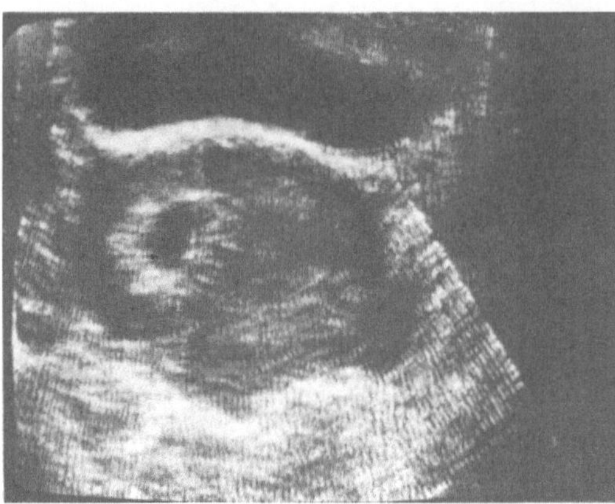

Abb. 13. Querschnitt bei Uterus myomatosus gravidus. In dem unregelmäßigen, besonders nach links ausladenden Uterus kommt der Fruchtsack zur Darstellung

Im späteren Verlauf der Schwangerschaft kann es dagegen zu Degenerationserscheinungen innerhalb des Myoms kommen, die sich durch eine zunehmende akustische Inhomogenität nachweisen lassen (MacVicar, 1973). Bei schon früh in der Schwangerschaft ausgeprägten Degenerationserscheinungen solcher Myome kann es zu Verwechslungen mit dem Bild einer Blasenmole kommen.

4. Untersuchungen im zweiten und dritten Schwangerschaftsdrittel

Mit fortschreitender Schwangerschaftsdauer und der Größenzunahme des Uterus, der nun das kleine Becken verläßt, wird die Untersuchung einfacher und werden mehr anatomische Details am Feten darstellbar (Kossoff et al., 1974).

Die Indikation zur Untersuchung in diesem Schwangerschaftsabschnitt ist neben der Biometrie die Lagediagnostik, die Plazentalokalisation, der Nachweis von Mehrlingsschwangerschaften sowie die Erkennung von kindlichen Mißbildungen.

Die Lagediagnostik kann auch für routinierte Geburtshelfer bei adipösen schwangeren Frauen, die der Untersuchung eine starke Abwehrspannung entgegensetzen, sowie beim Vorliegen eines Hydramnions schwierig sein. Die Echographie kann in diesen zweifelhaften Fällen rasch und einfach zur Diagnose führen.

Auf Längsschnitten gelingt es leicht, die ganze Frucht darzustellen. Dabei findet sich bei Schädellagen der kindliche Kopf im kleinen Becken (Abb. 14) und bei Beckenendlagen im Fundus (Abb. 15).

Auf ergänzenden Querschnitten kommt der Schädel als Ovoid zur Darstellung, das durch eine mediane von frontal nach okzipital verlaufende Echolinie in zwei gleiche Hälften geteilt wird. Diese Echolinie entspricht der Falx cerebri bzw. dem Interhemisphärenspalt. Beidseits von dieser Echolinie gelingt es, bei entsprechender Schnittführung die Seitenventrikel darzustellen (Campbell et al., 1975; Kossoff et al., 1974) (Abb. 16).

Der kindliche Rumpf zeigt auf Querschnitten eine eher runde Kontur. Entsprechend der kindlichen Wirbelsäule läßt sich ein dreieckig begrenztes Areal darstellen (Abb. 17). Je nach Höhe des Querschnitts am kindlichen Rumpf können auch die Konturen des kindlichen Herzens (Abb. 18), der fetalen Nieren (Abb. 19) bzw. der Vena umbilicalis (Abb. 20) dargestellt werden. Kossoff et al. (1974) gelang es außerdem noch, den fetalen

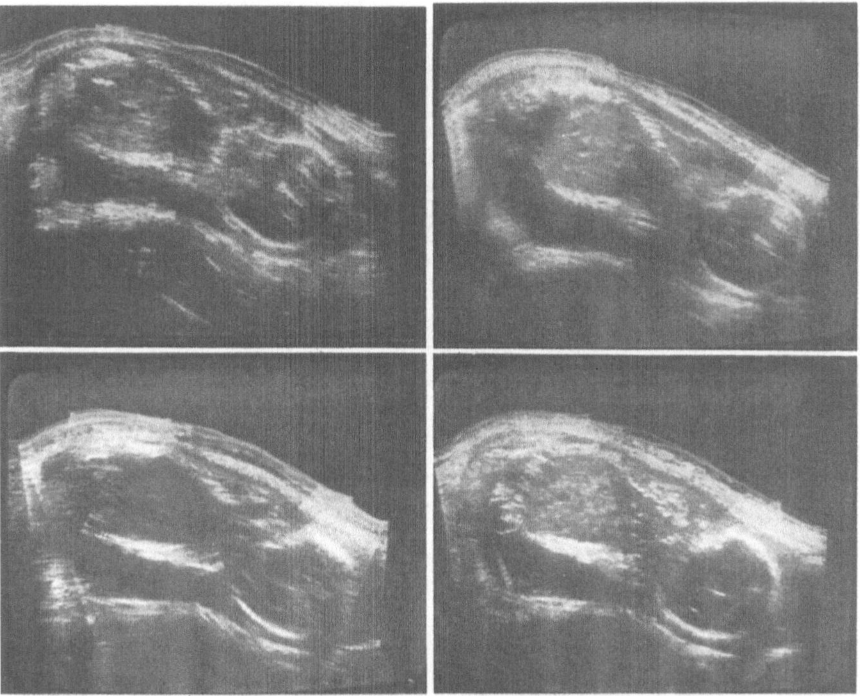

Abb. 14. Darstellung eines Kindes in Schädellage bei fortgeschrittener Schwangerschaft. Das Bild zeigt zugleich den Einfluß der Frequenz und Fokusierung auf die Bildqualität

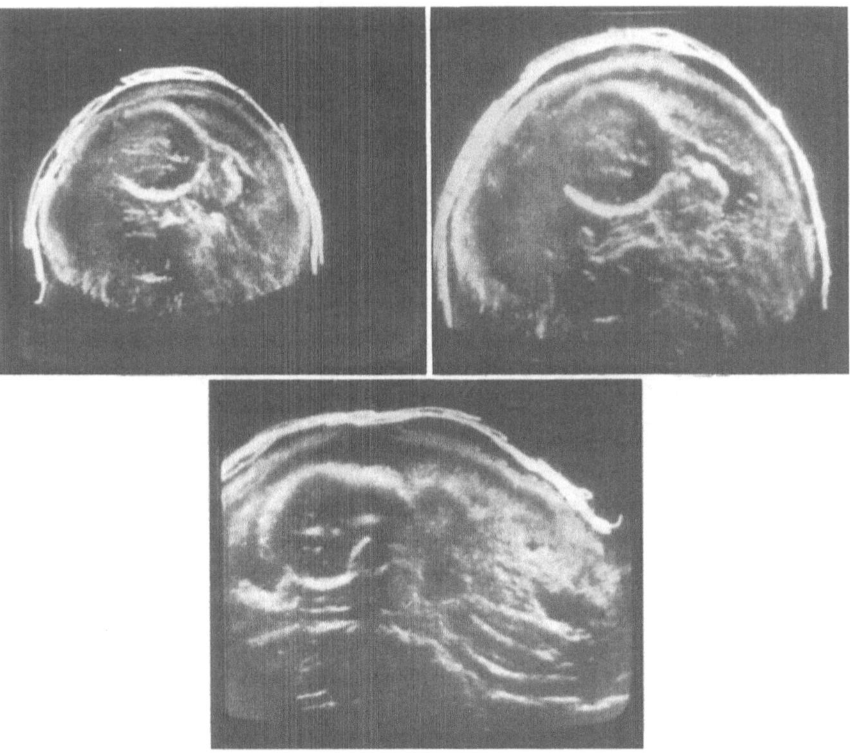

Abb. 15. Quer- und Längsschnittuntersuchung bei Beckenendlage. Links oben: Querschnitt im Fundusbereich mit Darstellung des kindlichen Schädels und Mittelechos. Rechts oben: Vergrößerung des Bildausschnitts mit Darstellung des Schädels, der Plazenta und dem Kind in Beckenendlage. Der Kopf befindet sich im Fundus, der kindliche Rumpf im kleinen Becken. Unten: Längsschnitt = Darstellung des Feten in Beckenendlage

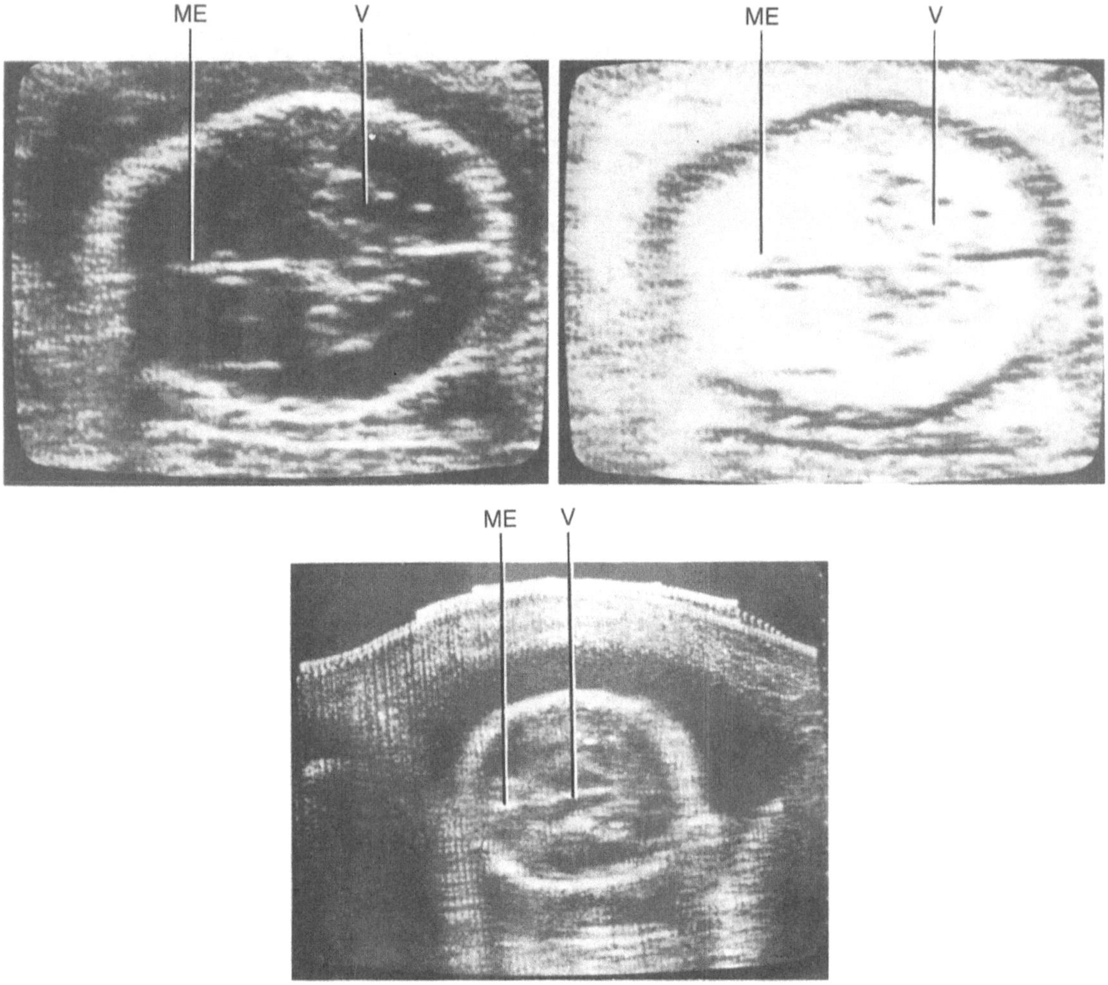

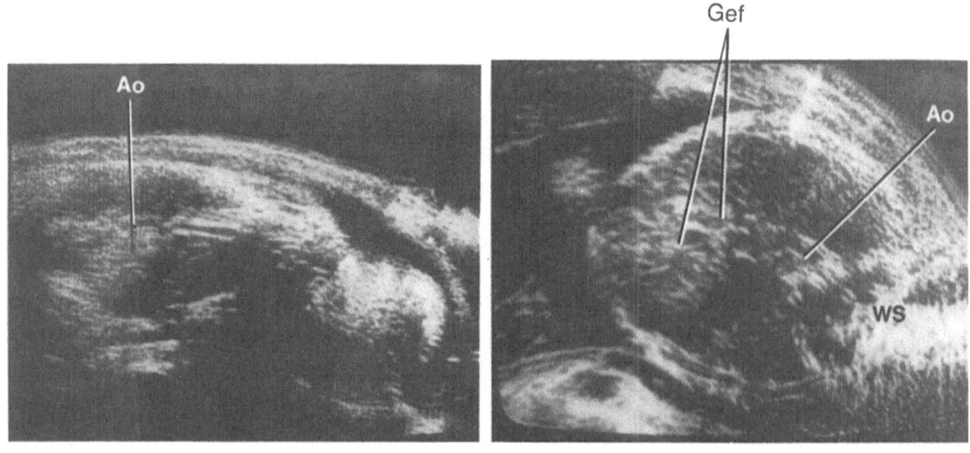

Abb. 16. Querschnitt des kindlichen Schädels mit Darstellung des Mittelechos (ME) und den daran anschließenden Ventrikeln (V)

Abb. 17. Darstellung kindlicher Gefäße. Links: Längsschnitt, Kind in Schädellage. Innerhalb des Rumpfes ist das parallele Band der kindlichen Aorta (Ao) zu erkennen. Rechts: Querschnitt durch den kindlichen Rumpf mit Darstellung der kindlichen Wirbelsäule, der davor gelegenen Aorta und weiterer Gefäßquerschnitt (Gef). WS = Wirbelsäule

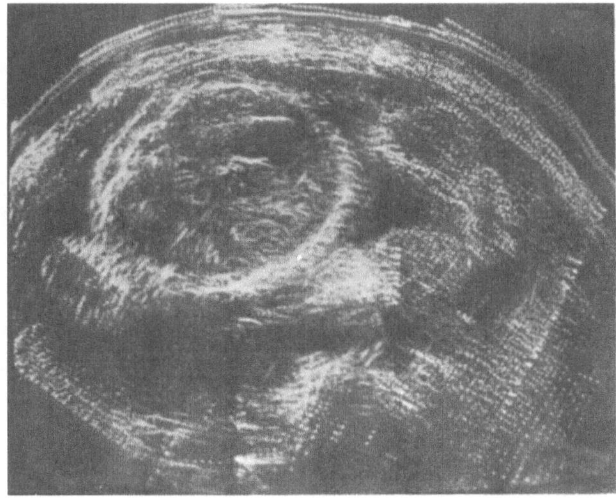

Abb. 18. Querschnitt durch den kindlichen Rumpf mit Darstellung des scharf begrenzten Herzquerschnittes

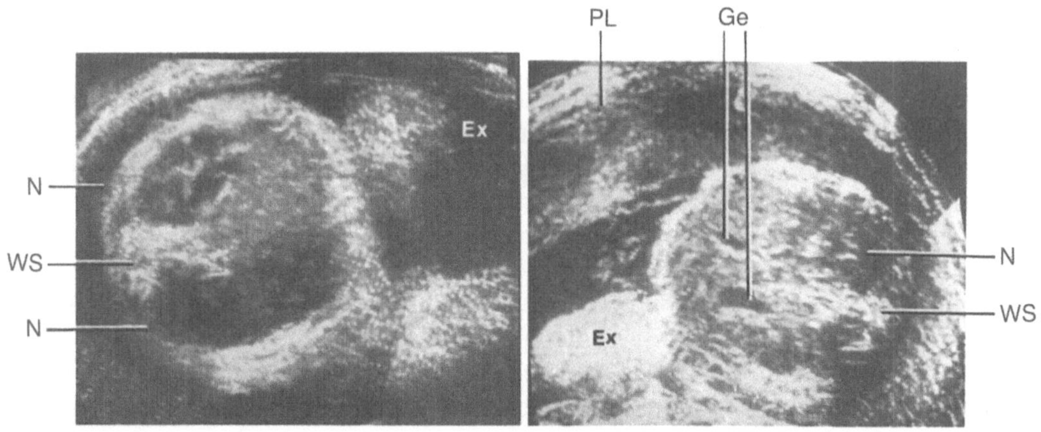

Abb. 19. Querschnitte durch den kindlichen Rumpf mit Darstellung der kindlichen Niere. WS = Wirbelsäule, N = Niere, Ex = Extremitäten, PL = Plazenta, Ge = Gefäßquerschnitte

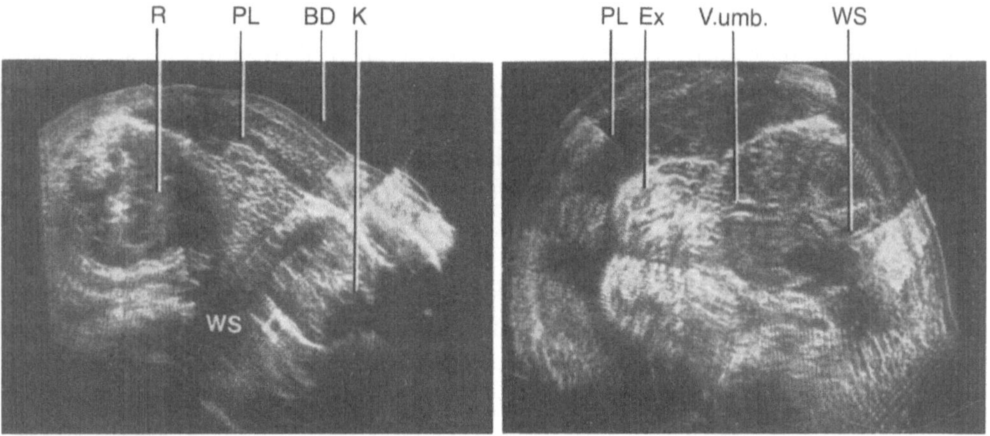

Abb. 20. Darstellung eines Kindes in Schädellage. Senkrecht zum Rumpf des Kindes werden Querschnitte durchgeführt, wobei innerhalb des kindlichen Rumpfes im Querschnitt die Vena umbilicalis (V. umb.) zur Darstellung gelangt. R = Rumpf, PL = Plazenta, BD = Bauchdecke, K = Kopf, WS = Wirbelsäule, Ex = Extremitäten

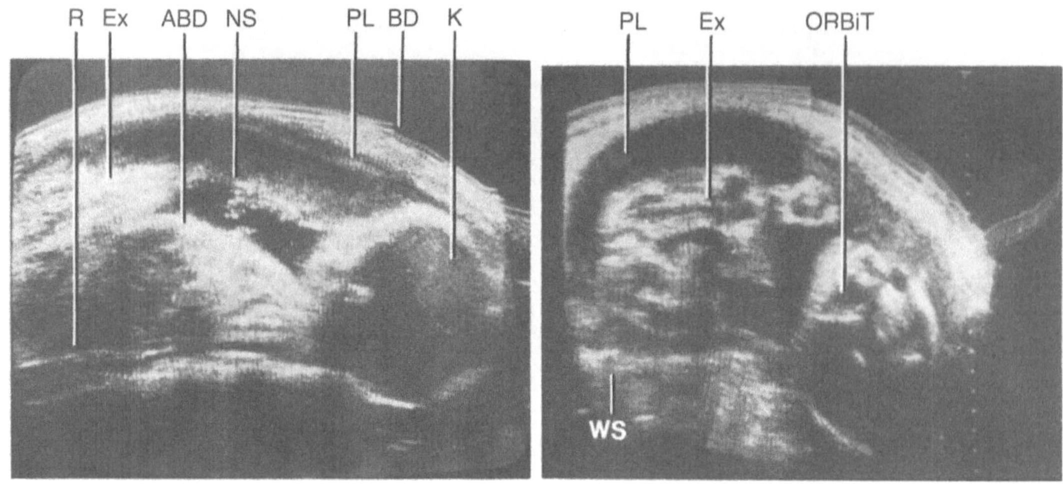

Abb. 21. Längsschnitt bei Positio occipitalis sacralis. K = kindlicher Kopf, PL = Plazenta, NS = Nabelschnur, ABD = kindliches Abdomen, Ex = Extremitäten, R = Rumpf, ORBIT = Orbitae, WS = mütterliche Wirbelsäule, BD = Bauchdecke

Magen, die Gallenblase und die Leber darzustellen. Die Extremitätenquerschnitte gelangen vor dem Kindeskörper als mehr oder minder kreisförmige Echokomplexe mit starken zentralen, den Knochen entsprechenden Reflexionszonen zur Darstellung. In Ausnahmefällen kann bei vermehrtem Fruchtwasser auch die Nabelschnur dargestellt werden. Mit schnellen B-Bildgeräten gelang auch die Darstellung einer Nabelschnurumschlingung (Kamina u. deTourris, 1975).

Die von den Schwangeren bei der Untersuchung oft gestellte Frage nach dem Geschlecht des Kindes kann nur in Ausnahmefällen beantwortet werden, nämlich dann, wenn infolge eines Hydramnions das Beckenende des Kindes zugänglich wird und der Penis oder das Skrotum zur Darstellung gelangen (Garrett et al., 1970; Holländer, 1972; Kossoff et al., 1974).

Lageanomalien des Kindes sind ebenfalls diagnostizierbar. Nicht selten findet sich noch vor Wehenbeginn ein hoher Geradstand. Bei der Positio occipitalis sacralis gelingt auf Längsschnitten die Darstellung der gesamten kindlichen Wirbelsäule und des Wirbelkanals, die in das Hinterhaupt übergehen. Die kindlichen Extremitäten liegen beidseits neben dem Rumpf. Bei der Positio occipitalis sacralis gelingt es zunächst meist nicht, den kindlichen Schädel im Längsschnitt befriedigend darzustellen. Unterhalb der Bauchwandechos findet sich eine mehr oder minder unregelmäßige, dem Gesicht des Kindes entsprechende Kontur. Nur die Hinterhauptsschuppe gibt ein klar gezeichnetes, scharf begrenztes Echo. Ergänzt man die Untersuchung durch Transversalschnitte, so kann die Darstellung der fetalen Orbitae gelingen (Abb. 21).

Bei der Betrachtung des Echobildes erkennt man, daß der kindliche Rücken der mütterlichen Wirbelsäule zugewandt ist, während der gewölbte kindliche Thorax unterhalb der Bauchdecke liegt, von dem die Nabelschnur nach ventral zur Plazenta führt.

Quer- und Schräglagen zeigen auf Längsschnitten den Querschnitt des kindlichen Rumpfes, der von reichlich Fruchtwasser umgeben ist (Abb. 22). Das kleine Becken ist frei von Kindesteilen, das typische Echo des fetalen Schädels kommt auf einer Mutterseite zur Darstellung. Auf Querschnitten entsprechend der kindlichen Längsachse läßt sich dann die gesamte Fruchtwalze darstellen, wobei ihr Verhältnis zur Längsachse der Mutter

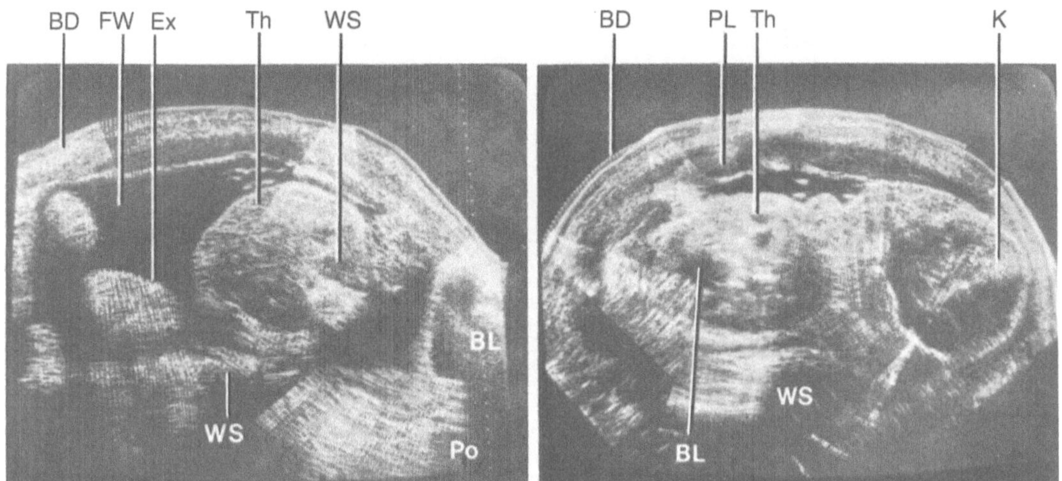

Abb. 22. Untersuchungsergebnis bei Querlage. Links: Längsschnitt. Das kleine Becken ist frei von großen Kindesteilen, der kindliche Rumpf ist quer getroffen. Rechts: Querschnitt. Es kommt die gesamte Längsachse der Frucht zur Darstellung. BD = mütterliche Bauchdecken, FW = Fruchtwasser, Ex = Extremitäten, Th = Thorax, WS = kindliche bzw. mütterliche Wirbelsäule, BL = mütterliche bzw. kindliche Blase, K = Kopf, PL = Plazenta, Po = Portio uteri

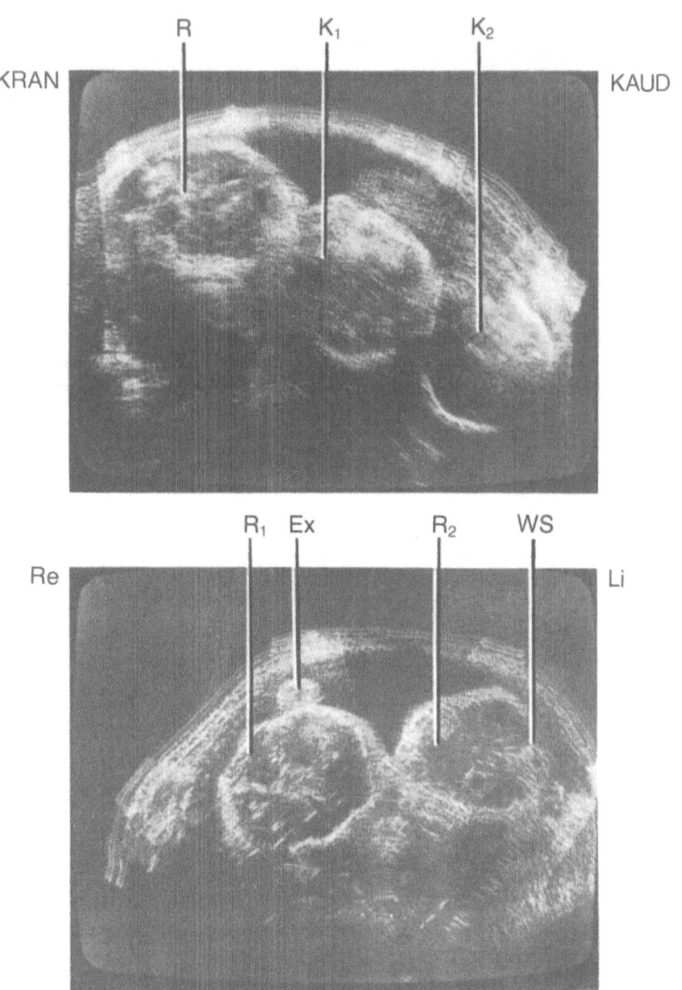

Abb. 23. Zwillingsschwangerschaft. Oben: Längsschnitt. Unten: Querschnitt. Beide Kinder befinden sich in Schädellage, R = Rumpf, K = Kopf, Ex = Extremitäten

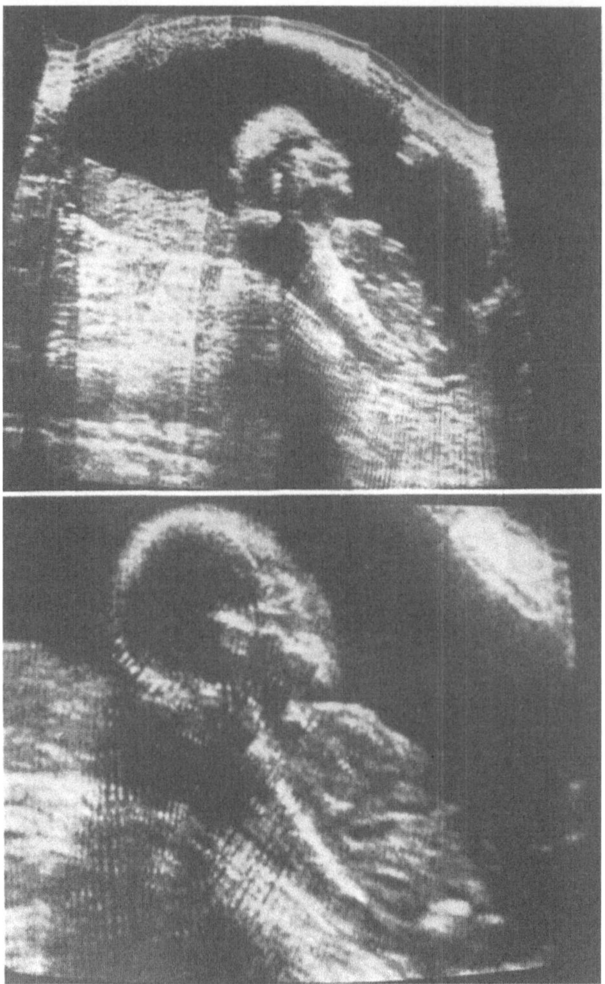

Abb. 24. Darstellung kindlicher Details bei Hydramnion. Längsschnitt. Unten: Elektronischer Zoom. Details des kindlichen Schädels, der auf der Plazenta ruht, sowie die dorsal gelegene Wirbelsäule des Feten kommen deutlich zur Darstellung. Im Zoom sind auch kindliche Gefäße innerhalb des Rumpfes als echoleere Strukturen nachzuweisen

durch die Kontur der mütterlichen Wirbelsäule bestimmt wird. Die Stellung des kindlichen Schädels und die Lage der mütterlichen Wirbelsäule ergeben dann für die Geburtshelfer die vollständige Lagediagnose.

Ein für die Schwangerschaftsdauer zu großer Uterus im zweiten und dritten Schwangerschaftsdrittel kann entweder durch eine Mehrlingsschwangerschaft oder durch ein Hydramnion bedingt sein. Die Diagnose einer *Mehrlingsschwangerschaft* stützt sich auf den Nachweis von mehr als zwei großen Kindesteilen. Das Hauptaugenmerk muß jedoch auf den Nachweis von mehr als einem kindlichen Schädel gerichtet werden. Dieser Nachweis ist leichter durch Querschnitte zu führen als durch Längsschnitte, da es bei der Kombination z.B. einer I. Beckenendlage und einer II. Schädellage bzw. Querlage nur sehr schwer möglich ist, beide Schädel in einem Schnitt zu demonstrieren.

Selbst bei Schrägschnitten kann die gleichzeitige Demonstration mißlingen. Sorgfältige Untersuchungen vorausgesetzt, ist es immer möglich, nicht nur die Anzahl der Feten, sondern auch ihre Position klar zu bestimmen (Abb. 23).

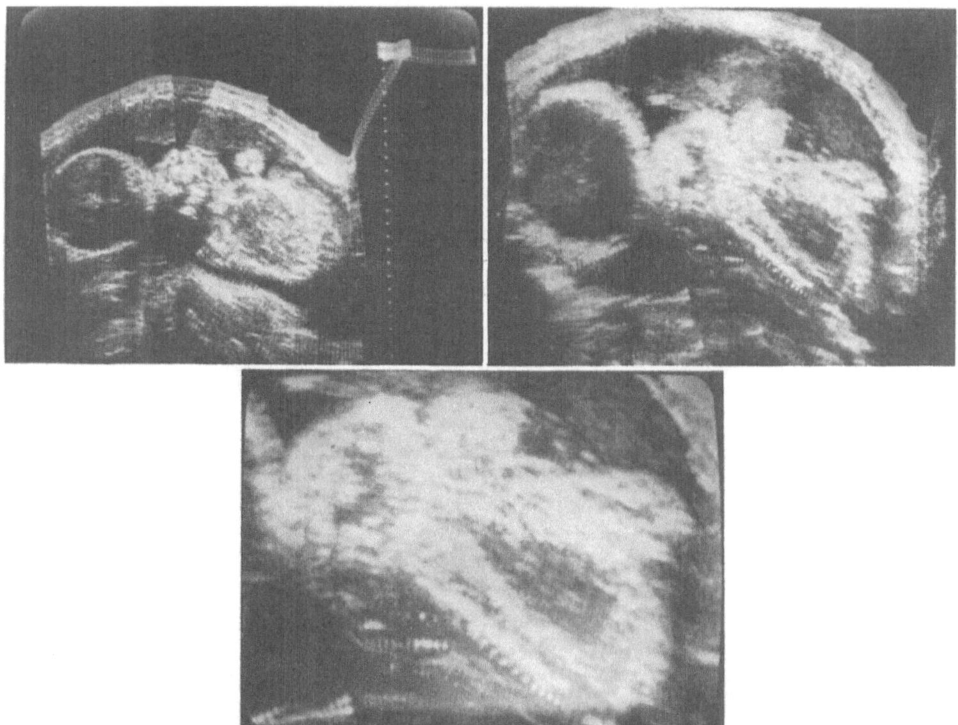

Abb. 25. Zwillingsschwangerschaft, bei der eine Frucht einen Anenzephalus aufweist. Man erkennt deutlich, daß die parallele Struktur der Wirbelsäule in einer amorphen Masse endet

Das Hydramnion läßt sich durch die Ultraschalluntersuchung leicht erkennen. In diesem Fall wird der Fruchtsack durch eine breite, akustisch homogene, dem Fruchtwasser entsprechende Zone umgeben. Durch den Impedanzunterschied zwischen Fruchtwasser und soliden Kindesteilen sind auch fetale Detailstrukturen wie Extremitäten und Einzelheiten des kindlichen Schädels wie z.B. das Gesicht klar zu erkennen (Abb. 24).

Das Hydramnion kann aber auch auf eine Fehlbildung des kindlichen Neuralrohres bzw. des Ösophagus hinweisen. Daher muß nach diesen Fehlbildungen gesucht werden. Während die Ösophagusatresie mit Ultraschall nicht erkannt werden kann, lassen sich jedoch Fehlbildungen im Bereich des Neuralrohres nachweisen.

Als häufigste Ursache eines Hydramnions ist ein Anenzephalus anzusehen. Echographisch wurden solche Bilder von FISHER et al. (1975), LEVI (1972), KRATOCHWIL und SCHALLER (1971 b), HACKELÖER und NITZSCHKE (1975) beschrieben. Anstelle des kindlichen Schädels ist in solchen Fällen nur eine unregelmäßige, amorphe Masse zu erkennen, in die die kindliche Wirbelsäule mündet.

Als seltenes Ereignis konnte eine solche Veränderung auch bei einer Zwillingsschwangerschaft beobachtet werden, bei der die eine Frucht normal gebildet war, während die zweite einen Anenzephalus erkennen ließ (Abb. 25).

Fehlbildungen des Wirbelkanals können ebenfalls ein Hydramnion verursachen. Wegen der auffälligen Häufigkeit in Großbritannien und Irland wurde dort der Versuch unternommen, die kindliche Wirbelsäule und den Wirbelkanal darzustellen. Dies gelingt bereits ab der 16. Woche (CAMPBELL 1973; CAMPBELL et al., 1975; GARRETT et al., 1970; KOSSOFF et al., 1974; MEUDT u. HINSELMANN, 1975). Dabei wird die Wirbelsäule bzw. der Wirbelkanal durch ein paralleles Echoband charakterisiert (Abb. 26). Bei Verwendung gut fokusier-

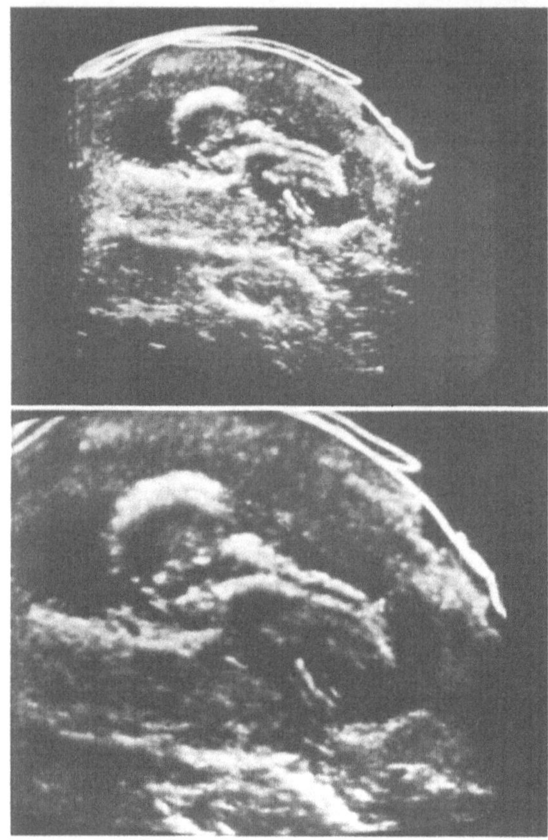

Abb. 26. Darstellung der kindlichen Wirbelsäule in der 18. Schwangerschaftswoche bei einem Kind in Beckenendlage. Oben: Das parallele Band des Wirbelkanals ist vom Foramen occipitale an nach kaudal zu verfolgen. Das Kind befindet sich in Steißlage, der Schädel ruht auf der Hinterwandplazenta. Unten: Zoom

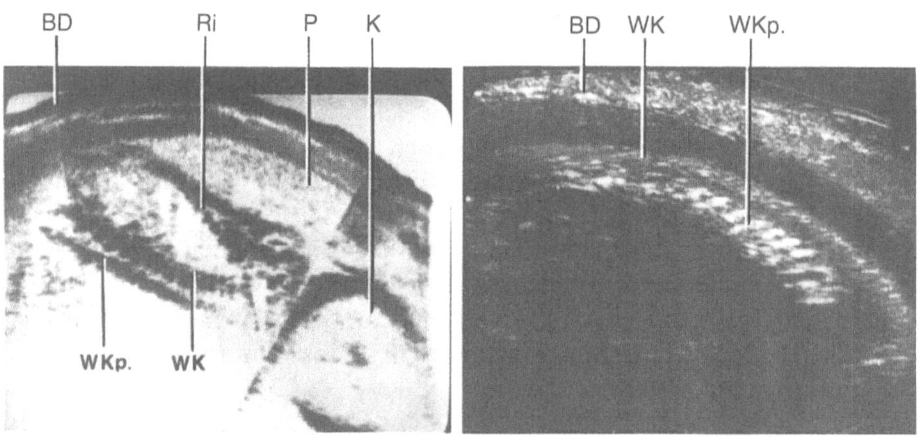

Abb. 27. Darstellung der kindlichen Wirbelsäule samt Wirbelkörper bei einem Kind in der 20. Schwangerschaftswoche. K = Kopf, P = Plazenta, Ri = Rippen, WKp. = Wirbelkörper, WK = Wirbelkanal, BD = mütterliche Bauchdecken

ter Prüfköpfe können auch die Wirbelkörper echographisch dargestellt werden (Abb. 27). Beim Fehlen der dorsalen Struktur werden Querschnitte angelegt, die einen fehlenden Wirbelbogen und damit eine Spina bifida nachweisen können (Campbell, 1973; Campbell et al., 1975).

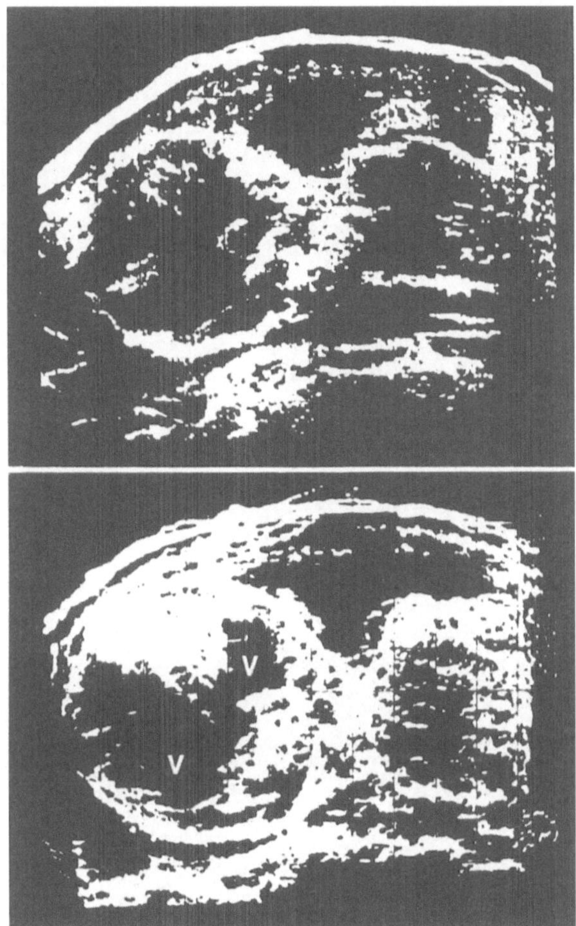

Abb. 28. Hydrozephalus. Deutliches Mißverhältnis zwischen kindlichem Schädel mit den erweiterten Ventrikeln (V) und dem daran anschließenden kindlichen Thorax

Myomeningozelen können als zystische Gebilde in den dorsalen Körperpartien zur Darstellung gelangen (KOSSOFF et al., 1974). Eine weitere Fehlbildung, die mit der Echodiagnostik leicht aufgedeckt werden kann, ist der *Hydrozephalus* (KOSSOFF et al., 1974; CAMPBELL, 1973; KRATOCHWIL u. SCHALLER, 1971a).

In Extremfällen ist der Kopf für die Schwangerschaftsdauer wesentlich zu groß, und es besteht ein Mißverhältnis zwischen Schädel und kindlichem Thorax (CAMPBELL, 1973; HANSMANN, 1974; RAMZIN et al., 1973). Aufgrund des Mißverhältnisses zwischen kindlichem Schädel und Thorax wurden von HANSMANN et al. (1974) auch ein thanatophorer Zwerg und ein Potter-Syndrom (HANSMANN, 1974) mittels Ultraschall aufgedeckt (Abb. 28).

KOSSOFF et al. (1974) konnten zeigen, daß es durch die Grauwertdarstellung möglich ist, den Ventrikel bereits intrauterin zu messen und Abweichungen von der Norm festzustellen. Dadurch wird es auch möglich, einen Hydrozephalus bei anscheinend normalem, der Schwangerschaftsdauer entsprechendem Schädeldurchmesser zu erkennen (Abb. 29).

Weitere, mit Ultraschall erkannte fetale Fehlbildungen sind Lungentumoren (KOSSOFF et al., 1974) Omphalozelen (HANSMANN, 1974) und Hydronephrosen (CAMPBELL, 1973; KOSSOFF et al., 1974; KRATOCHWIL et al., 1972a). Von HACKELÖER und HANSMANN wurde 1976 auch eine angeborene Struma mit Ultraschall erfolgreich diagnostiziert.

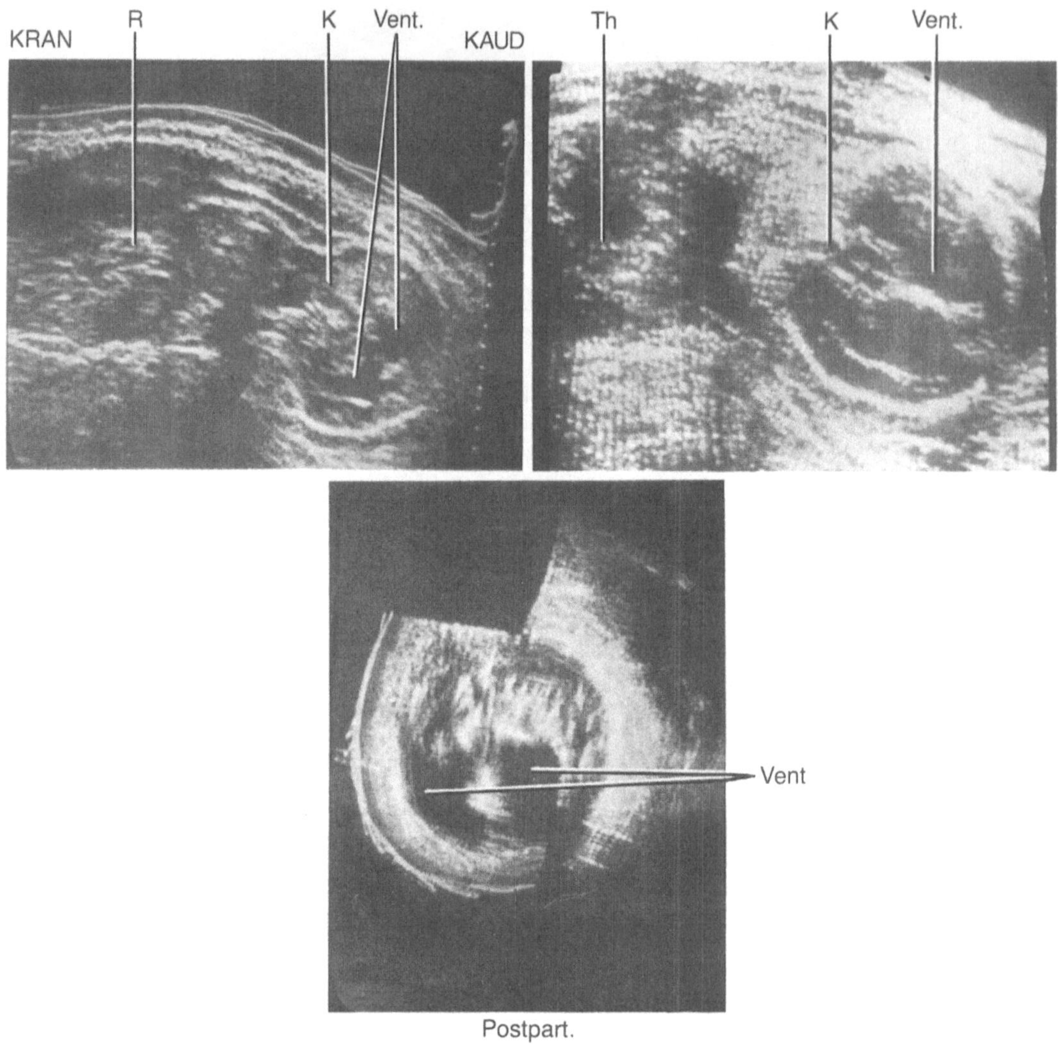

Abb. 29. Grauwertdarstellung der erweiterten Ventrikel bei einem der Schwangerschaftsdauer entsprechenden Schädeldurchmesser. Die präpartal gestellte Diagnose konnte durch eine postpartale Untersuchung (unten) bestätigt werden. K = Kopf, R bzw. Th = Thorax, Vent = Ventrikel

Der vermutete kindliche intrauterine Fruchttod im zweiten und dritten Schwangerschaftsdrittel stellt eine weitere Indikation zur Echographie dar. Außer dem Fehlen der kindlichen Herzaktion und der fetalen Bewegungen lassen sich bei länger bestehendem Fruchttod typische Zeichen beobachten. Am kindlichen Schädel kommt es zum Auftreten einer Doppelkontur (HOLLÄNDER, 1972; LEVI, 1972; WEISS, 1974). Diese Doppelkontur ist durch ein Ödem der Kopfschwarte bedingt. Im Normalfall ist die Kopfschwarte nur 1,2 mm dick und nicht als gesondertes Echo darstellbar (WILLOCKS et al., 1964). Eine solche Doppelkontur kann auch ohne intrauterinen Fruchttod bei der Rhesusinkompatibilität, der diabetogenen Fetalerkrankung, beim Transfusionssyndrom monochoriotischer Zwillinge und bei Lymphangiektasien verzeichnet werden (HOLLÄNDER, 1976).

Bei fortgeschrittener Autolyse des Feten ist eine Entrundung des Schädels mit Überlappen der Schädelknochen entsprechend dem Spaldingschen Zeichen zu beobachten (HOLLÄNDER, 1972). Auch der kindliche Rumpf ist entrundet und schwer abgrenzbar. Infolge von Gasbildungen kommt es innerhalb des kindlichen Abdomens zu stark reflektierenden, sternförmig angeordneten Echokomplexen (KOSSOFF et al., 1974).

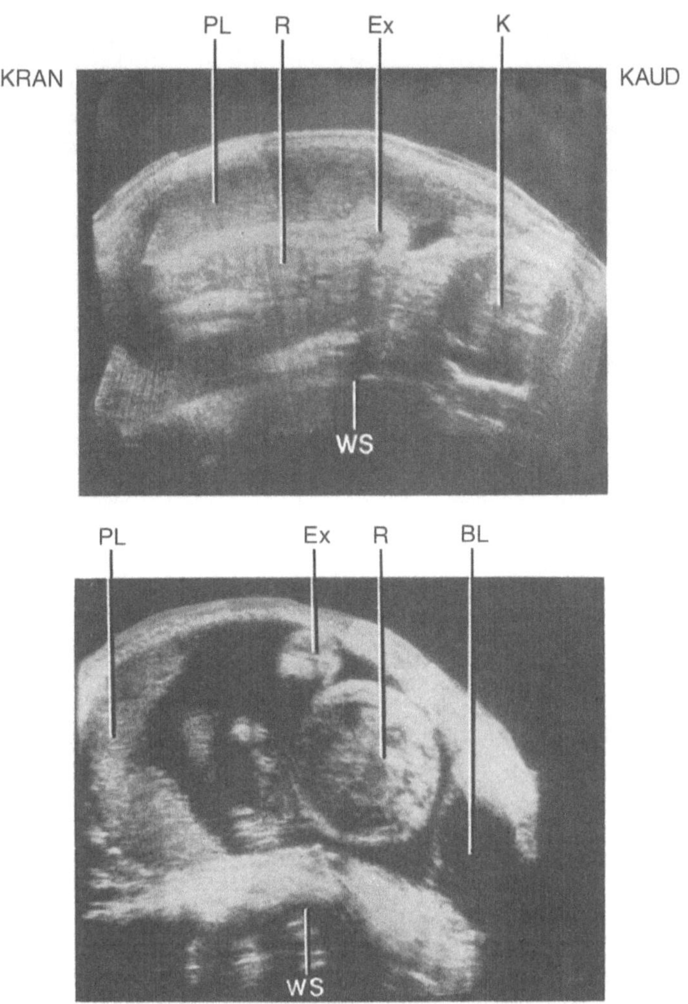

Abb. 30. Darstellung der Plazenta. Oben: Längsschnitt bei Kind in Schädellage mit der Plazenta an der Uterus-vorderwand. Unten: Plazenta im Fundus bei einer Querlage. R = Rumpf, Ex = Extremität, K = Kopf, PL = Plazenta, Bl = Blase, WS = Wirbelsäule

Die Plazentographie stellt heute eine der Hauptindikationen zur Ultraschalluntersuchung dar. Dies sowohl bei jeder verdächtigen Blutung, die auf eine Plazenta praevia schließen läßt, als auch vor jeder geplanten Amniozentese sowie bei einer Lageanomalie des Feten. Mit Ultraschall gelingt der Nachweis des Plazentasitzes in jedem Uterusabschnitt. Bereits mit Hilfe des A-Bildverfahrens gelang es, die Plazenta aufgrund eines typischen Echogramms nachzuweisen, wenn sie an der Uterusvorder- oder -seitenwand oder im unteren Uterinsegment lokalisiert war (KRATOCHWIL, 1966, 1967, 1968a).

Konnte das typische Bild nicht nachgewiesen werden, wurde der Sitz an der Uterushinterwand angenommen.

Zur gleichen Zeit erfolgten auch die ersten Publikationen über den Nachweis des Plazentasitzes mit der Schnittbildmethode (GOTTESFELD et al., 1966; MICSKY, 1966). Die Plazenta ist dabei charakterisiert durch ein mehr oder minder echoreiches Areal, das durch eine starke Echolinie begrenzt ist, die der Chorionplatte entspricht.

In der Zwischenzeit wurde von zahlreichen Autoren die Möglichkeit der exakten Plazentalokalisation mittels Ultraschall bestätigt (DONALD, 1968b, 1969; DONALD u. ABDULLA, 1967; HINSELMANN, 1968; HOLLÄNDER, 1972; KOBAYASHI et al., 1970; KOHORN

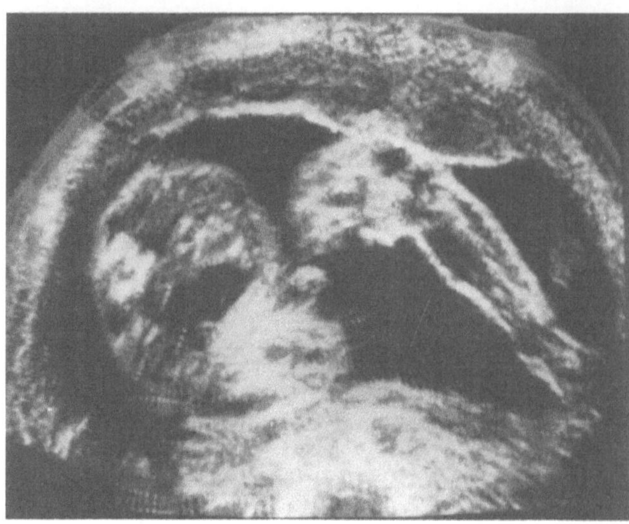

Abb. 31. Querschnitt durch das mütterliche Abdomen mit Darstellung der Plazenta an der Vorderwand, die durch eine starke Echolinie entsprechend der Chorionplatte charakterisiert ist. Links im Bild kommt der kindliche Rumpf und darin die echoleere kindliche Blase zur Darstellung. Innerhalb des Fruchtwassers ist eine Extremität mit dem kindlichen Knochen dargestellt

et al., 1969; Kukaard u. Freeman, 1973; Pystynen et al., 1967c; Schlensker, 1971; Sunden, 1970).

Noch wesentlich leichter gelingt die Bestimmung des Plazentasitzes mit Grauwertanlagen (Kossoff u. Garrett, 1972) (Abb. 30, 31).

Im ersten Schwangerschaftsdrittel ist der Fruchtsack von einem dichten Echoareal umgeben, das dem Chorion entspricht. Etwa ab der elften Schwangerschaftswoche reduziert sich dieses Areal durch Bildung der Zotten, so daß ein dichtes Areal entsteht, das dem zukünftigen Plazentasitz entspricht.

Schwierigkeiten in der Abgrenzung der Plazenta besteht vor allem bei ihrer Lokalisation an der Uterushinterwand, wo durch den davorliegenden Kindeskörper sehr viel Schallenergie absorbiert wird (Abramowski u. Kopecky, 1969b; Kratochwil, 1966, 1967, 1968a).

Die Plazenta läßt sich in ihrer ganzen Ausdehnung lokalisieren, so daß auch Dickenmessungen durchgeführt werden können. Dabei ist jedoch darauf zu achten, daß es oft nur schwer gelingt, die materne Fläche von der Uteruswand als selbständige Echoeinheit zu trennen; deshalb werden 0,8–1 cm von der Uteruswandstärke abgezogen (Holländer, 1972). Die Dicke der Plazenta nimmt dabei von der 15. Schwangerschaftswoche von $2,2 \pm 0,3$ cm auf $3,4 \pm 0,6$ cm zu (Kratochwil, 1975; Schlensker, 1973).

Die kontinuierliche Dickenzunahme erfolgt bis zur 37. Woche. Gegen den Termin zu reduziert sich die Dicke wieder. Die größte Dicke für eine normale Plazenta ist mit 4,6 cm anzunehmen (Holländer u. Mast, 1968; Holländer, 1972). Die postpartale Dickenbestimmung der Plazenta stimmt mit den Ultraschallmessungen infolge des während der Ausstoßung der Plazenta auftretenden Blutverlustes nicht überein (Kratochwil, 1968b). Aus der Plazentadicke lassen sich keine Rückschlüsse auf die Funktion des Organs ziehen (Kratochwil, 1975; Prenzlau et al., 1973).

Strukturelle Veränderungen der Plazenta lassen sich mit normalen, d.h. bistabilen Schnittbildgeräten nur in vereinzelten Fällen nachweisen. Der gegen Ende des Termins auftretende Nitabuchsche Streifen zwischen Plazenta und Uteruswand läßt sich als stark reflektierendes Echoareal nachweisen (Holländer, 1972). Die Darstellung von Kalkinfarkten einer Größe von 1 cm gelang durch die Filmechographie (KOSSOFF u. GARRETT, 1972). Von den gleichen Autoren wurden auch Veränderunggen im Sinne von Kotyledonen beschrieben. Ähnliche Beobachtungen berichtet auch WINSBERG (1973).

Untersuchungen über den Plazentasitz im Verhältnis zur Stellung des Feten innerhalb des Uterus ergaben, daß die Plazenta meist an der dem kindlichen Abdomen gegenüberliegenden Seite zu finden ist (MEYENBERG, 1973a; SCHLENSKER, 1972a). Bei jeder vierten Quer- und jeder 62. Beckenendlage sind Insertionsanomalien zu beobachten, dagegen nur bei jeder 346. Schädellage (SCHLENSKER, 1976). In 84% der Beckenendlagen ist eine Fundusplazenta zu registrieren, dagegen nur in 28% der Schädellagen (MEYENBERG, 1973). In diesen Fällen ist dann eine spontane Drehung nach der 33. Woche kaum mehr zu erwarten.

Bei der Feststellung einer Plazenta praevia als Blutungsursache ist es notwendig, daß die Patientin mit voller Blase zur Untersuchung kommt. Dies bietet die Möglichkeit, die Cervix besser darzustellen. Aus diesem Grund wurde auch von STEIN et al. (1972) ein flüssigkeitsgefüllter Ballon in die Scheide eingeführt. Die Plazenta ist als relativ echoreiches Areal im unteren Uterinsegment zu lokalisieren, das die Cervix zur Gänze oder teilweise überdeckt und den Schädel abdrängt oder zu einer Lageanomalie Anlaß gibt (Abb. 32). Bei Beckenendlagen kann es – bedingt durch die Echos der Extremitäten – schwierig sein, die Plazenta im unteren Uterinsegment abzugrenzen. Durch das Abdrängen des Steißes nach kranial durch eine Hilfsperson kann die Darstellungsmöglichkeit verbessert werden.

Sind Untersuchungsliegen mit der Möglichkeit der Beckenhochlagerung vorhanden, so kann die Wiederholung der Untersuchung in Trendelenburgscher Lage weiterhelfen.

Die Treffsicherheit der Aussage der Ultraschallplazentographie wird mit 94%–97% angegeben (CAMPBELL u. DEWHURST, 1968; GOTTESFELD et al., 1966; HOLLÄNDER, 1972; KOBAYASHI et al., 1970; KRATOCHWIL u. LIM-RACHMAT, 1971; MICSKY, 1966; MEYENBERG, 1973a; SCHEER, 1973; SCHLENSKER, 1971).

Die Möglichkeit der Ultraschallplazentographie hat auch neue Erkenntnisse in der Beurteilung der Plazentation gebracht. So wurde von KING (1973) erstmals die Verschiebung des unteren Plazentarandes in bezug zum inneren Muttermund beschrieben. Aufmerksam wurde man auf diese Tatsache dadurch, daß es bei einer zunächst festgestellten Plazentation praevia im Verlauf der Frühschwangerschaft später zu einer Spontangeburt gekommen war. Bei der Revision dieser Fälle hat sich herausgestellt, daß die primäre Diagnose meist in der Frühschwangerschaft bei Fällen mit drohendem Spätabort gestellt worden war. Daher wurde in solchen Fällen in kürzeren Abständen untersucht (MEYENBURG, 1976; MEUDT et al., 1975; SCHLENSKER, 1975).

MEUDT et al. (1975) fanden bei ihren 2000 Plazentographien in der Frühschwangerschaft in 51 Fällen, das entspricht einem Prozentsatz von 2,6, einen tiefen Plazentasitz. In 29 dieser Fälle kam es im Verlauf der weiteren Schwangerschaft zu einer Freigabe des inneren Muttermundes. Bei den Fällen mit festgestelltem tiefem Plazentasitz kam es zu einer erhöhten Frühgeburtenrate und zu einer erhöhten perinatalen Mortalität als bei sonst nicht kompliziertem Schwangerschaftsverlauf.

Auch die zweite Theorie der Rückbildung von Plazentahaftzotten ist nicht von der Hand zu weisen (KING, 1973).

Bei der vorzeitigen Lösung der normal inserierten Plazenta sind zwischen der Plazenta und der Uteruswand echoleere, dem Hämatom entsprechende Areale nachzuweisen (KOSSOFF u. GARRETT, 1972). Bei Verwendung bistabiler Speicherröhren läßt sich bei einer vermuteten vorzeitigen Plazentalösung an umschriebener Stelle eine auffallende Dicke der Plazenta nachweisen, die durch die Dicke der Plazenta plus Hämatom erklärt ist (HERRSCHLEIN, 1970; LUNDBERG, 1971; SCHLENSKER, 1975). Bei Plazentarandblutungen

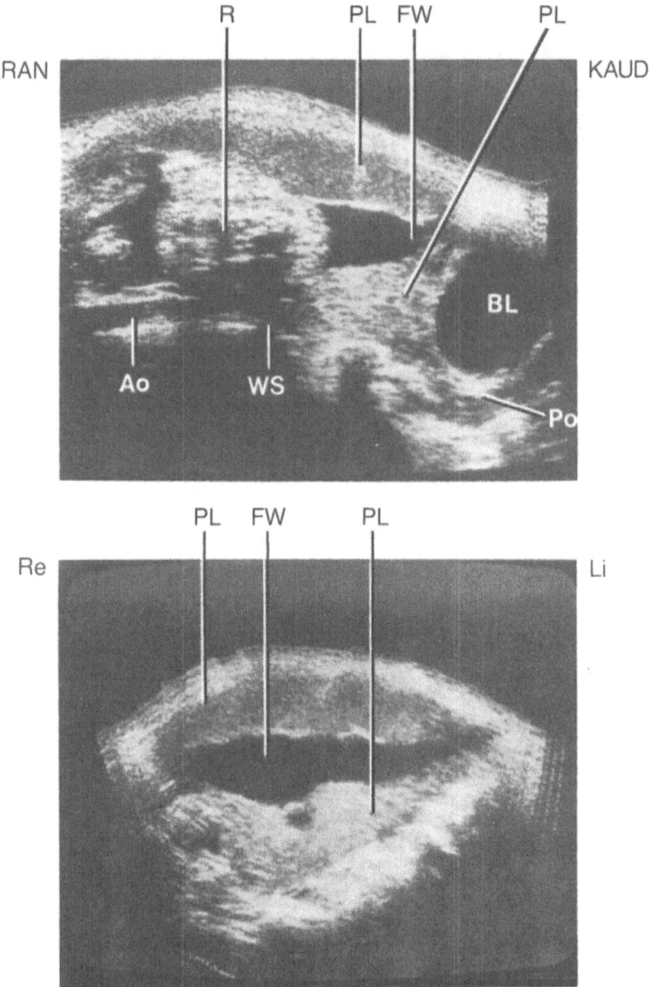

Abb. 32. Darstellung einer Plazenta praevia im Längs- und Querschnitt. PL = Plazenta, FB = Fruchtblase, BL = Blase, Po = Portio, R = kindlicher Rumpf, Ao = mütterliche Aorta, WS = mütterliche Wirbelsäule

können sichelförmige, echoleere Areale zwischen Amnion- und Uteruswand beobachtet werden.

Eine hydropische Degeneration ist aufgrund einer abnormen Plazentadicke, die 4,5 cm überschreitet, zu diagnostizieren. Solche Veränderungen treten vor allem im Rahmen der diabetogenen Fetalerkrankungen und Rhesusinkompatibilität auf. Hofmann et al. (1966), Hofmann und Holländer (1968), Holländer und Mast (1968) und Holländer (1972) sahen eine solche Zunahme der Plazentadicke bei Rhesusinkompatibilität noch vor Auftreten eines generalisierten Hydrops des Kindes. Bereits bei mittelschwerer Erkrankung des Kindes kann es infolge der Hepatosplenomegalie zu einer abnormen Zunahme des kindlichen Bauchumfangs kommen. Bei schweren Immunisierungen läßt sich innerhalb des kindlichen Abdomens eine akustische homogene Sichel entsprechend einem kindlichen Aszites nachweisen (Holländer, 1972) (Abb. 33).

Die Echographie wurde in diesen Fällen auch zur Lokalisation des fetalen Abdomens für die intrauterine Transfusion herangezogen (Hansmann et al., 1972). Tägliche Kontrollen nach der Applikation des Blutdepots zeigten eine zunehmende Abnahme des entsprechenden Areals infolge Resorption (Abramowski u. Kopecky, 1969a).

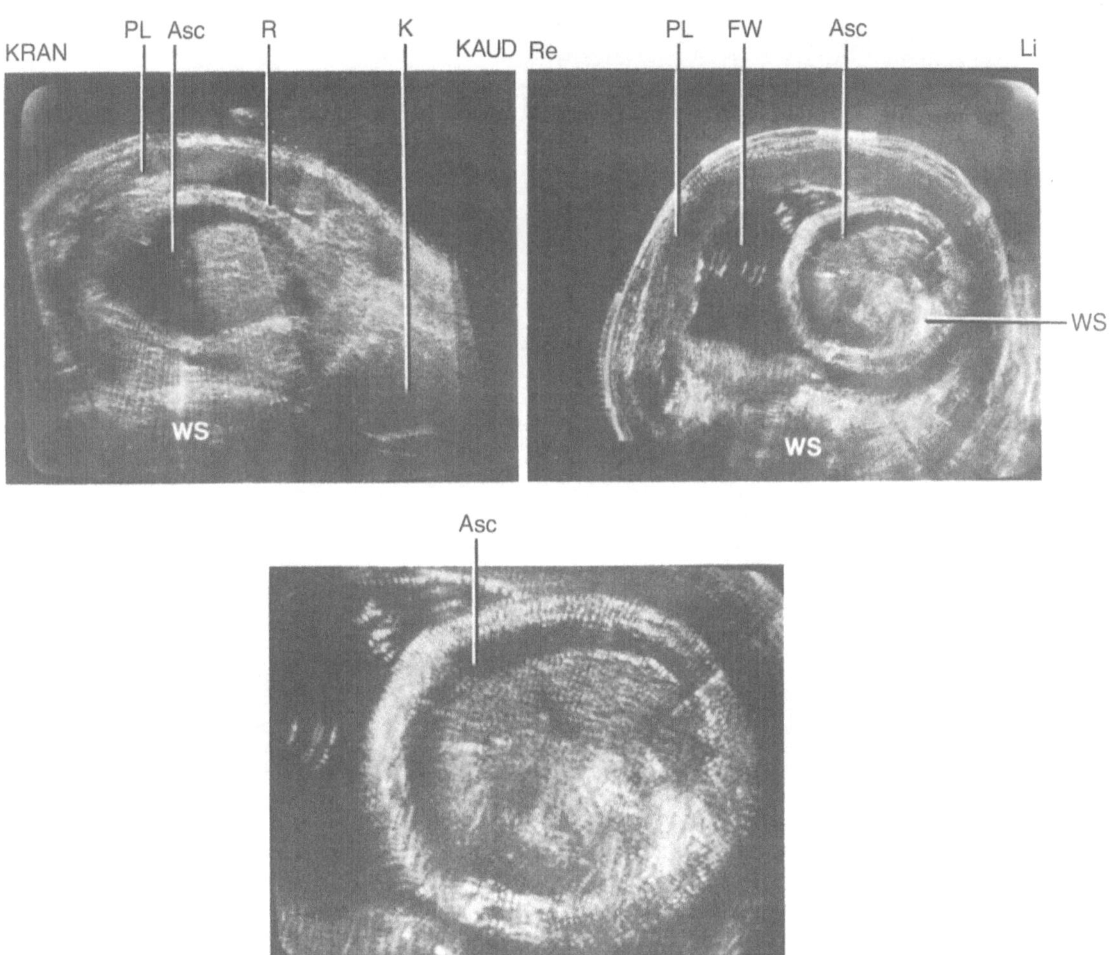

Abb. 33. Darstellung eines fetalen Aszites bei M. haemolyticus. Links oben: Längsschnitt. Rechts oben und unten: Querschnitt durch den kindlichen Rumpf. K = kindlicher Kopf, R = Rumpf, PL = Plazenta, Asc = Aszites, WS = kindliche bzw. mütterliche Wirbelsäule

Die Ultraschallpelvimetrie in Form der Bestimmung der Conjugata vera zur vorzeitigen Erkennung eines Schädel-Beckenmißverhältnisses wurde erstmals von MUROOKA und UCHIDA (1964) diskutiert. Im A-Bild läßt sich diese Distanz bestimmen, wenn man den Prüfknopf über der Symphyse aufsetzt und das starke Echo des Promontoriums sucht (KRATOCHWIL, 1966). Da zur Überwindung der Schalldämpfung im Bereich des Luftpolsters der Schamhaare und der Absorption im Schambein relativ hohe Leistungen verwendet werden mußten, gelang es zunächst nicht, das Echo der Symphysenhinterwand abzugrenzen. Dieses mußte erst mit relativ niederer Leistung gesucht werden. Zwischen den beiden Punkten des Promontoriums und der Symphysenhinterwand wurde dann die Distanz bestimmt (Abb. 34).

Vergleichende Untersuchungen der Ultraschallpelvimetrie mit der Röntgenpelvimetrie (LOCH u. STRATHAM, 1970; PYSTYNEN et al., 1967b) ergaben befriedigende Resultate.

Wesentlich besser als mit der A-Bildmethode gelingt diese Darstellung und Messung mit Schnittbildgeräten anhand streng median geführter Schnitte, die die mütterliche Wirbelsäule und das Promontorium erkennen lassen. Vor der Wirbelsäule ist auch das der Aorta entsprechende Echoband festzustellen, das in Höhe des Promontoriums nicht

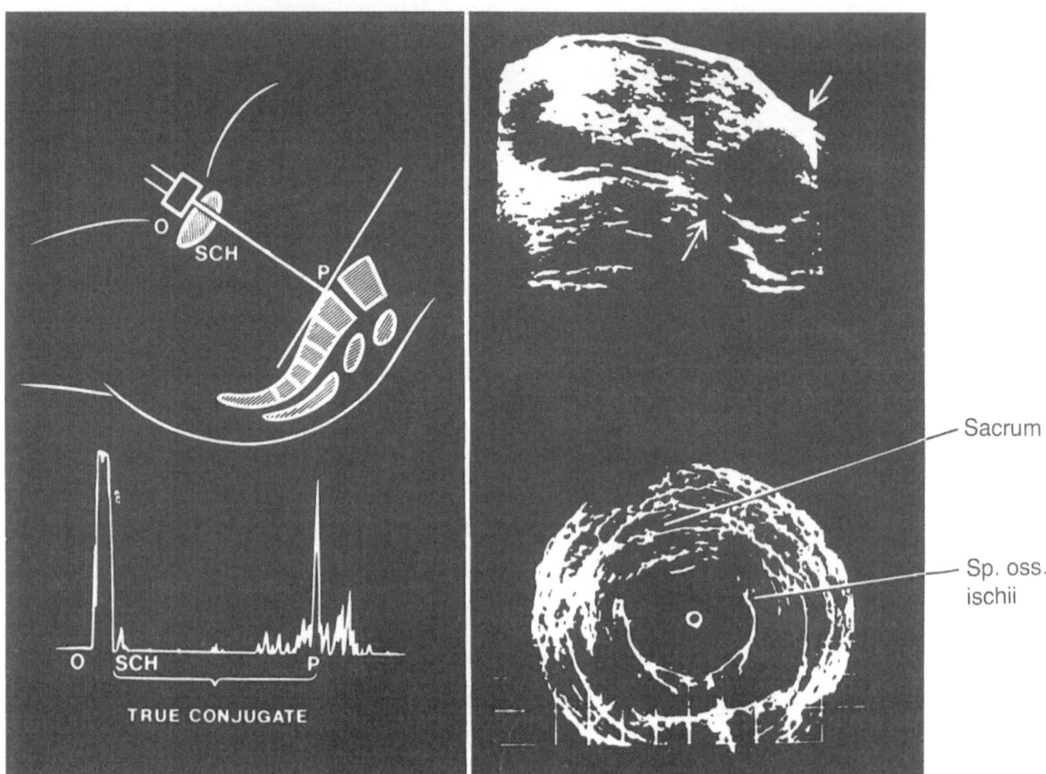

Abb. 34. Ultraschallbeckenmessung. Links: Schematische Darstellung der Beckenmessung im eindimensionalen Verfahren. Rechts oben: Längsschnitt durch das Abdomen mit gleichzeitiger Darstellung des Promontoriums und der Symphyse, durch Pfeile markiert, bei Kind in Schädellage. Vor der mütterlichen Wirbelsäule ist das parallele Echoband der Aorta dargestellt. Unten: Untersuchung mit einem in das Rektum eingeführten stabförmigen Prüfkopf zur Darstellung der Spinaldistanz. O = Sendeimpuls, Sch = Schambein, P = Promontorium

mehr nachzuweisen ist. Beobachtet man gleichzeitig das A-Bild, so sind deutliche Pulsationen dieser Struktur zu erkennen. Schwierigkeiten können auch hier in der Abgrenzung der dorsalen Symphysenwand bestehen. Als Hilfe zur Messung bietet sich das Echo der vorderen kindlichen Schädelkalotte an. Noch besser ist es allerdings, die Untersuchung mit voller Harnblase durchzuführen, bei der dann meist die dorsale Symphysengrenzfläche abzugrenzen ist.

Die gleichzeitige Bestimmung der Conjugata vera und des biparietalen Schädeldurchmessers ermöglicht die korrekte Voraussage eines Schädel-Beckenmißverhältnisses. Dabei kommt es nicht so sehr auf die absoluten Werte dieser Maße als auf ihre Relation an (Kratochwil u. Zeibekis, 1972).

Von besonderem Vorteil ist diese Technik zur Bestimmung eines Schädel-Beckenmißverhältnisses bei Beckenendlagen. Um in diesen Fällen zu verbindlichen Aussagen zu gelangen, ist es auch möglich, die Röntgenpelvimetrie und die Ultraschallmessung des biparietalen Durchmessers zu kombinieren (Goldberg, et al., 1966).

Versager der Ultraschallpelvimetrie sind meist bei quer und schräg verengtem Becken zu verzeichnen. Es wurde deshalb auch der Versuch unternommen, den Beckeneingang mit dieser Methode darzustellen. Dabei wird zunächst im Längsschnitt der Beckenneigungswinkel festgestellt und werden mit entsprechendem Anstellwinkel Querschnitte durchgeführt. Wird der Prüfkopf bei voller Blase von einem zum gegenüberliegenden Trochantermassiv geführt, so kann der Beckeneingang dargestellt werden. Gleichzeitig

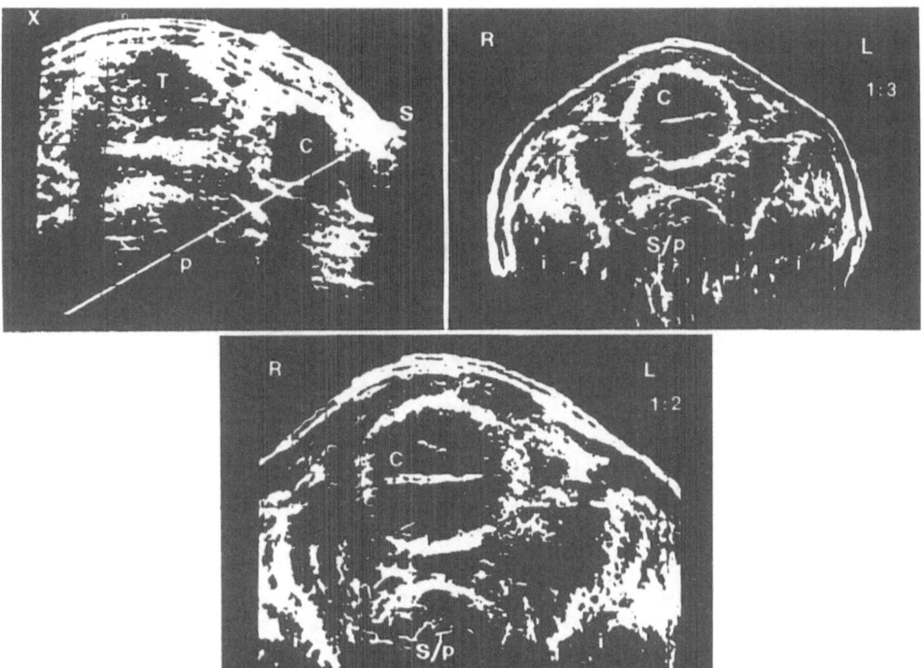

Abb. 35. Darstellung des Beckeneingangs. Links oben: Längsschnitt. Die weiß durchgezeichnete Linie ergibt den Neigungswinkel des Beckeneingangs mit dem anschließend ein Querschnitt in unterschiedlichem Maßstab, rechts oben und unten, durchgeführt wird, wobei der kindliche Schädel (C) innerhalb des Beckeneingangs vor dem Promontorium (S/P) zur Darstellung gelangt.

kommen die Femurköpfe zur Abbildung, und ihre Distanz läßt sich ebenfalls bestimmen (Abb. 35).

Mit Hilfe eines in das Rektum eingeführten stabförmigen Prüfkopfes läßt sich auch die Distantia intertrochanterica und damit ein Schädel-Beckenmißverhältnis im Bereich der Beckenmitte erkennen (Abb. 36).

Der Versuch der Messung des Beckenausgangs und der Darstellung des Schambogenwinkels wurde von VACLAVINKOVA (1973) unternommen, ohne daß jedoch auf klinische Ergebnisse verwiesen wurde.

Anhand von Längsschnitten können jedoch in beschränktem Umfang Aussagen über die Form des Geburtskanals gemacht werden. So sind platte Becken mit prominierendem Schädel klar darstellbar. Ebenso läßt sich ein langes und flaches Kreuzbein als Ausdruck eines Kanalbeckens nachweisen (Abb. 36).

Unter Ultraschallbiometrie versteht man die Erhebung meßbarer Daten, die mit der Schwangerschaftsdauer korrelieren. Zu diesen Daten gehören in der Frühschwangerschaft die verschiedenen Meßwerte des Uterus, des Fruchtsacks und des Feten. Im zweiten und dritten Schwangerschaftsdrittel sind es vor allem die fetalen Schädel-, Thorax- und Abdominalmaße, die eine Korrelation zur Schwangerschaftsdauer ermöglichen und schwangerschaftsbedingte Störungen der Fruchtentwicklung erkennen lassen. HELLMANN et al. (1969) veröffentlichten erstmals Studien über die Uterus- und Fruchtsackgröße in der Frühschwangerschaft und stellten einen Zusammenhang mit der Schwangerschaftsdauer her. In der Zwischenzeit haben zahlreiche Autoren Normkurven für das Wachstum des Fruchtsacks in der Frühschwangerschaft erstellt (HOFFBAUER, 1970; JOUPPILA, 1971; KOSSOFF et al., 1974; KURJAK et al., 1976; LEVI u. ERBSMANN, 1974; REINOLD, 1976; REINOLD u. KUCERA, 1975; ROBINSON, 1975a; STEIN et al., 1972; TROOSTWIJK, 1972).

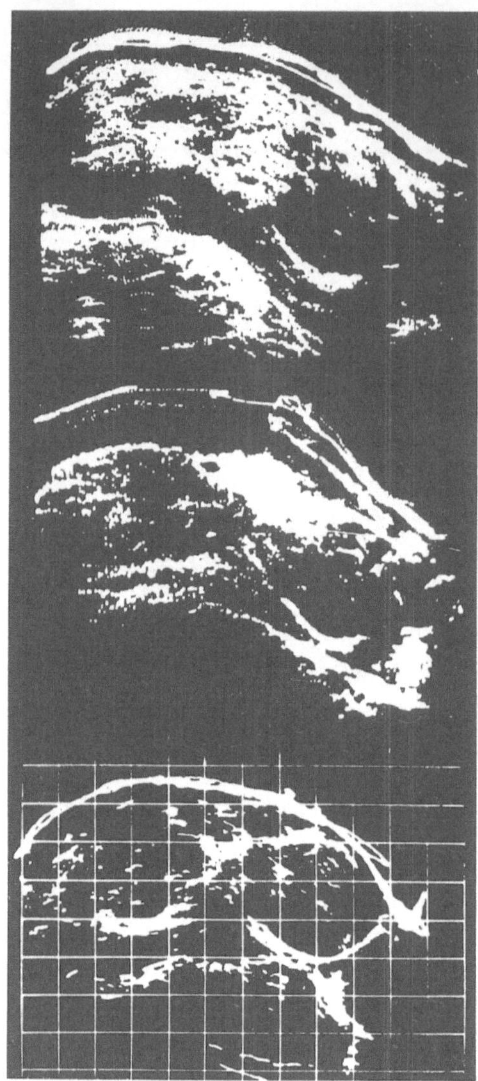

Abb. 36. Darstellung verschiedener Beckenformen im Längsschnitt. Oben: Normal geformtes Becken. Mitte: Langes, flaches Kirchoffsches Becken. Unten: Plattes Becken mit Prominieren des kindlichen Schädels

Während der Schwangerschaft zeigen zunächst die Uterusgesamtlänge sowie der Uterus a.p. und der Querdurchmesser eine von der Schwangerschaftsdauer abhängige Veränderung. Diese Maße sind jedoch zur Bestimmung der Schwangerschaftsdauer unverläßlich, da diese Größen von den vorangegangenen Geburten abhängig sind (Jouppila, 1971).

Wesentlich besser korreliert der *Fruchtsackdurchmesser*. Aus dem arithmetischen Mittel der Fruchtsackdurchmesser gelingt es, das Gestationsalter auf ± eine Woche genau zu bestimmen. Durch den Füllungszustand der Nachbarorgane, vor allem der Blase, weisen die Uterusmessungen jedoch unterschiedliche Maße auf (Robinson, 1975). Da sich zwar die Durchmesser, aber nicht das Fruchtsackvolumen durch den Füllungszustand der Nachbarorgane verändern kann, wurde versucht, dieses Volumen zu ermitteln (Robinson, 1975). Dazu werden in der Frühschwangerschaft bis zur zehnten Woche Parallelschnitte durch den graviden Uterus in Abständen von 0,5 cm und nach dieser Periode in Abständen von 1 cm durchgeführt und die Flächen planimetriert. Das Produkt aus

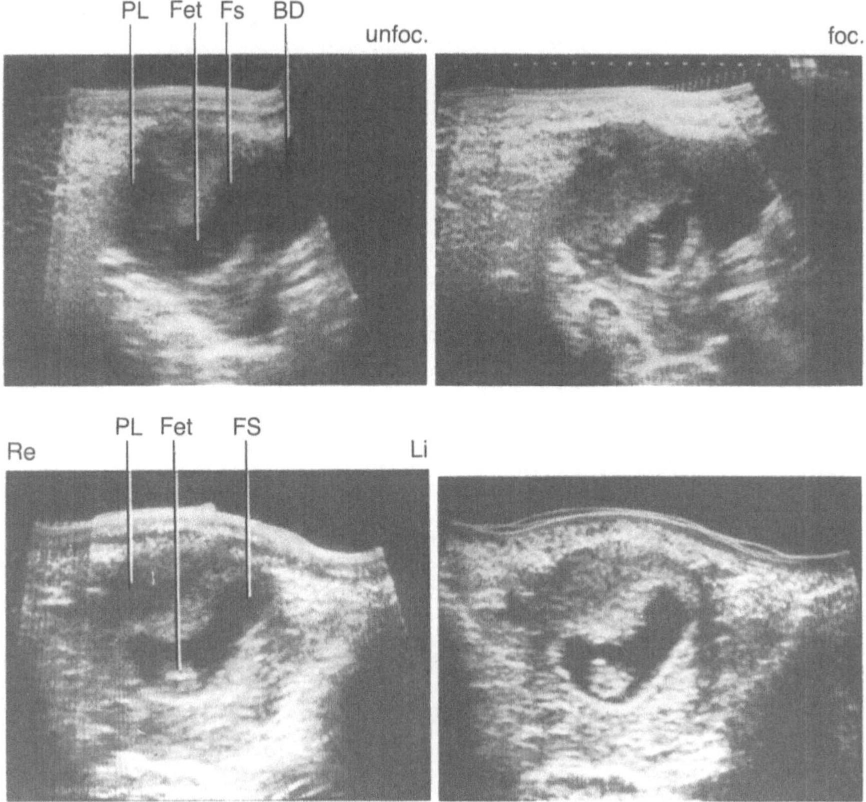

Abb. 37. Darstellung des kindlichen Fruchtsackes und des kindlichen Feten zur Messung der Steiß-Scheitellänge. FS = Fruchtwasser. PL = Plazenta, BD = mütterliche Bauchdecke. Das Bild zeigt gleichzeitig den Einfluß der Fokusierung der Prüfköpfe auf das Untersuchungsergebnis

dem Flächen- und Abstandsintervall ergibt das geschätzte Volumen. Der Fehler bei diesem Vorgehen liegt bei 10% des tatsächlichen Volumens. Bei Serienuntersuchungen konnte festgestellt werden, daß das Fruchtsackvolumen von 1 ml in der sechsten Woche auf 100 ml in der 13. Woche zunimmt. Der Zeitaufwand für eine solche Untersuchung ist jedoch erheblich, so daß in der täglichen Routine die Bestimmung der mittleren Fruchthöhlendurchmesser vorgenommen wird (HACKELÖER u. HANSMANN, 1976).

Eine weitere Verbesserung zur Bestimmung des Gestationsalters brachte die Messung der *fetalen Steiß-Scheitellänge* nach ROBINSON (1973). Dabei wird so vorgegangen, daß zunächst durch Querschnitte die beiden Fruchtpole bestimmt werden und ihre Lage an der Haut der Frau mittels Fettstift markiert wird. Durch Schnitte in der Verbindungslinie beider Pole läßt sich die Gesamtlänge des Feten ermitteln. Infolge des raschen Wachstums des Feten zu diesem Zeitpunkt der Schwangerschaft, durchschnittlich 1,6 mm pro Tag, fallen Meßfehler in einer Größenordnung von etwa 2 mm bei der Bestimmung des Gestationsalters nicht so stark ins Gewicht (Abb. 37 u. 38).

Bei Serienuntersuchungen von Schwangeren mit genau bekannten Menstruationsdaten lassen sich Wachstumskurven für die 6.–14. Schwangerschaftswoche erstellen (ROBINSON, 1973; ROBINSON u. FLEMING, 1975; KURJAK et al., 1976).

Die Untersuchung erfordert jedoch Geduld und kann trotzdem in einem Drittel der Fälle mißlingen, während sie in einem weiteren Drittel relativ leicht durchgeführt werden kann.

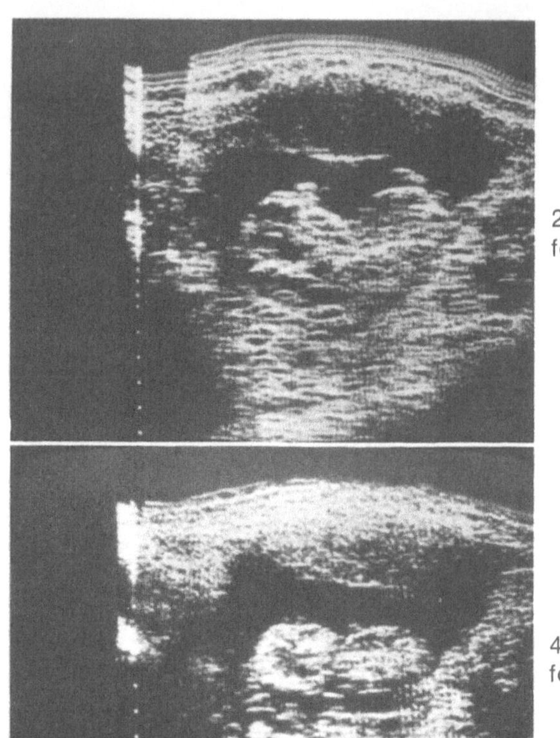

Abb. 38. Darstellung des gesamten Feten zur Messung der Steiß-Scheitellänge, wobei sich der Fet in Querlage befindet

Aufgrund dieser Messung ist man in der Lage, das Schwangerschaftsalter zu diesem Zeitpunkt in 96% der Fälle auf ± drei Tage genau anzugeben (ROBINSON u. FLEMING, 1975).

Die Ultraschallzephalometrie bietet eine weitere Möglichkeit der Feststellung der Schwangerschaftsdauer aufgrund des biparietalen Schädeldurchmessers. DONALD u. BROWN (1961) wiesen erstmals auf die Möglichkeit der Messung des biparietalen Durchmessers mittels Ultraschall hin. Der biparietale Durchmesser wurde zunächst aufgrund seines typischen Echogramms im eindimensionalen Verfahren festgelegt. Die Überlegungen gingen davon aus, daß der kindliche Schädel im Horizontalschnitt einem Ovoid entspricht, wobei die beiden Scheitelbeine parallel zueinander verlaufen (WILLOCKS, 1963; WILLOCKS et al., 1964; DURKAN u. RUSSO, 1966; KRATOCHWIL, 1966; PYSTYNEN et al., 1967a). Nur wenn das Schallbündel gleichzeitig senkrecht auf diese Strukturen auftritt, sind am Oszilloskop entsprechend der Schädelwände zwei gleich hohe Echozacken erkennbar, deren seitliche Distanz bei bekannter Schallgeschwindigkeit dem biparietalen Durchmesser entspricht.

Da die Reflexion an der dem Schallsender benachbarten Schädelkalotte an der Schädelaußenseite erfolgt, auf der dem Schallsender entfernten Kalotte die Reflexion jedoch an der Grenzfläche zwischen Gehirn und Tabula interna, wurde dem abgelesenen Wert ein Korrektionsfaktor für die Dicke des Schädelknochens plus kindlichem Skalp zugefügt (WILLOCKS, 1963; KRATOCHWIL, 1966).

Die Meßergebnisse im eindimensionalen Echoverfahren konnten durch die gleichzeitige Beobachtung des zwischen den beiden Endechos gelegenen Mittelechos, das der Falx cerebri entspricht, verbessert werden (KOHORN, 1967; KRATOCHWIL, 1967).

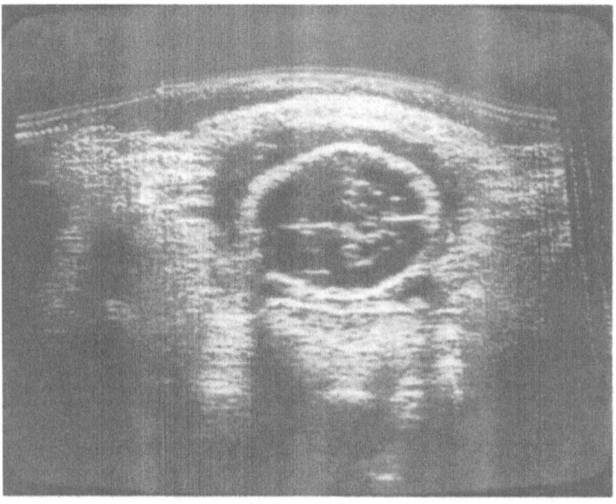

Abb. 39. Darstellung des kindlichen Schädels im Querschnitt mit durchlaufendem Mittelecho und beidseits davon befindlichen Seitenventrikeln

Die Schnittbildmethode brachte eine weitere Verbesserung der Untersuchungsergebnisse. Auf Vorschlag CAMPBELLS (1968) wird zunächst im Längsschnitt die Neigung des kindlichen Schädels im Beckeneingang festgestellt und mit dem abgelesenen Winkel ein Querschnitt durchgeführt und dadurch garantiert, daß die gewünschten Strukturen vom Schallbündel auch senkrecht getroffen werden. Im so erstellten Schnittbild erscheint der Schädel als Ovoid, das von einer Echolinie entsprechend der Falx cerebri in zwei Hälften geteilt wird. An der breitesten Stelle dieses Bildes wird dann im gleichzeitig erscheinenden A-Bild mit Hilfe einer elektronischen Schublehre digital die Distanz bestimmt (Abb. 39). Zur genauen Ermittlung des biparietalen Durchmessers sind jedoch Messungen in mehreren Ebenen notwendig, da auch auf weiter kranial gelegenen Ebenen eine Mittelstruktur nachzuweisen ist (WATMOUGH et al., 1974). Kaudal der idealen Meßebene ist ein durch den Balken unterbrochenes Mittelecho zu registrieren. Liegen die Meßebenen noch tiefer, so ist die Mittelstruktur auch noch zusätzlich durch die Anteile des Stammhirns unterbrochen (WATMOUGH et al., 1974). Aus diesem Grund wurde jene Querschnittsebene als für den biparietalen Durchmesser als typisch angegeben, bei der es bei Wiederholungsuntersuchung mit geringfügiger Neigung des Prüfkopfes gegen das kaudale Kindesende zu einer Unterbrechung des Mittelechos kommt.

Seit Einführung der Grauwertanlagen ist die ideale Schnittebene durch das beidseits vom Mittelecho gelegene Ventrikelsystem definiert.

Um die Meßgenauigkeit und Reproduzierbarkeit der Methode zu überprüfen, wurde dieselbe Patientin bei einer Untersuchung mehrmals gemessen und die Untersuchung nach 24 Std., als noch keine klinisch entscheidende Wachstumsveränderung vorliegen konnte, wiederholt. Die gleichen Messungen wurden dann im Abstand von vier Wochen nochmals durchgeführt (DAVISON et al., 1973). Die Standardabweichung bei drei aufeinanderfolgenden einseitigen Messungen lag bei diesem Vorgehen bei 1,21 mm. Wurde diese Messung nach 24 Std. wiederholt, so war eine Abweichung von 2,74 mm zu verzeichnen. Das gleiche Ergebnis erbrachten auch Untersuchungen in vierwöchigen Intervallen. Die Standardabweichung für diese Messungen beträgt 2,54 mm.

Aus zwei Bestimmungen des biparietalen Durchmessers in zeitlichem Abstand läßt sich auch die Wachstumsrate für den kindlichen Schädel nach der Formel

$$\frac{BPD_2 - BPD_1}{n} \pm \frac{O}{n} \tag{2}$$

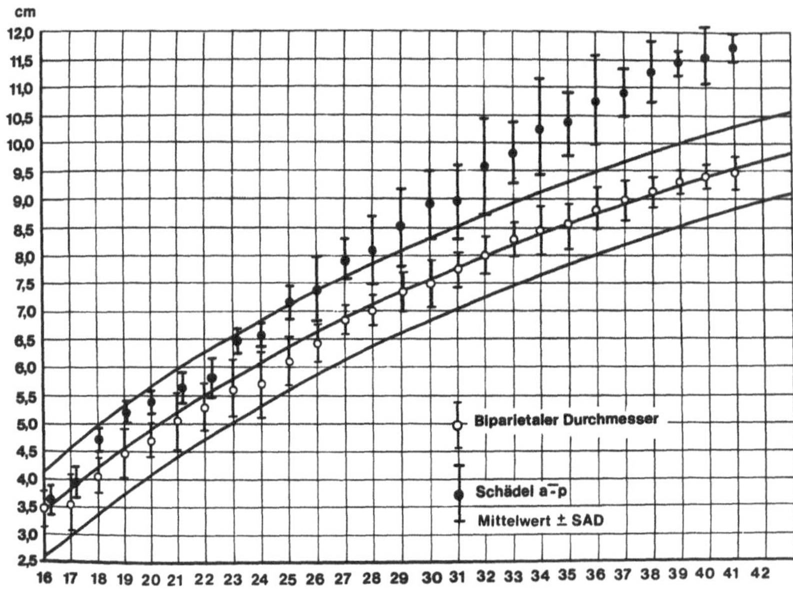

Abb. 40. Wachstumskurve für den biparietalen und fronto-okzipitalen Schädeldurchmesser

ermitteln, wobei O die Standardabweichung und n die Differenz in Wochen bedeutet. Die Messung wird um so genauer sein, je größer der Abstand zwischen den beiden Messungen ist. Einwöchige Untersuchungsintervalle scheinen sinnlos, da bei einer Wachstumsrate von 2 mm und einer Standardabweichung von 2,54 mm entweder ein Wachstum von 4,54 mm oder ein Wachstumsstillstand verzeichnet wird, wenn man ausschließt, daß sich der Schädel in dieser Zeit verkleinert.

Schwierigkeiten in der Bestimmung des biparietalen Schädeldurchmessers sind vor allem beim hohen Geradstand zu erwarten. Des weiteren zeigen Beckenendlagen infolge der Dolichozephalie in 30% der für einen kleineren Durchmesser als es der Schwangerschaftsdauer entsprechen würde (HANSMANN, 1976; WEISS, 1973). Gleiche Verhältnisse gelten auch für Mehrlingsschwangerschaften. Von zahlreichen Autoren wurden Wachstumskurven für den biparietalen Schädeldurchmesser erstellt (AANTA u. FORSS, 1974; ANDERSON u. NISWONGER, 1965; BOOG et al., 1969a; CAMPBELL, 1968, 1969; CAMPBELL u. NEWMAN, 1971; GARRETT u. ROBINSON, 1971; HANSMANN u. HOVEN, 1971; HELLMAN et al., 1967; HINSELMANN, 1969; HOLLÄNDER, 1972; KOHORN, 1967; KRATOCHWIL, 1966, 1968b; LEVI, 1972; LEVI et al., 1973; SABBAGHA et al., 1974; SCHILLINGER et al., 1976; SCHLENSKER, 1972c; STÖGER u. KRATOCHWIL, 1974; TAYLOR et al., 1964; THOMPSON et al., 1965; VARMA, 1972; WEISS, 1973; WILLOCKS et al., 1964, 1967) (Abb. 40).

Die Wachstumsgeschwindigkeit ist in der Frühschwangerschaft am größten (HANSMANN, 1975; HINSELMANN, 1973a; HOLLÄNDER, 1972). Gegen das Schwangerschaftsende ist eine deutliche Abflachung der Wachstumskurve des biparietalen Durchmessers zu erkennen. Meßbar wird der kindliche Schädel in Einzelfällen ab der elften Schwangerschaftswoche, wobei noch kein deutliches Mittelecho zu verzeichnen ist. Da der Schädel in diesem Stadium noch völlig rund ist, genügt die Bestimmung eines Durchmessers. Ab der 16. Schwangerschaftswoche wird der Schädel in jedem Fall meßbar und weist bereits ein erkennbares Mittelecho auf (HELLMANN et al., 1969).

Beim Vergleich der von verschiedenen Autoren angegebenen Wachstumskurven zeigt sich eine weitgehende Übereinstimmung der Kurvenverläufe mit Abweichung der absoluten Meßergebnisse. Dies ist auf die zur Eichung der Meßskala verwendeten Schallgeschwindigkeit zurückzuführen. Berücksichtigt man, daß bei der Ultraschalluntersuchung die Distanz durch eine Zeitmessung unter Zugrundelegung einer für das untersuchte Medium charakteristischen Schallgeschwindigkeit erfolgt, so erklären sich diese Unterschiede zwanglos. Von WLADIMIROFF et al. (1975) wurde auch eine Änderung der Schallgeschwindigkeit innerhalb des fetalen Schädels abhängig von der Schwangerschaftsdauer registriert.

Nimmt man z.B. an, daß zwei Echos voneinander einen Abstand von 50 µs aufweisen, so beträgt der absolute Wert dieser Entfernung bei einer angenommenen Schallgeschwindigkeit von 1530 m/s 76 mm, bei 1850 m/s 79 mm und bei 1600 m/s 80 mm (KRATOCHWIL, 1975). Um daher die Untersuchungsergebnisse der verschiedenen Zentren miteinander vergleichen zu können, wurde eine verbindliche Eichgeschwindigkeit von 1600 m/s festgelegt (KRATOCHWIL, 1975).

Für diese Wachstumskurven wurden außer den Mittelwerten und den Toleranzgrenzen auch Perzentilkurven erstellt (CAMPBELL u. NEWMAN, 1971; HANSMANN, 1975; LEVI et al., 1973).

Außer dem biparietalen Durchmesser lassen sich im Ultraschallbild auch der frontookzipitale Durchmesser sowie der Kopfumfang bestimmen (KRATOCHWIL, 1971; HANSMANN et al., 1972; LEVI, 1972; STÖGER u. KRATOCHWIL, 1974; LEVI u. ERBSMANN, 1975; SCHILLINGER et al., 1975; HOLLÄNDER, 1972).

Bei der Erstellung einer Wachstumskurve zeigt sich, daß der fronto-okzipitale Durchmesser von 35 mm in der 15. Woche auf 115 mm in der 42. Woche ansteigt. Beim Vergleich der Messungen von KRATOCHWIL (1971) und HANSMANN et al. (1972) mit den in vivo gemessenen Werten von SCAMMON und CALKINS (1929) zeigt sich bis zur 32. Schwangerschaftswoche eine relativ gute Übereinstimmung. Anschließend kommt es zu einer größeren Divergenz, die offensichtlich durch die zunehmende Beugehaltung des fetalen Schädels im dritten Trimenon bedingt ist.

Die bisherige Schwierigkeit, die Referenzebene für den fronto-okzipitalen Durchmesser bzw. Schädelumfang festzulegen, scheint durch die Grauwerttechnik verkleinert worden zu sein, durch die es nun gelingt, neben dem Mittelecho, welches von Pol zu Pol läuft, den dritten Ventrikel darzustellen.

5. Thorakometrie

Schon THOMPSON et al. (1965) haben darauf hingewiesen, daß die Einführung eines zweiten Parameters, nämlich des Thoraxdurchmessers, in die Gewichtsschätzung diese erheblich verbessern kann. Dies ist verständlich, da das Schädelwachstum bei der Plazentainsuffizienz am besten gesichert ist, dagegen jedoch eine erhebliche Reduktion des Fett- und Muskelpolsters eintritt und Leber und Nieren im Wachstum zurückbleiben (GRUENWALD, 1963). Die Anregung von THOMPSON wurde von HANSMANN et al. (1971, 1972) aufgegriffen und systematisch zu einer standardisierten Untersuchungsmethode ausgebaut. Diese systematischen Untersuchungen führten nicht nur zu einer Verbesserung der Diagnostik der Gewichtsschätzung, sondern auch zu einer Verbesserung der Diagnose intrauteriner Entwicklungsstörungen bei nutritiver Plazentainsuffizienz. In diesem Zusammenhang wurde auch der Kopf-Thoraxindex als zusätzlicher Parameter zur Beurteilung der fetalen Wachstumsstörungen (HANSMANN et al., 1972, 1973a, b) angegeben. Er bildet ein quantitatives Maß für die Proportionen zwischen Schädel und Thorax und wird aus dem Quotienten des biparietalen und eines Thoraxmaßes bestimmt. Seit diesen Untersuchungen wurden von zahlreichen anderen Autoren Arbeiten über die Messung des

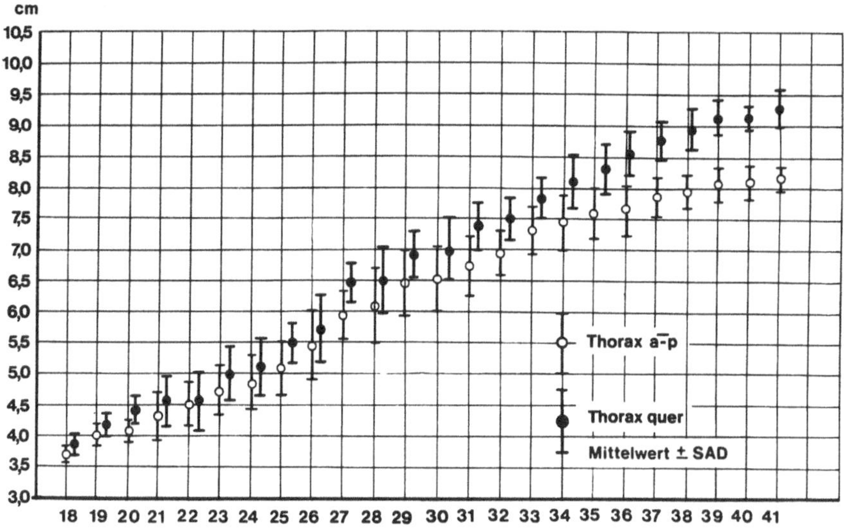

Abb. 41. Wachstumskurve des anterior-posterioren und queren Thoraxdurchmessers

kindlichen Rumpfes veröffentlicht (Garrett u. Robinson, 1971; Bayer et al., 1972; Holländer, 1972; Levi, 1972; Levi u. Erbsmann, 1974; Prenzlau et al., 1973; Schlensker, 1973; Schlensker u. Decker, 1973; Prenzlau u. Issel, 1973; Stöger u. Kratochwil, 1974; Campbell, 1974; Campbell et al., 1975; Higginbottom et al., 1975; Schillinger et al., 1975) (Abb. 41).

Ausschlaggebend für hinreichend genaue Schätzwerte bei der Thorakometrie bzw. Abdominometrie ist die Festlegung einer genauen Referenzebene. Hansmann faßt den kindlichen Körper als zwei Kegelstumpfpyramiden mit einer gemeinsamen Basis im Bereich der Thoraxapertur auf. Wie bei der Messung des biparietalen Schädeldurchmessers wird zunächst die Längsachse des kindlichen Körpers und ihre Neigung zur Vertikalen bestimmt. Senkrecht dazu werden Querschnitte in der interessierenden Region in Abständen von 5–10 mm durchgeführt. Die Thoraxapertur stellt sich dabei herzförmig dar und enthält die kindliche Wirbelsäule. Bei der fetalen Abdominometrie liegt die gesuchte Referenzebene im Bereich der fetalen Leber und ist durch die Vena umbilicalis charakterisiert, die als parallele Struktur dargestellt werden kann (Abb. 42) (Holländer, 1972; Kossoff u. Garrett, 1972; Hansmann et al., 1973a; Campbell, 1974; Campbell et al., 1975).

Bei der Untersuchung der fetalen Anatomie durch Kugener u. Hansmann (1976) zeigt sich, daß die Vena umbilicalis von ventral-kaudal nach kranial-dorsal in einem Winkel von etwa 40° verläuft. Wenn also die Vene in ihrem gesamten Verlauf dargestellt wird, so ist anzunehmen, daß es sich um einen Schrägschnitt durch den kindlichen Körper handelt. Bei idealer Lage des Schnittes sollte nur das kraniale Ende der Vena umbilicalis, wo sie in den Ductus arantii einmündet, dargestellt werden.

Da die Herzbasis dem Zwerchfell aufliegt, kann die Referenzebene auch dadurch gefunden werden, daß man zunächst innerhalb des Rumpfquerschnittes die pulsierende Struktur des Herzens sucht und die Schnittebene nun soweit gegen den kaudalen Kindespol verschiebt, bis die Herzpulsationen nicht mehr nachweisbar sind (Stöger u. Kratochwil, 1974). Die von Schlensker (1973) angegebene Referenzebene, die den Mitralklappenring enthält, scheint dagegen zu hoch an der Thoraxpyramide zu liegen.

Eine Überprüfung der Genauigkeit der Ultraschallthorakometrie ist wegen der postpartalen Entfaltung der Lungen (Schlensker, 1973; Stöger u. Kratochwil, 1974) nicht möglich.

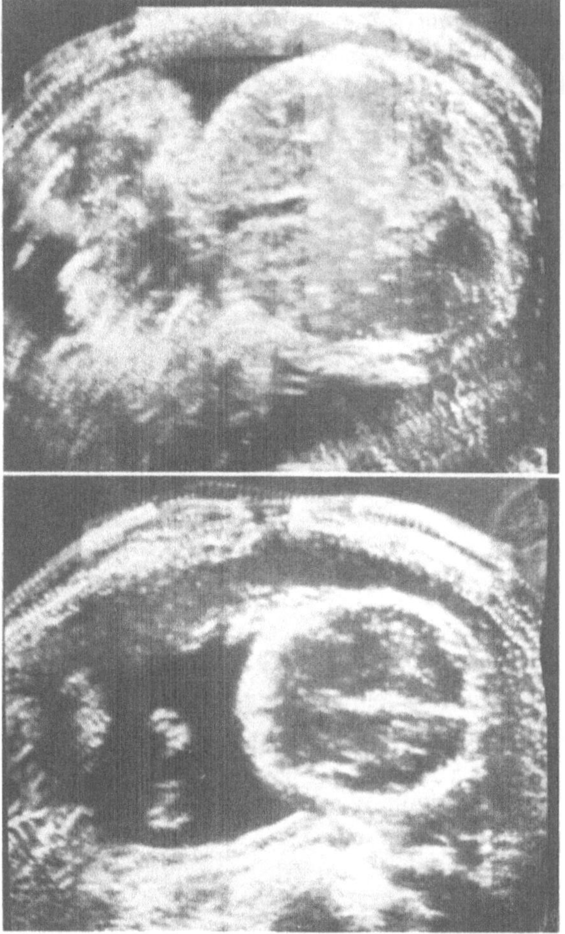

Abb. 42. Untersuchung zur Gewichtsschätzung und Bestimmung des Thorax-Kopfindex. Oben: Querschnitt durch den kindlichen Rumpf mit Darstellung der Vena umbilicalis. Unten: Querschnitt durch den kindlichen Schädel

Für die Wiederfindung des Ultraschallmeßergebnisses bei wiederholter Untersuchung ergibt sich ein mittlerer Fehler von $\pm 2{,}8$ mm mit einer Standardabweichung von 2,1 mm (HANSMANN, 1975).

Auch die Thoraxmaße zeigen in Abhängigkeit von der Schwangerschaftsdauer ein lineares Wachstum (HANSMANN, 1975; STÖGER u. KRATOCHWIL, 1974; SCHLENSKER, 1973; LEVI u. ERBSMANN, 1975). Von den beiden meßbaren Durchmessern überholt der quere Durchmesser den a.p. Durchmesser am Ende der Schwangerschaft, wodurch der Thorax seine quer-ovale Form erhält (STÖGER u. KRATOCHWIL, 1974).

Die hier besprochenen biometrischen Werte der Schädel- und Thoraxdurchmesser eignen sich im Verlauf der Schwangerschaft zur Bestimmung des Gestationsalters sowie zur Erkennung von Wachstumsstörungen und zur präpartalen Gewichtsschätzung. Das Schwangerschaftsalter wird in überwiegendem Maß durch den biparietalen Schädeldurchmesser ermittelt. Die besten Ergebnisse sind zu erwarten, wenn die Untersuchungen bereits in der ersten Schwangerschaftshälfte bis zur 21. Woche durchgeführt werden, wenn der Schädel am schnellsten wächst (HINSELMANN, 1973a). Bei Messungen bis zur 30. Schwangerschaftswoche entsprechend einem kindlichen Schädeldurchmesser von 80 mm ist aufgrund einer einzigen Ultraschallmessung in 84% der Fälle eine Terminbestimmung mit einer Genauigkeit von ± sieben Tagen möglich. Statistisch ist allerdings die Berechnung des Schwangerschaftsalters aus den biparietalen Wachstumskurven als Abhängige von der Schwangerschaftsdauer nicht völlig zulässig (HOLLÄNDER, 1972; HANS-MANN, 1976).

Bei Terminunklarheiten soll aus den oben erwähnten Gründen die Bestimmung des Schwangerschaftsalters so früh wie möglich einsetzen. Durch Verlaufskontrollen wurden Meßungenauigkeiten reduziert und der Nachweis eines normalen Wachstums erbracht. Durch Berücksichtigung mehrer meßbarer Parameter kann das Resultat noch weiter verbessert werden (SCHILLINGER et al., 1976). Ein weiteres Maß zur Verbesserung dieser Schätzungen stellt die Schätzung der Schulter-Steißlänge – Trunkometrie – durch PRENZ-LAU et al. (1973) dar. *Der Kopf-Thoraxindex* als Quotient aus biparietalem und einem Thoraxdurchmesser ist ein Maß für die proportionalen Verhältnisse zwischen der Rumpf-und Kopfgröße, die sich im Verlauf der Entwicklung ändert. Mit zunehmender Schwangerschaftsdauer wird dieser Quotient infolge des Aufholens des Thoraxwachstums gegen-über dem Schädelwachstum kleiner. Damit kommt in der Veränderung des Indexes die Wachstumsgeschwindigkeit zum Ausdruck. Für die Schwangerschaftsdauer abnorme Kopf-Thoraxindizes finden sich sowohl bei kindlichen Fehlbildungen als auch bei retar-diertem und akzeleriertem Wachstum. Von Bedeutung ist diese Veränderung bei der diabetogenen Fetalerkrankung (HANSMANN et al., 1974) sowie bei der nutritiven Plazen-tainsuffizienz (HANSMANN et al., 1972, 1973 b, 1974; HANSMANN, 1975).

Die wachstumsretardierten Kinder werden auch oft als »small-for-date« bezeichnet, wobei innerhalb dieses Kollektivs mehrere Typen der Wachstumsretardierung zu erkennen sind.

Kinder mit einem gleichmäßigen Wachstumsrückstand, wie sie von CAMPBELL (1974) als »low profile« bezeichnet werden, werden vor allem bei kongenitalen Mißbildungen (RAMZIN et al., 1973) und auch bei intrauteriner Infektion (HANSMANN, 1976) gefunden.

Kommt es zunächst nach normalem Wachstum im Verlauf des dritten Schwanger-schaftsdrittels zu einer Wachstumsverzögerung aufgrund einer Plazentainsuffizienz, so ist im allgemeinen der Rumpf durch diese Wachstumsstörung stärker betroffen als der kindliche Schädel, dessen Wachstumskurve abgeflacht erscheint; dieser Verlauf wird deshalb von CAMPBELL als »late flattering« bezeichnet. Werden diese Patienten ins Kran-kenhaus eingewiesen, so kann es zu einem Aufholwachstum des Feten kommen (HANS-MANN, 1976).

6. Gewichtsschätzung

Schon frühzeitig hat man versucht, eine Korrelation zwischen dem biparietalen Schädel-durchmesser und dem Kindesgewicht herzustellen (WILLOCKS et al., 1964; THOMPSON et al., 1965; KRATOCHWIL, 1968 b; KOHORN, 1967; HELLMANN et al., 1967; LEVI, 1970; HOLLÄNDER, 1972). Alle diese Schätzungen wiesen für klinische Bedürfnisse eine zu hohe Abweichung auf. Empirisch konnte festgehalten werden, daß das Kindesgewicht bei einem biparietalen Durchmesser von 8,5 cm in mehr als 80% der Fälle mehr als 1800 g und bei 9 cm mehr als 2200 g betrug. Durch die Einführung eines weiteren Parame-ters, nämlich der Thoraxmaße in die Gewichtsschätzung konnten diese Ergebnisse wesent-lich verbessert werden.

So gelingt es nun, das Kindesgewicht auf 10% genau zu schätzen, wobei die Ver-besserung der Gewichtsschätzung vor allem in den Randzonen der »small-for-dates« und bei diabetischen Riesenkindern zum Tragen kommt. Aufgrund sorgfältiger statistischer Arbeiten konnte von HANSMANN u. VOIGT (1973), HANSMANN (1975) aus dem biparietalen und Thoraxdurchmesser ein Nomogramm zur Gewichtsschätzung erstellt werden. Diese Ergebnisse wurden durch SCHLENSKER und DECKER (1973), BOOG et al. (1974) und SCHILLINGER et al. (1975) bestätigt.

Eine wesentliche Verbesserung der Gewichtsschätzung wurde von CAMPBELL und WILKIN (1975a) durch Planimetrie der Schädel- und Bauchquerschnitte erzielt.

In 95% der Fälle betrug die Abweichung des geschätzten vom tatsächlichen Kindesgewicht nicht mehr als 15%.

Wird diese Gewichtsschätzung zwischen der 32.–38. Schwangerschaftswoche durchgeführt, so kann man mit einer einzigen Messung 87% der schwer wachstumsgestörten Kinder (deren Gewicht unterhalb der fünften Perzentile gelegen ist) entdecken.

Ein anderer Parameter, der eine Plazentainsuffizienz erkennen läßt, ist die fetale Urinproduktion (WLADIMIROFF u. CAMPBELL, 1974). Auf Längs- und Querschnitten durch den kindlichen Rumpf kann die fetale Harnblase als zystisches echoarmes Gebilde erkannt werden. Planimetrische Bestimmungen der Blase erlauben einen Rückschluß auf das Volumen. Unterzieht man sich der Mühe, die Messung in kurzen Intervallen durchzuführen, so kann leicht die Zunahme des Blasenvolumens und die Entleerung der Blase festgestellt werden. Aufgrund der so erhobenen Messung läßt sich die stündliche fetale Urinproduktion bestimmen. Bei Plazentainsuffizienz kommt es dabei zu einer signifikanten Einschränkung der kindlichen Urinproduktion.

7. Spezielle Untersuchungsverfahren

a) Ultraschallgeleitete Amniozentese

In der modernen Geburtshilfe besteht heute oft die Notwendigkeit der Punktion der Fruchthöhle zur Entnahme von Amnionflüssigkeit. In der Frühschwangerschaft wird diese Entnahme durchgeführt, um aus den aus der Amnionflüssigkeit gewonnenen Zellen eine Chromosomenkultur zur Diagnose genetischer Störungen anlegen zu können. Im zweiten und dritten Schwangerschaftsdrittel wird durch sie der Bilirubinoidgehalt bei Rhesusinkompatibilität oder die L/S Ratio als Anhaltspunkt für die kindliche Lungenreife bestimmt. Bei diesen Punktionen gilt als oberstes Gebot die Vermeidung von Verletzungen der Plazenta. Aus diesem Grund muß jeder Entnahme eine exakte Plazentalokalisation vorausgehen (HANSMANN u. LANG, 1972; HINSELMANN, 1973b, c; HOLLÄNDER, 1972; KRATOCHWIL, 1968a). Solange die Plazenta an der Hinterwand lokalisiert ist, stellt die Punktion keine Schwierigkeiten dar. Bei der Lokalisation an der Vorder- oder Seitenwand hat die Abgrenzung exakt zu erfolgen. Da auch die Plazentaränder mit Ultraschall genau darstellbar sind, stellt dies keine Schwierigkeit dar. Man kann nun so vorgehen, daß der Plazentarand mit einem Fettstift auf der Haut markiert wird und bei einer kleineren freien Stelle zusätzlich auch der Winkel angegeben wird, unter dem die Amniozentesenadel eingestochen werden soll. Um die Lokalisation noch sicherer zu machen, wurde bereits für das eindimensionale Ultraschallverfahren ein Prüfkopf mit zentraler Bohrung angegeben (KRATOCHWIL u. LIM-RACHMAT, 1971). Ähnliche Prüfköpfe können auch für die Schnittbildtechnik Verwendung finden (BANG, 1972). In diesem Zusammenhang muß jedoch darauf hingewiesen werden, daß die Prüfköpfe nicht hitzesterilisiert werden dürfen, da sonst die piezoelektrischen Eigenschaften verlorengehen. Gegen eine chemische oder Gassterilisierung ist hingegen nichts einzuwenden. Anstelle von Öl als Ankopplungsflüssigkeit wird viel flüssiges Desinfektionsmittel verwendet.

Real-Time-Scanner und das Multi-Array-System verfügen nicht über diese direkte Methode des Durchstechens des Prüfkopfes in Richtung des Schallbündelverlaufs. Hier wird die Einstichstelle senkrecht zum Verlauf des Schallbündels vorgenommen. Ist die verwendete Nadel an der Oberfläche leicht gerauht, so wird sie beim Einstich sichtbar (HANSMANN, 1972; JONATHA, 1974). Seit der Verwendung dieser gezielten Ultraschallmethoden sind die früher beobachteten Verletzungen der Plazenta praktisch auf Null zurückgegangen. Der weitere Vorteil der Methode besteht darin, daß auch die Punktion an sonst atypischer Stelle vorgenommen werden kann.

b) Time-motion-Verfahren

Wird der Transducer über dem kindlichen Herzen plaziert, so sind im A-Bild deutlich die rhythmischen Pulsationen des kindlichen Herzens zu beobachten.

Auf Polaroidaufnahmen wird diese Bewegung jedoch eingefroren. Um diese Bewegung sichtbar zu machen, wird die Bewegung des Echos als Funktion der Zeit aufgezeichnet. In der schnellen vertikalen Ablenkung wird das Bewegungsausmaß der Struktur aufgezeichnet. Durch die langsame horizontale Ablenkung wird die Zeitbasis gebildet. Die Geräte sind noch mit Zeit- und Abstandsmarken versehen, so daß sowohl die Frequenz als auch das Ausmaß der Bewegung abgelesen werden können.

Die horizontale Zeitablenkung kann zwischen 1 und 10 s für die gesamte Schirmbreite variiert werden.

Bewegte Strukturen werden auf diesen Bildern als Kurven und unbewegliche Strukturen als Linien abgebildet.

Um eine kontinuierliche Registrierung zu ermöglichen, ist eine Aufzeichnung auf einem Mehrkanalschreiber möglich. Gleichzeitig können dann noch das EKG und Phonokardiogramm aufgezeichnet werden.

c) Fetale Atembewegung

Tierexperimentelle Untersuchungen haben gezeigt, daß der Fet bereits intrauterin Atembewegungen ausführt. Zur Registrierung dieser Bewegungen wurde das Ultraschallverfahren eingesetzt. Plaziert man den Prüfkopf über dem Thorax, so sind im Time-motion-Verfahren deutliche Bewegungen der Thoraxwand nachweisbar. Während diese Bewegungen in der Frühschwangerschaft noch unregelmäßig und sporadisch sind, nehmen sie gegen den Termin hin zu und werden knapp vor der Geburt regelmäßig. Verschiedene Atemtypen konnten beobachtet werden. Beim Auftreten von Anoxie kommt es zur Unterbrechung des regelmäßigen Atemtyps, was experimentell durch Zigarettenrauchen erzeugt werden konnte.

Die Atembewegung des Kindes wird auch hier kontinuierlich registriert. Die Entwicklung dieses Verfahrens ist noch im Fluß und man hofft, durch diese Untersuchungen noch früher als mit dem fetalen EKG Gefahrenzustände für das Kind diagnostizieren zu können. Ganz deutlich sind die Atembewegungen auch im Real-time-Scanner zu erkennen.

Literatur

AANTA, K., FORSS, M.: Determination of biparietal diameter by the ultrasonic B-scan technique. Acta Obstet. Gynecol. Scand. *53*, 121 (1974)

ABDULLA, U.: Sonar in very early pregnancy. 1st World Congress on Ultrasonics in Medicine Wien 1969, Tome III, S. 185. Wien: Verlag der Wien. Med. Akademie 1971

ABDULLA, U., CAMPBELL, S., DEWHURST, C.J., TALBERT, D., LUKAS, M., MULLARKEY, M.: Effect of diagnostic ultrasound on maternal and fetal chromosomes. Lancet *1971 II*, 829

ABRAMOWSKI, P., KOPECKY, P.: Zur Ultraschalldiagnostik der Hinterwandplazenta unter Berücksichtigung von Phantomversuchen. Geburtshilfe Frauenheilkd. *29*, 745 (1969 b)

ABRAMOWSKI, P., KOPECKY, P.: Vergleichende Verlaufsbeobachtungen nach intrauterinen Transfusionen unter besonderer Berücksichtigung der Ultraschalldiagnostik. 1st World Congress on Ultrasonics in Medicine 1969, Proceedings III, S. 295

ANDERSON, G.V., NISWONGER, J.W.: Cephalometry with ultrasound. Am. J. Obstet. Gynecol. *91*, 563 (1965)

BANG, A.: A new ultrasonic method for transabdominal amniocentesis. Am. J. Obstet. Gynecol. *114*, 599 (1972)

BANG, J., HOLM, H.H.: Ultrasound in the demonstration of fetal heart movements. Am. J. Obstet. Gynecol. *102*, 956 (1968)

BARTOLUCCI, L.: Biparietal diameter of the skull and fetal weight in the second trimester: An allometric relationship. Am. J. Obstet. Gynecol. *122*, 439 (1975)

BARTON, J.J.: Evaluation of the Doppler shift principle as a diagnostic aid in obstetrics. Am. J. Obstet. Gynecol. *102*, 563 (1968)

BAYER, H., ISSEL, E.P., SCHULTE, R.: Neue Meßgrößen bei der Erkennung einer intrauterinen Retardierung der Frucht mittels Ultraschalldiagnostik. Zentralbl. Gynäkol. *94*, 1169 (1972)

BERNSTINE, R., CALLAGAN, D.A.: Ultrasonic Doppler inspection of the fetal heart. Am. J. Obstet. Gynecol. *95*, 1001 (1966)

BERNSTINE, R., CALLAGAN, D.A.: Ultrasonic Doppler Inspection of the fetal heart. Am. J. Obstet. Gynecol. *102*, 956 (1968)

BISHOP, E.H.: Obstetric uses of the ultrasonic motion sensor. Am. J. Obstet. Gynecol. *96*, 863 (1966)

BLACKWELL, R.J., SHIRELY, I., FARMAN, D.J., MICHAEL, C.A.: Ultrasonic B-scanning as a pregnancy test after less than six weeks amenorrhoea. Br. J. Obstet. Gynaecol. *82*, 108 (1975)

BOBOROW, M., BLACKWELL, N., URAU, A.E., BLEANY, B.: Absence of any observed effect of ultrasonic irradiation on the human chromosomes. J. Obstet. Gynaecol. Br. Cwlth. *78*, 730 (1971)

BODDY, K., ROBINSON, J.S.: External method for detection of fetal breathing in utero. Lancet *1971 II*, 1231

BOOG, G., IRRMANN, M., DE MOT, E., GANDAR, R.: Céphalometrie foetale par ultrasons. I. – Technique, principe et précision de la méthode. Rev. Fr. Gynecol. *64*, 303 (1969 a)

BOOG, G., IRRMANN, M., MULLER, G., GANDAR, R.: Céphalometrie foetale par ultrasonis. III. – Dépistage de la souffrance foetale chronique. Rev. Fr. Gynecol. *64*, 314 (1969 b)

BOOG, G., VAN LIERDE, M., SCHUHMACHER, J.C., KIRSTETTER, L., GANDAR, R.: Céphalometrie et thoracometrie foetale au cours des grossesses pathologiques. Rev. Fr. Gynecol. *69*, 19 (1974)

BROWN, R.E.: Ultrasonic localization of the placenta. Radiology *89*, 828 (1967)

CALLAGAN, D., ROWLAND, T.C., GOLDMANN, D.E.: Ultrasonic Doppler observation of the fetal heart. Obstet. Gynecol. *23*, 637 (1964)

CAMPBELL, S.: An improved method of fetal cephalometry by ultrasound. J. Obstet. Gynaecol. Br. Cwlth. *75*, 568 (1968)

CAMPBELL, S.: The prediction of fetal maturity by ultrasonic measurement of the biparietal diameter. J. Obstet. Gynaecol. Br. Cwlth. *76*, 603 (1969)

CAMPBELL, S.: Ultrasonic fetal cephalometry during the second trimester of pregnancy. J. Obstet. Gynaecol. Br. Cwlth. *77*, 1057 (1970)

CAMPBELL, S.: The antenatal detection of fetal abnormality by ultrasonic diagnosis. International Congress Series No. 310, Birth Defects. Proceedings IV. Int. Confer. Vienna 1973. A.G. MOTULSKY, W. LENTZ (eds). Excerpta Medica, Amsterdam

CAMPBELL, S.: The assessment of fetal development by diagnostic ultrasound. In: Clinics in Perinatology, Vol. 1, No. 2: The pregnancy at risk. Milunski, A. (Hrsg.). S. 507. Philadelphia: Saunders 1974

CAMPBELL, S., DEWHURST, C.J.: Quintuplet pregnancy diagnosed and assessed by ultrasonic compound scanning. J. Obstet. Gynaecol. Br. Cwlth. *75*, 1007 (1968)

CAMPBELL, S., DEWHURST, C.J.: Diagnosis of small-for-dates fetus by serial ultrasonic cephalometry. Lancet *1971 II*, 1002

CAMPBELL, S., GILLIESON, M.: Détection ultrasonore des malformations de l'arc neural. In: Echotomographie en obstétrique et gynécologie. Paris: Editions Glaxo 1975

CAMPBELL, S., NEWMAN, G.B.: Growth of the fetal biparietal diameter during normal pregnancy. J. Obstet. Gynaecol. Br. Cwlth. *78*, 518 (1971)

CAMPBELL, S., PRYSE-DAVIES, J., COLTART, T.M., SELLER, M.J., SINGER, J.D.: Ultrasound in the diagnosis of Spina bifida. Lancet *1975*, I, 1065

CAMPBELL, S., WILKIN, D.: Ultrasonic measurement of fetal abdomen circumference in the estimation of fetal weight. Br. J. Obstet. Gynaecol. *82*, 689 (1975a)

Campbell, S., Wilkin, D.: Ultrasonic measurement of fetal abdomen circumference in the estimation of fetal weight. Br. J. Obstet. Gynaecol. *82*, 689 (1975b)

Davison, J.M., Lind, T., Farr, V., Whittingham, T.A.: The limitations of ultrasonic fetal cephalometry. J. Obstet. Gynaecol. Br. Cwlth. *80*, 769 (1973)

Dewhurst, C.J., Beazly, J.M., Campbell, S.: Assessment of fetal maturity and dysmaturity. Am. J. Obstet. Gynecol. *113*, 141 (1972)

Donald, I.: Ultrasonic echo sounding in obstetrical and gynecological diagnosis. Am. J. Obstet. Gynecol. *93*, 935 (1965)

Donald, I.: Ultrasonics in obstetrics. Br. Med. Bull. *24*, 71 (1968a)

Donald, I.: Diagnostic uses of sonar in obstetrics and gynaecology. J. Obstet. Gynaecol. Br. Cwlth. *72*, 907 (1968b)

Donald, I.: On launching a new diagnostic science. Am. J. Obstet. Gynecol. *103*, 609 (1969)

Donald, I., Abdulla, U.: Ultrasonics in obstetrics and gynaecology. Br. J. Radiol. *40*, 604 (1967)

Donald, I., Brown, T.G.: Demonstration of tissue interfaces within the body by ultrasonic echosounding. Br. J. Radiol. *34*, 539 (1961)

Donald, I., MacVicar, J., Brown, T.G.: Investigation of abdominal masses by pulsed ultrasound. Lancet *1958 I*, 1188

Donald, I., Morley, P., Barnett, E.: The diagnosis of blighted ovum by sonar. J. Obstet. Gynaecol. Br. Cwlth. *79*, 3044 (1972)

Drumm, J.E., Clinch, J.: Ultrasound in management of clinically diagnosed threatened abortion. Br. Med. J. *1975 II*, 424

Durkan, J.P., Russo, G.L.: Ultrasonic fetal cephalometry, accuracy, limitations and applications. Obstet. Gynecol. *27*, 399 (1966)

Dussik, K.T.: Über die Möglichkeit, hochfrequente mechanische Schwingungen als diagnostisches Hilfsmittel zu verwerten. Z. Gesamte Neurol. Psychiatr. *174*, 153 (1942)

Fischer, P., Golob, E., Kratochwil, A.: Chromosomenuntersuchungen nach Ultraschalleinwirkung. Wien. Klin. Wochenschr. *79*, 436 (1967)

Fisher, C.C., Garrett, W.J., Kossoff, G.: Anencephaly in one of twins diagnosed by ultrasonic echography. Aust. NZ. J. Obstet. Gynaecol. *15*, 108 (1975)

Garrett, W.J., Crowe, P.H., Robinson, D.E.: The interpretation of ultrasonic echograms in abdominal pregnancy. Aust. NZ. J. Obstet. Gynaecol. *9*, 26 (1969)

Garrett, W.J., Grunwald, G., Robinson, D.E.: Prenatal diagnosis of fetal polycystic kidney by ultrasound. Aust. NZ. J. Obstet. Gynaecol. *10*, 7 (1970)

Garrett, W.J., Kossoff, G., Osborn, R.A.: The diag-

nosis of fetal hydronephrosis, megaureter and urethral obstruction by ultrasonic echography. Br. J. Obstet. Gynaecol. *82*, 115 (1975)

Garrett, W.J., Robinson, D.E.: Ultrasound in clinical obstetrics. Springfield: Thomas 1970

Garrett, W.J., Robinson, D.E.: Assessment of fetal size and growth rate by ultrasonic echoscopy. Obstet. Gynecol. *38*, 525 (1971)

Gasser, R.F.: Atlas of human embryos. Hagerstown, New York, Evanston, San Francisco, London: Harper & Row 1975

Goldberg, B.B., Isard, H.J., Gershon-Cohen, J., Gutmann, B.J.: Ultrasonic fetal cephalometry. Radiology *87*, 328 (1966)

Gottesfeld, K.R.: The practical applications of ultrasound in obstetrics and gynecology. In: Diagnostic ultrasound. Proceedings I. Int. Confer. Univ. Pittsburgh 1965. (H.C. Grossmann, J.H. Holmes, C. Joyner, E. Purnell (eds). New York: Plenum Press 1966

Gottesfeld, K.R., Sundgren, C., Chavez, F.: The diagnosis of sextuplets by ultrasound – a case report. J. Clin. Ultrasound *2*, 291 (1974)

Gottesfeld, K.R., Thompson, H.E., Holmes, J.H., Taylor, E.S.: Ultrasonic placentography – a new method for placental localization. Am. J. Obstet. Gynecol. *96*, 538 (1966)

Gruenwald, P.: Chronic fetal distress and placental insuffiency. Biol. Neonate *5*, 215 (1963)

Hackelöer, B.J.: Struma congenita. Persönliche Mitteilung, 1976

Hackelöer, B.J., Hansmann, M.: Ultraschalldiagnostik in der Frühschwangerschaft. Gynäkologe *9*, 108 (1976)

Hackelöer, B.J., Nitzschke, S.: Frühdiagnose des Anenzephalus und Inienzephalus durch Ultraschall. Geburtshilfe Frauenheilkd. *35*, 866 (1975)

Hackelöer, B.J., Nitschke, S., Daume, E., Sturm, G., Buchholz, R.: Ultraschall Darstellung von Ovarveränderungen bei Gonadotropinstimulierung Gebh. Frauenheilkd. *37*, 185 (1977)

Halberstadt, E.W., Stein, W.: Ultraschalldiagnostik der Gravidität bei Uterus myomatosus. 2. Jahrestagung der DAUD, Hannover 1974.

Haller, U., Liebchen, C., Henner, H., Wesch, H., Kubli, F.: Assessment of gestational age by means of sonar biometry of amniotic sac during early pregnancy. Vortrag No. 284, 5. Europäischer Kongreß für perinatale Medizin, Uppsala 1976

Haller, U., Rüttgers, H., Wille, F., Heinrich, D., Mueller, P., Kubli, P.: Aktive Kindesbewegungen im schnellen Ultraschall-B-Bild. Gynäkol. Rundsch. (Suppl. 1) *13*, 118 (1973)

Haller, U., Rüttgers, M., Wille, F., Müller, P., Heinrich, D., Kubli, F.: Bedeutung ultrasonographisch erfaßter Kindesbewegungen in der Frühschwangerschaft. In: Perinatale Medizin. Dudenhausen, J.W., Saling, E. (Hrsg.), Bd. V, S. 30. Stuttgart: Thieme 1974

Hansmann, M.: Kritische Bewertung der Leistungsfähigkeit der Ultraschalldiagnostik in der Geburtshilfe heute. Gynäkologe 7, 26 (1974)

HANSMANN, M.: Ultraschallkephalo- und Thorakometrie zur Kontrolle des fetalen Wachstums unter besonderer Berücksichtigung der praepartalen Gewichtsschätzung. Habilitationsschrift, Bonn 1975

HANSMANN, M.: Ultraschallbiometrie im II. und III. Trimester der Schwangerschaft. Gynäkologe 9, 133 (1976)

HANSMANN, M., BÄKER, H., FABULA, S., MÜLLER-SCHOLTES, H., NELLEN, H.J., VOIGT, U.: Biometrische Daten des Feten. Ergebnisse einer modifizierten Methodik der Ultraschalldiagnostik. In: Perinatale Medizin. SALING, E., DUDENHAUSEN, J.W. (Hrsg.), Bd III, S. 136, Stuttgart: Thieme 1972

HANSMANN, M., BELLMANN, O.: Kombinierte Ultraschall- und HPL-Verlaufsstudien zur Erfassung der intrauterinen Wachstumsdynamik des Feten. In: Perinatale Medizin. SALING, E., DUDENHAUSEN, J.W. (Hrsg.), Bd. V. Stuttgart: Thieme 1974

HANSMANN, M., HINCKERS, H.J.: Das große Kind. Gynäkologe 7, 81 (1974)

HANSMANN, M., HOVEN, R.: Eine abgewandelte Methodik zur Bestimmung des biparietalen Durchmessers mittels Ultraschall. In: Ultrasonographia Medica. BÖCK, I., OSSOINIG, K. (Hrsg.), Bd. III, S. 219. Wien: Verlag der Wiener Medizinischen Akademie 1971

HANSMANN, M., LANG, N.: Intrauterine Transfusion unter Ultraschallkontrolle. Klin. Wochenschr. 50, 930 (1972)

HANSMANN, M., LANG, N., BELLMANN, O.: Zur praenatalen Diagnostik des thanatophoren Zwergwuchses. Z. Geburtshilfe Perinatol. 180 (1976)

HANSMANN, M., NELLEN, H.J., HENNING, H.: Klinische Ergebnisse einer modifizierten Methodik der Ultraschalldiagnostik in der Geburtshilfe. Arch. Gynäkol. 221, 264 (1971)

HANSMANN, M., VOIGT, U.: Ultrasonic fetal thoracometry: an additional parameter for determing fetal growth. Abstract in: 2nd World Congress on Ultrasonics in Medicine. Rotterdam: Excerpta Medica 1973a

HANSMANN, M., VOIGT, U.: Ultraschall-Biometrie des Feten unter besonderer Berücksichtigung der Gewichtsschätzung bei intrauteriner Malnutrition. In: Perinatale Medizin. SALING, E., DUDENHAUSEN, J.W. (Hrsg.), Bd. IV. Stuttgart: Thieme 1973b

HANSMANN, M., VOIGT, U., BÄKER, H.: Die Wertigkeit intrauterin mit Ultraschall meßbarer Parameter für die Gewichtsklassenschätzung des Feten. Arch. Gynäkol. 214, 314 (1973b)

HANSMANN, M., VOIGT, U., LANG, N.: Ultraschallmeßdaten als Parameter zur Erkennung einer intrauterinen Wachstumsretardierung. Arch. Gynäkol. 214, 194 (1973a)

HANSMANN, M., WINDEMUTH, W., BELLMANN, O., NIESEN, M., LANG, N.: Neue Aspekte zur praenatalen Diagnostik fetaler Mißbildungen in der zweiten Schwangerschaftshälfte. 40. Tagung der Deutschen Gesellschaft für Geburtshilfe und Gynäkologie, Wiesbaden 1974

HELLMANN, L.M., KOBAYASHI, M., CROMB, E.: Ultrasonic diagnosis of embryotic malformations. Am. J. Obstet. Gynecol. 115, 615 (1973)

HELLMANN, L.M., KOBAYASHI, M., FILISTI, L., LAVENHAR, M.: Sources of error in sonographic fetal measuration and estimation of growth. Am. J. Obstet. Gynecol. 99, 662 (1967)

HELLMANN, L.M., KOBAYASHI, M., FILISTI, L., LAVENHAR, M.: Growth and development of the human fetus prior to the twentieth week of gestation. Am. J. Obstet. Gynecol. 103, 789 (1969)

HELLMANN, L.M., KOBAYASHI, M., TOLLES, W.E., CROMB, E.: Ultrasonic studies on the volumetric growth of the human placenta. Am. J. Obstet. Gynecol. 108, 740 (1970)

HENNER, M., HALLER, U., WOLF-ZIMPER, O., LORENZ, W.J., BADER, R., MÜLLER, B., KUBLI, F.: Quantification of fetal movement in normal and pathologic pregnancy. In: Excerpta Medica, No. 363, Amsterdam, 1976

HERRSCHLEIN, H.J.: Ultraschalldiagnostik bei vorzeitiger Lösung der richtig sitzenden Plazenta. Ärztl. Forsch. 24, 210 (1970)

HICKL, E.-J., DELUCCA, A., HAUBOLD, U.: Vergleichende Untersuchungen über Plazentalokalisationen mit Ultraschall und radioaktiven Isotopen. Geburtshilfe Frauenheilkd. 30, 316 (1970)

HIGGINBOTTOM, J., SLATER, J., PORTER, G.: Estimation of fetal weight from ultrasonic measurement of trunk circumference. Br. J. Obstet. Gynaecol. 82, 698 (1975)

HINSELMANN, M.: Die praktische Bedeutung der Ultraschalldiagnostik in der Geburtshilfe. Gynaecologia (Basel) 165, 127 (1968)

HINSELMANN, M.: Ultraschalldiagnostik in der Geburtshilfe. Gynäkologe 2, 45 (1969)

HINSELMANN, M.: Leistungsfähigkeit der Ultraschall-Diagnostik in der Spätschwangerschaft. In: Perinatale Medizin. DUDENHAUSEN, J.W., SALING, E. (Hrsg.)., Bd. IV. Stuttgart: Thieme 1973a

HINSELMANN, M.: Die Amniozentese in der Frühschwangerschaft. Gynäkologe 6, 169 (1973b)

HINSELMANN, M.: Die pränatale Diagnostik kindlicher Mißbildungen in der zweiten Schwangerschaftshälfte. Gynäkologe 6, 189 (1973c)

HOFFBAUER, H.: Die Bedeutung der Ultraschalldiagnostik in der Frühschwangerschaft. Electromedica 3, 227 (1970)

HOFFBAUER, H.: Problematik der Ultraschalldiagnose von normalen und anomalen Mehrlingsschwangerschaften. 2. Jahrestagung der DAUD, Hannover 1974

HOFMANN, D., HOLLÄNDER, H.J.: Die intrauterine Diagnostik des Hydrops fetus universalis mittels Ultraschall. Zentralbl. Gynäkol. 90, 667 (1968)

HOFMANN, D.H., HOLLÄNDER, H.J.: Ultraschalldiagnostik in der Geburtshilfe. Diagnostik 2, 417 (1969)

HOFMANN, D., HOLLÄNDER, H.J., WEISER, P.: Neue Möglichkeiten der Ultraschalldiagnostik in der

Gynäkologie und Geburtshilfe. Fortschr. Med. *84*, 689 (1966)

Hofmann, D., Mast, H., Holländer, H.J.: Die Bedeutung der Plazentalokalisation mittels Ultraschall für die Amniozentese. Geburtshilfe Frauenheilkd. *27*, 1199 (1967)

Holländer, H.J.: Ultraschalldiagnostik in der Schwangerschaft. München, Berlin, Wien: Urban & Schwarzenberg 1972

Holländer, H.J.: Das Ultraschallbild des Feten im zweiten und dritten Trimester der Schwangerschaft. Gynäkologe *9*, 123 (1976)

Holländer, H.J., Mast, H.: Intrauterine Dickenmessung der Plazenta mittels Ultraschall bei normalen Schwangerschaften und bei Rh-Inkompatibilität. Geburtshilfe Frauenheilkd. *28*, 662 (1968)

Jonatha, W.: Amniozentese in der Frühschwangerschaft unter Sichtkontrolle mit Ultraschall. Elektromedizin *3*, 94 (1974)

Johnson, W.L., Smith, M., Brewer, L.L.: Observations of placental blood flow with a Doppler flowmeter. Am. J. Obstet. Gynecol. *100*, 1125 (1968)

Johnson, W.L., Stegall, H.F., Lein, J.N., Rushmer, R.F.: Detection of fetal life in early pregnancy with an ultrasonic Doppler flowmeter. Obstet. Gynecol. *26*, 305 (1965)

Jouppila, D.: Ultrasound in the diagnosis of early pregnancy and its complications. Acta Obstet. Gynecol. Scand. (Suppl. 15) *50*, (1971)

Kamina, P., de Tourris, H.: Signes échographiques des présomptions de circulaire du cordon. In: Echotomographie en obstétrique et gynécologie. Paris: Editions Glaxo 1975

King, D.L.: Placental migration demonstrated by ultrasonography. Radiology *109*, 167 (1973)

Kirsten, E.B., Zinsser, H.H., Reid, J.M.: Effect of IMC ultrasound on the genetics of mice. IEEE Trans. Ultrasonics Eng., *10*, 112 (1968)

Kobayashi, M., Hellmann, L.M., Cromb, E.: Atlas of ultrasonography in obstetrics and gynecology. New York: Appleton Century Crofts 1972

Kobayashi, M., Hellmann, M., Filisti, L.H.: Ultrasound: An aid in the diagnosis of ectopic pregnancy. Am. J. Obstet. Gynecol. *103*, 1131 (1969)

Kobayashi, M., Hellmann, L.M., Filisti, L.H., Cromb, E.: Placental localization by ultrasound. Am. J. Obstet. Gynecol. *106*, 279 (1970)

Kohorn, E.I.: An evaluation of ultrasonic cephalometry. Am. J. Obstet. Gynecol. *97*, 553 (1967)

Kohorn, E.I., Blackwell, R.J.: The diagnosis of hydatidiform mole by ultrasonic B-scanning. J. Obstet. Gynaecol. Br. Cwlth. *75*, 1014 (1968)

Kohorn, E.I., Kaufman, M.: Sonar in the first trimester of pregnancy. Obstet. Gynecol. *44*, 473 (1974)

Kohorn, E.I., Secker-Walker, R.H., Morrison, J., Campbell, S.: Placental localization. Am. J. Obstet. Gynecol. *103*, 868 (1969)

Kossoff, G., Garrett, W.J.: Ultrasonic film echoscopy for placental localization. Aust. NZ. J. Obstet. Gynaecol. *12*, 117 (1972)

Kossoff, G., Garrett, W.J., Radovanovich, G.: Grey scale echography in obstetrics and gynaecology. Aust. Radiol. *18*, 62 (1974)

Kossoff, G., Garrett, W.J., Radovanovich, G.: Ultrasonic examination of a nonuplet pregnancy. Aust. NZ. J. Obstet. Gynaecol. *16*, 203 (1976)

Kratochwil, A.: Möglichkeiten der Ultraschalldiagnostik in der Geburtshilfe und Gynäkologie. Wien. Klin. Wochenschr. *78*, 190 (1966)

Kratochwil, A.: Der Wert der fetalen Ultraschallkardiographie in der Beurteilung der gestörten Frühschwangerschaft. Wien. Klin. Wochenschr. *79*, 399 (1967)

Kratochwil, A.: Die Ultraschall-Plazentalokalisation. Gynaecologia (Basel) *165*, 308 (1968 a)

Kratochwil, A.: Ultraschalldiagnostik in Geburtshilfe und Gynäkologie. Stuttgart: Thieme 1968 b

Kratochwil, A.: Biometrie des Feten mit Ultraschall. In: Perinatale Medizin. Saling, E., Schulte, E.J. (Hrsg.), Bd. II, S. 247. Stuttgart: Thieme 1971

Kratochwil, A.: The state of ultrasound diagnosis in perinatal medicine. J. Perinatol. Med. *3*, 75 (1975)

Kratochwil, A.: Ultraschalldiagnostik in der Gynäkologie. Gynäkologe *9*, 166 (1976)

Kratochwil, A., Beck, A.: Ultraschallnachweis von Intrauterinpessaren. Wien. Klin. Wochenschr. *87*, 65 (1975)

Kratochwil, A., Eisenhut, L.: Der früheste Nachweis der fetalen Herzaktion durch Ultraschall. Geburtshilfe Frauenheilkd. *27*, 176 (1967)

Kratochwil, A., Jentzsch, K., Brezina, K.: Ultraschallanatomie des weiblichen Beckens und ihre klinische Bedeutung. Arch. Gynäkol. *214*, 273 (1973 b)

Kratochwil, A., Lim-Rachmat, F.: Ultraschallplazentalokalisation. 1st World Congress on Ultrasonic Diagnosis in Medicine, Proceedings III, Wien 1969. Wien: Verlag der Wiener Medizinischen Akademie 1971

Kratochwil, A., Schaller, A.: Zur geburtshilflichen Ultraschalluntersuchung des Hydrocephalus. Geburtshilfe Frauenheilkd. *31*, 171 (1971 a)

Kratochwil, A., Schaller, A.: Geburtshilfliche Ultraschalldiagnostik des Anencephalus. Geburtshilfe Frauenheilkd. *31*, 564 (1971 b)

Kratochwil, A., Schön, R., Wiltschke, H.: Echographische Diagnose eines fetalen Abdominaltumors. Maximal gefüllte Harnblase als Folge einer posterioren Urethralklappe. Geburtshilfe Frauenheilkd. *32*, 506 (1972 a)

Kratochwil, A., Urban, G., Friedrich, F.: Ultrasonic tomography of the ovaries. Ann. Chir. Gynaecol. Fenn. *61*, 211 (1972 c)

Kratochwil, A., Ulm, R., Zeibekis, N.: Ultraschalldiagnose eines Chorionepithelioms. Zentralbl. Gynäkol. *95*, 1415 (1973 a)

Kratochwil, A., Zeibekis, N.: Ultrasonic pelvimetry. Acta Obstet. Gynecol. Scand. *51*, 357 (1972 a)

KRATOCHWIL, A., ZEIBEKIS, N.: Die Ultraschalldiagnostik der Blasenmole. Geburtshilfe Frauenheilkd. *32*, 895 (1972b)

KUGENER, H., HANSMANN, M.: Zur Topographie einer Referenzebene für die Ultraschallthorakometrie. Z. Geburtshilfe Perinatol. *180*, 313 (1976)

KUKAARD, R.F.P., FREEMAN, M.E.: The clinical application of ultrasonic placentography. J. Obstet. Gynaecol. Br. Cwlth. *80*, 433 (1973)

KUNZE-MÜHL, E., GOLOB, E.: Chromosomenanalyse nach Ultraschalleinwirkung. Humangenetik *14*, 237 (1972)

KURJAK, A., CECUK, S., BREYER, B.: The prediction of maturity in the first trimester of pregnancy by ultrasonic measurement of fetal crown-rump length. J. Clin. Ultrasound *4*, 83 (1976)

LANG, N., HANSMANN, M., NIESEN, M.: Zur Diagnostik und Überwachung bei Schwangerschaften mit intrauteriner Mangelentwicklung. Arch. Gynäkol. *214*, 215 (1973)

LEROY, B., KAMKAR, J., FRANSIOLI, G.: Hydramnios et anomalies foetales. In: Echotomographie en obstétrique et gynécologie. Paris: Editions Glaxo 1975

LEVI, S.: Ultrasonodiagnostic en obstétrique: Interet clinique de la mesure du diamètre bipariétal du foetus. Gynecol. Obstet. *69*, 227 (1970)

LEVI, S.: Diagnostic par ultrasons en gynécologie et en obstétrique. Paris: Masson 1972

LEVI, S.: Intra-uterine fetal growth studied by ultrasonic biparietal measurements. The percentiles of biparietal distribution. Acta Obstet. Gynecol. Scand. *52*, 193 (1973a)

LEVI, S.: Estimation de l'age foetal, étude comparative des méthodes. J. Gynecol. Obstet. Biol. Reprod. (Paris) *2*, 303 (1973b)

LEVI, S.: Diagnostic use of ultrasonics in abortion. A study of 250 patients. Int. J. Gynecol. Obstet. *11*, 195 (1973c)

LEVI, S.: Ultrasonic assessment of the high rate of human multiple pregnancy in the first trimester. J. Clin. Ultrasound *4*, 3 (1976)

LEVI, S., ERBSMANN, F.: Croissance du sac embryonnaire humain étudiée par les ultrasons. Rev. Fr. Gynecol. *69*, 3 (1974)

LEVI, S., ERBSMANN, F.: Antenatal fetal growth from the 19th week (Ultrasonic study of 12 head and chest dimensions). Am. J. Obstet. Gynecol. *121*, 262 (1975)

LOCH, E.G., STRATHAM, J.: Die Meßgenauigkeit des Ultraschalls im Vergleich zu Röntgenaufnahmen des Beckens. Strahlentherapie *139*, 459 (1970)

LUNDBERG, J.: Diagnosis of abruptio placentae by ultrasound. Lancet *1971, I*, 806

MACINTOSH, I.J.C., DAVEY, D.A.: Chromosome aberrations induced by an ultrasonic fetal pulse detector. Br. Med. J. *4*, 92 (1970)

MACVICAR, J.: Sonar and its uses in obstetrics and gynecology. J. med. liban. *26*, 563 (1973)

MACVICAR, J., DONALD, I.: Sonar in the diagnosis of early pregnancy and its complications. J. Obstet. Gynaecol. Br. Cwlth. *70*, 387 (1963)

MEIRE, H.B., FISH, P.J., WHEELER, T.: Ultrasound recording of fetal breathing. Br. J. Radiol. *48*, 477 (1975)

MEUDT, R.O., HINSELMANN, M.: Ultrasonoscopic differential diagnosis in obstetrics and gynecology. Berlin, Heidelberg, New York: Springer 1975

MEUDT, R.O., RAMZIN, M., HINSELMANN, M., FRIEDRICH, R.: Der tiefe Sitz der Plazenta (Verlaufsstudie). In: Perinatale Medizin, Bd. VI: Deutscher Kongress für Perinatale Medizin Berlin, November 1974. DUDENHAUSEN, J.W., SALING, E., SCHMIDT, E. (Hrsg.). Stuttgart: Thieme 1975

MEYENBERG, H.: Über die Lokalisation der Plazenta mittels Ultraschall und ihre Bedeutung für die geburtshilfliche Diagnostik. Zentralbl. Gynäkol. *95*, 1400 (1973a)

MEYENBERG, H.: Die Ultraschallechographie in der Abortdiagnostik. Geburtshilfe Frauenheilkd. *33*, 272 (1973b)

MEYENBURG, M.: Wachstum und Ortsveränderungen im Bereich des unteren Uterinsegmentes während der Schwangerschaft. In: Perinatale Medizin, Bd. VI: Deutscher Kongress für Perinatale Medizin, Berlin, November 1974. DUDENHAUSEN, J.W., SALING, E., SCHMIDT, E. (Hrsg.). Stuttgart: Thieme 1975

v. MICSKY, L.: Ultrasonic tomography in obstetrics and gynecology. In: Diagnostic Ultrasound. Proceedings I. Int. Confer. Univ. Pittsburgh. GROSSMANN, CH.C., HOLMES, D.H., JOYNER, C., PURNELL, E. (eds.). 348. New York: Plenum Press 1966

MURATA, Y., MARTIN, C.B.: Growth of the biparietal diameter of the fetal head in diabetic pregnancy. Am. J. Obstet. Gynecol. *115*, 252 (1973)

MUROOKA, H., UCHIDA, R.: Trials of some improved crystal vibrators for use in ultrasonic methods of gynecological diagnosis. Med. Electr. Biol. Engng. *2*, 329 (1964)

NUSCH, W., NOCKER, G.: Zum Problem der Ultraschalldiagnostik der Blasenmole. Geburtshilfe Frauenheilkd. *30*, 150 (1970)

PIIROINEN, O.: Uterine size measured by ultrasound during menstrual cycle. Acta Obstet. Gynecol. Scand. *54*, 242 (1967)

PIIROINEN, O.: Ultrasonic localization of intrauterine contraceptive devices. Acta. Obstet. Gynecol. Scand. *51*, 203 (1972)

PIIROINEN, O.: Detection of fetal heart activity during early pregnancy by combined B-scan and Doppler examination: a new application. Acta Obstet. Gynecol. Scand. *53*, 231 (1974)

PIIROINEN, O.: Foetal heart rates in early pregnancy as determined by combined B-mode and Doppler method. No. 187, 2nd European Congress on Ultrasonics in Medicine, München 1975. KAZNER, E., DE VLIEGER, M., MÜLLER, H.R., McCREADY, V.R. (*eds.*). Excerpta medica, Amsterdam 1975

PIIROINEN, O., KAIHOLA, H.L., KIVIKOSKI, A., RAURAMO, L.: Bleeding in early pregnancy investigated by ultrasound, plasma progesterone and oestradiol. Ann. Chir. Gynaecol. Fenn. *53*, 451 (1974)

PRENZLAU, P., BAYER, H., LÜDER, R., LEUJAK, A.: Die intrauterine Plazentographie durch Ultraschall und die Plazentafunktion. Zentralbl. Gynäkol. *95*, 12 (1973)

PRENZLAU, P., ISSEL, E.P.: Die praktische Bedeutung der Messung der Schulter-Steiß-Länge (Trunkometrie) beim Fetus mittels Ultraschall. Zentralbl. Gynäkol. *95*, 1421 (1973)

PYSTYNEN, P., YLÖSTALO, P., JÄRVINEN, P.A.: Fetal cephalometry by ultrasound. Ann. Chir. Gynaecol. Fenn. *56*, 114 (1967)a

PYSTYNEN, P., YLÖSTALO, P., JÄRVINEN, P.A.: Pelvimetry by ultrasound in late pregnancy. Ann. Chir. *56*, 118 (1967b)

PYSTYNEN, P., YLÖSTALO, P., JÄRVINEN, P.A.: Placental localization by ultrasound. Ann. Chir. Gynaecol. Fenn. *56*, 382 (1967c)

QUEENAN, J.T., KUBARYCH, S.F., COOK, L.N., ANDERSON, G.D., GRIFFIN, L.P.: Diagnostic ultrasound for detection of intrauterine growth retardation. Am. J. Obstet. Gynecol. *124*, 865 (1976)

RAMZIN, M.S., MEUDT, O.R., HINSELMANN, M.: Prognostic significance of abnormal ultrasonographic findings during the second trimester of gestation. J. Perinatol. Med. *1*, 160 (1973)

REINOLD, E.: Fetale Bewegungen in der Frühgravidität. Z. Geburtshilfe Gynäkol. *174*, 220 (1971)

REINOLD, E.: Das Größenwachstum der Amnionhöhle in der ersten Hälfte der Gravidität. Wien. Klin. Wochenschr. *84*, 638 (1972)

REINOLD, E.: Clinical value of fetal spontaneous movements in early pregnancy. J. Perinatol. Med. *1*, 65 (1973)

REINOLD, E.: Ultrasonics in early pregnancy. Basel: Karger 1976

REINOLD, E., GEORGIADES, E.: Der intrauterine Patient: Diagnose aus dem fetalen Bewegungsverhalten in der ersten Hälfte der Gravidität. Zentralbl. Gynäkol. *96*, 641 (1974)

REINOLD, E., KUCERA, H.: Ultraschallmessungen in der Frühschwangerschaft. Wien. Klin. Wochenschr. *87*, 62 (1975)

ROBINSON, H.P.: Detection of fetal heart movement in first trimester of pregnancy using pulsed ultrasound. Br. Med. J. *4*, 466 (1972a)

ROBINSON, H.P.: Sonar in the management of abortion. J. Obstet. Gynaecol. Br. Cwlth. *79*, 90 (1972b)

ROBINSON, H.P.: Sonar measurement of fetal crown-rump-length as means of assessing maturity in first trimester of pregnancy. Br. Med. J. *4*, 28 (1973)

ROBINSON, H.P.: »Gestation sac« volumes as determined by sonar in the first trimester of pregnancy. Br. J. Obstet. Gynaecol. *82*, 100 (1975a)

ROBINSON, H.P.: The diagnosis of early pregnancy failure by sonar. Br. J. Obstet. Gynaecol. *82*, 849 (1975b)

ROBINSON, H.P., FLEMING, J.E.E.: A critical evaluation of sonar »crown-rump-length« measurements. Br. J. Obstet. Gynaecol. *82*, 709 (1975)

ROBINSON, H.P., SHAW-DUNN, J.: Fetal heart rates as determined by sonar in early pregnancy. J. Obstet. Gynaecol. Br. Cwlth. *80*, 805 (1973)

SABBAGHA, R.E., TURNER, J.H., ROCKETTE, H., MAZER, J., ORGILL, J.: Sonar BPD and fetal age. Obstet. Gynecol. *43*, 7 (1974)

SAUVAGE, J.P., CRANE, J.P., KOPTA, M.M.: Difficulties in the ultrasonic diagnosis of hydatidiform mole. Obstet. Gynecol. *44*, 546 (1974)

SCAMMON, R.W., CALKINS, L.A.: The development and growth of the external dimensions of the human body in fetal period. Minneapolis: University of Minneapolis Press 1929

SCHEER, K.: Ultrasonic diagnosis of placenta praevia. Obstet. Gynecol. *42*, 707 (1973)

SCHILLINGER, H., MÜLLER, KRETZSCHMAR, M., WODE, J.: Gewichtsbestimmung des Feten durch Ultraschall. Geburtshilfe Frauenheilkd. *35*, 866 (1975)

SCHILLINGER, H., MÜLLER, R., KRETZSCHMAR, M., WODE, J.: Bestimmung des Gestationsalters in der Spätschwangerschaft durch Ultraschall. Geburtshilfe Frauenheilkd. *36*, 500 (1976)

SCHLENSKER, K.-H.: Plazentographie mittels Ultraschall-Schnittbildverfahren. Geburtshilfe Frauenheilkd. *31*, 779 (1971)

SCHLENSKER, K.-H.: Zur Bedeutung des Plazentasitzes für die Kindeslagen. Geburtshilfe Frauenheilkd. *32*, 551 (1972a)

SCHLENSKER, K.-H.: Zur Diagnostik der vorzeitigen Lösung der normal sitzenden Plazenta mit dem Ultraschall-Schnittbildverfahren. Geburtshilfe Frauenheilkd. *32*, 773 (1972b)

SCHLENSKER, K.-H.: Eine Ultraschallmethodik zur Thorakometrie beim Feten. Geburtshilfe Frauenheilkd. *33*, 440 (1973)

SCHLENSKER, K.-H.: Atlas of ultrasonic diagnosis in obstetrics and gynecology. Stuttgart: Thieme 1975

SCHLENSKER, K.-H.: Ultraschallplazentographie. Gynäkologe *9*, 156 (1976)

SCHLENSKER, K.-H., DECKER, I.: Voraussage des kindlichen Geburtsgewichtes auf Grund der Ultraschallkephalometrie und Thorakometrie am Feten. Geburtshilfe Frauenheilkd. *33*, 859 (1973)

STEIN, W.W., KUHL, H., HALBERSTADT, E., TAUBER, H.D.: Frühschwangerschaft: Ultraschalldiagnostik. Diagnostik *5*, 647 (1972)

STEVENSON, C.S.: The principal cause of breech presentation in single term pregnancies. Am. J. Obstet. Gynecol. *60*, 41 (1950)

STOCKER, J., DESJARDINS, P., DELEON, A.: Ultrasonography: Its usefulness and reliability in early pregnancy. Am. J. Obstet. Gynecol. *121*, 1087 (1975)

STÖGER, H., KRATOCHWIL, A.: Ultraschallbiometrie des fetalen Wachstums. Geburtshilfe Frauenheilkd. *34*, 611 (1974)

SUNDEN, B.: Ultrasound in the diagnosis of twins and

hydramnion. J. Obstet. Gynaecol. Br. Cwlth. *72*, 952 (1965)

Sunden, B.: Placentography by ultrasound. Acta Obstet. Gynecol. Scand. *49*, 179 (1970)

Taylor, E.S., Holmes, J.H., Thompson, H.E., Gottesfeld, K.R.: Ultrasound diagnostic techniques in obstetrics and gynecology. Am. J. Obstet. Gynecol. *90*, 655 (1964)

Thompson, H.E., Holmes, J.H., Gottesfeld, K.R., Taylor, E.S.: Fetal development as determined by ultrasonic pulse echo techniques. Am. J. Obstet. Gynecol. *92*, 44 (1965)

Troostwijk, A.L.: Echoscopie in de jonge Zwangerschap. Dissertation vrise universiteit te Amsterdam. Groningen: Vandenderen 1972

Tuera, G., Newman, R.L.: Placental localization and diagnosis of antenatal hemorrhage by ultrasonography. Obstet. Gynecol. *42*, 684 (1973)

Underhill, R.A., Beazky, J.M., Campbell, S.: Comparison of ultrasound cephalometry, radiology and liquor studies in patients with unknown confinements. Br. Med. J. *3*, 736 (1971)

Usher, R.H., McLean, F.H.: Normal fetal growth and the significance of fetal growth retardation. Pediatrics *74*, 901 (1969)

Vaclavinkova, V.: A method of measuring the interspineous diameter by ultrasound. Acta Obstet. Gynecol. Scand. *52*, 161 (1973)

Varma, T.R.: The value of ultrasonic B-scanning in diagnosis when bleeding is present in early pregnancy. Am. J. Obstet. Gynecol. *114*, 607 (1972)

Watmough, D., Crippin, D., Mollard, R.: A critical assessment of ultrasonic cephalometry. Br. J. Radiol. *47*, 24 (1974)

Weiss, P.A.M.: Zur Gestationszeitbestimmung mittels Ultraschall. Geburtshilfe Frauenheilkd. *33*, 447 (1973)

Weiss, P.A.M.: Die Entwicklung eines Fetus compressus bei Zwillingen. Geburtshilfe Frauenheilkd. *34*, 888 (1974)

Wigglesworth, J.S.: Experimental growth retardation on the fetal rat. J. Pathol. Bact. *88*, 1 (1964)

Willocks, J.: Fetal cephalometry by ultrasound. Dissertation Glasgow 1963

Willocks, J., Donald, I., Campbell, S., Dunsmore, I.R.: Intrauterine growth assessed by foetal cephalometry. J. Obstet. Gynaecol. Br. Cwlth. *74*, 639 (1967)

Willocks, J., Donald, I., Duggan, T.C., Day, N.: Foetal cephalometry by ultrasound. J. Obstet. Gynaecol. Br. Cwlth. *71*, 11 (1964)

Winsberg, F.: Echographic changes with placental ageing. J. Clin. Ultrasound *1*, 52 (1973)

Wladimiroff, J.W., Campbell, S.: Fetal urine-production rates in normal and complicated pregnancy. Lancet *1974 I*, 151

Wladimiroff, J.W., Craft, I.L., Talbert, D.G.: In vitro measurements of sound velocity in human fetal brain tissue. Ultrasound in medicine and biology. *1*, 377 (1975)

Zemlyn, S.: Comparison of pelvic ultrasonography for ovarian size. J. Clin. Ultrasound *2*, 331 (1974)

Namenverzeichnis – Author Index

Die *kursiv* gesetzten Zahlen beziehen sich auf die Literatur
Page numbers in *italics* refer to the reference

Sachverzeichnis
(Deutsch-Englisch)

Bei gleicher Schreibweise in beiden Sprachen sind die Stichwörter nur einmal aufgeführt

A. ovarica, Aortogramm, *A. ovarica, aortogram* 172
— —, selektive Arteriographie, *A. ovarica, selective arteriography* 115, 169
— uterina, Collum-Karzinom, Rezidiv, *uterine artery, carcinoma of collum uteri, recurrence* 195
— —, Gefäßarchitektur, Tumoren, *uterine artery, vascular architecture, tumors* 153
— —, normale Anatomie, *uterine artery, normal anatomy* 152
— —, Parametrium, Strahlenbehandlung, *uterine artery, parametrium, radiotherapy* 198
— —, Strahlenreaktion, *uterine artery, radiation reaction* 214
Abdomen, Tumor, Hydro-, Hämatokolpos, *abdomen, tumor, hydro-, hematocolpos* 71
—, Übersichtsaufnahme, *abdomen, plain radiography* 51, 147, 148
—, —, kindergynäkologische Tumoren, *abdomen, plain radiography, gynecologic tumors of children* 92
Abort, habitueller, *abortion, habitual* 14
Acrodermatitis, Spurenelemente, *acrodermatitis, trace elements* 323
Adenokarzinom, Cervix uteri, *adenocarcinoma, cervix uteri* 157
—, Spurenelemente, *adenocarcinoma, trace elements* 322
—, Uterus, *adenocarcinoma, uterine* 95
Adhäsionen, Tube, Sterilität, *adhesions, salpinx, sterility* 40
Adnextumor, Ultraschallbild, *adnexal tumor, ultrasound tomography* 365
adrenogenitales Syndrom, Definition, *adrenogenital syndrome, definition* 100
— —, Entwicklungsgeschichte, *adrenogenital syndrome, embryology* 84
— —, Klinik, Prognose, *adrenogenital syndrome, clinical symptoms, prognosis* 100, 101
— —, Klitorishypertrophie, *adrenogenital syndrome, clitoris hypertrophy* 65, 101
Afterloading-Technik, ^{60}Co, ^{137}Cs, ^{192}Ir, *afterloading technique, ^{60}Co, ^{137}Cs, ^{192}Ir* 245
Agenesie, Gonaden, Turner-Syndrom, *agenesia, gonadal, Turner's syndrome* 74, 78
—, Niere, *agenesia, kidney* 84
Agonadismus, Hermaphroditismus, *agonadism, hermaphroditism* 74
Akzeleration, Skelettentwicklung, *acceleration, bone development* 50

Alter, Tumoren, weibliches Genitale, *age, tumors, female genital organs* 91
Amenorrhoe, Röntgenaufnahme, Schädel, *amenorrhoea, radiography, cranium* 50
—, Turner-Syndrom, *amenorrhoea, Turner's syndrome* 74, 78
Amniographie, Technik, Ergebnisse, *amniography, technique, results* 337
Amniozentese, Plazentographie, *amniocentesis, placentography* 377
—, Ultraschalluntersuchung, *amniocentesis, ultrasound tomography* 393
Ampulle, Tube, Verschluß, *ampulle, salpinx, occlusion* 40, 41
Anästhesie, Angiographie, *anesthesia, angiography* 116
—, Venographie, *anesthesia, phlebography* 128
Anatomie, Becken, Komputertomographie, *anatomy, pelvis, computer assisted tomography* 133–145
—, Beckenarterien, *anatomy, pelvine arteries* 117, 148
—, Beckenvenen, *anatomy, pelvine veins* 123, 124, 125
—, Harnwege, *anatomy, urinary tract* 265
—, Hysterosalpingogramm, *anatomy, hysterosalpingogram* 6, 37
—, Ovarien, *anatomy, ovaria* 63
—, Pneumopelvigramm, *anatomy, pneumopelvigram* 130
—, Tube, *anatomy, salpinx* 37, 40
—, unteres Uterinsegment, *anatomy, inferior uterine segment* 379
—, Uteruscavum, *anatomy, cavum uteri* 9, 10
—, Zervikalkanal, *anatomy, cervical canal* 7, 8
anatomische Varianten, Lymphographie, Becken, *anatomic variations, lymphography, pelvis* 241
Anenzephalus, Osteogenesis imperfecta, *anencephalus, osteogenesis imperfecta* 327
—, Ultraschallbild, *anencephalus, ultrasound tomogram* 373
angeborene Struma, kindliche, Ultraschallbild, *congenital goiter, fetal, ultrasound tomogram* 375
— Synechie, Schamlippen, *congenital synechia, labia majora, minora* 67
angeborener Verschluß, Vagina, *congenital occlusion, vagina* 67
Angiographie, Aufnahmetechnik, *angiography, exposition technique* 116, 123
—, Beckenarterien, Schema, *angiography, pelvine arteries, schema* 115
—, Beckenvenen, Anatomie, *angiography, pelvine veins, anatomy* 123, 124

Subject Index

English-German

Where English and German spelling of a word is identical, the German version is omitted